神经病学

NEUROLOGY

U0292237

主 编

贾建平　首都医科大学宣武医院　　　　崔丽英　中国医学科学院北京协和医院

副主编（按姓氏笔画排序）

王　伟　华中科技大学同济医学院附属同济医院　　　陈生弟　上海交通大学医学院附属瑞金医院
吴世政　青海省人民医院　　　　　　　　　　　　　罗本燕　浙江大学医学院附属第一医院
汪　凯　安徽医科大学第一附属医院　　　　　　　　洪　震　复旦大学附属华山医院

编 委（按姓氏笔画排序）

王　伟　华中科技大学同济医学院附属同济医院　　　陈生弟　上海交通大学医学院附属瑞金医院
王佳伟　首都医科大学附属北京同仁医院　　　　　　罗本燕　浙江大学医学院附属第一医院
王振常　首都医科大学附属北京友谊医院　　　　　　赵忠新　海军军医大学附属长征医院
卢祖能　武汉大学人民医院　　　　　　　　　　　　洪　震　复旦大学附属华山医院
杨　弋　吉林大学第一医院　　　　　　　　　　　　贾建平　首都医科大学宣武医院
杨吉刚　首都医科大学附属北京友谊医院　　　　　　崔丽英　中国医学科学院北京协和医院
吴世政　青海省人民医院　　　　　　　　　　　　　笪宇威　首都医科大学宣武医院
吴志英　浙江大学医学院附属第二医院　　　　　　　彭　斌　中国医学科学院北京协和医院
汪　凯　安徽医科大学第一附属医院　　　　　　　　谢　瑛　首都医科大学附属北京友谊医院
宋海庆　首都医科大学宣武医院　　　　　　　　　　楚　兰　贵州医科大学附属医院

学术秘书

许　辉　首都医科大学宣武医院　　　　　　　　　　杨坚炜　首都医科大学宣武医院

人民卫生出版社

图书在版编目（CIP）数据

神经病学 / 贾建平，崔丽英主编 . —北京：人民
卫生出版社，2019
国家卫生健康委员会专科医师培训规划教材
ISBN 978-7-117-27316-9

Ⅰ.①神… Ⅱ.①贾… ②崔… Ⅲ.①神经病学 – 职
业培训 – 教材 Ⅳ.①R741

中国版本图书馆 CIP 数据核字（2019）第 007732 号

| 人卫智网 | www.ipmph.com | 医学教育、学术、考试、健康，购书智慧智能综合服务平台 |
| 人卫官网 | www.pmph.com | 人卫官方资讯发布平台 |

国家卫生健康委员会专科医师培训规划教材

神 经 病 学

主　　编：贾建平　崔丽英
出版发行：人民卫生出版社（中继线 010-59780011）
地　　址：北京市朝阳区潘家园南里 19 号
邮　　编：100021
E - mail：pmph @ pmph.com
购书热线：010-59787592　010-59787584　010-65264830
印　　刷：三河市宏达印刷有限公司（胜利）
经　　销：新华书店
开　　本：889×1194　1/16　印张：37
字　　数：1146 千字
版　　次：2019 年 8 月第 1 版　2019 年 8 月第 1 版第 1 次印刷
标准书号：ISBN 978-7-117-27316-9
定　　价：138.00 元

打击盗版举报电话：010-59787491　E-mail：WQ @ pmph.com
（凡属印装质量问题请与本社市场营销中心联系退换）

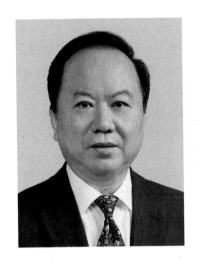

贾建平,教授,博士生导师,北京学者。历任首都医科大学宣武医院神经内科主任(1998—2015年)和荣誉主任。现任神经疾病高层次创新中心主任(2015年至今)、老年认知障碍疾病北京市重点实验室主任、首都医科大学神经病学系系主任、首都医科大学神经变性病与记忆障碍疾病中心主任、首都医科大学神经病学研究所所长、北京脑重大疾病研究院阿尔茨海默病研究所所长。历任中华医学会神经病学分会主任委员、中国医师协会神经内科医师分会会长,现任北京医学会神经病学分会候任主任委员、中华医学会神经病学分会痴呆与认知障碍学组组长、中国医师协会神经内科医师分会认知障碍疾病专业委员会主任委员。

先后主持并参与了国家"973""863"、科技部"十五"攻关项目、"十一五"支撑计划项目、"十二五"科技重大专项、国家自然科学基金重大及重点项目等国家级和省部级课题共30余项。担任 Alzheimer's & Dementia、《中华神经科杂志》等20种学术刊物的主编、副主编及编委,发表 SCI 论文200余篇,中文核心期刊学术论文600余篇。主编本科及八年制神经病学教材及各类专业书籍28部,参编相关专著26部,主持编写了《中国痴呆与认知障碍诊治指南》第1版和第2版。

先后获得北京市"十百千"人才——"十层次"人才、北京市卫生系统高层次领军人才、国务院政府特殊津贴专家、中国医师奖等多项荣誉。2013年作为第一完成人获得国家科学技术进步奖二等奖;2015年入选北京学者及使命人才计划;2016年入选北京市高层次创新创业人才支持计划杰出人才,同年获中国杰出神经内科医师学术成就奖;2018年获得药明康德生命化学研究奖。

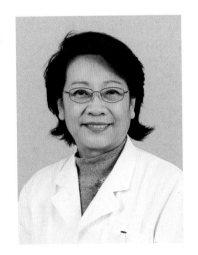

崔丽英,教授,北京协和医院神经科主任,中华医学会神经病学分会现任主任委员,中国医师协会神经内科分会副会长,国际临床神经电生理联盟(IFCN)执委。《中华神经科杂志》名誉总编,《中华医学杂志》(英文版)等六种杂志副主编。发表学术论文500余篇,著书20余部。

曾获中华医学科技二等奖,高等学校科学研究优秀成果科技进步二等奖等。第九届"吴阶平-保罗·杨森医学药学奖"——神经病学专业一等奖。原卫生部突出贡献中青年专家,北京市有突出贡献的科学、技术、管理人才,北京市高等学校教学名师奖等荣誉。

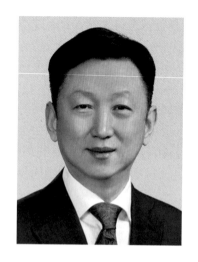

王伟,双博士学位,教授,主任医师,博士生导师,国家杰出青年基金获得者,教育部长江学者特聘教授,湖北省医学领军人物。现任华中科技大学同济医学院附属同济医院院长、神经病学研究所所长,中华医学会神经病学分会常委。*Nature Reviews Neurology* 中文版主编,《神经损伤与功能重建》杂志主编,原卫生部五年制《神经病学》教材副主编。

主持国家"973"重大专项一项、国家杰出青年基金一项、国家自然科学基金重点研究项两项、原卫生部重点项目一项。在 *Ann Neurol*、*Cell*、*CMAJ* 等杂志上发表SCI论文72篇,其中5篇封面文章,并得到 *Cell*、*Neuron* 等国际著名专业杂志正面引用1100次。获得国家自然科学奖二等奖一项、教育部自然科学奖一等奖一项、中华医学奖二等奖一项、湖北省自然科学一等奖一项。

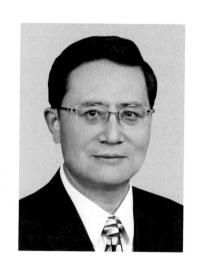

吴世政,教授,主任医师,博士生导师,享受国务院政府特殊津贴,青海省人民医院党委书记、院长。青海省千人计划杰出人才,世界卒中组织委员、中华医学会高原医学分会主任委员、中国医师协会神经内科医师分会副会长,任《中华医学杂志》《中华神经科杂志》等10余种核心期刊杂志编委。作为我国高原神经病学学科带头人,对高原脑血管病、高原脑功能衰竭、高原缺氧遗传适应机制、缺氧预处理对脑损伤的保护机制等进行了深入研究,主持和承担中国科学院、国家科技支撑及国际多中心研究等科研项目32项,获国家科技成果和省部级科技进步奖等9项,在 *Science* 等杂志发表论文100余篇,主编、参编专著13部。获全国优秀科技工作者、中国杰出神经内科医师奖、全国优秀院长、国家名医卓越建树奖、十大医学贡献专家等多项荣誉。

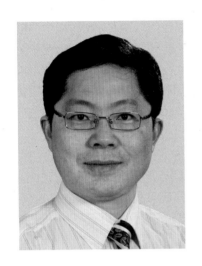

汪凯,安徽医科大学第一附属医院神经内科主任,神经病学博士点负责人,国家临床重点专科项目负责人;安徽省"神经精神疾病与心理健康"协同创新中心和"认知与神经精神疾病"安徽省重点实验室主任。中国认知科学学会常务理事,中国医师协会神经内科医师分会副会长,中华医学会神经病学分会神经心理和行为神经病学组组长,中国卒中学会血管性认知障碍分会主任委员;主持国家自然科学基金 8 项。在 *Nature Genetics*、*NeuroImage*、*Stroke* 等杂志发表 SCI 论文共 147 篇。享受国务院政府特殊津贴,"新世纪百千万人才工程"国家级人选,中组部万人计划百千万人才工程"领军人才",获中国医师协会"中国杰出神经内科医师学术成就"奖。

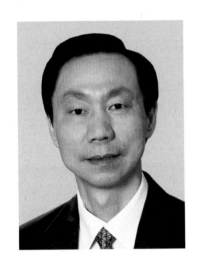

陈生弟,上海交通大学医学院附属瑞金医院二级教授、主任医师。曾任中华医学会神经病学分会副主委兼帕金森病及运动障碍学组组长等职。现任神经科主任、国际帕金森病及运动障碍学会执委、国际神经病学联盟帕金森病及相关疾病研究委员会委员、中国医师协会神经内科医师分会和老年医学分会副会长兼帕金森病及运动障碍专委会主委、中国神经科学学会副理事长兼神经退行性疾病分会主委等职;*Translational Neurodegeneration* 杂志主编。主编全国高等医学院校《神经病学》教材及专著十余部。帕金森病和阿尔茨海默病诊治研究获得国家科学技术进步三等奖一项及教育部和上海市科技进步一等奖五项。发表 SCI 论文 200 余篇。获得原卫生部有突出贡献中青年专家、国务院政府特殊津贴、全国五一劳动奖章、全国宝钢教育奖优秀教师奖,上海市领军人才、十佳医师、育才奖等荣誉称号。

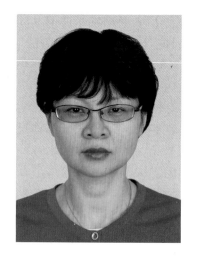

罗本燕,浙江大学医学院附属第一医院神经内科主任,浙江大学"求是医师",现任浙江省医学会神经病学学会主任委员、中华医学会神经病学分会委员、中华医学会神经病学分会神经心理与行为神经病学学组副组长、中国医师协会神经内科医师分会常委、中国卒中学会常务理事等。担任五年制、八年制神经病学教材副主编及《中华医学杂志》及《中华神经科杂志》等多本杂志编委。

擅长缺血性脑血管病、神经心理学与认知障碍的临床与基础研究。作为项目负责人承担国家自然科学基金 3 项,浙江省重大科技专项重点社会发展项目及参加科技部重大专项。作为第一完成人获得中华医学科技奖三等奖、浙江省科学技术进步二等奖等多个奖项,并获得第五届"中国女医师协会五洲女子科技奖"等荣誉。

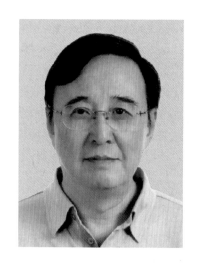

洪震,现任复旦大学附属华山医院神经病学研究所所长、复旦大学医学院神经病系主任、复旦大学癫痫诊治中心主任、中国抗癫痫协会会长。先后承担了国家"九五""十五""十一五""十二五"攻关课题、国家自然科学基金、上海市科委重大课题,并担任多个新药Ⅲ期临床试验牵头单位负责人。获原卫生部科技进步奖一项、教育部科学技术进步奖、中华医学科技奖三项、上海市科技进步奖两项、上海市医学科技奖两项。先后发表论文 250 多篇,其中 SCI 论文近百篇。主编及参与编写《神经病学》《现代癫痫学》《现代神经流行病学》《实用内科学》《实用神经病学》等多部专著与教材。

为适应我国专科医师培训的需要,全面实施以"5+3+X"为主体的临床医学人才培养体系,人民卫生出版社于 2016 年 6 月在北京召开主编会议,决定编写"国家卫生健康委员会专科医师培训规划教材"。

神经内科专科医师培训规划教材系首版编写,少有可借鉴内容。本教材的读者定位是临床医学专业本科毕业并完成住院医师规范化培训的医生,目标是培养具备更高临床能力的专科医师。本教材旨在推动医学教育及人才培养模式的改革,促进毕业后各级医学人才培养的工作。通过本教材的学习,在神经内科专科医师 3 年的规范化培训中,专科医师能够打下扎实的神经内科临床工作基础,掌握正确的临床工作方法。除了具备神经内科全面的临床能力外,还要具备神经内科亚专业如脑血管疾病、退行性疾病、感染性疾病、脱髓鞘性疾病、神经肌肉病等疾病的诊断和处理能力,才能成为一名合格的神经内科专科医师。

本教材和本科院校教材编写模式不同,强调基本理论向临床实践转化、基本知识向临床思维转化。因此本教材既不是本科教材的简单扩增,也不是专业参考书的简单缩编。本教材采用了以基本理论和案例讨论相结合的编写方式,按照理论概要、临床病例讨论、相关要点、临床诊疗决策的思路,将诊疗思维、相关知识点贯穿、融合并升华。本教材共 24 章,首先介绍神经系统症状、体格检查、辅助检查、影像学检查、肌电图检查、神经心理检查和诊断原则,再分述神经系统临床疾病:头痛、脑血管疾病、变性疾病、感染性疾病、脱髓鞘疾病、运动障碍性疾病、癫痫、脊髓疾病、周围神经疾病、自主神经系统疾病、肌肉疾病、遗传性疾病、发育和睡眠疾病,同时介绍了内科疾病的神经系统并发症和神经康复。在临床各论中,除了简要叙述理论知识外,主要以病例为切入点,讲述在实际情况下如何进行临床问诊、定位及定性诊断、评估病情、检查和处理,其中穿插相关知识点,使人读起来如临其境、生动易学、印象深刻,且和临床实践交融,以期成为紧密结合临床的实用教材。

在教材编写过程中,得到首都医科大学和医院各级领导以及同道充分的支持,各兄弟院校提供了热情的帮助,在此表示诚挚的感谢。除了各位编委的辛勤劳动外,在最后加工和审定过程中,全国各大医院神经内科多位医师抱着高度负责任的态度,参与了本教材的校对和修正,他们是张恒、龚敏、邱琼琼、赵坦、师璐、付月、郝静、朱敏、孔超君等,在此表示诚挚的感谢。

由于时间仓促,本教材的编写难免有不妥和错误之处,殷切希望使用本教材的教师和住院医师们提出宝贵的意见和建议,以便再版时修正。

贾建平

2018 年 12 月 6 日

目　录

第一章

绪　　论

神经病学是一门临床学科,内容繁多且理论深奥,需要反复实践。随着科学技术和检查手段如神经影像学的发展,神经病学的内涵已经发生了深刻的变化,成为现代医学科学中发展最快的热点学科之一。随着我国脑计划研究的提出,神经病学也成为诸多学科中最受关注的学科。

神经病学包括两部分疾病:神经系统疾病(脑、脊髓、全身的神经)和肌肉疾病(分布于全身的骨骼肌)。讲述这两类疾病的症状和体征、发病机制、病因和病理、诊断和鉴别诊断、治疗和预防是神经病学的主要内容。神经系统包括中枢神经系统和周围神经系统两部分,前者主要讲述脑、脊髓和全身神经疾病,后者主要讲述全身骨骼肌疾病。人类的语言、记忆、思维、判断、推理等高级神经功能活动,以及随意运动和感觉等无不由神经系统管理和支配。身体运动的实现,则依赖骨骼肌的正常功能。因此神经系统和骨骼肌的结构和功能发生障碍后,将会严重影响人体最基本和最重要的活动。在神经病学领域中,就神经系统疾病和肌肉疾病而言,前者占据主要内容。就神经系统疾病而言,症状繁多,机制复杂,尚有许多未解决的问题需要我们去探索。

我国已经进入了老龄化社会,现有老年人口 1.7 亿人,神经系统疾病的发病率和患病率持续增加。在我国重大慢性疾病中,神经科疾病如脑血管病、老年退行性疾病都位列其中,随着社会老龄化其患病率也在上升之中。估计目前我国有脑血管病患者 1000 余万,阿尔茨海默病患者 800 余万,帕金森病患者 300余万,其治疗和护理费用构成了沉重的经济负担,严重影响了社会发展。由于科学发展和检测手段的进步,许多新的疾病不断发现,如感染免疫中的自身免疫性脑炎、阿尔茨海默病中的典型和不典型的分类等。新的治疗方法也在不断地涌现,如急性卒中的溶栓治疗、脑动脉狭窄的介入治疗、癫痫的外科治疗等。作为神经科临床医师,必须面对新的疾病诊断和治疗发展,学习新技术,加强神经病学理论学习和实践,成为新时代的合格的临床神经科专科医师。

神经内科专科医师培养是在住院医师基础上进行的。神经科住院医师是学习基本功的阶段,医学生们在学校经过了系统的理论学习,只是奠定了一个初步的理论基础。而在临床上,如何把学校所学的理论在实践中变为自己的临床能力,需要系统的、较长时间的实践。在实践中,面对患者,尤其是和书本描写不太一样或合并多种疾病的患者,年轻的神经科医师尤其是刚迈出学校大门的医师,如何询问和提炼病史、体格检查和定位分析、辅助检查判读、治疗方案的制定等,确实是需要较长时间严格训练才能解决的问题。但是这仅仅是解决了基本功的问题,面对神经科的疑难疾病,还需要进行专科培养。神经科的发展,分支出很多专业的学科,如脑血管疾病、退行性疾病、感染疾病、脱髓鞘疾病、神经肌肉疾病等,这更需要进行专业的长期培养。针对这种情况,我们编写了这一本神经内科专科医师培训规划教材。

(一)神经内科专科医师培训规划教材的定位

本教材的读者定位在住院医师规范化培训(3 年)后使用,内容涵盖照相关专科医师需要掌握的相关病种和技能,进行合理的设计与编排。每个教育阶段都有其要求与阶段性需求,根据专科医师培训阶段读者的自身知识结构和面临的主要问题,进行了有针对性的编写,合理、科学地设置内容广度与深度,合理设置内容模块。

（二）神经内科专科医师培训规划教材的内容

本套教材充分考虑到培训的实际要求以及专科医师的实际需要，在编写时进行了创新，避免与医学院校本科教材和住院医师规范化培训教材重复。在本专科医师教材中重点强化了疾病理论、临床病例分析和临床思维的训练等。突出反映我国完整的临床医学人才培养体系内容：5+3+X，5 即本科教育，3 即住院医师培养，X 即专科医师培养。本教材强调基本理论向临床实践转化、基本知识向临床思维转化、基本技能向临床能力转化。因此本教材既不是本科教材和住院医师教材的简单扩增，也不是专业参考书的简单缩编，而是真正满足专科医师培养所需求、符合实际需要的培训教材，在临床工作中是专科医师的良师益友。

（三）神经内科专科医师培训规划教材的目标与任务

通过 3 年的专科医师培训，使专科医师打下扎实的神经内科临床工作基础，能够掌握正确的临床工作方法，准确采集病史、规范体格检查、正确书写病历，了解神经科各个亚专业疾病诊疗常规（包括诊疗技术）和临床路径，基本掌握神经内科门、急诊疑难疾病的诊断和处理，正确诊治神经内科常见病和急症。培训结束时，专科医师能够具有良好的职业道德和人际沟通能力，具有独立从事神经内科及亚专科临床工作的能力。

本教材的目标是培养专科医师解决临床问题的能力。医学不仅仅是一门理论科学，更重要的是一门实践科学，医学理论不仅来源于实践，还要到实践中去检验和发展。医学生在学校学到的理论是抽象的，是没有变为自己技能的理论，必须通过训练从而融会贯通。本教材的任务可以概括为：基础理论、临床实践、临床能力，而临床核心能力的养成，也为日后成就一名优秀的神经内科医师打下了坚实的基础。

（贾建平）

第二章

神经系统疾病的常见症状

概 述

神经系统疾病以病灶的部位不同表现出差异化症状,临床上分为四类,即缺损症状、刺激症状、释放症状和断联休克症状。

1. **缺损症状** 指神经结构受损时,正常功能的减弱或消失。如面神经炎时引起面肌瘫痪。

2. **刺激症状** 指神经结构受激惹后,引起的过度兴奋表现。如大脑皮质受肿瘤或瘢痕等刺激后引起的癫痫。

3. **释放症状** 指高级中枢受损后,原来受其抑制的低级中枢因抑制解除而出现功能亢进。如上运动神经元损害而出现的锥体束征,表现为肌张力增高、腱反射亢进和病理征阳性。

4. **断联休克症状** 指中枢神经系统局部发生急性严重损害时,引起在功能上与受损部位有密切联系的远隔部位出现短暂的神经功能缺失。如急性脊髓横贯性损伤时,损伤平面以下表现为弛缓性瘫痪,即脊髓休克。断联休克期过去后,受损结构的功能缺损症状和释放症状会逐渐出现。

本章主要从神经科常见症状入手,沿着从症状到疾病这一分析思路叙述,培养临床思维,提高临床医师对神经系统疾病的诊断和鉴别诊断能力。

第一节 意 识 障 碍

意识(consciousness)指机体对客观环境和自身的认识能力,如可正确说出自己的姓名、年龄、住址等,对时间、地点、人物的定向准确。意识正常者可在从外界接收到各种刺激信号(如疼痛、语言)后做出迅速且正确的反应,并具有对所接收到的信息进行分析、综合、推理等思维加工的能力。

意识包括觉醒状态和意识内容两个方面。觉醒状态是指与睡眠呈周期性交替的清醒状态。意识内容是指知觉、思维、记忆、情感、意志等心理过程,是机体对自身和周围环境做出理性的判断并产生的复杂反应。认知与意识的概念不能完全分开,意识内容中含有认知的成分,而认知的形成也依赖于正常的意识状态。

维持正常的意识需要三个要素。①脑干上行网状激活系统(ascending reticular activating system)的完整及正常运作,其接受各种感觉信息的传入,并发放神经冲动经脑干向上传至丘脑非特异性核团中继,再由此弥散投射至大脑皮质,使大脑皮质保持兴奋,维持觉醒状态,此为产生意识内容的前提;②双侧大脑皮质功能正常,其决定了意识的内容;③正常的神经递质:如乙酰胆碱能系统、单胺类神经递质、γ氨基丁酸对意识也有重要影响。

意识障碍(disorders of consciousness)是指机体对自身和环境的感知发生障碍,是多种原因引起的严重的脑功能紊乱。意识障碍可分为觉醒状态改变和意识内容改变两方面,其病理学基础是大脑皮质、丘脑和脑干网状系统的功能异常。但在临床上意识觉醒状态障碍与意识内容状态障碍两者并不能完全区分开,两者可同时存在并互相转化,意识觉醒状态水平往往对病情严重程度的评估更为重要。

一、以觉醒状态改变为主的意识障碍

根据觉醒状态水平由低到高,可分为嗜睡、昏睡、昏迷三个层次:

(一)嗜睡

嗜睡(somnolence)是一种病理性的睡眠状态,为意识障碍的早期表现。患者表现为睡眠时间过度延长,但能被叫醒,醒后可勉强配合检查及回答简单问题,停止刺激后患者短时间内继续入睡。

(二)昏睡

昏睡(sopor)是一种较嗜睡更严重的意识障碍。患者处于沉睡状态,正常的外界刺激不能使其觉醒,须高声呼唤或其他较强烈刺激方可唤醒,对言语的反应能力尚未完全丧失,醒后不能完全配合检查,但可作含糊、简单而不完全的答话,停止刺激后立即入睡。

(三)昏迷

昏迷(coma)是最严重的意识障碍,任何感觉刺激均不能唤醒的状态。昏迷的实质是觉醒程度降低直至丧失,无自发有目的的活动,不能自发睁眼且缺乏觉醒-睡眠周期。

1. 昏迷程度的评估　目前临床上按严重程度将昏迷分为三级:浅昏迷、中度昏迷和深昏迷(表2-1)。

表2-1　昏迷程度的鉴别

昏迷程度	无目的自发动作	对疼痛刺激反应	脑干反射*	腱反射	生命体征**
浅昏迷	可有	有回避动作和痛苦表情	存在	存在	尚平稳
中度昏迷	很少	强刺激有防御反射活动	减弱或消失	减弱或消失	轻度紊乱
深昏迷	无	无	消失	消失	明显紊乱

注:* 脑干反射包括瞳孔对光反射、角膜反射、咳嗽反射和吞咽反射等。** 生命体征包括体温、脉搏、呼吸及血压

2. 昏迷的病因诊断　Plum 和 Posner 将昏迷的病因分为三类(表2-2)。

表2-2　Plum 和 Posner 昏迷常见病因分类

病变部位	常见病因	
颅内幕上病变	1. 脑内血肿	6. 垂体卒中
	2. 硬膜下血肿	7. 脑脓肿
	3. 硬膜外血肿	8. 脑寄生虫病
	4. 脑梗死	9. 闭合性脑损伤
	5. 脑肿瘤	
颅内幕下病变	1. 脑干梗死	6. 小脑脓肿
	2. 脑干出血	7. 脑干肿瘤
	3. 脑干变性	8. 小脑肿瘤
	4. 小脑梗死	9. 后颅窝硬膜下出血
	5. 小脑出血	10. 基底型偏头痛
代谢性和其他弥漫性脑病	1. 中枢神经系统感染(脑炎、脑膜炎)	8. 肺性脑病
	2. 蛛网膜下腔出血	9. 内分泌疾病(包括糖尿病)
	3. 高血压脑病	10. 电解质紊乱
	4. 癫痫	11. 体温调节障碍性疾病
	5. 缺氧性脑病	12. 外源性毒物
	6. 肝性脑病	13. 精神性疾病
	7. 尿毒症性脑病	

3. 大脑不同部位受损导致的昏迷,其表现有所不同,见表 2-3。

表 2-3　大脑不同部位受损导致的昏迷不同表现

临床表现	半球 / 双侧大脑	中脑	脑桥	延髓
呼吸模式	潮式呼吸和下颌式呼吸	过度换气	快而表浅	不规则且表浅
瞳孔	有反应,偏小	不规则、居中、光反应差或消失	居中、无反应	无反应
头眼反射	保留、无眼震	受损或不同轴	无反应	无反应
运动	运动保留或偏侧强直,后呈去皮质状态	去脑状态	无明显姿势改变	多消失

在临床上,遇到昏迷患者时,必须迅速而正确地做出诊断,抓住主要矛盾,进行分秒必争地抢救和处理。

二、以意识内容改变为主的意识障碍

(一) 意识模糊

意识模糊(confusion)表现为注意力减退,记忆、理解、思维、判断能力下降,情感反应淡漠,对时间、地点、人物的定向力障碍,活动减少,语言缺乏连贯性,对外界刺激可有反应,但低于正常水平。

(二) 谵妄

谵妄(delirium)是一种急性的脑高级功能障碍,患者对周围环境的认知及反应能力下降。认知下降包括知觉、注意、记忆、定向、思维联想障碍,知觉障碍引起错觉或幻觉,而继发于错、幻觉产生一系列妄想症状、情绪及行为反应的异常。症状常突然出现,病情呈波动性,常具有睡眠 - 觉醒周期障碍,表现为白天昏睡不醒,夜晚异常兴奋,症状可持续数小时、数天甚至更长。患者出现时间、地点、人物的定向障碍,但自我定向常保留,可出现明显的带有恐怖性质的幻觉或错觉,并且注意力下降、不能仔细思考问题、言语增多、易于激惹,表现为精神紧张、恐惧或兴奋躁动、大声喊叫,甚至出现躲避、逃跑或攻击行为导致自伤或伤人。

任何病情严重的患者或服用影响脑功能药物的患者均可出现谵妄状态,常见导致谵妄的原因如下(表 2-4):

表 2-4　谵妄的常见病因

病因分类
1. 内、外科疾病(无局限性或单侧神经体征,脑脊液通常清亮)
(1) 肺炎
(2) 毒血症或菌血症
(3) 手术后或脑震荡后状态
(4) 肝性脑病、甲状腺功能减退、甲状腺功能亢进等代谢性脑病
(5) 其他感染性发热
2. 引起局灶性和单侧神经体征或脑脊液变化的神经系统疾病
(1) 血管病、肿瘤或其他疾病,特别是那些累及颞叶或脑干上部的疾病
(2) 脑震荡或挫伤
(3) 急性化脓性、真菌性、结核性和肿瘤性脑膜炎
(4) 病毒感染引起的脑炎(如单纯疱疹病毒、传染性单核细胞增多症)
(5) 蛛网膜下腔出血
3. 戒断状态、外源性中毒和惊厥后状态(其他内、外科和神经科疾病缺乏或共存)
(1) 发生于慢性酒精中毒后的戒断、巴比妥或非巴比妥类镇静催眠药物及海洛因类药物突然停药
(2) 药物中毒:东莨菪碱、阿托品等
(3) 惊厥后谵妄

三、特殊类型的意识障碍

（一）去皮质综合征

去皮质综合征（decorticated syndrome）多见于因双侧大脑皮质广泛损害而导致的皮质功能减退或丧失的状态，皮质下功能仍保存。患者表现为意识丧失，但睡眠和觉醒周期存在，能无意识地睁眼、闭眼或转动眼球，但眼球不能随光线或物品转动，貌似清醒但对外界刺激无反应。光反射、角膜反射，甚至咀嚼动作、吞咽、防御反射均存在，可有吸吮、强握等原始反射，但无自发有目的的动作。二便失禁，四肢肌张力增高，双侧锥体束征阳性。身体姿势为上肢屈曲内收，腕及手指屈曲，双下肢伸直，足部屈曲，有时称为去皮质强直（decorticated rigidity）。该综合征常见于缺氧性脑病、脑炎、中毒和严重颅脑外伤等。

（二）无动性缄默症

无动性缄默症（akinetic mutism）又称睁眼昏迷（coma vigil），由脑干上部和丘脑的网状激活系统受损引起，此时大脑半球及其传出通路无病变。患者能注视周围环境及人物，貌似清醒，但不能活动或言语，常伴有大小便失禁等自主神经功能紊乱。肌张力减低，无锥体束征。其睡眠 - 觉醒周期可能存在改变，觉醒时患者可睁眼及有眼球追随活动，但无意识及目的性。强烈刺激不能改变其意识状态，本症常见于脑干梗死。

（三）植物状态

植物状态（vegetative state）是指大脑半球严重受损而脑干功能相对保留的一种状态。患者对自身和外界的认知功能全部丧失，呼之不应，不能与外界交流，有自发或反射性睁眼，偶可发现视物追踪，可有无意义哭笑，存在吸吮、咀嚼和吞咽等原始反射，有觉醒 - 睡眠周期，大小便失禁。持续植物状态（persistent vegetative state）指颅脑外伤后植物状态持续 12 个月以上，其他原因持续 3 个月以上。

四、意识障碍的鉴别诊断

（一）谵妄的鉴别诊断

由于谵妄可能由任何严重疾病所引起，故应尽可能地寻找病因，一旦明确病因后应立即针对病因治疗，常常可以逆转谵妄。但首先应区分谵妄和其他以意识内容紊乱为主要表现的疾病，尤其是老年患者应根据意识紊乱起病速度、病程长短和认知功能障碍的特点来区分谵妄和痴呆。

1. 谵妄与精神疾病（表 2-5）

表 2-5　谵妄与精神疾病的鉴别

鉴别要点	谵妄	精神疾病
病因	有与之相关的躯体疾病或药物滥用史、急性中毒史、惊厥发作史	精神疾病史
起病形式	急性起病	慢性、隐匿
病程	数小时、数天	漫长
对时间、地点或人物的识别	困难	正常
注意力及精神集中	难于集中且通常不协调	保持较好，通常连续、稳定且协调
近记忆力	混杂、紊乱	保留
逻辑思维能力	丧失	保留
计算力	丧失	保留
幻觉	可为视幻觉或触幻觉	大部分为听幻觉
发热或其他体征	可有	无

2. 谵妄与痴呆（表 2-6）

表 2-6　谵妄与痴呆的鉴别

鉴别要点	谵妄	痴呆
起病	突然	缓慢
持续时间	数小时、数天至数周	数月至数年
夜间变化	几乎总在夜间恶化	无昼夜规律
注意力	严重受损	疾病晚期可严重受损
意识水平	在清醒与昏睡间波动	早期正常，疾病晚期可有改变
语言	通常不连贯、不恰当	有时很难找到正确的词汇
记忆力	混杂、紊乱	丧失，尤其近记忆力
病因	通常急性疾病，多有服药史	阿尔茨海默病、血管性痴呆等
合并其他疾病	几乎合并存在	多不合并存在
治疗	应予急诊治疗	无需急诊治疗

（二）特殊类型意识障碍的鉴别诊断

去皮质状态与无动性缄默两种意识障碍由于都存在着无目的地睁眼或眼球运动，貌似清醒，故临床上常称为醒状昏迷（coma vigil）或睁眼昏迷。因此，这两种类型的意识障碍需与脑桥基底部病变导致的闭锁综合征（locked-in syndrome）鉴别（表 2-7）。

表 2-7　去皮质状态、无动性缄默和闭锁综合征的临床特征比较

临床特征	去皮质状态	无动性缄默	闭锁综合征
意识障碍	有	有	无
眼球运动	无目的运动	无目的运动	可有眼球有目的运动
与外界联系	缺乏联系	缺乏联系	睁闭眼和眼球上下运动示意
四肢	去皮质姿势	肌肉松弛，不能运动，可出现不典型去脑强直姿势	四肢瘫
病理反射	阳性	阴性	阳性
受损部位	广泛大脑皮质	脑干上部或丘脑的网状激活系统	脑桥基底部
病因	缺氧性脑病、脑血管病、脑外伤、脑炎等	脑血管病、脑炎、大脑半球深部及中线部位肿瘤、脑外伤、肝性脑病和安眠药中毒等	基底动脉脑桥支双侧闭塞
脑电图	弥漫性中、高幅慢波	广泛性 δ 波或 θ 波，而脑干损害所特有的低电压快波出现不明显	正常或轻度慢波

第二节　认知障碍

认知是指人脑接受外界信息，经过加工处理，转换成内在的心理活动，从而获取知识或应用知识的过程。认知功能包括记忆、语言、视空间、执行、计算、理解判断等方面。认知障碍是指上述几项认知功能中的一项或多项受损，当上述认知域有 2 项或 2 项以上受累，并影响个体的日常或社会能力时，可考虑为痴呆。

一、记忆障碍

记忆指信息在脑内的编码、储存和提取 3 个基本过程。记忆可分为工作记忆（对信息进行暂时性加工储存）、情景记忆（有关生活情景的实况记忆）、语义记忆（对词语意义和一般知识的记忆）、前瞻性记忆（基于

未来事件或时间的记忆)和内隐记忆(不需要有意识记而获得的技术、操作程序等)。不同记忆成分的评估有助于认知障碍的鉴别诊断。阿尔茨海默病由于海马 - 内侧颞叶萎缩而损害信息的储存,患者出现严重的情景记忆障碍,而且线索提示和再认不能够改善记忆成绩。情景记忆障碍是阿尔茨海默病早期诊断与鉴别诊断的重要依据,也是诊断标准的核心症状。根据记忆的持久性,记忆又被分为瞬时记忆、短时记忆和长时记忆三类。瞬时记忆为大脑对事物的瞬时映象,有效作用时间不超过2s,所记的信息内容并不构成真正的记忆。瞬时记忆的信息大部分迅速消退,只有得到注意和复习的小部分信息才转入短时记忆中,短时记忆时间也很短,不超过1min,如记电话号码。短时记忆中的信息经过反复的学习、系统化,在脑内储存,进入长时记忆,可持续数分钟、数天,甚至终生。临床上记忆障碍的类型多是根据长时记忆分类的,包括遗忘、记忆减退、记忆错误和记忆增强等不同表现。

（一）遗忘

遗忘(amnesia)是对识记过的材料不能再认与回忆,或者表现为错误的再认或回忆。根据遗忘的具体表现可分为顺行性遗忘、逆行性遗忘、进行性遗忘、系统成分性遗忘、选择性遗忘和暂时性遗忘等多种类型。

1. 顺行性遗忘　指回忆不起在疾病发生以后一段时间内所经历的事件,近期事件记忆差,不能保留新近获得的信息,而远期记忆尚保存。常见于阿尔茨海默病的早期、癫痫、双侧海马梗死、间脑综合征、严重的颅脑外伤等。

2. 逆行性遗忘　指回忆不起疾病发生之前某一阶段的事件,过去的信息与时间梯度相关的丢失。常见于脑震荡后遗症、缺氧、中毒、阿尔茨海默病的中晚期、癫痫发作后等。

（二）记忆减退

指识记、保持、再认和回忆普遍减退。早期往往是回忆减弱,特别是对日期、年代、专有名词、术语概念等的回忆发生困难,以后表现为近期和远期记忆均减退。临床上常见于阿尔茨海默病、血管性痴呆、代谢性脑病等。

（三）记忆错误

记忆错误是指人们错误地回忆出从来没有经历过的事件,或回忆出来的事件与其经历过的真实情况完全不同,一般伴有高度的自信。

1. 记忆恍惚　包括似曾相识、旧事如新、重演性记忆错误等,与记忆减退过程有关。常见于颞叶癫痫、中毒、神经症、精神分裂症等。

2. 错构　指患者记忆有时间顺序上的错误,如患者将过去生活中所经历的事件归之于另一无关时期,而患者并不自觉,并且坚信自己所说的完全正确。常见于更年期综合征、精神发育迟滞、乙醇中毒性精神病等。

3. 虚构　指患者将过去事实上从未发生的事或体验回忆为确有其事,患者不能自己纠正错误。常见于柯萨可夫综合征(Korsakoff syndrome),可以由脑外伤、乙醇中毒、感染性脑病等引起。

（四）记忆增强

指对远事记忆的异常性增加。患者表现出对很久以前所发生的、似乎已经遗忘的事件和体验,此时又能重新回忆起来,甚至一些琐碎的毫无意义的事情或细微情节都能详细回忆。多见于躁狂症、妄想或服用兴奋剂过量。

二、视空间障碍

视空间障碍指患者判断物体间、物体与患者间所处空间方位关系的能力下降。

常见的临床表现为空间定向力下降,在熟悉的室外区域走错方向或迷路,严重时在较小的空间内也可出现,如在家内找不到自己的床。还可出现地理位置的选择性记忆丧失,表现不能回忆熟悉地方的方位,且不能陈述熟悉的路线。患者也不能判断出屋内物体的相对位置关系及物品存放位置,如铺台布时不能使台布的角与台桌对齐,取物品时拿空,不能分清衣服的前后正反而导致穿衣困难,不能临摹立体图,甚至不能临摹平面图。病变部位主要位于颞、枕叶交界处。常见于阿尔茨海默病、血管性认知功能障碍、路易体痴呆和额颞叶痴呆等。

三、失语

失语(aphasia)是指在意识清楚、发音和构音没有障碍的情况下,大脑皮质语言功能区病变导致的言语交流能力障碍,表现为自发谈话、听理解、复述、命名、阅读和书写六个基本方面能力残缺或丧失。不同的大脑语言功能区受损可有不同的临床表现。下面简要介绍主要的失语类型。

(一) 外侧裂周围失语综合征

包括布罗卡失语(Broca 失语)、韦尼克失语(Wernicke 失语)和传导性失语,病灶位于外侧裂周围,共同特点是均有复述障碍。

1. Broca 失语　又称表达性失语或运动性失语,由优势侧额下回后部(Broca 区)病变引起。临床表现以口语表达障碍最突出,谈话为非流利型、电报式语言,讲话费力,找词困难,只能讲一两个简单的词,且用词不当,或仅能发出个别的语音。口语理解相对保留,对单词和简单陈述句的理解正常,句式结构复杂时则出现困难。复述、命名、阅读和书写均有不同程度的损害。常见于脑梗死、脑出血等可引起 Broca 区损害的神经系统疾病。

2. Wernicke 失语　又称听觉性失语或感觉性失语,由优势侧颞上回后部(Wernicke 区)病变引起。临床特点为严重听理解障碍,患者表现为听觉正常,但不能听懂别人和自己的讲话。口语表达为流利型,语量增多,发音和语调正常,但言语混乱而割裂,缺乏有意义的词句,难以理解,答非所问。复述障碍与听理解障碍一致,存在不同程度的命名、阅读和书写障碍。常见于脑梗死、脑出血等可引起 Wernicke 区损害的神经系统疾病。

3. 传导性失语(conduction aphasia)　多数传导性失语患者病变累及优势侧缘上回、Wernicke 区等部位,一般认为本症是由于外侧裂周围弓状束损害导致 Wernicke 区和 Broca 区之间的联系中断所致。临床表现为流利性口语,患者语言中有大量错词,但自身可以感知到其错误,欲纠正而显得口吃,听起来似非流利性失语,但表达短语或句子完整。听理解障碍较轻,在执行复杂指令时明显。复述障碍较自发谈话和听理解障碍重,二者损害不成比例,是本症的最大特点。命名、阅读和书写也有不同程度的损害。

(二) 经皮质性失语综合征

又称为分水岭区失语综合征,病灶位于分水岭区,共同特点是复述相对保留。

1. 经皮质运动性失语(transcortical motor aphasia)　病变多位于优势侧 Broca 区附近,但 Broca 区可不受累,也可位于优势侧额叶侧面,主要由于语言运动区之间的纤维联系受损,导致语言障碍,表现为患者能理解他人的言语,但自己只能讲一两个简单的词或短语,呈非流利性失语,类似于 Broca 失语,但程度较Broca 失语轻,患者复述功能完整保留。本症多见于优势侧额叶分水岭区的脑梗死。

2. 经皮质感觉性失语(transcortical sensory aphasia)　病变位于优势侧 Wernicke 区附近,表现为听理解障碍,对简单词汇和复杂语句的理解均有明显障碍,讲话流利,语言空洞、混乱而割裂,经常是答非所问,类似于 Wernicke 失语,但障碍程度较 Wernicke 失语轻。复述功能相对完整,但常不能理解复述的含义。有时可将检查者故意说错的话完整复述,这与经皮质运动性失语患者复述时可纠正检查者故意说错的话明显不同。命名、阅读和书写均有明显障碍。本症多见于优势侧颞、顶叶分水岭区的脑梗死。

3. 经皮质混合性失语(mixed transcortical aphasia)　又称语言区孤立,为经皮质运动性失语和经皮质感觉性失语并存,突出特点是复述相对好,其他语言功能均严重障碍或完全丧失。本症多见于优势侧大脑半球分水岭区的大片病灶,累及额、顶、颞叶。

(三) 完全性失语

完全性失语(global aphasia)也称混合性失语,是最严重的一种失语类型。临床上以所有语言功能均严重障碍或几乎完全丧失为特点。患者限于刻板言语,听理解严重缺陷,命名、复述、阅读和书写均不能,神经系统检查可见三偏征。病变为左大脑中动脉分布区大片病灶,预后差。

(四) 命名性失语

命名性失语(anomic aphasia)由优势侧颞中回后部或颞枕结合区病变引起。主要特点为命名不能,表现为患者把词"忘记",多数是物体的名称,尤其是那些极少使用的东西的名称。如令患者说出指定物体的名称时,仅能叙述该物体的性质和用途。别人告知该物体的名称时,患者能辨别对方讲的对或不对。自发谈话为流利型,缺乏实质词,赘语和空话多。听理解、复述、阅读和书写障碍轻。命名性失语在临床中非常常见,是各型言语障碍的早期阶段的共同表现,例如 AD 痴呆早期阶段,脑血管病引起的轻度言语障碍均可表现为命名障碍,随着疾病的进展命名障碍加重并出现其他言语障碍特点。

（五）皮质下失语

皮质下失语是指丘脑、基底节、内囊、皮质下深部白质等部位病损所致的失语。本症常由脑血管病、脑炎引起。

1. 丘脑性失语　由丘脑及其联系通路受损所致。表现为急性期有不同程度的缄默和不语,以后出现语言交流、阅读理解障碍,言语流利性受损,音量减小,可同时伴有重复语言、模仿语言、错语、命名不能等。复述功能可保留。

2. 内囊、基底节损害所致的失语　内囊、壳核受损时,表现为语言流利性降低,语速慢,理解基本无障碍,常常用词不当。能看懂书面文字,但不能读出或读错,复述也轻度受损,类似于 Broca 失语。壳核后部病变时,表现为听觉理解障碍,讲话流利,但语言空洞、混乱而割裂,找词困难,类似于 Wernicke 失语。

（六）失语的鉴别诊断及定位（图 2-1）

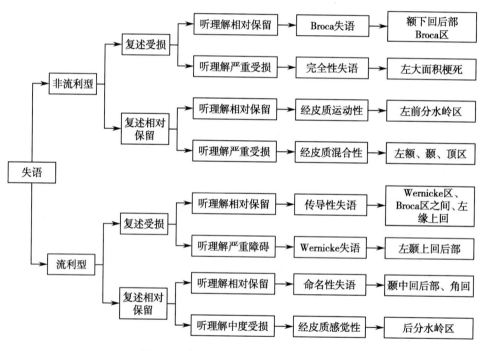

图 2-1　失语症的鉴别诊断及大脑定位

四、失用症

失用症（apraxia）指在意识清楚、语言理解正常、无运动和感觉功能障碍的情况下,患者不能执行有目的的动作。临床上通常把失用分为以下几种:

（一）观念运动性失用

病变多位于优势半球顶叶。观念运动性失用（ideomotor apraxia）是指概念与行动之间脱节,运动意念与运动的实施之间联系断开,患者不能遵嘱执行有目的的动作,也不能通过视觉模仿他人的动作,但是可以自发完成,也可以口述相关动作的过程。如向患者发出指令命其张口,患者不能完成动作,但给他苹果则会自然张口去咬。

（二）观念性失用

常由双侧大脑半球受累引起。观念性失用（ideational apraxia）是指患者将任务概念化的能力发生障碍,不能成功地制定动作计划,不能把一组复杂动作按逻辑次序分解组合,使得各个动作的前后次序混乱,目的错误,无法正确完成整套动作。临床上患者可以完成简单的动作,但是进行一系列复杂动作的能力下降,如冲糖水,应是取糖 - 入杯 - 倒水 - 搅拌,而患者可能直接向糖中倒水。该类患者模仿动作一般无障碍。本症常由中毒、动脉硬化性脑病和帕金森综合征等导致大脑半球弥漫性病变的疾病引起。

(三)结构性失用

病变多位于非优势半球顶叶或顶枕联合区。结构性失用(constructional apraxia)是指对空间分析和对动作概念化的障碍。表现为患者绘制或制作包含有空间位置关系的图像或模型有困难,不能将物体的各个成分连贯成一个整体。

(四)肢体运动性失用

病变多位于双侧或对侧皮质运动区。肢体运动性失用(melokinetic apraxia)主要表现为肢体,通常为上肢远端,失去执行精细熟练动作的能力,自发动作、执行口令及模仿均受到影响,如不能弹琴、书写和编织等。

(五)穿衣失用

病变位于非优势侧顶叶。穿衣失用(dressing apraxia)是指丧失了习惯而熟悉的穿衣操作能力。表现为患者穿衣时上下颠倒,正反及前后颠倒,扣错纽扣,将双下肢穿入同一条裤腿等。

五、失认症

失认(agnosia)是指患者无视觉、听觉和躯体感觉障碍,在意识正常情况下,不能通过某一特定的感觉通路辨认以往熟悉的事物,但能通过其他感觉通路加以识别。临床上,失认可有以下几种:

(一)视觉失认

视觉失认(optesthesia agnosia)病变位于枕叶。表现为患者无视觉障碍,看到原来熟悉的物品却不能正确识别、描述和命名,但通过其他感觉通路(如听觉、触觉)则可认出。如患者看到手机不知为何物,但通过手的触摸和听到来电的声音可辨认出是手机。视觉失认包括物体失认、颜色失认、面孔失认和文字失认等。

(二)听觉失认

听觉失认(auditory agnosia)病变位于双侧听觉联络皮质、双侧颞上回中部皮质或优势侧半球颞叶皮质下白质。表现为患者听力正常,却不能辨别原来熟悉的声音,包括不能分辨乐音的音调,不能区别人的说话和噪音等。

(三)触觉失认

触觉失认(tactile agnosia)病变位于双侧顶叶角回和缘上回。表现为患者触压觉、温度觉和本体感觉正常,不能通过触摸辨认原来熟悉的物体,包括其形状、大小和重量等,但如睁眼看到或用耳朵听到物体发出的声音就能识别。

(四)体象障碍

体象障碍(body-image disturbance)病变位于非优势半球顶叶缘上回。表现为患者视觉、痛温觉和本体感觉正常,但对自身躯体各个部位的存在、空间位置及各组成部分之间关系存在认识障碍,即自体空间失认或者人体自身的失认。临床上可分为以下几类。①偏侧忽视:对病变对侧的空间和物体不注意、不关心,似与己无关。②病觉缺失:患者对患侧肢体的偏瘫全然否认,甚至当把偏瘫肢体出示给患者时,仍否认瘫痪的存在。③手指失认:指不能辨别自己的双手手指和名称。④自体认识不能:患者否认偏瘫侧肢体的存在,或认为患肢不是自己的。⑤幻肢现象:患者认为自己的肢体已不复存在,自己的手脚已丢失,或感到自己的肢体多出了一个或数个,例如认为自己有三只手等。

六、执行功能障碍

执行功能是指确立目标、制订和实施计划,在实施过程中对照目标调整和修正计划,最终完成目标的能力和过程。执行功能从总体上是一种综合运用知识、信息,能动的认识世界和改造能力,是一个复杂的过程,涉及计划、启动、顺序、运行、反馈、决策和判断,其核心成分包括抽象思维、工作记忆、定势转移和反应抑制等。

执行功能障碍与额叶 - 皮质下环路受损有关。执行功能障碍时,患者计划、设计、统筹安排能力下降,对照实施情况和既定目标调整修正的能力下降。执行功能障碍见于多种痴呆,其中皮质下性痴呆(血管性认知障碍、帕金森病痴呆、路易体痴呆和额颞叶痴呆等)执行功能损害相对更突出。

七、计算力障碍

计算力障碍指运用数字符号进行计算的能力下降。在认知障碍患者的早期表现为:计算速度慢,不能进行复杂计算、计算错误或需要反复核对及更正才能确定答案,计算能力与其学历不对应,如买菜时不能正确算出钱数及正确找钱,不能计算账单。中晚期表现为对计算任务为难,简单的加法如 1+2 均不能计算,不能列出算式,不认识算数符号。常见于角回、优势半球顶叶受损。计算力障碍常见于各种类型的认知障碍患者中。

八、轻度认知障碍

轻度认知障碍(mild cognitive impairment,MCI)是介于正常衰老和痴呆之间的一种临床状态,与年龄和受教育程度匹配的正常老人相比,客观的神经心理检查证实患者存在轻度认知功能减退,或认知能力较以往减退,但日常生活能力没有受到明显影响,尚未达到痴呆的标准。

（一）MCI 的诊断

MCI 的诊断需满足:①患者主诉或知情者、临床医师发现的认知损害;②客观检查存在一个或多个认知域损害的证据;③基本日常生活能力正常,复杂的工具性日常能力可以有轻微损害;④尚未达到痴呆的诊断。本标准只是 MCI 的一般标准,不同病因导致的 MCI 其具体的诊断标准不同,临床需灵活应用。

（二）MCI 的分类

1. 遗忘型 MCI　患者表现有记忆力损害。根据损害的认知域,又可分为单认知域遗忘型(只累及记忆力)和多认知域遗忘型(除累及记忆力,还存在其他一项或多项认知域损害)。前者常由阿尔茨海默病的早期导致,后者可由阿尔茨海默病、脑血管病或其他疾病(如抑郁)等引起。

2. 非遗忘型 MCI　患者表现为记忆功能以外的认知域损害,记忆功能保留。也可以进一步分为单认知域非遗忘型和多认知域非遗忘型,常由额颞叶变性、路易体痴呆等的早期病变导致。

九、痴呆

痴呆(dementia)是各种原因导致的获得性智能损害综合征,患者在无意识障碍的情况下,出现两项或两项以上认知域损害,包括记忆、语言、定向、视空间能力、执行能力、运用、计算等,可以伴有精神、行为或人格的异常,其智能损害的程度足以影响患者的社会或职业功能。

（一）临床分类

根据病因的不同,痴呆通常分为变性病性和非变性病性两大类(表 2-8),前者主要包括阿尔茨海默病、路易体痴呆、额颞叶变性等,后者主要包括血管性痴呆、感染性、代谢性或中毒性脑病造成的痴呆等。

表 2-8　痴呆的分类

分类	分类
变性病性痴呆(degenerative dementing disorders)	肝豆状核变性(hepatolenticular degeneration)
阿尔茨海默病(Alzheimer's disease)	进行性核上性麻痹(progressive supranuclear palsy)
额颞叶变性(frontotemporal lobar degeneration)	非变性病性痴呆(nondegenerative dementing disorders)
路易体痴呆(dementia with Lewy body)	血管性痴呆(vascular dementia)
帕金森病合并痴呆(Parkinson's disease with dementia)	脑缺血性痴呆
关岛型帕金森病 - 肌萎缩侧索硬化痴呆症	脑出血性痴呆
皮质基底节变性(cortico-basal ganglionic degeneration)	皮质下白质脑病(Binswanger 病)
苍白球黑质色素变性(Hallervorden-Spatz disease)	伴有皮质下梗死和白质脑病的常染色体显性遗传性脑
亨廷顿病(Huntington disease)	动脉病

续表

分类	分类
淀粉样血管病	慢性硬膜下血肿
炎性动脉病（如结节性多动脉炎、红斑狼疮等）	代谢性或中毒性脑病
正常颅压脑积水	类脂质沉积病
抑郁和其他精神疾病所致的痴呆综合征	心肺衰竭
感染性疾病所致痴呆	慢性肝性脑病
神经梅毒、神经钩端螺旋体病、莱姆病等	慢性尿毒症性脑病
艾滋病 - 痴呆综合征	贫血
病毒性脑炎	慢性电解质紊乱
朊蛋白病（prion disease）	维生素 B_{12} 缺乏、叶酸缺乏
霉菌和细菌性脑膜炎 / 脑炎后	药物、酒精或毒品中毒
进行性多灶性白质脑病	一氧化碳中毒
脑肿瘤或占位病变所致痴呆	重金属中毒
脑内原发或转移脑瘤	脑外伤性痴呆

（二）诊断思路

痴呆是一类综合征，其诊断需要根据病史、一般及神经系统体格检查、神经心理评估、实验室和影像学检查结果综合分析，主要分三个步骤进行：

1. 确立痴呆诊断 对于既往智能正常，之后出现获得性认知功能下降或精神行为异常，影响患者的工作能力或日常生活，且无法用谵妄或其他严重的精神疾病来解释，可拟诊为痴呆。认知功能或精神行为损害可通过病史采集或神经心理评估客观证实，且至少具备以下 5 项中的 2 项：①记忆及学习能力受损；②推理、判断及处理复杂任务等执行功能受损；③视空间能力受损；④语言功能受损（说、读、写）；⑤人格、行为或举止改变。

2. 明确痴呆病因 诊断为痴呆后，要结合患者认知障碍起病形式、各认知域和精神行为损害的先后顺序及特征、病程发展特点以及既往史和体格检查提供的线索，对痴呆的病因做出初步判断，然后选择合适的辅助检查，最终确定痴呆综合征的病因，尤其注意识别可治性、可逆性痴呆。

3. 判定痴呆严重程度 根据临床表现、日常能力受损情况或认知评估等确定痴呆的严重程度。临床一般常用日常生活能力量表、临床痴呆评定量表或总体衰退量表来判定痴呆的严重程度。日常生活能力减退是痴呆的核心症状，对于不能完成神经心理评估者，可根据以下标准判断痴呆的严重程度。①轻度：其认知障碍影响到患者的日常生活，主要影响近记忆力，而远记忆力可以受或不受影响，完成复杂任务有明显障碍，但患者仍能独立生活；②中度：较严重的记忆障碍，影响到患者的独立生活能力，对任何事情完全缺乏兴趣，需他人照顾，可伴有括约肌障碍；③重度：严重的智能损害，不能自理，完全依赖他人照顾，有明显的括约肌障碍。

第三节　头面部疼痛

头面部疼痛是日常生活和临床上常见的症状之一，主要包括头痛和颜面痛。头痛（headache）是指头颅上半部（眉弓、耳郭上部、枕外隆突连线以上）的疼痛。颜面痛（craniofacial pain）是指头颅下半部（眉弓以下至下颌边缘以上的面部区域）的疼痛。

对于头面痛，需要明确其发生的速度、疼痛的部位、发生及持续时间、疼痛的程度、疼痛的性质及伴随症状、诱发因素、加重或缓解因素、前驱症状等，以利于病因诊断。

疼痛的部位对病灶的诊断有一定的参考价值（表 2-9）。

表 2-9　头面部疼痛部位与疾病的可能关系

疼痛部位	常见疾病	
全头	1. 脑肿瘤 2. 紧张性头痛 3. 出血性病变	4. 低颅压性头痛 5. 感染性疾病(颅内外)
偏侧头面部	1. 血管性偏头痛 2. 耳源性头痛	3. 副鼻窦炎性头痛 4. 牙源性头痛
前头面部	1. 后颅窝肿瘤 2. 丛集性头痛 3. 副鼻窦炎性头痛	4. 三叉神经痛 5. 幕上肿瘤
眼部(单侧或双侧)	1. 高颅压性头痛 2. 青光眼 3. 丛集性头痛 4. 三叉神经痛	5. 一氧化碳中毒性头痛 6. 海绵窦动脉瘤或动静脉瘘 7. 海绵窦炎症
双颞部	1. 垂体瘤	2. 蝶鞍附近肿瘤
枕颈部	1. 蛛网膜下腔出血 2. 高血压头痛 3. 肌挛缩性头痛 4. 脑膜炎 5. 颈性头痛	6. 枕神经痛 7. 高颅压性头痛 8. 后颅窝肿瘤 9. 颈肌组织纤维炎

第四节　眩　晕

　　眩晕(vertigo)是一种运动性或位置性错觉,造成人与周围环境空间关系在大脑皮质中反应失真,产生旋转、倾倒及起伏等感觉。眩晕与头昏不同,后者表现为头重脚轻、步态不稳等。临床上按眩晕的性质可分为真性眩晕与假性眩晕。存在自身或对外界环境空间位置的错觉为真性眩晕,而仅有一般的晕动感并无对自身或外界环境空间位置错觉称假性眩晕。按病变的解剖部位可将眩晕分为系统性眩晕和非系统性眩晕,前者由前庭神经系统病变引起,后者由前庭系统以外病变引起。

〔一〕系统性眩晕

　　系统性眩晕是眩晕的主要病因,按照病变部位可分为周围性眩晕与中枢性眩晕。两者鉴别见表 2-10。

表 2-10　周围性眩晕与中枢性眩晕的鉴别

临床特征	周围性眩晕	中枢性眩晕
病变部位	前庭感受器及前庭神经颅外段(未出内听道)	前庭神经颅内段、前庭神经核、核上纤维、内侧纵束、小脑、大脑皮质
常见疾病	迷路炎、中耳炎、前庭神经元炎、梅尼埃病、乳突炎、咽鼓管阻塞、外耳道耵聍等	椎 - 基底动脉供血不足、颈椎病、小脑肿瘤、脑干(脑桥和延髓)病变、听神经瘤、第四脑室肿瘤、颞叶肿瘤、颞叶癫痫等
眩晕程度及持续时间	发作性、症状重、持续时间短	症状轻、持续时间长
眼球震颤	幅度小、多水平或水平加旋转、眼震快相向健侧或慢相向病灶侧	幅度大、形式多变、眼震方向不一致
平衡障碍	倾倒方向与眼震慢相一致、与头位有关	倾倒方向不定、与头位无一定关系
前庭功能试验	无反应或反应减弱	反应正常
听觉损伤	伴耳鸣、听力减退	不明显
自主神经症状	恶心、呕吐、出汗、面色苍白等	少有或不明显
脑功能损害	无	脑神经损害、瘫痪和抽搐等

临床上常见的眩晕分为持续性和阵发性两种,由发作形式的不同所涉及的疾病的鉴别诊断也不同,按此项分类,两者的区别见表2-11。

表2-11　发作性眩晕及持续性眩晕的鉴别诊断

发作类型	病因	临床症状	检查
发作性眩晕	良性位置性眩晕	反复发作,发作间期完全正常,每次发作数秒或几分钟,与特定头位相关	在坐位迅速改变至激发头位时,数秒潜伏期后出现眼震,变位性眼震试验阳性
	梅尼埃病	突然发作,发作时为持续眩晕,持续时间较长,伴有耳胀、耳鸣、听力下降	自发性眼震、感音神经性聋。前庭功能下降,甘油试验阳性
	短暂性脑缺血发作	发作间期多正常,可伴有复视、吞咽障碍、走路不稳,时间不超过24h	眼震、眼外肌麻痹、吞咽障碍、闭目难立征阳性、共济失调
持续性眩晕	脑干病变	眩晕持续时间长,伴有复视、走路不稳、面瘫、吞咽困难、肢体瘫痪,重症可出现意识障碍	脑神经麻痹、交叉瘫或交叉性感觉障碍、共济失调CT/MRI改变
	小脑病变	眩晕持续时间长,可伴头痛、复视、剧烈呕吐、走路不稳,重症可出现意识障碍	肌张力降低、共济失调、闭目难立征阳性CT/MRI改变
	前庭神经元炎	上呼吸道感染病史,突发剧烈眩晕,持续时间短,一般2周可恢复,伴恶心、呕吐,但无耳鸣、耳聋	早期自发性眼震、后期位置性眼震,前庭功能下降,电测听常无改变
	药物性眩晕	有耳毒性药物史,眩晕为持续性、恶心、呕吐、听力下降、平衡障碍	自发性眼震、感音神经性聋、闭目难立征阳性
	听神经瘤	眩晕于耳鸣、耳聋数月后出现,耳聋为进行性,可伴有面肌抽搐、泪腺分泌减少、面瘫、吞咽困难等脑神经受损症状	感音神经性聋、自发性眼震、闭目难立征阳性、CT/MRI改变
	脑室病变	头痛为突出表现,伴剧烈呕吐,为颅内压增高症状	颈项强直、视乳头水肿

（二）非系统性眩晕

非系统性眩晕临床表现为头晕眼花、站立不稳,通常无外界环境或自身旋转感或摇摆感,很少伴有恶心、呕吐,为假性眩晕。常由眼部疾病(眼外肌麻痹、屈光不正、先天性视力障碍)、心血管系统疾病(高血压、低血压、心律不齐、心力衰竭)、内分泌代谢疾病(低血糖、糖尿病、尿毒症)、中毒、感染和贫血等疾病引起。

第五节　发作性障碍

一、晕厥

晕厥(syncope)是由于大脑半球和/或脑干血液供应减少,导致的伴有姿势张力丧失的发作性意识丧失。

（一）临床表现

晕厥发作的临床表现及程度不尽相同,这主要取决于发病机制及发作时的背景情况,晕厥一般具有突然发病、持续短暂、自发且不需任何特殊治疗即可完全恢复的特点。典型晕厥可分为三期:

1. 晕厥前期　晕厥发生前数分钟通常会有一些先兆症状,表现为乏力、头晕、恶心、面色苍白、大汗、打哈欠、神志恍惚、上腹不适、心动过速、视物模糊(偶尔进展为失明),晕厥前期症状各有不同,往往持续数秒至数十秒,症状可进行性加重,脑缺血纠正后症状消失。

2. 晕厥期　此期患者意识丧失,并伴有血压下降、脉缓而细弱及瞳孔散大,心动过速转变为心动过缓,有时可伴有尿失禁、流涎、阵挛动作。

3. 恢复期   晕厥患者得到及时处理意识恢复后,可留有头晕、头痛、恶心、面色苍白、乏力、大小便失禁的症状,也可出现短暂的定向力障碍或易激惹,经休息后症状可完全消失。

(二)常见病因

晕厥不是一个单独的疾病,按其常见病因可分为:反射性晕厥、心源性晕厥、脑源性晕厥及其他晕厥四个类型,具体见表2-12。

表2-12   常见的晕厥原因

分类	病因	分类	病因
反射性晕厥	血管迷走性晕厥		心房黏液瘤及巨大血栓形成
	直立性低血压性晕厥		心脏压塞
	颈动脉窦性晕厥		肺动脉高压
	排尿性晕厥	脑源性晕厥	严重脑动脉闭塞
	吞咽性晕厥		主动脉弓综合征
	咳嗽性晕厥		高血压脑病
	舌咽神经痛性晕厥		基底动脉型偏头痛
心源性晕厥	心律失常	其他晕厥	哭泣性晕厥
	心脏瓣膜病		过度换气综合征
	冠心病及心肌梗死		低血糖性晕厥
	先天性心脏病		严重贫血性晕厥
	原发性心肌病		

二、痫性发作

痫性发作(seizure)是指由于大脑皮质神经元异常放电而导致的短暂脑功能障碍。

根据痫性发作时的大脑病灶部位及发作时间的不同,痫性发作可有多种临床表现。①意识障碍:发作初始,可有突发意识丧失,发作结束后,可有短暂的意识模糊,定向力障碍等;②运动异常:常见有肢体抽搐、阵挛等,依发作性质(如部分性或全面性)可有不同表现,如单手不自主运动、口角及眼睑抽动、四肢强直阵挛等;③感觉异常:发作时感觉异常可表现为肢体麻木感和针刺感,多发生于口角、舌、手指、足趾等部位;④精神异常:有些发作的类型可有精神异常,表现为记忆恍惚,如似曾相识和旧事如新等,情感异常,如无名恐惧和抑郁等,以及幻觉错觉等;⑤自主神经功能异常:发作时自主神经功能异常可表现为面部及全身苍白、潮红、多汗、瞳孔散大及小便失禁等。

临床上,痫性发作的病因多种多样,表2-13列出了发作的常见病因。

表2-13   痫性发作的常见病因

分类	病因
原发性神经系统疾病	特发性癫痫、脑外伤、脑肿瘤、卒中或脑血管畸形、脑炎或脑膜炎
系统性疾病	低血糖、低血钠、低血钙、高渗状态、尿毒症、肝性脑病、高血压脑病、药物中毒、高热、缺氧性脑病

三、晕厥与痫性发作的鉴别

晕厥与痫性发作均表现为发作性意识障碍,临床上应注意鉴别,其临床特点比较见表2-14。

表 2-14　晕厥与痫性发作临床特点比较

临床特征	晕厥	痫性发作
先兆症状	较长,可数十秒	短,数秒
发作与体位关系	多站立时发作	无关
发作时间	白天较多	白天黑夜均可,睡眠时较多
发作时皮肤颜色	苍白	青紫或正常
抽搐	少见	常见
尿失禁	少见	常见
舌咬伤	几乎无	常见
发作后意识模糊	少见	常见,可历时较长
发作后头痛	无	常见
神经系统定位体征	无	可有
心血管异常	常有	无
发作间期脑电图异常	罕见	常有

第六节　视觉障碍

视觉障碍(disturbance of vision)可由视觉感受器至枕叶皮质中枢之间的任何部位受损引起,可分为视力障碍和视野缺损两种类型。

(一) 视力障碍

视力障碍是指单眼或双眼全部视野的视力下降或丧失,分为单眼及双眼视力障碍。

1. 单眼视力障碍

(1) 突发视力丧失:可见于以下情况。①眼动脉或视网膜中央动脉闭塞;②一过性单眼视力障碍,又可称为一过性黑矇。临床表现为患者单眼突然发生短暂性视力减退或缺失,病情进展快,几秒内达高峰,持续 1~5min 后,进入缓解期,在 10~20min 内恢复正常。主要见于颈内动脉系统的短暂性脑缺血发作。

(2) 进行性单眼视力障碍:可在几小时或数分钟内持续进展并达到高峰,如治疗不及时,一般为不可逆的视力障碍。常见于:①视神经炎,亚急性起病,一周内症状达高峰,单侧视力减退,常伴有头痛、眼球疼痛,可有复发缓解过程;②巨细胞(颞)动脉炎,本病可导致视神经前部的供血动脉闭塞,进而导致单眼失明,可伴有发热、盗汗、体重下降、头痛;③前部缺血性视神经病,突发起病,累及单眼,起病时症状即到达高峰,1/3病程为断续或进展,伴有垂直性视野缺损,病因需排除颅内占位和肿瘤性脑膜炎;④视神经压迫性病变,见于肿瘤等压迫性病变,可先有视野缺损,并逐渐出现视力障碍甚至失明。额叶基底部综合征又称 Foster-Kennedy 综合征,是一种特殊的视神经压迫性病变,为额叶底部肿瘤引起的同侧视神经萎缩及对侧视乳头水肿,可伴有同侧嗅觉缺失。

2. 双眼视力障碍

(1) 一过性双眼视力障碍:本症多见于双侧枕叶视皮质的短暂性脑缺血发作,起病急,数分钟到数小时可缓解,可伴有视野缺损。由双侧枕叶皮质视中枢病变引起的视力障碍又称为皮质盲(cortical blindness),表现为双眼视力下降或完全丧失、眼底正常、双眼瞳孔对光反射正常。

(2) 进行性视力障碍:起病较慢,病情进行性加重,直至视力完全丧失。多见于原发性视神经萎缩、颅高压引起的慢性视乳头水肿、中毒或营养缺乏性视神经病。

(二) 视野缺损

当眼球平直向前注视某一点时所见到的全部空间,叫做视野。视野缺损是指视野的某一区域出现视力障碍而其他区域视力正常。视野缺损可有偏盲及象限盲、向心性视野缩小、单侧视野忽略等。

1. 双眼颞侧偏盲　多见于视交叉中部病变,此时,由双眼鼻侧视网膜发出的纤维受损,患者表现为双眼颞侧半视野视力障碍而鼻侧半视力正常。常见于垂体瘤及颅咽管瘤。

2. 双眼对侧同向性偏盲　视束、外侧膝状体、视辐射及视皮质病变均可导致病灶对侧同向性偏盲。此时,由双眼病灶同侧视网膜发出的纤维受损,患者表现为病灶对侧半视野双眼视力障碍而同侧半视力正常。枕叶视皮质受损时,患者视野中心部常保留,称为黄斑回避(macular sparing),其可能原因是黄斑区部分视觉纤维存在双侧投射,以及接受黄斑区纤维投射的视皮质具有大脑前 - 后循环的双重血液供应。

3. 双眼对侧同向上象限盲及双眼对侧同向下象限盲　双眼对侧同向上象限盲主要由颞叶后部病变引起,表现为病灶对侧半视野上半部分视力障碍。双眼对侧同向下象限盲主要由顶叶病变引起,表现为病灶对侧半视野下半部分视力障碍。常见于颞、顶叶的肿瘤及血管病等。

4. 向心性视野缩小　指各个方向视野从外周向中心缩小,临床上多为不规则性向心性视野缩小。分为功能性及器质性,前者见于癔症,后者见于视神经炎、青光眼、视神经萎缩等。

5. 单侧视觉忽略　又叫半侧空间忽略,指对损伤半球对侧的视觉刺激物无反应,与偏盲的不同在于,偏盲是由于视觉通路受损所致,且患者可意识到视觉障碍从而主动用转头等动作代偿,单侧视觉忽略患者则不能认识视觉障碍并代偿,常伴有不完全性同向性视野缺损或发生于视野缺损的恢复过程中,尤其是在视野缺损的边缘区域。与视觉失认的区别在于,视觉失认可由触觉、嗅觉等其他感觉代偿而复认,单侧视觉忽略则不能代偿,见于某些顶枕叶损害的患者。

第七节　听觉障碍

听觉障碍指感受或理解声音的能力下降或丧失,临床上主要包括耳鸣和耳聋,耳鸣和耳聋常同时出现由听觉传导通路的受损导致。

（一）耳鸣

耳鸣指在外界无声源刺激的情况下自觉耳内出现单调噪声,若声响出现在脑内,则称为颅鸣。按音调可分为低调、中调、高调耳鸣。根据临床表现分为客观性耳鸣和主观性耳鸣,其中主观性耳鸣较常见。

1. 主观性耳鸣　又称主觉性耳鸣,是指患者本身可察觉,但不能被旁人听到或被仪器记录到的耳鸣。常为持续性,按病变部位分类可分为传导性耳鸣、感音神经性耳鸣、混合性耳鸣三种类型。

（1）传导性耳鸣:主要由外耳、中耳的病变所致,此型耳鸣产生的原因有两点。①由于传音障碍降低了感受外界声音的能力,故而对体内所发声音的掩盖作用减弱,而成为耳鸣;②传音障碍使得骨导传入内耳的声音向外溢散减少,从而内耳声音增加。临床表现为单侧持续性低、中音调耳鸣,如"嗡嗡""嚓嚓""沙沙"声等,常见病因为外耳道堵塞、炎症、外伤以及耳硬化症等病。

（2）感音神经性耳鸣:又称神经性耳鸣,主要由听觉感受器(多为耳蜗)、外周神经(听神经)、听觉中枢的病变所致。临床表现为高音调耳鸣,声音常刺耳,如蝉鸣音、哨笛音、鸟叫声等,可伴有耳聋、眩晕等症状,多为暂时性出现,如病变长期不愈,也可转为持续性,常见于药物中毒、梅尼埃病以及听神经和听觉中枢发生的炎症、中毒、缺血、肿瘤、外伤等。

（3）混合性耳鸣:可表现为低、中音调及高音调交替或同时并存,为传导性耳鸣和感音神经性耳鸣相应部位的同时病变所致。

2. 客观性耳鸣　又称他觉性耳鸣,是指患者本身可察觉,亦可被旁人听到或被仪器记录到的耳鸣。主要包括血管源性和肌源性耳鸣。

（1）血管源性耳鸣:由于血管病变引起的耳鸣。表现为与脉搏同时出现的搏动性耳鸣,多为单侧,侧卧或按压同侧颈动脉时耳鸣可消失或减轻,也可表现为颅鸣,检查者在外耳道、颞部、眶部、耳后或颈部可用听诊器闻及与脉搏同步的吹风样杂音。常见于头颈部的血管病变,如血管瘤、动静脉瘘、血管畸形等。

（2）肌源性耳鸣:由耳邻近部位或耳内肌肉阵挛所致。表现为耳内"咔哒"或节拍声,与肌肉收缩同步,多为间断、短暂的低调耳鸣,此症状有时可因患者有意控制而暂时消失,见于咽腭肌、鼓室肌阵挛、颞下颌关节紊乱。

(二)耳聋

耳聋指听觉器官病变造成的听力减退或丧失。分为传导性聋和感音神经性聋。

1. **传导性聋**　由于外耳及中耳的病变,声音传导至耳蜗受阻造成的耳聋,即为传导性聋,但由于听神经未受影响,骨传导可保留并引起听觉,可有先天和后天原因造成,常见于咽鼓管阻塞、急/慢性中耳炎、中耳发育畸形、鼓膜外伤、听骨骨折或脱位、中耳肿瘤等疾病。

2. **感音神经性聋**　感音神经性聋为感受声音出现障碍,按照损害部位不同主要分为耳蜗性聋、神经性聋和中枢性聋三种类型。耳蜗性聋病变部位局限于耳蜗,为末梢感受器的病变所致。神经性聋损害部位为螺旋神经节或听神经。中枢性聋病变发生于耳蜗神经核以上至中枢的各种耳聋。临床以耳蜗性聋及神经性聋常见。由于听觉感受功能受损,气导及骨导均减弱或不能引起听觉。Rinne 试验和 Weber 试验可区别传导性聋及感音神经性聋,常见于梅尼埃病、突发性聋、听神经瘤、耳硬化症晚期等。

第八节　眼球震颤

眼球震颤(nystagmus)是指眼球发生的不自主的节律性往复运动,简称"眼震"。按照眼震运动的方向可将眼震分为水平性眼震、垂直性眼震和旋转性眼震。按照眼震运动的节律又可分为钟摆样眼震和跳动性眼震。钟摆样眼震指眼球运动的速度及幅度在各个方向上均相等,跳动性眼震指眼球运动在一个方向上的速度比另一个方向快,据此分为慢相和快相,通常用快相表示眼震的方向。神经系统疾病出现的眼震大多属于跳动性眼震。根据发生机制的不同,眼震可以分为眼源性眼震和前庭性眼震两大类。

(一)眼源性眼震

眼源性眼震是指由视觉系统疾病或眼外肌麻痹引起的眼震,多为钟摆样眼震,表现为向前看时向两侧的摆动幅度及快慢均等,而向一侧凝视时出现眼震加剧,凝视侧为快相眼震,幅度细小,持续时间长,可为永久性。本症多见于视力障碍、先天性弱视、严重屈光不正、先天性白内障、色盲、高度近视和白化病等。另外,长期在光线不足的环境下工作也可导致眼源性眼震,如矿工井下作业等。

(二)前庭性眼震

前庭性眼震是指由于前庭终末器、前庭神经或脑干前庭神经核及其传导通路、小脑等的功能障碍导致的眼震,分为周围性和中枢性两类(表 2-15)。

表 2-15　前庭周围性眼震和前庭中枢性眼震的鉴别

特点	前庭周围性眼震	前庭中枢性眼震
病变部位	内耳或前庭神经内听道部分	前庭神经颅内部分、脑干前庭神经核及其传导通路和小脑
眼震的形式	多为水平眼震,慢相向患侧	可为水平(多为脑桥病变)、垂直(多为中脑病变)、旋转(多为延髓病变)或形式多变(多为小脑病变)
持续时间	较短,多呈发作性	较长
与眩晕的关系	一致	不一致
闭目难立征	向眼震的慢相侧倾倒,与头位有一定的关系	倾倒方向不定,与头位无一定关系
听力障碍(耳鸣、听力减退、耳聋)	常有	不明显
前庭功能障碍(眩晕、恶心、呕吐)	严重	较轻
中枢神经系统症状与体征	无	常有脑干和小脑受损体征

1. 前庭周围性眼震   半规管、前庭神经节、前庭神经内听道的病变可引起前庭周围性眼震，表现为水平性或水平旋转性眼震，一般无垂直性眼震，多呈发作性，持续时间较短，一般不超过 3 周。眼震幅度较中枢性细小，可伴有眩晕、恶心、呕吐等前庭功能障碍，可有听力异常。Romberg 征阳性，肢体和躯干偏向患侧，与头位有一定的关系。注视一点时可抑制眼震和眩晕，无中枢神经系统症状和体征。常见于梅尼埃病、中耳炎、迷路卒中、迷路炎、颞骨岩部外伤、链霉素等药物中毒等。

2. 前庭中枢性眼震   前庭神经颅内部分和前庭神经核病变可引起前庭中枢性眼震，此外，脑干和小脑内许多结构与前庭神经核有密切的联系，这些部分的损害也可以导致前庭中枢性眼震。表现为眼震方向多样，可为水平、垂直、旋转等，眼震持续时间长，运动幅度大。除前庭神经核病变以外，眩晕症状轻但持续时间长。眩晕、恶心、呕吐症状轻，听力障碍不明显，Romberg 征阳性，但倾倒方向无规律，与头位无确定关系。注视一点时不能抑制眼震，常有脑干和小脑受损体征。常见于椎 - 基底动脉系统血管病、多发性硬化、蛛网膜炎、脑桥小脑角肿瘤、脑干肿瘤、梅毒等。

在前庭中枢性眼震的范畴中，脑干和小脑病变导致的眼震有其特征性，简述如下：

（1）脑干病变的眼震：①延髓病变，多为自发旋转性眼震，左侧延髓部病变时，呈顺时针旋转性眼震，右侧延髓部病变时，眼震旋转方向为逆时针。常见于延髓空洞症、血管性病变、延髓肿瘤或感染性疾病。②脑桥病变，多为水平眼震，少数可为水平旋转性眼震，垂直性少见，为内侧纵束受损所致，眼震方向多向病灶侧、偶有向病灶对侧。常见于脑桥出血、脑桥肿瘤、血管性病变、多发性硬化等。③中脑病变，多为垂直性眼震，常常在后仰时眼震明显，向下垂直性眼震较向上者多见，可伴有动眼神经麻痹。见于中脑出血（畸形）等血管病（也可由脑桥、丘脑出血波及所致）、松果体肿瘤、脑炎、外伤等。还有一种垂直旋转性眼震，称为跷板性眼震，表现为一眼上转伴内旋，同时另一眼下转伴外旋，交替升降，多为鞍旁肿瘤所致，也见于间脑 - 中脑移行区的病变。

（2）小脑病变的眼震：小脑病变损伤了小脑顶核、绒球和小结与前庭神经核的联络通路，故而发生眼震。小脑病变引起的眼震常与特定头位相关，多为旋转眼震，且眼震方向可逆转，当患者向病灶侧凝视时出现速度变慢，振幅加大。小脑蚓部病变可出现上跳性眼震，即快相向上的跳动性垂直眼震。绒球病变常出现水平性眼震，伴下跳性眼震成分，追随运动时明显。小结病变可出现快相向下的下跳性眼震。小脑型眼震见于 Wernicke 脑病、延髓空洞症、Chiari 畸形、颅底凹陷症和延髓 - 颈连接区域的疾病。

第九节　构　音　障　碍

构音障碍（dysarthria）是和发音相关的中枢神经、周围神经或肌肉疾病导致的一类言语障碍的总称。患者具有语言交流所必备的语言形成及接受能力，仅表现为口语的声音形成困难，主要为发音困难、发音不清，或者发声、音调及语速的异常，严重者完全不能发音。不同病变部位可产生不同特点的构音障碍，具体如下：

（一）上运动神经元损害

单侧皮质延髓束病变时，造成对侧中枢性面瘫和舌瘫，主要表现为唇和舌承担的辅音部分不清晰，发音和语音共鸣正常。最常见于累及单侧皮质延髓束的脑出血和脑梗死。双侧皮质延髓束损害导致咽喉部肌肉和声带的麻痹（假性延髓麻痹），表现说话带鼻音、声音嘶哑和言语缓慢。由于唇、舌、齿功能受到影响，以及发音时鼻腔漏气，致使辅音发音明显不清晰，常伴有吞咽困难、饮水呛咳、咽反射亢进和强哭强笑等。主要见于双侧多发性脑梗死、皮质下血管性痴呆、肌萎缩侧索硬化、多发性硬化、进行性核上性麻痹等。

（二）基底节病变

此种构音障碍是由于唇、舌等构音器官肌张力高、震颤及声带不能张开所引起，导致说话缓慢而含糊，声调低沉，发音单调，音节颤抖样融合，言语断节及口吃样重复等。常见于帕金森病、肝豆状核变性等。

（三）小脑病变

小脑蚓部或脑干内与小脑联系的神经通路病变，导致发音和构音器官肌肉运动不协调，又称共济失调性构音障碍。表现为构音含糊,音节缓慢拖长,声音强弱不等甚至呈爆发样,言语不连贯,呈吟诗样或分节样。主要见于小脑蚓部的梗死或出血、小脑变性疾病和多发性硬化等。

（四）下运动神经元损害

支配发音和构音器官的脑神经核和 / 或脑神经、司呼吸肌的脊神经病变,导致受累肌肉张力过低或张力消失而出现弛缓性构音障碍,共同特点是发音费力和声音强弱不等。面神经病变影响唇音和唇齿音发音,在双侧病变时更为明显;舌下神经病变使舌肌运动障碍,表现为舌音不清、言语含糊,伴有舌肌萎缩和舌肌震颤;迷走神经喉返支单侧损害时表现声音嘶哑和复音现象,双侧病变时无明显发音障碍,但可影响气道通畅而造成吸气性哮鸣;迷走神经咽支和舌咽神经损害时可引起软腭麻痹,说话带鼻音并影响声音共鸣;膈神经损害时造成膈肌麻痹,使声音强度减弱,发音费力,语句变短。该类型构音障碍主要见于进行性延髓麻痹、急性脊髓炎、吉兰 - 巴雷综合征、脑干肿瘤、延髓空洞、副肿瘤综合征以及各种原因导致的颅底损害等。

（五）肌肉病变

发音和构音相关的肌肉病变时出现此类型构音障碍,表现类似下运动神经元损害,但多同时伴有其他肌肉病变,如重症肌无力、进行性肌营养不良和强直性肌病等。

临床上失语和构音障碍均为常见症状且易于混淆,其鉴别诊断见表 2-16。

表 2-16　失语和构音障碍的鉴别要点

鉴别要点	失语	构音障碍
含义	脑部受损引起的获得性语言能力障碍	神经肌肉病变引起的发音异常,但语言功能正常
病变部位	优势半球语言中枢	皮质延髓束、基底节病变、脑干脑神经核及脑神经、神经肌肉接头、肌肉病变累及发音器官
临床表现	语言表达、理解、复述、命名、阅读、书写障碍	语言功能正常,发音的音量、速度和音质异常
伴随症状	偏瘫、偏身感觉障碍、偏盲	常伴真 / 假性延髓麻痹、吞咽困难、饮水呛咳、锥体外系症状、共济失调
辅助检查	头颅 CT/MRI 可显示语言中枢病灶	头颅 CT/MRI 可显示皮质下白质病变、脑干病变,神经电生理检查可反映神经、神经肌肉接头及肌肉疾病

第十节　瘫　痪

瘫痪(paralysis)是指个体随意运动功能的降低或丧失,可按病因、运动传导通路的不同部位、程度、肌张力状态及分布进行分类(表 2-17)。

表 2-17　瘫痪的分类

分类		分类	
按瘫痪的病因	神经源性	按瘫痪的肌张力状态	痉挛性
	神经肌肉接头性		弛缓性
	肌源性	按瘫痪的分布	单瘫
	癔症性瘫痪		偏瘫
按运动传导通路的不同部位	上运动神经元性瘫痪		交叉瘫
(神经源性)	下运动神经元性瘫痪		截瘫
按瘫痪的程度	不完全性		四肢瘫
	完全性		

（一）神经源性瘫痪

1. 上运动神经元性瘫痪　也称痉挛性瘫痪（spastic paralysis），是由于上运动神经元，即大脑皮质运动区神经元及其发出的下行纤维病变所致。

（1）临床表现

1）肌力减弱：上运动神经元受损所致瘫痪可表现为单瘫、偏瘫、截瘫、四肢瘫、交叉瘫（图 2-2）。

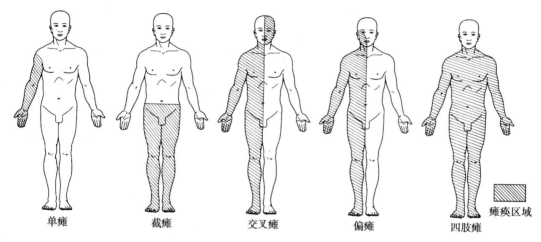

| | | | | 瘫痪区域 |
| 单瘫 | 截瘫 | 交叉瘫 | 偏瘫 | 四肢瘫 |

图 2-2　瘫痪的几种常见形式

2）肌张力增高：患侧肢体肌张力增高，可呈现特殊的偏瘫姿势，如上肢呈屈曲旋前，下肢则伸直内收。由于肌张力的增高，患肢被外力牵拉伸展时，开始时出现抵抗，当牵拉持续到一定程度时，抵抗突然消失，患肢被迅速牵拉伸展，称之为"折刀"现象（clasp-knife phenomenon）。

3）腱反射活跃或亢进：上运动神经元性瘫痪时，腱反射可活跃，甚至表现有阵挛，如髌阵挛、踝阵挛等。

4）浅反射的减退或消失：上运动神经元瘫痪时，损伤可导致浅反射的减退和消失，包括腹壁反射、提睾反射及跖反射等。

5）病理反射：上运动神经元受损时，对下运动神经元的抑制作用解除，诱发病理反射，包括巴宾斯基征（Babinski）征、奥本海姆征（Oppenheim 征）、戈登征（Gordon 征）、查多克征（Chaddock 征）等。

6）无明显的肌萎缩：上运动神经元性瘫痪时，下运动神经元对肌肉的营养作用仍然存在，因此肌肉无明显的萎缩。当长期瘫痪时，由于肌肉缺少运动，可表现为失用性肌萎缩。

（2）不同受损部位的特征性表现

1）大脑皮质：多为单瘫。病变靠近中央前回上部以下肢瘫痪为主，病变靠近中央前回下部以上肢瘫痪或面部瘫痪为主，左侧病变累及额下回后部可伴运动性失语。若为刺激性病变，则表现为对侧身体部分性运动性癫痫发作。

2）内囊：多引起对侧完全性偏瘫，即中枢性面瘫、舌下神经瘫及上、下肢瘫。内囊损害所致偏瘫常伴对侧偏身感觉障碍，若同时累及视辐射，还可伴对侧同向偏盲，称"三偏"征。放射冠受损时，临床表现介于两者之间，多为上、下肢程度不一的偏瘫。

3）脑干：一侧脑干病变多表现为交叉性瘫痪，即病变同侧脑神经周围性瘫痪，对侧偏瘫。中脑损害可引起同侧动眼神经麻痹、对侧完全性偏瘫的大脑脚综合征，又称韦伯综合征（Weber syndrome）；脑桥损害产生同侧周围性面神经和展神经麻痹及对侧偏瘫的脑桥腹外侧综合征，又称米亚尔 - 居布勒综合征（Millard-Gubler syndrome）；延髓内侧损害可产生交叉性舌下神经偏瘫的延髓前部综合征，又称杰克逊综合征（Jackson syndrome）。脑干病变范围较广，可累及双侧锥束束，除有相应平面的脑神经损害表现外，常有四肢瘫及延髓麻痹。

4）脊髓：损伤平面以下随意运动丧失（常表现为截瘫），常伴传导束性感觉障碍（病变平面以下痛温觉减退或消失），有时伴括约肌功能障碍。一侧病变可引起脊髓半切综合征（Brown-Sequard syndrome）。

2. 下运动神经元性瘫痪　又称弛缓性瘫痪(flaccid paralysis),指脊髓前角的运动神经元以及它们的轴突组成的前根、神经丛及其周围神经受损所致。脑干运动神经核及其轴突组成的脑神经运动纤维损伤也可造成弛缓性瘫痪。

(1) 临床表现

1) 受损的下运动神经元支配的肌力减退。

2) 肌张力减低或消失,肌肉松弛,外力牵拉时无阻力,与上运动神经元瘫痪时"折刀"现象有明显不同。

3) 腱反射减弱或消失。

4) 肌肉萎缩明显。

(2) 不同受损部位的特征性表现

1) 脊髓前角:瘫痪呈节段性分布,无感觉障碍。如 C_5 损害引起三角肌瘫痪,$C_8 \sim T_1$ 损害引起手部小肌肉瘫痪。急性损害见于脊髓灰质炎,慢性损害见于运动神经元病。

2) 神经根:前根损害瘫痪亦呈节段性分布,因后根常同时受累,故可伴根性神经痛及节段性感觉障碍,多见于髓外肿瘤、椎骨病变和脊膜炎症。

3) 神经丛:常表现为上肢或下肢的单瘫,多伴有感觉和自主神经功能障碍,可见于臂丛或腰丛的损害。

4) 周围神经:周围神经干损害引起瘫痪和感觉障碍,与其支配范围一致。多发性周围神经病引起四肢远端对称性肌肉瘫痪,并伴手套-袜套样感觉障碍,可伴有周围自主神经功能障碍,见于吉兰-巴雷综合征。

(二) 神经肌肉接头性瘫痪和肌源性瘫痪

瘫痪呈局部或广泛分布,多双侧累及,且不符合神经解剖规律。通常没有感觉障碍。

1. 神经肌肉接头性瘫痪　症状呈波动性的部分或全身骨骼肌无力,活动后有病态疲劳现象,以重症肌无力最常见。其他的肌肉接头疾病有肉毒毒素中毒、Lambert-Eaton 肌无力综合征(Lambert-Eaton myasthenic syndrome, LEMS)等。

2. 肌源性瘫痪　肌痛、肌强直、肌肉肥大往往提示肌肉本身病变,肌肉萎缩也可由肌肉本身病变造成,详见本章第十一节。

(三) 瘫痪的鉴别诊断

瘫痪为临床常见症状,其鉴别诊断见表 2-18。

表 2-18　不同类型瘫痪的鉴别要点

鉴别要点	上运动神经元性瘫痪	下运动神经元性瘫痪	神经肌肉接头、肌源性瘫痪
损害部位	皮质运动区或锥体束	脑神经运动核及其纤维、脊髓前角细胞或前根、脊神经	神经肌肉接头、肌肉
瘫痪分布	整个肢体为主	肌群为主	全身或局部,不符合神经解剖规律
肌张力	增高,呈痉挛性瘫痪	降低,呈弛缓性瘫痪	正常或降低,呈弛缓性瘫痪
腱反射	增强	减弱或消失	正常或减弱,甚至消失
病理反射	有	无	无
肌萎缩	无或轻度失用性萎缩	明显	可有
肌肉肥大	无	无	可有,多见于肌营养不良症
肌束颤动	无	可有	无
肌电图	神经传导正常,无失神经电位	神经传导异常,有失神经电位	特征性神经肌肉接头或肌病性改变
肌酶	正常	正常或轻度增高	肌酶常明显增高

第十一节　肌　肉　萎　缩

肌肉萎缩（muscular atrophy）是指骨骼肌容积的缩小，肌纤维变细甚至消失，常伴肌力减退。临床上根据病因可分为神经源性、肌源性、失用性及其他原因所致的肌萎缩。

（一）神经源性肌肉萎缩

神经源性肌萎缩是指神经肌肉接头之前的神经结构病变所引起的肌萎缩，此类肌萎缩常起病急、进展较快，但随病因而异。

1. 脊髓前角细胞和延髓运动神经核病变　肌肉萎缩成节段性分布，可对称或不对称，伴肌力下降、腱反射减弱和肌束震颤，无感觉障碍。延髓运动神经核病变则可引起延髓麻痹，出现舌肌萎缩、肌束震颤等。常见于急性脊髓灰质炎、进行性脊肌萎缩症、脊髓空洞症、肌萎缩侧索硬化症和腰骶髓外伤、平山病等。

2. 神经根、神经丛、神经干及周围神经病变　当损伤部位在神经根或神经干时，肌萎缩常呈根性或干性分布，单纯累及前根时，肌萎缩表现与脊髓前角损害类似。但如果同时累及后根，则会出现疼痛和感觉障碍；多神经根或神经丛的损害常出现以近端为主的肌萎缩；单神经病变时，肌萎缩按照单神经支配的范围分布。肌肉萎缩多呈进行性加重，常伴支配区腱反射消失、感觉障碍、皮肤营养障碍等，不伴有肌束震颤，可有放射痛或沿神经走行的自发痛。常见于腰骶外伤、颈椎病、吉兰-巴雷综合征、多发性神经病、周围神经肿瘤及外伤等。

（二）肌源性肌肉萎缩

是由于肌肉本身病变，如肌细胞膜电位异常、能量代谢障碍、肌细胞膜内病变等所致的肌肉萎缩。肌萎缩分布不能按神经支配的解剖分布解释，多为近端（骨盆带、肩胛带）对称性萎缩，少数为远端型。可伴有肌无力、肌痛、假性肥大或皮肤及皮下组织萎缩，无感觉障碍和肌束震颤。主要见于进行性肌营养不良、强直性肌营养不良症、炎性肌病等。

（三）失用性肌萎缩

常见于上运动神经元受损后的继发性病变，由于肌肉长期无法充分运动而导致肌萎缩。多由卒中后遗症导致的长期卧床、关节固定、癔症性瘫痪等原因引起。

（四）其他原因所致的肌萎缩

可见于癌性神经肌病、恶病质性肌萎缩、先天性偏侧萎缩、关节病性肌萎缩、内分泌性肌病（慢性甲状腺毒症性肌病、甲状旁腺功能亢进性肌病、肢端肥大症晚期等）、慢性酒精中毒性肌病、缺血性肌病等。

第十二节　感　觉　障　碍

感觉障碍是神经系统疾病常见的症状和体征，有些疾病可仅表现感觉功能的丧失或受损。临床上根据病变的性质将感觉障碍分为刺激性症状和抑制性症状两大类。

（一）刺激性症状

是指由于感觉径路受到刺激或兴奋性增高而出现的感觉障碍，其中感觉过敏属于感觉障碍"量"的改变，感觉倒错、感觉过度和感觉异常属于感觉障碍"质"的改变。

1. 感觉过敏（hyperesthesia）　给予轻微刺激引起强烈的痛触觉反应，以痛觉过敏多见，触觉过敏少见，由感觉阈值降低或反应性增高引起。见于周围神经疾病、癔症患者。

2. 感觉倒错（dysesthesia）　为对刺激感受的错误认识。如冷的刺激产生热的感觉，非疼痛刺激产生疼痛的感觉等。临床上较少见，且仅限于浅感觉。常见于癔症。

3. 感觉过度（hyperpathia）　一般有 5 个特点。①潜伏期长：在感觉障碍的基础上，从刺激到感觉的时间延长；②感受性低：对外部刺激阈值增高，因此对轻微刺激的辨别能力减弱；③刺激呈爆发性：当受到强烈刺激后，感觉该刺激具有爆发性，呈现剧烈的、定位不明确的疼痛或不适感；④扩散性：有时感觉刺激点向周围扩散;⑤后作用:刺激停止后在持续一段时间内仍有刺激的存在。多见于灼性神经痛、带状疱疹疼痛及丘脑痛等。

4. 感觉异常(paresthesia) 无外界刺激而发生的异常感觉,如麻木感、针刺感、冷热感、触电感、蚁走感或灼热感等,其出现的范围具有定位价值,感觉异常往往为主观的感觉症状,而客观检查无感觉障碍。主要见于周围神经疾病。

5. 疼痛(pain) 是感觉纤维受刺激的表现,是躯体的防御信号,一向被认为是疾病过程中最早出现的体征之一。由于疼痛是由特定的刺激引起的,但其本质又是一种精神状态,故常常给诊断带来一定的困难。最明显的疼痛现象发生于周围神经、脊髓后根、脑脊膜和丘脑等部分受损害时。临床上常见的疼痛有以下几种:

(1) 局部疼痛(local pain):疼痛的部位和周围神经分布部位相一致,可表现为各种性质的局限性疼痛,如针刺样、烧灼样、切割样疼痛,常见于神经炎。

(2) 放射性疼痛(radiating pain):指疼痛不仅发生在刺激局部,且可扩展到受累感觉神经的支配区。多见于神经干或后根病变时,如腰椎间盘突出所致的坐骨神经痛,脊髓空洞症引起的痛性麻木。

(3) 扩散性疼痛(spreading pain):某神经分支的疼痛可扩散至另一分支分布区。如三叉神经某一支受到刺激时,疼痛会扩散到其他分支;手指远端挫伤,疼痛可扩散至整个上肢。

(4) 牵涉痛(referred pain):为扩散性疼痛的一种,当内脏疾患时可出现对应神经节段的体表区的疼痛。这是由于内脏和皮肤的传入纤维都汇聚到脊髓后角的神经元内。当内脏疾患的疼痛冲动,经交感神经、脊髓后根至脊髓后角时,扩散至该脊髓节段支配的体表出现疼痛。表现为皮肤感觉过敏、压痛点或疼痛,如胆囊炎引起右肩疼痛,心绞痛引起左肩臂疼痛,肾脏疾病引起腰痛等。

(5) 灼性神经痛(causalgia):为烧灼样剧烈疼痛。常见于含自主神经纤维较多的周围神经不全损伤时,如正中神经损伤,也可见于坐骨神经损伤。

(6) 中枢痛(central pain):当病变累及感觉传导束、感觉神经元时,不受外界刺激即可发生强烈的疼痛感,称为自发性疼痛。不同部位有其特点,累及脊髓可表现为闪电样、自上而下的放射痛,头前屈可诱发,可伴有感觉过敏;累及延髓、脑桥表现为交叉性痛,疼痛性质为撕裂样或烧灼样,疼痛可表浅或为深部痛;累及丘脑如丘脑腹后外侧核病变时出现的丘脑性疼痛,疼痛可为持续性或阵发性,可因外界压迫、摩擦、寒冷等原因加重。

(7) 幻肢痛(phantom limb pain):截肢后感到被截去的肢体仍然存在,且出现疼痛,常于断肢远端出现,这种现象称幻肢痛,与下行抑制系统的脱失有关。

(二)抑制性症状

是指由于感觉径路受破坏而出现的感觉减退或感觉缺失。当某一神经分布区有自发痛,同时又存在痛觉减退者,称痛性痛觉减退或痛性麻痹。

1. 感觉减退(hypesthesia) 是指患者在意识清醒状态下,由于感觉神经纤维不全损害,导致疼痛阈值升高,对强的刺激产生弱的感觉。与感觉过度的区别在于无潜伏期长、爆发性、扩散性及后作用等特点。

2. 感觉缺失(anesthesia) 是指患者在意识清醒状态下对刺激无任何感觉,如受到严重烫伤而不察觉。感觉缺失有痛觉缺失、温度觉缺失、触觉缺失、深感觉缺失。在同一部位各种感觉均缺失,称为完全性感觉缺失,见于丘脑病变、脊髓完全横贯性损伤等;在同一部位仅有某种感觉缺失而其他感觉保存,称为分离性感觉障碍,如痛、温觉减退或消失,深感觉存在,见于脊髓空洞症、脊髓前动脉闭塞、髓内肿瘤、脊髓亚急性联合变性等。此外,三叉神经脊束核病变可引起面部洋葱皮样分离性感觉障碍,见于延髓空洞症、延髓背外侧综合征及脑干肿瘤等。

此外,癔症性感觉障碍也是临床较常见的一种"感觉障碍",其表现为深浅感觉全部减低或丧失,也可表现为深浅感觉混合性感觉障碍。其分布与器质性病变导致的感觉障碍分布明显不同,临床表现多种多样,分布可呈散在斑片状、全身型、截瘫型、偏身型或局限于肢体的某一段或手套-袜套样感觉障碍。偏身型感觉障碍较常见,表现为感觉减退或丧失的界限恰恰位于正中线上,而器质性病变感觉障碍界限则与正中线尚存在数厘米的距离(正中线 2~3cm 附近感觉受双侧支配)。癔症性感觉障碍各部位的疼痛程度等同，而器质性感觉障碍多为肢体远端比近端重，颜面和躯干较肢体轻。可伴有视野狭窄，视力、听觉、嗅觉、味觉障碍。癔症性感觉障碍还可出现症状之间的相互矛盾，如全部感觉丧失而无感觉性共济失调，温度觉丧失而无烫伤等特殊现象。

第十三节　共济失调

共济失调(ataxia)指小脑、本体感觉以及前庭功能障碍导致的运动笨拙和不协调，累及躯干、四肢和咽喉肌时可引起身体平衡、姿势、步态及言语障碍。其在肌力正常的基础上出现，不包括肢体轻瘫导致的运动不协调。临床上根据病变部位的不同，共济失调可有以下几种：

（一）小脑性共济失调

主要是由于小脑本身及其传入和 / 或传出纤维病变造成的共济失调。表现为协调运动障碍，可伴有肌张力减低、眼球运动障碍及言语障碍。小脑性共济失调主要病因有小脑肿瘤(蚓部、半球)、小脑血管病、小脑炎症及遗传和变性疾病等。

1. 姿势和步态异常　姿势异常主要表现为站立不稳。步态异常主要表现为走直线不能，呈曲线前进，行走时基底增宽、步态蹒跚，左右摇摆，呈醉汉步态，双上肢离开躯干以保持平衡，即下肢共济失调表现。从患者站立或行走时倾倒方向可推断病损部位，小脑蚓部受损引起躯干性共济失调，上蚓部受损向前倾倒，下蚓部受损向后倾倒，小脑半球病变引起同侧肢体共济失调，即向患侧倾倒。

2. 随意运动协调障碍　主要为肢体性共济失调，上肢重于下肢，远端重于近端，精细运动重于粗糙运动。由于对运动的距离、速度及力量估计能力的丧失而出现"辨距不良"，动作愈接近目标时震颤愈明显而出现"意向性震颤"，字迹越写越大而出现"大写"症。

3. 言语障碍　即共济失调性构音障碍，详见本章第九节。

4. 眼球运动障碍　主要为眼球运动肌共济失调导致眼球震颤。表现为眼球不能保持凝视位，必须通过反复双眼迅速扫视运动以寻找偏离中线位置的目标(凝视 - 麻痹性眼球震颤)，多为水平粗大性眼震，向病灶侧凝视时更为明显。此外，还可出现向下跳动性眼震和反跳性眼震。

5. 肌张力减低　表现为被动运动时肢体过伸或过屈。当患者前臂抵抗阻力内收时，如阻力突然消失，不能立即停止内收，而打击自己的脸部或前胸出现"回弹现象"或"反击征"；当患者于坐位两腿自然下垂叩击腱反射后，小腿出现不停摆动，称为"钟摆样腱反射"。

（二）大脑性共济失调

当大脑半球及与小脑的联系纤维出现损害时即可引起大脑性共济失调。大脑皮质和小脑之间纤维交叉，一侧大脑病变引起对侧肢体共济失调。大脑性共济失调较小脑性共济失调症状轻，较少伴发眼震。临床上此型共济失调较少见，相应部位的血管性疾病、肿瘤和外伤时偶可出现。

1. 额叶性共济失调　由额叶或额桥束病变引起。患者表现类似小脑性共济失调，但症状较轻，主要在站立或步行时出现平衡障碍，常伴有病理征、精神症状、强握反射、下肢失用等额叶损害表现，而 Romberg 征、辨距不良、运动迟缓、眼球震颤等很少见。

2. 顶叶性共济失调　由中央后回和顶上回病变引起。表现为对侧肢体位置觉障碍，虽无肌力损害，但由于深感觉缺失而出现动作不准等共济失调表现。此型共济失调多可伴有顶叶受损的其他表现，如排尿、排便障碍。

3. 颞叶性共济失调　由颞叶或颞桥束病变引起，也可由颅内压增高继发，表现为对侧肢体共济失调，但症状轻，早期不易发现，可有同向偏盲、失语等颞叶受损的其他症状和体征。

4. 枕叶性共济失调　由枕叶或枕桥束病变引起。表现为对侧肢体的共济失调，症状轻，常伴有深感觉障碍，闭眼时加重，可同时伴有枕叶受损的其他症状或体征，如视觉障碍等。

（三）感觉性共济失调

是由于深感觉（主要为位置觉）障碍导致患者在对肢体的位置、运动方向、肌力运用大小的判断上发生障碍而出现的共济失调。深感觉传导通路（从周围神经、脊神经后根、脊髓后索、丘脑直至大脑皮质顶叶）的任何部位损害都可出现深感觉性共济失调。感觉性共济失调的特点为：睁眼时因可通过视觉调节而共济失调症状不明显，黑暗或闭眼时明显加重，共济失调下肢重于上肢，可有明显的步态特征，即迈步远近无法控制，足跟用力着地，落脚不知深浅，经常有"踩棉花感"，无眩晕、眼球震颤及言语障碍。丘脑及顶叶病变导致的共济失调可伴有其他定位体征等，多见于神经梅毒、慢性乙醇中毒、副肿瘤综合征、脊髓亚急性联合变性、脊髓压迫症、多发性神经病等。

（四）前庭性共济失调

在前庭系统中，内耳迷路、前庭神经、脑干前庭神经核及其中枢联系的损害都可发生前庭功能失调。临床表现主要以平衡障碍、躯干共济失调为主，其特点为运动与静止时均出现平衡障碍，在闭目后经过一段时间才出现摇晃，并且逐渐加重，直线行走时更为明显，出现如站立、步态不稳。倾倒方向偏向病灶侧，并与眼震慢相方向一致，头位改变可加重症状。可伴有眩晕、眼震、耳鸣、耳聋等前庭迷路症状。此类型共济失调见于梅尼埃病、迷路炎、前庭神经元炎、良性位置性眩晕、听神经瘤、脑干脑炎、多发性硬化、脑干肿瘤等疾病。

第十四节　步态异常

步态（gait）是指行走、站立的运动形式与姿态。步态异常的特点与病变部位相关，分为以下几类：

（一）皮质脊髓束病变步态

1. 痉挛性偏瘫步态（spastic hemiplegic gait）　又称"划圈样步态"，为单侧皮质脊髓束受损所致偏瘫侧上肢屈肌和下肢伸肌的肌张力痉挛性增高。表现为病侧上肢屈曲、内收姿势，指关节屈曲使手呈半握拳状，不能自然摆动，下肢伸直、外旋，足内翻且下垂，步行时膝关节与踝关节不能屈曲，导致瘫痪侧下肢与健侧相比显得延长。因此患者行走时会代偿性抬高骨盆，即表现为腿外旋划一半圈的环形运动，脚刮擦地面，鞋底的脚尖和外侧部分易磨损（图2-3A）。常见于卒中或脑外伤的恢复期及后遗症期。

2. 痉挛性截瘫步态（spastic paraplegic gait）　又称"剪刀样步态"，为双侧皮质脊髓束受损导致双下肢肌张力痉挛性增高。表现为患者站立时双下肢伸直位，大腿靠近，小腿略分开，双足下垂伴有内旋。由于股内侧肌群张力增高，行走时两大腿强烈内收，膝关节几乎紧贴，足前部和趾底部着地，似用足尖走路，交叉前进，鞋底前端磨损严重（图2-3B）。多数患者步行时双臂抬举，躯干向伸足的方向倾斜并稍扭转。最常见于脑瘫的患者。慢性脊髓病变也表现典型的剪刀样步态，如多发性硬化、脊髓空洞症、脊髓外伤或血管病及炎症恢复期、脊髓压迫症和遗传性痉挛性截瘫等。

（二）额叶病变步态

又称失用步态或额叶性共济失调步态，为额叶与基底节之间的联络障碍所致。表现为轻度屈曲姿势，基底稍宽，上肢有摆动，伴有小的拖曳、迟疑步伐，步态不稳且有倾倒现象，起步、转弯、迈步均缓慢。转弯时由一只脚作为支点，另一只脚作一系列细小的、不确定的步伐，需要他人或其他支撑物的帮助完成。起步困难随疾病进展越来越严重，晚期只能在原地进行虚弱无用的踏步运动，更晚期患者不能踏步，仿佛脚粘在地面上，即"步态起始缺陷"。此类患者可伴认知障碍、额叶释放症状（强握、摸索、吸吮反射等）、人格改变、假性延髓麻痹、锥体束征及括约肌功能障碍等。最常见于阿尔茨海默病，其他类型痴呆如额颞叶痴呆、正常颅压脑积水、肿瘤（如脑膜瘤、浸润性胶质瘤）、皮质下动脉硬化性脑病、脑外伤及卒中等。

（三）锥体外系病变步态

1. 慌张步态（festinating gait）　由锥体外系的旧纹状体受损导致全身肌张力呈强直性增高所致，患者随意运动的启动及上肢的协调摆动受限。表现为头及肩部向前屈曲，肘、腕、膝关节屈曲，双臂略微内收。行走时起步困难，第一步不能立刻迈出，躯干僵硬且微前倾，呈追重心状态，行走后开始极为缓慢，后逐渐速度加快,步伐逐渐减小,呈小碎步前进,双上肢自然摆臂减少,不能立即停步,易跌倒,转体时常以一脚为轴,挪蹭转身(图 2-3C)。慌张步态又被称作"帕金森步态",是帕金森病及其综合征的特征性步态。

2. 肌张力障碍步态(dystonic gait)   主要由于足部肌张力障碍(张力增高或张力不足),导致足跖屈或足内翻而引起的步态异常。步行时,可因足部触地的部位异常而导致疼痛。当肌张力障碍发展至全身时,可出现其他一些姿势的异常,包括肩和髋及躯干扭转,行走时伴有间断的躯干和下肢痉挛,故而步态怪异,最终导致斜颈、骨盆扭转、脊柱前凸和侧凸。常见于手足徐动症、扭转痉挛、肝豆状核变性及迟发性肌张力障碍等。

3. 舞蹈样步态   由锥体外系的新纹状体受损引起舞蹈样动作,患者出现躯干、四肢或面部的舞蹈样或扭转样的不自主运动,行走时步幅大,无节律、无目的,易摔倒。如:颈部过屈、过伸或旋转伴有做鬼脸,躯干和肢体的扭转,手指快速的弹钢琴样运动等,也可突然发生向前或侧方推动骨盆伴有躯干和四肢的扭动,似舞蹈样步伐。主要见于亨廷顿舞蹈病和小舞蹈病。

(四)小脑性共济失调步态

又称"阔基底步态",主要特征是站立时双下肢分开并伸直,步基宽大,步态不稳且向一侧偏斜(图 2-3D),步伐不规律,步幅大小不等,症状轻者不能足尖 - 足跟直线行走,症状重者 Romberg 征睁眼、闭眼均阳性。如果是单侧小脑或小脑脚病变,失调的步态与肢体运动体征在同侧。小脑蚓部受损为蹒跚的摇摆步态,易向前或向后倾倒,但应注意,小脑性共济失调的程度与小脑病变的范围和程度无关。常见于多发性硬化、小脑肿瘤(特别是不对称影响蚓部的肿瘤,如髓母细胞瘤)、小脑卒中及变性疾病。

(五)感觉性共济失调步态

此种步态是由于关节位置觉或肌肉运动觉受损引起的,传入神经通路任何水平受累均可导致,如周围神经、神经根、脊髓后索、内侧丘系等病变,甚至双顶叶损伤。患者出现腿和足的空间位置感觉障碍,同时不能识别步行中的肢体进程、肌肉收缩状态等,而导致共济失调步态。典型的步态表现为行走时身体轻度屈曲,步伐长度和高度不规则,仔细查看地面和双腿,抬腿方向和高度均不恒定,重踩地面,甚至"踩脚"(图 2-3E)。当患者失去视觉提示(如闭眼或黑暗)时,共济失调显著加重,易摔倒。此类型的失调步态最常见于脊髓痨,故又称"脊髓痨步态",也可见于弗里德赖希共济失调(Friedreich ataxia,FRDA)、脊髓小脑变性疾病、慢性乙醇中毒、副肿瘤综合征、脊髓亚急性联合变性、脊髓压迫症、多发性神经病及多发性硬化等疾病。

(六)周围神经病变步态

1. 跨阈步态   又称"鸡步",由于腓总神经麻痹或脊髓前角细胞病变引起的胫骨前肌、腓肠肌无力使足不能背屈和外翻,表现为"足下垂"。行走时步伐规则平稳,步行时患侧膝关节上提过高,高举足,足尖先触地,如跨门槛样(图 2-3F)。可伴有小腿前外侧和足背部感觉障碍。单纯的跨阈步态不被平衡的感觉影响,大多数跌倒是因为地面小的障碍物如地毯边缘或路边石头等。常见于腓总神经麻痹、腓骨肌萎缩症和进行性脊肌萎缩症等。

2. 特殊周围神经损伤步态   是一种特殊的步态失调,可在足底触物感觉疼痛的患者中见到。由于足部触觉刺激引发剧烈的疼痛,患者极小心的行走,脚旋转以限制接触最疼痛的部位。周围神经病(慢性乙醇中毒最常见)、灼性神经痛及红斑性肢痛症是常见原因。

(七)肌病步态

又称"摇摆步态"或"鸭步",表现为行走时躯干,特别是臀部左右交替摆动的一种步态(图 2-3G)。其发病机制为躯干及臀部肌群肌力减退,导致脊柱前凸,行走时腰部前挺,臀部左右摇摆以调节重心及带动下肢。此种步态是进行性肌营养不良的特征,但也可发生在进行性脊肌萎缩症、炎性肌病和先天性髋关节脱位等。

(八)其他步态

1. 醉酒步态   又称"蹒跚步态",行走时抬足缓慢,步态不稳,呈蹒跚、摇晃感,似欲失去平衡而跌倒,不能通过视觉纠正。与小脑共济失调性步态的区别在于,该步态的患者可在窄基底面上行走短距离并保

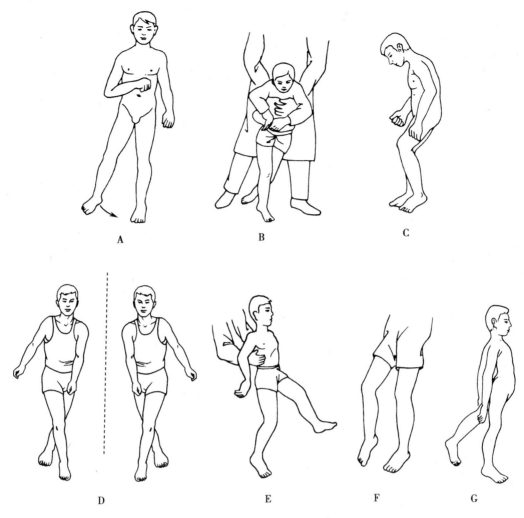

图 2-3　各种异常步态

A. 痉挛性偏瘫步态；B. 痉挛性截瘫步态；C. 慌张步态；D. 小脑步态；E. 感觉性共济失调步态；F. 跨阈步态；G. 摇摆步态

持平衡，且其摇摆倾倒是全方位的，并不向固定方向倾斜，而小脑性共济失调性步态则始终为宽基底步态。此外，患者纠正其步态异常的意愿不如小脑病变患者迫切。醉酒步态或蹒跚步态常见于乙醇中毒和巴比妥类药物中毒患者。

2. 癔症性步态　可表现为多种多样的步态异常，如单瘫、偏瘫或截瘫步态。典型表现为患者行走时不能将脚抬离地面，将"患腿"作为无用的部分拖拽行走，或者行走时患者犹豫不决，以粗大的共济失调或震颤方式向前移动下肢，患者向各个方向摇摆而似欲跌倒，但罕有跌倒致伤者，见于心因性疾病如癔症。

第十五节　不自主运动

不自主运动（involuntary movement）指患者在意识清楚的情况下，出现的不受意识控制的无目的的异常运动。不自主运动主要包括以下几种：

（一）震颤

震颤（tremor）是主动肌与拮抗肌交替收缩引起的人体某一部位有节律的振荡运动。节律性是震颤与其他不随意运动的区别，主动肌和拮抗肌参与的交替收缩可与阵挛（一组肌肉短暂的、闪电样的收缩）区别。

震颤可为生理性、功能性和病理性,详见表2-19。

表2-19 震颤的分类

分类	特点	见于
生理性震颤	震颤细微	老年人
功能性震颤		
应激性震颤	震颤幅度较大	剧烈运动、恐惧、焦虑、气愤时
癔症性震颤	幅度不等,形式多变	癔症
其他功能性震颤	精细动作或疲劳时出现	精细工作如木匠、外科医生
病理性震颤		
静止性震颤	静止时出现,幅度小	帕金森病等
动作性震颤	特定姿势或运动时出现,幅度大	小脑病变等

1. 静止性震颤(static tremor) 是指在安静和肌肉松弛的情况下出现的震颤,表现为安静时出现,活动时减轻,睡眠时消失,手指有节律的抖动,每秒 4~6 次,呈"搓药丸样",严重时可发生于头、下颌、唇舌、前臂、下肢及足等部位。常见于帕金森病。

2. 动作性震颤(action tremor) 是指在肌肉收缩时出现的震颤,包括姿势性震颤和运动性震颤。

(1)姿势性震颤(postural tremor):是指当肢体和躯干主动保持在某种姿势时出现的震颤,肢体放松时震颤消失。常见于上肢,如保持上肢伸平时出现的扑翼样震颤。常见于肝性脑病、肝豆状核变性、慢性酒精中毒、特发性震颤等。

(2)运动性震颤:又称意向性震颤(intention tremor),是指肢体在运动过程中出现的震颤,轻者于肢体接近目标时出现,重者在整个运动过程中出现。多见于小脑病变,某些多发性硬化和肝豆状核变性患者也可出现此种震颤。

(二)舞蹈样运动

舞蹈样运动(choreic movement)多由尾状核和壳核的病变引起,为肢体不规则、无节律、无目的,但可有一定连续性的不自主运动。表现为耸肩转颈、伸臂、抬臂、摆手和手指伸屈等动作,可同时累及近端和远端肌肉,当累及肢体近端时,通常幅度较大,可能出现投掷动作,上肢比下肢重,一般在随意运动或情绪激动时加重,安静时减轻,入睡后消失。累及头面部可出现挤眉弄眼、撅嘴伸舌等动作。病情严重时肢体可有粗大的频繁动作。见于小舞蹈病或亨廷顿病等,也可继发于其他疾病,如脑炎、脑内占位性病变、脑血管病、肝豆状核变性、系统性红斑狼疮、药物性及中毒性疾病等。

(三)手足徐动症

手足徐动症(athetosis)又称指划动作或易变性痉挛。表现为由于肢体远端(手指或足趾)的肌张力游走性增高或降低,而产生手指及足趾做缓慢交替性的强直性伸屈动作。如腕过屈时,出现过伸、前臂旋前,然后缓慢过渡为手指屈曲,拇指常屈至其他手指之下,而后其他手指相继屈曲。有时出现发音不清和鬼脸。见于脑炎、播散性脑脊髓炎、脑血管病、胆红素脑病、肝豆状核变性、神经铁蛋白病、进行性苍白球萎缩等。

(四)扭转痉挛

扭转痉挛(torsion spasm)病变位于基底节,又称变形性肌张力障碍,表现为躯干和四肢的不自主扭曲运动。躯干及脊旁肌受累引起的围绕肢体长轴的缓慢旋转性不自主运动是本症的特征性表现。颈肌受累时出现的痉挛性斜颈是本症的一种特殊局限性类型。本症可为原发性遗传疾病,也可见于肝豆状核变性以及某些药物副作用等。

(五)偏身投掷运动

偏身投掷运动(hemiballismus)为一侧肢体猛烈的投掷样的不自主运动,是舞蹈病的表现形式之一。其运动幅度大,力量强,以肢体近端为重。为对侧丘脑底核及纹状体至丘脑底核传导通路受损所致,见于梗死、出血、血管炎、占位性病变、脱髓鞘病变等。

（六）抽动症

抽动症（tics）是一种快速、重复、阵挛或强直性的不自主运动。症状可固定一处或呈游走性，常开始于面部，表现为挤眉弄眼、面肌抽动、鼻翼扇动、撅嘴，后可扩展到颈、肩、躯干、四肢。如果累及呼吸及发音肌肉，抽动时会伴有不自主的发音，或伴有秽语，故称"抽动秽语综合征"。本病常见于儿童，病因及发病机制尚不清楚，可能与基底节病变或精神因素有关。

第十六节　尿便障碍

尿便障碍包括排尿障碍和排便障碍，主要由自主神经功能紊乱所致，病变部位在皮质、下丘脑、脑干、脊髓和自主神经。

一、排尿障碍

排尿障碍是自主神经系统病变的常见症状之一，主要表现为排尿困难、尿频、尿潴留、尿失禁及自动性排尿等，由排尿中枢或周围神经病变所致，也可由膀胱或尿路病变引起。由神经系统病变导致的排尿障碍可称为神经源性膀胱，主要有以下类型：

（一）感觉障碍性膀胱

又称感觉性无张力膀胱，由脊髓后索或骶神经后根受损导致脊髓排尿反射弧的传入障碍造成（图2-4A）。早期表现为开始排尿和排空困难，晚期膀胱感觉丧失，毫无尿意，尿潴留或尿液充盈至一定程度不能排出而表现为充盈性尿失禁。可伴有下肢或鞍区的感觉障碍，尿动力学检查，膀胱内压力很低，为 $5\sim10cmH_2O$，容量显著增大，达 $500\sim600ml$，甚至可达 $600\sim1000ml$ 以上，残余尿增多，为 $400\sim1000ml$。本症多见于多发性硬化、亚急性联合变性及脊髓痨，也可见于昏迷、脊髓休克期。

（二）运动障碍性膀胱

又称运动性无张力膀胱，由骶髓前角或前根受损导致脊髓排尿反射弧的传出障碍造成（图2-4B）。膀胱感觉正常，尿意存在。早期表现为排尿困难，膀胱不能完全排空，伴膨胀感，严重时有疼痛感，晚期表现为尿潴留或充盈性尿失禁。尿动力学检查发现膀胱内压低，为 $10\sim20cmH_2O$，容量增大，达 $400\sim500ml$，残余尿增多，为 $150\sim600ml$。本症多见于急性脊髓灰质炎、吉兰-巴雷综合征等。

（三）自主性膀胱

又称为"失神经性膀胱"，由于脊髓排尿反射中枢（$S_2\sim S_4$）或马尾或盆神经受损，使膀胱完全脱离感觉、运动神经支配而成为自主器官（图2-4C）。临床表现为尿不能完全排空，咳嗽和屏气时出现压力性尿失禁，早期表现为排尿困难、膀胱膨胀，晚期为充盈性尿失禁。如不及时处理，膀胱可出现进行性萎缩，一旦合并膀胱感染，萎缩加速发展。患者常诉鞍区麻木，查体发现感觉消失。尿动力学检查发现膀胱冷热感及膨胀感消失，膀胱内压随容量增加直线上升，膀胱容量略增大，约 $300\sim400ml$，残余尿增多，为 $100ml$ 以上。本症多见于腰骶段的损伤、肿瘤或感染。

（四）无抑制性膀胱

皮质和锥体束病变致高级排尿中枢受损，从而对骶髓排尿中枢的抑制减弱所导致的排尿障碍（图2-4D）。临床表现为尿频、尿急，常不能抑制，每次尿量少，未达到膀胱正常容量时即可排尿，排完后膀胱膨胀感存在。尿动力学检查发现膀胱冷热感及膨胀感正常，膀胱内压高于 $10cmH_2O$，膀胱不断出现无抑制性收缩波，膀胱内压随之升高，膀胱容量小于正常，无残余尿。本病见于累及旁中央小叶、内囊或为弥漫性病变的肿瘤、脑血管病、多发性硬化、颅脑手术后及脊髓高位损伤恢复期。

（五）反射性膀胱

又称为"自动膀胱"，当骶髓以上的横贯性病变损害两侧锥体束时，骶髓的排尿中枢与高级中枢失去联系，引起排尿反射亢进（图2-4E）。由于从排尿高级中枢发出至骶部的传出纤维紧靠锥体束，故不仅丧失了

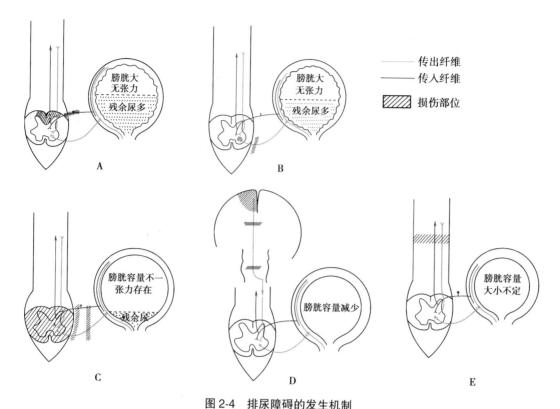

图2-4   排尿障碍的发生机制
A.感觉障碍性膀胱;B.运动障碍性膀胱;C.自主性膀胱;D.无抑制性膀胱;E.反射性膀胱

控制外括约肌的能力,而且引起排尿动作所需的牵张反射亢进,导致尿频、尿急,患者不能自行开始和终止排尿,呈自动性断续性排尿,每次尿量少。患者膀胱感觉障碍,因而无明显的排尿要求,但可伴有下腹胀满感。尿动力学检查,膀胱冷热感及膨胀感消失;膀胱内压随容量增加,不断出现无抑制性收缩波,且收缩压力逐渐升高,至一定压力时即自行排尿。膀胱容量大小不定,一般小于或接近正常;有残余尿,但不多,一般100ml以内。本症为骶段以上脊髓横贯性损害所致,除急性偏瘫可出现短暂性的排尿障碍外,一侧锥体束损害一般不引起括约肌障碍。多见于横贯性脊髓炎、脊髓高位完全性损伤或肿瘤。

二、排便障碍

排便障碍是以便秘、便失禁、自动性排便以及排便急迫为主要表现的一组症状,可由神经系统病变引起,也可为消化系统或全身性疾病引起。本节主要叙述由神经系统病变引起的排便障碍。

(一)便秘

便秘是指排便困难或排便不尽感和排便次数减少。患者常2~3d或数日排便1次,粪便干硬、便量减少、排出困难,可伴有腹胀、食欲缺乏、会阴坠胀及心情烦躁等症状。排便过分用力时可诱发排便性晕厥、卒中及心肌梗死等。主要见于:①大脑皮质对排便反射的抑制增强,如脑血管病、颅脑损伤;②S_2~S_4以上的脊髓病变,如脊髓横贯性脊髓炎、多发性硬化、多系统萎缩等;③老年人由于肠蠕动缓慢、肛肠肌肉过度收缩、精神体质欠佳、饮食运动因素等原因,也易出现便秘;④正常人由于心理因素也可出现便秘。

(二)大便失禁

大便失禁是指粪便在直肠肛门处时,肛门内、外括约肌处于弛缓状态,大便不能自控,粪便不受控制的流出。按照随意控制排便的能力可分为完全性和不完全性便失禁,完全性便失禁指完全不能控制排干便、稀便以及排气,不完全性便失禁指可控制排干便,而对稀便和气体控制差。临床上多见深昏迷、癫痫发作以及部分正常老年人,此外还有先天性腰骶部脊膜膨出、脊柱裂等疾病。

(三)自动性排便

由于S_2~S_4以上的脊髓病变中断了高级中枢对脊髓排便反射的抑制,使脊髓排便反射增强,而引起的不受意识控制的排便。患者每日自动排便 4~5 次以上,直肠与括约肌无麻痹,刺激会阴部皮肤或黏膜可引起自动排便。见于脊髓病变,如脊髓外伤、横贯性脊髓炎等。

(四) 排便急迫

本症由神经系统病变引起的情况较为罕见,多由躯体疾病引起,见于腰骶部神经刺激性病变,如炎症、肿瘤,可常伴有鞍区痛觉过敏。

第十七节 颅内压异常和脑疝

颅内压(intracranial pressure)是指颅腔内容物对颅腔内壁造成的压力,正常成人为 80~180mmH₂O。正常的颅内压是维持中枢神经系统内环境稳定的必要条件,而维持颅内压正常需要颅腔内容物与颅腔容积相互适应。成人颅骨容积恒定,为 1400~1500ml。颅腔内容物主要为脑组织、脑脊液和血液,脑组织体积相对恒定,不会迅速改变以适应颅内压的改变;脑脊液成分最易改变,因此在颅腔空间代偿功能中发挥较大的作用;脑的自动调节功能(压力自动调节和代谢自动调节)主要通过改变脑血流量来发挥作用的。三种内容物中任何一种体积变化必然导致另外两种内容物发生代偿性改变以维持颅内压的稳定。但是这种代偿能力是有限的,超过代偿范围则会导致颅内压的异常。

一、颅内压异常

(一) 颅内压增高

颅内压增高(intracranial hypertension)是指在病理状态下,颅内压超过 200mmH₂O。常以头痛、呕吐、视乳头水肿为主要表现,多为颅腔内容物的体积增加并超出颅内压调节代偿的范围所致,是颅内多种疾病所共有的临床综合征。以下从颅内压增高的病因及临床表现方面进行叙述。

1. 颅内压增高的常见机制和病因

(1) 脑组织体积增加:是指脑组织水分增加导致的体积增大,即脑水肿,是颅内压增高的最常见原因。根据脑组织水肿机制的不同分为以下两种。①血管源性脑水肿:即脑组织间隙的水分增加,临床上最常见,为血 - 脑屏障破坏,血浆从血管内漏出到细胞外间隙所致。血管源性水肿常见于颅脑损伤、炎症、卒中及脑肿瘤等。②细胞毒性脑水肿:即脑细胞内的水分增加。脑细胞受到缺血、缺氧、中毒等因素刺激后,细胞内钠钾泵出现功能障碍,导致细胞内钠潴留、渗透压升高,细胞外水分子进入胞内,从而造成脑细胞肿胀,脑组织容积变大。细胞毒性水肿常见于窒息、一氧化碳中毒、尿毒症、肝性脑病、职业中毒、药物及食物中毒等。

(2) 颅内占位性病变:指颅腔内额外增加的颅内容物。病变为占据颅内空间位置的肿块,如肿瘤(原发或转移)、血肿、脓肿、肉芽肿、寄生虫等。除病变本身,病变周围也可形成局限性水肿或病变阻塞脑脊液通路,进一步使颅内压增高。

(3) 颅内血容量增加:各种可引起血管床扩张和脑静脉回流受阻的病因均可导致颅内血容量增加,如动脉压骤然升高导致超出了脑动脉的自动调节能力、各种原因造成的血液中二氧化碳蓄积、严重颅脑外伤所致的脑血管扩张、严重胸腹挤压伤所致上腔静脉压力剧增以及颅内静脉系统血栓形成等。

(4) 脑脊液增加(脑积水):脑脊液的分泌增多、吸收障碍或脑脊液循环通路受阻均可引起脑脊液增加。分泌增多见于脉络丛乳头状瘤、颅内某些炎症,也见于严重颅脑损伤及各类疾病晚期的中毒症,后者是由于血 - 脑屏障受损后组织间液渗出增多所致;吸收障碍见于蛛网膜下腔出血后红细胞阻塞蛛网膜颗粒以及静脉窦血栓形成、耳源性脑积水等;循环受阻见于先天性畸形,如良性导水管狭窄或闭锁、脑膜膨出、扁桃体下疝畸形、脑室穿通畸形、第四脑室闭锁综合征,也可因肿瘤压迫或炎症、出血后粘连阻塞脑脊液循环通路所致。

(5) 颅腔狭小:见于颅缝过早闭合致颅腔狭小的狭颅症等。

2. 颅内压增高的类型

(1) 弥漫性颅内压增高:多由弥漫性脑实质体积增大所致,由于颅腔各部分所受压力均匀升高而无明显压力差,故脑组织无明显移位,很少发生脑疝。解除压力后,神经功能恢复也较快。见于弥漫性脑膜脑炎、弥漫性脑水肿、交通性脑积水、蛛网膜下腔出血等。

(2) 局限性颅内压增高：多由颅内局灶性病变所致,其病变部位压力首先增高,与邻近脑组织形成压力差,脑组织移位,进而易发生脑疝。压力解除后神经功能恢复较慢。见于颅内占位性病变、大量脑出血、大面积脑梗死等。

3. 良性颅内压增高 良性颅内压增高(benign intracranial hypertension)是指以颅内压增高为特征的一组综合征,又称为"假性脑瘤"。临床表现为中 - 重度头部钝痛、呕吐及视力障碍,神经系统检查仅可见视乳头水肿、颈抵抗、复视(展神经麻痹导致的眼球外展受限),并无其他神经系统定位体征,头颅影像学检查无颅内占位性病变或脑室扩大,腰椎穿刺脑脊液压力 >200mmH$_2$O,但脑脊液生化检查正常。需排除颅内占位性病变、梗阻性脑积水、颅内感染、高血压性脑病及其他脑内器质性病变才可诊断。本病预后良好,多数患者病程持续数月后自行缓解。

主要病因包括：①内分泌和代谢紊乱,如肥胖、月经不调、妊娠或产后(除外静脉窦血栓)、肾上腺功能亢进、甲状旁腺功能减低等;②颅内静脉窦引流障碍,如原发性静脉窦血栓形成;③头部创伤;④药物及毒物,如维生素 A、四环素等;⑤血液及结缔组织病;⑥脑脊液蛋白含量增高,如脊髓肿瘤和多发性神经炎;⑦其他疾病,如假性脑膜炎、空蝶鞍综合征及婴儿期的快速增长等;⑧原因不明。

4. 颅内压增高的临床表现 临床上根据颅内压增高的速度将颅内压增高分为急性和慢性两类。具体临床表现鉴别见表 2-20。

表 2-20 急性和慢性颅内压增高临床表现鉴别

临床表现	急性颅内压增高	慢性颅内压增高
头痛	极剧烈	持续钝痛,阵发性加剧,夜间痛醒
视乳头水肿	不一定出现	典型而具有诊断价值
单或双侧展神经麻痹	多无	较常见
意识障碍及生命体征改变	出现早而明显,甚至去大脑强直	不一定出现,如出现则为缓慢进展
癫痫	多有,可为强直阵挛发作	可有,多为部分性发作
脑疝	发生快,有时数小时即可出现	缓慢发生甚至不发生
常见病因	蛛网膜下腔出血、脑出血、脑膜炎、脑炎等	颅内肿瘤、炎症及出血后粘连

(二) 低颅压综合征

低颅压综合征(low intracranial pressure syndrome)是由各种原因引起的蛛网膜下腔的脑脊液压力小于60mmH$_2$O,以体位性头痛为特征的临床综合征。因脑脊液量减少、脑内压降低、脑组织移位使颅内痛敏结构受到牵拉而引起头痛症状,多以枕、额部头痛为主要症状,疼痛程度为轻 - 中度钝痛或搏动性疼痛,可有恶心、呕吐、耳鸣及颈部僵硬等伴随症状。头痛与体位关系明显,立位时出现或加重,卧位时减轻或消失,头痛多在变换体位后 15min 内出现。按病因可分为原发性和继发性两种,原发性低颅压综合征的病因可能与血管舒缩障碍引起脑脊液分泌减少或吸收增加有关,继发性低颅压综合征是由于脑脊液漏出增加或分泌减少造成。漏出增加常与临床检查及操作有关,如腰椎穿刺、外伤、脑室分流。分泌减少则常见于脱水、糖尿病酮症酸中毒、尿毒症、严重感染、脑膜炎、过度换气和低血压等。

二、脑疝

脑疝(brain herniation)是部分脑组织因颅内压力差而造成移位,当移位超过一定的解剖界限时则称之为脑疝。脑疝是神经系统疾病最严重的症状之一,如不及时发现或救治,可直接危及生命。临床上最常见、最重要的是小脑幕裂孔疝和枕骨大孔疝。

(一) 小脑幕裂孔疝

小脑幕裂孔疝(tentorial herniation)又称小脑幕切迹疝、颞叶沟回疝,因颅内压增高而移位的脑组织由上而下挤入小脑幕裂孔所致。可分为外侧型（钩回疝）和中央型（中心疝）。

1. 钩回疝 颞叶内侧海马回及钩回等结构疝入小脑幕裂孔而形成钩回疝。其特点为瞳孔改变及意识障碍出现较早，临床表现为颅内压增高的症状明显加重，中脑内动眼神经核受压导致早期同侧瞳孔扩大，同侧大脑脚受压造成对侧肢体偏瘫，随着压迫加重致双侧瞳孔扩大，对光反射消失，意识障碍呈进行性恶化，多出现昏迷。查体出现双侧锥体束损害体征，继而可出现去大脑强直及生命体征的改变，同时因中脑与下丘脑的联系中断，可出现一系列自主神经功能紊乱表现。最常继发于大脑半球的卒中。

2. 中心疝 中线或大脑深部组织病变使小脑幕上内容物尤其是丘脑、第三脑室、基底节等中线及其附近结构双侧受到挤压、向下移位，并压迫下丘脑和中脑上部，通过小脑幕裂孔使脑干逐层受累。表现为明显的意识障碍，进行性加重，呼吸改变较明显，瞳孔可至疾病中晚期才出现改变，较易出现去皮质或去大脑强直。多见于中线或大脑深部占位性病变，也可见于弥漫性颅内压增高。

（二）枕骨大孔疝

小脑扁桃体及邻近小脑组织向下移位，经枕骨大孔疝入颈椎管上端称为枕骨大孔疝（herniation of foramen magnum）。按病程分为慢性和急性枕骨大孔疝。慢性枕骨大孔疝症状相对轻，而急性枕骨大孔疝多突然发生或在慢性脑疝基础上因某些诱因，如用力排便、不当的腰椎穿刺等导致。临床表现为枕、颈部剧烈疼痛、颈强直或强迫头位、后组脑神经受累表现，伴有呼吸减慢、脉搏细速、循环功能障碍，意识障碍进行性加重。枕骨大孔疝与小脑幕裂孔疝的区别为：循环障碍和生命体征不稳出现较早，而瞳孔变化和意识障碍在晚期才出现，一旦出现，则很快出现生命中枢衰竭，从而危及生命。主要见于后颅窝占位性病变，也可见于严重脑水肿的颅内弥漫性病变。幕上病变先形成小脑幕裂孔疝，随病情进展合并不同程度的枕骨大孔疝。

（贾建平）

？ 思考题

1. 简述意识障碍的分级及临床表现。
2. 简述失语的分类及临床特点。
3. 简述失用症的分类及临床特点。
4. 简述构音障碍可能的病变部位。
5. 简述晕厥的常见病因。
6. 简述周围性眩晕与中枢性眩晕的鉴别。
7. 简述共济失调的分类及主要表现。
8. 简述步态异常的分类及主要表现。
9. 简述不自主运动的分类及主要表现。
10. 简述颅内压增高的常见病因及临床表现。
11. 简述常见的脑疝类型及解剖学基础。

参 考 文 献

［1］贾建平 . 神经病学 . 6 版 . 北京：人民卫生出版社，2008.

［2］贾建平，陈生弟 . 神经病学 . 7 版 . 北京：人民卫生出版社，2013.

［3］史玉泉，周孝达 . 实用神经病学 . 3 版 . 上海：上海科学技术出版社，2005.

［4］王维治 . 神经病学 . 北京：人民卫生出版社，2006.

［5］VICTOR M，ROPPER A H. Adams and Victor's Principles of Neurology. 7th ed. New York：McGraw-Hill，2001.

［6］GREENBERG D A，AMINOFF M J，SIMON R P. Clinical Neurology. 5th ed. New York：McGraw-Hill，2002.

［7］ROWLAND L P. Merritt's Neurology. 11th ed. Philadelphia：Lippincott Williams and Wilkins，2005.

第三章

神经系统疾病的病史采集和体格检查

概　述

神经系统的临床检查包括病史采集、神经系统体格检查以及各种辅助检查,其中病史采集和体格检查是神经系统疾病正确诊断的关键。通过详细询问病史能够对疾病有初步的了解,获得对疾病的定位、定性和病因诊断有价值的线索。神经系统的体格检查则可验证或排除最初的诊断,进一步判断疾病的部位和性质。完成病史采集和神经系统体格检查后,根据患者的症状、体征和病情演变,结合既往病史、个人史和家族史资料进行综合分析,提出一系列可能疾病的诊断,有针对性地选择辅助检查手段最后明确诊断。

随着科学技术的发展,辅助检查手段越来越多,大大提高了临床诊断水平。但是任何辅助检查手段都有局限性,不能替代详细的病史和体格检查。只有辅助检查的阳性结果和患者的临床表现相符合时,才能认为与疾病有特定关系。并且必要的阴性辅助检查结果对排除诊断也非常重要。任何仪器设备的检查都无法取代神经系统查体,而且随着辅助检查技术的进步,需要更加准确的神经系统病史和查体信息来指导辅助检查的选择。对所有的临床病史、体征以及其他特殊检查结果的意义,均需要神经科医师来综合做出最终的判断。

第一节　病史采集

对于神经系统疾病的诊断,病史采集最为重要。在很多情况下,医师可以从患者的主诉中获得其他方式无法得到的重要诊断信息。如果病史采集准确,甚至可以在进行体格检查或辅助检查之前就能提示出最后的诊断。相反,病史不准确或不完善往往是导致错误诊断的关键因素。某些神经系统疾病,如偏头痛、三叉神经痛、晕厥以及原发性癫痫发作等,病史可能是诊断的唯一线索和依据,这些疾病往往仅表现为主观症状,而没有任何体征,对此只能通过患者或知情者的描述来了解病变的特点和演变过程,而体格检查和辅助检查只是为了排除其他疾病的可能性。

神经系统病史采集的基本原则与一般病史采集相同。医师首先向患者简单问候,然后请患者充分表达就诊目的。病史包括一般情况,如年龄、性别、职业、居住地、左利手(右利手)、主诉、现病史、发育情况(儿童)、系统回顾、既往史、个人史和家族史。病史采集中应注意:①系统完整,在患者叙述中尽量不要打断,必要时可引导患者按症状出现先后顺序描述症状的发生和演变情况,阳性症状要记录,重要的阴性症状也不能忽视;②客观真实,询问过程中应注意患者提供病史的可靠性,医师应加以分析并向亲属等进一步核实;③重点突出,尽量围绕主诉提问,引导患者减少无关情况和琐碎情节的叙述;④避免暗示,不要进行诱导性询问病史,更不能根据自己主观推测来让患者认同。病史采集初步完成后,医师应当归纳患者最有关联的症状特点,必要时还应进一步核对。

一、主诉

采集病史过程中,最重要的一点就是注意倾听患者的主诉。主诉是患者在疾病过程中感受最痛苦,并促使其就诊的最主要原因,包括主要症状、发病时间和疾病变化或演变情况。医师在询问病史过程中应围绕主诉进行提问。询问问题时应为开放式提问,避免提示性问题。记录主诉时应该尽量使用患者自己的语言。主诉往往是疾病定位和定性诊断的第一线索。

二、现病史

现病史是主诉的延伸,包括发病后到本次就诊时症状发生和演变的过程,各种症状发生的时间关系和相互关系,以及发病前的诱因和前驱症状等。

通常让患者用自己的语言描述自己的症状。如果有患者使用诸如“眩晕”视物模糊”等术语描述症状时,应询问其具体表现,以免产生误解。某些患者习惯描述以往就诊时其他医师的诊断用语,这时可根据患者的主诉适当提问,但避免诱导患者。某些患者对自身疾病缺乏认识,表达能力受到疾病影响或发病时意识状态不清,如痫性发作、晕厥等,此时通过家属或旁观者获得的信息尤其重要。

在采集现病史时,不需要面面俱到,但应该将精力集中在目前的主要问题上,重点了解目前困扰患者的主要症状。提问患者时应该采用开放式问题,比如“您来看病需要解决的主要问题是什么?”或“是什么原因促使您前来看病的?”这样从患者的回答中就可以了解到主要的问题。如果问患者“您有哪些不舒服?”患者的回答则可能含糊不清。当明确患者的主诉或就诊的主要原因之后,则可进一步让患者按照时间顺序从头开始讲述病情经过。有些患者需要直接提示后才会按照要求去讲述病史的经过。对于出现症状之前的一段时间的情况也应该进行了解,以便能够发现某些前驱症状或诱发因素,特别是与免疫相关的因素,比如在吉兰-巴雷综合征发病前常有腹泻,蜱叮咬前常有野外露营史。许多患者往往主观地认为某些原因肯定与目前的疾病有关,对此,医师应该持谨慎态度,注意时间上的先后关系并不一定为因果关系。

在采集病史过程中,还要注意挖掘患者自己可能不会主动诉说的重要信息。对于现病史中的每一个症状都应该系统、清晰地描述,这往往需要医师进行针对性的提问。要准确地描述症状出现的时间、症状是持续存在还是间断发生,如果是间断发生,还要描述其发生时的表现、每次持续时间、频率、严重程度和诱发因素。注意记录每一个症状加重和缓解的情况,比如是否受到季节变化的影响,一日之内有无波动,夜间是否加重,对治疗的反应等。一般而言,患者自己对症状的主动描述更有价值,不建议采用引导性提问,但必要时也可以给予一定的提示供其选择。对于神经科的患者,要特别注意疾病的病程特点,这对于病因的判断具有重要提示作用。不同疾病的病程特点不同,有的稳定不变,有的时轻时重,有的间断出现,有的持续进展,有的发病后逐渐好转。急性发病之后不同程度的好转往往提示外伤或血管病。变性病则隐袭起病、逐渐进展,在不同时期发展速度可能有所不同。肿瘤也缓慢起病,持续加重,不同肿瘤加重的速度有所不同,某些肿瘤如出现出血或自发性坏死往往急性起病或恶化。多发性硬化通常表现为复发-缓解的特点,而总体上逐渐加重,也有患者或长期稳定、或间断发作、或持续进展。感染性疾病起病相对较快但并非急骤,之后逐渐好转、部分或完全恢复。在许多情况下,症状的出现往往早于体征,甚至神经系统的辅助检查还不能发现异常。医师必须须了解患者主要症状的发展过程,明确患者有哪些异常及其严重程度,比如让患者确认最近何时还完全正常,何时不得不停止工作,何时开始使用支具,何时被迫卧床,另外还要明确促使患者就诊的主要原因。

一份详细的病史应注意挖掘患者已经忘记或未重视的前期症状。如果患者既往有血管病、外伤或脱髓鞘疾病等病史,则可能会对目前症状的诊断有所帮助。对于一个出现脊髓病症状的患者,如果发现5年前有一过性视力减退的病史,则对诊断的明确有重要提示作用。

在实际工作中,不要忘记询问患者最担心的疾病,有时患者所担心的疾病并不在医师考虑范围之内。神经科患者经常认为自己可能患了某种严重的疾病,比如脑肿瘤、肌萎缩侧索硬化、多发性硬化或肌营养不良等。患者或其家属有时会简单地认为患者的症状是某种疾病所致。在某些情况下,医师只需要简单地告诉患者肯定不是某种疾病,从而解除患者的心理负担。

在临床工作中,常常需要多次询问病史,以便对以前采集的病史进行补充和修正。当诊断出现疑问时,这一过程则更为重要。在一个或多个实习医师采集病史之后,主治医师仍需要再次追问病史,进行核实,并使得内容更加深入。经验丰富的医师所采集的病史更加深入、准确,因为在病史采集过程中,医师会根据自己的经验,针对患者的病情得出初步假定诊断,并能够从病史中寻找支持或否定的依据。在主治医师询问病史时,常常会得到许多新的重要信息,导致这一现象的原因,除了主治医师采集病史的经验更加丰富以外,还有其他一些因素。比如当患者初次面对医师时,往往会忽略自己病史中某些重要的内容,也可能询问病史时患者正感觉疼痛不适或困倦思睡。患者入院后实习医师采集病史时,已经较晚,时间往往比较仓促。而患者经过一定时间的休息,正处于良好状态,对于实习医师以前问过的问题,也经过了一段时间的思考,此时主治医师开始查房,患者的回答也就更加准确。在经过一段时间之后,住院医师或实习医师自己还可以再次采集病史,重复并核对病史中的关键内容。

另外,很多患者就诊时携带以往的多种辅助检查结果,要客观地分析这部分资料的价值,选择有价值的关键内容,组成现病史的一部分。但应避免在现病史中笼统地写入大量的辅助检查结果,对展示疾病的演变过程并无价值,且干扰书写者和阅读者的诊断思路。

(一)病史采集过程中的重点

1. 症状的发生情况　包括初发症状的发生时间、发病形式(急性、亚急性、慢性、隐袭性、发作性、间歇性或周期性),发病前的可能诱因和原因。

2. 症状的特点　包括症状的部位、范围、性质和严重程度等。

3. 症状的发展和演变　症状的加重、减轻、持续进展或无变化,症状加重减轻的可能原因和影响因素等。

4. 伴随症状及相互关联　主要症状之外的伴随症状的特点、发生时间以及相互影响关系。

5. 既往诊治情况　包括病程中各阶段检查的结果、诊断和治疗过程,具体的治疗用药或方法以及疗效等。

6. 与现患疾病有关的其他疾病情况　是否合并存在其他系统疾病及其与现患疾病的关系。

7. 病程中的一般情况　包括饮食、睡眠、体重、精神状态以及大小便的情况等。对儿童患者或幼年起病的成人患者还需了解营养和发育情况。

(二)神经系统疾病常见症状的问诊

神经系统的常见症状包括头痛、疼痛、感觉异常、眩晕、抽搐、瘫痪、视力障碍、睡眠障碍和意识丧失等,必须重点加以询问。

1. 头痛　头痛是神经系统最常见的症状,几乎是每个人都有过的体验,询问时应重点了解以下内容:

(1)头痛部位:整个头部疼痛、局部头痛还是部位变幻不定的头痛。如为局部疼痛,应问是哪一侧,是前额、头顶还是枕后。颅外结构病变引起的头痛部位可以相对精确,如三叉神经痛、枕神经痛引起的头痛。幕上病灶常导致额、颞部疼痛,后颅窝病灶引起的疼痛多位于枕部和颈背部。部位变幻不定的疼痛高度提示良性病变。

(2)头痛发生形式:突然发生还是缓慢加重:动脉瘤破裂引起的头痛可突然发生并立即达到高峰,而颅内肿瘤引起的头痛呈缓慢进展。发作性还是持续性:偏头痛、三叉神经痛呈发作性,颅内占位性病变引起的头痛呈持续性。头痛发作在一天中的变化:颅高压引起的头痛经常在凌晨发生,丛集性头痛多在夜间睡眠中发作。头痛如有周期性发作,应注意与季节、气候、饮食、睡眠的关系,女性患者应询问与月经周期的关系。

(3)头痛性质:是胀痛、钝痛、跳痛还是刀割样、烧灼样、爆裂样或雷击样疼痛。血管性头痛常为跳痛,颅内占位多为钝痛或胀痛,蛛网膜下腔出血多为爆裂样或雷击样疼痛,三叉神经痛呈闪电刀割样疼痛。

(4)头痛加重因素:过度劳累、睡眠缺乏、气候改变或月经期诱发头痛提示良性病因。洗脸、咀嚼诱发颜面疼痛提示三叉神经痛。吞咽引起的咽后壁痛可能为舌咽神经痛。用力、低头、咳嗽和喷嚏可使颅高压引起的头痛加重。

(5) 头痛程度:应询问疼痛强度,但应注意头痛程度缺少客观的评价标准,易受主观因素影响,应具体问题具体分析。

(6) 头痛伴随症状:伴有闪光感常提示偏头痛,剧烈头痛伴有颈部发僵常提示蛛网膜下腔出血,伴有喷射样呕吐应考虑是否为颅高压。

(7) 头痛先兆症状:眼前闪光、亮点和异彩等视觉先兆是诊断典型偏头痛的重要依据之一。

2. 疼痛 疼痛也是神经系统疾病的常见症状,询问时应注意:

(1) 疼痛部位:是表浅还是深部,是皮肤、肌肉、关节还是难以描述的部位,是固定性还是游走性,有无沿着神经根或周围神经支配区放射的现象。

(2) 疼痛性质:是酸痛、胀痛、刺痛、烧灼痛还是闪电样疼痛,是放射性疼痛、扩散性疼痛还是牵涉痛。

(3) 疼痛的发生情况:急性还是慢性,发作性还是持续性。

(4) 疼痛的影响因素:触摸、握压是否加重疼痛,活动是否诱发或加重疼痛,疼痛与气候变化有无关系。

(5) 疼痛的伴随症状:是否伴有肢体瘫痪、感觉减退或异常,是否伴有皮肤的变化。

3. 感觉异常 如麻木、冷热感、蚁走感、针刺感和电击感等,注意分布的范围、出现的形式(发作性或持续性)以及加重的因素。

4. 眩晕 眩晕是一种主观症状,患者感到自身或周围物体旋转、飘浮或翻滚。询问时应注意与头晕或头昏鉴别:头晕是头重脚轻、眼花和站立不稳感,但无外界物体或自身位置变化的错觉。头昏是脑子昏昏沉沉,而无视物旋转。对眩晕的患者,应询问有无恶心、呕吐、出汗、耳鸣和听力减退、心慌、血压和脉搏的改变,以及发作的诱因、持续的时间以及眩晕与体位的关系等。

5. 瘫痪 应注意询问下述情况:

(1) 发病形式:急性还是慢性起病,起病的诱因,以及症状的波动和进展情况。

(2) 瘫痪的部位:四肢瘫、偏瘫、单瘫还是仅累及部分肌群的瘫痪,如为肢体瘫痪还应注意远端和近端的比较。

(3) 瘫痪的性质和程度:痉挛性瘫痪还是弛缓性瘫痪,是否影响坐、立、行走、进食、言语、呼吸或上下楼等动作,是否影响精细动作。

(4) 瘫痪的伴随症状:有无肢体感觉麻木、疼痛、抽搐和肌肉萎缩等,以及括约肌功能障碍和勃起功能障碍等。

6. 抽搐 应注意询问下述情况:

(1) 最初发病的年龄。

(2) 诱发因素:抽搐发作与睡眠、饮食、情绪和月经等的关系。

(3) 发作的先兆:有无眼前闪光、闻到怪异气味、心慌、胸腹内气流上升的异常感觉以及不自主咀嚼等。

(4) 抽搐的部位:是全身抽搐、局部抽搐还是由局部扩展至全身的抽搐。

(5) 抽搐的形式:肢体是伸直、屈曲还是阵挛,有无颈部或躯干向一侧的扭转等。

(6) 伴随症状:有无意识丧失、口吐白沫、二便失禁、摔伤或舌咬伤等。

(7) 抽搐后症状:有无昏睡、头痛或肢体一过性瘫痪。

(8) 发作的频率:每年、每月、每周或每日的发作次数,以及最近一次发作的时间。

(9) 以往的诊断和治疗情况。

7. 意识丧失 询问患者有无意识丧失,要让患者理解其真正含义。

(1) 发生的诱因,有无药物或乙醇滥用,有无外伤。

(2) 发生的频率和持续时间。

(3) 有无心血管和呼吸系统的症状。

(4) 有无四肢抽搐、舌咬伤、尿便失禁等伴随体征等。

(5) 转醒后有无后遗症。

8. 视力障碍　应注意询问下述情况：

（1）发生的情况：急性、慢性、渐进性，是否有缓解和复发。

（2）发生后持续的时间。

（3）视力障碍的表现：视物模糊还是完全失明，双眼视力下降的程度，视野缺损的范围是局部还是全部，是否伴有复视或眼震。

9. 睡眠障碍　思睡还是失眠，如有失眠，是入睡困难、易醒还是早醒，是否有多梦或醒后再次入睡困难以及失眠的诱因或影响睡眠的因素，睡眠中有无肢体不自主运动以及呼吸暂停等。

三、既往史

因为神经系统症状很可能与某系统性疾病相关，所以在临床工作中，既往史的内容也很重要。既往史的采集同内科疾病，但应特别注意与神经系统疾病有关的病史，着重询问以下内容：①头部外伤、脑肿瘤、内脏肿瘤以及手术史等；②感染病史如脑炎、结核病、寄生虫病、上呼吸道感染以及腮腺炎等；③内科疾病史如心脑血管病、高血压、糖尿病、胃肠道疾病、风湿病、甲亢和血液病等；④颈椎病和腰椎管狭窄病史等；⑤过敏及中毒史等。

除了曾经明确诊断的疾病，还应注意询问曾经发生但未接受诊治的情况。对婴幼儿患者还应询问母亲孕期情况和出生情况。

医师需认真询问患者目前的服药情况，包括处方药和非处方药。许多药物都有很强的神经系统方面的副作用。例如：老年患者仅仅使用含有 β 受体阻滞剂的眼药水后，就有可能出现意识模糊；非甾体抗炎药可能会导致无菌性脑膜炎；许多药物都能导致头昏、痉挛、感觉异常、头痛、乏力以及其他不良反应；质子泵抑制剂最常见的副作用为头痛。了解患者所服用的药物以及具体服用方法非常重要，临床工作中经常可以发现患者并没按照要求服药，比如帕金森综合征的患者，有可能发现其长期大剂量服用氟桂利嗪。对于从药房购买的非处方药，许多患者并不将其看做是药品，此时往往需要一份有关该药物的说明书。有些患者为了保健而服用多种维生素，过量时也会出现某些神经系统的副作用。有些患者喜欢从其他卫生保健人员或健康食品药品商店那里购买药物，认为这些药物是很安全，而实际上并非如此。让患者将所服用的所有处方或非处方药的药瓶都带来，仔细检查，往往会提示出病因线索。

四、个人史

个人史询问的基本内容包括出生地、居住地、文化程度、职业、是否到过疫区、生活习惯、性格特点、左利手（右利手）等。女性患者应询问月经史和婚育史等。儿童应注意围生期、疫苗接种和生长发育情况等。

详细的职业史往往可以提供重要的诊断信息，因此要常规进行询问。包括患者现在和过去的职业情况，尤其要重点了解是否接触某种神经毒物、有无防护、接触时间、工作环境，以及与其共同工作的其他人患病的情况。如果发现患者经常更换工作或患者的工作环境较差，可能会提示重要的诊断线索；如果患者已经不再工作，则要明确患者何时停止工作以及停止工作的原因。在某些情况下，还要注意了解患者的业余爱好，尤其是有无接触毒物或反复的运动损伤。另外还要注意记录患者既往的居住史，特别是曾否到过热带地区或患有某种地方病的地区。

取得患者信任后，可根据需要进一步询问可能接触到的化学物质，有无烟酒嗜好和具体情况，是否存在吸毒和药物滥用史，如果患者已经改变原来的习惯，要追问其改变的原因。还要注意有无冶游史，是否有过应激事件。大部分患者不会坦陈其吸毒习惯，此时可以采用开放性提问，小心试探。比如可以询问患者除了患病时服药外，是否还曾经服用其他药物，除了口服方式外，是否采用过其他的用药方式。对某些患者需要重点询问有无不洁性行为。许多医师往往不知道如何以恰当的方式进行提问，患者通常也不愿与检查者谈论这一问题。为了不让这一话题显得过于突兀，可以先尝试询问患者有无性伴侣，性生活次数，对性生活是否满意，有无性功能障碍，之后可以询问有无不洁性交史，是否曾经感染过性传播疾病。

五、家族史

有很多神经系统疾病是遗传性疾病或与遗传相关,询问家族史对于确定诊断有重要价值。

神经系统遗传病发生在有血缘关系的家族成员中,如两代以上出现相似疾病,或同胞中有两个在相近年龄出现相似疾病,应考虑到遗传病的可能。但患者家庭中其他成员基因异常的表型可能存在很大差异,由此造成疾病的严重程度、发病年龄均有所不同。发现遗传病后,应绘制家系图谱,供临床参考。

此外,还要注意患者所提供家族史的准确性。有些患者家族中很多人可能患有某种疾病,但患者本人却没有意识到。以腓骨肌萎缩症为例,很多家庭成员患有弓形足和鹤腿畸形,但患者本人并不认为有何异常。另外,还会遇到家族史中有患者患有某些慢性神经功能残疾,却可能被归因为其他疾病如"关节炎"。有时,还会遇到家族成员故意拒绝承认有某种疾病家族史的情况。

另外,还要询问患者父母之间有无血缘关系,是否为近亲结婚。在某些情况下,还要注意患者的种族背景,因为有些神经系统疾病具有特定的种族和地区性分布趋势。

六、病史采集的注意事项和技巧

想要采集到一份高质量的病史并非易事。病史采集需要一定的技巧和经验,这也能反映医师临床实践的水平高低。经常有医师对于患者记不住病程中的详细情况进行抱怨,甚至责备患者,需要注意的是,在病史采集中发挥主要作用的应该是病史采集者,而非患者。采集病史不仅需要时间,还需要沟通的技巧、亲切的态度,让患者感受到对他的理解和同情。医师应该对患者友好、热情,让患者体会到医师对他的关心并且乐于为其提供帮助,整个交谈过程要自然,语言要得体。交谈开始时,应使患者尽量放松,而不要显得匆忙急躁。交谈可从一些小问题开始,如"家住在哪里?做什么工作?"等,不但可以让患者放松,还可以获得一些有价值的个人史方面的信息。病史采集过程也是建立良好医患关系的过程,医师和患者可以借此互相了解,逐步建立起友好和信任的关系。患者提供病史的方式,可以反映出患者理解力、观察力、注意力和记忆力。在检查过程中,不要过早地给出结论,因为有些患者很敏感,会认为医师的处理过于轻率,从而产生反感。应该反复核实病史中的关键问题,保证其准确性;并让患者体会到,在整个过程中,医师确实一直在认真倾听他们的诉述。在病史采集时,扎实的基础理论知识无疑很重要,但更重要的是反复的临床实践,只有通过不断的磨炼,才能真正掌握病史采集的技巧。

在病史采集过程中,对于不同年龄、教育程度和文化背景的患者,医师提问的语气应该有所不同,并且要注意所采用的语言和词汇能保证患者听懂,必要时可以使用与患者相同的方言,避免用高人一等的口气同患者谈话。整个谈话交流过程中,应该注意保护患者隐私,让患者感到舒适、放松。

记录病史时应该字迹清楚、内容准确、思路清晰、重点突出、去伪存真。诊断过程中,对于一个复杂的病例,应该对临床资料进行筛选后抓住重点,才能得出正确的结论。在记录阳性症状的同时,也要记录重要的阴性症状,以此向以后的检查者表明,病史采集者没有忽视疾病某些方面的症状。

对于初次就诊的患者应该注意收集以下几个方面的信息:患者对自身症状的描述,以前其他医师的诊断和处理,既往的医疗记录和护理人员提供的信息;这些资料都具有一定的价值。其中,患者对自身症状的介绍最为重要,有条件时应尽可能从患者本人处获得有关病情的第一手资料,这些原始资料对得出正确的诊断非常重要。许多患者往往反复描述以前的治疗,而忽略自己病情的具体细节,此时,医师要善于调整话题,引导患者更多的叙述自己的病情。由于记忆力下降、理解错误或其他因素的影响,对于患者所提到的有关以前的治疗和诊断过程,检查者应该持谨慎的态度来对待和分析。不要相信患者所转述的其他医师的话,而应鼓励患者详细描述自己的症状,从中获取详细的病史资料。

一般而言,医师应尽量避免打断患者的诉述。然而当患者诉述的重点在某些与疾病明显无关的话题上时,医师则要及时地转换话题,引导其对病史中一些模糊的或不完整的细节进行更加详细地介绍,从而用最少的时间获取最多的有价值的信息。要允许患者尽可能用自己的语言进行叙述,但医师一定要确保理解患者所使用语言的准确含义,对于一些可能产生歧义的地方,一定要及时澄清。比如当患者说"头晕"

时,要进一步追问究竟是"头昏"还是"眩晕"。

在采集病史过程中,针对不同类型的患者应该采取不同的方法。有些患者非常羞涩,不善表达,或情绪低落,对这样的患者应该尽量给予安慰和鼓励;对于闪烁其词、有意隐瞒的患者要细心追问;对于恐惧、有抵触情绪或偏执妄想的患者,提问时言语要谨慎,避免诱发患者产生疑惧;对于主诉繁多含糊的患者,要进一步要求其深入明确关键问题;欣快的患者往往会掩盖或忽略自身的症状;而抑郁焦虑的患者则往往会夸大症状;敏感或疑病的患者会过度关注自身的病情,反复诉述自身的不适。临床中所遇到患者的情况多种多样,采集病史时的方式要有所区别。若患者对于自身的病情漠不关心,某些患者可能是因为病理性欣快,而另一些患者则可能是保护性反应。同样一个问题,可能会使某些患者感到不快或愤怒,而另一些患者可能会觉得无所谓。即使是同一个患者,由于受到不同因素的影响,如疲劳、疼痛、情感冲突、性格或情绪的日夜波动等,对于同一个问题,也会有不同的反应。有些患者可能会故意隐瞒某些重要信息,有些则可能是并没有意识到这些信息的重要性,还有一些患者可能是由于尴尬,因而无法透露某些细节。

通过采集病史,医师可以了解到患者的言谈举止、行为和情感反应是否正常。患者的一言一行均有可能提供重要的诊断信息,比如:患者的语调、神态、眼神、面部表情是否正常,哭或笑的神态是否自然,是否有面色苍白、潮红、多汗,颈部是否有红斑皮疹,额纹是否对称,口角有无下垂,有无张口困难,瞳孔是否扩大等。在叙述症状或回答家族史、婚姻史等问题时,要注意并记录患者有无坐立不安、踌躇犹豫,言谈举止和情感反应是否正常。上述这些表现以及患者对问题的反应可以帮助判断患者的性格、人格以及情绪状态。

需要注意的是,患者所提供的病史并不一定完全准确。有些患者并不能提供病情的全部情况,比如存在言语障碍表达困难的患者,智力低下或不懂检查者语言的患者,均难以提供满意的病史。在非优势半球顶叶病变的患者,往往存在症状忽略的表现,其所提供的病史也欠准确。对于上述患者,往往需要进一步从其他人那里获得更多的信息来进行补充或纠正,包括发病现场的目击者、患者家属、朋友或陪护人员,有时甚至整个病史都只能由其他人来提供。通过询问患者的家人,可以了解到患者行为、记忆力、听力、视力、语言能力等方面的变化。

对于先前医师的诊治过程,不管是来自病历资料还是患者提供的信息,应该合理的应用这些信息。对以前医师的诊治不要妄下结论,既不能毫无疑问完全相信,也不彻底的否定,而应将其与患者所提供的信息或其他来源的信息进行分析比较,得出自己的诊断。如果患者抱怨过去的诊治过程或涉及赔偿或法医问题,不应对其他医师妄加评论,而更应该维护好医患关系。

在采集病史时,许多医师喜欢边提问边进行记录,这对于保证最后病史的准确性确实有所帮助。在患者叙述病情时,可以选择关键内容,简单地记录下患者的原话,不要掺杂自己的意见。在书写病历时再对这些资料进行总结整理。但需要注意的是,不要把精力都放在记录上,避免让患者认为你只是忙于记录而不关心他本人。

第二节　体　格　检　查

神经系统体格检查是神经科医师最重要的基本技能,检查获得的体征可为疾病的诊断提供重要的临床依据。病史采集完成后,应对患者进行详细的神经系统体格检查和全身体格检查,熟练地掌握神经系统体格检查法及其技巧是非常重要的。在本节中,将体格检查分为九部分:一般检查、意识状态、精神状态和高级皮质功能、脑神经、运动系统、感觉系统、反射、脑膜刺激征以及自主神经系统的检查。

神经系统检查需要一定的技巧和耐心,并且要边检查边思考。在检查过程中,许多环节还需要患者的配合。只有通过严格的训练,检查者才能具备敏锐的观察力,并做出准确的判断。体格检查应该按照一定的顺序进行,并且要认真、细致,只有这样才能获得细微的异常体征。每个临床医师在工作中最终都会根据经验形成一套查体模式,但对于初学者,还是应该遵循一套固定的、系统的常规方法,直到对检查方法已经非常熟练。如果开始时即试图省略某些检查步骤,日后临床工作中极有可能因为漏检体征而付出沉重的代价。至于究竟采用哪一种检查顺序并不重要,重要的是要严格按照所采用的检查模式进行系统的检查。

检查者必须要时刻意识到:轻微偏离异常的体征和明显异常的体征具有同样的意义,某些体征出现与否,尽管意义不同,但均具有重要的价值。通过观察患者的日常行为或不经意的动作,有时可以得到常规查体所得不到的体征或诊断线索,如穿脱衣服、系鞋带、在房间内张望、走进检查室的状态等。另外还要注意患者的态度、面部表情、对问题的反应、身体的动作以及语言表达等。

对于神经系统体征的理解和判断非常重要,这需要反复、深入、细致的检查和认真、准确的观察,比如:腱反射是否活跃,构音是否正常,感觉是否存在变化,不同人可能会有不同的结论。只有结合自己既往的经验,检查者才能做出正确的判断。然而,在这一判断过程中,无疑会存在个体误差,结论也会有所不同。对于所见体征的定量描述其实并非最重要的因素,关键在于如何将查体所见与病史、辅助检查等临床资料相结合进行理解和判断。

在神经科的临床工作中,病史和体征的密切结合对于诊断最为重要。只有通过系统的检查和准确的判断,才能得出正确的结论。有些医师思维敏锐,通过直觉即可得出正确的诊断结论,但是在多数情况下,对于疾病的认识需要一个过程,需要在科学原则指导下深入细致地进行临床检查。

一、一般检查

一般检查是对患者全身健康状况的概括性观察,是体格检查过程中的第一步。一般检查包括一般情况(性别、年龄、发育、营养、面容表情)、生命体征(体温、呼吸、脉搏、血压)、意识状态(详见第二章第一节)、体位、姿势、步态、皮肤黏膜、头面部、胸腹部和脊柱四肢等检查;同时也要注意患者服饰仪容、个人卫生、呼吸或身体气味,以及患者精神状态、对周围环境中人和物的反应、全身状况等。

一般状况检查以视诊为主,当视诊不能满意地达到检查目的时,应配合使用触诊、叩诊和听诊。检查者可在交谈及全身体检过程中完成一般情况检查。

1. 生命体征 包括体温、脉搏、心率、呼吸和血压,是评估人体生命活动的存在和质量的重要征象,是体格检查时必须检查的项目之一。

(1) 体温:正常人体温平均为 37℃ (口测法为 36.3~37.2℃),24h 内体温波动一般不超过 1℃。高热提示感染性或炎症性疾病(如脑炎、脑膜炎、肺炎或败血症等)、中暑或中枢性高热(脑干或下丘脑病变);体温过低提示为休克、革兰氏阴性菌败血症、一氧化碳中毒、低血糖、第三脑室肿瘤、甲状腺功能减退、肾上腺皮质功能减退以及冻伤或镇静安眠药(如巴比妥类)过量。

(2) 脉搏:脉搏是指动脉搏动。检查时必须选择浅表动脉,如桡动脉、颞动脉、股动脉、足背动脉等,一般检查桡动脉。脉搏增快见于感染性疾病或甲亢危象;脉搏细数或不规则见于中毒与休克;急性颅内压增高时脉搏缓慢而有力;严重的脉搏过缓、过速或节律不齐提示心源性因素。

(3) 心率:指每分钟心搏次数。正常成人在安静、清醒状态下心率范围为 60~100 次 /min,老年人偏慢,女性稍快,儿童较快,小于 3 岁儿童多在 100 次 /min 以上。查体时可同时触诊脉搏及听诊心率,警惕心房颤动(脉率少于心率、心律绝对不规则、第一心音强弱不等)、房室传导阻滞等与神经科密切相关的心律失常。

(4) 呼吸:观察患者的呼吸方式、节律和频率等。深而快的规律性呼吸常见于糖尿病酸中毒、尿毒症、败血症等,称为库斯莫尔呼吸;浅而快速的规律性呼吸见于休克、心肺疾患或安眠药中毒引起的呼吸衰竭;肺炎等缺氧性疾病可伴发绀和鼻翼扇动;吗啡、巴比妥类药物中毒时呼吸缓慢;中枢神经系统病变导致呼吸中枢抑制时,可有呼吸节律的改变。不同水平脑干损害出现特殊的呼吸节律异常(图 3-1)。①潮式呼吸(Cheyne-Stokes respiration):表现为呼吸由浅慢逐渐变为深快,再由深快变为浅慢,随后出现一段呼吸暂停后,重复上述周期性呼吸。潮式呼吸的周期可以长达 30s 至 2min,暂停时间可长达 5~30s;②中枢神经源性过度呼吸:呼吸深、均匀、持久,可达 40~70 次 /min;③长吸式呼吸:吸 2~3 次呼 1 次或吸足气后呼吸暂停;④丛集式呼吸:频率、幅度不一的周期性呼吸;⑤共济失调式呼吸:呼吸频率和时间均不规律。昏迷患者呼

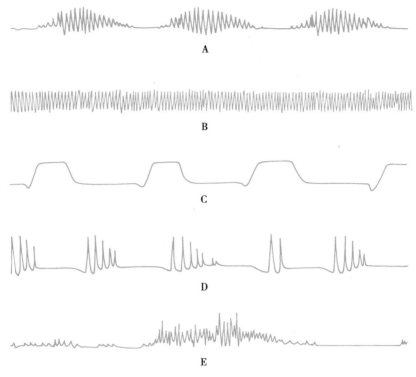

图 3-1　脑干损害的呼吸节律改变
A. 潮式呼吸；B. 中枢神经源性过度呼吸；C. 长吸式呼吸；D. 丛集式呼吸；E. 共济失调式呼吸

吸形式的变化,有助于判断病变部位和病情的严重程度。不同呼吸模式的表现和定位见表 3-1。

表 3-1　不同呼吸模式的表现和定位

呼吸模式	损害水平	瞳孔	反射性眼球运动	疼痛反应
潮式呼吸	间脑	小,对光反应(+)	头眼反射存在	伸展过度
神经源性过度呼吸	中脑被盖部	不规则,对光反应(±)	病变侧头眼反射消失	去皮质强直
长吸气呼吸	中脑下部和脑桥上部	针尖大小,对光反应(±)	病变侧头眼反射消失	去大脑强直
丛集式呼吸	脑桥下部	针尖大小,对光反应(±)	眼前庭反射消失	去大脑强直
共济失调性呼吸	延髓上部	针尖大小,对光反应(±)	眼前庭反射消失	弛缓或下肢屈曲

(5) 血压:血压显著升高见于颅内压增高、高血压脑病或脑出血、脑梗死、尿毒症或蛛网膜下腔出血;血压过低可能为脱水、休克、心肌梗死、甲状腺功能减退、糖尿病性昏迷、肾上腺皮质功能减退以及镇静安眠药中毒等。

2. 体味或呼吸气味　患者呼吸或口腔中某些特殊气味具有特殊诊断意义。酒味提示饮酒或乙醇中毒;烂苹果味提示糖尿病酮症酸中毒;肝臭味提示肝性脑病;氨味或尿味提示尿毒症;大蒜味提示有机磷中毒等。

3. 发育和体型发育　通常以年龄、智力、身高、体重和第二性征之间关系来判断,包括体格发育(身高和体重)、智力发育与性征发育。发育正常的成年人,其胸围等于身高的一半,两上肢展开的长度约等于身高,坐高等于下肢长度。身材矮小可见于线粒体脑肌病和某些遗传代谢病的患者。

4. 营养状态　营养状态的评估,通常是根据皮肤、皮下脂肪、毛发及肌肉发育情况等综合判断。营养状态的检查方法,用拇指和示指将前臂内侧或上臂背侧下 1/3 的皮下脂肪捏起观察其充实程度。观察全身营养状况,注意有无消瘦、恶病质或明显肌肉萎缩,有无肥胖或不均匀的脂肪沉积。

5. 面容表情　正常人表情自然,神态安怡。当某些疾病困扰,或当疾病发展到一定程度时可出现某些特征性面部表情,对某些疾病的诊断有重要价值,如表情呆板见于帕金森病;斧状脸见于强直性肌营养不良等。

6. 体位　指患者在卧位时所处的状态,常见体位有:身体活动自如的自主体位,不能调整和变换肢体位置的被动体位,以及被迫采取某种体位以减轻痛苦的强迫体位。

7. 语言、语调、语态和构音　语言是思维和意识的表达形式,由语言中枢支配,大脑半球受损(卒中等)可致失语(详见认知检查部分)。语调指语言过程中的语音和声调,发音器官及其支配的神经病变可引起语调异常。语态异常是指语言节奏紊乱,表达不畅,快慢不均,见于震颤麻痹、舞蹈病、肝豆状核变性和口吃等。构音障碍为发声困难、发音不清,但对语言文字的理解正常,见于延髓麻痹、小脑病变和震颤麻痹等。

8. 姿势与步态　姿势指举止的状态,步态指行走时的姿态。当患某些疾病时,可使姿态发生改变,并具有一定特征性(详见运动系统检查部分),体格检查时应予以注意。

9. 皮肤黏膜　皮肤、黏膜黄染提示肝性脑病或药物中毒;发绀多为心肺疾患;苍白见于休克、贫血或低血糖;樱红色提示一氧化碳中毒;潮红为阿托品类药物中毒、高热、乙醇中毒等;多汗提示有机磷中毒、甲亢危象或低血糖;面部黄色瘤提示可能为结节硬化病;皮下瘤结节和皮肤咖啡牛奶斑见于神经纤维瘤病。

10. 头颈部

(1) 头颅部:①视诊:观察头颅大小,是否有大头、小头畸形,外形是否对称,有无尖头、舟状头畸形以及肿物、凹陷、手术切口及瘢痕等;透光试验对儿童脑积水有诊断价值;②触诊:头部有无压痛、触痛、隆起、凹陷,婴儿需检查囟门是否饱满,颅缝有无分离等;③叩诊:头部有无叩击痛,脑积水患儿叩击颅骨有空瓮音,即麦克尤恩征(MacEwen 征);④听诊:颅内血管瘤、血管畸形、大动脉部分阻塞时,病灶上方可闻及血管杂音,如闻及杂音,应注意其强度、音调及传导方向。

(2) 面部及五官:观察有无面部畸形、面肌抽动或萎缩、色素脱失或沉着,面部血管痣见于脑 - 面血管瘤病,面部皮脂腺瘤见于结节性硬化。观察眼部有无眼睑下垂、眼球内陷或外凸、角膜溃疡以及角膜缘绿褐色的色素环(见于肝豆状核变性)等;有无鼻部畸形、鼻窦区压痛,口部唇裂、疱疹等。双瞳孔缩小提示有机磷或安眠药中毒;双瞳孔散大见于阿托品类药物中毒或深昏迷状态;双瞳孔不等大可能有脑疝形成。眼底视乳头水肿为颅内压增高表现。

(3) 颈部:观察双侧是否对称,有无疼痛、颈强、活动受限、姿态异常(如痉挛性斜颈、强迫头位)和双侧颈动脉搏动是否对称等。强迫头位及颈部活动受限见于后颅窝肿瘤、颈椎病变;颈项粗短、后发际低、颈部活动受限见于颅底凹陷症和颈椎融合症;严重颈肌无力患者于坐立位时可表现为头部低垂,见于重症肌无力、肌病、运动神经元病等;颈动脉狭窄者颈部可闻及血管杂音。

(4) 头颅外伤体征:视诊可见以下内容。①眶周瘀斑,或称浣熊眼(raccoon eyes);②Battle 征,耳后乳突骨表面肿胀变色;③鼓膜血肿,鼓膜后积血;④脑脊液鼻漏或耳漏,脑脊液自鼻或耳漏出,可提示颅底骨折。触诊可以证实凹陷性颅骨骨折或软组织肿胀。

11. 胸腹部　桶状胸、叩诊过清音、唇甲发绀、肺部听诊有啰音等提示有严重的肺气肿及肺部感染,可能合并肺性脑病。肝、脾大合并腹水者常为肝性脑病。腹部膨隆且有压痛可能为内出血或麻痹性肠梗阻。

12. 躯干和四肢　注意有无脊柱前凸、后凸、侧弯畸形、脊柱强直和脊膜膨出(如脊髓空洞症和脊髓型共济失调可见脊柱侧弯),棘突隆起、压痛和叩痛;有无翼状肩胛;四肢有无肌萎缩、疼痛、压痛等;有无指趾发育畸形、弓形足。肌束震颤见于运动神经元病、有机磷中毒,双手扑翼样震颤多为中毒性或代谢性脑病。

二、意识状态的检查

意识是大脑功能活动的综合表现,是人对自身及外界环境进行认识和做出适宜反应的基础,包括觉醒状态与意识内容两个组成部分。觉醒状态是指与睡眠呈周期性交替的清醒状态,由脑干网状激活系统和丘脑非特异性核团维持和激活。意识内容是指人的知觉、思维、记忆、注意、智能、情感、意志活动等心理过程(精神活动),还有通过言语、听觉、视觉、技巧性运动及复杂反应与外界环境保持联系的机敏力,属大脑皮质的功能。

正常意识是指觉醒水平和意识水平都处于正常状态,语言流畅、思维敏锐、表达准确、行为和情绪正常,对刺激的反应敏捷,脑电生理正常。意识障碍是脑和脑干功能活动的抑制状态,表现为人对自身及外界认识状态以及知觉、记忆、定向和情感等精神活动不同程度的异常。脑和脑干功能活动的不同抑制程度决定了不同的意识障碍水平。

意识障碍可根据以觉醒度改变为主(嗜睡、昏睡、昏迷),以意识内容改变为主(意识模糊、谵妄),特殊类型(去大脑皮质综合征、无动性缄默症)等进行分类。临床上常用的分类为以觉醒度改变为主的意识状态和以意识内容改变为主的意识状态。

对于意识障碍的患者,采集病史要简明扼要,重点询问昏迷发生的缓急、昏迷前是否有其他症状、是否有外伤史、中毒史、药物过量以及癫痫、高血压、冠心病、糖尿病、抑郁史或自杀史等。在进行全身和神经系统检查时,应当强调迅速、准确,而不要求面面俱到。一方面注意生命体征是否平稳,另一方面应尽快确定有无意识障碍及其临床分级,先通过视诊观察患者的自发活动和姿势,再通过问诊和查体评估意识障碍程度,明确意识障碍的觉醒水平如嗜睡、昏睡、浅昏迷或深昏迷,以及是否有意识内容的改变如意识模糊或谵妄。意识障碍时的神经系统查体主要包括以下几个方面的检查:眼征、对疼痛刺激的反应、瘫痪体征、脑干反射、锥体束征和脑膜刺激征等。

国际上常用 Glasgow 昏迷评定量表评价意识障碍的程度(表 3-2),最高 15 分(无昏迷),最低 3 分,分数越低昏迷程度越深。通常 8 分以上恢复机会较大,7 分以下预后不良,3~5 分者有潜在死亡危险。但此量表有一定局限性:对眼肌麻痹、眼睑肿胀者不能评价其睁眼反应,对气管插管或切开者不能评价其语言活动,四肢瘫患者不能评价其运动反应。1978 年此量表被修订为 Glasgow-Pittsburg 量表,增加了瞳孔光反应、脑干反射、抽搐、自发性呼吸四大类检查,总分 35 分。在临床工作使用中要注意总分相同但单项分数不同者的意识障碍程度可能不同,须灵活掌握量表的使用。

表 3-2　Glasgow 昏迷评定量表

检查项目	临床表现	评分
A 睁眼反应	自动睁眼	4
	呼之睁眼	3
	疼痛引起睁眼	2
	不睁眼	1
B 言语反应	定向正常	5
	应答错误	4
	言语错乱	3
	言语难辨	2
	不语	1
C 运动反应	能按指令发出动作	6
	对刺激能定位	5
	对刺激能躲避	4
	刺痛肢体屈曲反应	3
	刺痛肢体过伸反应	2
	无动作	1

1. 眼征　包括以下几个方面。①瞳孔:检查其大小、形状、对称性以及直接、间接对光反射。一侧瞳孔散大、固定提示该侧动眼神经受损,常为钩回疝所致;双侧瞳孔散大和对光反应消失提示中脑受损、脑缺氧和阿托品类中毒等;双瞳孔针尖样缩小提示脑桥被盖损害如脑桥出血、有机磷中毒和吗啡类中毒等;一侧

瞳孔缩小见于霍纳征(Horner 征),如延髓背外侧综合征或颈内动脉夹层等。②眼底:是否有视乳头水肿、出血。水肿见于颅高压等;玻璃体膜下片状或块状出血见于蛛网膜下腔出血等。③眼球位置:是否有眼球突出或凹陷。突出见于甲亢、动眼神经麻痹和眶内肿瘤等;凹陷见于 Horner 征、颈髓病变以及瘢痕收缩等。④眼球运动:眼球同向性偏斜的方向在肢体瘫痪的对侧提示大脑半球病变;眼球同向性偏斜在肢体瘫痪的同侧提示脑干病变;垂直性眼球运动障碍如双眼向上或向下凝视提示中脑四叠体附近或丘脑下部病变;眼球向下向内偏斜见于丘脑损害;分离性眼球运动可为小脑损害表现;眼球浮动说明昏迷尚未达到中脑功能受抑制的深度。

2. 对疼痛刺激的反应　用力按压眶上缘、胸骨检查昏迷患者对疼痛的运动反应,有助于定位脑功能障碍水平或判定昏迷的程度。出现单侧或不对称性姿势反应时,健侧上肢可见防御反应,病侧则无,提示瘫痪对侧大脑半球或脑干病变。观察面部疼痛表情时,可根据面肌运动,判断有无面瘫。疼痛引起去皮质强直(decorticate rigidity),表现为上肢屈曲、下肢伸直,与丘脑或大脑半球病变有关;去脑强直(decerebrate rigidity)表现为四肢伸直、肌张力增高或角弓反张(opisthotonos),提示中脑功能受损,较去皮质强直脑功能障碍程度更为严重,但这两种反应都不能精确地定位病变部位。脑桥和延髓病变患者通常对疼痛无反应,偶可发现膝部屈曲(脊髓反射)。

3. 瘫痪体征　先观察有无面瘫,一侧面瘫时,可见该侧鼻唇沟变浅,口角低垂,睑裂增宽,呼气时面颊鼓起,吸气时面颊塌陷。通过观察自发活动减少可判定昏迷患者的瘫痪肢体,偏瘫侧下肢常呈外旋位,足底疼痛刺激下肢回缩反应差或消失,可出现病理征,急性昏迷瘫痪者瘫痪侧肌张力多降低。坠落试验可检查瘫痪的部位:检查上肢时将患者双上肢同时托举后突然放开任其坠落,瘫痪侧上肢迅速坠落而且沉重,无瘫痪肢体则向外侧倾倒,缓慢坠落;检查下肢时将患者一侧下肢膝部屈曲提高,足跟着床,突然松手时瘫痪肢体不能自动伸直,并向外倾倒,无瘫痪肢体则呈弹跳式伸直,并能保持足垂直位(图 3-2)。

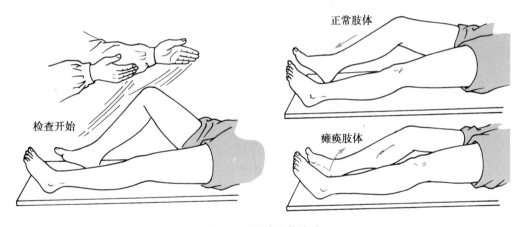

正常肢体

检查开始

瘫痪肢体

图 3-2　下肢坠落试验

4. 脑干反射　可通过睫脊反射、角膜反射、反射性眼球运动等脑干反射来判断是否存在脑干功能损害,其中反射性眼球运动包括头眼反射和眼前庭反射两种检查方法。①睫脊反射(ciliospinal reflex):给予颈部皮肤疼痛刺激时可引起双侧瞳孔散大,此反射存在提示下位脑干、颈髓、上胸段脊髓及颈交感神经功能正常。②角膜反射(corneal reflex):角膜反射是由三叉神经的眼神经与面神经共同完成的,当三叉神经第1支(眼神经)或面神经损害时,均可出现角膜反射消失。如果脑桥上部和中脑未受累及,则角膜反射存在;一侧角膜反射消失见于同侧面神经病变(同侧脑桥),双侧角膜反射消失见于一侧三叉神经受损或双侧面神经受损,提示中脑或脑桥受累,双侧角膜反射消失提示昏迷程度较深。③头眼反射(oculocephalic reflex):又称玩偶眼试验(Dolls eye test),轻扶患者头部向左右、上下转动时眼球向头部运动相反方向移动,然后逐渐回到中线位。在婴儿为正常反射,随着大脑发育而抑制。该反射涉及前庭核、脑桥侧视中枢、内侧纵束和眼球运动神经核,此反射在大脑半球弥漫性病变和间脑病变导致昏迷时出现并加强;脑干病变时此反射消失,如一侧脑干病变,头向该侧转动时无反射,向对侧仍存在。④眼前庭反射(oculovestibular reflex):或称冷热水试验,用注射器向一侧外耳道注入 1ml 冰水,半球弥漫性病变而脑干功能正常时出现双眼向冰水灌注侧强直性同向运动;昏迷患者,如存在完全的反射性眼球运动提示脑桥至中脑水平的脑干功能完好;中脑病变时,眼前庭检查可显示灌注对侧眼球内收不能,同侧眼外展正常;脑桥病变时反应完全丧失。

5. 脑膜刺激征　包括颈强直、克氏征(Kernig 征)、布氏征(Brudzinski 征)等,见于脑膜炎、蛛网膜下腔出血、脑炎及颅内压增高等,深昏迷时脑膜刺激征可消失。脑膜刺激征伴发热常提示中枢神经系统感染,不伴发热合并短暂昏迷可能提示蛛网膜下腔出血。

6. 意识障碍的其他体征　意识障碍者感知能力、对环境的识别能力以及生活自理能力均发生了改变,尤其是昏迷者。由于患者的咳嗽、吞咽等各种反射减弱或消失,无自主运动,患者不能控制排便、排尿以及留置导尿等。患者除生命体征常有改变外,可出现营养不良、肺部或泌尿系统感染、大小便失禁、口腔炎、结膜炎、角膜炎、角膜溃疡和压疮等,久卧者还可发生关节僵硬和肢体挛缩畸形等。

三、精神状态和高级皮质功能检查

精神状态和高级皮质功能检查用于判断患者所患的是神经性疾病还是精神性疾病,明确精神症状背后潜在的神经疾病基础,并协助确定是局灶性脑损害还是弥漫性脑损害。除原发性精神疾病外,在神经疾病中,精神状态和高级皮质功能异常可由以下原因导致:卒中或肿瘤引起的额、颞叶病变,颅内感染,代谢性脑病,以阿尔茨海默病为代表的神经变性病等。检查患者的精神状态时要注意观察其外表行为、动作举止和谈吐思维等。高级皮质功能可分为认知功能和非认知功能两大部分,认知功能检查主要包括记忆力、计算力、定向力、失语、失用、失认、抽象思维和判断、视空间技能等方面;非认知功能检查包括人格改变、行为异常、精神症状(幻觉、错觉和妄想)和情绪改变等。本节主要介绍认知功能障碍的检查方法。

(一) 记忆

记忆是获得、存储和再现以往经验的过程,包括信息的识记、保持和再现三个环节。一般分为瞬时记忆、短时记忆和长时记忆三类。记忆障碍可仅涉及一段时期和部分内容,检查记忆应当注意全面分析检查结果。

1. 瞬时记忆检查方法　顺行性数字广度测验是用于检测注意力和瞬时记忆的有效手段。检查者给出患者若干位的数字串,一般从 3 或 4 位数字开始给起,1s 给出一个,让患者重复刚才的数串。然后逐渐增加给出数串的长度,直到患者不能完整重复为止。所用的数串必须是随机、无规律可循的,比如不能使用电话号码。逆行性数字广度试验则是让患者反向说出所给出的数串,这是一种更为复杂的测试,需要保存和处理数串的能力。一般顺行性数字广度试验的成绩优于逆行性数字广度试验,后者成绩不应低于前者的 2 个以上。

2. 短时记忆检查方法　先让患者记一些非常简单的事物,比如皮球、国旗或树木,或更为复杂一些的短句比如"张三,复兴路 42 号,上海",其中各条目应属于不同的类别,确认记住这些条目后再继续进行其他测试,约 5min 后再次询问患者对这些词条的回忆情况。有严重记忆障碍的患者不仅不能回忆起刚才的词条,可能连所问所指是什么都想不起来。有些患者在提醒下可以想起来,或者在词表中可以找出。在提示或词汇表的帮助下回忆起来的患者提示能存储信息但有提取障碍;当提醒及词汇表都没有作用时,提示有存储障碍。早期痴呆的患者可能仅表现提取障碍。

3. 长时记忆检查方法　包括在学校学习的基础知识,如国家首都、著名人物;当前信息如在位主席、总理及相关公众人物;自己的相关信息,如家庭住址和电话号码等。

(二) 计算力

计算力可通过让患者正向或反向数数、数硬币、找零钱来进行检查。一般常从最简单的计算开始,如:2+2=?;或者提出简单的数学计算题,如:芹菜 2 元 1 公斤,10 元买几公斤?检查计算能力更常用的方法是从 100 中连续减 7(如果不能准确计算,则让患者从 100 连续减 3)。

（三）定向力

检查时可细分为时间定向力（星期几、年月日、季节）、地点定向力（医院或家的位置）和人物定向力（能否认出家属和主管医师等）。该检查需要患者在注意力集中的状态下进行。

（四）失语

检查前应首先确定患者意识清楚，检查配合。临床检查包括六个方面：口语表达、听理解、复述、命名、阅读和书写能力，对其进行综合评价有助于失语的临床诊断。

1. 口语表达 检查时注意患者谈话语量、语调和发音，说话是否费力，有无语法功能或语句结构错误，有无实质词或错语、找词困难、刻板语言，能否达义等。具体分如下几种：

（1）言语流畅性：有无言语流利程度的改变，可分为流利性言语和非流利性言语。

（2）语音障碍：有无在发音、发声器官无障碍的情况下言语含糊不清，是否影响音调和韵律。

（3）找词困难：有无谈话中不能自由想起恰当的词汇，或找词的时间延长。

（4）错语、新语、无意义杂乱语及刻板言语：有无表达中使用以下词语。①语音或语义错误的词；②无意义的新创造出的词；③意义完全不明了的成串的音或单词；④同样的、无意义的词、词组或句子的刻板持续重复。

（5）语法障碍：有无难以组成正确句型的状态。①失语法症，常表现为表达的句子中缺乏语法功能词，典型表现为电报式语言；②语法错乱，表现为助词错用或词语位置顺序不合乎语法规则。

2. 听理解障碍 指患者可听到声音，但对语义的理解不能或不完全。听理解具体检查方法：要求患者执行简单的口头指令（如："张嘴""睁眼""闭眼"等）和含语法的复合句（如："用左手摸鼻子""用右手摸左耳朵"等）。

3. 复述 要求患者重复检查者所用的词汇或短语等内容，包括常用词（如铅笔、苹果、大衣）、不常用词、抽象词、短语、短句和长复合句等。注意能否一字不错或不漏地准确复述，有无复述困难、错语复述、原词句缩短或延长或完全不能复述等。

4. 命名 让患者说出检查者所指的常用物品如手电、杯子、牙刷、钢笔或身体部分的名称，不能说出时可描述物品的用途等。

5. 阅读 通过让患者朗读书报的文字和执行写在纸上的指令等，判定患者对文字的朗读和理解能力。

6. 书写 要求患者书写姓名、地址、系列数字和简要叙事以及听写或抄写等判定其书写能力。

（五）失用

失用症通常很少被患者自己察觉，也常被医师忽视。检查时可给予口头和书面命令，观察患者执行命令、模仿动作和实物演示能力等。注意观察患者穿衣、洗脸、梳头和用餐等动作是否有序和协调，能否完成目的性简单的动作如伸舌、闭眼、举手、书写和系纽扣等。可先让患者做简单的动作（如刷牙、拨电话号码、握笔写字等），再做复杂动作（如穿衣、划火柴和点香烟等）。

（六）失认

失认是指感觉通路正常而患者不能经由某种感觉辨别熟识的物体，此种障碍并非由于感觉、言语、智能和意识障碍引起，主要包括视觉失认、听觉失认、触觉失认。体象失认也为失认的一种，系自身认识缺陷，多不作为常规体检。

1. 视觉失认 给患者看一些常用物品，照片、风景画和其他实物，令其辨认并用语言或书写进行表达。

2. 听觉失认 辨认熟悉的声音，如铃声、闹钟、敲击茶杯和乐曲声等。

3. 触觉失认 令患者闭目，让其触摸手中的物体加以辨认。

（七）视空间技能和执行功能

可让患者画一个钟面、填上数字，并在指定的时间上画出表针，此项检查需视空间技能和执行功能相互协助，若出现钟面缺失或指针不全，提示两者功能障碍。

四、脑神经检查

在临床工作中，脑神经检查对神经系统疾病定位诊断有重要意义。对脑神经进行检查时，应确定是否有异常、异常的范围及其关联情况。

（一）嗅神经

属于中枢神经，是特殊的感觉神经。

1. 检查方法 首先询问患者有无嗅幻觉等主观嗅觉障碍，然后让患者闭目，先后堵塞一侧鼻孔，用带有花香或其他香味（非挥发性、非刺激性气味）的物质如香皂、牙膏和香烟等置于患者受检鼻孔。患者应该能够区分有无气味，并说出牙膏与香烟的气味不同即可。醋酸、乙醇和甲醛溶液等刺激性物质可刺激三叉神经末梢，不宜被用于嗅觉检查。鼻腔有炎症或阻塞时不能做此检查。

2. 异常表现和定位

（1）嗅觉丧失或减退：头面部外伤累及嗅神经常导致双侧嗅觉丧失；嗅沟处病变如脑膜瘤等压迫嗅球、嗅束多引起一侧嗅觉丧失；嗅觉减退也可见于帕金森病和阿尔茨海默病等。

（2）嗅觉过敏：多见于癔症。

（3）幻嗅：嗅中枢的刺激性病变可引起幻嗅发作，如颞叶癫痫。幻嗅还可见于精神分裂症、乙醇戒断和阿尔茨海默病等。

（二）视神经

属于中枢神经，主要检查视力、视野和眼底。

1. 视力 代表视网膜黄斑中心凹处的视敏度，分为远视力和近视力。

（1）远视力：通常采用国际标准视力表，自上而下分为12行，被检者距视力表5m，使1.0这一行与被检眼在同一高度，两眼分别检查，把能分辨的最小视标记录下来，例如右眼1.5，左眼1.2。视力的计算公式为 $V=d/D$，V 为视力，d 为实际看见某视标的距离，D 为正常眼看见该视标的距离，如 5/10 指患者在 5m 处能看清正常人，在 10m 处能看清的视标，视力为 0.5。戴眼镜者必须测裸眼视力和矫正视力。

（2）近视力：常用的有标准视力表，被检眼距视标 30cm 测定，在充足的照明下，分别查左眼和右眼，自上而下逐行认读视标，直到不能分辨的一行为止，前一行标明的视力即代表患者的实际视力。

正常远视力标准为 1.0，如在视力表前 1m 处仍不能识别最大视标，可从 1m 开始逐渐移近，辨认指数或眼前手动，记录距离表示视力。如在 50cm 处能说出指数，则视力 = 指数 /50cm；如不能辨认眼前手动，可在暗室中用电筒照射眼，记录看到光亮为光感，光感消失为失明。

2. 视野 是双眼向前方固视不动时所能看到的空间范围，分为周边视野和中心视野（中央 30° 以内）。

（1）周边视野检查：①手动法（对向法）粗略测试，患者与检查者相距约 1m 对面而坐，测试左眼时，受试者遮其右眼，左眼注视检查者右眼，检查者遮其左眼，用示指或视标在两人中间等距离处分别从颞上、颞下、鼻上和鼻下等方位自周围向中央移动，嘱患者看到后告知，可与检查者的正常视野比较；②用周边视野计可精确测定，常用者为直径 3mm 的白色视标，半径为 330mm 的视野计，其范围是鼻侧约 60°，颞侧约 90°，上方约 55°，下方约 70°，外下方视野最大。

（2）中心视野检查：目标可以是检查者的脸，患者遮住一只眼睛，然后询问是否可以看到整个检查者的脸。如果只能看到一只眼睛或没看到嘴，则可能存在中心视野缺损。必要时可用精确的视野计检查。在中心视野里有一椭圆形的生理盲点，其中心在固视点外侧。

3. 眼底检查 患者背光而坐，眼球正视前方。检查右眼时，医师站在患者右侧，右手持检眼镜用右眼观察眼底；左眼相反。从离开患者 50cm 处开始寻找并逐渐窥入瞳孔，观察时检眼镜要紧贴患者面部，一般不需散瞳。正常眼底可见视乳头呈圆形或椭圆形，边缘清楚，色淡红，视乳头中央区域的生理凹陷清晰，动静脉伴行，动脉色红，静脉色暗，动静脉比例为 2∶3。检查后应记录视乳头的形状大小、色泽、边缘以及视网膜和血管情况。

4. 异常表现和定位

（1）视力障碍和视野缺损：单侧视交叉前和双侧视交叉后病变均可引起视力减退，如双侧视皮质病变可导致皮质盲。视觉传入通路上的病变可引起视野缺损，如一侧枕叶病变出现对侧偏盲和黄斑回避。视交叉中部病变（如垂体瘤、颅咽管瘤）使来自双眼鼻侧的视网膜纤维受损，引起双颞侧偏盲；视束或外侧膝状体病变引起对侧同向性偏盲;视辐射下部受损(颞叶后部病变)引起对侧同向性上象限盲,视辐射上部受损(顶叶肿瘤或血管病变)引起对侧同向性下象限盲。

(2) 视乳头异常(图3-3):①视乳头水肿(papilledema),是最常见的视乳头异常,表现为视乳头异常粉红或鲜红,边缘模糊,血管被肿胀的视乳头拱起,静脉扩张,可见出血和渗出,是颅内压增高的客观体征;②视神经萎缩(optic atrophy),根据病因分为原发性视神经萎缩和继发性视神经萎缩。前者表现为视乳头普遍苍白而边界清楚,见于中毒、眶后肿瘤直接压迫、球后视神经炎、视神经脊髓炎、部分变性病等。继发性视神经萎缩表现为视乳头普遍苍白而边界不清楚,常见于视乳头水肿和视乳头炎的晚期等。

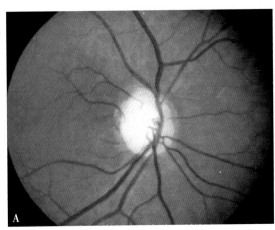 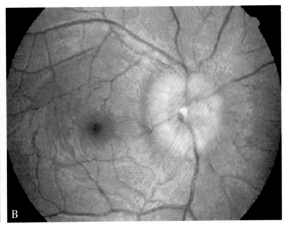

图 3-3　视乳头异常
A. 视神经萎缩;B. 视乳头水肿

(三) 动眼神经、滑车神经和展神经

此三对脑神经共同支配眼球运动,可同时检查。

1. 外观　观察睑裂是否对称,是否有上睑下垂。观察眼球有否前突或内陷、斜视和同向偏斜、眼震等自发运动。

2. 眼球运动　让患者头部不动,检查者将示指置于患者眼前30cm处向左、右、上、下、右上、右下、左上、左下8个方向移动,嘱患者两眼注视检查者的手指并随之向各方向转动,并检查辐辏动作。观察有否眼球运动受限及受限方向和程度,有无复视和眼球震颤。

3. 瞳孔及其反射　观察瞳孔大小、形状、位置及是否对称。正常瞳孔呈规则圆形,双侧等大,位置居中,直径3~4mm。小于2mm为瞳孔缩小,大于5mm为瞳孔扩大,但儿童的瞳孔稍大,老年人稍小。需要在亮处和暗处分别观察瞳孔大小以及以下内容:

(1) 对光反射(light reflex):是光线刺激引起的瞳孔收缩,感光后瞳孔缩小称为直接对光反射,对侧未感光的瞳孔也收缩称为间接对光反射。检查时嘱患者注视远处,用电筒光从侧方分别照射瞳孔,观察收缩反应是否灵敏和对称。如受检侧视神经损害,则直接和间接光反射均迟钝或消失;如受检侧动眼神经损害,则直接光反射消失,间接光反射保留。

(2) 调节反射(accommodation reflex):患者两眼注视远方,再突然注视面前20cm处正上方的近物(辐辏动作),出现两眼会聚、瞳孔缩小。

4. 异常表现和定位

(1) 眼睑下垂(ptosis):霍纳综合征(Horner综合征)、动眼神经麻痹、外伤等可引起单侧眼睑下垂。米-费综合征(Miller-Fisher综合征)可引起双侧眼睑下垂。单侧或双侧眼睑下垂也可见于某些肌病和神经肌肉接头疾病,需注意鉴别。

(2) 眼外肌麻痹(extraocular muscle palsy):①中枢性眼肌麻痹,如核上性水平凝视麻痹见于脑外伤、丘脑出血及累及脑桥的血管病、变性病和副肿瘤性脑病;垂直凝视麻痹见于影响到中脑被盖区的广泛病变。

核间性眼肌麻痹和一个半综合征多见于卒中和多发性硬化。②周围性眼肌麻痹,可见于动眼、滑车和展神经核性以及神经本身的损害(图3-4),如各种脑干综合征、海绵窦病变、脑动脉瘤和天幕裂孔疝等。

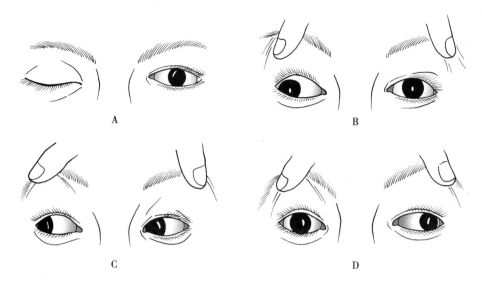

图3-4 右眼完全性动眼神经麻痹
A. 上睑下垂;B. 上视不能;C. 外展正常;D. 内收不能

(3) 眼震(nystagmus):可表现为钟摆样、急跳性、凝视诱发性、垂直样、跷跷板样和旋转性眼震等,见于多种病因,如前庭(中枢性或周围性)和小脑性病变等。检查时应记录出现眼震时的凝视位置、方向、幅度,是否有头位改变等诱发因素和眩晕等伴随症状。

(4) 瞳孔(pupil):单纯瞳孔不等大可见于20%的正常人群,通常这种差异小于1mm。瞳孔异常通常为一侧性,扩大见于中脑顶盖区病变、动眼神经麻痹、睫状肌及其神经节内副交感神经病变;缩小见于交感神经通路病变、阿罗瞳孔等。除大小不等外,瞳孔异常表现还包括反应差和形状不规则等。检查瞳孔的大小、反应性和形状可为评价自视神经到中脑的神经系统通路病变提供信息。

(四) 三叉神经

三叉神经(trigeminal nerve)为混合神经,主要支配面部感觉和咀嚼肌运动。

1. 面部感觉 用圆头针、棉签末端搓成的细毛及盛冷热水试管(或音叉表面)分别测试面部三叉神经分布区皮肤的痛、温和触觉,用音叉测试振动觉,两侧及内外对比。

2. 咀嚼肌运动 首先观察是否有颞肌、咬肌萎缩。检查肌容积时,嘱患者张闭口,同时用双手触诊双侧颞肌或咬肌。检查咬肌和颞肌肌力时,用双手压紧双侧颞肌或咬肌,让患者做咀嚼动作,感知两侧肌张力和肌力是否对称等。检查翼状肌时,嘱患者张口,以上下门齿中缝为标准,判定下颌有无偏斜,如下颌偏斜提示该侧翼状肌瘫痪,健侧翼状肌收缩使下颌推向病侧(图3-5)。

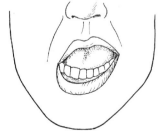

3. 反射

(1) 角膜反射(corneal reflex):检查者用细棉絮轻触角膜外缘,注意勿触及睫毛、巩膜和瞳孔前面。正常表现为双眼瞬目动作,受试侧瞬目称为直接角膜反射,对侧瞬目为间接角膜反射。细棉絮轻触结合膜也可引起同样反应,称为结合膜反射。叩击眉间区,正常表现为双眼瞬目动作不超过10次,称为眉间反射。

图3-5 右侧三叉神经损害致张口时下颌偏向右侧

(2) 下颌反射(jaw reflex):嘱患者略张口,检查者将拇指置于患者下颌中央,然后轻叩拇指,引起患者下颌快速上提,正常人一般不易引出。

4. 异常表现及定位 三叉神经眼支、上颌支或下颌支区域内各种感觉缺失见于周围性病变;洋葱皮样分离性感觉障碍见于核性病变;咀嚼肌无力或萎缩见于三叉神经运动纤维受损;前伸下颌时,中枢性三叉神经损害下颌偏向病灶对侧,周围性(核性及神经本身)三叉神经损害下颌偏向病灶同侧;检查一侧角膜反射发现双侧角膜反射消失,见于受试侧三叉神经麻痹,此时健侧受试则双侧角膜反射存在;下颌反射亢进,见于双侧皮质脑干束病变。

（五）面神经

为混合神经,主要支配面部表情肌运动,尚支配舌前 2/3 味觉纤维。

1. 面肌运动　先观察额纹、眼裂、鼻唇沟和口角是否对称、有无肌痉挛,然后让患者做蹙额、皱眉、瞬目、示齿、鼓腮和吹哨等动作,可分别检查面神经的五个周围分支。①颞支:皱眉和蹙额;②颧支:用力闭目,使眼睑不被检查者扒开;③颊支:笑、露齿和鼓腮;④下颌缘支:撅嘴、吹哨;⑤颈支:使口角伸向外下,发笑,观察有无瘫痪及是否对称。

2. 感觉　首先检查患者的味觉。嘱患者伸舌,检查者以棉签蘸少许食糖、食盐、醋或奎宁溶液,轻涂于一侧舌前 2/3,患者不能讲话、缩舌和吞咽,然后让患者用手指出事先写在纸上的甜、咸、酸、苦四个字之一。患者于测试前要禁食和禁烟数小时,测试时需屏气以避免嗅觉的干扰。先试可疑侧,再试对侧,每试一种溶液需用温水漱口。面神经损害可使舌前 2/3 味觉丧失。此外,尚需检查外耳道和耳后皮肤的痛、温和触觉及有无疱疹,询问患者是否有听觉过敏现象。

3. 反射

（1）角膜反射:见第Ⅴ对脑神经。

（2）眼轮匝肌反射:检查者的拇、示指将患者的外眦拉向一侧,用诊锤敲击拇指可引起同侧眼轮匝肌明显收缩(闭目),对侧眼轮匝肌轻度收缩。周围性面瘫时眼轮匝肌反射减低,中枢性面瘫面肌痉挛时此反射增强。

（3）掌颏反射:敲击或划手掌引起同侧颏肌收缩,该病理反射提示皮质脑干束受损。双侧掌颏反射阳性也可见于正常老年人。

4. 副交感膝状神经节或其附近病变可导致同侧泪液减少,膝状神经节远端病变可导致同侧泪液增多。

5. 主要异常表现及定位

（1）周围性面瘫:导致眼裂上、下的面部表情肌均瘫痪,表现为患侧鼻唇沟变浅,瞬目减慢、皱纹减少、眼睑闭合不全以及睫毛征阳性。正常人在强力闭眼时,睫毛多埋在上下眼睑之中,当面神经麻痹时,嘱患者强力闭眼,则睫毛外露,称睫毛征阳性(图 3-6),可见于面神经管病变、Bell 麻痹等。刺激性病变可表现为面肌痉挛。

（2）中枢性面瘫:只造成眼裂以下的面肌瘫痪。可见于脑桥小脑脚肿瘤、颅底和脑干病变等。

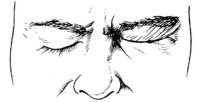

图 3-6　右侧面神经麻痹时的睫毛征

（六）位听神经

位听神经分为蜗神经和前庭神经两部分。

1. 蜗神经　蜗神经常用耳语、表声或音叉进行检查,声音由远及近,测量患者单耳(另侧塞住)能够听到声音的距离,再同另侧耳比较,并与检查者比较。用电测听计检测可获得准确资料。

（1）林纳试验（Rinne 试验）:比较骨导（bone conduction，BC）与气导（air conduction，AC）的听敏度,将振动的音叉(频率128Hz)置于受试者耳后乳突部(骨导),听不到声音后速将音叉置于该侧耳旁(气导),直至气导听不到声音,再检查另一侧。正常情况下,气导能听到的时间长于骨导能听到的时间,即气导＞骨导,称为 Rinne 试验阳性。传导性聋时,骨导＞气导,称为 Rinne 试验阴性;感音神经性聋时,虽气导＞骨导,但两者时间均缩短。

（2）韦伯试验（Weber 试验）:将振动的音叉置于患者额顶正中,比较双侧骨导。正常时两耳感受到的声音相同,传导性聋时患侧较响,称为 Weber 试验阳性;感音神经性聋时健侧较响,称为 Weber 试验阴性。

2. 前庭神经　检查时可观察患者的自发性症状如眩晕、呕吐、眼球震颤和平衡障碍等,也可进行冷热水试验和转椅试验,分别通过变温和加速刺激引起两侧前庭神经核接受冲动不平衡而诱发眼震。冷热水试验时患者仰卧,头部抬起 30°,灌注热水时眼震快相向同侧,冷水时快相向对侧,正常时眼震持续 1.5~2s,前庭神经受损时该反应减弱或消失。转椅试验让患者闭目坐在旋转椅上,头部前屈 80°,向一侧快速旋转后突然停止,让患者睁眼注视远处,正常应出现快相与旋转方向相反的眼震,持续约 30s,如 <15s 提示前庭功能障碍。

3. 异常表现和定位　蜗神经的刺激性病变出现耳鸣,破坏性病变出现耳聋。传导性聋见于外耳或中耳病变;感音神经性聋主要见于内耳或耳蜗神经病变。眩晕、呕吐、眼球震颤和平衡障碍见于前庭神经病变;冷热水试验和转椅试验有助于前庭功能障碍的评价。

（七）舌咽神经、迷走神经

二者在解剖与功能上关系密切,常同时受累,故同时检查。

1. 运动检查　患者发音是否有声音嘶哑、带鼻音或完全失音。嘱患者发 "啊" 音,观察双侧软腭抬举是否一致,悬雍垂是否偏斜。一侧麻痹时,病侧腭弓低垂,软腭上提差,悬雍垂偏向健侧(图 3-7);双侧麻痹时,悬雍垂虽居中,但双侧软腭抬举受限,甚至完全不能。此外需询问患者是否有饮水呛咳。

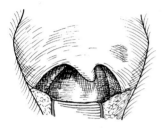

图 3-7　右侧舌咽神经、迷走神经麻痹致悬雍垂偏向左侧

2. 感觉　用棉签或压舌板轻触患者两侧软腭及咽后壁黏膜,询问其有无感觉。

3. 味觉　舌咽神经支配舌后 1/3 味觉,检查法同面神经。

4. 反射

(1) 咽反射(gag reflex):嘱患者张口,用压舌板分别轻触两侧咽后壁,正常出现咽肌收缩和舌后缩(作呕反应),舌咽、迷走神经损害时,患侧咽反射减弱或消失。

(2) 眼心反射(oculocardiac reflex):检查者用中指与示指对双侧眼球逐渐施加压力 20~30s,正常人脉搏可减少 10~12 次 /min。此反射由三叉神经眼支传入,迷走神经心神经支传出,迷走神经功能亢进者反射加强(脉搏减少 12 次 /min 以上),迷走神经麻痹者反射减退或消失。

(3) 颈动脉窦反射(carotid sinus reflex):检查者用示指与中指压迫一侧颈总动脉分叉处引起心率减慢,反射由舌咽神经传入,由迷走神经传出。颈动脉窦过敏患者按压时可引起心率过缓、血压下降和晕厥,检查时需谨慎。

5. 异常表现和定位

(1) 真性延髓麻痹:一侧或双侧舌咽、迷走神经下运动神经元损害引起唇、腭、舌和声带麻痹或肌肉本身的无力被称为真性延髓麻痹。一侧舌咽、迷走神经麻痹时吞咽困难不明显。

(2) 假性延髓麻痹:双侧皮质脑干束受损产生假性延髓麻痹,咽反射存在甚至亢进,而肌肉萎缩不明显,常伴有下颌反射活跃和强哭强笑等。

(3) 迷走神经受刺激时可出现咽肌、舌肌和胃痉挛。

（八）副神经

为运动神经,司向对侧转颈及同侧耸肩。检查时让患者对抗阻力向两侧转颈和耸肩,检查胸锁乳突肌和斜方肌上部功能,比较双侧的肌力和坚实度(图 3-8)。副神经损害时向对侧转颈和同侧耸肩无力或不能,同侧胸锁乳突肌和斜方肌萎缩、垂肩和斜颈。

（九）舌下神经

为运动神经,常与舌咽、迷走神经一起引起真性延髓麻

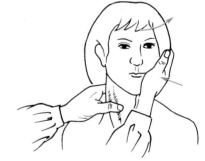

胸锁乳突肌检查法

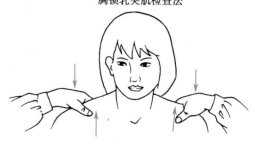

斜方肌检查法

图 3-8　副神经检查方法

痪。观察舌在口腔内位置及形态,然后观察有否伸舌偏斜、舌肌萎缩和肌束颤动。嘱患者做舌的侧方运动,以舌尖隔着面颊顶住检查者手指,比较两侧舌肌肌力。

异常表现及定位:①核下性病变伸舌偏向病侧,伴同侧舌肌萎缩。双侧舌下神经麻痹时舌不能伸出口外,出现吞咽困难和构音障碍;②核性损害除上述核下性病变的表现外,还可见舌肌束颤;③一侧核上性损害伸舌偏向病灶对侧,无舌肌萎缩或束颤。

五、运动系统检查

运动系统检查包括观察肌容积(muscle bulk)、肌张力、肌力、不自主运动、共济运动(coordination movement)、姿势和步态等。可检测患者主动运动或对抗阻力的能力,并观察肌肉的运动幅度和运动持续时间。

(一) 肌容积

观察和比较双侧对称部位肌肉体积,有无肌萎缩、假性肥大,若有则观察其分布范围。除用肉眼观察外,还可以比较两侧肢体相同部位的周径,相差大于 1cm 者为异常。观察有无束颤,还可以用叩诊锤叩击肌腹诱发束颤。下运动神经元损害和肌肉疾病可见肌萎缩;进行性肌营养不良可见肌肉假肥大,表现为外观肥大、触之坚硬,但肌力弱,常见于腓肠肌和三角肌。

(二) 肌张力

肌张力(muscle tone)是指肌肉松弛状态的紧张度和被动运动时遇到的阻力。检查时嘱患者肌肉放松,触摸感受肌肉硬度,并被动屈伸肢体感知阻力。

1. 肌张力减低　表现为肌肉弛缓柔软,被动运动阻力减低,关节活动范围扩大。见于下运动神经元病变(如多发性神经病、脊髓前角灰质炎)、小脑病变、某些肌源性病变以及脑和脊髓急性病变的休克期等。

2. 肌张力增高　表现为肌肉较硬,被动运动阻力增加,关节活动范围缩小,见于锥体系和锥体外系病变。前者表现为痉挛性肌张力增高,上肢屈肌和下肢伸肌张力增高明显,被动运动开始时阻力大,结束时变小,称为折刀样肌张力增高;后者表现为强直性肌张力增高,伸肌与屈肌张力均增高,向各方向被动运动时阻力均匀,也称为铅管样(不伴震颤)或齿轮样肌张力增高(伴震颤),见图 3-9。

(三) 肌力

肌力(muscle strength)是指肌肉的收缩力,一般以关节为中心检查肌群的伸、屈、外展、内收、旋前和旋后等功能,适用于上运动神经元病变及周围神经损害引起的瘫痪。但对单神经损害(如尺神经、正中神经、桡神经、腓总神经)和局限性脊髓前角病变(如脊髓前角灰质炎),需要对相应的单块肌肉分别进行检查。

1. 六级(0~5 级)肌力记录法　检查时让患者依次做有关肌肉收缩运动,检查者施予阻力,或嘱患者用力维持某一姿势时,检查者用力改变其姿势,以判断肌力(表 3-3)。

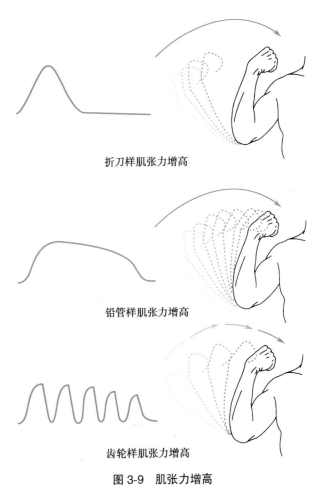

折刀样肌张力增高

铅管样肌张力增高

齿轮样肌张力增高

图 3-9　肌张力增高

表 3-3　肌力的六级记录法

分级	临床表现
0级	完全瘫痪,肌肉无收缩
1级	肌肉可收缩,但不能产生动作
2级	肢体能在床面上移动,但不能抵抗自身重力,即不能抬起
3级	肢体能抵抗重力离开床面,但不能抵抗阻力
4级	肢体能做抗阻力动作,但不完全
5级	正常肌力

2. 肌群肌力测定　可分别选择下列运动。①肩:外展、内收;②肘:屈、伸;③腕:屈、伸;④指:屈、伸;⑤髋:屈、伸、外展、内收;⑥膝:屈、伸;⑦踝:背屈、跖屈;⑧趾:背屈、跖屈;⑨颈:前屈、后伸;⑩躯干:仰卧位抬头和肩,检查者给予阻力,观察腹肌收缩力;俯卧位抬头和肩,检查脊旁肌收缩力。

3. 各主要肌肉肌力检查方法见表 3-4。

表 3-4　主要肌肉肌力检查方法

肌肉	节段	神经	功能	检查方法
三角肌	$C_5 \sim C_6$	腋神经	上臂外展	上臂水平外展位,检查者将肘部向下压
肱二头肌	$C_5 \sim C_6$	肌皮神经	前臂屈曲和外旋	维持肘部屈曲、前臂外旋位,检查者使其伸直并加阻力
肱桡肌	$C_5 \sim C_6$	桡神经	前臂屈曲、旋前	前臂旋前,之后屈肘,检查者加阻力
肱三头肌	$C_7 \sim C_8$	桡神经	前臂伸直	肘部做伸直动作,检查者加阻力
腕伸肌	$C_6 \sim C_8$	桡神经	腕部伸直	维持腕部背曲位,检查者自手背下压
腕屈肌	$C_6 \sim T_1$	正中神经、尺神经	腕部屈曲	维持腕部掌曲位,检查者自手掌上抬
伸指总肌	$C_6 \sim C_8$	桡神经	2~5 指掌指关节伸直	维持指部伸直,检查者在近端指节处加压
拇指伸肌	$C_7 \sim C_8$	桡神经	拇指关节伸直	伸拇指,检查者加阻力
拇屈肌	$C_7 \sim T_1$	正中神经、尺神经	拇指关节屈曲	屈拇指,检查者加阻力
指屈肌	$C_7 \sim T_1$	正中神经、尺神经	指关节屈曲	屈指,检查者于指节处上抬
桡侧腕屈肌	$C_6 \sim C_7$	正中神经	腕屈曲和外展	维持腕部屈曲,检查者在桡侧掌部加压
尺侧腕屈肌	$C_7 \sim T_1$	尺神经	腕骨屈曲和内收	维持腕部屈曲,检查者在尺侧掌部加压
髂腰肌	$L_2 \sim L_4$	腰丛、股神经	髋部屈曲	仰卧,屈膝,维持髋部屈曲,检查者将大腿往足部推
股四头肌	$L_2 \sim L_4$	股神经	膝部伸直	仰卧,伸膝,检查者屈曲之
股内收肌	$L_2 \sim L_5$	闭孔神经、坐骨神经	股部内收	仰卧,下肢伸直,两膝并拢,检查者分开之
股二头肌	$L_4 \sim S_2$	坐骨神经	膝部屈曲	俯卧,维持膝部屈曲,检查者加阻力
臀大肌	$L_5 \sim S_2$	臀下神经	髋部伸直	仰卧,膝部屈曲 90°,将膝部抬起,检查者加阻力
胫前肌	$L_4 \sim L_5$	腓深神经	足部背屈	足部背屈,检查者加阻力
腓肠肌	$L_5 \sim S_2$	胫神经	足部跖屈	膝部伸直,跖屈足部,检查者加阻力
踇伸肌	$L_4 \sim S_1$	腓深神经	踇趾伸直和足部背屈	踇趾背屈,检查者加阻力
踇屈肌	$L_5 \sim S_2$	胫神经	踇趾跖屈	踇趾跖屈,检查者加阻力
趾伸肌	$L_4 \sim S_1$	腓深神经	足 2~5 趾背屈	伸直足趾,检查者加阻力
趾屈肌	$L_5 \sim S_2$	胫神经	足趾跖屈	跖屈足趾,检查者加阻力

4. 轻瘫检查法 不能确定的轻瘫可用以下方法检查。①上肢轻瘫试验:双上肢平举,掌心向上,轻瘫侧上肢逐渐下垂和旋前(掌心向内),见图 3-10A;②Barre 分指试验:相对分开双手五指并伸直,轻瘫侧手指逐渐并拢屈曲;③小指征:双上肢平举,手心向下,轻瘫侧小指常轻度外展;④Jackson 征:仰卧位双腿伸直,轻瘫侧下肢常呈外旋位;⑤下肢轻瘫试验:俯卧位,双膝关节均屈曲成直角,轻瘫侧小腿逐渐下落,见图 3-10B。

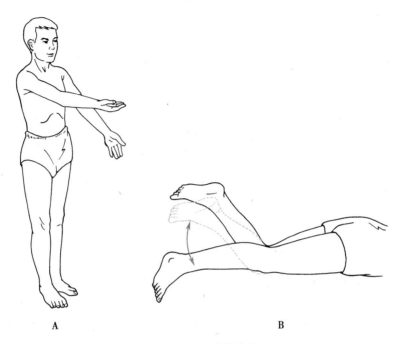

A   B

图 3-10 轻瘫检查法
A. 上肢轻瘫试验;B. 下肢轻瘫试验

（四）不自主运动

观察患者是否有不能随意控制的舞蹈样动作、手足徐动、肌束颤动、肌痉挛、震颤(静止性、动作性和姿势性)和肌张力障碍等,以及出现的部位、范围、程度和规律,与情绪、动作、寒冷、饮酒等的关系,并注意询问既往史和家族史。

（五）共济运动

首先观察患者日常活动,如吃饭、穿衣、系纽扣、取物、书写、讲话、站立及步态等是否协调,有无动作性震颤和语言顿挫等,然后再检查以下试验:

1. 指鼻试验(finger-to-nose test) 嘱患者用示指尖触及前方距其 0.5m 检查者的示指,再触自己的鼻尖,用不同方向、速度、睁眼与闭眼反复进行,两侧比较。小脑半球病变可见指鼻不准,接近目标时动作迟缓或出现动作(意向)性震颤,常超过目标(过指),称为辨距不良(dysmetria)。感觉性共济失调睁眼指鼻时无困难,闭眼时发生障碍(图 3-11)。

2. 反击征 也称为 Holmes 反跳试验。嘱患者收肩屈肘,前臂旋后、握拳,肘关节放于桌上或悬空靠近身体,检查者用力拉其腕部,受试者屈肘抵抗,检查者突然松手。正常情况下屈肘动作立即停止,不会击中自己。小脑疾病患者失去迅速调整能力,屈肘力量使前臂或掌部碰击自己的肩膀或面部(图 3-12)。

3. 跟膝胫试验(heel-knee-shin test) 取仰卧位,上举一侧下肢,用足跟触及对侧膝盖,再沿胫骨前缘下移(图 3-13)。小脑损害抬腿触膝时出现辨距不良和意向性震颤,下移时摇晃不稳。感觉性共济失调闭眼时足跟难寻到膝盖。

4. 轮替试验 嘱患者用前臂快速旋前和旋后(图 3-14),或一手用手掌、手背连续交替拍打对侧手掌,或用足趾反复快速叩击地面等。小脑性共济失调患者动作笨拙,节律慢而不协调,称轮替运动障碍。

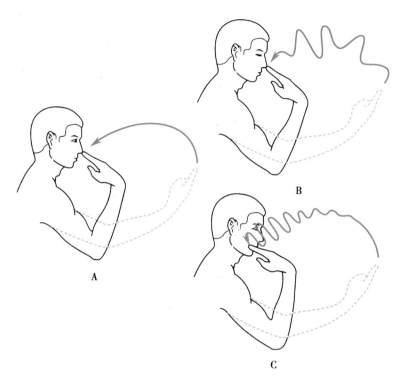

图 3-11   指鼻试验
A.正常；B.感觉性共济失调；C.小脑性共济失调

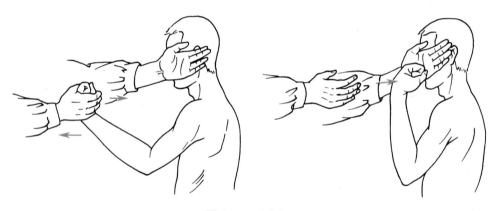

图 3-12   反击征

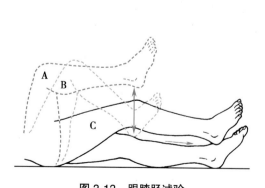

图 3-13   跟膝胫试验
A.上举一侧下肢；B.用足跟触及对侧下肢；C.沿胫
骨前缘下移

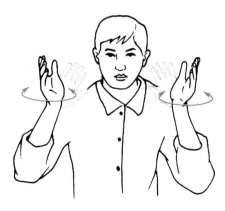

图 3-14   轮替试验

5. 起坐试验 取仰卧位,双手交叉置于胸前,不用支撑设法坐起。正常人躯干屈曲并双腿下压,小脑病变患者髋部和躯干屈曲,双下肢向上抬离床面,起坐困难,称联合屈曲征。

6. 闭目难立征(Romberg sign)试验 患者双足并拢站立,双手向前平伸、闭目(图 3-15)。闭眼时出现摇摆甚至跌倒,称为 Romberg 征阳性,提示关节位置觉丧失的深感觉障碍。后索病变时出现感觉性共济失调,睁眼站立稳,闭眼时不稳;小脑或前庭病变时睁眼、闭眼均不稳,闭眼更明显。小脑蚓部病变向前后倾倒,小脑半球和前庭病变向病侧倾倒。

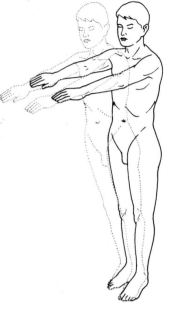

图 3-15 闭目难立征

(六)姿势与步态(stance and gait)

检查者须从前面、后面和侧面分别观察患者的姿势、步态、起步情况、步幅和速度等。要求患者快速从坐位站起,以较慢然后较快的速度正常行走,然后转身。要求患者足跟或足尖行走,以及双足一前一后地走直线。走直线时可令患者首先睁眼然后闭眼,观察能否保持平衡。站立时的宽基底和行走时的双足距离宽提示平衡障碍,可见于小脑和感觉性共济失调、弥漫性脑血管病变和额叶病变等。

常见异常步态包括痉挛性偏瘫步态、痉挛性截瘫步态、慌张步态、摇摆步态、跨阈步态、感觉性共济失调步态、小脑步态等。

六、感觉系统检查

感觉系统检查主观性强,宜在环境安静、患者情绪稳定的情况下进行。检查者应耐心细致,尽量使患者充分配合。检查时从感觉缺失部位查向正常部位,自肢体远端查向近端,注意左右、远近端对比,必要时重复检查,切忌暗示性提问,以获取准确的资料。

(一)浅感觉(superficial sensation)

1. 痛觉 检查时用大头针的尖端和钝端交替轻刺皮肤,询问是否疼痛。

2. 触觉 检查时可让患者闭目,用棉花捻成细条轻触皮肤,询问触碰部位,或者让患者随着检查者的触碰数说出"1、2、3……"。

3. 温度觉 用装冷水(0~10℃)和热水(40~50℃)的玻璃试管,分别接触皮肤,辨别冷、热感。如痛、触觉无改变,一般可不必再查温度觉。如有感觉障碍,应记录部位、范围和是否双侧对称等。

(二)深感觉(deep sensation)

1. 运动觉 患者闭目,检查者用拇指和示指轻轻夹住患者手指或足趾末节两侧,上下移动5°左右,让患者辨别"向上""向下"移动,如感觉不明显可加大活动幅度或测试较大关节。

2. 位置觉 患者闭目,检查者将其肢体摆成某一姿势,请患者描述该姿势或用对侧肢体模仿。

3. 振动觉 将振动的音叉柄置于骨隆起处,如手指、桡尺骨茎突、鹰嘴、锁骨、足趾、内外踝、胫骨、膝、髂前上棘和肋骨等处,询问有无振动感和持续时间,并两侧对比。

(三)复合感觉(synesthesia sensation)

1. 定位觉 患者闭目,用手指或棉签轻触患者皮肤后,让其指出接触的部位。

2. 两点辨别觉 患者闭目,用分开一定距离的钝双脚规接触皮肤,如患者感觉为两点时再缩小间距,直至感觉为一点为止,两点须同时刺激,用力相等。正常值指尖为 2~4mm,手背 2~3cm,躯干 6~7cm。

3. 图形觉 患者闭目,用钝针在皮肤上画出简单图形,如三角形、圆形或1、2、3等数字,让患者辨出,应双侧对照。

4. 实体觉 患者闭目,令其用单手触摸常用物品如钥匙、纽扣、钢笔、硬币等,说出物品形状和名称,注意两手对比。

七、反射检查

反射(reflex)检查包括深反射、浅反射、阵挛和病理反射(pathologic reflex)等。反射的检查比较客观，较少受到意识活动的影响，但检查时患者应保持安静和松弛状态。检查时应注意反射的改变程度和两侧是否对称，后者尤为重要。根据反射的改变可分为亢进、活跃(或增强)、正常、减弱和消失。

(一) 深反射

深反射为肌腱和关节反射。

1. 肱二头肌反射(biceps reflex) 由 C_5~C_6 支配，经肌皮神经传导。患者坐位或卧位，肘部屈曲成直角，检查者左拇指(坐位)或左中指(卧位)置于患者肘部肱二头肌肌腱上，用右手持叩诊锤叩击左手指，反射为肱二头肌收缩，引起屈肘(图 3-16)。

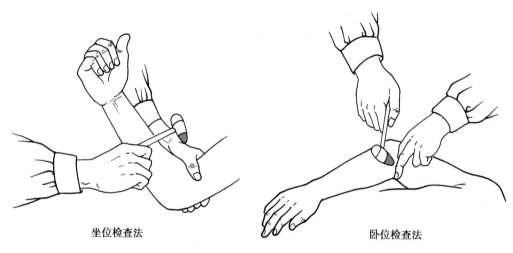

坐位检查法　　　　　　　　　　卧位检查法

图 3-16　肱二头肌反射

2. 肱三头肌反射(triceps reflex) 由 C_6~C_7 支配，经桡神经传导。患者坐位或卧位，患者上臂外展，肘部半屈，检查者托持其上臂，用叩诊锤直接叩击鹰嘴上方肱三头肌肌腱，反射为肱三头肌收缩，引起前臂伸展(图 3-17)。

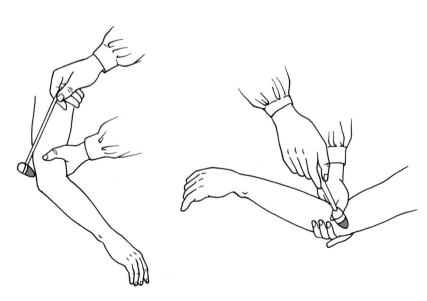

图 3-17　肱三头肌反射

3. 桡骨膜反射（radial reflex）　由 $C_5\sim C_8$ 支配，经桡神经传导。患者坐位或卧位，前臂半屈半旋前位，检查时叩击桡骨下端，反射为肱桡肌收缩，引起肘部屈曲、前臂旋前（图 3-18）。

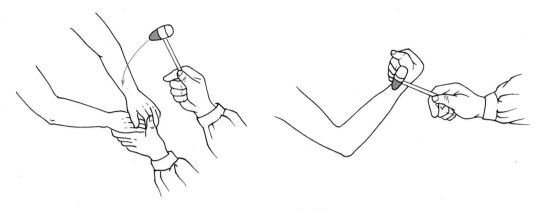

图 3-18　桡骨膜反射

4. 膝反射（knee jerk）　由 $L_2\sim L_4$ 支配，经股神经传导。患者取坐位时膝关节屈曲 90°，小腿自然下垂，与大腿成直角；仰卧位时检查者用左手从双膝后托起关节呈 120° 屈曲，右手用叩诊锤叩击髌骨下股四头肌肌腱，反射为小腿伸展（图 3-19）。

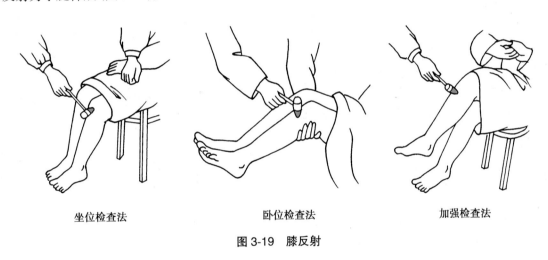

坐位检查法　　　　　　卧位检查法　　　　　　加强检查法

图 3-19　膝反射

5. 踝反射（ankle reflex）　由 $S_1\sim S_2$ 支配，经胫神经传导。患者取仰卧位，屈膝约 90°，呈外展位，检查者用左手使足背屈成直角，叩击跟腱，反射为足跖屈；或俯卧位，屈膝 90°，检查者用左手按足跖，再叩击跟腱；或患者跪于床边，足悬于床外，叩击跟腱（图 3-20）。

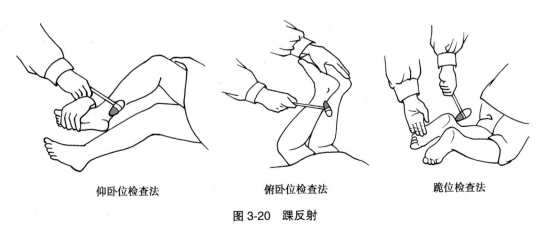

仰卧位检查法　　　　　　俯卧位检查法　　　　　　跪位检查法

图 3-20　踝反射

6. 阵挛（clonus） 是腱反射高度亢进表现，见于锥体束损害。常见的有：①髌阵挛（knee clonus），患者仰卧，下肢伸直，检查者用拇、示两指捏住髌骨上缘，突然而迅速地向下方推动，髌骨发生连续节律性上下颤动；②踝阵挛（ankle clonus），较常见，检查者用左手托患者腘窝，使膝关节半屈曲，右手握足前部，迅速而突然用力，使足背屈，并用手持续压于足底，跟腱发生节律性收缩，导致足部交替性屈伸动作（图3-21）。

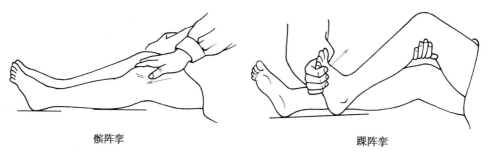

髌阵挛   踝阵挛

图 3-21　阵挛

7. 霍夫曼征（Hoffmann 征） 由 C_7~T_1 支配，经正中神经传导。患者手指微屈，检查者左手握患者腕部，右手示指和中指夹住患者中指，以拇指快速地向下拨动患者中指指甲，阳性反应为拇指屈曲内收和其他各指屈曲（图3-22）。

8. 罗索利莫征（Rossolimo 征） 由 L_5~S_1 支配，经胫神经传导。患者仰卧，双下肢伸直，检查者用手指或叩诊锤急促地弹拨或叩击足趾跖面，阳性反应为足趾向跖面屈曲（图3-23）。以往该征与 Hoffmann 征被列入病理反射，实际上是牵张反射，阳性可视为腱反射亢进表现，见于锥体束损害，也见于腱反射活跃的正常人。

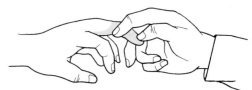

图 3-22　Hoffmann 征

（二）浅反射

浅反射是刺激皮肤、黏膜、角膜等引起肌肉快速收缩反应。角膜反射、咽反射和软腭反射见脑神经检查。

1. 腹壁反射（abdominal reflex） 由 T_7~T_{12} 支配，经肋间神经传导。患者仰卧，双下肢略屈曲使腹肌松弛，用钝针或竹签沿肋弓下缘（T_7~T_8）、脐孔水平（T_9~T_{10}）和腹股沟上（T_{11}~T_{12}）平行方向，由外向内轻划两侧腹壁皮肤，反应为该侧腹肌收缩，脐孔向刺激部分偏移，分别为上、中、下腹壁反射（图3-24）。肥胖者和经产妇可引不出。

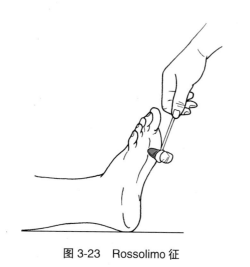

图 3-23　Rossolimo 征

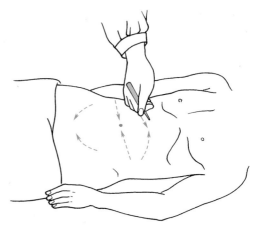

图 3-24　腹壁反射

2. 提睾反射（cremasteric reflex）　由 $L_1 \sim L_2$ 支配，经生殖股神经传导。用钝针自上向下轻划大腿上部内侧皮肤，反应为该侧提睾肌收缩使睾丸上提。年老体衰患者可引不出。

3. 跖反射（plantar reflex）　由 $S_1 \sim S_2$ 支配，经胫神经传导。用竹签轻划足底外侧，自足跟向前至小趾根部足掌时转向内侧，反射为足趾跖屈（图 3-25A）。

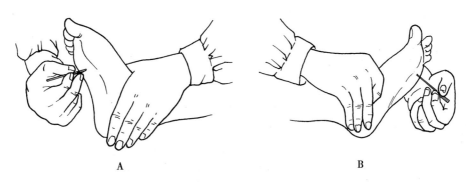

图 3-25　跖反射和 Babinski 征
A. 正常跖反射；B. Babinski 征

4. 肛门反射（anal reflex）　由 $S_4 \sim S_5$ 支配，经肛尾神经传导。用竹签轻划肛门周围皮肤，正常反射表现为肛门外括约肌收缩。

（三）病理反射

1. 巴宾斯基征（Babinski sign）　是经典的病理反射，提示锥体束受损。检查方法同跖反射，阳性反应为姆趾背屈，可伴其他足趾扇形展开（图 3-25B），也称为伸性跖反射。

2. 巴宾斯基等位征（图 3-26）　①Chaddock 征：由外踝下方向前划至足背外侧；②Oppenheim 征：用拇指和示指沿胫骨前缘自上向下用力下滑；③Scheffer 征：用手挤压跟腱；④Gordon 征：用手挤压腓肠肌；⑤Gonda 征：用力下压第 4、5 足趾，数分钟后突然放松；⑥Pussep 征：轻划足背外侧缘。阳性反应均为姆趾背屈。至于这些等位征阳性反应的病理意义，临床上一般认为同 Babinski 征。

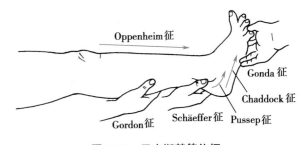

图 3-26　巴宾斯基等位征

3. 强握反射　指检查者用手指触摸患者手掌时被强直性握住的一种反射。新生儿为正常反射，成人见于对侧额叶运动前区病变。

4. 脊髓自主反射　脊髓横贯性病变时，针刺病变平面以下皮肤引起单侧或双侧髋、膝、踝部屈曲（三短反射）和 Babinski 征阳性。若双侧屈曲并伴腹肌收缩、膀胱及直肠排空，以及病变以下竖毛、出汗、皮肤发红等，称为总体反射。

八、脑膜刺激征检查

脑膜刺激征包括颈强直、克氏征和布氏征等，颈上节段的脊神经根受刺激引起颈强直，腰骶节段脊神经根受刺激，则出现克氏征和布氏征。脑膜刺激征见于脑膜炎、蛛网膜下腔出血、脑水肿及颅内压增高等，深昏迷时脑膜刺激征可消失。检查方法包括：

1. 屈颈试验　患者仰卧，检查者托患者枕部并使其头部前屈而表现不同程度的颈强，被动屈颈受限，称为颈强直，但需排除颈椎病。正常人屈颈时下颏可触及胸骨柄，部分老年人和肥胖者除外。

2. 克尼格氏征（Kernig sign）　简称"克氏征"。患者仰卧，下肢于髋、膝关节处屈曲成直角，检查者于膝关节处试行伸直小腿（图 3-27），如伸直受限并出现疼痛，大小腿间夹角 <135°，为克氏征阳性。如颈强（+）

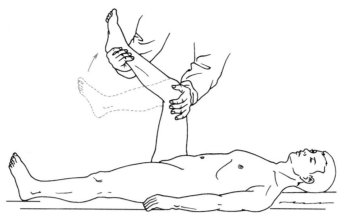

图 3-27　克氏征

而克氏征(−),称为颈强 - 克氏征分离,见于后颅窝占位性病变和小脑扁桃体疝等。

3. 布鲁辛斯基征(Brudzinski sign)　简称"布氏征"。患者仰卧屈颈时出现双侧髋、膝部屈曲(图 3-28);一侧下肢膝关节屈曲位,检查者使该侧下肢向腹部屈曲,对侧下肢亦发生屈曲(下肢征),均为布氏征(+)。

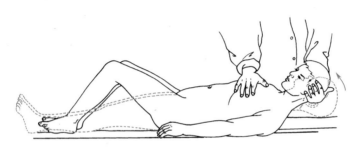

图 3-28　布鲁辛斯基征

九、自主神经检查

自主神经系统由交感神经和副交感神经系统组成。交感神经系统受刺激可产生心动过速、支气管扩张、肾上腺素和去甲肾上腺素释放(维持血压)、胃肠道蠕动减弱、排尿抑制、排汗增加和瞳孔扩大。副交感神经系统受刺激可产生心动过缓、支气管收缩、唾液和泪液分泌增加、胃肠蠕动增加、勃起亢进、排尿增加和瞳孔缩小。自主神经检查包括一般检查,内脏和括约肌功能、自主神经反射和相关的实验室检查等。

（一）一般检查

注意皮肤黏膜和毛发指甲的外观和营养状态、泌汗情况和瞳孔反射等情况。

1. 皮肤黏膜　颜色(苍白、潮红、发绀、红斑、色素沉着、色素脱失等)、质地(光滑、变硬、增厚、变薄、脱屑、干燥、潮湿等)、温度(发热、发凉)以及水肿、溃疡和压疮等。

2. 毛发和指甲　多毛、毛发稀疏、局部脱毛,指和趾甲变厚、变形、松脆、脱落等。

3. 出汗　全身或局部出汗过多、过少或无汗等。汗腺分泌增多时,可通过肉眼观察;无汗或少汗可通过触摸感知皮肤的干湿度,必要时可进行两侧对比。

4. 瞳孔　正常的瞳孔对光反射和调节反射见脑神经部分。

（二）内脏及括约肌功能

注意胃肠功能(如胃下垂、腹胀、便秘等),排尿障碍及性质(尿急、尿频、排尿困难、尿潴留、尿失禁、自动膀胱等),下腹部膀胱区膨胀程度等。

（三）自主神经反射

1. 竖毛试验　皮肤受寒冷或搔划刺激,可引起竖毛肌(由交感神经支配)收缩,局部出现竖毛反应,毛囊隆起如鸡皮状,逐渐向周围扩散,刺激后 7~10s 最明显,15~20s 后消失。竖毛反应一般扩展至脊髓横贯性损害的平面停止,可帮助判断脊髓损害的部位。

2. 皮肤划痕试验　用钝竹签在两侧胸腹壁皮肤适度加压划一条线,数秒后出现白线条,稍后变为红条纹,为正常反应;如划线后白线条持续较久超过 5min,为交感神经兴奋性增高;红条纹持续较久(数小时)且明显增宽或隆起,为副交感神经兴奋性增高或交感神经麻痹。

3. 眼心反射　迷走神经麻痹者无反应。交感神经功能亢进者压迫后脉搏不减慢甚至加快,称为倒错反应(详见脑神经检查)。

(四)自主神经实验检查

1. 血压和脉搏的卧立位试验　让患者安静平卧数分钟,测血压和 1min 脉搏,然后嘱患者直立,2min 后复测血压和脉搏。正常人血压下降范围为 10mmHg,脉搏最多增加 10~12 次 /min。特发性直立性低血压和夏 - 德综合征(Shy-Drager 综合征)的患者,站立后收缩压降低≥20mmHg,舒张压降低≥10mmHg,脉搏次数增加或减少超过 10~12 次 /min,提示自主神经兴奋性增高。

2. 汗腺分泌发汗试验(碘淀粉法)　先将碘 2g、蓖麻油 10ml 与 96% 乙醇 100ml 配制成碘液,涂满全身,待干后均匀涂淀粉,皮下注射毛果芸香碱 10mg 使全身出汗。淀粉遇湿后与碘发生反应,使出汗处皮肤变蓝,无汗处皮色不变。该试验可指示交感神经功能障碍范围。头、颈及上胸部交感神经支配来自 C_8~T_1 脊髓侧角,节后纤维由颈上(至头)和颈中神经节(至颈、上胸)发出;上肢交感神经支配来自 T_2~T_8,节后纤维由颈下神经节发出;躯干交感神经支配来自 T_5~T_{12};下肢来自 T_{10}~L_3。但此节段性分布可以有较大的个体差异。

3. 性功能障碍的电生理检查　中枢和周围神经系统的病变,以及神经系统以外的病变均可以造成性功能障碍,电生理检查对鉴别诊断的帮助有限。①球海绵体反射:用电极刺激阴茎背神经,同心圆电极记录球海绵体肌的肌电图,观察诱发反应的潜伏期,主要用于检测骶髓节段性病变,但敏感性和特异性差;②括约肌肌电图:包括尿道括约肌肌电图和肛门外括约肌肌电图两部分,也用于检测骶髓节段性病变,因两者均由 S_2~S_4 神经支配,为了减少患者的痛苦,后者在临床上更为常用。

4. 排尿障碍的尿道动力学检查　通过膀胱测压和容量改变,主要用于区分各种神经源性膀胱。患者排尿后在无菌条件下导尿,记录残余尿量,然后分别注入 4℃和 40℃的无菌生理盐水,了解患者有无冷热感和膨胀感,最后接压力计,以 80~100 滴 /min 的速度注入生理盐水,每注入 50ml 记录压力一次。正常人能辨别膀胱冷热和膨胀,膀胱容量达 150~200ml 时有尿意,无残余尿或残余尿少于 50ml。排尿障碍包括感觉障碍性膀胱、运动性无张力膀胱、自主性膀胱、反射性膀胱和无抑制性膀胱等,可以结合临床排尿障碍的表现以及其他伴随体征和辅助检查综合判断。

十、神经系统快速体格检查法

由于神经系统查体极为繁杂,要完成一套全面查体往往需要花费很长的时间,因此很少有神经科医师对每个患者均进行如此全面的查体。在实际工作中,往往是结合患者的病史,根据具体情况,有重点地进行神经系统查体。比如对头痛患者查体时的重点内容与腰背痛、痴呆或脑血管病患者不会相同。具体查体内容还应该结合当时的具体情况而定。对于病情危重或不稳定的患者,查体应简短,抓住重点,待生命体征稳定后再详细检查。对于昏迷、烦躁不安或不合作的患者,往往不可能完成全面的查体。在上述情况下,应该简单、扼要地进行查体,初步筛查神经系统的重要体征,补充病史不足,并验证重要的诊断线索。快速筛查或最简明的神经系统查体也应该能够查出轻微的体征。在实际工作中,并不需要对每个患者均进行所有可以想到的检查,但每个患者均需要接受简明的筛查。根据筛查的结果,再有重点地进一步开展更加深入的体格检查。

神经系统查体传统上有两种基本方式:一种按照不同系统依次进行检查,如先查运动系统,再查感觉系统等;另一种是按照部位来逐步检查,在同一部位检查完所有系统之后再查另一个部位,如先查上肢,再查下肢等。

一般认为,在神经系统检查时,如果患者能够很好地完成复杂的检查项目,则存在神经系统明显病变的可能性较小,即使再进行更加全面、详细的检查,也很难发现更多的异常。因此可以选择某些复杂的功能进行检查,寻找能够较敏感地反映病变的体征,从而做到既能高效地完成查体,又能节约时间。

在进行检查前,首先要采集病史,此时即可以了解患者的智能和精神状态。如果患者能够系统、全面、有条不紊的叙述病情,即使对其再进行专门的更加细致的精神智能检查试验,也很难发现异常。如果患者叙述病史时言语不着边际、杂乱无章、残缺不全,即使患者本人或家属未诉述记忆障碍或思维异常,也需要注意有无认知功能障碍。精神疾病的患者在叙述病史时也会表现出相应的异常。如果在采集病史过程中发现智能或精神异常的线索,则应该进一步行更加全面的智能检查。仅仅通过观察患者的言行往往就能够提供很多线索,如患者的步态、声音、举止、穿脱衣服、握手等,均有可能发现对诊断有意义的体征。

在采集病史并检查精神智能状态之后,首先观察患者的眼睑位置以及双侧睑裂的大小,之后让患者注视远方,检查瞳孔对光反射。如果双侧对光反射均灵敏且无差异,则不用再让患者注视近处重复对光反射检查。在检查眼外肌运动功能时,可让患者目光跟随手电筒,向六个主要的方向注视,注意有无复视或眼球活动受限,眼球追随动作是否灵活,并注意有无眼震。检查完眼部之后,用手电筒继续检查咽部和口腔。可以先让患者做张闭口动作,检查三叉神经运动支,如果存在一侧翼状肌无力,张口时下颌就会偏向无力一侧,这一细微的表现,即可反映出三叉神经运动根的病变。之后观察舌肌有无萎缩、纤颤。让患者发声,注意腭弓抬举情况,悬雍垂基部是否居中。对于没有吞咽困难和构音障碍的患者、病史和体征均未提示脑干或脑神经病变者,下颌反射检查意义不大,不必作为常规检查。之后让患者伸舌,并分别向左右移动。

之后,继续观察患者的鼻唇沟和额纹的深度。对比双侧是否对称,并让患者做示齿和闭目动作,注意鼻唇沟是否对称,闭目是否有力,示齿时两侧牙齿显示的个数以及口角牵拉动作的幅度。通过观察闭目时两侧眼睑埋住睫毛的程度,可以判断眼轮匝肌的力量。

如果患者没有诉述听力下降、耳鸣、眩晕、面部麻木或无力等,不必常规进行听力检查。当病史中没有特别提示时,听力检查发现异常的机会很小。在检查完视野和眼底后,脑神经部分的检查结束。

在检查上肢时,可以同时检查上肢的运动功能、感觉功能和协调能力。多数情况下,进行检查的主要目的之一是判断有无锥体束损害。锥体束对某些肌群具有优势支配特点,当上运动神经元损伤时,这些肌群更容易出现无力。在上肢可着重检查伸指肌、伸腕肌、前臂旋后肌、肩部外旋肌群以及肱二头肌、三角肌,在下肢可以重点检查伸髋肌、小腿肌群以及足和足趾的背屈肌。锥体束的另外一个重要功能是支配远端肌群的精细动作。如果小脑功能不正常,也根本无法完成精细动作,如快速轮替动作。筛查时的重点是检查有无锥体束支配范围内的无力以及远端精细动作有无受累。检查上肢肌力时,可选择三角肌、肱二头肌、伸指肌、伸腕肌和手内肌来进行检查,特别是骨间肌更易于发现异常。临床上常常检查握力来判断肌力,这一做法并不可取。因为当皮质脊髓束轻微损害时,屈指和屈腕力量受影响较小。另外,握力为多个不同肌群参与的一种复杂动作,用来检查周围神经病变的肌力变化也不敏感。在检查运动系统时,除了重点检查肌力外,还要注意观察肌容积的情况,如有无肌肉萎缩、肥大或假性肥大;同时还要注意肌张力变化,观察有无强直、痉挛或肌张力减低;还要注意有无不自主运动,如震颤、束颤或舞蹈动作。

当患者锥体束损害较轻微,肌力仍大致正常时,可以进一步采用其他辅助方法检查,其中最常用的为旋前肌征。检查时让患者闭目后双上肢向前平举,掌心朝上,观察患者上肢的姿势变化。若是正常人,则双上肢姿势保持不变,即肘部伸直、肢体维持水平位。若为锥体束损害患者,则因所支配肢体的旋前肌、肱二头肌、肩部内旋肌力量较强,从而出现患侧手掌旋前、肘部弯曲、上肢偏离开水平位下垂。

进行感觉筛查时,可以首先选择复杂而有难度的内容来进行检查。如果这些检查内容可以毫无困难的完成,则即使再进行更为详细的检查一般也很难发现明显的感觉异常。其中比较有效和敏感的筛查项目是实体辨别觉和两点辨别觉。在检查旋前肌征等待结果期间,即可以开始检查上肢的感觉:让患者保持闭目、上肢平举前伸的姿势,用小指或棉签等轻触一侧手掌,之后再轻触另一侧手掌,最后同时轻触两侧手掌,让患者判断何侧手掌被触及。此时还可以顺带检查下肢的感觉异常。之后可以检查实体辨别觉,将硬币、钥匙或纸夹之类的物品放在患者一侧手掌心,让患者辨别物品的性质和名称。如果实体觉出现异常,则应该进一步检查,对感觉障碍进行详细定位。检查时还可以将物体放在患者手掌中,精细动作正常的患者能够灵巧地用手指将其捏起,用两个手指捏住物体做摩擦动作,并辨别出物体的名称。锥体束轻微损伤的患者,尽管无力不明显,但精细动作时可见异常,患者在捏起物体时会表现出笨拙,甚至将其掉在地上。

检查完两点辨别觉和实体辨别觉之后,让患者仍保持闭目状态,检查手和上臂的姿势,判断有无偏离原来位置。然后嘱患者继续闭目,伸出手指碰触食指,然后再碰触自己的鼻尖。指鼻试验可同时观察意向性震颤、共济失调和过指。通常指鼻试验是在患者睁眼的情况下进行检查。快速筛查则可以首先在闭目状态下进行指鼻试验,这样做难度较大,如果能够准确完成,一般不会有小脑或前庭的病变,也不必再在睁眼状态下进行指鼻试验了。之后可检查上肢的快速轮替动作。

当检查完上肢的运动、感觉和小脑功能之后,即可开始检查下肢的肌力,主要检查锥体束支配的肌群:屈髋、伸膝和足背屈肌。感觉检查也可顺带完成,要进行两侧对比;对于怀疑周围神经病者,还要远端和近端对比,并检查脚趾的振动觉。

接下来检查肱二头肌反射、肱三头肌反射、桡骨膜反射、膝反射和踝反射,然后检查足跖反射。最后观察患者行走的姿势和步态。通过让患者闭目,脚跟挨着脚尖沿直线行走,或做单脚跳动作,可以发现轻微的步态和平衡障碍。

在临床实际工作中,随着经验的积累,每个医师可能会形成自己的查体风格,在结合病史进行的高效率的快速查体的基础上,根据具体情况,按照临床思路,有选择性地再进行重点筛查,寻找有无自己期待的体征。并根据查体过程中的所见,动态调整诊断思路和进一步的查体方向,乃至重新询问病史。

（崔丽英）

？思考题

1. 不同水平脑干损害出现何种呼吸节律异常?
2. 简述昏迷患者脑干反射的检查方法。
3. 一侧动眼神经损害的症状、体征是什么?
4. 肌张力增高有几种常见类型?病变部位如何?
5. 列举常见的步态异常和临床意义。
6. 简述 Babinski 征的检查方法和临床意义,以及其等位征的检查方法。

参 考 文 献

[1] 贾建平,陈生弟. 神经病学. 7 版. 北京:人民卫生出版社,2013.
[2] CAMPBELL W W. DeJong 神经系统检查. 崔丽英,译. 北京:科学出版社,2014.
[3] ROPPER A H,SAMUELS M A,KLEIN J P. Adams and Victor's Principles of Neurology. 10th ed. New York:McGraw-Hill,2014.
[4] LOUIS E D,MAYER S A,ROWLAND L P. Merritt's Neurology. 13th ed. Amsterdam:Wolters Kluwer,2015.

第四章

神经系统疾病的辅助检查

概　　述

有针对性地选择各种神经系统辅助检查(包括实验室检查、影像学检查及其他特殊辅助检查等)对神经系统疾病的诊断有重大意义。这些检查一方面对我们临床医生正确认识病变的性质起到重要的提示作用;另一方面,其检查结果有时又会迷惑临床工作者,成为探索疾病本质的主要阻碍和误诊原因。随着现代临床医学检验、检查技术的不断发展,神经系统病变检查手段越来越多,各种先进的影像学检查和新颖的实验室检查方法层出不穷,如何正确有效地选择合理的辅助检查尤为重要。

第一节　腰椎穿刺和脑脊液检查

一、腰椎穿刺

腰椎穿刺是穿刺针通过腰椎间隙进入脊髓蛛网膜下腔,从而获取脑脊液及进行相关检测和治疗的有创检查手段,简称"腰穿"。

(一)基本操作流程

患者取侧卧曲颈抱膝位,通常从腰 3~4 或 4~5 椎间隙垂直于髂嵴连线进针,以髂嵴连线与后正中线的交会处为穿刺点。成人进针深度常为 4~6cm,穿破硬脊膜而达蛛网膜下腔,可见脑脊液流出即为穿刺成功。在放液前接上测压管测量压力。可做压颈或压腹试验等,了解蛛网膜下腔有无阻塞。根据需要收集脑脊液 2~5ml 送检。术后患者去枕平卧 4~6h,并密切观察及时处理并发症。

(二)适应证

在神经系统疾病诊疗中,腰椎穿刺的价值主要体现在:

1. 感染性疾病的诊断与鉴别诊断　包括化脓性脑膜炎、结核性脑膜炎、病毒性脑膜炎和霉菌性脑膜炎等。

2. 免疫炎性疾病和脱髓鞘疾病的辅助诊断　例如自身免疫性脑炎、AQP4 谱系疾病、多发性硬化和吉兰 - 巴雷综合征。

3. 脑血管意外的诊断与鉴别诊断　例如临床其他技术难以诊断的蛛网膜下腔出血、静脉性出血和特殊类型的脑梗死。

4. 颅内原发或浸润转移的肿瘤性疾病的诊断与治疗。

5. 鞘内注射治疗,常用于结核性脑膜炎、霉菌性脑膜炎和中枢神经系统白血病等。

6. 颅内梗阻性疾病,如脑积水的原因筛查。

(三)禁忌证与风险防控

可能引发高风险腰椎穿刺并发症的情况,视为腰椎穿刺禁忌证。应禁止或慎重实施腰椎穿刺或做好风险防控。

1. 脑疝风险　颅内占位性疾病和感染性疾病等,在压力变化下可能形成脑组织移位,造成脑疝风险。预防措施包括:减压操作手法、术前术后给予 20% 甘露醇液等脱水剂和减少脑脊液的放出等。

2. 低颅压综合征　存在较高低颅压风险的患者,应慎重腰穿操作。局部穿刺损伤,过度引流脑脊液或术后过早起床等,均可能诱发。患者常表现为坐起后头痛明显加剧,而卧位减轻或缓解。严重者可伴有恶心呕吐、头昏和晕厥等。除规范化操作外,应提前预知风险,术后去枕平卧 4~6h,并多饮水,必要时补液治疗等。

3. 局部并发症　凝血功能障碍性疾病、强直性脊柱炎和严重的局部钙化等,可造成穿刺部位止血困难,甚至出现脊髓硬膜外或蛛网膜下腔血肿;穿刺部位的局部感染,可能因为穿刺操作而扩散;不当的操作可能造成脊神经根的损害,甚至诱发脊髓损害。以上问题,应在术前做充分评估,必要时行腰椎影像学检查和外科处理。

4. 可能诱发加重全身性和颅内疾病　凡患者处于休克、衰竭或濒危状态,腰穿风险较高。即使必须实施,应及时监测生命体征。颅内病变如硬膜下积液,容易被腰穿操作加重,常为禁忌。

二、脑脊液检查

正常脑脊液具有一定的化学成分和压力,对中枢神经系统结构的保护和维持颅压的相对稳定有重要作用。脑脊液的成分和压力的变化可反映脑、脊髓、脑脊膜和神经根的病变。

（一）正常脑脊液

正常成年人的脑脊液日分泌量约 400~500ml,脑脊液总量约 100~150ml。侧卧位腰穿脑脊液压力为 80~180mmH$_2$O。脑脊液为无色水样液体,清晰透明,细胞计数为 $(0~8)×10^6$/L,包含少量淋巴及单核细胞,无或少量红细胞;蛋白定性试验为阴性,蛋白定量 0.15~0.45g/L;葡萄糖定量 2.8~4.5mmol/L;氯化物定量 120~132mmol/L;免疫球蛋白定量 IgG 10~40mg/L,IgA 0~6mg/L,IgM 0~13mg/L 和极少量 IgE。

（二）异常脑脊液

1. 压力异常　如果脑脊液产生过多,循环通路受阻或吸收障碍,均可导致颅内压升高。疾病导致颅内压升高的机制常是多方面的,只是在某方面表现更为突出。例如新型隐球菌等引发广泛脑水肿导致的脑组织的体积增加;高血压脑病引起的颅内血容量增加;多种脑积水常存在脑脊液生成过多;颅内占位性病变导致的颅腔容积改变;蛛网膜下腔出血引发的脑脊液循环障碍;蛛网膜和神经根炎导致的脑脊液吸收障碍等。

脑容量或脑脊液总量的减少,或脑内血液量的减少,是形成低颅压的主要原因。例如中毒性或退行性脑萎缩,可引起脑容量的减少;中暑、感染、妊娠呕吐、休克和恶病质等,可引起失水和血容量的减少,并伴随脑脊液生成不足;脑外伤、腰麻和腰穿等可引起脑脊液的丢失。亦存在病因不明的原发性低颅压。

2. 表观性状异常　不同损伤可以出现脑脊液的表观异常。均匀红色脑脊液常提示急性出血性疾病,常见于蛛网膜下腔出血;腰椎穿刺损伤流出的脑脊液常由鲜红转为无色。黄变的脑脊液可见于陈旧性蛛网膜下腔出血、椎管梗阻、化脓性脑膜炎和严重的结核性脑膜炎等。化脓性脑膜炎偶可出现白色乳糜状脑脊液。微绿色脑脊液可见于铜绿假单胞菌脑膜炎和甲型链球菌性脑膜炎。

3. 细胞异常　脑脊液的细胞数量和分类异常有助于中枢神经系统疾病的诊断和鉴别诊断。化脓性脑膜炎常出现中性粒细胞大量增多,可达 $(1~20)×10^9$/L。结核性脑膜炎细胞数可中度增高,以 $(200~500)×10^6$/L 为常见,典型改变以淋巴细胞为主。病毒性脑膜炎细胞数常轻度增高,常在 $100×10^6$/L 以内,早期可以中性粒细胞为主,典型病程以淋巴细胞为主。嗜酸性粒细胞见于寄生虫和真菌性感染、过敏性反应、脑淋巴细胞白血病等。嗜碱性粒细胞见于寄生虫感染、慢性粒细胞白血病累及脑膜等。

4. 蛋白异常　脑脊液蛋白质含量增加,提示血-脑屏障的破坏,异常的鞘内合成或者脑脊液循环受阻。血-脑屏障的破坏常见于神经系统感染、肿瘤和出血等。脱髓鞘疾病如多发性硬化可出现蛋白的鞘内合成。

结核性脑膜炎等可引起梗阻性脑积水,常引起蛋白的升高。当脑脊液中蛋白质在 10g/L 以上时,流出后呈黄色胶冻状凝固,临床上称为弗洛因综合征(Froin syndrome),是梗阻性脑脊液的特征。蛋白和细胞增多常同时发生,见于各种中枢神经系统感染。蛋白增高而白细胞计数正常或略多的现象,称为"蛋白 - 细胞分离",是急性吉兰 - 巴雷综合征的典型表现之一。脑脊液的蛋白含量与全身状况有关。低蛋白血症的患者可以出现脑脊液蛋白含量的降低,其意义需结合临床分析。

脑脊液蛋白电泳可以协助诊断某些中枢神经系统疾病。正常脑脊液蛋白电泳图的条区与血清电泳图相似,主要分为前白蛋白、白蛋白、α1、α2、β1、β2 与 γ 球蛋白等。脑脊液中蛋白量增高时,前白蛋白比例降低,甚至可消失,常见于各种类型的脑膜炎;血清来源的白蛋白容易通过血 - 脑屏障,脑脊液蛋白增高常伴随白蛋白的增高。α 球蛋白增加主要见于颅内感染和肿瘤等。β 球蛋白增高常见于某些退行性疾病如帕金森病、外伤后偏瘫等。γ 球蛋白增高而总蛋白量正常见于多发性硬化和神经梅毒等。寡克隆区带(oligoclonal band, OB)是指在 γ 球蛋白区带中出现的一个不连续的、在外周血不能见到的区带,是鞘内合成 IgG 的标志,常作为中枢神经系统脱髓鞘疾病的诊断依据。

脑脊液内特殊蛋白的检测有助于疾病的识别。例如,脑脊液 14-3-3 蛋白的检测,虽然并非特异性,却可以支持散发型克雅病(Creutzfeldt-Jakob disease, CJD)的诊断。一些疾病标记物的检测,可以作为患病早期识别的依据。例如,阿尔茨海默病的脑脊液可以出现低水平 Aβ42、高水平 T-tau 和 P-tau;脑脊液中磷酸化神经微丝重链水平增高对肌萎缩侧索硬化症的诊断有益。

5. 糖和氯的异常　糖含量降低系因糖的酵解加速造成,在隐球菌性脑膜炎和结核性脑膜炎较为突出,亦可见于细菌性脑膜炎和恶性脑肿瘤等。脑脊液正常糖含量约为血糖值的 1/2~2/3,故糖含量增高常并发于血糖增高(应同时查血糖水平),偶见于中枢系统病毒感染、脑外伤和高热等导致的血 - 脑屏障通透性增高。

脑脊液正常氯化物含量较血液浓度为高。结核性和霉菌性脑膜炎常出现氯化物的降低。氯化物降低的判断,同时应考虑呕吐、肾上腺皮质功能减退等对血液氯浓度的影响。尿毒症和脱水等引起的血液氯化物含量增高可导致脑脊液氯浓度的增高。

6. 免疫学、微生物和细胞学检测　补体结合试验对囊虫、肺吸虫、钩端螺旋体及病毒等感染有一定助诊价值。免疫球蛋白 IgG、IgA、IgM 和 IgE 等的含量变化,提示中枢神经系统感染、脱髓鞘性疾病或血 - 脑屏障通透性增加。其中,IgG 增加多见于多发性硬化、亚急性硬化性全脑炎、结核性脑膜炎、梅毒性脑膜炎等;IgA 增加多见于各种脑膜炎及脑血管疾病;正常脑脊液中不含 IgM,如检出 IgM 则提示中枢神经系统新近感染、脑肿瘤及多发性硬化等。病毒抗体的检测,有助于临床确定感染类型和判断预后。新型隐球菌荚膜抗原和结核抗体等亦在临床广泛应用。

近年来,对免疫相关性疾病的研究有较大进展,催生了新的临床检测项目。例如神经节苷脂抗体的检测,有助于急性吉兰 - 巴雷综合征和神经节苷脂抗体谱系疾病的诊断。水通道蛋白抗体的检测,有助于视神经脊髓炎和水通道蛋白谱系疾病的诊断。Hu、Yo 和 Ri 等副肿瘤相关抗原抗体指标,对于肿瘤相关的中枢性损害有重要意义。N- 甲基 -D- 天冬氨酸(N-methyl-D-aspartic acid, NMDA)受体抗体的检测,已经在临床用于诊断抗 NMDA 受体脑炎。

脑脊液微生物检测在临床成为某些疾病确诊的关键。例如新型隐球菌的检出,能够确诊新型隐球菌性脑膜炎。结核分枝杆菌的检出常较困难,但仍是诊断的关键。典型的细菌性脑膜炎,可以通过培养得到可靠的药敏结果,指导临床用药。脑脊液细胞离心沉淀观察浓集的细胞,能够为寄生虫、白血病和中枢肿瘤性疾病提供证据,见表 4-1。

表 4-1 　常见微生物感染的脑脊液改变比较

鉴别要点	化脓性	病毒性	结核性	真菌性
压力 /kPa	显著增高,平均 2.94	正常或稍高	显著增高,平均 1.95~4.88	显著增高,平均 2.25
白细胞计数	常大于 $1000×10^6$/L	$(20~100)×10^6$/L	$(25~500)×10^6$/L	$(25~500)×10^6$/L

鉴别要点	化脓性	病毒性	结核性	真菌性
细胞分类	脓细胞为主 慢性期可淋巴细胞增多	淋巴细胞为主 早期可粒细胞为主	淋巴细胞为主	淋巴细胞为主
蛋白含量/$(g \cdot L^{-1})$	1~5	正常或轻度增高	常高过 1	0.5~5
糖和氯化物	可下降	多为正常	显著下降	显著下降
免疫标记物	–	病毒抗体(+)	结核抗体(+)	抗原(+)
细菌学	细菌涂片与培养(+)	–	抗酸染色(+) 但不易检出	墨汁染色(+)

第二节　脑电图和脑磁图

一、脑电图

(一) 脑电图的检查原理及方法

1. 脑电图的原理　当神经元细胞处于静息状态下,神经元细胞膜内外维持恒定的电位差,当神经元兴奋时,细胞膜的离子通透性发生变化,产生去极化过程,形成动作电位,当这一电位达到高峰,膜对离子通透性再次发生改变,细胞逐渐恢复复极过程。在神经元兴奋和休止部位的神经段之间,产生环形电流回路,进而使邻近部位休止状态神经膜去极化,形成新的兴奋区,这一过程反复,使得兴奋沿着神经纤维传播,并通过突触传导至下一个神经元细胞。突触的传播是通过神经介质与受体的结合使得离子通透性发生改变产生电位改变,产生兴奋性或抑制性电位。在细胞不同部位的突触产生的电位,被总和在细胞体的膜电位中。由神经元产生的电流总和在细胞外间隙,大多数电流限于脑皮质,少部分可穿过脑膜、脑脊液及头颅到达头皮,引起头皮不同部分有不同电位水平,这些电位差波幅为 $10 \sim 100 \mu V$,可在两个电极之间被记录到,这也就是我们得到的脑电图。在清醒安静状态下,正常脑电活动表现为有节律性的电位变化。

2. 脑电图的种类　脑电图的记录电极分为头皮电极与颅内电极两种,头皮脑电图的检测种类主要有三种类型:常规脑电图、动态脑电图及视频脑电图。

(1) 常规脑电图:记录时间多为 30min 左右,其特点在于监测时间短,缺乏睡眠状态,因而时常难以记录到癫痫样放电。

(2) 动态脑电图监测(ambulatory EEG monitoring,AEEG):通常连续记录 24h 左右的脑电活动,也称为 24h 脑电图监测。多采用便携式记录设备,通常患者的日常活动不受限制,其优点在于使患者能够在完全自然活动的条件下记录脑电活动,缺点在于因缺乏录像设备而不能观察患者发作中的情形。主要适应发作频率相对稀少、短程脑电图不易记录到的发作者,或者癫痫发作已经得到控制,准备减停抗癫痫药前或完全减停药物后复查脑电图的患者。

(3) 视频脑电图监测(video EEG monitoring,VEEG):脑电图设备与视频设备同步记录患者的脑电活动及临床情况,该检查方法易于观察癫痫发作与脑电图变化的实时关系。该种方法的监测时间可根据需要灵活掌握,如果监测目的在于癫痫的诊断和药物治疗而不涉及外科手术,一般监测数小时并能记录到一个较为完整的清醒 - 睡眠 - 觉醒过程,其阳性率与 24h 动态脑电图近似,是目前诊断癫痫最为可靠的检查方法,并有逐渐取代动态脑电图监测的趋势。在对患者进行术前评估时,可以根据患者的发作频率而延长监测的时间,以监测到日常的发作类型。

(4) 颅内电极脑电图(intracranial EEG,IEEG):主要用于患者在进行外科手术治疗前的术前准备,根据颅内电极植入技术的不同,将颅内电极脑电图分为术前和术中脑电图两种。术前脑电图可分为硬膜下和深部电极脑电图、立体定向脑电图,术中脑电图多用于术中大脑皮质暴露后,应用于记录局部皮质或深部结构的脑电图。

3. 脑电图的检查方法　脑电检测电极的安放方法一般按照国际脑电图学会建议的 10~20 电极放置法,电极放置的部位包含有前颞区、中额区、中央区、顶区、枕区、前颞、中颞和后颞区,还包含额、中央、顶区的中线部位。在头皮不同区域放置电极的重要性在于确保不同区域的脑电活动都能被记录到。有时为了对各个部位脑电活动进行精确分析或记录到明确的局灶性电活动,也会在标准部位之间增加放置电极。电极位置示意图(图 4-1)。

4. 脑电图的描记　在脑电图的常规描记中,一般采用 3cm/s 的走纸速度,在长时间的监测中,有时也采用 1.5cm/s 的速度。在监测过程中,需详细记录检查过程中的癫痫发作事件。为

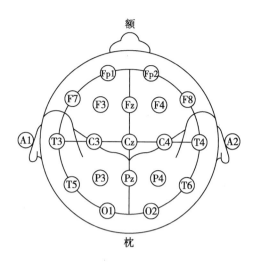

图 4-1　电极位置

了使脑部潜在的异常活动暴露出来或使已有的异常电活动增强,常会对受检者给予某种刺激,也称为活化试验,常见的活化试验为睁闭眼试验、闪光刺激、过度换气、睡眠活化、剥夺睡眠等,有时借助于机器或药物协助实施,提高异常脑电活动记录的阳性率。通常儿童及青少年对所有的活化试验均比成人敏感。

(二)脑电图的基本特征

脑电图记录中电极对之间电位差的变化形成脑波,包含有周期与频率、波幅、位相三个基本要素。

1. 脑电图的周期(cycle)　是指相邻的两个波谷或波峰之间的时间间隔,单位为 ms。频率(frequency)指的是相同周期的脑波在 1s 内重复出现的次数,单位为周期 /s(c/s) 或 Hz。人类脑波的频率一般在 0.5~70Hz,脑波频率的分类见表 4-2。

表 4-2　脑波频率的分类

分类	频率 /Hz	分类	频率 /Hz
δ 波	0.5~3	β 波	14~30
θ 波	4~7	γ 波	>30
α 波	8~13		

2. 脑电图的波幅(amplitude)　描述的是两个电极之间的电位差,也称为电压,单位为 μV。一般脑电图描记中,1mm 的高度相当于 10μV 的电压,按照波幅高低,将脑波分为四类:25μV 以下为低波幅,25~75μV 为中波幅,75~150μV 为高波幅,大于 150μV 为极高波幅。

3. 位相(phase)　指脑波的波幅与时间的对应关系。通常规定以基线为标准,波峰向上的脑波称为负相波,波峰向下的则为正相波。

(三)正常脑电图

正常脑电图是根据分析健康人群脑电的结果统计而来,脑电图的表现会受到年龄、意识状态及精神情况、个体间差异、药物使用等诸多因素的影响,在进行脑电图判定时要充分考虑到这些因素。

正常清醒期和睡眠期脑电图:正常成人觉醒时脑电图以 α 波为基本波,同时存在少量散的快波和慢波。以重复节律性出现 8~13Hz 的 α 波为主要成分,波幅一般在 10~100μV 之间,主要分布在后头部,即枕部和顶部,一般在枕区 α 节律波幅最高。α 节律波幅通常以递增和递减形式形成纺锤样,在安静闭目时 α 节律出现,而在睁眼、其他感觉刺激及精神活动时消失。两侧半球的 α 节律有轻度不对称,右侧通常较左侧波幅高,双侧对称部位的 α 波频率差不应超过 20%,波幅差在枕部不超过 50%,其他部位不超过 20%。除以 α 波为主的基本波外,在颞部也散在分布低波幅慢波,多为 θ 波,在任何部位均不应有连续性高波幅 θ 波或 δ 波。正常成人 EEG 记录中可见 13Hz 以上的电活动,大脑前部区域明显,波幅一般在 30μV 以下,

此即 β 波或 β 节律,约 6% 正常人 EEG 以 β 节律为主,许多镇静剂,特别是巴比妥类及苯二氮䓬类可引起 β 活动或 β 节律增多。正常脑电波示意图见图 4-2。

在儿童,4~7Hz 的 θ 波为主要脑电活动,随年龄增长 θ 活动逐渐减少。发育成熟阶段逐渐出现 α 节律,随着年龄增长 α 节律的频率逐渐增加,在 3 岁,脑后部的基本节律已达 8Hz,7 岁时平均达 9Hz,10~12 岁达正常成人平均 α 节律的频率。一般来说,8 岁儿童 α 波若低于 8Hz 应视为异常。正常人从清醒状态进入睡眠状态时,首先进入非快速动眼(non-rapid eye movement, NREM)睡眠,整夜睡眠中 NREM 睡眠和快动眼(rapid eye movement, REM)睡眠大致以 90min 的节律交替出现。NREM 睡眠分为四期:思睡期、浅睡期、中度睡眠期、深睡期。在入睡过程中,思睡期 α 波逐渐解体,慢波增

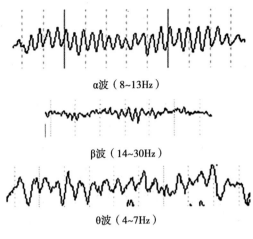

α波（8~13Hz）

β波（14~30Hz）

θ波（4~7Hz）

图 4-2　部分正常脑电波示意图

多;进入浅睡期,出现顶部尖波、睡眠纺锤及 κ 综合波;在睡眠 3 期的中度睡眠和 4 期深睡期,慢波出现的频率越来越高,2Hz 以下、波幅 75μV 以上的慢波比例显著增加。整夜睡眠时间中,最初 1/3 时间内以 NREM3 期及 4 期为主,而后 1/3 时间段内以 REM 睡眠为主,期间 NREM 睡眠时间 75%~80%,REM 睡眠时间占 20%~25%,成人整夜 4~6 个睡眠周期。睡眠状态下,脑波应左右对称,无异常电活动,无发作波。在觉醒和睡眠时,均不应有棘波、棘慢波等。

（四）异常脑电图

异常脑电图主要是根据脑电活动的成分中含有不正常的脑电活动或类型,大多异常脑电图中,异常类型不能完全代替正常脑电活动,异常脑电活动通常以持续或间歇形式出现,多不是某种疾病或病因特有,也称为非特异性异常。异常脑电图可分为以下几种基本类型:癫痫样活动、慢波、波幅异常、偏离正常类型的异常。每种类型的异常可能由一或几种颅内病变导致,此外,很多疾病可能存在一种类型以上的脑电图异常,而且一种神经系统疾病,也不是全部病例都有脑电图异常。当颅内病变范围小,位于脑深部,脑电图可能是正常的。脑电图不能单独用于具体临床诊断,只能提示一系列可能的诊断。

在异常脑电波的表现中,阵发性异常,主要有棘波(spike wave)、尖波(sharp wave)及它们与慢波一起形成的复合波及棘慢波(spike and slow complex)、尖慢波(sharp and slow complex)、多棘慢波(polyspike and slow complex)以及阵发性节律波组成,称为癫痫样放电。当脑电图有阵发性高波幅电位活动,不论临床发作表现形式如何,都要考虑有癫痫的可能性。以下主要就癫痫发作时脑电波及脑电图特征进行讲解。

1. 棘波　癫痫放电最有特征性的表现之一,时限 20~70ms,波幅不等,主要成分一般为负性,棘波出现多表明脑部有刺激性病灶,各种类型的癫痫均可出现棘波。在慢波背景出现的棘波,常提示来自于癫痫灶或附近区域;在正常背景上出现棘波,一般波幅较低,周期较长,多由远处的病灶传播而来。当出现两个以上棘波连续发放,成为多棘波,可两侧或普遍同步,也可以局灶方式出现。

2. 尖波　与棘波意义相同,也是神经元同步放电的结果,为痫样放电的特征波形之一。其时限较棘波稍长,通常大于 70ms,波幅常在 100~200μV,也可见于各种类型癫痫发作间歇期脑电图。

3. 棘慢复合波　由棘波和 200~500ms 慢波组成,均为负向波,波幅高,为 150~300μV,多两侧同步发放,过度换气时可能诱发,当发生 3Hz 棘慢复合波双侧对称同步爆发时,是失神发作的特征性脑电图表现。有时脑电图中可见非典型棘慢复合波,而是慢波在前,其后出现一个棘波,该种波形可能为棘慢波的变异形式,意义与之相同。

一些常见异常脑电图波形见图 4-3。

4. 尖慢复合波　由尖波和 200~500ms 慢波组成,有时也称为慢棘慢波,频率在 2.5Hz 以下,可双侧对称分布,也可局灶或一侧性分布,背景活动常减慢,在 Lennox-Gastaut 综合征发作间期可出现此种 EEG 表现。

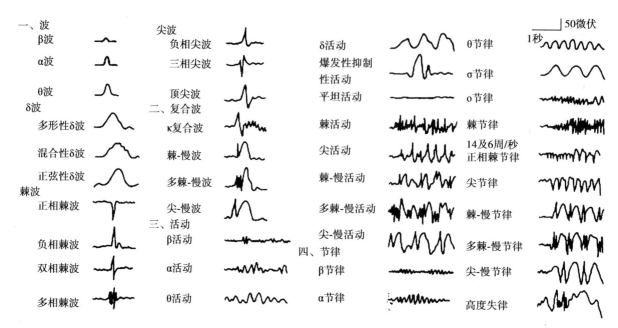

图 4-3　常见异常脑电图波形

5. 多棘慢复合波　常成串连续出现或不规则出现,由几个棘波后加一个慢波组成,棘波波幅可高低不等,但多不超过慢波波幅,多为肌阵挛癫痫最为特征性的脑电图表现之一。

6. 多棘波群　该复合波由多个棘波组成,后不与慢波组合,也主要见于肌阵挛癫痫。当棘波持续出现,数量及频率逐渐增多增快或范围扩大分布整个大脑时,表明患者将出现临床发作或发作开始时的脑电图。

7. 高度节律失调　在脑电图中主要表现为各种高幅度棘波、尖波、慢波等不规则结合出现,在时间、部位上无规律出现,波幅可高达 1000μV。主要见于婴儿痉挛,具有明显的年龄特征,约 70% 在 1 岁以内出现,四岁以后极少见,高度节律失调多提示患者脑损伤程度较为严重。

8. 发作性节律波　也称为阵发性节律,在原有脑电图背景中出现阵发性高波幅节律,如慢节律或快节律,与背景脑电图区别明显,可突发突止,多为癫痫脑电图的特征表现之一。

9. 周期样图形(pseudoperiodic patterns)　反复规律出现的脑电活动,有爆发性特征,可由棘波、尖波、慢波组合在一起,除见于一般的麻醉药或苯巴比妥昏迷外,一些周期样图形对临床有一定提示意义,见于各种严重进行性脑病,如感染、外伤、缺氧等,可协助临床诊断及判断预后。

(1) 亚急性硬化性全脑炎(subacute sclerosing panencephalitis,SSPE):特征表现为双侧弥漫性爆发高幅度棘慢波群,持续时间 0.5~3s,发作间期 5~10s,形式较为固定、刻板,为 SSPE 特有 EEG 表现,除疾病早期或晚期阶段,几乎一直存在。

(2) 克雅病:表现为周期样广泛性尖波,早期可能为单侧性,呈双相或三相的尖波或棘波,间隔时间短,在清醒期、睡眠期均可出现。

(3) 周期性一侧性痫样放电(periodic lateralized epileptiform discharge,PLED):以爆发形式出现高波幅的尖波或棘波与慢波组成的复合波,常伴有对侧肢体的局灶性抽动,提示急性破坏性脑病,如脑梗死、颅内占位、感染等病灶。

(4) 周期样慢复合波:脑电图主要表现为尖波或三相波混合爆发性慢波活动,以额、颞区为著,可为单侧出现,也可表现为弥漫性慢波活动,可伴有意识损害,在单纯疱疹病毒性脑炎中可见。

(5) 爆发抑制:脑电图中表现为双侧性,可同步或不对称出现的棘波、慢波和尖波混合短暂爆发,多在严重弥漫性脑病、缺氧等疾病中出现。

(6) 三相波:三相典型为负相 - 正相 - 负相,节律在 1.5~2.5Hz 簇发或游走性,背景节律变慢,并非某种疾病特异性表现,在中毒或代谢性脑病,特别是肝性脑病中出现率高。

（五）脑电图在癫痫诊疗中的主要作用

脑电图在癫痫诊断中的主要作用包含以下几点：有助于确定发作性事件是否为痫性发作、协助判断癫痫发作类型、癫痫综合征的诊断、发现癫痫发作的诱发因素、评估单次非诱发性癫痫发作后再次发作的风险；在癫痫的治疗中，脑电图也有以下作用：辅助评估抗癫痫药治疗的疗效、外科治疗的术前评估、排除痫样放电所致的认知障碍、辅助评估抗癫痫药撤药后复发的风险。此外，在重症监护病房中有连续脑电图监测（continuous EEG monitoring，CEEG）用于识别非惊厥性癫痫发作及非惊厥性癫痫持续状态、临床症状不明显而仅有脑电图发作期图形的电发作，也用于惊厥性持续状态治疗强度和时间的指导，鉴别危重患者非癫痫样自主性运动，避免错误治疗，也用于对潜在病因严重程度提供依据，预测预后，但由于设施建设的要求和伪差的存在，目前临床应用也受到一定限制。

癫痫发作时发作起始脑电图有一定特点，多会出现频率、波幅的突然降低或突发增高，此时临床表现可能各有不同，当出现 EEG 中新的节律波形、波幅局灶或广泛的降低或陡然增高，同时伴有临床中常见的意识改变、肢体强直阵挛、失神等发作表现，EEG 表现结合临床症状即可协助临床对癫痫的诊断。以下就全面性发作中的全身强直阵挛发作、失神发作、肌阵挛发作、失张力发作，局灶性发作，某些部位的癫痫及一些常见癫痫综合征脑电图特征进行简单阐述。

1. 全身强直阵挛发作 临床发作中患者突发意识丧失，EEG 显示波幅突然降低数秒，随后进入强直期，双侧同时爆发 20~40Hz 棘波，波幅增高，后频率下降，持续 10~20s 后，进入阵挛期，脑电图显示高波幅棘波群逐渐转化为棘慢复合波，持续数十秒后抽搐停止，患者仍意识丧失，EEG 出现低波幅慢活动，后渐渐进入恢复期。在发作间期脑电图可以正常，也可在基本节律中出现间断棘波、尖波等异常脑电波。

2. 失神发作 典型失神发作中，EEG 主要表现为双侧同步对称 3Hz 棘慢波节律性爆发。非典型失神发作在临床表现中相比典型失神发作在意识障碍的发生和恢复都较为缓慢，而肌张力改变较明显，患者常伴有精神智能发育迟缓，EEG 表现频率较典型失神发作稍慢，可为广泛性 1.5~2.5Hz 慢棘慢波发放，也可为不规则棘慢波、多棘慢波或弥漫性慢波。

3. 肌阵挛发作 肌阵挛发作 EEG 表现取决于肌阵挛的类型和癫痫综合征的类型，癫痫性肌阵挛发作期及发作间期可见短阵的棘慢波和多棘慢波，间歇性节律性闪光刺激可诱发临床发作。

4. 失张力发作 EEG 表现为广泛性棘慢波爆发，也可表现为低或高波幅快波活动、平坦电活动。

5. 局灶性发作 大多数发作期图形其实为节律性波形，频率快、波幅低的部位为发作起始的可能性大，少数起始为反复棘波或尖波发放，发作过程呈波幅渐高、频率渐慢的演变趋势，一些发作头皮脑电图可无明确的发作期图形。如额叶癫痫、颞叶癫痫等，可在不同部位的区域电极记录到 EEG 波形的改变，有时发作时，爆发 EEG 可定位癫痫扩散至多个脑叶。

6. 良性家族性新生儿癫痫（benign familial neonatal epilepsy，BFNE） 临床发作多为阵挛发作，少数为肌强直发作，EEG 表现背景活动多正常，发作期可出现双侧同步低电压活动，之后逐渐演变为棘波和尖波，发作间期可表现正常或局灶性或多灶性尖样 θ 波。

7. 良性癫痫伴中央颞区棘波（benign epilepsy with centro-temporal spikes，BECT） 儿童期发病，EEG 表现为背景多正常，发作时多为一侧开始感觉、运动异常，继发全面性发作，多在睡眠中发现一侧或双侧中央区和／或颞叶有高幅尖波、棘波发放，一般预后良好。

8. 婴儿痉挛症 也称为 West 综合征，在发作间期 EEG 表现为高度节律失调，主要表现为极高波幅的慢波以不规则形式反复爆发，在长程爆发中混有棘波、尖波、棘慢波或多棘慢波。发作期可见高波幅广泛性一过性慢波伴低波幅快活动及弥漫性电压衰减。

9. Lennox-Gastaut 综合征 该综合征发作类型较多，常见有强直、失张力、不典型失神发作，也可有肌阵挛、局灶性发作，脑电图表现视不同发作类型而异，发作期可为普通的 1~2Hz 节律性慢棘慢波或多棘慢波发放。发作间期可有背景活动不正常，可见慢活动。

10. Rasmussen 综合征 也称为 Rasmussen 脑炎，其影像学上有特殊表现，EEG 背景在起病初期可表现正常，之后逐渐出现一侧半球为著的节律变慢，发作间期也可见以一侧半球为著的放电，有时也可为双侧多灶性放电,发作期表现为一侧半球多灶起始局灶性发作。

（六）脑电图报告的解读

脑电图的正式报告应含有患者基本信息、记录日期及时间、记录编号、技术员名字,还应包含末次发作时间、记录时的精神状态、正在口服的药物（尤其包括诱发睡眠的药物）、睡眠剥夺、禁食或其他特殊情况。

脑电图的正文特征描述,应采用客观方式,对脑电图特征包括正常和异常现象进行描述,避免主观判断,报告的描述主要包含三步。①对背景电活动的描述:首先描述优势电活动,包含频率、数量、部位、波幅、对称性、是否有节律性或不规则性,对非优势电活动也要相应描述;②描述异常电活动:包含波形（棘波、尖波和慢波等）、波幅、分布范围和部位、对称性、同步性、时间、数量等;③描述诱发活动:说明诱发电活动的质量（如过度换气好、一般或很差,睡眠的时间和睡眠达到的阶段等）,闪光刺激的类型、频率等,诱发的效果。

对脑电图结果的解释,包含对正常或异常程度的印象,脑电图与临床的相关性。脑电图报告中常会提示脑电图结果判定的正常或异常严重程度,这种判定并没有严格统一的定量标准,多有以下几种。①正常范围;②边缘状态:正常背景电活动的轻度量变,如两侧节律不佳,波幅一过性不对称;③轻度异常:背景电活动改变较为明显;④中度异常:背景电活动的量变加上波形的中度改变;⑤高度异常:高度的脑波量变和质变。

二、脑磁图

脑磁图（magnetoencephalography,MEG）是通过一种磁敏感性极高的检测仪器,即超导量子统计推断仪检测脑部微弱磁场的技术,是无创探测大脑电磁生理信号的功能检测技术,与磁共振所得的脑解剖结构叠加可形成脑磁源性影像（magnetic source imaging,MSI）,可广泛应用于神经科学的基础研究与神经系统疾病的诊断和治疗。尽管 EEG 与 MEG 都是基于神经电生理的检查技术,但 MEG 相对 EEG 有以下特点:①能获得较好的空间分辨能力,较少受到头皮和颅骨的阻挡而发生的信号扭曲;②MEG 选择性检测脑沟的电活动,而脑电图对脑沟的活动和脑回顶部底部的电活动都很敏感;③MEG 仅能检测由细胞内电流诱导产生的磁场,头皮 EEG 对细胞外的电流也有一定敏感性;④MEG 的原始数据代表在不同位点记录测量到的磁场强度,这些数据经还原成三维图像,与磁共振影像融合处理,可定位致痫区。但目前 MEG 只能获得发作间期检测结果,不能检测癫痫发作期,因而在癫痫的评估中的临床价值有限。

（一）脑磁图的原理及检测方法

脑组织电活动产生的磁场强度极其微弱,探测这种微弱磁场信号的检测仪主要依靠超导量子干涉仪,通过足够高的敏感度将微弱的磁信号转化为电信号。超导量子干涉仪通过与磁通转换器耦合测量外部磁场信号,转换器含采集线圈和信号线圈两个线圈,进行外界磁信号的变化测量及与超导量子干涉仪进行信号耦合。

（二）脑磁图临床应用

脑磁图在临床中应用逐渐广泛,如癫痫、肿瘤的术前评估及神经科学中脑高级功能的研究,也应用于胎儿神经系统监测、精神疾病、脑血管疾病及痴呆的研究。在癫痫的临床应用中,脑磁图检测较脑电图信号定位精确性更高、分辨率更高、定位更精准,相关报道显示脑磁图对额叶、顶叶、颞叶癫痫的诊断有很大临床价值。在检测发作间期痫样放电的作用与脑电图相辅相成,在检测新发的皮质致痫灶方面较脑电图敏感。脑磁图在神经外科手术中对致痫病灶范围有更精确的指示作用,也可为癫痫外科手术后复发等提供临床诊断帮助。但脑磁图检查本身对环境要求高、费用昂贵,在临床应用中受到一定程度的限制。脑磁图在神经外科手术中也可协助进行功能定位,这一作用也应用于大脑高级功能的研究。除此之外,脑磁图在其他神经系统疾病,如脑梗死、抑郁症、精神分裂症等的研究中也提供临床及科研上的帮助。这些功能都在于脑磁图对脑功能状态的评估,随着神经精神科学的发展及脑磁图技术的进一步成熟,脑磁图的诊断优势将不断被发掘和认识。

第三节　脑诱发电位

诱发电位（evoked potential，EP）是指给予中枢或周围神经系统声、光、脉冲电流等人为的感觉刺激，在神经系统相应部位所记录到的与刺激有锁时关系的电位变化。目前常见的诱发电位包括检测感觉通路的视觉、听觉、躯体感觉诱发电位和检测运动通路的运动诱发电位，以及检测认知功能的事件相关电位。

诱发反应的特性包括锁时关系和可重复性。锁时关系是指刺激所引起的反应总是在刺激结束后的固定时刻出现。可重复性是指每一次相同的刺激所引起的反应相同。诱发电位检测技术，是要把微伏级的诱发电活动从百微伏级的脑电背景活动中提取出来，这主要通过叠加平均技术来实现。脑电背景活动因其随机性，在多次叠加平均后会趋于直线；而诱发电位因其"锁时关系"和"可重复性"，会随着叠加次数的增加而逐渐显现出来。诱发电位根据波形在基线上的偏转方向分为向下的阳性波（P波）、向上的阴性波（N波）。波形的成分包括潜伏期（peak latency，PL）、波幅和峰间潜伏期（interpeak latency，IPL）。潜伏期是指从刺激到诱发电位波形上的某一特定点之间的时间（单位为ms），以波峰为测量点，表示神经冲动从刺激部位至该波峰发生源所需的传递时间。波幅是指某一波形的电压值（单位为μV），通常测量基线到波峰，或者波峰到波峰的距离，或者波峰下的面积。峰间潜伏期是指两个和两个以上波峰之间的时间，代表各部位之间的传导时间。诱发电位的影响因素包括年龄、性别、身高和肢长、温度、仪器设备和操作技术。诱发电位技术能客观反映神经系统功能状态，用于检出亚临床病灶，协助病损定位，估计病损程度及判定预后；并可用于颅脑、脊髓手术的术中监护，避免神经功能损伤。具有检测方便、无创性、可重复性等特点，但不能进行定性诊断。

（一）视觉诱发电位

视觉诱发电位（visual evoked potential，VEP）是通过棋盘格翻转刺激技术或闪光刺激分别刺激视神经，经头皮在枕叶皮质记录到的电活动。棋盘格模式翻转刺激VEP常用于可以正常配合的患者。闪光刺激VEP则可以用于各种年龄、各种意识状态的患者（包括婴幼儿、昏迷患者等），但波形不稳定、变异度较大。VEP检测视神经-视交叉-外侧膝状体-视放射-枕叶皮质整个视觉通路的功能。VEP波形是由NPN组成的三相复合波，按平均潜伏期命名的N75、P100和N145。正常情况下P100为最可靠的成分和主要的异常判定指标（图4-4）。VEP异常的判定标准为：①潜伏期＞平均值+3个标准差；②波幅＜3μV和波形分化不良或消失；③双眼P100潜伏期差值＞8ms。

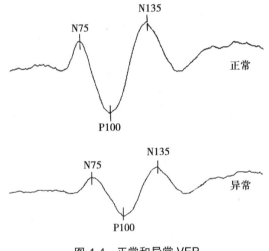

图4-4　正常和异常VEP

VEP的临床应用：①视神经炎和球后视神经炎，表现为VEP潜伏期延长和波幅降低。球后视神经炎约90%异常，且长期持续存在；②多发性硬化及视神经脊髓炎谱系疾病等脱髓鞘性疾病，VEP可提示视觉通路受累的亚临床依据，阳性率通常可达70%以上；③诈病或癔症的诊断，VEP正常；④视网膜和视神经病、青光眼等其他视神经疾病的诊断：青光眼患者的VEP常为潜伏期异常。如出现双眼P100潜伏期差值＞8ms，多提示病变位于视交叉前。

（二）脑干听觉诱发电位

脑干听觉诱发电位（brainstem auditory evoked potential，BAEP）是通过耳机传出的短声（10~30c/s）刺激听神经，经头皮记录到的皮质电活动。刺激形式包括检测耳给予短声刺激，对侧耳以白噪音屏蔽。BAEP检测听神经-耳蜗核-上橄榄核-外侧纵束-丘脑整个听觉通路的功能。BAEP波形是由5个波组成，分别为Ⅰ、Ⅱ、Ⅲ、Ⅳ、Ⅴ波（图4-5）。Ⅰ、Ⅲ、Ⅴ波最稳定，正常人Ⅱ波可以消失，Ⅳ、Ⅴ融合。各波的起源为：Ⅰ波产生于听神经纤维或听神经树突的电活动。Ⅱ波与听神经颅内段和耳蜗核有关。Ⅲ波与上橄榄核电活动有关。Ⅳ波源于外侧丘系及其核团（脑桥中上段）。Ⅴ波源于外侧丘系以及下丘的中央核（脑桥上段或中脑下段）。BAEP异常的判定标准为：①各潜伏期 > 平均值 +3 个标准差；②I-Ⅲ、Ⅲ-Ⅴ、I-Ⅴ峰间期延长 > 平均值 +3 个标准差；③波形消失或 I/Ⅴ波幅比值 >200%；④Ⅲ-Ⅴ峰间期 /I-Ⅲ峰间期 >1。

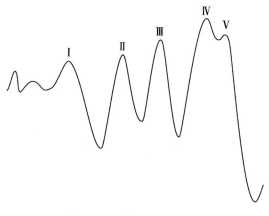

图 4-5　正常 BAEP 示意图

　　BAEP 的临床应用：BAEP 能够较客观地反映脑干功能，早期发现亚临床病变，敏感性高。但 BAEP 不能反映听辐射及皮质病变引起的听力障碍。①用于听觉功能的评价，包括幼儿听力测试和重症昏迷患者早期听力损害的检测；②多发性硬化及视神经脊髓炎谱系疾病，用于亚临床病变的诊断；③昏迷和脑死亡的诊断，昏迷的患者通常脑干结构被破坏时 BAEP 才有变化；而脑死亡的患者 BAEP 消失；④脑桥小脑角肿瘤（包括听神经瘤等），术中监护以避免听神经不必要的损害；⑤代谢性和脑干结构性（器质性）昏迷的鉴别，脑干器质性病变所致的昏迷多有 BAEP 的异常；⑥癔症，辅助诊断癔症性耳聋等；⑦脑干血管病变；⑧脑桥中央髓鞘溶解症、脑白质营养不良等病变的脑干功能早期受累。

（三）躯体感觉诱发电位

　　躯体感觉诱发电位（somatosensory evoked potential，SEP）是通过电流刺激肢体末端感觉神经，在躯体感觉上行通路中不同部位记录的电位。检测从后索 - 内侧丘系 - 丘脑 - 大脑皮质整个感觉通路的功能，包括上肢正中神经 SEP，下肢胫后神经 SEP（图 4-6）。SEP 波形仅在"Cz（即皮质）"记录到的为 P 型波，其余均为 N 型波。SEP 的主要观察指标为潜伏期、波幅、峰间潜伏期和侧间差（波幅、潜伏期）。潜伏期反映髓鞘的完整性，波幅反映髓鞘和轴索的功能。影响 SEP 的因素包括：年龄、性别、身高和肢长、温度以及镇静和安眠药物的影响。SEP 异常的判定标准为：①各潜伏期 > 平均值 +3 个标准差；②峰间潜伏期延长 > 平均值 +3 个标准差；③波形消失；④侧间差（波幅、潜伏期）延长。

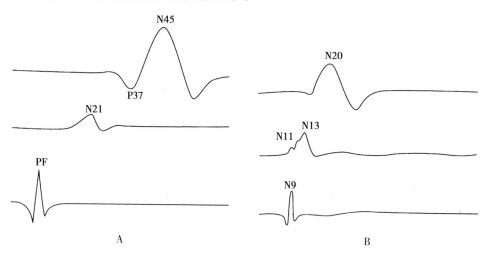

图 4-6　上下肢 SEP 示意图

A. 上肢；B. 下肢

　　1. 上肢正中神经 SEP　电流刺激一侧腕部的正中神经，分别在同侧锁骨上 Erb 点（N9）（Erb 点即锁骨上窝内下角，N9 即为在 9ms 的地方出现的负相电位），第 7 颈椎棘突（N11、N13），对侧顶叶皮质（N20/P25）记录传入的神经冲动。N9 是臂丛感觉神经动作电位；N11 是颈髓后索电位，N13 是颈髓后角突触后电位；N20/P25 是对侧大脑顶叶中央后回电位。其中 N13~N20 峰间潜伏期称为中枢感觉传导时间，是指神经冲动从颈髓到皮质传导的时间。目前中枢感觉传导时间已被作为重要的检测中枢功能的指标。

　　2. 下肢胫后神经 SEP　电流刺激一侧胫后神经，分别在同侧腘窝（PF），第 12 胸椎棘突（N21），对侧顶叶皮质（P37/N45）记录传入的神经冲动。PF 是腘窝神经动作电位，N21 是腰髓电位，P37/N45 是对侧中央后回电位。其中 N21~P37 峰间潜伏期称为中枢感觉传导时间,是指神经冲动从腰髓到顶叶皮质的传导时间。

SEP 的临床应用:SEP 不受意识状态影响,图形稳定,重复性好,广泛应用于感觉通路异常的检测。①周围神经病:多发性神经炎患者 SEP 可表现为波幅减小或消失,需结合感觉神经传导速度(sensory nerve conduction velocity,SCV)检测。②臂丛神经节前后损伤的鉴别:神经节前损害 N9 存在;如为节后损害,N9 消失。胸廓出口综合征患者 SEP 异常率高,有人甚至认为比 F 波阳性率高。③脊髓病变:颈椎病行上肢 SEP;腰椎病行下肢 SEP 和 / 或皮节 / 脊髓 SEP。④多发性硬化和视神经脊髓炎谱系疾病等脱髓鞘性疾病:发现亚临床病灶。⑤中枢神经系统局灶性病损:如脊髓空洞症、脊髓肿瘤、脊髓外伤、亚急性联合变性等。⑥脑死亡的判定:比 BAEP 更可靠。⑦脊髓术中监护、脊髓外伤的预后评价。

3. 特殊类型 SEP 节段性 SEP、脊髓 SEP、阴茎 SEP 和三叉神经 SEP 等属于特殊类型的躯体感觉诱发电位,可辅助常规肢体 SEP 进行定位诊断。但有操作费时、患者不易合作、波形不稳定等缺点。①节段性 SEP:刺激点位于各皮节,记录点随刺激位置上升从 Cz 逐渐旁开。结合下肢 SEP 可以定位脊髓损害部位。损害平面以下诱发电位波幅下降,损害部位诱发电位潜伏期差明显大于正常。②脊髓 SEP:刺激点位于胫神经,记录点位于相应脊髓节段的表皮、脊间韧带、硬膜下。结合下肢 SEP 可以准确定位脊髓损害部位。③阴茎 SEP:刺激点为阴茎背神经,记录点为 Cz。应用于外伤、病损等引起的性功能障碍,结合下肢 SEP 可以准确定位马尾损害部位。④三叉神经 SEP:刺激点位于眶下孔、上唇、颏孔和下唇,记录点为 C7-FPz。波形采用短潜伏期(3ms)以内表现明显的 W1、W2、W3 波,分别代表三叉神经半月节、三叉神经根脑桥进入区及三叉神经脑干感觉主核三个节点的神经传导时间。三叉神经 SEP 异常的判定标准为:①峰间潜伏期 > 平均值 +2 个标准差;②波幅分化不清或消失;③两侧对比潜伏期 >0.45ms;④波幅相差一倍以上。应用于三叉神经痛、脑干三叉神经核损害等。

(四)经颅磁刺激运动诱发电位

经颅磁刺激运动诱发电位(transcranial magnetic stimulation motor evoked potential,TMS-MEP)是指经颅磁刺激大脑皮质运动区、脊神经根产生的兴奋通过下行传导径路,使脊髓前角细胞或周围神经运动纤维去极化,在相应肌肉或神经表面记录到的电位。检测皮质运动区 - 皮质脊髓束 - 脊髓前角 - 周围神经 - 肌肉的运动束传导功能。TMS-MEP 呈单个的正相波,潜伏期较短,是皮质第 V 层锥体细胞的轴突兴奋的结果。上肢 TMS-MEP 刺激点位于运动皮质中央前回、C7 棘突,记录点位于拇短展肌。分别对皮质和脊髓进行单次刺激,二次刺激潜伏期的差值为头颈间中枢运动传导时间(central motor conduction time,CMCT)。下肢 TMS-MEP 刺激点位于中央前回、L$_1$ 棘突,记录点位于胫前肌。二次刺激潜伏期的差值为头腰间 CMCT。结合上下肢 CMCT,可以计算神经冲动从颈段脊髓传递至腰段脊髓的时间。TMS-MEP 的主要观察指标为潜伏期、波幅和 CMCT 和侧间差值。异常判定标准为:①各波潜伏期延长;②波幅分化不清或消失;③CMCT 延长。CMCT 延长通常反映中枢运动通路的障碍,是 TMS-MEP 测定的最主要观察指标。

TMS-MEP 的临床应用:运动皮质、皮质脊髓束、全脊髓损害均可引起 TMS-MEP 改变(波幅下降、潜伏期延长)。MEP 临床主要应用于脑血管疾病、脊髓病、脱髓鞘疾病、运动神经元病、周围神经病的诊断。需注意的是:磁刺激大脑皮质会出现幻视、癫痫发作等。而颅骨及颅内金属植入、颅内压增高、严重脊髓型颈椎病患者禁用。

(五)事件相关电位

凡是外加一种特定的刺激(声、光、躯体感觉等),作用于感觉系统或脑的某一部位,在给予刺激或撤销刺激时,在脑区引起的电位变化称为事件相关电位(event related potentials,ERPs)。ERPs 是一种特殊的诱发电位,不像普通诱发电位记录神经系统对刺激本身产生的反应,而是大脑对刺激带来的信息引起的反应,是在注意的基础上,与识别、比较、判断、记忆、决断等心理活动有关,反映了认知过程中大脑的神经电生理改变。刺激分为靶刺激和非靶刺激,靶刺激是需要受试者做出反应(计数 / 按键)的刺激,非靶刺激不需要受检者做出反应。刺激间隔为 1~3s,靶刺激与非靶刺激随机出现,靶刺激所占比例为 10%~30%。ERPs 也通过叠加平均原理获得平均诱发电位。每一种刺激引起的 ERPs 含有一系列波。根据潜伏期的长短分为早成分(10ms 以内)、中成分(10~50ms)、晚成分(50~500ms)以及慢波(>500ms)。与心理活动关系密切的是晚成分与慢波。P300 即为晚期成分的第三个正波(图 4-7)。P300 起源于额枕颞联合区、海马、杏仁体等结构。16~20 岁 P300 波潜伏期最短,以后每年增加 1~1.5ms。

ERPs 的临床应用:ERPs 反映感知、记忆、理解、判断、情感多层次的心理活动。主要应用于:①痴呆的识别,P300潜伏期延长,波幅降低,可鉴别真性和假性痴呆(抑郁症);②精神障碍,P300 波峰降低,潜伏期正常;③脑血管病;④测谎等。但由于 ERPs 生物学基础、产生机理、与大脑相应活动的关系等均处于研究阶段,并未形成与临床改变对应的线性关系,故还需进一步的研究拓展其临床实用。

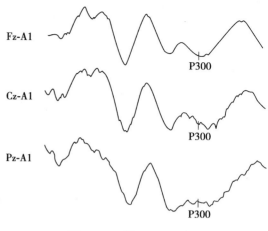

图 4-7　正常 P300 示意图

第四节　头颈部血管超声检查

一、颈部血管超声检查

颈部血管超声能够客观检测和评价颈部动脉的血管壁结构变化和血管内血流动力学改变。颈部血管超声一般采用高频线阵 5.0~10.0MHz 探头。检测技术包括二维 B 超、彩色多普勒血流影像及多普勒血流动力学分析等。颈部血管的检测范围包括:双侧颈总动脉、颈内动脉颅外段、颈外动脉、椎动脉颅外段、锁骨下动脉、无名动脉等。

（一）颈部血管彩色多普勒超声观察指标

1. 二维图像的检测指标

(1) 血管的位置:包括血管的起源、走行及与周围血管的关系,主要观察血管有无变异、移位、受压及动静脉畸形等。

(2) 血管壁结构:包括内膜、中膜、外膜三层结构,主要观察内膜是否光滑,增厚或动脉粥样硬化斑块的位置、大小、形状及超声性质,有无夹层动脉瘤等。

(3) 血管内径的测量:通过管径的测量及血流动力学改变判断血管结构及功能状态的改变,评价血管狭窄程度。

2. 彩色多普勒血流显像检测指标

(1) 血流方向:红细胞朝向探头运动时,为正向,以红色表示;反之,为负向,以蓝色表示。

(2) 彩色血流的显像与血管病变的观察:正常层流状态的血流彩色显像为中间明亮周边相对减弱。当血流出现"充盈缺损"时,通常提示血管狭窄性病变存在。正常颈动脉二维显像及彩色血流显像(图 4-8)。

（二）临床应用

1. 颈部动脉粥样硬化病变的检测　颈动脉粥样硬化病变表现为内膜不均匀增厚、斑块形成、血管狭窄或闭塞等。根据血管的残余管径及血流动力学参数变化可以计算血管狭窄的程度(图 4-9)。

(1) 粥样硬化性斑块检测:观察斑块的部位、形态、表面纤维帽的完整性及斑块内声学特征,测量斑块大小。识别斑块的形态学特点对于临床治疗可能有一定价值:斑块内新生血管、复杂斑块、斑块溃疡、低回声、斑块内运动等斑块特征可能与症状性颈动脉狭窄患者相关;而不均质回声及不伴溃疡的表面不规则斑块与症状无相关性。临床医务人员应注意客观评估斑块的易损性。单纯以"软斑"或"硬斑"提示为易损或非易损斑块是不客观的,并且斑块受血流剪切应力的影响,易损性不是一成不变的。检查结果的解释应科学客观,应告知患者针对危险因素的治疗控制。

(2) 颈部动脉狭窄闭塞的检测:有卒中危险因素的患者应该考虑接受颈部动脉超声检查。推荐对颈动

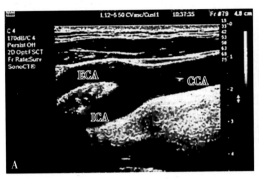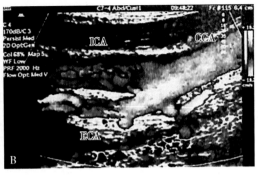

图 4-8 正常颈动脉超声显像
A. 正常颈动脉二维显像；B. 正常颈动脉彩色血流显像
CCA：颈总动脉；ICA：颈内动脉；ECA：颈外动脉

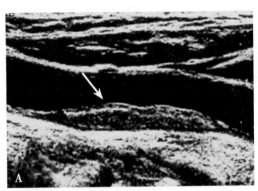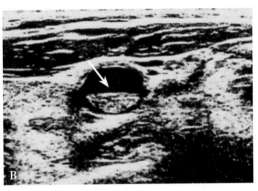

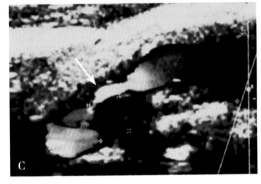

图 4-9 颈动脉粥样硬化斑块的超声显像
A. 颈动脉粥样硬化斑块的纵切面超声显像，箭头
显示斑块的位置；B. 颈动脉粥样硬化斑块的横切
面超声显像，箭头显示斑块的位置；C. 颈动脉狭
窄，箭头显示狭窄的血管腔，血流充盈不全

脉狭窄高危患者进行筛查，以发现有血流动力学意义的狭窄；对短暂性脑缺血发作（包括短暂缺血性视网膜病变）及脑梗死的患者，应进行颈部动脉超声，以发现颈动脉狭窄。值得注意的是超声检查可能无法区分血管的不全闭塞和完全闭塞，其结果的最终确定通常要靠其他检查如 CT 血管成像、磁共振血管成像或数字减影血管造影。

2. 颈部血管超声　也可用于诊断或提示颈动脉夹层、先天性肌纤维发育不良、颈内动脉瘤和大动脉炎等病变。

二、经颅多普勒超声检查

经颅多普勒超声（transcranial doppler，TCD）是利用颅骨薄弱部位作为检测声窗，应用多普勒频移效应研究脑底动脉主干血流动力学的一种无创的检测技术。1982 年挪威学者 Rune Aaslid 教授首先建立了 TCD 诊断方法。由于实时、便携、无创、可反复检查、可长程监测的优点，TCD 在临床上得到广泛应用，在神经系统疾病诊断中占有重要地位。

（一）检测方法和观察指标

1. 颅内动脉检查方法　2MHz 探头用于检查颅内动脉。最常用的检查部位是颞窗、枕窗和眼窗。①颞窗位于颧弓上方的眼眶外缘与耳屏之间，可以探测到大脑中动脉、大脑前动脉、大脑后动脉、颈内动脉终末段和前后交通动脉。在 >50 岁的患者中，5%~10% 颞窗缺如；②枕窗位于枕骨粗隆下，可以探测到椎动脉颅内段、小脑后下动脉和基底动脉；③眼窗位于闭合眼睑上方，可探测到眼动脉和颈内动脉虹吸段。TCD 对于颅内血管的识别主要通过探头的位置、检查深度、超声声束的角度、血流方向及颈动脉压迫试验等。

2. 颅外动脉检查方法　使用 4MHz 探头在颈部检查颈总动脉、颈内动脉颅外段、颈外动脉、锁骨下动脉近端、椎动脉近端及椎动脉寰枢段，必要时还需检查颈外动脉的分支枕动脉、颞浅动脉以及滑车上动脉等。

3. TCD 检测参数和临床意义

（1）检测深度：检测深度是识别颅内各血管的重要依据。

（2）血流方向：被检测血管血流朝向探头时血流方向定义为正向，血流频谱位于基线上方；背离探头时定义为负向，频谱位于基线下方。当多普勒取样容积位于血管的分支处或血管走向弯曲时，可以检测到双向血流频谱。

（3）血流速度：血流速度的单位为 cm/s，主要包括峰值流速（peak velocity 或 systolic velocity，Vp 或 Vs）、舒张末期流速（diastolic velocity，Vd）和平均血流速度（mean velocity，Vm），其中 Vm=Vp+（Vd×2）/3。血管管径大小、远端阻力或近端压力的改变均会引起血流速度的变化。

（4）搏动指数（pulsatility index，PI）：PI 是评价远端血管床阻力及脑血流灌注状态高低的指标，其计算式为 PI=（Vp−Vd）/Vm。正常颅内动脉的 PI 值为 0.65~1.10。PI 减低为低阻力频谱，可见于闭塞或严重狭窄远端的低平血流、动静脉畸形或动静脉瘘等。PI 增高为高阻力频谱，见于颅内压增高，也见于闭塞或严重狭窄的近端低速高阻血流。

（5）频谱形态：频谱形态反映血液在血管内流动的状态。正常情况下血液在血管内流动呈规律的层流状态，处于血管中央的红细胞流动最快，周边逐渐减慢。正常层流状态 TCD 频谱周边显示为明亮的色彩，表示血管腔中心高流速细胞的运动状态；频谱中间接近基线水平的暗蓝色区域称为频窗，表示血管腔周边相对低流速细胞的运动状态。当血管管腔狭窄时，狭窄部位的血流速度会增高，会出现低频增强、"频窗"消失、涡流或湍流等紊乱的频谱形态（图 4-10）。

（6）声频信号：正常层流状态的血流声频信号柔和悦耳；当出现血管狭窄、动静脉畸形或动静脉瘘时，血流紊乱，并产生粗糙的血管杂音。

（二）TCD 的临床应用

1. 颅内、外动脉狭窄或闭塞的诊断　TCD 可以诊断颅内、颅外颈部动脉狭窄或闭塞。

（1）TCD 诊断动脉狭窄的主要依据：①血流速度增高，收缩期血流速度最直观，而平均血流速度诊断狭窄的特异度更高，参见表 4-3；②频谱形态异常，正常的层流状态消失，出现紊乱的血流频谱是血管狭窄的重要依据；③声频改变，正常血流的声频信号柔和悦耳，而狭窄处血流声频粗糙、出现机械样或鸥鸣样杂音。

表 4-3　颅内血管狭窄血流速度诊断标准（>40 岁年龄组）
单位：cm/s

颅内血管	收缩期峰值流速临界值	平均血流速度临界值	收缩期峰值流速诊断值	平均血流速度诊断值
大脑中动脉	140~160	80~100	>160	>100
大脑前动脉	100~120	60~80	>120	>80
大脑后动脉	80~100	50~70	>100	>70
颈内动脉虹吸部	100~120	60~80	>120	>80
椎动脉和基底动脉	80~100	50~70	>100	>70

值得注意的是在血管纡曲的部位血流速度也会增高，也会出现异常的血流频谱，应仔细加以鉴别。此外，当血管狭窄节段较长或狭窄极为严重时，血流速度可以不增快，因此不能仅凭血流速度的增高诊断狭

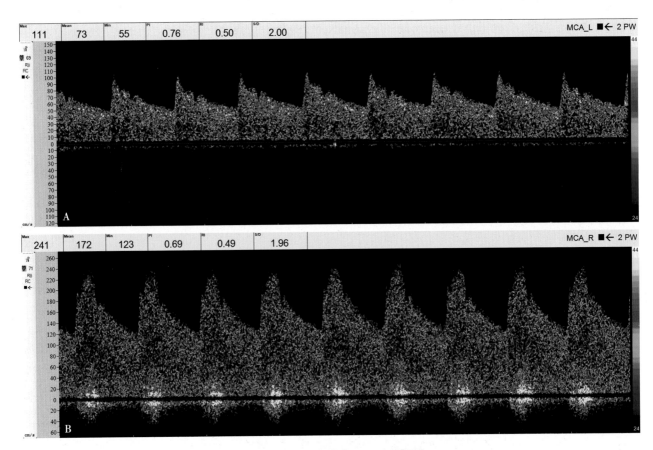

图 4-10 大脑中动脉 TCD 血流频谱

A. 正常大脑中动脉血流频谱:平均流速 73cm/s,近基线处"频窗"清晰;B. 大脑中动脉狭窄血流频谱:平均流速高达 172cm/s,"频窗"消失,出现涡流

窄,应该注意进行综合分析给出诊断。

TCD 诊断血管狭窄的特异度和敏感度,按高低顺序依次是:大脑中动脉 M1 段、颈内动脉末端、大脑后动脉 P1 和 P2 段,对椎基底动脉颅内段狭窄的特异度和敏感度较低。TCD 不能直接观察到颈内动脉水平段、大脑中动脉 M2 段及其远端的血流。50 岁以上的受检者有 5%~10% 没有颞窗。

(2) 在急性缺血性卒中诊断和治疗中的应用:TCD 检查无创、操作方便、可以床边进行、能反复多次实时操作,还可以实时监测血管再通情况。在缺血性卒中的急性期进行 TCD 检查对于发现血管闭塞或狭窄的位置、明确脑缺血发病机制、了解侧支循环建立情况、指导临床选择合理的治疗决策起到重要作用。因此,对于急性缺血性卒中患者应尽早进行 TCD 检查。

(3) 对血管事件高危患者进行头颈部血管狭窄、闭塞的筛查:对于有卒中危险因素的患者可以用 TCD 筛查颅内及颈部血管狭窄或闭塞。对于无症状颅内动脉狭窄或闭塞患者,应定期进行 TCD 随访。

(4) 对脑侧支循环的评价及意义:脑侧支循环是指当大脑的供血动脉严重狭窄或闭塞时,血流通过其他血管达到缺血区,从而使缺血组织得到不同程度的灌注代偿。它是决定急性缺血性卒中后最终梗死体积和缺血半暗带的主要因素。人脑侧支循环代偿一般通过三级侧支循环途径来建立。一级侧支循环指通过 Willis 环的血流代偿。它作为最重要的代偿途径,可迅速使左右侧大脑半球及前后循环的血流互相沟通。二级侧支循环指通过眼动脉、软脑膜吻合支以及其他相对较小的侧支与侧支吻合之间实现的血流代偿。三级侧支循环属于新生血管,部分病例在缺血后一段时间才可以形成。对于不同个体、不同病变,侧支循环的建立和代偿能力差异较大。TCD 可以提供血流速度、血流方向、频谱形态等血流动力学信息,配合颈总动脉压迫试验对侧支循环进行评估。此外,还可以结合二氧化碳或血管扩张剂的刺激观察脑血流变化,间接判定侧支循环功能状态。

1) 微栓子监测:微栓子信号(microembolic signals,MES)是由于微栓子与循环血流的声阻抗不同,产生不同于循环血流的声频特征,表现为血流频谱中与血流方向一致、短时程的高强度音频信号。第九届国际脑血流动力学会议调查委员会对 MES 的特征规定如下:短时程,通常短于 300ms;高强度,通常高于背景血流 3dB 或以上;单方向,与血流方向一致,出现于血流频谱中;伴有尖锐"鸟鸣""哨音"或者"呻吟"的高音频信号。采用双或多深度探头监测时,MES 存在双深度时间差,有利于 MES 的识别。出现栓子信号提示相关动脉的粥样硬化斑块的易损性或者急性卒中进展的可能性。微栓子监测的临床应用包括:判断栓子的来源;鉴别固体或者气体性质的栓子;对存在潜在栓子来源的心脏疾病的监测;对颅内外大动脉疾病的监测;评估抗栓治疗的效果。

2) 评价右向左分流(right to left shunt,RLS):评估右向左分流的 TCD 发泡试验,又称对比增强 TCD,是通过肘静脉推注对比剂进入右心房,如果存在右向左分流,则微气泡通过分流进入左心和体循环,TCD 即可监测到进入脑动脉的气泡微栓子信号(图 4-11)。对于隐源性卒中患者,建议进行 TCD 发泡试验以发现 RLS。TCD 发泡试验提示 RLS 存在时,应考虑经食管超声或胸部 CT 血管造影以进一步检查。

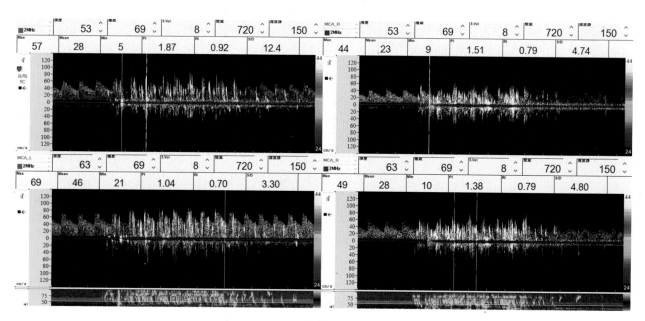

图 4-11　TCD 发泡试验监测双侧大脑中动脉血流

TCD 双通道双深度监测到 RLS 进入双侧大脑中动脉的大量气泡微栓子信号,如图显示为血流频谱中雨帘状的大量亮黄色高强度信号

2. 评价脑血管舒缩反应性　TCD 脑血管舒缩反应性检测技术已用于评价有症状或无症状颈内动脉颅外段狭窄或闭塞、脑内小动脉病变、脑外伤和动脉瘤性蛛网膜下腔出血。该检测技术可以反映血管狭窄后脑内小动脉和毛细血管床血管容积代偿潜力,可以帮助临床诊断和评估治疗效果,脑血管舒缩反应能力的下降是血管狭窄性病变患者临床预后差的依据之一。

3. 评估卧立位血压变化与脑血流动态调节　观察蹲立体位改变或者倾斜床体位改变过程中血压改变和脑血流速度改变及其两者之间的关系,可以评估脑血流自动调节潜力。主动直立或倾斜试验过程中出现无症状的或者头晕、晕厥前兆的血压下降,且血压下降幅度 >20/10mmHg 的标准,或收缩压 <90mmHg,即可诊断直立性低血压。结合 TCD 监测,可以提前预警短暂性脑缺血发作的发生,提高检查的安全性。

4. 诊断和监测自发性蛛网膜下腔出血血管痉挛　蛛网膜下腔出血患者常规进行 TCD 检查,动态观察双侧半球动脉和颅外段颈内动脉血流速度、搏动指数及 Lindegaard 指数的变化。当大脑中动脉或前动脉平均血流速度 >120cm/s 或者血流速度迅速增加(每日平均血流速度增加 >25cm/s),椎基底动脉平均血流速度 >80cm/s,都提示血管痉挛的可能。Lindegaard 指数(即血管痉挛指数,为颅内大脑中动脉平均血流速度与颅外段颈内动脉平均血流速度比值):健康人为 1.7±0.4,当 Lindegaard 指数 >3 时,常提示发生血管痉挛,而≤3 则认为是全脑充血状态的血流动力学改变。

5. 判断脑血流循环停止　TCD 可以通过探测脑血流循环停止来帮助诊断脑死亡。我国脑死亡判定标准中将 TCD 列为脑死亡三项确认试验之一。脑死亡时 TCD 的变化为脑血流信号消失、呈振荡波或者钉子波。注意应对双侧大脑中动脉、颈内动脉虹吸部、椎基底动脉进行检测,仅一条动脉血流信号改变不能诊断脑死亡。

第五节　脑、神经和肌肉活组织检查

脑、神经和肌肉活组织检查主要目的是为了明确病因,得出病理诊断,为临床诊断提供病理依据。但是活体组织检查受部位、大小、病变分布及病程的限制,也有一定的局限性,有时即使病理结果阴性,也不能排除诊断,或需多次活检确诊。

一、脑活组织检查

脑活组织检查(biopsy of brain tissue)是通过对病变局部脑组织取材,主要分为手术及立体定向穿刺活检,进行相关病理染色检查,明确病变性质,辅助临床诊断。

(一)方法

1. 标本处理　10% 中性甲醛溶液固定后石蜡包埋切片;2.5% 戊二醛固定后电镜检查;直接厚涂片及冰冻保存等。

2. 染色方法　依据初步诊断选择相关染色技术显示病变。主要包括苏木精 - 伊红(hematoxylin-eosin,HE)染色、尼氏(Nissl)染色(神经元胞质中尼氏小体)、快蓝(luxol fast blue,LFB)(髓鞘)、刚果红(淀粉样物质)、苏丹黑或油红 O(脂肪组织)等组织学染色;免疫组织化学或免疫荧光组织化学显示多种蛋白抗原;抗酸染色等特殊染色查找病原菌等。

(二)临床意义

1. 颅内占位性病变　当影像学提示颅内占位性病变时,需行脑活检,鉴别肿瘤、炎症和胶质增生等。

2. 中枢神经系统感染　感染性疾病病原体不能确定或抗感染疗效欠佳的患者可行脑活检,查找病原体种类包括病毒、细菌、真菌、结核及寄生虫等。还可以从脑活检组织中分离病毒或检测病毒抗原,应用聚合酶链反应(polymerase chain reaction,PCR)检测病毒特异性 DNA 或原位杂交技术确定病毒类型等。

3. 炎症性疾病　多发性硬化、肉芽肿、结节病及自身免疫性血管炎等也可通过活检辅助诊断,并与感染性疾病鉴别。

4. 神经变性病　针对部分原因不明的进行性痴呆患者,行脑活检检查,可发现如皮克病(Pick disease)呈现广泛皮质神经元缺乏伴胶质细胞增生,胞内有皮克小体及气球样神经元等;路易小体提示路易体痴呆;大脑皮质海绵状改变伴有朊病毒蛋白高度提示 CJD。但对于此类尚无有效治疗的疾病,不提倡选择有创的脑活检方法辅助诊断,对疑似 CJD 患者的检查需严格按照相关规定进行。

(三)适应证

1. 颅内占位性病变性质未明　鉴别肿瘤、炎症及胶质增生等。

2. 颅内感染病因学检查　颅内感染抗感染后治疗效果欠佳,需要进一步明确病因者。

3. 颅内弥漫性病变性质未明　各种类型痴呆如阿尔茨海默病、皮克病和路易体痴呆;先天性遗传代谢性疾病如多灶性脑白质病、脑白质营养不良、神经节苷脂贮积病、肌阵挛性癫痫、线粒体脑病和溶酶体病等;炎症性疾病如亚急性硬化性全脑炎、肉芽肿、结节病及血管炎等。

(四)禁忌证

出凝血功能障碍;头皮有感染;低位脑干延髓弥漫病变;生命体征不稳定等。

二、神经活组织检查

神经活组织检查(nerve biopsy)主要用于发现周围神经病变原因、性质及程度。腓肠神经活检是最常用的神经病理检查手段。

(一)方法

1. 取材方法   在外踝与跟腱连线中间,注射 2% 利多卡因局麻,做一长 3~5cm 的纵切口,在小隐静脉的后方游离并截取腓肠神经 1~1.5cm。术后患肢制动 1d,必要时口服抗生素 3d 预防感染,每 3d 局部换药,两周后愈合良好者可行拆线。

2. 标本处理   10% 中性甲醛固定,石蜡包埋切片;2.5% 戊二醛固定,电镜包埋薄切片。

3. 染色方法   ①石蜡切片,常规 H-E 染色、Masson 染色,刚果红染色(淀粉样物质),免疫荧光或免疫组化染色(标记神经丝、髓鞘碱性蛋白、S100、人转甲状腺素蛋白、免疫球蛋白轻链等);②树脂包埋,甲苯胺蓝染色(图4-12)、铅铀双染电镜观察等。

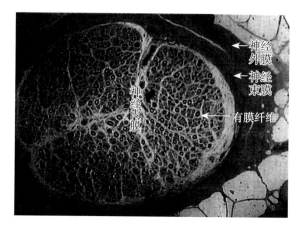

图 4-12   光镜下正常腓肠神经

(二)临床意义

光镜观察有髓纤维的大小、密度及分布,形态变化(髓鞘脱失、轴索变性、"洋葱球"、再生丛等)及间质改变。电镜下观察神经纤维超微结构改变及间质变化(血管周围炎性细胞浸润、淀粉样物质沉积及肉芽肿等)。结合上述两种观察方法可以判断病变性质(轴索性、脱髓鞘性或神经源性),病程长短(急性或慢性),评价预后。

1. 炎症性疾病   如慢性炎症性脱髓鞘性多发性神经病(chronic inflammatory demyelinating polyradiculoneuropathy,CIDP),反复脱髓鞘及再生形成多层包裹同一神经节段神经,形成"洋葱球"样结构,高度提示该病,但不是特异性改变,亦可见于神经束膜瘤及腓骨肌萎缩症(Charcot-Marie-Tooth disease,CMT)等。

2. 感染性疾病   发现麻风肉芽肿,抗酸染色阳性及间质大量炎性细胞浸润和组织纤维化,电镜观察发现大量麻风杆菌的聚集,提示麻风性周围神经病。

3. 先天遗传代谢性疾病   大量典型"洋葱球"样结构常提示 CMT;"腊肠样"结构提示可能为腊肠体样周围神经病或遗传性压迫易感性神经病;淀粉样物质沉积在无髓纤维神经膜细胞基底膜侧提示家族遗传性淀粉样变性周围神经病或由多发性骨髓瘤等继发产生。

4. 间质血管病变   动脉硬化、结节性动脉炎及血管周围炎性细胞浸润提示周围神经损害可能。

(三)适应证

主要用于临床拟诊周围神经病,通过活检明确病因、病变性质及程度,包括 CIDP、遗传性周围神经病、代谢障碍性周围神经病、继发于血管性疾病周围神经病(动脉硬化、结节性动脉炎等)及中枢神经系统疾病伴随周围神经改变如异染性脑白质营养不良、婴儿型神经轴索营养不良、常染色体隐性遗传性进行性肌阵挛癫痫等。

(四)禁忌证

出凝血障碍性疾病;活检局部皮肤感染;生命体征不稳定者为绝对禁忌证。糖尿病或长期服用糖皮质激素伤口不易愈合者,为相对禁忌证。

三、肌肉活组织检查

肌肉活组织检查(muscle biopsy)是诊断神经肌肉疾病的一项关键检查,主要用于明确病变性质,鉴别神经源性和肌源性损害;区别不同病理改变(炎症性、遗传性、先天性及代谢性等),从而明确病因。

（一）方法

1. 部位选取　肌肉活检部位选择应考虑如下因素：①依据症状、肌电图及肌肉 MRI 选择肌肉病变程度中等的部位；②避免在急性损伤及肌电图针刺部位取材。常用的活检部位为肱二头肌、股四头肌及腓肠肌等。

2. 取材方法　主要分为手术活检和穿刺活检两种方法。手术活检取材较完整，利于病理分析，目前国内多采用此法。磁共振定位取材部位，利多卡因局部皮下麻醉（勿注射肌肉组织，避免干扰病检），沿肌肉纵轴切开皮肤及筋膜组织，于肌腹处取所需肌肉组织，依次缝合切口。

3. 标本处理　一般使用异戊烷 - 液氮冰冻保存、10% 中性甲醛固定 - 石蜡包埋及 2.5% 戊二醛固定 - 电镜包埋。

4. 染色　依据临床初步诊断选用不同染色方法。通过常规组织化学、酶组织化学、免疫组织化学及电镜显微观察等显示病变。

（1）普通组织化学：H-E 染色是最重要的染色，显示肌肉组织基本结构，肌纤维大小、肌核位置、坏死及再生等；改良氨银（Gomori）染色［破碎红纤维等（图 4-13）］、过碘酸 -schiff（PAS）染色（糖原）、油红 O 及苏丹黑染色（脂质）及腺苷三磷酸酶（ATPase 酶）染色（肌纤维分型）等。

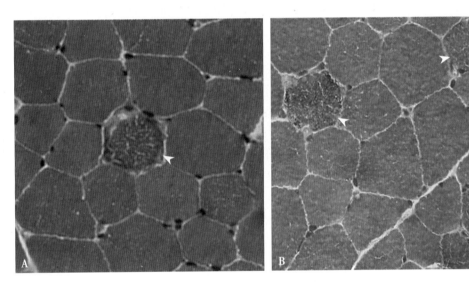

图 4-13　线粒体肌病特征性改变"破碎红纤维"
A 和 B 光镜示 H-E 及改良 Gomori 染色示"破碎红纤维"

（2）免疫组织化学染色：显示肌营养不良相关蛋白、炎性细胞类型、免疫复合物等。

（3）电镜检查：沉积物（糖原、脂质及异常包涵体等）、线粒体异常、肌纤维结构及核异常等。

（二）临床意义

1. 正常肌肉组织　肉眼观淡红色，光镜下肌纤维横切面呈多角形，大小相仿，细胞核位于肌膜下，肌束膜及肌间隙分割清晰，微小动静脉管壁规则；纵切面显示肌纤维呈长条状，肌膜下散在肌核，可见横纹肌结构。

2. 肌源性改变　肌纤维大小不等，出现萎缩、肥大、再生、坏死及核内移等；肌纤维内异常物质增多，如异常线粒体、糖原、脂滴等沉积，包涵体、管聚集、杆状体等；肌纤维内某些酶活性改变或缺失；间质增厚、血管增厚或炎性细胞浸润等。

3. 神经源性改变　小角化肌纤维、同型肌纤维群组化（正常肌纤维分布呈"马赛克"式即 I 型和 II 型肌纤维交错分布），在慢性失神经支配情况下，肌纤维出现群组化聚集。

4. 各类肌病诊断　①炎症性肌病：主要表现为炎性细胞浸润，肌纤维破坏，间质改变等；②遗传性肌病：呈慢性肌源性改变，不同类型间无明显区别，主要通过免疫组织化学对不同蛋白染色缺失分析或结合基因检查进行分型;③先天性肌病:如中央轴空病出现肌纤维中央染色缺失等;④代谢性肌病:糖原、异常线粒体等物质沉积提示糖原贮积症、线粒体肌病等。

（三）适应证

1. 临床拟诊肌病患者　包括炎性肌病、代谢性肌病、内分泌性肌病、部分遗传性肌病、先天性肌病、部分少见的癌性肌病及不明原因肌酶增高者。

2. 常规方法不能明确是神经源性或肌源性损害者。

3. 全身性疾病伴发肌肉症状,明确有无肌肉受累及判断疾病性质。

（四）禁忌证

出凝血功能异常者;生命体征不稳定者;服用抗血小板及抗凝药物者酌情考虑。

第六节　基因诊断技术

基因诊断(gene diagnosis)是利用分子生物学技术,从 DNA 或 RNA 的水平检测基因是否缺陷、缺陷的类型及表达水平是否正常等,从而对疾病做出正确的诊断,对神经遗传代谢病的诊断起重要作用。不但可用于症状诊断、症状前诊断及携带者检测,也可被用于产前诊断、胚胎植入前诊断等。

一、基因诊断常用的技术和方法

（一）Southern 印迹杂交

Southern 印迹杂交最经典的基因诊断技术,是聚合酶链反应(polymerase chain reaction,PCR)被发现前最常用的分子诊断技术。基本方法是将待测 DNA 样品用限制性内切酶切割成多个片段,凝胶电泳分离和变形处理后,转至对单链 DNA 吸附能力很强的硝酸纤维或尼龙滤膜上,与同位素标记的探针进行杂交,通过放射自显影显示出黑色的杂交带。利用 Southern 印迹杂交可进行酶谱分析、基因突变分析、限制性片段长度多态性(restriction fragment length polymorphism,RFLP)分析等。

（二）PCR

PCR 的原理是在体外以酶促反应的方法模拟天然的 DNA 复制过程,即由 DNA 聚合酶催化,按碱基配对原则,以变性、退火及延伸为主要步骤组成的循环,使目的 DNA 片段迅速扩增。PCR 是基因诊断的基础,可直接用于基因诊断或结合其他方法做进一步分析。常用方法有单链 DNA 构象多态性、变形梯度凝胶电泳(denatured gradient gel electrophoresis,DGGE)、多重 PCR、PCR- 等位基因特异性寡核苷酸探针杂交、PCR-限制性片段长度多态分析技术、反转录 PCR 等。

（三）DNA 测序

DNA 测序是分离并扩增患者相关基因片段后,测定其核苷酸序列,探究 DNA 变异的性质,是基因诊断最直接、最准确的技术。传统的 Sanger 双脱氧链终止法是用放射性同位素标记引物,用双脱氧核苷酸随机终止 DNA 序列延伸,得到一组长短不等的 DNA 片段,再通过高分辨率变性凝胶电泳分离这些片段,放射自显影得出结果。目前第二代测序技术应用四种荧光标记的双脱氧核苷酸确定 DNA 序列,自动化程度高,更省时直观。

（四）基因芯片技术

基因芯片技术是将 DNA 寡核苷酸有序的排列形成二维 DNA 探针阵列,与荧光标记样品杂交,然后通过共聚焦显微镜检测杂交信号的强度,获得待测样品的大量基因序列信息。

（五）变性高效液相色谱

变性高效液相色谱(denaturing high performance liquid chromatography,DHPLC)是一种高通量、自动化的基因突变检测技术。其原理是通过一个耐高温液相色谱分离柱同时采用温度调控的方式,对 DNA 片段进行分离和分析。可检测出含有单碱基置换、小片段插入或缺失等多种基因序列变异。

（六）免疫印迹、蛋白表达、克隆技术、RNA 点杂交、RNA 印迹杂交、差异 PCR 等。

近年来发展起来的全基因组关联分析(genome wide association study, GWAS)技术、全外显子测序(whole exome sequencing, WES)及全基因组测序技术等具有精密准确、自动化和高效率的优点，使基因诊断的应用更为广泛。表 4-4 列出了部分神经系统遗传病的基因定位。

表 4-4 部分神经系统遗传病的基因定位

疾病	相关位点
头痛与偏头痛	
偏瘫性偏头痛 1 型	19p13
脑血管疾病	
伴皮质下梗死和白质脑病的常染色体显性遗传型脑动脉病	19p13.2
神经系统变性疾病	
脊髓小脑性共济失调	6p23、12q24、14q32.1
齿状核红核苍白球路易体萎缩症	12p13.31
亨廷顿舞蹈症	4p16.3
帕金森病(常染色体显性遗传)	4q21、12q12
帕金森病(常染色体隐性遗传)	6q25、1p36
早发性阿尔茨海默病	21q21、14q23.3、1q31-42
脊髓性肌萎缩症	5q12.2-13.3
X 连锁隐性遗传性脊髓延髓肌萎缩	Xq11-12
运动障碍性疾病	
高钾性周期性瘫痪	19p13
多巴反应性肌张力障碍	14q32.1
发作性运动诱发性运动障碍	16p11.2
癫痫	
全面性癫痫伴热性惊厥附加症	2q24
良性新生儿家族性惊厥	20q13.3
青少年肌阵挛性癫痫	5q34-q35
周围神经病	
腓骨肌萎缩症ⅠA 型	17p11.2
X 连锁腓骨肌萎缩症	Xq13.1
自主神经疾病	
红斑性肢痛病	2q24
神经肌肉接头及肌肉疾病	
Duchenne 型肌营养不良	Xp21.2
强直性肌营养不良 1 型	19q13.2
类脂质沉积病	
脑苷脂沉积病	1q21
神经鞘磷脂沉积病	11p15、18q11-q12、14q24
脑半乳糖苷沉积病	14p21-p31

续表

疾病	相关位点
异染性白质脑病	22q13
神经节苷脂沉积病	15q23-q24、5q13
肾上腺脑白质营养不良	Xq28
氨基酸代谢病	
法布里病	Xq22.1
苯丙酮尿症	12q22-12q24
同型胱氨酸尿症	21q22.3
重金属代谢障碍疾病	
肝豆状核变性	13q14.3
科凯恩综合征	10q11、5q12

二、基因诊断的临床意义

与传统临床检验方法相比,基因诊断具有独特的优势:①通过寻找致病相关基因,能提示疾病的发病机制;②用于早期诊断及产前诊断;③灵敏度高,特异性强;④适应性强,检测范围广;⑤标本用量少,来源广,如血液、尿液、头发、口腔黏膜上皮细胞、羊水脱落细胞等,由于体外扩增技术的应用,只需取微量的标本。

基于上述优势,基因诊断越来越广泛的被应用于神经系统疾病的临床检验中,包括遗传致病基因的检测;对隐性遗传病进行杂合子筛查;对具有遗传倾向的疾病进行相关基因连锁分析,从而开展有效的遗传咨询。基因诊断使许多遗传病在症状前、早期和产前准确地被发现,从而能够得到及时的处理。

药物基因组学(pharmacogenomics)是在基因组水平上研究不同个体及人群对药物反应的差异,并探讨用药个性化和以特殊人群为对象的新药开发的学科。基因诊断可帮助判断疾病分型,指导合理用药,在药物基因组学中同样起着重要作用。

基因诊断也存在着一些问题,许多疾病发生的分子机制尚不清楚,如晚发型阿尔茨海默病、卒中、帕金森病等复杂疾病相关的易感基因众多,目前还不能依靠基因诊断确诊;基因诊断技术对实验环境及操作人员的要求较高,易出现假阳性或假阴性的结果,且高成本导致诊断费用过高,这都局限了基因诊断在临床上的普及。

第七节 神经系统主要辅助检查的选择原则

通过详细询问病史及仔细体检,并对所得资料进行综合分析,可以为神经系统疾病的诊断提供初步的临床印象。通过上述章节所描述的辅助检查,结合临床资料,有利于临床医生对疾病做出最终诊断。

随着科学技术的不断发展,神经科临床辅助检查技术日新月异,神经影像学、神经生化、神经遗传学等各种检查方法有了长足进步,极大丰富了临床医师对神经系统疾病的认识,提高了诊断的准确性,对后续的治疗及预防也提供了重要的参考资料。但仍需强调的是,单纯的辅助检查并不能替代传统的病史采集和查体,对各种辅助检查的选择必须建立在帮助诊断、指导治疗和预后的基础上。神经系统常用辅助检查的选择见表4-5。

表 4-5　神经系统常用辅助检查的选择

检查项目	检查要点	临床应用
腰穿和脑脊液检查	脑脊液压力;外观;进行细胞学、生物化学和病原学检查;特殊抗体	颅内压异常相关性疾病;中枢神经系统感染性疾病;中枢神经系统肿瘤;中枢神经系统白血病及淋巴瘤;脑血管疾病;吉兰-巴雷综合征;多发性硬化;自身免疫性及代谢性疾病
颅脑 CT	颅骨与颅外结构;脑室系统;脑实质;病变(位置、大小、形态、数目、密度、边缘,与周围组织关系);病变是否强化;血管	脑血管病;脑软化;脑积水;脑水肿;脑损伤;脑脓肿;颅内感染;中枢神经系统肿瘤等;脑动静脉血管检测
磁共振成像	神经系统解剖结构;神经肌肉结构;脑代谢及脑血流检测;磁共振血管成像	脑血管病;神经系统脱髓鞘疾病;周围神经病;椎管及脊髓疾病;神经系统感染性疾病;中枢神经系统肿瘤;癫痫及痫性发作性疾病;帕金森病及其他特殊运动障碍疾病;肌肉疾病;遗传代谢及变性疾病;其他造成结构改变的疾病;头颈部动静脉系统血管检测
数字减影血管造影	动脉数字减影血管造影;静脉数字减影血管造影;脊髓血管造影	动脉瘤;脑血管畸形;动静脉狭窄或闭锁;动脉夹层;脉管炎;脊髓血管疾病
正电子发射体层摄影	局部脑血流量;氧的摄取及葡萄糖的利用;其他脑功能检测	脑血管疾病;肿瘤性疾病;痴呆性疾病;癫痫;基因治疗显像;帕金森综合征的鉴别
经颅多普勒	血流频谱包络线;血流方向;音频信号;脉动参数;各种功能试验	脑动脉狭窄或闭塞;脑血管痉挛;脑动-静脉畸形;偏头痛;微栓子检测
脑电图	大脑皮质电活动	癫痫及痫性放电疾病;中枢神经系统感染性疾病;中枢神经系统肿瘤;脑脓肿;硬膜下血肿;弥漫性脑变性疾病;系统性脑代谢性疾病;其他各种脑病综合征;大脑功能及睡眠情况评估
诱发电位	视觉诱发电位;脑干诱发电位;躯体感觉诱发电位;经颅运动皮质刺激;内源事件相关诱发电位	可用于监测周围神经、神经根、中枢神经系统功能状态;神经系统脱髓鞘疾病;视觉通路病变的定位诊断;判断意识障碍患者转归;脑死亡判定
肌肉、神经、皮肤及脑组织活检	病理形态学检测;特殊蛋白及抗体染色	颅内肿瘤;脑感染性疾病;周围神经疾病;神经肌肉疾病;先天性遗传代谢性疾病;其他诊断不明确的进展性疾病

（王　伟）

? 思考题

1. 试述腰穿的适应证、禁忌证和并发症。
2. 试述癫痫放电的常见波形。
3. 试述颈动脉多普勒超声的临床应用。
4. 试述肌肉活组织检查的适应证及禁忌证。
5. 举例说明基因诊断技术在神经遗传代谢病诊断中的作用。

参 考 文 献

[1] 贾建平,陈生弟.神经病学.7版.北京:人民卫生出版社,2013.
[2] 吴江,贾建平.神经病学.3版.北京:人民卫生出版社,2015.
[3] 王维治.神经病学.2版.北京:人民卫生出版社,2013.

［4］王伟,杨明山.神经科急症医学.北京:人民卫生出版社,2014.

［5］大熊辉雄,松冈洋夫,上埜高志.脑电图判读 step by step 入门篇.4 版.北京:科学出版社,2009.

［6］中国抗癫痫协会.临床诊疗指南:癫痫病分册.北京:人民卫生出版社,2015.

［7］中华医学会神经病学分会,中华医学会神经病学分会脑血管病学组,中华医学会神经病学分会神经影像学协作组.中国脑血管超声临床应用指南.中华神经科杂志,2016,49(7):507-518.

［8］VICTOR M,ROPPER A H. Principles of Neurology. 10th ed. New York:McGraw-Hill educaton/Medical,2014.

［9］AMINOFF M J. Electromyography in clinical practice. 3th ed. New York:Churchill Livingstone,1998.

［10］DEISENHAMMER F,BARTOS A,EGG R,et al. Guidelines on routine cerebrospinal fluid analysis. European Journal of Neurology,2006,13(9):913-922.

第五章

神经影像学检查

概　　述

影像学检查对中枢神经系统疾病的评估至关重要。X线图像可显示颅骨和脊柱的骨质改变,但对颅内和椎管内软组织病变的显示能力极其有限。血管造影可对颅内占位性疾病提供大致的定位和初步的定性诊断信息,然其创伤性限制了应用,目前主要用于血管性疾病的诊断和介入治疗当中。

1969年计算机断层扫描(computed tomography,CT)的出现革新了中枢神经系统疾病的影像检查路径,该检查首次实现了清晰、直观地显示颅脑结构。随后,CT血管成像(CT angiography,CTA)、CT灌注成像(CT perfusion,CTP)等技术的开发进一步拓展了CT在脑血管疾病诊疗当中的应用。

磁共振成像(magnetic resonance imaging,MRI)技术于20世纪80年代应用于中枢神经系统疾病的评估。此后,磁共振在主磁体、线圈、扫描技术以及脉冲序列等方面不断革新,使图像清晰度不断提升,同时扫描时间不断缩短。除结构影像进步外,反映生理状态的磁共振技术如扩散加权成像(diffusion-weighted imaging,DWI)、灌注加权成像(perfusion-weighted imaging,PWI)、MR波谱成像(MR spectroscopy,MRS)、功能磁共振成像(functional MR imaging,fMRI)等还可提供大脑功能方面的信息,对中枢神经系统疾病的诊断和鉴别诊断具有重要的意义,对认识除脑结构改变之外的神经病理学改变具有极大的帮助。

第一节　头颅和脊柱X线图像

一、正常X线表现

(一)头颅

主要用于评估颅骨骨折、肿瘤骨转移、网状内皮系统疾病、代谢性骨病、骨纤维异常增殖症及畸形性骨炎等疾病的颅骨改变。对于颅内软组织病变的评估已被CT、MRI所代替。

常规投照后前位和侧位,正常X线图像常可见以下结构(图5-1):

1. 颅板　成人颅板较儿童厚,分为内板、外板和板障。内、外板为密质骨,呈线状致密影;板障居中,为松质骨,呈细颗粒状低密度影。

2. 颅缝与囟门　颅骨之间间隙细者为缝,宽者为囟门。囟门呈边缘清晰的透亮区,颅缝则呈透明线状影,易被误认为骨折。

3. 颅板压迹　包括脑回压迹、脑膜中动脉压迹、蛛网膜颗粒压迹、板障静脉压迹及导静脉压迹等。其中,蛛网膜颗粒压迹呈边缘锐利不规则的密度减低影,直径常为0.5~1.0cm,可见于颅内板任意位置,贯通颅底含气腔时偶可引起脑膜炎、脑脊液瘘,较大时需要与颅骨破坏相鉴别。

4. 颅内非病理性钙化　常见于松果体、大脑镰和侧脑室脉络丛钙化,偶可见基底节区、小脑齿状核、颈内动脉虹吸部、小脑幕和岩床韧带的局限性钙化。

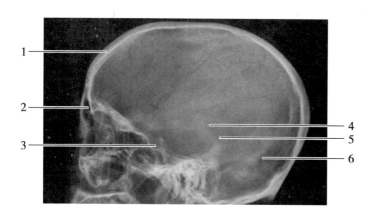

图 5-1 正常颅骨侧位
1. 颅板；2. 额窦；3. 蝶鞍；4. 松果体区钙化；5. 脑膜中动脉压迹；6. 枕乳缝

（二）脊柱

由于脊髓与脑脊液密度相近,常规 X 线图像不能显示正常脊髓形态,诊断用的 X 线脊髓造影已被 CT、MRI 取代。脊柱常规检查应包括前后位和侧位(图 5-2),必要时加照斜位、过伸过屈位、张口位等。

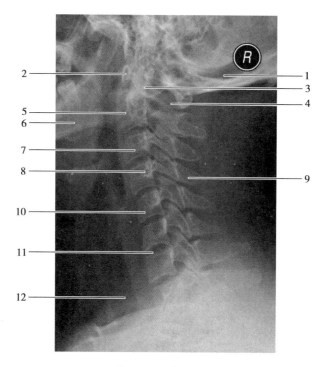

图 5-2 颈椎侧位
1. 枕骨；2. 寰椎前弓；3. 枢椎齿状突；4. 寰椎后弓；5. 枢椎；6. 下颌角；
7. 第 3 颈椎；8. 横突；9. 棘突；10. 椎体；11. 第 6~7 椎间隙；12. 气管

1. 前后位 除寰枢椎外,各椎体呈方形,两侧为横突,内侧环状致密影为椎弓根。椎弓根和椎板构成椎弓,椎弓和椎体围成椎管,椎管容纳脊髓。

2. 侧位 脊柱存在生理性弯曲,颈、腰曲向前凸,胸、骶曲向后凸。椎弓根的上下方可见上下关节突,椎弓根、上下关节突及椎体围成椎间孔,椎间孔容纳神经根

3. 斜位 颈椎斜位可显示椎间孔的大小形态,腰椎斜位可显示椎弓峡部有无不连接的情况。

二、异常 X 线表现

（一）头颅

1. 头颅大小与形态变化

（1）头颅增大：如伴颅壁变薄、颅缝增宽或脑回压迹增多和加深，多见于婴儿脑积水；如伴颅板增厚，则多见于畸形性骨炎、骨纤维异常增殖症和肢端肥大症等。

（2）头颅变小：如果颅缝未闭或颅缝已闭但无颅压增高征象，多为小头畸形或脑发育障碍；如果颅缝闭合且伴有颅压增高征象，则为狭颅症。

（3）头颅变形：尖头和短头畸形多见于狭颅症；舟状头见于狭颅症和黏多糖贮积症；偏头畸形见于狭颅症和一侧大脑发育不全。

2. 颅骨骨质结构变化

（1）颅骨破坏：若颅骨破坏的边缘光整，呈条状、片状密度增高，多提示为良性或慢性病变；若边缘模糊不清，多见于恶性或急性病变。

（2）颅骨增生：弥漫性颅骨增生常见于系统性疾病如畸形性骨炎、石骨症、肾性佝偻病、肢端肥大症和地中海贫血等；局限性颅骨增生多由局部骨质病变引起或继发于邻近病变刺激，如脑膜瘤、骨肉瘤、骨纤维异常增殖症、慢性骨髓炎和陈旧性骨折等。

（3）颅骨连续性中断：常见于外伤后骨折，如凹陷性骨折、线性骨折和颅缝分离等。

3. 病理性钙化　包括肿瘤性钙化、结核性钙化、寄生虫性钙化及脑血管壁钙化等。

（二）脊柱

1. 脊柱曲度变化　病理状态下，脊柱常出现生理曲度消失、变直、反向屈曲、侧弯甚至后凸畸形等，多见于腰肌劳损、脊柱创伤、椎间盘病变、强直性脊柱炎、脊柱结核、肿瘤等。

2. 脊柱骨质破坏　破坏边缘若出现反应性增生硬化多为良性病变，边缘模糊无硬化多为恶性病变。

3. 脊柱骨质增生　主要表现为椎体或附件的局部或全部骨质增生，骨密度增高。见于慢性病变，如老年性脊柱退变、强直性脊柱炎以及脊柱结核愈合期等。

4. 脊柱形态变化　包括脊柱骨性强直、椎管扩大、椎间孔扩大、椎弓根间距增大或异常缩小、椎体楔形变、脊椎脱位等变化，可见于先天性发育异常、脊柱创伤、脊柱结核、退行性病变、椎体或椎管内肿瘤等。

（王振常）

第二节　计算机断层扫描成像

一、计算机断层扫描

CT 成像有赖于 X 线束穿过不同组织结构时的衰减程度。如颅骨结构致密，使 X 线束明显衰减（CT 值高）而呈白色；气体的 X 线衰减程度低（CT 值低）而呈黑色。一般采用骨窗显示颅骨结构及含气腔，采用软组织窗观察脑组织。通过灵活调整窗宽和窗位可改变图像的对比度和亮度，实现对特定结构的最佳显示。头颅平扫 CT 主要用于检查有无颅骨骨折、脑组织损伤、颅内出血、脑梗死及肿瘤（尤其是含有钙化、骨化者）。增强 CT 用于清晰显示平扫 CT 可见或未见的病变，评价颅内病变血-脑屏障破坏程度及肿瘤血供情况。

（一）正常 CT 表现

1. 颅脑

（1）平扫 CT（图 5-3）

1）颅骨及含气腔：在颅底层面可以观察到颈静脉孔、卵圆孔、破裂孔、枕骨大孔以及颞骨气房和鼻窦等。在枕骨大孔上方层面可见颈静脉结节、岩骨、蝶骨小翼、蝶鞍和视神经管等重要结构，岩骨的内侧尚可见内听道。在高位层面可以显示颅盖诸骨的内外板和颅缝。

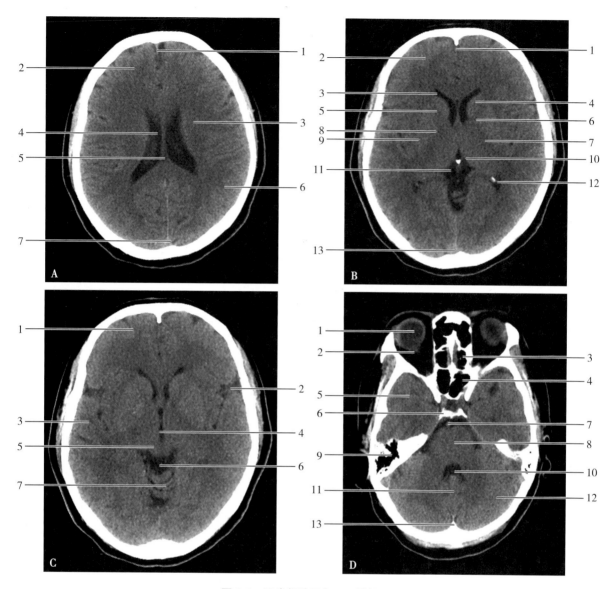

图 5-3 正常颅脑平扫 CT 横断面

A（蝶鞍层面）:1. 大脑镰;2. 额叶;3. 半卵圆中心;4. 侧脑室体部;5. 胼胝体;6. 顶叶;7. 上矢状窦

B（三脑室层面）:1. 大脑镰;2. 额叶;3. 侧脑室前角;4.尾状核头部;5. 内囊前肢;6. 内囊膝部;7. 内囊后肢;8. 苍白球;9. 壳核;10. 背侧丘脑;11. 第三脑室;12. 侧脑室三角;13. 上矢状窦

C（基底节层面）:1. 额叶;2. 外侧裂池;3. 颞叶;4. 第三脑室;5. 大脑脚;6. 四叠体池小脑蚓部;7. 小脑蚓部

D（侧脑室层面）:1. 眼球;2. 视神经;3. 筛窦;4. 蝶窦;5. 颞叶;6. 鞍背;7. 基底动脉;8. 脑桥;9. 乳突气房;10. 第四脑室;11. 小脑蚓部;12. 小脑半球;13. 枕内粗隆

2) 脑实质:灰质的 CT 值为 32~40HU,白质的 CT 值为 28~32HU,两者平均相差(7.0±1.3)HU,易于分辨。大脑半球中由尾状核、豆状核(壳核、苍白球)构成的基底节,其内侧是侧脑室,外侧紧靠外囊,丘脑位于其后内方,内囊在豆状核与尾状核、丘脑之间走行。这些神经核团的密度类似于灰质并略高于内囊。延髓、脑桥和中脑组成脑干,在环池和脑桥的衬托下可以显示,但其内部的神经核团难以分辨。

3) 含脑脊液的间隙:脑室系统、脑池、脑沟、脑裂内均含有脑脊液,呈低密度区。具体包括侧脑室、第三脑室、第四脑室、枕大池、桥池、桥小脑角池、鞍上池、环池、侧裂池、四叠体池以及大脑纵裂等。

4) 生理性钙化:CT扫描对生理性钙化的检出率较 X 线图像高。于三脑室后部可显示松果体与缰联合钙化,75%~80% 的成人可见,缰联合钙化居前,范围不超过 1cm,松果体钙化偏后,一般不超过 5mm;侧脑室脉络丛钙化,出现率约 75%,有 1/3 左右两侧不对称;大脑镰钙化,多见于 40 岁以上的成人;基底节钙化在高龄人群中易出现;齿状核钙化,偶尔在老年人中出现,呈对称性。

(2) 增强 CT:增强检查时,脑血管明显强化,正常的脑组织由于血 - 脑屏障的作用无明确强化。侧脑室内的脉络丛强化后呈不规则的带状致密影,硬脑膜、松果体和垂体因无血 - 脑屏障而强化。

2. 脊髓和脊柱平扫 CT

(1) 椎弓根层面:可见椎管结构,由椎体、椎弓根、椎板和棘突围成。各段椎管前后径不同,平均为 16~17mm,下限 11.5mm;横径 20~24mm,下限 16mm。椎体内可见均匀分布的稍高密度点条状骨小梁影。

(2) 椎间孔层面:椎间孔呈裂隙状位于椎管前外侧,前为椎体,后为椎小关节,上下为椎弓根,内与侧隐窝相连,有脊神经根通过。硬膜囊借周围脂肪显影,囊内含脊髓,平扫二者不能区分。神经根为直径约 1~3mm 的条形影,位于硬脊膜囊前外方侧隐窝内,侧隐窝呈漏斗状,其前后径不小于 5mm。

(二) 异常 CT 表现

1. 颅脑

(1) 脑实质密度改变:高密度灶常见于钙化、血肿、肿瘤等;等密度灶常见于亚急性出血、脑肿瘤、脑梗死等;低密度灶常见于胆脂瘤、囊肿、脑梗死、陈旧性出血、脑水肿或脑脓肿等;混杂密度灶常见于颅咽管瘤、恶性胶质瘤和畸胎瘤等。

(2) 颅内异常强化:均匀强化常见于脑膜瘤、生殖细胞瘤等;环形强化常见于脑脓肿、转移瘤等;不均匀强化常见于血管畸形、恶性胶质瘤等;脑回样强化常见于脑梗死。

2. 脊髓和脊柱

(1) 脊髓

1) 脊髓外形异常:脊髓增粗常见于髓内肿瘤、脊髓损伤急性期、脊髓感染等;脊髓萎缩常见于髓外硬膜下肿瘤、脊髓损伤后期。

2) 脊髓密度异常:局限性密度异常常见于髓内肿瘤、多发性硬化、脊髓感染等;弥漫性密度异常见于脱髓鞘病变或脊髓感染等。

(2) 椎管

1) 椎管扩大:良性肿瘤使椎管受压吸收表现,恶性肿瘤对椎管骨结构呈浸润性破坏改变。

2) 椎管狭窄:包括骨性和纤维性狭窄两种形式,后者主要由黄韧带、后纵韧带的增生肥厚以及椎间盘后突压迫硬膜囊所致。

二、头颈部 CT 血管成像

经高压注射器静脉注射碘对比剂后,延迟适当的时间进行螺旋扫描,可使动脉或静脉明显显影,从而分别获取 CT 动脉血管成像(CTA)及 CT 静脉血管成像(computed tomography venography,CTV)。血管后处理技术如曲面重组、最大密度投影及三维重组可用于清晰、直观显示血管解剖、变异及病变。

(一) 正常头颈部 CTA 图像(图 5-4)

1. 颈内动脉系统

(1) 颈内动脉分段:由颈段和颅内段组成。颅内段包括岩段、海绵窦段、虹吸弯段、床突上段和终段。虹吸弯段分出眼动脉,床突上段分出后交通动脉。海绵窦段、虹吸弯段和床突上段合称虹吸曲。

(2) 大脑前动脉分段:按 Fischer 分类法分为 5 段。A1 段,大脑前动脉至前交通动脉;A2 段,前交通动脉至胼胝体膝部下方;A3 段,胼胝体膝部下方至额极动脉;A4、A5 段,大脑前动脉主干所延续的胼周支及终末支。

(3) 大脑中动脉:为颈内动脉最大分支,供应大脑外侧广泛区域。按 Fischer 分类法分为 5 段。M1 段,自大脑中动脉起始部至大脑外侧裂,称为水平段;M2 段,继 M1 段之后位于大脑外侧裂深部、岛叶表面,称为侧裂段或岛叶段;M3 段,由 M1 末端或 M2 近端发出的额顶升动脉,沿岛叶表面上行,分布于额顶叶凸面;M4 段,指顶后动脉和角回动脉;M5 段,指颞前动脉、颞中动脉及颞后动脉。

2. 椎 - 基底动脉系统

(1) 椎动脉:双侧椎动脉起自同侧锁骨下动脉后上壁,进入 C_6 横突孔并向上走行,自 C_1 横突孔穿出,经

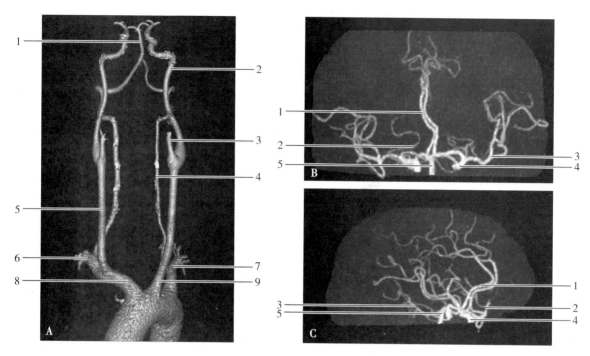

图 5-4　正常头颈部 CTA 图像

A（三维重建，正位）：1. 基底动脉；2. 颈内动脉；3. 颈外动脉；4. 椎动脉；5. 颈总动脉；6. 锁骨下动脉；7. 左侧锁骨下动脉；8. 头臂干动脉；9. 左侧颈总动脉

B（最大密度投影，正位）：1. 大脑前动脉；2. 大脑后动脉；3. 大脑中动脉；4. 颈内动脉；5. 基底动脉

C（最大密度投影，斜位）：1. 大脑前动脉；2. 大脑中动脉；3. 大脑后动脉；4. 颈内动脉；5. 基底动脉

枕大孔入颅。双侧椎动脉自脑桥下缘汇合为基底动脉，后者自脑桥腹侧上行至中脑水平分成左、右大脑后动脉，主要供应脑桥、延髓及小脑区域。

（2）基底动脉：于脑干腹侧面上行，止于脚间池并分为左、右大脑后动脉。主要分支包括小脑前下动脉、小脑上动脉、大脑后动脉。

（3）大脑后动脉：基底动脉终末支，走行与小脑上动脉大致平行，主要供应颞叶、枕叶、顶叶中脑、侧脑室、脉络丛等区域。主要分为 4 段。P1 段，自起始部至中脑腹侧；P2 段，指围绕中脑并向后走行；P3 与 P4 段，均为大脑后动脉终末支。

3. Willis 环　位于颅底的多边形动脉环，沟通颈动脉系统与椎基底动脉系统。完整的 Willis 环仅见于 18% 的人群，包括双侧大脑前动脉 A1 段、双侧大脑后动脉 P1 段、前交通动脉及双侧后交通动脉。大脑前动脉 A1 段发育不全或缺如的发生率约 25%，后交通动脉为 32%，大脑后动脉约 20%，前交通动脉约 9%。

4. 颅内静脉系统（图 5-5）

（1）硬膜静脉窦位于两层硬脑膜之间，将脑内静脉血引流至颈内静脉。

1）上矢状窦接收大脑表面（硬膜、导静脉、板障静脉）的血液。

2）下矢状窦接收大脑镰、大脑内侧面、胼胝体的血液，与大脑大静脉汇合注入直窦。

3）直窦接收大脑大静脉及下矢状窦的血液。

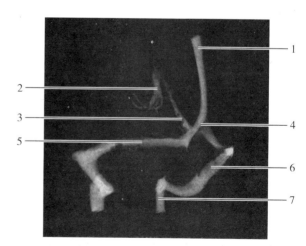

图 5-5　正常颅脑 CTV 图像（三维重建）

1. 上矢状窦；2. Galen 静脉；3. 直窦；4. 窦汇；5. 横窦；6. 乙状窦；7. 颈内静脉

4）横窦接收小脑半球下静脉、岩上窦、导静脉等血液。

5）乙状窦为横窦的延续,接收导静脉及小脑静脉的血液,远端与颈内静脉相连。

（2）大脑静脉多不与动脉伴行,分为浅、深两组。

1）大脑浅静脉收集灰质及灰质下白质的静脉,汇入硬脑膜静脉窦,包括大脑上静脉、大脑中浅静脉、大脑下静脉及基底静脉。

2）大脑深静脉收集深部白质、基底神经节和丘脑的静脉,经大脑大静脉汇入直窦,包括大脑大静脉和大脑深静脉。

（二）异常CTA表现

1. 动脉系统

（1）管腔异常:管腔狭窄或闭塞最常见于动脉粥样硬化(图5-6),CTA可量化显示狭窄程度及范围;其他常见原因包括脑血管外栓子栓塞、先天发育、烟雾病等。管腔扩张常见于动脉瘤,CTA可清晰显示动脉瘤形态、部位、数量、大小等信息,头颈部动脉瘤最多见于Willis环。

（2）管壁异常:管壁增厚多见于动脉粥样硬化,管壁剥离见于夹层动脉瘤,管壁菲薄见于肌纤维发育不良等。

2. 静脉系统　管腔狭窄或闭塞常见于蛛网膜颗粒压迫静脉窦、小脑压迫横窦、静脉窦血栓形成等,CTA可显示病变部位、范围及侧支静脉循环通路。管腔扩张常见于动静脉畸形/瘘的引流静脉、静脉畸形、静脉窦憩室形成等。

3. 动静脉沟通异常　常见于血管畸形的畸形血管巢,多呈团状、结节状;同时可见增粗的供血动脉及提前显影的粗大纤曲引流静脉。

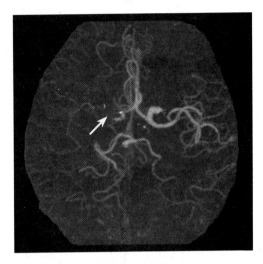

图5-6　右侧大脑中动脉闭塞(白色箭头)

三、脑CT灌注成像

CTP在静脉注射对比剂的同时对选定的脑层面进行动态扫描,以获得层面内每一像素的时间-密度曲线(time-density curve,TDC),曲线的横坐标为时间,纵坐标为注射对比剂后增加的CT值,通常1mg碘可使1ml组织的CT值增加25HU,所以曲线实际上反映了对比剂浓度在脑组织中的变化,间接反映了脑组织灌注量的变化,然后再根据数学模型计算出脑血流量(cerebral blood flow,CBF)、脑血容量(cerebral blood volume,CBV)、对比剂平均通过时间(mean transit time,MTT)、对比剂达峰时间(time to peak,TTP)和毛细血管通透性(capillary permeability,PS)等参数。并可将以上参数进行图像重建和伪彩染色得到血流灌注图、血容积图、平均通过时间图、达峰时间图、PS图,以评价脑组织的通透状态。

CBF为在单位时间内流经一定脑组织血管结构的血流量,单位为ml/(min·100g)。CBV为存在于一定量脑组织血管结构的血液容积总量,单位为ml/100g。MTT为血液经不同路径通过特定脑组织的平均时间,通常以秒为单位。TTP是指时间-密度曲线上对比剂开始出现到达峰值的时间,单位为s。PS指的是对比剂单向从血管内渗漏到组织间隙的速率,单位是ml/(min·100g)。

（一）评价脑缺血

1. 用于缺血性脑血管病的早期诊断　检出常规MRI和扩散加权成像尚未显示的超早期急性缺血病变,在发病10min即可显示脑缺血的部位和范围。当TTP延长、MTT延长、CBF正常或轻度下降、CBV正常或升高提示微血管代偿性扩张,此时患者多无明显临床症状。当MTT延长、TTP延长或消失、CBF下降、CBV正常时提示局部血流灌注轻度减少,如CBV下降,则提示血流灌注明显减少(图5-7)。

2. 动态反映脑组织血流动力学的变化情况　评价脑缺血的程度,对暂时性脑局部缺血发作的研究具有重要的临床实用性。

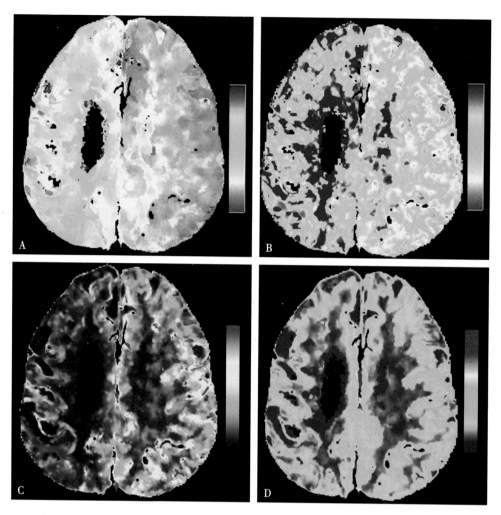

图 5-7　A~D 右侧大脑半球脑实质灌注减低

右侧大脑半球 TTP 延长（A），MTT 延长（B），CBF 下降（C），CBV 下降（D）

3. 用于评价缺血半暗带　缺血半暗带为缺血后经过有效溶栓治疗功能尚可恢复的脑组织，脑灌注成像可通过两种方法显示半暗带：一是利用 CBF 的相对值（缺血侧 CBF 与健侧 CBF 的比值）来区分梗死组织和半暗带组织，半暗带组织相对 CBF 的低限为 0.2；另一种方法是根据 CBV 来区别梗死组织和半暗带组织，CBF 下降而 CBV 正常或轻度升高的组织为半暗带组织，而 CBF 下降伴 CBV 下降的组织为梗死区。

（二）脑肿瘤的诊断和鉴别诊断

1. 区分肿瘤组织和非肿瘤组织　提供判断脑肿瘤尤其是恶性肿瘤的实际大小和范围的指标，为临床制订治疗方案提供更准确的影像学信息。

2. 提供肿瘤良恶性信息　恶性肿瘤血管丰富，血流量大，基底膜不完整，毛细血管通透性增加，灌注成像表现为高灌注，脑血流量和血容量增加。

3. 为脑肿瘤的鉴别诊断提供重要依据　发生在胼胝体并向两侧半球脑实质侵犯者，需要鉴别是淋巴瘤还是胶质母细胞瘤。灌注成像呈低灌注提示淋巴瘤，高灌注提示为胶质母细胞瘤。脑膜瘤和神经鞘瘤鉴别时，脑膜瘤呈明显高灌注，这种高灌注不见于典型的神经鞘瘤。

4. 用于放射性坏死和肿瘤复发的鉴别　肿瘤复发为高灌注，放射性坏死为低灌注，肿瘤复发时病变区 CBV 与正常脑组织 CBV 比值大于 2，而放射性坏死常小于 1。

5. 指导脑组织穿刺活检的位置　穿刺活检应选择恶性程度较高的高灌注区。

（王振常）

第三节　磁共振成像

磁共振(magnetic resonance,MR)是通过对静磁场中的人体施加某种特定频率的射频(radio frequency,RF)脉冲,使人体组织中氢质子受到激励而发生磁共振现象;当终止 RF 脉冲后,质子在弛豫过程中感应出 MR 信号;经过对 MR 信号的接收、空间编码和图像重建等处理过程,产生 MR 图像。

一、磁共振成像

(一) 基本概念

1. 磁共振成像物质基础

(1) 常规采用氢质子成像,原因为体内氢质子数量最多,磁化率最高,且存在于人体各种组织中。

(2) MR 信号直接来源为水分子和甘油三酯中的氢质子。

2. 磁场中人体氢质子状态

进动:磁场中氢质子自旋产生小磁场,与静磁场相互作用,使质子的磁化矢量与主磁场成一定角度,并在自旋的同时以此角度绕主磁场轴旋转摆动,这种旋转摆动称为进动。

3. 磁共振现象

(1) 射频:沿垂直于静磁场的方向,对静磁场中的质子群施加某一特定频率的电磁波,称为射频(RF)。

(2) 磁共振现象:射频频率与主磁场中的质子进动频率一致时,原来的宏观磁化就会以射频场为轴发生偏转的现象;实质是质子群中一部分质子吸收了射频的能量,从低能级跃迁到了高能级。

(3) 90°脉冲:使质子进动角度增大至 90°的 RF 脉冲。质子的进动角度受 RF 脉冲强度和持续时间影响,强度越强、持续时间越长,质子的进动角度越大。使质子进动角度增大多少度即为多少度脉冲。

4. 弛豫

(1) 纵向弛豫和横向弛豫:射频激励(一般为几十微秒)以后,宏观磁化矢量要恢复到原始的平衡态,表现为纵向磁化逐渐增大(纵向弛豫)和横向磁化逐渐减小(横向弛豫)。

(2) T_1 值:描述组织纵向弛豫的快慢,为激励射频关闭后某组织纵向磁化矢量由零恢复到最大值 63% 为终点的时间间隔。

(3) T_2 值:描述组织横向弛豫的快慢,为关闭激励射频后某组织横向磁化矢量由最大值衰减到最大值 37% 时的时间间隔。

(4) 弛豫速度:由原子核所处环境决定,人体各组织中氢原子核所处的化学环境各不相同,因而各组织的 T_1、T_2 值一般都不相同。

5. 空间定位　利用施加三个相互垂直的线性梯度磁场来实现:选层梯度场选择发生磁共振现象的人体断层层面;频率编码梯度场获取选定层面内 X 方向的信号;相位编码梯度场获取选定层面内 Y 方向的信号。

(二) 磁共振成像常用脉冲序列及技术

1. 自旋回波序列(spin echo,SE)　SE 序列是磁共振成像最基本和常用的序列。其原理为先施加 90°激励的射频脉冲使人体磁场偏转,再施加 180°复相位的射频脉冲使质子相位重聚,产生自旋回波信号。90°激发脉冲开始至获得回波的时间称为回波时间(time of echo,TE);两次 90°脉冲之间的时间为重复时间(repetition time,TR)。TR 和 TE 的选择决定所得图像的对比度。

(1) T_1 加权成像(T_1 weighted imaging,T_1WI):采用短 TR(<800ms)、短 TE(<20ms)成像,T_1 长的组织呈低信号;T_1 短的组织呈高信号。该序列信噪比好,不同组织间对比度佳,适于显示正常解剖结构,也是增强检查的常规序列。

(2) T_2 加权成像(T_2 weighted imaging,T_2WI):采用长 TR(>2000ms)、长 TE(>50ms)成像,长 T_2 的组织呈高信号,短 T_2 的组织呈低信号。该序列易于显示水肿和液体,病变组织常含较多水分而成高信号,因而更易于显示病变。

2. 梯度回波序列（gradient echo,GRE）　GRE 是常用的快速成像脉冲序列。其特点为扫描速度快,成像时间短,空间分辨力及信噪比较高。该序列常用于 T_1WI 的增强扫描,平扫则主要作为脑功能成像的结构图。此外,该序列也是各类 MR 血管成像的最常用序列。

3. 平面回波序列（echo planar imaging,EPI）　该序列扫描速度快,成像质量高,常用于脑灌注和弥散成像等功能成像。

4. 液体衰减反转恢复序列（fliud attenuated inversion recovery,FLAIR）　主要用于 T_2WI 中抑制脑脊液的高信号,避免了 T_2WI 上高信号灶与脑脊液高信号的混淆。主要用于脑部疾病的诊断及鉴别诊断,尤其是脑表面和脑室周围的病变。

5. 脂肪抑制（fat suppression,FS）技术　主要用于评估是否为脂肪组织及显示被脂肪组织所掩盖的病灶。

6. 扩散加权成像（DWI）　DWI 主要反映组织内水分子的扩散受限程度。细胞数量增多或体积增大时,细胞间隙内水分子的扩散受到限制,在 DWI 上表现为高信号,ADC 图上为低信号。该技术可用于:①评估不同时期脑梗死,脑组织发生缺血、缺氧 30min 后即可表现为 DWI 高信号,梗死后 5d 后信号逐渐减低,于 7d 左右呈等信号,梗死软化后多呈低信号;②评估出血演变过程,急性期出血呈高低混杂信号,亚急性早期呈中央低、边缘高信号,亚急性晚期及慢性期需参照常规 MR 表现;③评估外伤后弥漫性轴索损伤,DWI 较常规 MR 显示轴索损伤范围更广,且 DWI 显示的异常信号体积与临床格拉斯哥昏迷评分及预后的相关性较常规 MR 高;④用于肿瘤的诊断及鉴别诊断,评估肿瘤分化程度,指导肿瘤分级,判断治疗后肿瘤有无残存或复发。此外,DWI 在中枢神经系统炎症、变性、脱髓鞘疾病评估中也有广泛应用。

7. 磁敏感加权成像（susceptibility weighted imaging,SWI）　含铁血黄素、脱氧血红蛋白及铁蛋白在 SWI 上呈低信号。可应用于显示血管畸形（图 5-8）、脑外伤、卒中、脑肿瘤、神经退行性疾病等。

（三）正常 MR 表现

1. 颅脑（图 5-8~ 图 5-11）

（1）脑实质:白质较灰质含水量少而含脂量多,因此白质在 T_1WI 上信号高于灰质,在 T_2WI 上低于灰质。脑实质内有一些铁质沉积较多的核团如苍白球、红核、黑质及齿状核等,在 T_2WI 上呈低信号。基底节区内靠侧脑室,外邻外囊,在豆状核与尾状核、丘脑之间有内囊走行。

（2）脑室、脑池、脑裂、脑沟:均含脑脊液,在 T_1WI 上为低信号,在 T_2WI 上为高信号。

（3）脑神经:高分辨率 MR 多能够清晰地显示出各对脑神经。以 T1WI 显示为佳,呈等信号强度。在颅底层面可以显示第Ⅱ、Ⅵ、Ⅶ、Ⅷ、Ⅸ、Ⅹ、Ⅺ、Ⅻ共八对脑神经;在蝶鞍层面能够显示第Ⅴ对脑神经;在鞍上池层面,可以显示第Ⅲ、Ⅳ对脑神经。

（4）脑血管:动脉因其血流迅速产生流空效应（flow void effect,FVE）,表现为无信号区;静脉血流速度慢,可在 T_1WI 上呈高信号。

（5）颅骨与软组织:头皮和皮下组织含大量脂肪,在 T_1WI 及 T_2WI 上均呈高信号;颅骨内外板、硬脑膜、颞骨含气腔、鼻旁窦含气腔等结构几乎不含或少含质子,均无信号或呈低信号;颅骨板障内含脂肪较多,且其中的静脉血流较慢,在 T_1WI 呈高信号。

2. 脊髓和脊柱（图 5-12）

（1）脊髓:T_1WI 上脊髓呈中等信号,位于低信号的蛛网膜下腔内。蛛网膜下腔周围的静脉丛、纤维组织和骨皮质均为低信号。在 T_2WI 上脊髓与脑脊液形成良好的对比。横断面、冠状面还可清楚显示硬膜囊及脊神经根。

（2）脊柱:T_1WI 上椎体内部呈中等信号,由于其内黄骨髓分布不均常致信号不一致。椎体和椎弓表面的骨皮质在 T_1WI 和 T_2WI 上均呈低信号。在旁正中矢状面上,椎间孔内有脂肪组织充填而呈高信号,其中低信号的圆形或长圆形影为脊神经根。

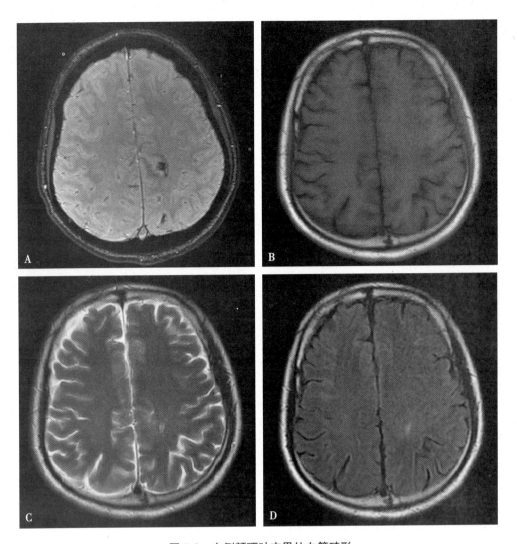

图 5-8　左侧额顶叶交界处血管畸形

SWI(A)可清晰显示左侧额顶叶交界处血管团及周围血管网,而常规 $T_1WI(B)$,$T_2WI(C)$,T_2FLAIR (D)上均不能直观显示

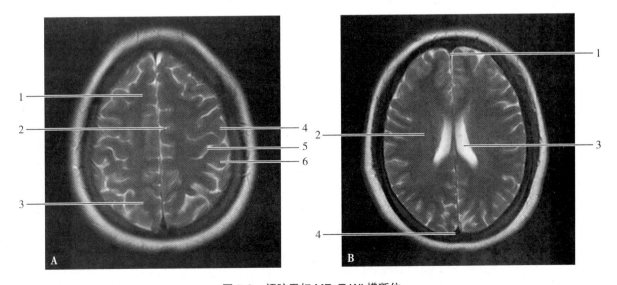

图 5-9　颅脑平扫 MR;T_2WI 横断位

A:1.额叶;2.大脑镰;3.顶叶;4.中央前回;5.中央沟;6.中央后回;B:1.大脑镰;2.放射冠;3.侧脑室体部;4.上矢状窦

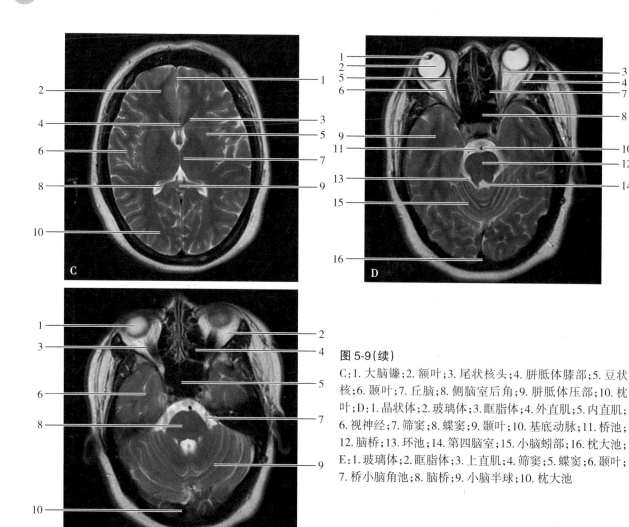

图 5-9（续）

C:1. 大脑镰;2. 额叶;3. 尾状核头;4. 胼胝体膝部;5. 豆状核;6. 颞叶;7. 丘脑;8. 侧脑室后角;9. 胼胝体压部;10. 枕叶;D:1. 晶状体;2. 玻璃体;3. 眶脂体;4. 外直肌;5. 内直肌;6. 视神经;7. 筛窦;8. 蝶窦;9. 颞叶;10. 基底动脉;11. 桥池;12. 脑桥;13. 环池;14. 第四脑室;15. 小脑蚓部;16. 枕大池;E:1. 玻璃体;2. 眶脂体;3. 上直肌;4. 筛窦;5. 蝶窦;6. 颞叶;7. 桥小脑角池;8. 脑桥;9. 小脑半球;10. 枕大池

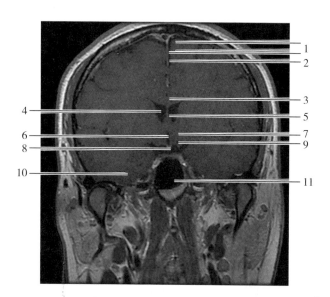

图 5-10　颅脑平扫 MR;T₁WI 冠状位

1. 顶叶;2. 大脑纵裂;3. 胼胝体体部;4. 侧脑室前角;5. 穹窿;6. 第三脑室;7. 丘脑;8. 垂体柄;9. 视束;10. 颞叶;11. 蝶窦

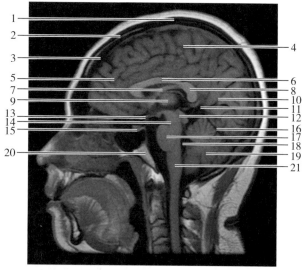

图 5-11　颅脑平扫 MR;T₁WI 正中矢状位

1. 颅骨外板;2. 板障;3. 颅骨内板;4. 顶叶;5. 额叶;6. 胼胝体体部;7. 穹窿柱;8. 胼胝体压部;9. 丘脑;10. 枕叶;11. 大脑大静脉池;12. 中脑导水管;13. 视交叉;14. 中脑;15. 垂体;16. 小脑幕;17. 脑桥;18. 第四脑室;19. 小脑;20. 斜坡;21. 延髓

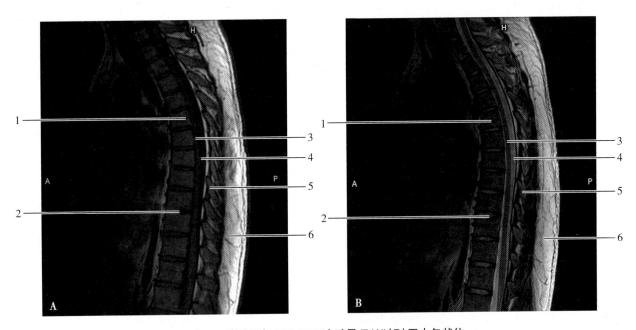

图 5-12　脊髓平扫 MR:T₁WI(A)及 T₂WI(B)正中矢状位
1. 胸椎;2. 椎间盘;3. 脊髓;4. 蛛网膜下腔;5. 棘突;6. 皮下脂肪

（四）异常 MR 表现

1. 头颅

（1）脑实质信号异常

1）T₁WI 低、T₂WI 高信号主要见于绝大多数脑肿瘤、梗死灶、脱髓鞘病变、脑脓肿及其他颅内炎性病变等。

2）T₁WI 低、T₂WI 低信号主要见于动脉瘤、动静脉血管畸形、钙化、纤维组织增生等。

3）T₁WI 高、T₂WI 高信号主要见于脑出血的亚急性期、脂肪类肿瘤等。

4）T₁WI 高、T₂WI 低信号见于急性出血、黑色素瘤及肿瘤卒中等。

5）混杂信号病变常见于动脉瘤、动静脉血管畸形伴血栓形成,肿瘤合并坏死、囊变、钙化和肿瘤血管等。

（2）形态、结构异常:常见于各种先天性发育异常、梗死、出血、炎症、寄生虫、肿瘤等。

（3）脑血管改变:MR 可显示正常血管及脑血管畸形中的异常血管结构,也能显示血管周围脑实质的病理性改变。

（4）增强后脑实质改变:静脉注入的顺磁性对比剂如二乙烯五胺乙酸钆(gadolinium diethyl triamine-pentoacetic acid,Gd-DTPA),可通过受损的血 - 脑屏障进入脑内病变组织,或滞留于病变内缓慢的血流中。病变是否强化及强化程度,与病变组织血供是否丰富以及血 - 脑屏障被破坏的程度有关。强化程度因病变性质不同亦有很大差异,分为明显强化、轻中度强化或无强化等。强化形式又分为均匀强化和不均匀强化。强化后病变的信号常发生改变,可对病变进一步观察分析,如区分肿瘤与水肿、检出复发的肿瘤、勾画肿瘤的形态等。

（5）增强后脑膜异常强化:根据脑膜异常强化的部位不同分为 3 种类型,即硬脑膜 - 蛛网膜强化、蛛网膜 - 软脑膜强化、全脑膜强化。异常硬脑膜 - 蛛网膜增强后表现为连续的、增粗的条状或结节状影,位于大脑表面。在 1.5T 高场 MR 增强扫描时脑膜强化长度大于 3cm 即应高度怀疑异常强化。当脑表面、脑沟、脑裂、脑池部位出现强化,且已排除小血管本身强化时高度怀疑蛛网膜 - 软脑膜异常强化。全脑膜强化即硬脑膜、蛛网膜、软脑膜均强化(图 5-13)。

2. 脊髓和脊柱

（1）脊髓改变

1）脊髓增粗：脊髓空洞症、肿瘤、外伤后血肿及水肿、脊髓血管畸形等均可引起脊髓增粗，后者常合并有纤曲、粗大的流空血管影。脊髓增粗时，邻近的蛛网膜下腔发生对称性狭窄乃至闭塞。

2）脊髓变细：脊髓空洞症亦可导致脊髓变细。各种原因引起的脊髓萎缩，于矢状面 T_1WI 上均可直接观察脊髓萎缩的程度与范围。

3）脊髓信号异常：脊髓缺血、炎症以及脱髓鞘病变时，脊髓大小可无改变，仅表现为边界不清的 T_1WI 低 T_2WI 高的信号改变。

4）脊髓移位：髓外硬脊膜内占位，脊髓局部移位较为明显，常伴有病变一侧上下方蛛网膜下腔的显著增宽。硬脊膜外占位，脊髓轻度移位但移位范围常较长，常伴有病变上下方蛛网膜下腔的变窄。椎间盘向后脱出，对硬膜囊前缘形成局限性压迫，脊髓局部受压移位。纤维性椎管狭窄显示韧带肥大增厚，使硬脊膜囊变窄，脊髓亦受压移位并发生形态改变。

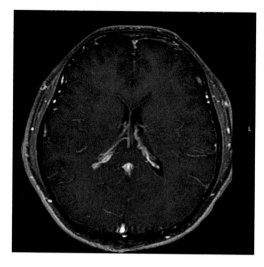

图 5-13　全脑膜强化
增强后 T_1WI 压脂序列显示左侧额部硬脑膜 - 蛛网膜强化，双侧脑沟蛛网膜 - 软脑膜弥漫性强化

5）流空效应：脊髓血管畸形表现为脊髓内或周围的纤曲管状流空影。

（2）椎管内病变

1）肿块及占位效应：肿块主要见于不同类型椎管内肿瘤，其位置和信号强度各异。椎管内肿瘤、突出的椎间盘等可对脊髓、脊神经产生压迫。

2）出血：主要见于椎管内血管畸形、肿瘤内出血和外伤等。急性出血 T_2WI 上血肿为低信号及混杂信号，亚急性晚期出血呈 T_1WI 及 T_2WI 高信号，而慢性血肿可见周围有低信号的含铁血黄素沉积。

3）水肿：主要为脊髓创伤及各种原因的压迫所致，呈 T_1WI 低 T_2WI 高信号。

4）钙化：见于肿瘤内钙化、椎间盘（髓核）钙化和韧带钙（骨）化等，在 T_1WI、T_2WI 多为低信号或无信号。

5）囊性变：主要见于脊髓囊性病变如脊髓空洞症、肠源性囊肿等。病变边缘光滑，信号强度因囊内容物的不同有所差别，如内含脑脊液则呈 T_1WI 低 T_2WI 高信号。

6）脂类物及蛋白含量的影响：脂肪瘤、畸胎瘤等富含脂类物质，可有不同的信号强度变化。蛛网膜下腔梗阻后，脑脊液的蛋白含量增高，在 T_1WI、T_2WI 上可表现为高信号。

7）病变强化：静脉注入对比剂 Gd-DTPA 后，肿瘤可为均匀或不均匀的强化；非肿瘤占位性病变多无强化；而炎性病变多发生不规则强化。

二、磁共振血管成像

磁共振血管成像（magnetic resonance angiography，MRA）是利用液体流动效应，采用或不采用对比剂对血管解剖进行形态描绘，并可反映血流方式和速度的血管功能方面的信息。常用的 MRA 方法包括时间飞跃法（time of flight，TOF）、相位对比法（phase contrast，PC）、动脉自旋标记（arterial spin labeling，ASL）MRA 及对比增强 MRA（contrast enhanced MRA，CE-MRA）。

1. 时间飞跃法　TOF MRA 是头颈部应用最多的 MR 血管成像技术。采用 TR 较短的快速扰相梯度 T_1WI 序列，突出血流的流入增强效应，与成像区域内静止组织之间接受射频脉冲激励的不同而产生组织间对比。按数据采集处理模式，可分为三维 TOF（3D-TOF）法和二维 TOF（2D-TOF）法。血管走行比较直、速度较慢及长度大的血管采用二维方法效果较好，反之采用三维方法。临床上，对于脑部动脉的检查多采用 3D-TOF（图 5-14、图 5-15），颈部动脉检查可采用 2D 或 3D-TOF，静脉病变的检查多采用 2D-TOF（图 5-16）。

如 TOF MRA 图像显示血管腔光滑整齐，未见狭窄，则可基本认为该段血管无狭窄。TOF MRA 由于湍流等原因导致某处血流信号缺失，可表现为管腔狭窄的假象、夸大管腔狭窄程度或遗漏小的动脉瘤。常见

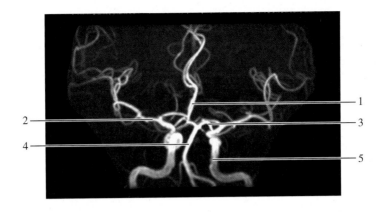

图 5-14 3D TOF MRA
1. 大脑前动脉；2. 大脑中动脉；3. 大脑后动脉；4. 基底动脉 5. 颈内动脉

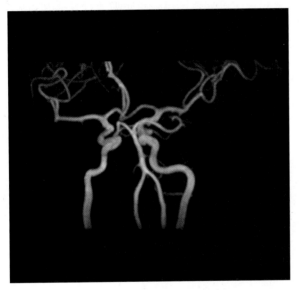

图 5-15 左侧颈内动脉虹吸弯段动脉瘤
3D TOF MRA 显示左侧颈内动脉虹吸弯段囊袋状膨隆影

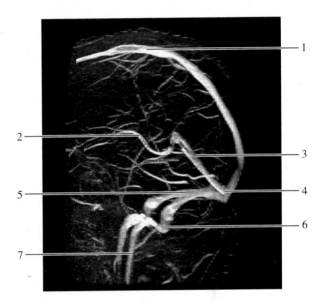

图 5-16 2D TOF MRV
1. 上矢状窦；2. 下矢状窦；3. 直窦；4. 窦汇；5. 横窦；6. 乙状窦；7. 颈内静脉

部位为血管转弯处和血管分叉处，前者如颈内动脉虹吸部，后者如颈内外动脉分叉处。

2. 相位对比 MRA（PC MRA） PC MRA 是利用流动质子与静止质子在梯度场中相位改变的不同实现抑制背景、突出血管信号的血管成像方法。流动质子的相位与移动距离成正比，即与速度成正比，流速越快，信号越强，反之信号越弱。

与 TOF MRA 相比，PC MRA 背景组织抑制好，具有较高的血管对比，能提高小血管或慢血流的检测敏感性，可获得流速、流向等信息。不足之处在于成像时间长，图像后处理相对复杂，成像前预设的编码流速过小容易出现反向血流的假象，过大则血流的相位变化太小，信号明显减弱，另外，PC MRA 对血管狭窄造成的湍流很敏感，呈明显低信号。

临床上 PC MRA 主要用于脑静脉血流及脑脊液流速分析等。3D PC MRA 多用于血管形态的显示，特别是静脉病变的检查，血流或脑脊液流量、流速分析多用 2D 薄层 PC 法，2D PC MRA 所提供的血流定量信息，可用于评价狭窄动脉两端的血流速度、压力梯度。

3. 动脉自旋标记法 MRA ASL MRA 常用于脑和其他组织的灌注成像研究。该技术利用反转脉冲对成像动脉上游血流进行自旋标记后产生图像对比。通常先在成像血管的上游血流施加选择性反转标记脉冲,获得一组标记图像,再对感兴趣区进行一次非标记成像,两组图像剪影之后得到感兴趣血管的 MRA 图像。图像质量受到血流流速的明显影响,对于流速较快的血管成像质量较好,而对于流速较慢的血管,标记效应将会明显减弱,进而造成图像信号和对比的降低。

4. 对比剂增强 MRA   CE MRA 主要取决于血管内对比剂(常用 Gd-DTPA)的 T_1 特性,利用对比剂使血液的 T_1 值明显缩短,短于人体内其他组织,然后利用超快速且权重很重的 T_1WI 序列来记录这种 T_1 弛豫差别。对比剂流经不同血管可造成相应血管内血液 T_1 值发生变化,因此多期扫描可显示不同的血管。与数字减影血管造影相比,CE MRA 具有无创、对比剂用量少及更安全、价格便宜等优点,在临床上对于大中血管病变的检查应用广泛。较 TOF MRA 及 PC MRA 的优势在于对湍流及慢血流血管显示清楚,主要用于脑部和颈部动脉狭窄或闭塞、动脉瘤、血管畸形等病变的检查。

三、磁共振波谱成像

磁共振波谱(magnetic resonance spectroscopy,MRS)是目前唯一研究活体器官、组织代谢、生化变化及化合物定量分析的无创性方法。其原理是利用磁共振现象和化学位移作用进行特定原子核及其化合物定量分析的方法。包括磷谱和氢质子谱两种。氢质子波谱在颅脑疾病诊断中已广泛应用,如癫痫、脑肿瘤、超急性期脑梗死、新生儿缺血缺氧性脑病等。

氢质子磁共振波谱可以对代谢物进行定量分析。利用波峰的高度(代表共振信号强度)和宽度(代表共振频率)计算波峰下的面积,各代谢产物的波峰下面积与所测代谢物的含量成正比。有三种定量方法:绝对定量、半定量和相对定量。相对定量计算各种代谢产物波峰下面积的比值,是目前最常用的方法。

人脑 MRS 常见波峰如下(图 5-17):

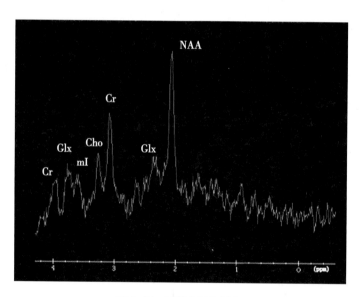

图 5-17   正常 MRS 图像
Cr 肌酸;Glx 谷氨酰类化合物;mI 肌醇;Cho 胆碱复合物;NAA N-乙酰天冬氨酸

1. N-乙酰天冬氨酸(N-acetylaspartate,NAA)   波峰最高,其是正常神经元的标志物,仅见于正常神经元胞体及轴索中,位于 2.02ppm;升高少见,降低可作为判断神经元丢失和损伤的可靠标志,常见于缺血、创伤、炎症、感染、肿瘤、痴呆、胶质瘤等。

2. 胆碱复合物(choline containing compounds,Cho)   主要是自由胆碱,是细胞膜翻转的标志物,也与细胞膜磷脂代谢有关,位于 3.20ppm。Cho 峰升高多见于肿瘤、炎症及慢性缺氧;降低见于卒中、脑病(肝性脑病、艾滋病)。

3. 肌醇(myoinositol,mI)   目前被认为仅存在于神经胶质细胞内,是神经胶质细胞的标志物,反映渗透压的异常,主要位于 3.56ppm。在婴儿含量高;升高见于新生儿、阿尔茨海默病、糖尿病、脑病恢复期、低分级胶质瘤、高渗状态。降低见于慢性肝性脑病、卒中、恶性肿瘤等。

4. 磷酸肌酸和肌酸(phosphocreatine and creatine,pCr/Cr)　能量利用、储存的化合物,标志着细胞的能量状态,主要位于 3.05ppm。婴儿含量低,随年龄而升高;病理性升高见于创伤、高渗状态;降低见于缺血、卒中、肿瘤等。

5. 谷氨酰类化合物(glutamate,Glu/glutamine,Gln,合称 Glx)　在 MRS 上 Gln 和 Glu 很难区分,因此常以 Glx 显示,Glu 为兴奋性神经递质,Gln 为抑制性神经递质,位于 2.1~2.4ppm 及 3.65~3.8ppm。升高见于肝性脑病、严重缺氧等。

6. 乳酸(lactate,Lac)　正常脑组织中不可见,是无氧呼吸的终产物,也可能是许多脑代谢的能量底物,位于 1.33~1.35ppm,为双峰。升高见于缺血、先天性代谢异常、各级别肿瘤、脓肿、炎症等。

7. 脂质(lipids,Lip)　正常脑组织中不可见,细胞膜崩解时脂滴出现,位于 0.9~1.3ppm。其出现可能早于组织学能观察到的坏死;升高见于高级别肿瘤、脓肿、急性炎症、急性卒中等。

四、扩散张量成像

扩散张量成像(diffusion tensor imaging,DTI)是 DWI 的发展和深化,强调水分子扩散的各向异性,反映水分子在白质内扩散的优势方向。中枢神经系统中因神经元的细胞膜、髓鞘、轴索内的神经元蛋白丝等导致水分子扩散各向异性增大。基于 DTI 可显示脑白质纤维束的走行,观察白质纤维束的空间方向性和完整性,直观地显示脑白质束复杂的走行与交叉(图 5-18)。

DTI 常用的量化指标包括评价各向同性的平均扩散率(mean diffusivity,MD)、张量迹(trace,Tr)以及评价各向异性程度的部分各向异性(fractional anisotropy,FA)、相对各向异性(relative anisotropy,RA)及容积比(volume ratio,VR)等。其中 FA 最常用。在 FA 图中,脑白质表现为高信号,表示高的各向异性,而脑灰质和脑脊液因为趋向各向同性而表现为低信号。借助于对脑白质纤维的显示,DTI 越来越多的应用于脑白质等有关病变的影像学诊断和研究。

1. 脑发育和老化　DTI 可以评价脑白质的发育成熟情况。新生儿期神经纤维髓鞘尚未发育完好,MD 高,FA 低;随着髓鞘的形成 FA 逐渐升高,在出生后 6 个月时接近成人水平,但随年龄增长,升高的速度逐渐变慢。随着人脑的生理性老化,

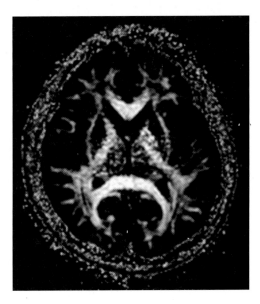

图 5-18　部分各向异性灰阶图示白质纤维束呈高信号,灰质呈低信号

有髓神经纤维髓鞘脱失、神经细胞皱缩、细胞外间隙扩大,表现为 FA 降低、MD 升高及 ADC 降低。

2. 脑梗死　DWI 能检测超早期脑梗死,DTI 则对显示梗死后神经纤维束的损伤有显著优势,并可预测脑梗死的转归,为患者预后判断提供重要信息。

3. 多发性硬化　DTI 可显示神经纤维脱髓鞘后扩散各向异性的异常,有助反映脑白质的损伤程度。

4. 脑肿瘤　DTI 可清楚显示肿瘤周围白质纤维束及与肿瘤的解剖关系,用于判断肿瘤的良恶性、鉴别低级别与高级别胶质瘤、淋巴瘤与胶质母细胞瘤、转移瘤与胶质瘤、术中神经导航等,对于术前方案的制订、术中导航及术后随访具有一定指导意义。

5. 脑外伤　DTI 能够发现轻中度脑外伤所致白质完整性和细微结构的改变,表现为外伤区域扩散各向异性较对侧正常区域明显降低,这使得常规 CT 和 MR 较难确定的弥漫性轴索损伤等的诊断变得更敏感和准确。

6. 精神疾病　常规 CT 和 MR 对精神分裂症无特殊的诊断价值,有些患者可表现有灰质容积减少,但

无特异性。DTI 研究发现精神分裂症患者额叶、顶叶、颞叶、枕叶皮质下白质以及胼胝体、钩束、扣带束、弓状束、枕额束等纤维束都存在局部白质完整性异常，主要表现为 FA 值降低，提示白质纤维网状结构完整性的减低，神经高级网络系统的功能分离和发育欠完善。

7. 癫痫   DTI 研究表明，颞叶癫痫患者癫痫灶的 ADC 值升高，与 T_2 弛豫时间成正比，与海马体积成反比；FA 值降低，并与 T_2 弛豫时间成反比，与海马体积成正比。对于癫痫隐源性病变，ADC 值的定位敏感性较高，并进一步证实了颞叶癫痫的脑内结构受损不仅仅限于颞叶，还有包括了额叶、顶叶和枕叶在内的广泛网络。

五、磁共振灌注成像

灌注成像（perfusion-weighted imaging，PWI）是用来反映组织微循环的分布及血流灌注情况，评估局部组织的活力和功能的磁共振检查技术。根据成像原理可分为两种：对比剂首过灌注成像、动脉自旋标记法（ASL），后者的优势在于不需对比剂，但图像信噪比较差。常用参数包括 CBV、CBF、MTT。PWI 技术已在脑血管病和一些其他疾病的诊断和治疗中成为很重要的手段，可用于评价急性卒中后仍有缺血危险的脑组织、肿瘤、变性疾病，并可用于评价其治疗效果。

1. 脑梗死   PWI 可用于检出缺血半暗带。扩散异常代表核心不可逆梗死的组织，周围灌注异常但没有扩散异常的区域（扩散 - 灌注不匹配区）代表灌注减低但没有发生生物能量障碍的区域，即半暗带。在急性脑血管闭塞造成组织坏死后的数小时内，可用于评价是否仍有存活脑组织；对于慢性但可逆的缺血，可用于判断是否为责任病灶。从而为临床选择合适治疗方案提供参考。

2. 脑肿瘤

（1）PWI 可用于估计胶质瘤的分级，CBV 与肿瘤分级具有良好的相关性。通常高级别胶质瘤较低级别有更高的 CBV 及通透性。

（2）PWI 有助于指导立体定位活检。肿瘤最大 CBV 处与有丝分裂增加和新生血管增多有关，因此可代表肿瘤级别。

（3）PWI 较常规 MR 可更清楚显示肿瘤边界，有助于外科手术或放疗方案的制定。

（4）PWI 可用于鉴别放射损伤和肿瘤复发，这两者在常规增强 MR 均可强化，因此不易鉴别，且二者常同时存在。PWI 显示局部相对血容量（regional cerebral blood volume，rCBV）大于 2.6 常提示肿瘤复发，小于 0.6 多符合放疗性坏死。

3. 目前 PWI 还被用于评价癫痫及阿尔茨海默病等疾病的研究，在此不做细述。

六、功能磁共振成像技术

广义的功能磁共振成像技术包含 DWI、DTI、PWI、MRS 等，本部分介绍的是基于血氧水平依赖（blood oxygenation level dependent effect，BOLD）效应的脑 fMRI 技术，用于反映局部脑神经活性引起的生理功能及能量代谢变化，并可用于功能区的定位。

BOLD 成像原理为当神经元活动增强时，该区域脑组织耗氧量增多，脱氧血红蛋白随之增多；但相应区域血流量也显著增多，带来更多氧合血红蛋白，最终结果是氧合血红蛋白与脱氧血红蛋白比例增高，导致 T_2WI 上信号增强；反之，脑组织被抑制时信号强度减低。由于脱氧血红蛋白相对含量变化导致磁场不均匀产生的信号改变即 BOLD 信号。

fMRI 根据是否施加任务刺激分为静息态和任务态两种任务模式。任务态 fMRI 在采集数据时受干扰因素较多，临床应用有一定局限性；静息态 fMRI 可对脑功能进行整体评估，不需受试者做出反应，也不需复杂精细的任务设计，目前的临床应用越来越广泛。后者信号的分析方法包括低频振幅（amplitude of LFFs，ALFF）、局部一致性（regional homogeneity，ReHo）、功能连接（functional connectivity，FC）。临床研究表明，静息态 fMRI 可检测阿尔茨海默病、帕金森综合征、癫痫、卒中等中枢神经系统疾病脑功能活动的异常改变。静息态 fMRI 可显示手术前的重要功能区，对减少手术后神经功能障碍有一定帮助。此外，静息态 fMRI 对于临床疾病发展过程及预后判断具有潜在的应用价值。

七、磁共振其他新技术

(一)氧摄取分数的 MR 测量

氧摄取分数为血液流经毛细血管床后被组织摄取氧的百分比,反映脑组织代谢活动。通过 MR 序列的设计,精确探测动静脉血之间的 T_2 信号差异,从而获得氧摄取分数。该技术可应用于脑缺血性疾病、脑肿瘤及线粒体脑肌病的评估。

(二)MR 酸碱度成像

氨基质子转移(amide proton transfer,APT)pH 成像被认为有可能实现活体 pH 成像的技术,其主要显示组织细胞内的 pH 空间分布情况,因此可有效反映病变区域的 pH 变化,为疾病的早期诊断及治疗提供重要的信息。研究显示 APT 可有效反映缺血性脑损伤 pH 变化;此外,肿瘤细胞的蛋白质和多肽含量较正常细胞多,APT 可以此区分肿瘤和水肿的范围,对准确测量肿瘤大小,确定手术区域具有极大帮助。

(王振常)

第四节 数字减影血管造影

数字减影血管造影(digital subtraction angiography,DSA)将常规 X 线血管造影与影像增强技术、计算机技术及电视技术相结合,经血管注入对比剂后,清晰显示正常或异常的血管影像,从而对疾病进行诊断与治疗。

DSA 较常规血管造影对比剂用量小,密度分辨率与对比分辨率高,同时具备实时成像与显示血管走行的能力,有利于疾病的诊断与介入手术的操作。随着神经介入技术和器材的迅速进展,DSA 已成为中枢神经系统血管性疾病介入治疗必不可少的手段;然而,随着 CT 及 MR 等无创性诊断技术的发展,DSA 已不再是疾病诊断的金标准。中枢神经系统 DSA 主要包括全脑血管造影术与脊髓血管造影术。

一、全脑血管造影术

全脑血管造影术是目前最为准确的脑血管检查方法,是诊断脑血管疾病的"金标准"。在临床工作中,通过多普勒超声、磁共振血管成像或 CT 血管成像检查初步诊断脑血管疾病后,可通过全脑血管造影术进一步明确诊断。该方法可观察从动脉至静脉整个循环过程的周期、形态及分布变化并测定血管病变部位、病变程度及病变范围,评估侧支循环情况,同时还可以判断病变或肿瘤供血动脉数量、来源以及静脉引流方向,从而指导介入治疗或制定最佳治疗方案。

(一)适应证、禁忌证及并发症

1. 适应证

(1)怀疑颅内外血管性病变,如出血性或闭塞性脑血管病变、动脉瘤、动静脉畸形等。

(2)自发性颅内血肿或蛛网膜下腔出血病因检查,蛛网膜下腔出血患者应尽早检查。

(3)头面部及颅内富血供肿瘤术前了解血供情况,最好于术前一周进行。

(4)观察颅内占位性病变的血供,与邻近血管间的关系,以及某些肿瘤的定性评估。

(5)头面部及颅内血管性疾病治疗后复查。

2. 禁忌证

(1)碘对比剂过敏者。

(2)严重出血倾向或出血性疾病者。

(3)严重心、肝、肾功能不全者。

(4)全身感染或穿刺区域局部感染者。

（5）脑疝等严重并发症者。

3. 手术并发症

（1）穿刺区域血肿。

（2）动静脉痉挛。

（3）血栓形成或血栓栓塞。

（4）动静脉畸形破裂出血。

（5）脑出血。

（二）脑血管造影解剖

分为动脉期（图 5-19、图 5-20）、微血管期及静脉期，动脉及静脉解剖结构详见 CTA 内描述。微血管期动脉已排空，静脉尚未充盈，对比剂存留在微血管内，在一定程度上反映了脑灰质的形态和脑实质的血液供应情况。

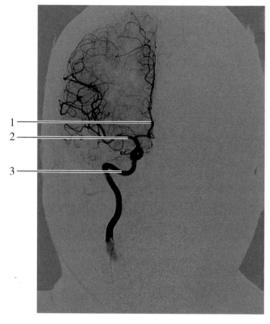

图 5-19　颈内动脉系统 DSA
1. 大脑前动脉；2. 大脑中动脉；3. 颈内动脉

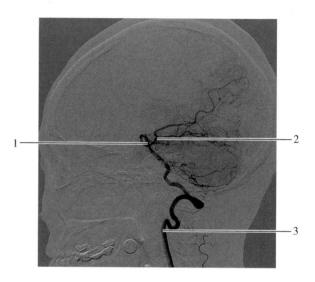

图 5-20　椎基底动脉系统 DSA
1. 基底动脉；2. 大脑后动脉；3. 椎动脉

（三）脑血管造影异常表现

1. 血管移位　颅内占位病变及其周围的水肿可使脑血管移位，移位的程度取决于病变的大小和生长方式。具体表现为局限性弧形移位、纤曲、聚拢、伸直或相互分开等。如大脑半球占位性病变，可使大脑前动脉向对侧移位。

2. 管腔异常血管形态改变　肿瘤、脑血管畸形、动脉瘤、炎症或脓肿、出血、水肿、坏死等可使脑动脉增粗、纤曲，均匀或不均匀性狭窄变细、痉挛或走行僵直。

3. 血液循环改变　正常脑血液循环的平均时间为 4s，超过 6s 为延长。良性肿瘤局部循环时间延长，静脉延迟充盈或不显影；恶性肿瘤使局部血循环加快，静脉和静脉窦提前显影。

4. 肿瘤血管的形态与分布　良性脑肿瘤的新生血管较为成熟，粗细均匀，轮廓清楚，瘤内小动脉显影如网状。恶性肿瘤的新生血管粗细不一，密度不均，分布弥漫，呈模糊的小斑点状表现。

二、脊髓血管造影

（一）适应证、禁忌证及并发症

1. 适应证

（1）脊髓血管性病变，如脊髓动静脉畸形、动静脉瘘，阻塞性脊髓血管病变。

（2）部分脑蛛网膜下腔出血而脑血管造影阴性者。

（3）了解脊髓肿瘤血供情况及与大血管的关系。

（4）脊髓富血管肿瘤的术前栓塞。

（5）脊髓血管病变的复查。

2. 禁忌证　同脑血管造影。

3. 手术并发症

（1）颈、胸段脊髓动脉血管造影时，由于过量对比剂注入脊髓前动脉，可能导致横断性脊髓炎。

（2）余同脑血管造影。

（二）正常脊髓血管造影表现

脊髓血供除了由椎动脉发出的脊髓前、后动脉外，还有节段性脊髓动脉来加强脊髓前后动脉；节段性脊髓动脉随脊神经穿过椎间孔进入椎管，发出分支分布脊髓与硬膜囊。

1. 脊髓动脉

（1）脊髓前动脉与脊髓后动脉：双侧椎动脉在经枕大孔入颅并在汇合成基底动脉之前，每侧椎动脉均发出两支下行血管，分别为脊髓前动脉与脊髓后动脉。

1）脊髓前动脉：主要供应脊髓腹侧区域，起自椎动脉末端，在延髓锥体交叉区域汇合成一支沿脊髓前正中裂纤曲向下走行的血管，并在沿途接收 6~8 支根动脉。

2）脊髓后动脉：主要供应脊髓背侧区域，起自椎动脉，继而转向背侧纤曲下行，与 5~8 根动脉在脊髓后外沟附近形成丛状血管干。

3）脊髓前动脉与脊髓后动脉在下行过程中与前后根动脉吻合，但在邻近吻合区或分水岭区域（C_3~C_4、T_3~T_5、L_1~L_2 节段）血供相对薄弱，易引起缺血。

4）脊髓前动脉分布于胸髓区域的血管管腔较颈髓与腰髓细，此外脊髓前动脉发出的脊髓中央动脉在 T_3~T_{10} 节段分布较少，这导致胸髓节段缺血更为多见。

（2）来自节段性血管的多支根动脉

1）C_1~T_2 节段：主要由椎动脉分支供血，椎动脉则由同侧锁骨下动脉发出。

2）T_3~T_8 节段：分支血管分布较少，主要由肋间动脉及脊髓背根动脉供血，肋间动脉由主动脉发出。

3）T_9~T_{12} 节段、腰膨大、脊髓圆锥：主要由 T_8~L_1 的肋间动脉或腰动脉的大前根动脉供血。其中主要的一根为大根髓动脉，该动脉 66%~80% 源于左侧。

2. 脊髓静脉　脊髓静脉与脊髓动脉走行、分布相似，主要分为脊髓前纵静脉、脊髓后纵静脉与静脉丛。

（1）脊髓前纵静脉：由前正中静脉与双侧前外侧静脉组成，引流至软膜血管丛。

（2）前正中静脉：负责引流脊髓前内侧部位。

（3）前外侧静脉：负责引流脊髓前外侧部位。

（4）脊髓后纵静脉：由后正中静脉与双侧后外侧静脉组成，主要引流后索、后角与相邻的侧索白质。

（5）静脉丛：椎静脉丛向上与延髓静脉相通，胸段静脉丛与奇静脉、上腔静脉相通，腹段静脉丛与下腔静脉、门静脉及盆腔静脉相通。

（三）异常脊髓血管造影表现

1. 血管形态改变　肿瘤供血动脉常增粗；动静脉畸形除可见多个增粗的供血动脉外，尚可见纤曲扩张的引流静脉及二者之间的畸形血管团；动静脉瘘无畸形血管团，可见引流静脉粗大、紊乱。

2. 血液循环改变　动静脉畸形、动静脉瘘或恶性肿瘤使局部血循环加快，静脉提前显影。

3. 肿瘤血管的形态与分布　良性肿瘤的新生血管较为成熟,粗细均匀,轮廓清楚,瘤内小动脉显影如网状。恶性肿瘤的新生血管粗细不一,密度不均,分布弥漫,呈模糊的小斑点状表现。

(王振常)

第五节　放射性同位素检查

一、单光子发射计算机断层显像

单光子发射计算机断层显像(single photon emission computed tomography,SPECT)是 γ 照相机与计算机技术相结合发展起来的一种核医学显像检查仪器,它是在 γ 照相机平面显像的基础上,应用计算机技术增加了断层显像功能。

(一)SPECT 工作原理

将特定放射性药物注入患者体内,一定的时间后放射性药物在体内达到显像的要求,开始进行 SPECT 显像,从人体中发射出的 γ 光子首先到达准直器,准直器限制入射 γ 光子的方向,只允许与准直器孔方向相同的 γ 光子透过,以便于 γ 光子定位。SPECT 与 CT 及 MRI 影像技术不同,主要显示人体组织器官的功能和代谢变化,为临床提供功能代谢方面的诊断信息。SPECT 断层显像与 γ 照相机的平面图像相比具有明显优越性,SPECT 克服了平面显像对器官、组织重叠造成的掩盖小病灶的缺点,提高了对深部病灶的分辨率和定位准确性。随着医学影像技术的飞速发展,图像融合技术已广泛应用于临床,SPECT/CT 就是将两个成熟的医学影像技术 SPECT 和 CT 有机地融合在一起,实现了 SPECT 功能代谢影像与 CT 解剖形态学影像的同机融合,两种医学影像技术取长补短,优势互补。一次显像检查可分别获得 SPECT 图像、CT 图像及 SPECT/CT 融合图像。

(二)SPECT 临床应用

1. 脑血流灌注显像

(1)显像原理:静脉注射分子量小、不带电荷且脂溶性的脑显像剂,如 ^{99m}Tc- 双胱乙酯(^{99m}Tc-ethyl-cysteinate dimer,^{99m}Tc-ECD),^{99m}Tc- 六 甲 基 丙 烯 胺(^{99m}Tc-hexamethyl-propyleneamine oxime,^{99m}Tc-HMPAO),^{123}I- 安非他明(^{123}I-N-isopro-pyl-P-iodoamphetamine,^{123}I-IMP)。这些显像剂能通过血 - 脑屏障进入脑细胞,随后在水解酶或脂解酶作用下转变为水溶性物质或经还原型谷胱甘肽作用分解成带电荷的次级产物,不能反扩散出脑细胞,从而滞留在脑组织内。显像剂进入脑细胞的量与局部的脑血流量呈正比,通过观察脑内各部位放射性摄取分布的多少,可以判断局部脑血流量的情况。局部脑血流量一般与局部脑功能代谢平行,故 SPECT 脑血流灌注显像在一定程度上亦能反映局部脑功能状态。

(2)负荷试验脑血流灌注显像:由于脑部供血系统具有一定的储备能力,仅脑储备血流下降时,常规的脑血流灌注断层显像往往不能发现异常。SPECT 脑血流灌注显像时通过增加脑负荷量了解脑血流的反应性变化,可以提高缺血性病变特别是潜在的缺血性病变的阳性检出率。常用的负荷试验有:乙酰唑胺试验。乙酰唑胺是碳酸酐酶抑制剂,使脑组织中的二氧化碳与水分子结合生成碳酸受阻,导致脑内二氧化碳浓度增高,pH 急剧下降,引起脑血管扩张,正常情况下会反射性地引起脑血管扩张,rCBF 增加 20%~30%;而病变部位血管的这种扩张反应很弱,应用乙酰唑胺后潜在缺血区和缺血区的 rCBF 增高不明显,在影像上出现相对放射性减低或缺损区。该方法主要用于评价脑循环的储备功能,对缺血性脑血管病的早期诊断很有价值。正常脑断层影像中,脑皮质和灰质核团神经元功能活跃,放射性分布较浓,白质脑室区神经元较少,放射性分布较少。大小脑皮质、基底节神经核团、丘脑、脑干显影清晰,白质及脑室部位为淡影,左右两侧基本对称(图 5-21)。

2. 脑神经受体显像　神经受体显像是神经核医学的研究前沿,能观察到 CT 和 MR 等其他影像学方法无法发现的脑内微量受体的存在及其变化,具有一定的独特优势。基于受体与配体的特异性结合特性,将发射正电子或单光子的放射性核素标记到特定的配体上,利用 PET 或 SPECT 可以观察到人脑特定部位的

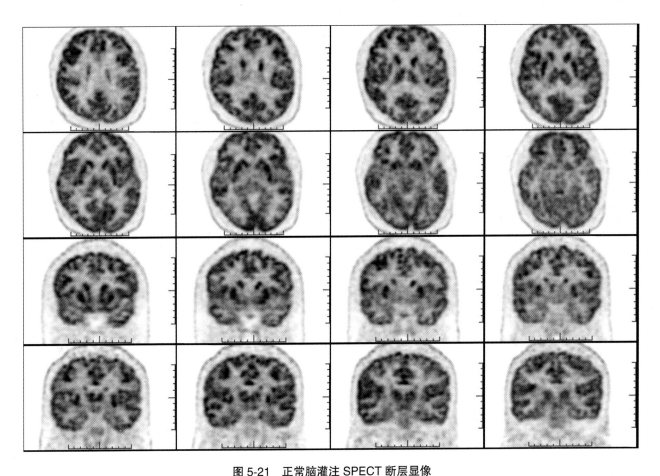

图 5-21　正常脑灌注 SPECT 断层显像

皮质、基底节神经核团、丘脑、脑干显影清晰,白质及脑室部位放射性分布明显减低,左右两侧基本对称

受体结合位点,进行定位和受体功能评价。

(1) 多巴胺转运蛋白显像:中枢神经系统多巴胺转运蛋白(dopamine transporter,DAT)是定位于多巴胺能神经末梢细胞膜上的单胺特异性转运蛋白,它的功能是将突触间隙的多巴胺运回突触前膜,是控制脑内多巴胺水平的关键因素。因此,转运蛋白的重摄取功能活动将直接影响突触间隙单胺类递质多巴胺浓度,从而引起多巴胺能系统的功能活动的改变,这类转运蛋白的变化要比受体的变化更为敏感、直接。目前研制的比较成功的 DAT 配体多为可卡因系列衍生物,如 ^{123}I-β-(4- 碘苯基)托烷 -2β- 羧酸甲基脂(^{123}I-β-N-3-fluoropropyl-2β-carboxymethoxy-3β-(4-iodophenyl)-nortropane,^{123}I-β-CIT)。^{123}I-β-CIT 在 5- 羟色胺转运蛋白(5-hydroxytryptamine transporter,5-HTT)丰富的额叶中部皮质、下丘脑、中脑、枕叶皮质有明显的放射性浓聚,这为在活体同时检测与 DAT 5-HTT 有关的神经系统疾病提供了有价值的辅助手段。^{99m}Tc 标记的 DAT(^{99m}Tc-TRODAT-1)已成功获得活体人脑 DAT 断层影像,目前国内外已开始用于临床,对于 PD 的早期诊断、治疗决策以及疗效判断具有重要意义。

纹状体突触前膜 DAT 可调控突触间隙中 DA 的浓度,使 DA 对受体发生时间依赖性激动,早期 PD 患者 DAT 功能较正常下降31%~65%。有研究比较了 15 例 Hoehn-Yahr 分级为Ⅰ~Ⅲ级 PD 和 12 例正常对照者的 ^{123}I-β-CIT SPECT 显像特征,PD 组纹状体 / 非纹状体摄取 ^{123}I-β-CIT SPECT 的比值较正常对照组下降了55%;这就提示 ^{123}I-β-CIT SPECT 显像可用于 PD 的诊断及与其他 PD 综合征的鉴别诊断。

(2) 5- 羟色胺受体显像:5- 羟色胺受体分为 5-HT1A、5-HT1B、5-HT1C 和 5-HT2、5-HT3 亚型,5-HT 受体与躁狂 / 抑郁型精神病有关,用 ^{123}I-2- 酮色林(^{123}I-2-ketanserin)、^{123}I-β-CIT 对正常对照和抑郁症患者进行脑 5- 羟色胺受体显像,观察到单纯或轻度抑郁症患者顶叶皮质放射性摄取增高,而重度抑郁症或躁狂 / 抑郁型精神病患者脑 5-HT 受体密度和亲和力降低。

3. 脑脊液间隙显像   脑脊液间隙显像不仅显示脑脊液间隙状况,而且更重要的是反映脑脊液循环的动力学变化,可以分为脑池显像和脑室显像。常规将显像剂如 ^{99m}Tc- 二乙基三胺五乙酸(^{99m}Tc-diethylene triamine pentacetate acid,^{99m}Tc-DTPA)注入蛛网膜下腔或侧脑室,在体外用 γ 相机或 SPECT 显示脑脊液的循环通路和吸收过程或显示脑室影像和引流导管是否通畅。脑池显像通常在注射显像剂后 1、3、6、24h 后分别行前、后和侧位头部显像;脑室显像于注射显像剂后即刻采集至 1h。如果观察脊髓蛛网膜下腔脑脊液是否通畅,应在注射显像剂后 10min 开始自注入部位由下而上行后位显像。怀疑脑脊液漏者需在注射显像剂前在鼻道、耳道及可疑部位放置棉拭子,漏道一旦显示即可终止显像,取出拭子测量其放射性。

二、正电子发射计算机断层显像

正电子发射计算机断层扫描(positron emission tomography,PET)是一种对正电子湮灭产生的双光子成像的设备。PET 与 SPECT 根本的不同点主要是采用正电子核素标记的放射性药物,使用的正电子核素(如 ^{18}F、^{15}O、^{13}N、^{11}C)本身为人体组成的基本元素,可标记参与活体代谢的生物活性分子,可提供分子水平上反映体内代谢的影像。

PET-CT 是把 PET 与 CT 两种影像设备有机结合在一起,形成的一种新设备。PET-CT 的产生是医学影像技术的又一次革命,它能将体内功能及解剖信息同时再现。

(一)脑葡萄糖代谢显像

1. 显像原理 ^{18}F 标记的氟代脱氧葡萄糖(^{18}F-fluorodeoxyglucose,^{18}F-FDG)是葡萄糖类似物,具有与葡萄糖相似的细胞转运过程进入细胞内,遵循生物替代的基本原理,^{18}F-FDG 可参与和模拟葡萄糖代谢最初过程,在己糖激酶作用下,通过磷酸化被转化为 6- 磷酸氟代脱氧葡萄糖(^{18}F-fluorodeoxyglucose-6-P,^{18}F-FDG-6-P),以后不再参与进一步的代谢而滞留于细胞内。

正常情况下,由于葡萄糖是脑的唯一功能底物,故脑组织对 ^{18}F-FDG 的摄取量很好。大脑皮质、基底节、丘脑、脑干、小脑影像清晰可见。脑灰质放射性明显高于白质,以枕叶、颞上回皮质、尾状核头部和壳核放射性最高,小脑稍低。在各个断层层面的放射性分布高低顺序与脑血流灌注断层影像相近;并保持脑放射性分布左右两侧对称、前后基本对称的特点。由于脑的葡萄糖代谢与脑的血流灌注有着非常密切的联系,因此脑葡萄糖代谢显像与脑血流灌注显像的影像表现在许多疾病是相似的,因此,两者的临床应用适应证在许多方面也是一致的,但 PET、PET-CT 扫描仪的探测效率和分辨率明显优于 SPECT,其影像更加清晰;但 SPECT 更加经济、检查费用低于 PET。

2. 临床应用

(1)癫痫病灶的定位诊断与术前评价:无论是 PET 脑代谢显像还是 SPECT 脑血流灌注显像,癫痫灶的典型影像特征均表现为显像剂摄取和分布的双相征,即癫痫发作期病灶显像剂分布增高,而发作间期显像剂分布减低。在发作期,脑电图可记录到癫痫样放电,致癫痫灶神经元过度同步放电,引起短暂性大脑功能紊乱,局部脑代谢和脑血流增加,导致显像剂局灶性浓聚。而在发作间期,癫痫灶的葡萄糖利用率和血流量低于正常脑组织,出现显像剂分布的减低。

(2)痴呆的鉴别诊断:痴呆是一种临床综合征,是由脑部器质性病变引起的进行性记忆力下降或丧失、智力减退、行为异常和个性改变,涉及疾病有数十种,临床以阿尔茨海默病(Alzheimer's disease,AD)和血管性痴呆(vascular dementia,VaD)为主要类型。PET 脑代谢显像的临床应用包括:① AD 的早期诊断和鉴别诊断;②痴呆严重程度的评价;③治疗效果的评价。

研究显示,无论何种类型痴呆,PET 影像的基本特征是出现脑内代谢减低区,但是,代谢减低区的位置和分布在一些类型的痴呆具有一定规律。AD 的典型特征是双侧或单侧顶叶、颞叶葡萄糖代谢的减低,伴有或不伴有额叶受累,基底核、丘脑代谢基本正常,这种代谢减低经常是双侧对称性的。而 VaD 的代谢减低区表现为多发性、非对称性。

AD 出现脑皮质代谢减低的原因与病变部位葡萄糖磷酸化、葡萄糖转运和氧利用减少有关,其确切病理生理机制尚不清楚。局部脑区代谢减低可能是神经元功能下降所致，因为它们与 AD 的组织病理分布一致；局部脑区代谢减低可能反映了神经原纤维缠结堆积所导致的神经元功能障碍，因为代谢减低程度与神经原纤维缠结的密度相关；代谢减低与 β 淀粉样蛋白的密度相关，由于 AD 是老年斑在脑内大量异常沉积，因此使用 ^{18}F、^{11}C 等正电子核素标记可与老年斑结合的配基形成显像剂（如 ^{18}F-AV-45、^{11}C-PIB 等），通过斑块显像来实现 AD 早期诊断，提高了特异性，是近年来的研究热点之一。

PET 脑代谢显像还可用于痴呆的病情评估。随着病情进展，脑皮质内代谢减低区数目增加，范围扩大。晚期 AD 患者脑叶多累及额叶、颞叶、顶叶、枕叶甚至还有小脑损害。PET 脑代谢显像时大脑皮质局部放射性分布减低的程度与认知障碍的程度有很好的相关性。

（3）缺血性脑血管病：包括①脑缺血的诊断，临床有脑缺血症状，常规头颅 MRI、CT 未见梗死灶，需要明确是否有脑缺血存在；②既往有陈旧性脑梗死、脑出血病史，临床又出现脑缺血症状，明确是否出现新的脑缺血区；③血管狭窄脑区的脑代谢与脑血流受损程度评价；④缺血性脑血管病治疗效果评价。

（4）脑肿瘤的应用：①脑肿瘤放射治疗后辐射坏死与肿瘤复发的鉴别诊断，如脑胶质细胞瘤手术切除后并进行放射治疗，临床出现类似肿瘤复发症状，头颅 MRI 显示异常信号影，需要鉴别肿瘤复发与辐射坏死；②未经手术治疗而直接接受放疗者，临床需要进一步鉴别放疗后辐射坏死和肿瘤复发的情况；③寻找脑转移瘤的原发灶，如头颅 MRI 或 CT 显示颅内转移瘤，需要加以鉴别诊断，并寻找脑转移瘤的原发灶。从生物学角度来看，大多数转移瘤具有与原发肿瘤完全一致的生物学属性；所以，当给予 ^{18}F-FDG 后，两者均因葡萄糖代谢增高而较多摄取显像成为放射性分布增高灶，表明两者生物学行为一样。

（二）脑蛋白质代谢显像

蛋白质在生命进程中起着重要的作用，它是由多种氨基酸连接而成的肽链。蛋白质代谢中的两个主要步骤是氨基酸摄取和蛋白质合成，细胞恶变后，氨基酸转运率的增加可能比蛋白质合成更多，因为不少过程是作用于氨基酸转运而不是蛋白质合成过程，包括转氨基（利用谷氨酰胺作为能量或作为其他非蛋白物质的前体）和甲基化（蛋氨酸在蛋白质合成起始阶段的特殊作用）。脑氨基酸代谢显像主要反映脑内蛋白质合成代谢水平，常用的显像剂有 ^{11}C、^{18}F 或 ^{123}I 标记的氨基酸，如 ^{11}C- 酪氨酸（^{11}C-TYR）、^{11}C- 甲基 -L- 蛋氨酸（^{11}C-MET）、^{18}F- 氟代乙基酪氨酸（^{18}F-FET）以及 ^{123}I- 碘代甲基酪氨酸（^{123}I-IMT）等。

（三）脑受体显像

脑受体或神经受体是脑功能得以实现的重要环节之一，很多脑部疾病与神经受体缺陷有关，神经受体也与神经药物的作用机制有密切的关系。将放射性核素标记的神经递质或配体引入人体后，能选择性的与特异性受体结合，通过 PET 显像，可以显示受体的特定结合位点及其分布、密度和功能，并能获得定量参数，这就是脑受体或神经受体显像。

1. 多巴胺能神经递质显像　^{18}F- 多巴（^{18}F-DOPA）是临床应用最广泛的多巴胺能神经递质显像的显像剂。^{18}F-DOPA 为多巴胺能神经递质显像剂，为左旋 - 多巴的类似物，是多巴胺能神经元的神经递质，它能透过血 - 脑屏障，入脑后分布在纹状体，经摄取、储存、释放以及与多巴胺受体进行特异性结合而发挥生理效应。^{18}F-DOPA 通过血 - 脑屏障，多巴胺脱羧酶将 ^{18}F-DOPA 转化为 ^{18}F-DA，PD 患者纹状体区 ^{18}F-DOPA 放射性聚集较正常人明显减低，提示多巴脱羧酶活性降低。

2. 多巴胺 D2 受体显像　多巴胺 D2 受体显像在临床有着较广泛的研究与应用。显像剂包括 ^{18}F 或 ^{11}C- 甲基螺环哌啶酮（^{18}F- 或 ^{11}C-NMSP）、^{11}C- 雷氯必利（^{11}C-RAC）等。PD 综合征患者纹状体受体数目明显减少，效力明显减低，而中、晚期 PD 由于多巴胺 D2 受体上调作用表现为纹状体受体活性增强，据此可鉴别原发性 PD（纹状体浓聚 ^{123}I-IBZM）和 PD 综合征（摄取减少）。目前临床上，多巴胺 D2 受体 PET 或 SPECT 显像研究的疾病主要见于各种运动障碍疾病、精神分裂症、认知功能研究和药物作用及其疗效评价等。

3. 乙酰胆碱受体显像　乙酰胆碱受体分为 M（毒蕈碱）和 N（烟碱）两种。^{11}C- 或 ^{123}I- 奎丁环基苯甲酸（^{11}C- 或 ^{123}I-QNB）作为 M 受体显像剂和 ^{11}C- 尼古丁（^{11}C-N）作为 N 受体显像剂已用于人体 PET 和 SPECT 乙酰胆碱受体显像。有研究将正常对照组、AD 和 PD 患者组分别进行了 ^{123}I-IBVM（囊泡乙酰胆碱转运体标志物）SPECT 显像和 ^{18}F-FDG 代谢显像，观察到对照组每增加 10 岁脑皮质 IBVM 结合降低 3.7%，AD 患者皮质的 IBVM 结合与痴呆严重性呈负相关,无痴呆 PD 患者可见顶叶和枕叶皮质乙酰胆碱转运体结合减低,有痴呆症状的 PD 患者如同早期 AD 患者表现为广泛皮质减低。

4. 阿片受体显像　阿片受体生理作用极为广泛,与麻醉药物成瘾密切相关。国外已用 ^{11}C-DPN(^{11}C-特培洛啡)、^{11}C-CFN(^{11}C-4- 碳 - 甲氧基 - 芬太尼)和 ^{123}I-DNP 或 ^{123}I-O-IA-DPN(^{123}I-O- 碘烷 - 特培洛啡)进行人脑阿片受体显像,发现颞叶癫痫灶阿片受体密度增加,呈现明显异常放射性浓聚灶。

（杨吉刚）

❓ 思考题

1. MR 常用成像序列和技术有哪些,主要应用于哪些方面?

2. 广义的功能 MR 成像技术有哪些?

3. MRA 常用成像技术有哪些,各有什么优势和不足?

4. CT/MR 灌注成像诊断脑血管疾病有哪些特征性表现?

5. 全脑血管造影术有哪些适应证、禁忌证及并发症?

6. SPECT 的临床应用有哪些?

7. PET 在 AD 中的临床应用有哪些?

参 考 文 献

［1］孟悛非 . 医学影像学 . 3 版 . 北京:高等教育出版社,2016.

［2］金征宇,龚启勇 . 医学影像学 . 3 版 . 北京:人民卫生出版社,2015.

［3］郭启勇,王振常 . 放射影像学 . 北京:人民卫生出版社,2015.

［4］鱼博浪 . 中枢神经系统 CT 和 MR 鉴别诊断 . 3 版 . 西安:陕西科学技术出版社,2014.

［5］王振常 . 医学影像学 . 北京:人民卫生出版社,2012.

［6］杨正汉,冯逢,王霄英 . 磁共振成像技术指南:检查规范、临床策略及新技术应用 . 北京:人民军医出版社,2010.

［7］斯考特·W·阿特拉斯 . 中枢神经系统磁共振成像 . 3 版 . 李坤成,译 . 郑州:河南科学技术出版社,2008.

第六章

肌　电　图

第一节　概　述

神经电生理诊断(简称"电诊断")是神经系统检查的延伸,是在神经解剖学的基础上,对感觉和运动障碍进一步定位,为临床提供更确切、详细和客观的定位诊断依据。电诊断内容主要包括同心圆针肌电图或常规肌电图(routine electromyography,EMG)、神经传导速度(nerve conduction velocity,NCV)、Inching 技术、重复神经电刺激(repetitive nerve stimulation,RNS)、各种反射(H 反射、瞬目反射和下颌反射)、皮肤交感反应(skin sympathetic response,SSR)和单纤维肌电图(single fiber electromyography,SFEMG)等。诱发电位技术包括躯体感觉诱发电位、脑干听觉诱发电位、视觉诱发电位以及运动诱发电位在周围神经(包括脑神经)病变的诊断中也具有一定的辅助作用。

一、神经肌肉的电生理特性

静息电位是指在静息状态下,细胞膜电位处于内负外正的电平衡状态,与钠 - 钾泵等离子通道的调节有关。当细胞膜受到外来刺激时,即可产生去极化电位,当去极化电位达到阈电位水平时,产生可传导的动作电位。

神经细胞去极化产生动作电位后,兴奋即可沿着同一神经纤维传播,在无髓纤维传播速度较慢(如痛觉纤维和自主神经纤维),在有髓纤维则为跳跃式传导,速度较快,如躯体运动传出和深感觉传入纤维。

能否从神经上获得神经传导波形,不仅取决于神经的兴奋性、刺激电量,还与刺激时限有关,神经细胞对短时程电流刺激较肌肉敏感,而肌肉仅对长时程的电流刺激敏感,因此在进行神经电刺激时,尽量采用短时程的电刺激,避免直接兴奋肌肉产生影响。另外 2 次刺激的间隔如果小于神经细胞的不应期,也会影响后一次刺激的结果。

运动神经纤维兴奋冲动下传到达神经肌肉接头处,通过突触传递,产生微终板电位,叠加成终板电位,达到阈电位而形成动作电位,兴奋即可沿着肌细胞膜传播,形成兴奋 - 收缩耦联过程。肌细胞兴奋时,兴奋起始于运动终板处,一般位于相应肌肉的肌腹,向两端传播,传播速度为 3~5m/s。记录复合肌肉动作电位(compound motor active potentials,CMAPs)时,作用电极置于肌腹,参考电极置于远端肌腱,这样可以记录到起始相为负的最大 CMAPs。

临床电生理测定过程中,通过记录电极进行记录时,细胞的兴奋要通过一定的介质(结缔组织和体液)才能传播到记录部位。这种电流通过介质到达记录部位的过程,即为容积传导的过程。在 EMG 检查和感觉运动神经传导速度测定过程中,均会受到容积传导的影响。也可以说我们所记录到的电位,均为容积传导后的电位,而非在兴奋细胞膜上直接记录到的电位。记录电极与兴奋电流发生源距离的大小,会明显影响记录到的动作电位波幅大小。记录针电极与肌纤维的距离增加 0.5mm,波幅会下降 10 倍。表面电极记录时,在位置较深者所记录到的电位较低,也是同一道理。容积传导影响记录到的波形:以单个肌纤维兴奋为例,当记录电极与电位发生源紧邻时,产生负正双相波;距离非常远时,形成正负双相波;介于两者之间时,形成负正负三相波。

二、信号的采集和分析系统

(一)肌电图仪器软件系统

目前有多个生产肌电图仪和诱发电位仪器的国内外厂家,临床常用的检测项目大同小异。不同厂家操作系统的界面不尽相同,结果的报告形式也有所不同。EMG 操作系统软件一般均可在 Windows 系统下运行。

(二)肌电图仪器的硬件组成

1. 刺激器　可以产生不同强度和刺激时限的电流,并可通过软件设定不同的刺激方式。

2. 放大器　接受记录电极传入的信号进行处理。

3. 主机　采用计算机对信号进行处理、并进行存储,也是肌电图操作系统运行的硬件基础。主要包括中央处理器、内存、主板、硬盘、键盘等计算机系统。

4. 显示器以及音箱　显示器可以显示程序运行、操作以及结果等内容,音箱用于监听声音。

5. 电极及其导线　包括刺激电极和记录电极以及地线。临床最常用的电极为表面电极和针电极。EMG 检查最常用的电极为同心圆针电极,由一根不锈钢针管内装有一条绝缘的细金属丝组成。内丝一般为镍络、银或白金制成,直径约 0.1mm。针尖为椭圆形,记录面积为 $150\mu m \times 600\mu m$。内丝为记录电极而针管为参考电极,两者的电位差反映动作电位的变化。

6. 其他　打印机可以输出结果,刻录机或移动硬盘可以将测定结果转移到其他介质(如光盘)进行存储,局域网连接可以在其他计算机上实时获得测定的结果。

三、电诊断的目的

(一)补充临床的定位诊断

当根据临床的症状和体征进行定位诊断存在困难时更具价值,特别是同时累及肌肉和神经的病变如代谢性肌病或结缔组织病,同时存在神经和肌肉损害时,仅凭借临床表现往往难以判断,EMG 和 NCV 可提供客观的诊断依据。①辅助临床明确病变的部位:前角细胞、神经根、神经丛、周围神经、神经肌肉接头(突触前膜和后膜)和肌肉;②提高早期诊断的阳性率和发现亚临床病变:对隐袭起病者更有价值;③辅助发现临床不易识别的病变:深部肌肉或被脂肪掩盖的肌肉病变或轻微改变;④鉴别中枢和周围病变,判断病变累及的范围。

(二)为临床定性诊断提供线索

1. NCV 的测定提示病变部位是以轴索损害为主,还是以脱髓鞘为主,或两者并重。吉兰-巴雷综合征(Guillain-Barré syndrome,GBS)以髓鞘脱失为主;而酒精中毒等中毒性周围神经病多以轴索损害为主。还可以通过 NCV 的测定确定遗传性感觉运动神经病Ⅰ型和Ⅱ型等。

2. 某些电生理的特异性所见有助于缩小疾病诊断的范围,甚至是唯一确诊的方法。例如肌强直放电提示强直性肌营养不良,RNS 低频刺激波幅递减提示重症肌无力,高频 RNS 刺激波幅递增提示兰伯特-伊顿综合征(Lambert-Eaton 综合征)。多条神经部分传导阻滞可有助于多灶性运动神经病的诊断,仅靠临床症状是无法确诊的。

3. 有助于判断病变处于急性期、恢复期或稳定期。例如肌炎治疗过程中症状稳定后又加重时,如果发现自发电位,通常提示病情本身加重或复发,为指导临床治疗的选择有一定的参考价值。

4. 有助于判断病变的严重程度,客观评价治疗的效果和判断预后。

四、临床常用的检测方法和意义

(一)神经传导测定(nerve conduction study,NCS)

1. 检测内容　包括感觉神经传导测定和运动神经传导测定,测定参数包括感觉神经传导速度、波幅、面积和时限;运动神经传导速度、末端潜伏期(distal motor latency,DML)、CMAPs 波幅、面积和时限。另外还应该特别注意电位的波形,判断是否有波形离散(temporal dispersion,TD)。

2. 结果判断和意义 通过测定的结果判断是否存在感觉和运动神经病变、病变的范围,并可以协助判定轴索损害和脱髓鞘病变。

(1) 轴索损害:表现为神经传导测定的波幅明显下降(大于 50%),而传导速度正常或轻度减慢。

(2) 脱髓鞘病变:表现为感觉或运动传导速度明显减慢,而波幅正常或轻度降低,但波形离散时或继发轴索损害时可有波幅降低。

(3) 注意事项:波形离散和传导阻滞时远端刺激波幅大致正常,近端刺激的波幅明显下降,提示脱髓鞘为主;轴索损害和脱髓鞘并存时,波幅和传导速度均明显异常。

3. 临床应用

(1) 多发性周围神经病或多发单神经病的诊断:判断不同纤维选择性受累,以脱髓鞘还是轴索损害为主。在 GBS 或轴索断伤急性期,未发生神经再生或轴索变性未到达肌肉之前,EMG 尚无法发现异常,而神经传导和 F 波可以早期发现病变。感觉受累为主者或仅有脱髓鞘者,EMG 检查无发现,仅能依靠神经传导速度的测定发现病变。

(2) 嵌压性周围神经病的诊断:感觉纤维传导受累早于运动纤维,更早于 EMG 改变。最常见的是腕管综合征和肘管综合征。

(3) 神经根和神经丛病变的诊断:神经根病变时感觉神经传导测定(sensory conduction velocity,SCV)的测定通常正常,而神经丛病变时虽然神经传导速度可以正常,但感觉神经动作电位可有明显的波幅降低。以上检查有助于根性病变和神经丛病变的鉴别。

(4) 前角细胞病变的诊断:肌萎缩侧索硬化(amyotrophic lateral sclerosis,ALS)诊断时,感觉神经传导的测定结果有助于与其他疾病的鉴别。

(5) 肌病的鉴别诊断以及是否合并周围神经病变。

(二) 同心针 EMG

1. 检测内容 测定参数包括安静状态时插入电位和自发电位;小力收缩时的运动单位电位时限、波幅和多相波百分比;大力收缩时运动单位的募集相型和波幅。

2. 结果判断和意义 EMG 可以明确神经源性损害(轴索损害)和肌源性损害;有助于判断神经源性损害的范围或节段;可以提示病变的活动情况和神经再生情况。

3. 临床意义

(1) 前角细胞及其以下的运动神经病变的诊断和鉴别诊断:包括运动神经元病、神经根病、神经丛病和周围神经病。轴索损害时,EMG 可以表现为神经源性损害的特点。如果单纯为脱髓鞘病变而没有继发轴索损害,则 EMG 通常无异常发现。

(2) 通过选择不同肌肉进行测定,可以协助进行定位:例如,诊断 ALS 时球部、颈、胸和腰骶部的多个水平受累;神经根病的损害呈节段性分布;周围神经病为对称性神经源性损害,通常下肢重于上肢;可证实单神经病的存在。在隐袭起病的轴索损害为主的周围神经病,传导速度正常时,EMG 可以早期证实神经源性损害的存在。颈段脊旁肌 EMG 的测定有助于神经根性病变和臂丛病变的诊断和鉴别。

(3) 肌肉本身病变时,EMG 表现为肌源性损害。肌强直放电,有助于强直性肌病的诊断。

(三) F 波

1. 检测内容 测定参数主要包括 F 波出现率以及 F 波传导速度或潜伏期。

2. 结果判断和意义 与周围神经 MCV 不同的是,它可以反映运动神经近端的传导功能,特别当刺激点远端正常时,F 波异常可以提示神经根、神经丛、近端运动神经的病变。F 波出现率下降,是脱髓鞘病变最早的表现。F 波传导速度的减慢,提示近端存在脱髓鞘病灶。当刺激点远端存在严重的病变,例如严重的腕管综合征或肌病等,远端 CMAPs 波幅明显下降时,也会导致 F 波的异常。

3. 临床应用

(1) 急性炎性脱髓鞘性多发性神经根神经病 (acute inflammatory demyelinating polyneuropathy, AIDP) 和慢性炎性脱髓鞘性多发性神经根神经病 (chronic inflammatory demyelinating polyneuropathy, CIDP) 等神经根神经病的诊断, AIDP 早期可以仅仅表现为 F 波的出现率降低。F 波与病情有一定的相关性, 如 AIDP 无力较轻微者, F 波往往正常。

(2) 颈椎病、腰椎病神经根病变的辅助判断。临床和 F 波之间有时不平行, F 波异常, 可以提示近端存在病变; 如果 F 波正常, 并不能排除近端病变。因为 F 波可通过多个根上传, 仅为部分前角细胞兴奋后传出的结果。

(四) 重复神经电刺激 (RNS)

1. 检测参数   包括低频 RNS (刺激频率 ≤5Hz) 和高频 RNS (刺激频率 >5Hz)。低频 RNS 主要观察波幅是否递减和递减的程度; 高频 RNS 主要观察波幅是否存在递增和递增的程度。

2. 结果判定和意义   RNS 主要用于神经肌肉接头部位病变的诊断, 而且可以鉴别突触前膜和突触后膜的病变。

(1) 低频刺激波幅递减, 反映突触后膜的病变, 如重症肌无力。

(2) 高频刺激波幅递增, 反映突触前膜的病变, 如 Lambert-Eaton 肌无力综合征和肉毒杆菌毒素中毒。

(3) 神经肌肉接头处存在病变即有可能产生 RNS 测定的异常, 如 ALS、代谢性肌病或离子通道肌病以及某些药物的使用等, 连续重复刺激后也可以出现波幅的递减或递增。临床解释时需要注意。

3. 临床应用   主要用于重症肌无力、Lambert-Eaton 肌无力综合征和肉毒中毒的诊断和鉴别诊断。

(五) 瞬目反射 (Blink 反射)

1. 检测内容   包括同侧和对侧刺激三叉神经, 在双侧眼轮匝肌记录其反应的潜伏期, 包括双侧的 R1、R2、R2'。

2. 结果判断和意义   根据双侧潜伏期异常的特点, 可以反映三叉神经传入或面神经传出以及脑桥中枢的病变。

3. 临床应用

(1) 三叉神经通路和面神经通路周围和中枢病变的辅助定位诊断, 特别是脑干外病变的诊断。

(2) 判断面神经炎的预后。

(3) 眼睑痉挛或面肌痉挛者, 可以出现瞬目反射的潜伏期缩短, 波幅增高的现象。

(4) 部分帕金森病患者也可出现瞬目反射的波幅增高。

(六) H 反射

1. 测定参数   最有价值的参数是 H 反射的潜伏期, 部分研究者也测定其波幅。

2. 结果判断和意义   可以反映感觉传入和运动传出通路的病变, 有助于发现反射弧近端的病变。正常人腓肠肌较易记录到 H 反射, 而其他部位也可以记录到 H 反射。上肢或其他部位 H 波检测时应注意双侧对比。

3. 临床应用

(1) 骶 1 (S_1) 神经根病变的诊断。一般常于腘窝刺激胫神经, 腓肠肌记录, 用于腰骶神经根病变的辅助诊断。

(2) 脱髓鞘性神经根神经病也表现为 H 反射异常。

(七) 皮肤交感反应 (SSR)

1. 测定参数   SSR 的潜伏期和波幅。

2. 结果判断和意义   可以反映自主神经系统交感神经的病变, 解释结果时必须注意排除局部皮肤病变、汗腺异常的影响。

3. 临床应用   主要用于自主神经系统病变的诊断和鉴别诊断, 例如糖尿病周围神经病自主神经病变、淀粉样变性周围神经病的诊断等。

（八）单纤维肌电图（SFEMG）

1. 测定参数 采用特殊的单纤维针电极进行记录，主要测定指标为颤抖（jitter）值、纤维密度（fiber density，FD）以及是否伴有阻滞（block）。

2. 结果判断和意义 颤抖和阻滞主要反映神经肌肉接头的病变，表现为颤抖的增宽，严重时可以出现阻滞。FD 可以反映神经再生支配的情况，纤维密度增高，提示失神经后或肌纤维破坏后神经纤维再生对肌纤维的支配情况。

3. 临床应用

（1）重症肌无力：是 SFEMG 检测最主要的适应证，表现为颤抖增宽，严重者可见阻滞。纤维密度通常正常。

（2）ALS、颈椎病和周围神经病：SFEMG 并非诊断的常规手段，当临床和常规 EMG 检测仍难以诊断者可行该项测定。进行性失神经时，可表现为颤抖明显增宽、伴有阻滞和 FD 明显增高；ALS 早期在临床肌力正常的肌肉中可发现上述改变。而慢性神经源性损害，如颈椎病和良性过程的慢性周围神经病等，根据神经再生情况的不同，颤抖可以正常或轻度增宽，伴有 FD 增高。

（3）肌病：主要表现为 FD 增高，颤抖正常或轻度增宽；当常规 EMG 正常，而 SFEMG 密度增高时，更有意义。

第二节 针电极肌电图

一、肌电图基本知识

肌电图（EMG）是研究肌肉静息和随意收缩及周围神经受刺激时的各种电特性的科学。通常包括两个概念，即广义 EMG 和狭义 EMG。广义 EMG 包括神经传导速度、重复神经电刺激、各种反射、单纤维肌电图、巨肌电图、扫描肌电图、表面肌电图及运动单位计数等。狭义 EMG 仅指同心圆针或常规 EMG，其研究对象为运动单位。

运动单位是肌肉收缩的最小功能单位，由一个前角细胞 α- 运动神经元、轴突、运动终板和轴突所支配的所有肌纤维组成，负责精细动作的运动单位小，负责粗大动作的运动单位大。每个运动单位大小通常采用轴索所支配肌纤维的数目表示，不同肌肉运动单位大小可以存在较大差异，如眼肌为 1：3 或 1：2；而腓肠肌为 1：1934。记录面积为 $150\mu m \times 580\mu m$ 的同心圆针电极所记录到的运动单位电位，仅为 1mm 直径范围内 5~12 根肌纤维的综合电位。

根据组织化学反应将人类的肌纤维分为两型。Ⅰ型纤维：为直径较小的纤维，收缩速度慢、抗疲劳性强、运动单位小、易兴奋。Ⅱ型纤维：为直径较大的纤维，收缩速度快、不耐疲劳、运动单位大、兴奋性低。同一个运动单位所支配的肌纤维为同一类型的肌纤维。在同一肌肉同时含有两种纤维，不同肌群二者比例不同，与功能有关。失神经支配后，出现再生支配，当支配Ⅰ型纤维的轴索支配到Ⅱ型纤维时，则后者的生化特性也相应转化为前者，反之亦然。运动单位中肌纤维的排列：同一块肌肉中，不同运动单位肌纤维的分布呈现为镶嵌型混合分布，而且使同一运动单位中肌纤维相邻的机会最小。因此在同心圆针电极记录时，同一个部位可以记录到多个运动单位的肌纤维电位。

二、肌电图检查的适应证、禁忌证和注意事项

1. EMG 检查的适应证 脊髓前角细胞及其以下的病变是 EMG 检查的适应证。其临床意义除了诊断和鉴别神经源性和肌源性损害外，还可用于发现亚临床病灶和容易被忽略的病变；与神经传导速度结合可以补充临床上的定位诊断。

2. EMG 检查的禁忌证和注意事项 出血倾向、血友病、血小板 $<30\times10^9/L$；乙型肝炎、HIV（+）和克雅病（Creutzfeldt-Jakob disease，CJD）等应使用一次性针电极。EMG 检测后的 24h 内血清肌酸激酶（CK）水平

增高,48h 后可恢复正常。

三、肌电图检测内容

1. 肌肉安静状态下的静息电位　观察有无:①插入电位;②自发电位,如正锐波(positive sharp waves)、纤颤电位(fibrillation potentials)、束颤电位(fasciculation)、复合重复放电(complex repetitive discharges,CRD);③肌强直放电(myotonic discharges);④肌颤搐电位(myokymic discharges)。

2. 肌肉小力收缩时运动单位动作电位(MUAPs)　主要记录 MUAPs 的时限、波幅和多相波的百分比(波的形态),另外还可以记录面积和转折数等。

3. 肌肉大力收缩时的募集电位　观察项目包括:①相型,如干扰相、混合相、单纯相和病理干扰相;②募集电位的峰 - 峰值。

四、正常肌电图所见

1. 肌肉安静状态

(1) 插入电位:针电极插入肌肉内机械损伤导致的一阵短暂的电位发放,为成簇伴有清脆的声音、持续时间 300ms 左右的电活动;停止进针后,插入电位即刻消失。

(2) 电静息状态:除终板区外,无任何电位可见。终板区电位包括终板噪音和终板电位。终板噪音波幅 10~50μV,时限 1~2ms;终板电位波幅 100~200μV,时限 2~4ms。其起始相为负相,并伴有贝壳摩擦样的声音,借此可与纤颤电位鉴别。当针电极插到肌肉终板区时,患者会感到明显疼痛,电极移动后疼痛即刻减轻。

2. 运动单位动作电位(MUAPs)　肌肉在小力收缩时记录到的电活动,主要兴奋的是 I 型纤维。观察指标如下。

(1) 时限(duration):为电位偏离基线到恢复至基线的时间,可以反映运动单位内肌纤维的活动。受针电极位置的影响较小。

(2) 波幅(amplitude):采用峰 - 峰值计算,反映大约 1mm 直径范围内 5~12 根肌纤维的综合电位的波幅,受针电极位置的影响较大,变异大。

(3) 多相波:正常电位多为 3 相或 4 相波,反映同一个运动单位中肌纤维传导同步化的程度。一般肌肉多相波百分比不超过 20%,但部分肌肉如胫前肌可达 35%,三角肌可达 26%。

3. 募集电位　肌肉大力收缩状态观察运动单位的募集现象,即观察肌肉在大力收缩时运动单位的多少及其发放频率的快慢。肌肉在轻度收缩时只有阈值较低的 I 型纤维运动单位发放,其频率为 5~15Hz;而在大力收缩时,原来已经发放的运动单位频率加快,同时阈值较高的 II 型纤维也参与发放,肌电图上呈密集的相互重叠的难以分辨基线的许多运动单位电位,即为干扰相(图 6-1A)。

(1) 相型:肌肉大力收缩时多个运动单位同时兴奋的综合电位,既有 I 型纤维也有 II 型纤维,正常为干扰相或混合相,表现为在屏幕上扫描速度为 100ms/D 的条件下,难以区分出单个的运动单位电位,无法辨认基线。募集相受到多种因素的影响,特别是患者配合的程度,在分析时必须与其他参数一起分析。单独的异常价值较小。

(2) 峰 - 峰值:正常为 2~4mV,需要结合相型一起分析。峰 - 峰值的测定以绝大部分电位的波形为准。

五、异常肌电图所见及其意义

1. 安静状态

(1) 插入电位:①插入电位延长或增加,见于神经源性和肌源性损害,但应注意仔细寻找有无纤颤电位或正锐波。如果无纤颤电位或正锐波等自发电位,单纯插入电位延长意义不大。②插入电位减少或消失,见于肌肉纤维化或肌肉为脂肪组织替代。

(2) 纤颤电位和正锐波:纤颤电位为双相或三相短时限(<2ms)低波幅(<100μV)起始为正相的电位,

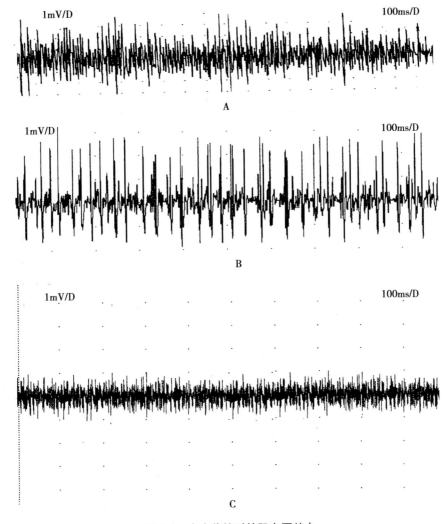

图 6-1 大力收缩时的肌电图特点

A. 正常人大力收缩时 EMG 募集电位表现为干扰相;B. 肌萎缩侧索硬化患者大力收缩募集电位表现为单纯相;C. 多发性肌炎患者大力收缩募集电位表现为病理干扰相

一般在失神经支配 2 周后发生,为单个肌纤维兴奋性增高自发放电的表现。其主要特点为发放规则,起始为正相,声音如雨滴打在白铁皮上(图 6-2)。可见于神经轴索损害和肌病活动期。在正常人也有 5% 左右的机会记录到一处纤颤电位,在足内肌肉和脊旁肌概率更高,可达 15%,老年人更为明显。在失神经时,以下几种情况不能发现纤颤电位:发病早期(2 周内);脱髓鞘性疾病或传导阻滞未出现轴索损伤时,温度太低或循环差,严重的肌肉萎缩晚期,再生支配恢复期。正锐波起始为正相,伴有一个较长的负相波,时限为 10~50ms,波幅 20~200μV,规则出现,声音稍钝,或如钟表的滴答声,其出现时间较纤颤电位早(一般损伤后 8~14d 出现),临床意义与纤颤电位相同。

(3) 复合重复放电(complex repetitive discharge,CRD):以往也称肌强直样放电,是一组肌纤维的同步放电,多相复杂的波形在放电过程中波幅和频率保持一致,突发骤停。放电过程中没有波幅和频率的变化,突然出现突然消失,其声音类似机关枪的响声。为肌膜兴奋性增高所致,往往与纤颤电位等同时存在,多见于慢性失神经或肌病的活动期,如肌萎缩侧索硬化症、脊髓性肌萎缩、遗传性运动感觉神经病、肌强直综合征、酸性麦芽糖缺乏症和肌炎等。

(4) 肌蠕颤电位(myokymic potentials):是一个或几个运动单位的重复放电,伴有皮下肌肉的蠕动(图 6-3)。见于肌蠕颤 - 痉挛综合征、放射性臂丛神经病、响尾蛇咬伤中毒、脱髓鞘周围神经病、前角细胞病变,也可以见于多发性硬化、脑干胶质瘤所致面肌颤搐等。

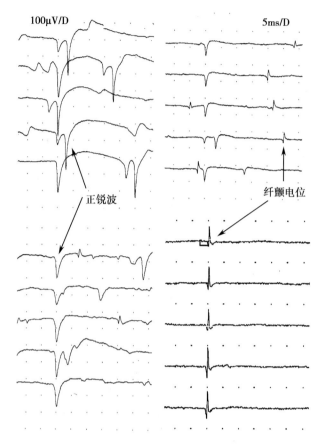

图 6-2 纤颤电位和正锐波

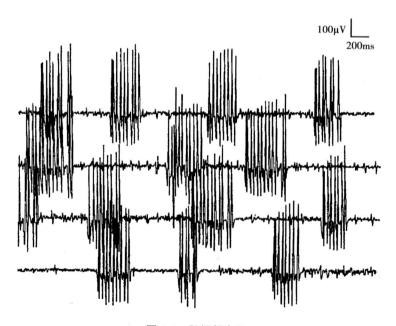

图 6-3 肌蠕颤电位

(5) 束颤电位：为单个运动单位电位的不规则发放，多在动针时出现，根据针电极距离运动单位的距离，声音可以尖锐或低钝，有时束颤电位也可以近乎规则的发放，此时需要长时间的观察。只有保证肌肉完全放松时，才能判断束颤电位。束颤电位可见于前角细胞病变、神经根病或脱髓鞘性周围神经病，也可见于 15% 的正常人群。只有当束颤电位与纤颤电位等同时出现，或所发放的运动单位为高波幅、宽时限时，才可看作异常。

(6) 肌强直放电：指肌肉在自主收缩后或受机械刺激后肌肉的不自主强直放电，波幅 1~10mV，频率 25~100Hz。发放的过程中波幅逐渐降低，频率逐渐减慢，声音似轰炸机俯冲的声音或摩托车减速时发出的声音(图 6-4)。肌强直放电为肌膜自发持续去极化的结果，是强直性疾病的特异性表现，见于先天性肌强直、萎缩性肌强直、先天性副肌强直和高钾性周期性瘫痪等。

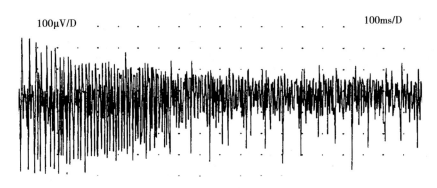

100μV/D　　　　　　　　　　　　　　　　　　　100ms/D

图 6-4　肌强直放电(萎缩性肌强直患者)

2. 运动单位动作电位(MUAPs)

(1) 宽时限、高波幅 MUAPs：一般于轴索损伤后几个月才会出现，与神经纤维对失神经支配的肌纤维进行再生支配，导致单个运动单位的范围增大有关，是神经源性损害的典型表现。此时募集相往往较差，可呈现为单纯相。MUAPs 的时限比波幅更有意义。在病变早期，自发电位、多相波 MUAPs 以及募集相异常更有价值，因为早期 MUAPs 的时限尚未增宽。

(2) 短时限、低波幅 MUAPs：是肌源性损害的典型表现。其时限短、波幅低的原因与肌纤维坏死后，运动单位内有功能的肌纤维减少，运动单位变小有关。在严重肌病时易于记录，在轻度肌病时病变呈灶性分布，则需要仔细寻找。当多相波比例较高时，时限的计算应除去多相波电位，以便提高诊断的敏感性。另外在神经肌肉接头疾病、神经再生的早期也可以出现小运动单位电位。

(3) 多相电位：5 相或以上的 MUAPs 称为多相波或多相电位。多相波百分比增高伴有低时限和低波幅 MUAPs，提示肌源性损害；多相波伴高波幅、宽时限者，为神经源性损害的表现。

3. 募集电位

(1) 单纯相：表现为单个清晰可辨的 MUAPs，可以识别出基线，类似于"篱笆样"，见于下运动神经元损害(图 6-1B)。出现再生支配时，峰 - 峰值一般大于 4mV，在发病早期，自发电位出现之前，可以仅有募集相的异常。在上运动神经元损害或癔症时，也可以出现类似表现，但二者运动单位发放频率较慢，且不规律。

(2) 病理干扰相：相型为干扰相，但是峰 - 峰值低于 2mV，见于肌病(图 6-1C)。大力收缩时，需要大量运动单位同时发放，而形成干扰相，但是由于运动单位内肌纤维丢失，因此波幅峰 - 峰值较低。

4. EMG 的临床应用　主要用于诊断及鉴别诊断神经源性损害和肌源性损害，排除神经肌肉接头病变；特别是对早期运动神经元病、深部肌肉萎缩、肥胖儿童的肌肉萎缩可提供诊断的客观依据；结合神经传导速度的结果，有助于对脊髓前角细胞、神经根和神经丛病变的定位。神经源性损害典型的表现为时限增宽、波幅增高和多相波百分比增高的 MUAPs，大力收缩表现为单纯相；肌源性损害者典型的表现为时限降低、波幅下降和多相波百分比增高的 MUAPs，大力收缩表现为病理干扰相。二者均可有自发电位，束颤是神经源性损害的表现。近年来肛门括约肌 EMG 检查,特别是卫星电位的发现,是诊断多系统萎缩的一个重要的客观指标。

第三节　神经传导检查

神经传导测定是用于评定周围神经传导功能的一项诊断技术,通常包括运动神经传导测定(motor NCS,MNCS)、F 波和感觉神经传导测定(sensory NCS,SNCS)。

（一）测定方法

1. 运动神经传导测定(图 6-5)　①电极放置:阴极置于神经远端,阳极置于神经近端,两者相隔 2~3cm;记录电极置于肌腹,参考电极置于肌腱;地线置于刺激电极和记录电极之间;②测定方法及运动神经传导速度(motor conduction velocity,MCV)的计算:超强刺激神经干远端和近端,在该神经支配的肌肉上记录复合肌肉动作电位(compound muscle action potential,CMAP),测定其不同的潜伏期,用远端和近端之间的距离除以两点间潜伏期差,即为神经的传导速度。计算公式为:神经传导速度(m/s) = 两点间距离(cm)×10/ 两点间潜伏期差(ms)。波幅的测定通常取峰 - 峰值。

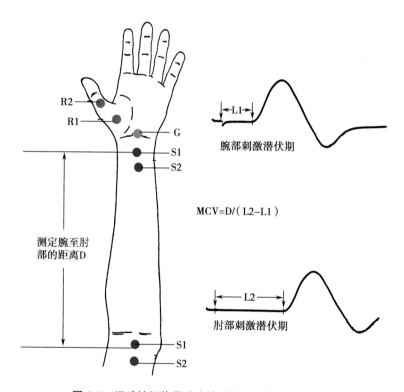

图 6-5　运动神经传导速度的测定和计算（正中神经）

2. 感觉神经传导测定(图 6-6)　①电极放置:刺激电极置于或套在手指或脚趾末端,阴极在阳极的近端;记录电极置于神经干的远端(靠近刺激端),参考电极置于神经干的近端(远离刺激部位);地线固定于刺激电极和记录电极之间。②测定方法及计算:顺行测定法是将刺激电极置于感觉神经远端,记录电极置于神经干的近端,然后测定其潜伏期和记录感觉神经动作电位(sensory nerve action potential,SNAP);刺激电极与记录电极之间的距离除以潜伏期为感觉神经传导速度(sensory conduction velocity,SCV)。

（二）异常神经传导测定及临床意义

运动神经传导测定和感觉神经传导测定的主要异常所见是传导速度减慢和波幅降低,前者主要反映髓鞘损害,后者为轴索损害,严重的髓鞘脱失也可继发轴索损害。

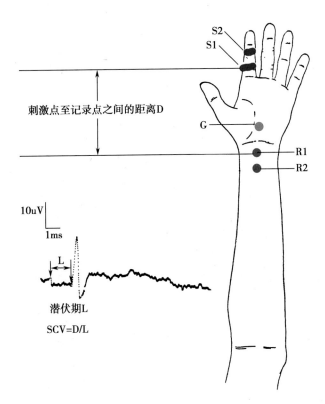

图 6-6　感觉神经传导速度的测定和计算（正中神经）

（三）神经传导测定的临床应用

神经传导测定用于各种原因的周围神经病的诊断和鉴别诊断；结合 EMG 可以帮助鉴别前角细胞、神经根、周围神经及肌源性损害等。

第四节　F 波的测定和临床意义

（一）F 波的概念

F 波是超强电刺激神经干在 M 波之后的一个晚成分，是运动神经的逆行冲动使前角细胞兴奋的回返放电。因首先在足部小肌肉上记录而得名。特点是波幅不随刺激量变化而改变，重复刺激时 F 波的波形和潜伏期变异较大。可以反映近端运动神经的功能，有助于神经根病变的诊断，补充常规运动神经传导速度的不足。

（二）F 波测定的方法学

1. 电极放置　同 MCV 的测定，不同之处在于刺激电极的阴极放在近端。

2. 潜伏期的测定　连续测定 10~20 个 F 波，计算其平均值，正常 F 波的出现率为 80%~100%（图 6-7）。

3. F 波传导速度的计算　Fwcv（m/s）=D×2/（F-M-1）；其中 D 为距离，在上肢是由刺激点经锁骨中点到 C_7 棘突的距离，在下肢是由刺激点经股骨大转子到 T_{12} 棘突的距离，F 为 F 波潜伏期。M 为 M 波潜伏期。

（三）F 波测定的临床意义

1. 吉兰 - 巴雷综合征　F 波的异常可早于运动传导速度的改变。早期可表现 F 波出现率降低、F 波离散度增加，严重患者 F 波消失（图 6-8）。随病情好转，F 波出现。

2. 糖尿病性神经病（diabetic neuropathy，DN）　F 波的异常可早于临床症状，表现为 F 波潜伏期延长，是较敏感的早期诊断指标。

3. 神经根或神经丛病变　均可表现为 F 波潜伏期延长或 F 波消失，而神经丛损害通常伴有感觉神经动作电位的波幅降低。

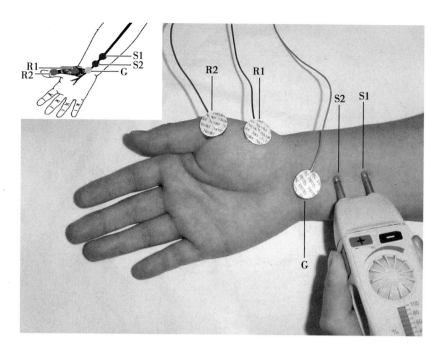

图 6-7　F 波测定的方法学和电极放置

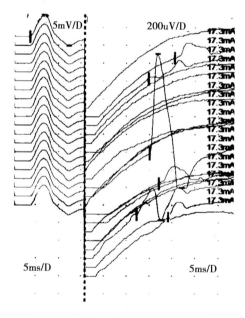

图 6-8　异常 F 波，F 波出现率下降

4. 注意事项　F 波正常不能除外根性或丛性损害的存在。但是，一旦出现远端运动传导正常，而 F 波有肯定的延长，则表明有近端的损害。单侧病变者，左右对比更为可靠。

第五节　H　反　射

（一）H 反射的概念

H 反射是脊髓的单突触反射，反射弧的传入部分起自于肌梭的 I_A 类纤维，冲动到达脊髓的前角细胞经突触联系后，其传出部分由较细的 α 运动神经纤维组成（图 6-9）。在从阈下刺激到次强刺激这一强度范围

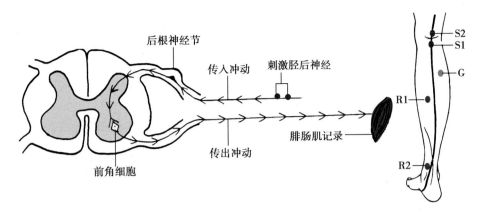

图 6-9 H 反射通路

内,H 反射的波幅逐渐增高。当电流进一步加大时,H 波的波幅逐渐减小而 M 波逐渐增大。当刺激强度达到可以诱发出最大 M 波时,H 反射消失,为 F 波所取代。故诱发 H 反射的最佳条件,应该是最大程度的兴奋 I_A 类纤维,而又没有足以兴奋全部运动纤维出现典型的 M 波(图 6-10)。

（二）H 反射测定的方法学

1. 记录小腿腓肠肌的 H 反射 患者俯卧位,踝部以软垫支托以使膝关节屈曲成 110°~120°。刺激电极阴极置于腘窝中部以兴奋胫神经,阳极置于远端。记录电极放置于腓肠肌,参考电极置于比目鱼肌,此时 H 反射的波形为双相波;如果参考电极置于肌腱,H 反射多为三相波。记录上肢桡侧腕屈肌的 H 反射时,在肘窝刺激正中神经,记录电极放置于内上髁与桡骨茎突连线上 1/3 处。上肢 H 反射的出现率较低,临床上并非常规检测。

2. H 反射正常值 腓肠肌 H 反射潜伏期的正常值上限为 30~35ms,潜伏期两侧差值一般在 1.5ms 以内。

3. H 反射异常的判断标准 ①H 反射潜伏期延长 > 均值 +2.58 个标准差;②两侧差值 > 均值 +2.58 个标准差;③H 反射未引出。

（三）H 反射的临床意义

1. 多发性周围神经病的早期诊断 H 反射的异常可能是吉兰 - 巴雷综合征早期唯一的所见。在糖尿病性、酒精性、尿毒症性和其他各种原因导致的多发性神经病中,H 反射表现为潜伏期延长。

2. 神经根病变 小腿腓肠肌 H 反射是 S_1 神经根病变的一个敏感指标。H 反射的潜伏期延长或波形缺失,提示 S_1 神经根病变。其结论还须结合临床表现及肌电图的改变考虑。颈神经根病变 C_6/C_7 受累时,桡侧腕屈肌的 H 反射可表现异常。

3. 中枢神经系统损害 H 反射的异常可以表现其分布的异常,即在上述两块肌肉以外的其他部位(特别是胫前肌)引出 H 反射,可以间接提示上运动神经元病变的存在。

4. 不同类型的肌张力障碍 儿童多动症 H 反射的恢复曲线受抑制,提示运动神经元兴奋性下降。

（四）注意事项

1. H 反射消失并非一定是异常,随年龄增长,H 反射引不出的比例逐渐增加,检测中应注意双侧对比。

2. H 反射的潜伏期与年龄、腿 / 臂长及身高直接相关。

3. 应结合临床表现和 EMG 的结果下结论。

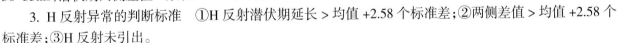

图 6-10 H 反射和 M 波
可见从阈电量开始,随着刺激电量的增加,H 波波幅逐渐增加,但当刺激电量增加到一定程度后,H 波波幅开始下降。当刺激电量达到超强刺激时,H 波消失,为 F 波取代

第六节 重复神经电刺激

（一）重复神经电刺激技术的方法学

重复神经电刺激（repetitive nerve stimulation，RNS）是指以一定的频率超强重复刺激运动神经干，在其支配的肌肉记录运动反应即复合肌肉动作电位，然后观察波幅的变化程度，是诊断神经肌肉接头部位病变的特征性手段。实际应用中，选择易检测，易固定，易受累的神经肌肉进行检测，如面部和上肢近端。刺激电极置于运动神经处，记录电极的作用电极置于肌肉的肌腹，参考电极置于肌腱。根据刺激频率分为低频RNS和高频RNS，临床上通常用强直后或活动后易化取代高频RNS。

1. 低频RNS　刺激频率≤5Hz；刺激时间通常是3s；计算第4或5波比第1波波幅下降的百分比，目前使用的仪器可以自动测算。

2. 高频RNS　刺激频率>5Hz。刺激时间为3~20s，计算最后一个波较第一个波波幅升高的百分比。

3. 刺激参数　刺激时限0.2ms，刺激强度为超强刺激，带通0.1~100Hz，扫描速度5~10ms/D，灵敏度0.1~5mV/D。

4. 正常值和异常的判断标准　低频刺激RNS，国外正常值第4或5波较1波下降8%~10%（图6-11A）；协和医院实验室的正常值为下降15%及其以上为波幅递减（图6-11B）。高频刺激RNS，波幅下降30%以上为波幅递减，波幅升高100%以上为波幅递增（图6-11C），波幅升高56%以上为可疑。

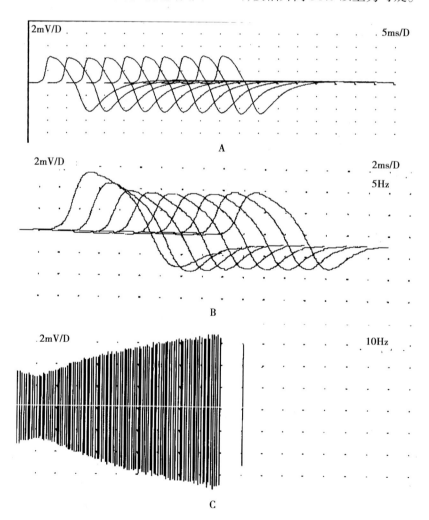

图 6-11

A. 正常人低频RNS结果；B. MG患者RNS波幅递减；C. Lambert-Eaton肌无力综合征波幅递增

（二）RNS 测定的影响因素

1. 温度　在皮肤温度较低时,轻症患者低频刺激可不出现递减反应。在 RNS 检测时,将皮肤温度控制在 32~36℃。可用温水浸泡或使用红外线热灯。

2. 胆碱酯酶抑制剂　对检测结果有直接的影响。一般在检测前 12~18h 停用胆碱酯酶抑制剂,具体情况具体对待。

3. 刺激的强度　刺激强度必须是超强刺激,否则影响结果的判断。

4. 记录电极的位置及固定　记录电极(R1)置于肌肉的肌腹,参考电极(R2)置于肌肉的肌腱,地线(G_0)置于刺激电极和记录电极之间。在检测过程中,应使用黏附性强的表面电极,不断检查并固定电极,以免刺激电极离开神经或记录电极离开肌肉所造成的伪差。

（三）常用神经的测定和临床意义

1. RNS 常用的检测神经

(1) 面神经:刺激部位为耳前,记录电极 R1 置于眼轮匝肌,R2 置于对侧面部或鼻梁上,G_0 置于同侧颧骨最上端。低频刺激波幅降低 15% 以上为异常。

(2) 腋神经:刺激部位 Erb 点,记录电极 R1 置于三角肌,R2 置于肩峰,G_0 置于 Erb 点与三角肌之间。上臂内收,肘屈曲,手内收放在腹部,同时用对侧手自己固定。低频刺激波幅降低 15% 以上为异常。

(3) 尺神经:刺激部位为腕部尺神经,记录电极 R1 置于小指展肌肌腹,R2 置于肌腱,地线 G_0 置于腕横纹处。低频刺激波幅降低 15% 以上为异常。该神经通常用于高频 RNS 的测定,升高 100% 以上为波幅递增,具有临床诊断意义。

(4) 副神经:刺激部位为胸锁乳突肌的后缘,记录电极 R1 置于斜方肌,R2 置于肌腱,地线 G_0 置于肩部。低频刺激波幅降低 15% 以上为异常。

2. RNS 测定的临床意义

(1) 重症肌无力:是乙酰胆碱受体抗体介导、累及突触后膜的神经肌肉接头部位的病变,RNS 表现为低频和高频刺激波幅均递减,前者更明显。

(2) Lambert-Eaton 肌无力综合征:是突触前膜病变通常伴有小细胞肺癌或其他肿瘤,部分女性患者伴有结缔组织病。RNS 表现为低频刺激波幅递减,而高频刺激波幅明显递增。

第七节　不同神经肌肉病的电生理改变

一、前角细胞病变——肌萎缩侧索硬化

肌萎缩侧索硬化(ALS)的诊断根据 1998 年国际肌萎缩侧索硬化联盟的指南修订,EMG 的确诊需延髓运动神经元和颈髓、胸髓及腰骶髓前角细胞四个节段中三个节段以上部位受累。因此,诊断 ALS 的病例在常规 NCS 的测定后,需测定以上四个节段支配肌肉的针电极 EMG。

1. NCS

(1) 神经选择:正中神经和/或尺神经,胫神经和/或腓总神经,和/或腓肠神经。

(2) 结果:感觉传导正常。MCV 可有轻微减慢以及 CMAP 波幅降低,与肌肉萎缩的程度明显相关。

2. 针电极 EMG

(1) 肌肉选择:是诊断 ALS 最重要的检测手段。包括对延髓和脊髓(3 个节段)肌肉的检测。延髓节段可选择舌肌或胸锁乳突肌;脊髓节段包括上肢肌肉,胸/腰段棘旁肌和下肢的肌肉;通常首选肢体远端的肌肉。

(2) 结果:广泛分布的神经源性损害(3 个或以上节段的神经源性损害)。在安静状态下可见异常自发电位(纤颤电位、正锐波、束颤电位及 CRD 等);肌肉轻度收缩时可见高波幅、宽时限、多相波百分比增多的 MUAPs;肌肉大力收缩募集电位表现为高波幅的混合相或单纯相。

二、神经根病变

神经根的病变可单独影响运动或感觉纤维,也可以同时影响二者。前根的损害出现相应支配区肌肉神经源性损害和/或运动传导异常。由于很少累及后根神经节,感觉传导测定一般正常。

（一）颈神经根病变

1. NCS

（1）神经选择:上下肢常规检测的神经。

（2）常见结果:运动 NCS 一般正常。可出现 CMAP 波幅降低或 MCV 轻度减慢,取决于受损的严重性。SCV 和 SNAP 波幅正常。

2. 针电极 EMG

（1）肌肉选择:选择按前根分布的肌肉。一般情况下,C_5 选择三角肌,C_6 选择肱二头肌。C_7 选择伸指总肌,C_8 选择拇短展肌或小指展肌。须注意的是,判断根的病变要同时辨别出受累根的上界和下界。如怀疑 C_6 神经根病变,则需同时检测 C_5 和 C_7 支配肌肉以确定是否受累。同时在同一节段选择不同周围神经分布区的肌肉,更能证明根性受损。如怀疑 C_8 受累,同时选择小指展肌和拇短展肌,这样排除了尺或正中神经周围性损害所见到的肌肉神经源性损害。

（2）常见结果:可见自发电位,在受损早期大力收缩时,可出现混合相或单纯相;由于神经修复出现高波幅、长时限的运动单位电位。

（二）腰骶神经根病变

1. NCS

（1）神经选择:常规检测的神经。

（2）常见结果:运动 NCS 一般正常,也可出现 CMAP 波幅降低,取决于病变的程度。SCV 和 SNAP 波幅正常。

2. 针电极 EMG

（1）肌肉选择:原则同颈神经根病。最常累及的是 L_4、L_5 和 S_1。L_4 选择股四头肌,L_5 选择胫前肌,S_1 选择腓肠肌。同样要确定神经根受累的上下界。棘旁肌的纤颤电位说明是后支分出以前的损害,可以与周围神经和神经丛病鉴别。

（2）常见结果:在受损早期,大力收缩时可出现混合相或单纯相;以后出现自发电位;由于神经修复出现高波幅、长时限的运动单位电位。

三、神经丛病变——臂丛病变

臂丛病变同时影响运动和感觉神经,由于神经丛感觉纤维位于后根感觉神经节的远端,因此病变时感觉传导异常,与根性病变不同。

1. NCS

（1）神经选择:上臂丛选择正中神经/桡神经,中臂丛选择正中神经/尺神经,下臂丛选择正中/尺神经。

（2）常见结果:在病变近端刺激引起 CMAP 和 SNAP 波幅降低,而病变远端部位刺激波幅可降低或正常。病损区的传导速度减慢,而远端正常。因此通常的结果是运动和感觉动作电位的波幅均有轻度降低。

2. 针电极 EMG

（1）肌肉选择:肌肉选择的原则同神经根病。上臂丛的损伤可选择三角肌、肱二头肌等,中臂丛选择指总伸肌,下臂丛选择拇短展肌、小指展肌、第一骨间肌。

（2）常见结果:相应区域的肌肉早期出现异常自发电位,募集相为高波幅的混合相或单纯相,以后随病程发展可出现运动单位电位时限的增宽和波幅增高。

四、周围神经病

(一)急性炎性脱髓鞘性多发性神经根神经病

1. NCS

(1)神经选择:正中神经、尺神经、胫神经、腓总神经。

(2)常见结果:可表现为 DML 延长、MCV 减慢、CMAP 波幅下降、运动神经传导阻滞、异常波形离散、F 波平均(或最小)潜伏期延长和 / 或出现率下降;电生理改变程度与临床相关,症状很轻微者,电生理检查改变也很轻,甚至不能检测出异常。当 CMAP 波幅下降明显时,提示存在传导阻滞。感觉神经传导以传导速度减慢为主,可见波幅下降。

2. 针电极 EMG

(1)肌肉选择:选择远端的肌肉如拇短展肌或小指展肌,胫骨前肌等,上下肢各选一块肌肉即可。

(2)常见结果:早期单纯脱髓鞘而没有轴索受累,EMG 检查通常正常。如脱髓鞘伴有或继发轴索损害,则 2 周后可出现纤颤电位和正锐波等自发电位,随着病程延长,随诊时可以见到宽时限和高波幅的 MUAPs。

(二)急性运动轴索性神经病

1. NCS

(1)神经选择:正中神经、尺神经、胫神经、腓总神经。

(2)常见结果:主要表现为 CMAP 波幅下降为主、可有 DML 延长、MCV 减慢、F 波出现率下降,但程度一般较轻。发病最早期,有时难以与脱髓鞘为主的急性炎性脱髓鞘性多发性神经根神经病区分,进一步随访观察电生理变化,并与临床相结合有助于鉴别。感觉传导一般正常。

2. 针电极 EMG

(1)肌肉选择:选择远端的肌肉如拇短展肌或小指展肌,胫前肌等。

(2)常见结果:早期 EMG 检查仅可见大力收缩时募集减少,2 周后可出现纤颤电位和正锐波等自发电位,随着病程延长,随诊时可以见到宽时限和高波幅的 MUAPs。

(三)遗传性感觉运动性周围神经病(腓骨肌萎缩症)

1. NCS

(1)神经选择:正中神经 / 尺神经,胫神经 / 腓总神经 / 腓肠神经。

(2)常见结果:I 型多表现为 MCV 和 SCV 减慢,MCV 低于正常值的 50%;II 型多表现为 CMAP 和 / 或 SNAP 波幅降低,传导速度轻度减慢或正常。不同的神经传导改变相似。

2. 针电极 EMG

(1)肌肉选择:选择远端的肌肉如拇短展肌和小指展肌,胫骨前肌等。

(2)常见结果:II 型表现为神经源性损害,可出现纤颤电位,MUAPs 显示宽时限和高波幅,大力收缩时,表现为高波幅的单纯相。I 型如果没有继发轴索损害,EMG 可以表现为正常。

(四)糖尿病周围神经病

1. NCS

(1)神经选择:正中神经 / 尺神经,胫神经 / 腓总神经 / 腓肠神经。

(2)常见结果:由于营养性多发性周围神经病是远端轴索型周围神经病,因此表现为 MCV 和 / 或 SCV 正常或轻度减慢,而 CMAP 和 / 或 SNAP 波幅明显降低。

2. 针电极 EMG 可表现为神经源性损害。糖尿病周围神经病的诊断通过典型的临床表现和 NCS 的检查就可判断,可不做针电极 EMG。但在怀疑同时合并其他疾病时要选择相应的肌肉。

(五)单神经病——嵌压综合征

1. 腕管综合征

(1) NCS

1）神经选择：正中神经和尺神经，同时选择尺神经是作为鉴别诊断的依据。

2）常见结果：正中神经 DML 延长，CMAP 波幅通常正常；DML 异常是选择手术的指征。感觉 NCS 可显示异常（SCV 减慢和 / 或 SNAP 降低）。同侧的尺神经 DML 和感觉传导正常。

（2）针电极 EMG

1）肌肉选择：通常通过 NCS 的检测就可诊断，但疾病的分期和手术的适应证还需选择正中神经支配的肌肉。可选择拇短展肌或拇短屈肌的浅头。小指展肌的检测有助于排除诊断。

2）常见结果：早期可表现为自发电位增多，募集相显示运动单位丢失现象。随病程进展可出现 MUAPs 时限增宽，波幅增高。此时可作为手术腕横韧带松解术的指征。

2. 肘管综合征

（1）NCS

1）神经选择：尺神经（跨肘测定）/ 正中神经。

2）常见结果：在受损严重时，尺神经支配的相应肌肉 CMAP 波幅可降低，尺神经 DML 可轻度延长。SCV 和 MCV 在跨肘测定时有减慢，该段的传导速度必须较上下段慢 10m/s 以上才能确诊。

（2）针电极 EMG

1）肌肉选择：第一骨间肌和小指展肌，可同时选择拇短展肌作为与颈神经根病的鉴别诊断。

2）常见结果：相应肌肉表现为自发电位增多，以后随病程进展可出现高波幅、宽时限的神经源性损害。

3. 腓总神经麻痹

（1）NCS

1）神经选择：腓总神经、胫神经。

2）常见结果：以腓骨小头处嵌压性病变最为常见。腓总神经测定时常见腓骨小头上、下节段感觉、运动神经传导速度减慢，也可见传导阻滞或异常波形离散，DML 和远端感觉传导速度和波幅可以正常，根据病变情况和严重程度也可有异常。胫神经感觉运动传导测定正常。

（2）针电极 EMG

1）肌肉选择：胫前肌、腓肠肌，需要鉴别时根据情况可以选择股二头肌短头和股四头肌。

2）常见结果：胫前肌可见神经源性损害表现，腓肠肌正常。有时坐骨神经损害时也可出现类似腓总神经麻痹表现，股二头肌短头测定有助于鉴别。

五、神经肌肉接头病变

神经肌肉接头的病变需要做重复神经刺激（RNS）检查，同时也必须做 NCS。如临床诊断明确的随诊患者，可单独选择 RNS 检查。

（一）突触后膜病变——重症肌无力

1. 神经选择　面神经 / 腋神经（或副神经）/ 尺神经。

2. 常见结果　异常表现为低频波幅递减，偶尔可见高频递减，但以低频递减更重要。在面神经中出现异常率最高，其次是腋神经。阴性结果不排除临床诊断。

（二）突触前膜病变——Lambert-Eaton 肌无力综合征

1. 神经选择　面神经 / 腋神经 / 尺神经。高频通常在尺神经处刺激（不适感令有些患者难以耐受）。

2. 常见结果　低频 RNS 可见波幅递减，高频 RNS 波幅递增。其中以高频刺激出现异常更为重要，如出现异常即可诊断。

六、肌肉疾病

通常情况下，肌肉的病变表现为 NCS 正常，而针电极 EMG 表现为肌源性损害。

（一）Duchenne 型肌营养不良

1. NCS

（1）神经选择：常规选择上下肢神经。

（2）常见结果：运动和感觉 NCS 一般在正常范围。

2. 针电极 EMG

（1）肌肉选择：选择近端受累但未完全萎缩的肌肉，一般选择三角肌、肱二头肌和股四头肌。

（2）常见结果：典型的肌源性改变。自发电位在病程进展较快期可见，慢性进展中少见。运动单位电位表现为时限短，波幅低和多相波增多。募集相为低波幅的干扰相，也称为病理干扰相。

（二）多发性肌炎

1. NCS

（1）神经选择：常规选择上下肢神经。

（2）常见结果：运动和感觉 NCS 可显示异常，由于多发性肌炎是结缔组织病，可合并周围神经的损害。

2. 针电极 EMG

（1）肌肉选择：选择近端受累但未完全萎缩的肌肉，一般是三角肌和股四头肌。

（2）常见结果：典型的肌源性改变。出现异常自发电位提示病变的活动性。运动单位电位表现为时限短，波幅低和多相波增多。募集相为病理干扰相。

（崔丽英）

？　思考题

1. 试述脱髓鞘周围神经病的肌电图改变特点。

2. 试述肌强直放电的特点和临床意义。

3. 肌源性损害和神经源性损害在针电极肌电图的表现有何不同？

参 考 文 献

［1］崔丽英. 简明肌电图学手册. 北京：科学技术出版社，2006.

［2］AMINOFF M J. Electromyography in clinical practice. 6th ed. New York：Churchill Livingstone，2012：289-398.

第七章

神经心理学检查

第一节　神经心理学检查在神经科的应用及意义

一、神经心理学的概念与历史发展

神经心理学（neuropsychology）是研究脑与心理或脑与行为之间相互关系的学科，是心理学与神经科学的交叉学科。神经心理学不仅用于脑高级认知功能的诊断和评估，也是揭示认知过程及其脑机制的研究方法之一。

"神经心理学"一词最早于 1929 年由美国著名心理学教授波林（E. Boring）提出。前苏联学者鲁利亚（A. Luria）在第二次世界大战期间研究了大量的脑外伤患者的高级认知功能，于 1973 年出版了《神经心理学原理》，创立并发展了神经心理学这一学科。20 世纪 50 年代，神经心理学的理论和研究方法开始进入中国，但仅有少数神经科医生从事对神经心理学的临床应用和研究。

我国的临床神经心理学研究始于 20 世纪 80 年代，主要围绕语言障碍、记忆障碍、智力障碍、大脑半球不对称性等方面进行，涉及的疾病主要有脑血管病、帕金森病、脑外伤、癫痫、脑肿瘤等。近 10 年来，随着阿尔茨海默病等认知功能障碍疾病越来越受关注，神经心理学才逐渐被神经内科医生重视，神经心理学知识和检查方法在国内逐渐普及。然而，规范及系统的神经心理学培训仍较少，我国的神经心理学发展空间仍然很大。

二、神经心理学检查的意义

（一）为临床诊断提供症状学依据

认知功能障碍是神经科重要的临床症状。尽管神经影像学与神经电生理发展迅速，但认知功能的评估仍然要依靠神经心理学检查。如失语症的诊断，需要通过临床检查和失语症量表测查，判断患者的言语障碍的类型，为临床诊断提供依据。

（二）为评估患者认知损伤的严重程度及康复状况提供客观依据

通过详细的临床检查以及有针对性的神经心理学量表评定，可以客观地对患者认知功能损伤的严重程度以及康复疗效进行评定。同时通过详细的神经心理学检查，提供患者具体的认知损伤的加工环节，对制定患者的康复训练方案提供依据。如可以对不同类型的失语症患者提供不同的康复方案，从而进行针对性的个体化认知功能训练。

（三）为研究脑结构与功能的关系提供直接的证据

不同的脑区损伤有不同的认知障碍表现。通过对脑损伤的研究，揭示脑结构与认知功能加工的关系，具有重要的研究意义。

三、神经心理学检查方法

传统的神经心理学检查方法以行为学检查为主,检查方法简单易行,部分检查在患者床边即可完成。

(一)体格检查

体格检查是神经心理学检查的重要内容和环节,细致的体格检查常有助于患者认知功能障碍的诊断。如患者向右侧凝视,提示患者可能存在左侧空间忽视;通过与患者谈话,可以发现患者是否存在言语障碍;通过观察患者的情绪,有助于发现患者是否存在抑郁症等疾病;而额叶释放症状阳性,提示患者可能存在额叶认知功能减退。

(二)神经心理学量表

神经心理测量是最主要、也是最有成效的临床神经心理学检查方法。目前在我国已经编制或者翻译了大量的适用于中国人群的神经心理学量表。这些量表多数可以在床边完成,部分量表只需要纸和笔即能完成,简单易行。如通过线段等分试验测查患者有无忽视症,通过数字广度测查患者的短时记忆。

(三)基于计算机的神经心理学测试

随着计算机技术的发展,传统量表难以测查的认知功能障碍得以实现,如通过电脑屏幕快速的呈现图像,可以检测视觉对消障碍的患者。目前这类心理学测试方式越来越多,能更灵活、更有目的地测查患者某一认知功能,对发现和理解认知功能障碍的产生机制具有重要的意义。

第二节　常用的神经心理学量表及其检查方法

一、认知功能评定

认知功能是指人在对客观事物的认识过程中对感觉输入信息的获取、编码、操作和使用的过程。认知功能主要涉及记忆、注意、语言、思维、推理等,是人类高级神经活动中最为重要的过程。认知功能障碍是指由于不同原因导致的认知功能加工出现异常,表现为记忆障碍、语言障碍等临床症状。临床常见的认知功能障碍主要有记忆障碍、失语症、失认症、失用症及忽视症等。

(一)总体认知功能评估

1. 简易精神状态评价量表(mini-mental state examination,MMSE)　又称简易精神状态检查表。由 Folstein 等于 1975 年编制,是目前世界上最有影响、最普及、最常用的认知筛查量表之一。主要用于整体认知功能的简单评定和痴呆的筛查。

该表由 20 题组成,共 30 项,每项回答正确得 1 分,回答错误或答不知道得 0 分。可将 20 题内容分为 6 个方面:①时间和空间定向力 10 分;②记忆力 3 分;③注意力和计算力 5 分;④回忆 3 分;⑤语言 5 分;⑥观念运动性运用 3 分;⑦图形复制 1 分。量表总分范围为 0~30 分。目前世界不同地区的不同研究中应用多种分界值,我国现有分界值各地差别甚大:北京大学精神卫生研究所制定的文盲组分界值≤14 分,非文盲组≤19 分;上海市精神卫生中心制定的文盲组分界值≤17 分,小学组≤20 分,初中或以上组≤24 分;北京协和医院神经内科 AD 课题组制定的文盲组分界值≤19 分,小学组≤22,初中及以上组≤26 分。首都医科大学宣武医院中国认知老化研究组(China COAST)制定的文盲组分界值≤19 分,小学组≤22,初中及以上组≤26 分。由于该量表受年龄、种族和文化程度等的影响,所以正常值在不同人群中是不同的。以上海市精神卫生中心界值为例,在初中以上文化的人群,25~30 分为正常,21~24 分为轻度痴呆,14~20 分为中度痴呆,13 分及以下为重度痴呆。该量表简单,易于操作,整个过程仅需时 5~10min 左右,该量表有良好的信度和效度。

2. 蒙特利尔认知评估量表(Montreal cognitive assessment,MoCA)　MoCA 由加拿大学者 Nasreddine 于 2004 年制定。主要用于轻度认知功能障碍的筛查及诊断,它具有简便、快捷、灵敏度高、涵盖的认知领域比较全面等优点。MoCA 满分共计 30 分,完成所需时间为 10min 左右。该测试包括 8 个认知领域,主要为:

(1) 短时记忆与延迟回忆:对 5 个词语进行 2 次学习记忆,5min 后进行回忆(5 分)。

(2) 视空间能力:包括画钟试验(3 分)和临摹立方体(1 分)。

(3) 执行能力:通过连线测试(1 分)、语言流畅性(1 分)和两个词语相似性的抽象概括(2 分)来评估。

(4) 注意力、计算力和工作记忆:包括目标数字的识别(1 分)、100 连续减 7(3 分)和数字的顺背与倒背(2 分)。

(5) 语言:包括熟悉度较低的 3 种动物的命名(3 分)、复述 2 个复杂句(2 分)和上述的词语流畅性测试。

(6) 定向:包括时间和地点定向(6 分)。

3. 阿尔茨海默病评估量表(Alzheimer's disease assessment scale,ADAS)　ADAS 是评估阿尔茨海默病患者症状较为常用的工具,对于痴呆的早期诊断及评价疾病的进展都有作用,完成该测试需要 20~50min。修订版共包括 21 条项目,其中 1~11 条评定认知功能(ADAS-cog),12~21 评定非认知功能(ADAS-ncog)。ADAS-cog 部分包括记忆力、定向力、语言、空间结构性和行为,但无评价执行功能和失认。评分范围 0~70 分。非认知功能部分(ADAS-ncog)主要评价情绪状态和行为改变,包括抑郁心境、幻觉、妄想、激越等,其评分范围为 0~50 分。ADAS 总分 120 分,总分越高,则相应的功能损害越严重。认知部分的评分,正常人 0~9 分,轻度认知功能减退患者 10~17 分,轻度痴呆患者 18~44 分,45 分以上为重度痴呆患者。ADAS 对于痴呆的早期诊断以及痴呆的分期都适用,尤其在药物试验中用于药效评估。量表的认知部分常单独用作治疗痴呆药物临床试验中评价疗效的主要指标。ADAS-cog 不适合极轻度和极重度的患者。

4. 临床痴呆分级评分量表(clinical dementia rating scale,CDR)　临床痴呆分级评分量表用于对痴呆患者的总体评估和痴呆严重程度分级。最初是由 Hughes 于 1982 年制订并经过多次修订。CDR 是半结构式量表,由临床医师进行评估,资料来源是患者和家属,完成评估共需要 40min 左右。共包括 6 个项目:记忆、定向、解决问题、社区事务、家庭生活、生活自理。各部分单独进行评分,按严重程度分为 5 级,分别记为 0、0.5、1、2、3 分,即健康、可疑障碍、轻度障碍、中度障碍和重度障碍。最后根据评分原则给出总体评分,分别为正常 0 分,可疑痴呆 0.5 分,轻度痴呆 1 分,中度痴呆 2 分和重度痴呆 3 分。近来有一种新的评分方法在临床上的使用率也正在增加,即将 CDR6 个分类的得分加成总分,用于进一步区分认知严重程度和便于临床监测病情变化。

(二) 记忆功能评定

记忆是人脑中积累和保存个体经验的心理过程,在整个心理活动中处于重要的地位。按照信息加工的观点,记忆就是人脑对外界输入的信息进行编码、固化、提取的过程。记忆障碍又称遗忘症。

1. 床边检查　对考虑有记忆障碍的患者进行床边检查,通过详细的病史询问有助于对患者记忆损伤的初步判定。如询问患者近一天的所进食物,日常生活中有无丢三落四,是否记得按时吃药,出门是否有走失等;要求患者复述和延时回忆 3 个物体的名称,有助于简单了解患者记忆的基本情况。在询问病史的过程中,需要与患者的知情者进一步核实患者日常生活情况。

2. 记忆功能检测量表　对记忆功能的测验种类很多,根据记忆的内容,可分为语言记忆和非语言记忆。前者包括对数字、字、词语、句子、短文和逻辑的记忆。后者包括对图形、面孔等的记忆。常用的神经心理测验也可分为单项测验和成套测验。此外,还有根据不同的记忆功能设计的相关实验范式,以便于在实验室对相关记忆成分进行研究。

(1) Rey 听觉词语测验(Rey auditory verbal learning test,RAVLT):RAVLT 是由 Rey 于 1964 年制定。测试材料为两个各包含 15 个常用具体名词的词表(词表 A 和 B),其中词表 A 为目标词表,B 为干扰词表。测试时检查者读出 15 个词(词表 A),速度为 1s 1 个词,要求受试者在检查者读完后立即复述,可不必按原顺序说出,检查者记录下受试者回答的内容,此为即刻回忆,如此共进行 5 遍,分别称为测验 1~5。然后,检查者向受试者读出干扰词表(词表 B),检查者读完后请受试者回忆。然后再请受试者回忆词表 A 中的词,此为短时延迟自由回忆。接下来的 20min 请受试者完成一些其他的非记忆相关任务,20min 后再请受试者回忆词表 A 中的词,此为长时延迟自由回忆。

在 Rey 听觉词语测验基础上,Delis 等于 1987 年制定了 California 词语学习测验,Brandt 等于 1991 年制定了 Hopkins 词语学习测验。与 Rey 听觉词语测验不同的是,California 词语学习测验的词表中包括来自 4 个语义类别的 16 个名词。这 16 个名词混合排列,任何相连的两个词不能来自同一语义分类。California 词语学习测验中还增加了短时和长时延迟线索回忆、长时延迟再认。Hopkins 词语学习测验较前两种词语学习测验简单,词表中包括来自 3 个语义类别的 12 个名词。检查者共向受试者读 3 遍目标清单,没有线索回忆项目。目前较常用的是 California 词语学习测验和 Rey 听觉词语测验。California 词语学习测验包含了对记忆的编码、存储、提取的测试,不仅能有效区分痴呆患者和正常老年人,轻度认知功能障碍和正常老年人,对于阿尔茨海默病和其他类型痴呆也有区分作用,因此该测验在痴呆的早期诊断中有十分重要的价值。

(2) 韦氏记忆量表(Wechsler memory scale,WMS):是国内外广泛应用的成套记忆量表,由 Wechsler 于 1945 年制订。该量表由七个分测验组成。

1) 常识:个人和日常知识,如"你是哪年生的? 你们国家的总统是谁?"

2) 定向:时间和地点的定向能力,如"现在是几月份? 这是什么地方?"

3) 计数:测试注意力,如"从 20 倒数到 1,朗读 26 个字母,从 1 开始连续加 3 直到 40。"

4) 逻辑记忆:如立即回忆朗读过的两段故事。

5) 数字广度:顺背和倒背数字。

6) 视觉记忆:如每张图片呈现 10s 后,用纸笔立即再现。

7) 成对联想学习:其中包括意义关联强的词对,以及无意义关联、难以记忆的词对,要求被试先学习,随后作即时回忆,根据正确回忆数记分。

综合七个项目的得分,得出一个记忆商(memory quotient)。

国内龚耀先等于 1980—1989 年两次修订了本测验,建立了全国常模,具有良好的信效度。修订的 WMS 有以下内容:

1) 长时记忆:包括 3 个分测验:①个人经历;②时间空间(定向);③数字顺序关系。

2) 短时记忆:包括 6 个分测验:①视觉再认;②图片回忆;③视觉再生;④联想学习;⑤触摸测验;⑥理解记忆。

3) 瞬时记忆:包括顺背和倒背数字。

(3) 本顿视觉保持测试(Benton visual retention test,BVRT):BVRT 由 Benton 编制。本测验有 3 种不同形式的测验图(C、D、E 式),每式各 10 张卡片,每张卡片上有一个或一个以上的图形。每种形式又有 4 种测试方法:A 法:每张图片呈现 10s 后,被试立即回忆画图;B 法:每张图片呈现 5s 之后,被试立即回忆画图;C 法:被试临摹图形;D 法:每张图片呈现 10s 后,延迟 15s,被试回忆画图。评分方式为记录正确数和错误数。每画出一张正确卡片得一分。共有六种错误类型,即遗漏、变形、持续、旋转、移位(图形间相对位置错误)以及大小错误。此测验主要用于脑损害后视知觉、视觉记忆、视空间结构能力的评估。

(4) 临床记忆量表:该量表由中国科学院心理研究所许淑莲教授于 20 世纪 80 年代主持编制。全量表共包括 5 项分测验,即指向记忆、联想学习、图像自由回忆、无意义图形再认、人像特点联系回忆。

(5) 不同记忆成分的认知功能测验:安徽医科大学神经心理学实验室基于认知心理学原理设计了一系列可测查不同记忆成分的实验范式。主要有以下几类。①用于有针对性测查被试不同的记忆成分。这些实验简单易操作,主要包括源记忆实验、项目记忆实验、前瞻性记忆实验、内隐记忆实验以及视觉客体和视觉空间记忆实验等范式。②记忆错误的实验,如虚假记忆实验、虚构量表等。③有关记忆监测和记忆控制的实验,如知道感判断等。

(三) 失语症检查

失语症(aphasia)是指大脑功能受损所引起的语言功能丧失或受损,常见的失语类型有运动性失语和感觉性失语。运动性失语(Broca 失语)以口语表达障碍为突出特点,听理解相对较好,呈非流利型失语,表现为语量少、讲话费力、发音和语调障碍、找词困难等。因语量少,且缺乏语法结构而呈电报式语言,病灶部位在优势半球额叶 Broca 区(额下回后部)。感觉性失语(Wernicke 失语)的患者听理解障碍突出,表现为语量多,发音清晰,语调正确,短语长短正确,无语法错误,但患者常常答非所问,并不能和他人有效地交流。病变位于优势半球 Wernicke 区(颞上回后部)。

广义的失语症包括失读症和失写症。但由于严重的智力障碍,感觉输入障碍(耳聋或失明)造成的言语障碍症以及因先天或幼年疾病导致学习困难、造成的语言功能发育缺陷不能认为是失语症。因与言语表达有关的神经-肌肉系统的器质性损害导致发音肌的肌力减弱或瘫痪、肌张力改变、协调不良等,引起字音不准、声韵不均、语流缓慢和节律紊乱等言语障碍称为构音障碍,也不属于失语症范畴。以下主要介绍狭义的失语症的检查方法。

1. 床边检查　失语症患者可以通过详细的体检与耐心的病史询问识别。通过询问患者姓名及要求患者完成闭眼等简单指令动作,了解患者理解能力;通过对话及复述,了解患者表达能力;通过出示笔、钥匙让患者命名,了解患者有无命名障碍。通过简单的检查可以区分出感觉性失语与运动性失语等。

部分失语症患者由于不能正常配合体检及回答问题,可能被误诊为意识障碍。失语症患者在意识清楚的情况下往往可以完成医生示意的动作,如张嘴、闭眼等动作。

2. 失语症量表检查　语言加工的神经机制复杂,失语症可能涉及语言加工的多个环节,使用失语症检查量表可以更细致的评估患者语言障碍的具体环节和机制。国外有多种检查量表,包括波士顿失语症检查(Boston diagnostic aphasia examination,BDAE)、西方失语症成套测验(western aphasia battery,WAB)、Token 测验等。我国使用的汉语与西方语言迥然不同,所以国外的语言测验方法,不能直接搬用。国内常用的失语症评定方法有汉语失语成套测验和汉语标准失语症检查。

(1) 汉语失语成套测验(aphasia battery of Chinese,ABC):该测验是 1992 年北京医科大学高素荣教授等在西方失语症成套测验的基础上制定的,在临床上得到了广泛应用,主要包括以下测验。测试内容较多,一般需要经过临床培训才能正确使用。

1) 口语表达:包括谈话、复述和命名。通过谈话和叙述,判断被试口语信息量和流利性;复述包括常用和不常用词、具体和抽象词、短句、长句等,注意复述中有无错词,复述过程中有无增加或者减少词汇;命名包括对指定物体命名和列名,其中列名是检查被试在 1min 内能说出蔬菜名称的数量。

2) 听理解:包括判断题、听辨认和执行指令,测查患者听觉的理解能力。判断题是对患者熟悉的事物以简单陈述句提问,患者只需回答"是"(或"对"),或"不是"(或"不对")。如:"北京的六月会下雪?",患者回答"对"或"不对"。听理解正常的患者能正确回答。听辨认是检查者说一个名称后,要求患者从附图中或身体部位中选出正确答案。如检查者说"梳子",被试需在多个图形中,选择出梳子的图形。执行口头指令,要求患者按口头指令执行,注意对复杂指令必须说完整句后,再让患者执行。

3) 阅读:包括视读、听辨认、朗读词配画、指令执行和选词填空等内容。视读,为视感知朗读。朗读时注意患者是否只读一半,或是以错语朗读。听辨认,要求患者从一组形似、音似或意似的字中指出听到的字。在检查时,检查者可以指出从哪一行字中选。朗读词配画,要求患者朗读一个词,无论朗读正确与否,再从相应的一组图中选出具有相同意义的图案。指令执行,要求患者先朗读所示的句子,无论朗读正确与否,均要求在读后照着句子的意思做。选词填空,让患者先看留有空档的句子,可以朗读,也可默读,从每个句子下四个备选词中选出适当的词,使整句成为一个完整的句子。

4) 书写:包括姓名、地址、抄写、系列写数、听写、看图写、写病史或短文。看图写字,向患者出示图,说"写这个图上的东西",检查者可以按顺序等患者写完一个后,再指下一个。写短文是要求患者围绕一件事,至少写出三个完整的句子。

5) 其他神经心理学检查:包括意识、近事记忆、视空间功能、运用、计算及利手检查。

(2) 中国康复研究中心汉语标准失语症检查量表(China rehabilitation research center aphasia examination,CRRCAE):由中国康复研究中心在 1990 年编制。该检查引用了发达国家失语症检查的理论和框架,在语句的选用方面严格依据汉语习惯和规则。此检查包括两部分内容,第一部分是通过患者回答 12 个问题了解其语言的一般情况。第二部分由 30 个分测验组成,分为 9 大项目,包括听理解、复述、说、朗读、阅读、抄写、描写、听写和计算能力。该评定方法省去了认知能力、视空间能力以及利手的检查,只适用于成人失语症患者的临床评定。检查中的语言形式都遵循由简到难的顺序,患者的成绩与失语症的程度密切相关,可以判定失语症的严重程度。

(四)视觉失认症的检查

失认症(agnosia)可以粗略地理解为"不能识别",属于知觉障碍。是指脑损伤患者在无视觉、听觉、躯体感觉、意识及智能障碍的情况下,表现对原来认识的人、物体等不能识别或识别困难。基于不同的感觉通路,失认症可分为视觉失认症、听觉失认症、触觉失认症。视觉失认症临床上最为常见,患者视觉感知通路正常,但不能完成复杂物品辨认与命名的任务,常可以通过触摸或者语言描述而说出物体的名称。视觉失认症包括物体失认、空间失认、面孔失认、颜色失认、范畴失认等。根据测查目的不同,使用的测查任务也不同。

1. 物体失认症检查方法

(1) 形状匹配测验:1990 年 Farah 首先提出,要求受试者从右边四个图形中选出一个与左边形状相同的图。失认症患者无法正确选择,提示失认证源于图形模板匹配障碍。

(2) 功能匹配测验:1982 年 Warrington 设计,测验要求受试者从上面两个物体中选出与下面一个物体具有相同功能的物体(图 7-1)。

2. 面孔失认检查　面孔失认是患者不能识别原来熟悉的面孔,但能够通过声音、步态或者特征性的衣着等线索来辨认熟悉的人。面孔失认常发生于双侧颞枕叶下部的病变。面孔失认常通过描述面孔、面孔的识别和命名、面孔配对等任务测查。Benton 面孔再认测试是迫选配对测验,测验材料包括"刺激相片"和"配对相片"。"配对相片"可能与"刺激相片"完全一样,也可能是同一个人的侧面照,或同属正面但光线不同。"刺激相片"为 22 张人面相片,每张"刺激相片"都附有 6 张"配对相片",被试必须选出与刺激相片面孔同一个人的配对相片。该测验可在不涉及记忆力的条件下评估被试辨别面孔的能力。

3. 颜色失认检查　颜色失认的患者能够感知并辨别颜色,但难以完成需要提取颜色信息的任务("如橘子是什么颜色的?")。Damasio 等(1979 年)设计的图画填色和错色图画测验能有效地分辨颜色失认症和颜色命名障碍。图画填色测验的材料是一些未着色的图画(如青蛙、柳枝)。被试需把图画填上适当的颜色。错色图画测验是呈现一些颜色不合适的图画(如绿色的狗、紫色的象),让被试辨认。根据被试在这两项测验中的表现,推断是否有颜色辨认障碍。

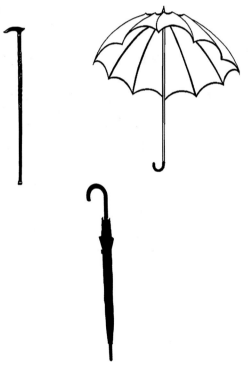

图 7-1　功能匹配测验

(五)失用症检查

失用症(apraxia)是指由脑部疾病所致的,在无肢体功能障碍、感觉障碍、失语症、认知障碍、痴呆或意识障碍情况下,对已形成习惯的动作表现出无能为力的状况。失用症包括肢体失用、口面失用、睁眼失用、穿衣失用、结构性失用等,常见检查方法如下:

1. 床边检查　依据躯体部位通过多种形式进行测查。如检查口面失用时让患者吹口哨、示齿、眨眼等;检查肢体失用时让患者执行敬礼、再见、走过来等任务,或者使用实物如示范梳头、钉钉子、刷牙等动作。患者可表现为不能执行口语命令却能模仿。

2. 功能匹配实验　先呈现一个工具的图片(如铅笔),后呈现一组语义相关的图片(如笔记本、报纸、文件夹),让患者从中选择出合适的对象(如铅笔对应笔记本),或后呈现出一组工具的图片(如钢笔、牙刷、锤子),让患者选择出在功能上与首先呈现的工具(如铅笔)功能上接近的图片(钢笔对应铅笔)。

3. 模仿使用工具　给患者呈现出 10 种工具的图片,先命名再令其模仿使用,依据其握姿、动作和手的位置评分。失用症患者不能正确的命名或命名后不能正确的模仿使用工具。

4. 自然行为测试　最早的实验是让患者做 3 件日常生活中的事情如:烤面包、包装礼品、为孩子准备午餐和收拾书包。Goldenberg 等人设计了煮咖啡和修理收音机的实验,用摄像机记录其完成率和错误数。失用症患者表现为动作笨拙,顺序紊乱和使用错误的工具等。国内常用给患者信纸、信封、邮票、铅笔,然后要求患者把信装入信封、写地址、贴邮票一系列寄信前的动作,失用症患者往往不能完成。

（六）忽视症检查

忽视症,即单侧空间忽视(unilateral spatial neglect,USN),是脑损伤(尤其是右侧颞顶交界区损伤)后发生的一种以忽略为主要表现的认知功能障碍,不能正确报告脑损伤对侧的刺激。Ringman 等通过多中心研究表明,左、右侧脑卒中患者忽视症发病率分别为 20%、43%,右侧大脑半球损伤引起左侧空间忽视症更为常见且恢复较慢。

1. 床边检查　神经系统体检时忽视症患者常常向右侧凝视。在双侧视野同时两个手指运动,患者常常报告看到右侧一个手指运动。询问病史患者进食过程中容易遗漏盘中左侧的食物,阅读时容易遗漏左侧的文字。

2. 量表测查　对忽视症的测查和评定主要通过一些简单的纸笔测试的方式。下面详细介绍常用的几种纸笔测试。

(1) 线段划消实验(albert test):患者正对测试用纸,纸上呈现指向不同的线段数十条,要求被试尽可能无遗漏地划去所有线段。忽视症患者常常划掉右侧空间线段而不划或少划左侧空间线段(图 7-2A)。

(2) 自发画钟(clock drawing by memory):要求患者凭记忆画出完整钟面并在正确位置标出 12 个刻度。患者常常画出完整的轮廓,但只标出右半部分钟面的刻度(1~6 刻度);或者虽然标出了 12 个刻度,但全部标在了右半部分钟面上(图 7-2B)。

(3) 线段等分实验(line bisection):测试纸中央呈现一条水平线段(长度大于 5cm),要求患者以目测标示线段中点。这是一个常用的、比较敏感的测试。忽视症患者常常标记在线段右侧部分,即主观中点位于客观中点右方。偏移程度与忽视严重程度相关(图 7-2C)。

(4) 临摹画花(daisy copying):要求患者尽可能正确地临摹出呈现在测试纸上的雏菊简图。忽视症患者常常遗漏左半部分的花瓣或叶子(图 7-2D)。

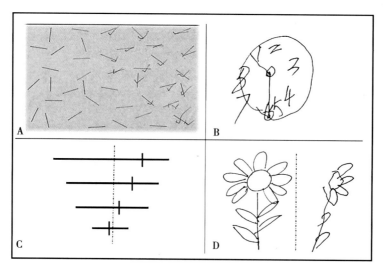

图 7-2
A. 线段划消实验;B. 自发画钟;C. 线段等分实验;D. 临摹画花

（七）执行功能检查

执行功能（executive function，EF）这一概念最早来自对前额叶皮质损伤的研究，目前缺乏统一而明确的定义。广义的执行功能是个体许多认知加工过程的协同操作，以保证认知系统以灵活、优化的方式实现特定的目的。本质是对其他认知过程进行控制和调节。狭义的执行功能指抑制控制，是指按照认知任务需求抑制不适合反应的能力，被认为是执行功能的核心成分。目前临床上常用的执行功能检查大部分是针对狭义的执行功能进行的。Zelazo 根据是否需要高度的情感卷入，将执行功能分为冷执行功能和热执行功能两种。前者由相对抽象的、去情景化的问题引发；后者则以高度的情感卷入为特征，需要对刺激的情感意义做出灵活评价。

执行功能几乎涉及所有的高级认知功能，且包含多个不同的子成分，目前已发展出非常多的测验范式，大多数为冷执行功能范式，热执行功能的研究也正逐渐引起重视。

1. 冷执行功能的研究方法

（1）威斯康星卡片分类测验（Wisconsin card sorting test，WCST）：这一测验首先由 Berg 于 1948 年应用，目前已经成为广泛使用的执行功能评价工具，主要检测抽象能力、任务转换和自我行为调节的灵活性。受试者根据模板对 128 张卡片进行分类，操作时不把分类的原则告诉受试者，只告诉其每 1 个选择是正确的或错误的。如果受试者连续 10 次正确分类，检查者就要改变分类原则。完成 3 种分类原则后，再将 3 种分类原则重复一遍；当完成 6 次分类或将所有卡片分类完毕，测查结束。

评定指标包括总正确数、总错误数、持续错误数、非持续错误数、完成分类数等。持续错误是指在分类原则已经改变后，受试者不放弃旧的分类原则，仍然继续按原来的原则分类。

（2）Stroop 色字干扰测验（Stroop test）：共包括 3 张卡片。A 卡，黑体字红、绿、蓝、黄；B 卡，红、绿、蓝、黄 4 种彩色点；C 卡，红、绿、蓝、黄 4 种字，用绿、蓝、黄、红 4 种颜色书写，字义与字的颜色不一致；字数或点数均为 30。要求受试者：①读 A 卡上的黑体字；②读 B 卡上点的颜色；③读 C 卡上的字；④读 C 卡文字的颜色。记录受试者读 C 卡上字的颜色时的错误次数（Stroop 1）和反应时间（Stroop 2）。该测验反映选择性抑制和冲动控制能力。

（3）词语流畅性测验（verbal fluency test，VFT）：要求受试者在 1min 内尽量多地说出某一类属的词，如水果、动物、蔬菜的名称。记录正确词语数和重复数。额叶损伤患者在该测试中多有异常。

（4）数字广度测验（digit span test，DST）：测试者读出一组数字，要求患者在听完后立即按原顺序或倒序复述。数字的数目由少到多（一般从 3 位到 9 位），完全正确复述则得分，以能正确复述的最高位数记分。该测试正序复述可反映短时记忆功能和倒序复述反应患者执行功能。该测验简单易行，易于操作。

经典的冷执行功能测验还有侧抑制任务、Go/No go、图片工作记忆任务 - 自定顺序指示（self-ordered pointing）、持续作业测验等。

2. 热执行功能的研究方法

（1）延迟满足任务（delay of gratification）：延迟满足任务采用延迟任务和选择任务来评定满意的延迟。研究者向被试呈现一些小礼品（如糖）并让被试选择是立即得到 1 颗糖，还是过一段时间（时间长度不等）获得 2 颗糖（具体数目不等）。研究要测量的是被试做出延迟选择的次数，并就此来考察被试是否能够抑制即刻的愿望去满足长远的愿望。

（2）表征变化任务（representational change task）：又称为"意外内容任务"，存在着许多变式。研究者首先向被试展示一个被试十分熟悉的容器（如蜡笔盒）并询问盒子里装的是什么。接着，研究者将盒子打开，里面出乎意料的装着其他东西（如糖果）。这时，关上盒子，通过问被试，盒子打开他们认为盒子里装的是什么，来让被试回忆他们对盒子所装内容的最初资料；或者假设现有另外一个人也看到了这个盒子，询问被试这个人会认为盒子里装的是什么。这种任务测量被试对表征变化的认识与选择功能。这也是一种典型的心理理论任务。

常用的热执行功能测验还有错误信念任务（false belief task）、窗口任务等。

（八）视空间能力测查量表

画钟测验（clock drawing test，CDT）要求受试者画出一个圆，标出 12 个阿拉伯数字，并用 2 个指针标出给定的时间，如 8 时 20 分。目前普遍采用 4 分法计分：画出闭锁的圆（表盘）1 分；12 个数字无遗漏 1 分；数字顺序与位置正确 1 分；将指针置于正确的位置 1 分。画钟测验文化相关性小，操作简单，患者易于完成，对于痴呆筛查也具有良好的敏感性和特异性。

二、非认知功能的评定

主要包括对患者精神状态、情绪状态、日常生活能力等进行评定，主要用于痴呆、焦虑抑郁状态的临床评定。目前记忆主诉和躯体化表现的焦虑抑郁状态在临床也较为常见，鉴于精神疾病和认知障碍的密切关系，熟练掌握以下量表也较重要。

1. 汉密尔顿抑郁量表（Hamilton depression scale，HAMD）　由汉密尔顿（Hamilton）于 1960 年编制，是临床上评定抑郁状态应用最为普遍的量表。本量表有 17 项、21 项和 24 项等 3 种版本，这里介绍的是 17 项版本。这些项目包括抑郁状态所涉及的各种症状。可用于抑郁症、双相情感障碍、神经症等多种疾病的抑郁症状的评定，尤其适用于抑郁症。然而，由于抑郁症与焦虑症两者都有类似的项目，本量表不能较好地将两者区分开来。

HAMD 的评定需要由两名经过训练的医生采用交谈和观察的方式对患者进行评定。待检查结束后，两名评定员独立评分。HAMD 大部分项目采用 0~4 分的 5 级评分法，少数项目评分为 0~2 分的 3 级评分法：在记分上分总分和因子分。总分即所有项目得分的总和。当两个人同时评定时，可以采用两者得分相加或算术平均数。在 17 项版本中总分≤7 分为正常；总分在 7~16 分可能有抑郁症；总分在 17~24 分肯定有抑郁症；总分 >24 分为严重抑郁症。

2. 汉密尔顿焦虑量表（Hamilton anxiety scale，HAMA）　汉密顿焦虑量表包括 14 个项目，由 Hamilton 于 1959 年编制，它是精神科中应用广泛的量表之一。主要用于评定神经症及其他患者焦虑症状的严重程度。HAMA 能很好地评价治疗效果及比较治疗前后症状变化。与 HAMD 相比较，有些重复的项目，如抑郁心境、躯体性焦虑、胃肠道症状及失眠等，故对于焦虑症与抑郁症，HAMA 与 HAMD 一样，都不能很好地进行鉴别。

本量表除第 14 项需结合观察外，所有项目都根据患者的口头叙述进行评分。同时特别强调受检者的主观体验。评定人员需由经训练的医师担任，做一次评定，大约需 10~15min。

评分标准：总分超过 29 分，可能为严重焦虑；超过 21 分，肯定有明显焦虑；超过 14 分，肯定有焦虑；超过 7 分，可能有焦虑；如小于 7 分，没有焦虑症状。一般划界，HAMA 14 项版本分界值为 14 分。

3. 焦虑状态 - 特质问卷（state-trait anxiety inventory，STAI）　这是 Spielberger 于 1977 年编制，并于 1983 年修订的一种自我评价问卷。其特点是简便，并能相当直观地反应焦虑患者的主观感受，且能将当前状态和一贯特质的焦虑症状区分开来。问卷共 40 项，第 1~20 项为状态焦虑量表（S-AI），包含负性情绪、正性情绪 5 条目各半，用于评定应激情况下的状态焦虑。第 21~40 项为特质焦虑量表（T-AI），用于评定人们经常的情绪体验。其中 11 项是负性情绪条目，9 项为正性情绪条目。采用 1~4 分的 4 级评分法：前 20 项中 "1" 表示完全没有；"2" 表示有些；"3" 表示中等程度；"4" 表示非常明显。后 20 项中 "1" 表示几乎从来没有；"2" 表示有时有；"3" 表示经常有；"4" 表示几乎总是如此。STAI 的主要统计指标为两项总分，不但可以评估焦虑患者，也适合于精神卫生调查。

4. 焦虑自评量表（self-rating anxiety scale，SAS）　SAS 由 Zung 于 1971 年编制，用于评定焦虑患者的主观感受。SAS 共 20 个项目，评分依据为项目所定义的症状出现的频度，分 4 级：没有或很少时间、少部分时间、相当多时间、绝大部分或全部时间。正向评分题，依次评为 1、2、3、4。反向评分题则评分为 4、3、2、1。SAS 的统计指标为总分。

5. 抑郁自评量表（self-rating depression scale，SDS）　SDS 由 Zung 编制于 1965 年，为美国教育卫生福利部推荐的精神药理学研究的量表之一，因使用简便，应用颇广。SDS 含有 20 个项目，按照症状出现的频度进行评定,分成4个等级:没有或很少时间、少部分时间、相当多时间、绝大部分或全部时间。其统计指标也是总分。

6.神经精神科问卷(neuropsychiatric inventory,NPI) 痴呆患者的精神行为症状是其重要的临床特征,常见精神症状包括幻觉、妄想、多疑。对痴呆精神行为改变进行临床评定,有助于其病程的观察、治疗措施的选择及疗效的评价。因此,Cumming等于1994年针对痴呆患者所呈现的症状设计了神经精神量表。NPI不仅适用于痴呆的患者,同时可用于其他伴有精神症状的神经疾病,如帕金森病、进行性核上性麻痹等。

本量表常用于评价药物对精神症状的疗效,并有助于区别痴呆的病因。NPI评价12个常见痴呆的精神行为症状,包括妄想、幻觉、激越、抑郁、焦虑、淡漠、欣快、脱抑制行为、易激惹、异常运动行为、夜间行为紊乱、饮食异常。NPI的评分要根据对照料者的一系列提问来评分,而且既要评定症状的发生频率,也要评定严重程度。病情严重程度按3级评分(1~3分:1分为轻度,2分为中度,3分为重度);发生频率按4级评分(1~4分:1分代表偶尔,少于每周一次;2分为经常,大约每周一次;3分为频繁,每周几次但少于每日一次;4分十分频繁,每日一次或更多次或持续)。频率和严重程度的乘积为患者的该项得分,同时还应评价患者的该项症状引起照料者的苦恼程度(0~5分:0分为不苦恼,5分为极度苦恼)。患者得分与照料者得分需分别计算,分别评定12项,得分相加即为总分。

7.日常生活能力评价(activity of daily living,ADL) 日常生活能力丧失是痴呆患者的核心症状,日常生活能力降低是许多复杂因素相互作用的结果。在阿尔茨海默病患者中,这种衰减是逐渐进展的。通常开始时是职业能力下降,随后是日常工具使用能力下降,如电话、洗衣机、厨房工作,最后影响到基本的生活能力,如个人卫生管理。ADL水平同样可以用来描述疾病的进展,特别是在晚期的痴呆患者中,已经被作为一种主要的结果评价指标。国内常用的日常生活活动量表共20项,每项评分标准分为4级,1分代表自己可以做,2分为有些困难,3分为需要帮助,4分为根本没法做。约15~20min内完成。

(汪　凯)

思考题

1.临床痴呆分级评分量表是如何评分的?
2.Rey听觉词语测验是如何操作的?
3.失语症与构音障碍如何鉴别?
4.什么是忽视症?如何进行检查?
5.执行功能如何分类?如何分别进行检查?

参 考 文 献

[1]贾建平.临床痴呆病学.北京:北京大学医学出版社,2008.
[2]贾建平.中国痴呆与认知障碍诊治指南.北京:人民卫生出版社,2010.
[3]汤慈美.神经心理学.北京:人民军医出版社,2002.
[4]何金彩.神经心理学.北京:人民卫生出版社,2013.
[5]胡盼盼,庞礴,汪凯.失用症的临床研究.临床神经病学杂志.2008,21(5):394-396.
[6]PARTON A,MALHOTRA P,HUSAIN M. Hemispatial neglect. Journal of Neurol Neurosurg & Psychiatry. 2004,75(1):13-21.

第八章

神经系统疾病临床诊疗思维

概　　述

随着神经影像学、分子生物学和神经科学其他相关学科的迅猛发展,使临床神经病学取得了极大进步。然而由于神经系统各部位功能的特异性进化,先确定定位诊断而后追求定性诊断始终是神经系统疾病诊断的基本原则。专科医师尤其应严格遵循此基本程序来训练临床思维,积累临床经验,不断加深对神经系统疾病本质规律的认识,掌握本学科发展的内在联系,提高诊断水平。应当遵循的原则是:①永远不要忽视基本功,通过全面的神经系统病史询问和正确的查体方法获取到第一手临床信息和诊断线索,任何一种辅助检查都不能代替这个基础;②掌握循证医学、整合医学以及精准医学的有关理念,正确参考、解读和应用现有的资料和结果;③培养质疑和批判性继承的科学思维方法,全面了解疾病有关热点、难点的学术争议,主动培养自身的临床诊疗思维和科研创新能力。

专科医师培训属毕业后教育的第二阶段,是培养高水平神经病学专科医师的制度保证,是实现住院医生转变为专科医生的关键环节和可靠途径。期间必须以临床能力作为评价导向,强调实践能力的培养以及有关教学和科研的训练,结业后具备独立从事神经内科及亚专科临床工作的能力。

第一节　诊断基本程序

一、定位诊断

根据疾病所表现的神经系统症状、体征,结合神经解剖、神经生理和神经病理等方面确定疾病损害的部位,该步骤称为解剖学诊断(anatomic diagnosis)或定位诊断(level diagnosis)。定位诊断是诊断神经系统疾病的第一步,是神经系统疾病诊断的核心与基础,解决“病变在哪里”的问题。

定位诊断的重要基础:①对神经系统解剖、生理和病理知识的掌握;②对这些结构病损后症状的掌握;③扎实运用临床查体基本功获得客观准确的阳性或阴性体征。如图 8-1 所示,临床经常根据影像学提示的梗死部位来推测责任血管,并与临床症状和体征相互参考,以此验证诊断,排查动、静脉系统梗死以及类卒中样发作的其他疾病。

定位诊断的基本原则:

（一）强调整体观念

避免片面的专科视野,首先要解决的问题是确定病患是否为神经系统疾病或病变主要累及神经系统,通常神经系统疾病的主要临床表现是运动和感觉障碍以及意识、语言等高级神经功能活动的异常。然而上述症状并无绝对的特异性,而神经系统也可以是多系统疾患的累及部分,例如肢体活动障碍并伴随疼痛可以由骨关节病、周围血管病等非神经系统引起;青光眼、鼻窦炎等五官科疾病首发症状可以表现为头痛;痫性发作及精神症状可以由低血糖、系统性红斑狼疮等疾病引起。

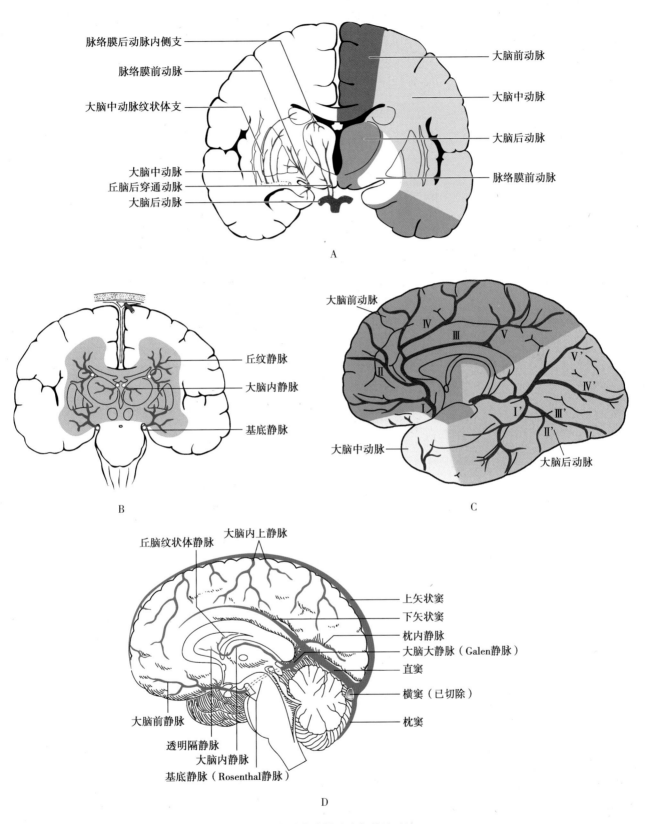

图 8-1　大脑半球的动脉与静脉系统

A、B 为冠状面，C、D 为矢状内面观（Ⅰ眶支，Ⅱ额极支，Ⅲ额支、胼胝体周围支，Ⅳ胼缘支，Ⅴ内顶支；Ⅰ′颞前动脉，Ⅱ′颞后动脉，Ⅲ′枕后动脉，Ⅳ′距状裂动脉，Ⅴ′颞枕动脉）

（二）遵循简约原则

尽量用一个局灶性病变解释患者的全部症状和体征,如果无法解释,再考虑多灶性、弥漫性或系统性病变的可能。同理,如一种疾病或一个临床综合征可以解释患者诸多的临床症状与阳性体征,则该疾病应作为主要的诊断或在鉴别诊断中作为优先考虑。例如视力下降伴随截瘫、感觉障碍和尿便障碍等脊髓损伤症状,首先考虑视神经脊髓炎。复视症状可按以下诊断思路进行(图 8-2)。

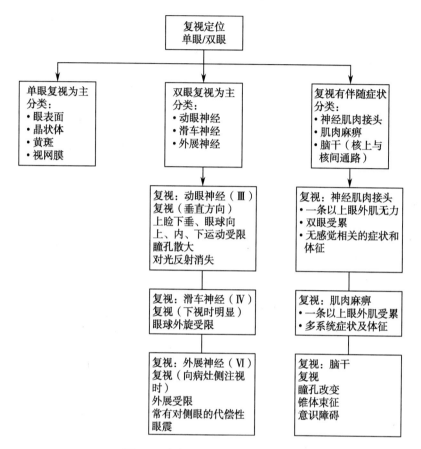

图 8-2　复视症状的定位诊断分析

（三）根据神经结构病损后的归类症状也可辅助推断病变部位

根据病理生理机制,神经系统症状可分为四组,即:①缺损／阴性症状(如瘫痪、失语),并可呈不可逆性(如脑梗死)或可逆性(如短暂性脑缺血发作);②刺激／阳性症状(如痫性发作、神经痛);③释放症状(如上运动神经元损害后出现的锥体束征);④断联休克症状(如急性脊髓横贯性损伤后出现的脊髓休克)。神经科医师要善于结合病史、体征综合分析上述症状进而作为定位诊断的辅助和鉴别,例如双眼同向凝视可以是一侧大脑半球毁损性病灶引起的阴性症状(如卒中),也可以是对侧大脑半球刺激性病灶引起的阳性症状(如症状性癫痫)。

（四）正确运用辅助检查并合理解释其结果

辅助检查可作为验证诊断假设或评估疗效的手段,应充分体现临床思维的针对性和目的性,避免“拉网式筛查”的滥用以及过度的依赖。同时对有创性或价格昂贵的特殊检查,如 DSA 等,在选择时尚需充分考虑风险效益比(risk-benefit)或费用效益比(cost-benefit)。在分析检查结果时还需考虑症状／体征-影像学分离现象、病损的远隔效应、假性定位体征等情况,综合判断和系统评估患者状况,及时调整诊断思路以及治疗方案。例如多发性硬化在影像学上有多病灶的证据但临床可能仅仅表现出其中一个病灶所导致的症状和体征;无症状性腔隙性脑梗死和脊髓空洞症可以不表现出临床症状和体征;神经系统副肿瘤综合征(paraneoplastic neurological syndrome,PNS)临床上多数先出现神经系统症状后才发现原发病灶;颅内压增高症可出现单侧或双侧的展神经麻痹、耳鸣等。

　　（五）掌握相对特异性的阳性体征是定位诊断的重要线索

　　由于神经系统各部位功能的特异性进化使其病变往往体现出一定的特征性，即阳性体征，可据此推断病变损害水平。以下简要分述神经系统病变的主要特点。

　　1. 神经肌肉接头病变和肌病　　受损后只出现运动障碍，无明显感觉障碍。

　　2. 周围神经病变　　单神经病表现为其支配区范围内的运动、感觉及自主神经症状，脊髓前根、后根的损害分别出现根性分布的运动感觉障碍；多发性周围神经病则表现为四肢对称性运动和感觉障碍，而所有运动障碍均为下运动神经元瘫痪。

　　3. 脊髓病变　　脊髓受损节段的定位可根据传导束性感觉缺失平面、瘫痪性质、深浅反射的变化以及自主神经功能的障碍进行脊髓病灶纵向（上界与下界）、横向（髓内与髓外）的粗略界定。

　　4. 小脑病变　　蚓部损害主要引起头部和躯干的共济失调，半球损害则引起同侧肢体的共济失调，一般上肢较重。有时还可出现小脑性语言、眼球震颤等。

　　5. 脑干病变　　交叉性瘫痪和感觉障碍是一侧脑干病变的典型临床特点，由受损脑神经核的平面可有力支持病变水平的判断［Weber 综合征为中脑病损出现对侧中枢性面瘫；Millard-Gubler 综合征为脑桥病损出现同侧周围性面瘫；瓦伦贝格综合征（Wallenberg 综合征）为延髓病损，无面瘫表现］。脑干弥漫性损害常引起双侧脑神经和双侧长束受损症状。

　　6. 大脑半球　　一侧大脑半球病变可出现病灶对侧中枢性脑神经瘫痪、肢体偏瘫及偏身感觉障碍，临床可根据影像学提示的梗死部位和责任血管与症状体征相互印证实现对脑血管病的精准诊断。各脑叶病变尚具有其不同的病变特点，如额叶损害可出现运动性失语、以智障为主的精神症状；顶叶损害主要表现为皮质性感觉障碍、失读、失用；颞叶损害主要出现感觉性失语及以情感障碍为主的精神症状；双侧半球弥漫性损害则表现为意识障碍、精神症状及四肢瘫。此外大脑半球深部基底核为锥体外系的重要组成部分，该部位损害主要表现为肌张力障碍、运动异常及震颤等。

　　（六）定位诊断应重视患者的首发症状

　　首发症状可能高度提示病变的主要部位及性质，尤其是疼痛等感觉异常和头面部五官病损的首发部位。例如一侧耳鸣伴听力下降，查体存在同侧肢体共济失调和轻度周围性面瘫，提示病灶位于该侧桥小脑角。

二、定性诊断

　　定位诊断完成后的下一个步骤就是将年龄、性别、病史特点以及相关辅助检查等资料综合分析以明确病损病因，这一步骤称为定性诊断（qualitative diagnosis）。解决"病变是什么性质"的问题，并进而制订治疗方案。

　　定性诊断的重要基础：①对病史特点的深入了解和提炼。包括起病方式（缓、急）、病程变化（进行性加重、迁延反复）、人口学因素（年龄、性别、民族、居住地、家族史）、既往史和基础病史。一般而言，起病突然，常见卒中、外伤；急性或亚急性起病，多首先考虑炎症、中毒；慢性或隐匿性起病，且进行性加重，多为肿瘤、变性、营养不良、遗传性疾病。治疗前的病情自然转归或演变的过程呈反复发作的代表病种为癫痫、偏头痛、周期性瘫痪；呈复发 - 缓解趋势的多为免疫性疾病；自行好转可见于卒中、炎症。②在上述辩证分析的基础上选择针对性的辅助检查，尽可能追求"有的放矢"；反之，对辅助检查的结果也要辩证分析和解读，常常可以获得重大的诊断线索（如图 8-3 所示颅内环形强化病灶的鉴别诊断）。③树立动态观念。疾病有其自身发生发展的规律，同一种疾病在不同患者身上处于不同的阶段，同时诸多患者也各具特殊性如年龄、体质、并发症等。临床医生要始终把握"具体问题具体分析"的原则，在规范化诊疗的基础上追求个体化。

　　定性诊断的基本原则：

　　（一）与定位诊断相似，强调整体观念，遵循简约原则。要透过现象看本质，抓住和解决疾病过程中的主要矛盾。

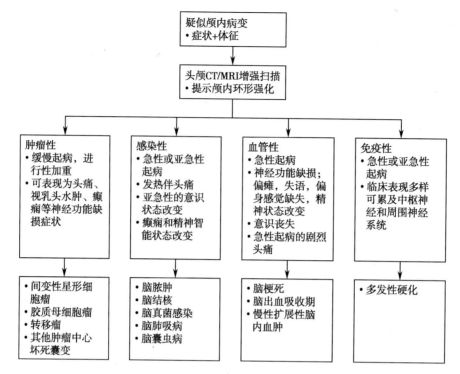

图 8-3　影像学发现颅内环形强化病灶的诊断思路

（二）优先排查常见病、多发病，而后再考虑少见病。这样不仅可以提高确诊的准确率，并且符合一般疾病发病规律和卫生经济学费用效益比的要求。

（三）在立足于排查器质性病变的基础上，最后再考虑功能性疾病或合并功能性因素，避免漏诊或误诊所造成的严重后果。

（四）掌握疾病相对共性的病因学分类特点是定性诊断的重要线索（如表 8-1 所示为霍纳综合征的病因归类），现简要分述其主要分类和特点：

1. 感染性疾病　多呈急性或亚急性疾病，常伴有发热、外周血细胞增高及血沉增快等全身感染中毒的表现，可对血象和脑脊液进行针对性的微生物学、免疫学、寄生虫学等相关检查，其中对于嗜神经系统且较具传染性的特殊病原体感染如梅毒、艾滋病、朊蛋白病等，要尽早确诊并采取正确的隔离与职业防护措施。

2. 血管性疾病　脑和脊髓的动脉性血管病变一般起病急骤，脑静脉系统血栓形成多呈慢性或隐匿性起病，神经影像学检查独具优势，成为首选辅助检查。此外血管病变还要尽可能寻找发育异常或遗传性以及炎症、外伤等病因，如烟雾病、大动脉炎、动脉夹层等。

3. 脱髓鞘性和免疫性疾病　脱髓鞘性疾病系神经系统的特有免疫性疾病，多为急性或亚急性起病，有多个病灶，病程特点可为缓解与复发交替或缓慢进展。此外神经系统各个部位都可受免疫相关性疾病的累及，如抗 NMDA 受体脑炎、吉兰-巴雷综合征等。特异性抗体和神经影像有助于诊断。

4. 变性疾病　是一组迄今病因未明的慢性、进行性发展的神经系统退行性疾病，神经细胞凋亡是其主要病理特点。多为散发性，也有少数呈家族性，故有时也可归为遗传性。常选择性侵犯神经组织的某一系统如运动神经元病为运动系统受累，也可有弥散性损害如阿尔茨海默病侵犯双侧大脑皮质。

5. 肿瘤性疾病　分为神经系统原发性肿瘤和转移瘤，起病多较缓慢，但某些恶性肿瘤发展迅速，总体而言病情均呈进行性加重。肿瘤侵犯中枢神经除表现为相应局灶性症状可供定位以外，还常出现明显的占位压迫效应，在颅内常有颅高压表现，在髓腔则呈压迫性脊髓病。脑膜癌病则常侵犯脑神经和脊神经根，腰穿检查可提示椎管阻塞，也常有脑脊液蛋白增高，细胞学检查如有阳性发现则具备确诊意义，有时可直接确定肿瘤来源。神经影像学检查非常有助于肿瘤的定位、定性。而某些肿瘤早期并无上述颅内和脊髓的局灶性神经系统受累表现和占位效应，而是首先表现为继发自身免疫反应导致的远隔效应，出现周围神经、自主神经或肌肉受累的临床症候群即 PNS。

6. **代谢和营养障碍性疾病**　多起病缓慢,病程较长,常具备胃肠疾病、偏食、嗜酒及肝肾衰竭、肺心病、内分泌疾患等基础病史,在全身症状的基础上神经系统表现为相对较为特异性的症状。常见病种有维生素 B$_{12}$ 缺乏发生亚急性联合变性、糖尿病引起多发性神经病、肺性脑病等。值得注意的是有些代谢性疾病同时也是遗传性疾病如肝豆状核变性,故要详问家族史,并依据组织和体液中相应生物标志物的异常(酶、蛋白质、脂质及生化指标等)和基因测定提示并证实诊断。

7. **外伤性疾病**　常为突发起病,多有明确外伤史和头颅、脊柱骨质、软组织的创伤以及其他部位器官的复合伤,X 线、CT 等影像学检查可帮助发现颅脑、脊柱或脊髓的损伤,诊断较易。但在治疗上需"抓大放小",及时判断和处理危及生命的最主要因素。另需警惕以下两种情况:一者为慢性硬膜下血肿、外伤性癫痫等经过一段时间后发病,外伤诱因较为隐匿常被忽略;另一则见于癫痫发作、卒中、心律失常等疾病出现意识丧失、肌力减退发生跌倒所致头部外伤,需详细询问病史及外伤经过,以尽可能明确疾病与外伤的因果关系。

8. **中毒性疾病**　是由各种有害物质引起急性或慢性的神经系统损害,往往伴发肝、肾、血液等其他系统损害。常见的中毒原因有:工业/职业病、变质或过量的食物/药物、一氧化碳、乙醇,近年来毒品和生物毒素中毒也非少见。该类疾病诊断思维的重点是毒物接触史,多数有群体和家庭发病特点,并具备季节(如室内取暖导致一氧化碳蓄积)、地域(如牧区发生肉毒毒素中毒)、事件(如服毒)等提示信息。诊断需要结合现场环境调查和必要的生化标志物检验予以确定。

9. **先天性和遗传性疾病**　多数慢性起病,进行性加重。遗传病多于儿童或青年期发病,常有家族史,部分症状和体征具有特征性,如神经皮肤综合征的特异性皮损,确诊有赖于基因测定。先天性疾病的病理过程发生于胎儿期,患者母亲妊娠期的患病情况、服药史和分娩情况非常重要。

表 8-1　引起霍纳综合征的疾病的病原学分类

病原学分类	实例
发育异常或遗传性	脊髓空洞症
变性性	肌萎缩侧索硬化
免疫性	多发性硬化
感染性	脊髓灰质炎、脑炎
肿瘤性	脑桥胶质瘤、室管膜瘤、潘斯科肿瘤、腋腺转移处肿瘤、神经鞘纤维瘤
创伤性	大脑半球切除术、脊髓外伤、克隆普克麻痹、下臂放射性损伤、手术副损伤
血管性	脑梗死、脑出血

第二节　临床思维方法

一、疾病诊断的局限

(一)病史采集与体格检查的局限性

病史采集要求尽可能全面客观,但神经内科医师往往面对的是意识障碍与精神障碍的患者,事实上某些病例的病史询问比较困难。加之某些疾病要求治疗的时效性如溶栓治疗的时间窗要求,接诊医师面对着诊断准确性和快速性的双重压力。就获得体征而言,如前述临床存在假性定位体征以及病损的远隔效应。所有这些临床状况都需要神经内科医师保持高度警惕,进行系统评估和严密观察,及时识别病情变化,调整诊断思维和指导方向。

（二）辅助检查的局限性

辅助检查作为临床医师验证诊断的"辅助"手段，其选择体现的是诊断思维的目的性和针对性。如诊断方向错误，相应的辅助检查势必是徒劳无功的阴性结果，并可能延误治疗时间。例如对低血糖昏迷的患者忽视了简单的指端血糖检测而选择头颅 CT 检查。

（三）短期医疗干预的局限性

有以下两种情况：①相对于疾病的演变过程，门诊或住院只能观察到病程中的某一个阶段，难以做到对患者病情的全面把握，在神经系统脱髓鞘性、免疫性、遗传性、代谢和营养障碍性以及变性疾病尤为如此，临床建立和实施长期随访制度，进行动态观察和健康与疾病管理非常重要。例如假瘤样多发性硬化、卒中样发作的线粒体脑肌病诊断的最终确立往往依赖于追踪复诊的结果，存在一个不断修正、逐步完善的过程。②急诊处理的原则是"抓大放小"，及时明确和处理高致命性疾病，为后续诊查赢得时间和机会。

（四）传统生物医学模式的局限性

现代医学向"生物 - 社会 - 心理"模式转化，整合医学的概念日益受到重视。面对患者专科医生更应树立"关怀人"而不仅是"关注病"的观念，在很多情况下存在疾病共病，神经内科所面向的患者尤其突出，如癫痫伴发抑郁、神经痛伴有焦虑等。因此需要高度重视功能性疾病与精神障碍，特别是正确识别和处理躯体形式障碍，如疼痛障碍、疑病性神经症等。反之也要避免先入为主、主观臆断，忽视了在主诉繁多的躯体化症状之下被掩饰掉的器质性躯体疾患。总之应当辩证和客观地认识器质性疾病与功能性疾病在共病情况下的权重，避免顾此失彼、处理失当。

（五）传统专科思维的局限性

由于人体是一个整体、精密的生物系统，专科医师需要树立"大专科"观念，高度重视和掌握内科、传染科、眼科、五官科、骨科疾病的神经系统并发症以及神经外科的基本常识，如各类代谢性脑病、糖尿病的急慢性神经系统并发症、桥本脑病、狼疮脑病、阻塞性睡眠呼吸暂停低通气综合征、神经梅毒、青光眼、鼻咽癌、椎管狭窄型脊髓及神经根病变、脑肿瘤等。切忌片面局限于神经系统的症状而忽视了其他系统的表现，应当具有辩证和整体观念，善于识别主次因素和病变。

（六）循证医学的局限性

正确解读和应用国内外指南、专家共识以及随机对照研究的结论，将规范化的原则与患者个体实际紧密结合。切忌忽视指南的前提和限定范畴，将其推荐意见随意扩大或生搬硬套，在临床上盲目实施推广。又如对疾病的相关症状、体征和辅助检查进行总结、归纳以及统计学分析是必要的，有助于提高临床对疾病的深入认识；但同时也要注意避免将这样的统计学结果生搬硬套地代入到诊断思维里去，因为统计学资料并不能用于个体的患者和个别的临床现象。

（七）医学发展水平的局限性

谨慎诊断不可治疾病。神经系统疾病中尚有很大一部分受限于现阶段科技水平，属于不可治或疗效很差者，如多数遗传病以及变性疾病，这种情况必将给患者及其家庭带来沉重负担。此种情况切忌匆忙和武断地做出结论。

（八）医师个人的局限性

医师个人的主观偏差难以避免，例如临床经验不足、诊断思维先入为主或过于自信、病史采集或体格检查存在交流困难、甚至工作态度粗疏大意等。凡此种种均可能使得医师未能正确提炼和仔细推敲病患的主要症状和体征，致使诊疗方向从一开始便误入歧途，例如将持续性部分性癫痫发作误认为锥体外系症状。克服这些失误首先要求专科医师发扬"慎独"精神和职业责任感，不断地学习、更新业务知识，培养、保持细致周密、客观谦虚的工作作风。其次坚持推行三级查房、病例讨论、全院会诊等行之有效的工作制度，减少和避免漏诊、误诊的发生。

二、疾病诊断的发展

医学诊断究其内涵本质反映着人类对疾病的认识程度，其意义在于为医学界的深入研究划定了明确的范畴,否则相关讨论和争议就失去了统一的定义基础。随着医学实践的迅猛发展,对既有的诊断名称及标准给予修正、更新并有所创新是必然的趋势。近半个世纪以来由于神经科学各相关学科的迅猛发展使临床神经病学取得了极大的进展,对疾病病因和发病机制的研究不断深入。就疾病诊断而言,神经影像学和神经电生理学的进步为神经系统疾病的定位和定性诊断提供了强有力的手段;由于神经分子生物学的发展,许多神经系统疾病的本质得以重新认识,病因诊断已达到分子水平;某些诊断名称和诊断标准已趋于过时将被废止或有重大更新。

例如外伤性脑梗死起初不为临床医师所熟悉,其后发现其病理机制为机械性损伤所致动脉夹层,近年来对疾病又进一步认识到其病因尚受到遗传性因素的影响,包括肌纤维发育不良、Ehlers-Danlos 综合征等,此类患者受轻微外伤即可能导致动脉内膜撕裂。又如随着后循环缺血(posterior circulation ischemia,PCI)临床研究的深入和血流动力学监测技术的进展,认识到横突孔狭窄压迫椎动脉只是罕见的情况,从而推动了对所谓“椎动脉型颈椎病”定义的深入讨论。

循证医学的发展强化了医师的循证意识,推进了临床神经病学诊疗的规范化和科学化,能够较客观地评价诊治方案的合理和利弊,有利于减少临床医师主观因素所导致的偏差和局限。故而要求专科医师在条件允许时尽可能寻找可靠的临床资料证实诊断的准确性以及相关治疗的有效性和安全性,更高的要求是针对临床疑难或空白提出合乎逻辑的设想,设计和进行科学严谨的循证研究,来提供可靠的依据给予验证。例如近年来根据数项大型研究和卒中登记数据的分析结果,已经极大地改变了对短暂性脑缺血发作(transient ischemic attack,TIA)基于“临床症状和持续时间”的传统定义及其预后是“良性可逆性脑缺血综合征”的传统观点,TIA 是神经内科的急症已经成为不争的事实,我国学者更进一步在国际上率先提出“高危非致残性缺血性卒中事件(high risk non-disabling ischemic stroke events,HR-NICE)”的概念,推动卒中的二级预防更趋合理高效。

精准医学的技术基础是应用现代遗传技术、分子影像技术、生物信息技术获得和采集患者生活环境和临床资料,以大数据平台进行处理和统计分析,从而实现精准的疾病分类及诊断,明确患者个体对遗传异质性疾病的易感性及药物的敏感性,制定具有个性化的疾病预防和治疗方案,同时为流行病学研究和政府决策提供科学依据。神经系统疾病具有复杂的临床遗传异质性,新一代基因测序及蛋白组学技术无疑是一个强有力的工具或钥匙,以发展精确高效的无创或微创工具为导向。目前的关注热点有脑血管病、帕金森病、认知障碍、癫痫和神经系统遗传病等,儿科神经病学的快速发展尤为突出,例如 *KCNQ2* 基因相关性癫痫以及与 *GRIN2A* 相关性早发性癫痫脑病有重大突破。又如多模式影像技术对卒中责任血管的精准定位、定性以及病变程度与脑血管储备代偿水平的定量分析;外周血 hsa-miR-4639 水平可能成为帕金森病早期诊断和病情发展的监测指标;DNA 测序技术用于中枢神经系统感染病原体的快速检测和鉴定等。

目前整合医学和精准医学的有机融合可能成为未来医学的理想模式。整合医学的理念强调各个临床学科之间、临床医学与预防医学之间以及医学与人文社会的整合,反对将上述领域人为地割裂,反对医疗视野的过度微观化,而忽略了对整体的考量。其核心是医疗模式的转变,而非单项的技术革新。它提倡从整体角度考量疾病的转归和相关学科之间的整合;重视病患的社会属性和与疾病发展密切相关的心理因素。针对疾病的发生发展过程,在一、二级预防阶段,在社区和家庭形成以患者为中心的个体化整合;在三级预防阶段,在医院形成以疾病为中心的多学科整合。注重诊疗关口前移,使社会和医疗资源向疾病的一、二级预防给予足够投入。

最后还应当进一步考量卫生经济学的风险效益和成本效益,结合患者的个体实际情况,追求诊疗措施和经济成本的最优化。例如脑血管造影检查出于安全和经济性考虑一般首选 CTA/MRA,然而在有条件的医院和诊疗小组中,对于蛛网膜下腔出血的病例也可以考虑首选 DSA 检查 + 弹簧圈栓塞治疗“一站式诊疗”的模式。又如对存在肾功能不全的卒中患者进行血管评估时宜首选无创和低廉的 TCD 检查,必要时追查 MRA(TOF 序列)以尽量避免应用造影剂。

(吴世政)

? 思考题

1. 在诊断思维中如何理解和遵循整体观念和简约原则?

2. 如何正确运用和解读辅助检查?

3. 如何理解诊断"规范化"和"个体化"之间的辩证关系?

4. 从整合医学的理念,神经内科专科医师应怎样处理功能性疾病与精神障碍?

5. 受训医师在专科医师培训期间如何主动培养和锻炼自身的核心职业能力?

参 考 文 献

［1］吴江,贾建平等.神经病学.3版.北京:人民卫生出版社,2015.

［2］刘鸣,谢鹏.神经内科学.2版.北京:人民卫生出版社,2014.

［3］樊代明.整合医学——医学发展新时代.中华医学杂志,2016,96(22):1713-1718.

［4］武剑,冯新红.神经系统疾病中的整合式精准医疗.中华医学杂志,2015,95(31):2515-2517.

第九章

头　痛

概　述

头痛（headache）指局限于头颅上半部，包括眉弓、耳轮上缘和枕外隆突连线以上部位的疼痛。2004年1月，国际头痛学会（International Headache Society，IHS）发表《国际头痛疾病分类》（第2版）（*the International Classification of Headache Disorders-Second Edition*，ICHD-Ⅱ）；2013年6月发表《国际头痛疾病分类》（第3版试行版）（*the International Classification of Headache Disorders Third Edition*，*Beta Version*，ICHD-3β），将头痛分为3大类：原发性头痛；继发性头痛；脑神经痛、中枢性和原发性面痛以及其他头痛。

头痛的诊断应特别注意患者的年龄，头痛的起病形式、部位、性质、持续时间、疼痛程度，加重和缓解因素，有无先兆及伴随症状。还应全面了解患者既往病史和伴随疾病、外伤史、服药史、中毒史和家族史等。此外仍需完成全面的内科和神经系统查体以及有针对性的选用神经影像学或腰穿脑脊液等辅助检查。

治疗原则是控制和减轻头痛发作，缓解伴随症状，预防发作。

第一节　偏　头　痛

【理论概要】

偏头痛是一种临床常见的慢性神经血管性疾病，以反复发作性一侧或双侧搏动性头痛为特点，随活动加重，常伴有畏光和畏声，少数患者发作前伴有视觉、感觉和运动等先兆。其发病机制极其复杂，目前三叉神经血管学说占主导地位。

我国最新的流行病学调查结果显示，偏头痛患病率为9.3%，男性为5.9%，女性为12.8%。女性患病风险是男性的2.25倍。

（一）临床表现

偏头痛多于青春期首次发病。青春期后，女性患病率增高远较男性为著，约40岁前后达到高峰。偏头痛有多种诱发因素，包括食物、月经期、口服避孕药物、天气变化、睡眠不足以及精神因素等。

ICHD-3β对偏头痛做了如下分类：①无先兆偏头痛；②先兆偏头痛：包括典型先兆偏头痛、脑干先兆偏头痛、偏瘫性偏头痛和视网膜性偏头痛；③慢性偏头痛；④偏头痛并发症：包括偏头痛持续状态、无梗死的持续先兆、偏头痛性梗死和偏头痛先兆触发的痫性发作；⑤很可能的偏头痛：包括很可能的无先兆偏头痛和很可能的先兆偏头痛；⑥可能与偏头痛相关的发作性综合征：包括复发性胃肠道紊乱、良性阵发性眩晕和良性阵发性斜颈。

1. 无先兆偏头痛（migraine without aura）　是最常见的偏头痛类型，约占80%。主要表现为单侧的、中重度、搏动样疼痛，一般持续4~72h，可伴有恶心、呕吐和/或畏光、畏声，日常活动可加重头痛。无明确先兆，持续时间较先兆偏头痛更长,但程度较先兆偏头痛轻。症状持续 72h 以上不缓解的重度头痛,称为偏头痛持续状态(status migrainosus)。

2. 典型先兆偏头痛(migraine with typical aura)　约占 10%,多有家族史,先兆可为视觉性、感觉性或语言性,但不包括肢体无力。视觉先兆最常见,表现为闪光性暗点,并逐渐向周边扩展,随后出现"锯齿形"暗点。有些患者可能仅有暗点。其次是感觉先兆,表现为以面部和上肢为主的针刺感、麻木感或蚁行感。先兆通常持续 5~30min,不超过 60min。先兆伴随头痛或在先兆发生 60min 内发生头痛,多为一侧性,也可为双侧或交替性,性质多为钝痛,程度逐渐增强,达到高峰后持续数小时或 1~2d,头痛时常伴有面色苍白、恶心、畏光、出汗,重者伴有呕吐。

3. 脑干先兆偏头痛(migraine with brainstem aura)　少见,以前又称为基底动脉偏头痛、基底型偏头痛。表现为有明确的起源于脑干或双侧枕叶的先兆症状,如构音障碍、眩晕、耳鸣、听力减退、复视、共济失调、意识水平下降,但无肢体无力。脑干先兆偏头痛的视觉先兆大多在双侧的颞侧或鼻侧。先兆症状常可见于焦虑、过度换气患者,故容易被误诊。

4. 偏瘫型偏头痛(hemiplegic migraine)　包括家族性偏瘫型偏头痛(familial hemiplegic migraine,FHM)和散发性偏瘫型偏头痛(sporadic hemiplegic migraine,SHM)。两种类型均少见,但临床表现相似,前者有家族史,为常染色体显性遗传。FHM 目前已鉴定出三个特定的遗传亚型,致病基因位点均与离子通道有关。偏瘫型偏头痛多起病于儿童或青少年期,常在成年后偏瘫发作停止,代之以其他类型的偏头痛。临床特点为头痛发作的同时或过后,出现同侧或对侧肢体不同程度的瘫痪,尤其是上肢,并可在头痛消退后持续一段时间。在偏瘫对侧的大脑半球脑电图检查可出现慢波。

5. 视网膜性偏头痛(retinal migraine)　表现为反复发生的完全可逆的单眼视觉障碍,包括闪光、暗点或失明,并伴偏头痛发作,发作间期眼科检查正常。

6. 慢性偏头痛(chronic migraine)　大多源自无先兆偏头痛,2%~3% 的普通类型偏头痛患者会发展为慢性偏头痛。其危险因素包括三类。①不可改变的危险因素:年龄(青中年)、女性、低教育程度、低社会经济地位、遗传因素等;②可改变的危险因素:偏头痛的发作频率、肥胖、药物过度使用、应激性生活事件、咖啡因过度使用、打鼾和睡眠呼吸暂停等;③可能的但尚未明确的危险因素:皮肤异常性疼痛和血栓前状态等。通过降低发作频率、控制体重、治疗睡眠障碍及精神障碍、尽可能避免使用阿片类和巴比妥类药物等,均有助于阻止发作性偏头痛发展为慢性偏头痛。

7. 可能与偏头痛相关的发作性综合征　以前称为儿童周期性综合征,包括 3 个亚型。

(1) 复发性胃肠道紊乱:又包括周期性呕吐综合征和腹型偏头痛 2 型。周期性呕吐表现为反复发作性呕吐和剧烈恶心,发作形式常固定,伴有面色苍白和思睡,每次持续 1h 到 5d,间歇期完全缓解。腹型偏头痛表现为反复发作性腹部中线附近的中至重度疼痛,伴有厌食、恶心呕吐和面色苍白,持续 1~72h,间歇期完全缓解。多数成年后会出现偏头痛。

(2) 良性阵发性眩晕:表现为无诱因的反复短暂发作性眩晕,常伴有眼球震颤或呕吐,有时会出现单侧的搏动样头痛,脑电图正常。

(3) 良性阵发性斜颈:表现为无诱因的反复发作性头歪向一侧,数分钟至数天自发缓解,多 1 岁以内起病,可伴有面色苍白、易激惹、不适感、呕吐及共济失调。

(二) 诊断

偏头痛的诊断主要依据家族史、典型的临床特征及通过辅助检查排除其他疾病。IHS 的诊断标准 ICHD-3β 如下:

1. 无先兆偏头痛诊断标准

(1) 符合下述 2~4 项,发作至少 5 次。

(2) 发作持续 4~72h(未经治疗或未成功治疗)。

(3) 头痛至少具有下列特征中的 2 项:①单侧性;②搏动性;③中或重度疼痛;④日常活动加重头痛或头痛导致日常活动受限(如走路或上楼)。

(4) 头痛发作时至少有下列 1 项:①恶心和 / 或呕吐;②畏光和畏声。

(5) 不能归因于其他疾病。

2. 先兆偏头痛诊断标准

(1) 发作次数 >2 次,且符合下述第(2)项。

(2) 一种或一种以上完全可逆的先兆症状:

1) 视觉症状。

2) 感觉症状。

3) 言语和 / 或语言症状。

4) 运动症状。

5) 视网膜症状。

(3) 至少具备下列特征中的 2 项:

1) 至少 1 种先兆症状逐渐进展≥5min 和 / 或两种或多种症状相继出现。

2) 每个先兆症状单独出现持续 5~60min。

3) 至少 1 个先兆症状是单侧的。

4) 先兆伴随头痛或在先兆发生 60min 内发生头痛。

(4) 不能归因于其他疾病。

3. 慢性偏头痛诊断标准:

(1) 头痛(紧张型头痛性和 / 或偏头痛性)每月发作≥15d,持续 3 个月以上,且符合下列标准(2)和(3)。

(2) 患者至少有 5 次发作符合无先兆偏头痛诊断标准的(2)~(4)项和 / 或先兆偏头痛诊断标准的第(2)和(3)项。

(3) 3 个月以上,每月≥8d 符合下列任何 1 项:

1) 无先兆偏头痛标准的第(3)、(4)项。

2) 先兆偏头痛标准的第(2)、(3)项。

3) 发作开始时患者认为是偏头痛,并使用曲普坦类或麦角胺类药物能够缓解。

(4) 不能归因于其他疾病。

(三) 治疗

治疗目的是减轻或终止头痛发作,缓解伴发症状,预防头痛复发。基本原则:积极开展患者教育;充分利用各种非药物干预手段,包括按摩、理疗、生物反馈治疗、认知行为治疗和针灸等;药物治疗包括头痛发作期治疗和头痛间歇期预防性治疗。

1. 发作期的急性对症用药　急性期药物选择应根据头痛程度、伴随症状、既往用药情况等综合考虑,进行个体化治疗。轻 - 中度头痛单用非甾体抗炎药(non steroidal anti-inflammatory drug,NSAID),如阿司匹林、对乙酰氨基酚等可有效。中 - 重度头痛可直接选用偏头痛特异性治疗药物,如曲普坦类药物和麦角碱类药物,以尽快改善症状。

(1) 非特异性镇痛药

非甾体抗炎药包括对乙酰氨基酚、阿司匹林、布洛芬、萘普生等及其复方制剂。对于轻 - 中度的偏头痛发作和既往使用有效的重度偏头痛发作,可作为一线药物首选。这些药物应在偏头痛发作时尽早使用。还可辅以抗组胺药、胃肠动力药、镇静催眠药等。

(2) 特异性镇痛药

1) 曲普坦类药物(triptans):是 5- 羟色胺(5-hydroxytryptamine,5-HT)1B/1D 受体激动剂,其通过刺激 5-HT1D 受体抑制脑膜降钙素基因相关肽(calcitonin gene-related peptide,CGRP)和致炎肽类的释放所致的神经源性炎症,从而阻止疼痛信号从外周返回至三叉神经颈复合体(trigeminocervical complex,TCC)。CGRP 导致血管扩张,而曲普坦类药物通过刺激 5-HT1B 受体使已扩张的血管收缩。禁忌证有:缺血性心脑血管病、未控制的高血压、缺血性外周血管病、24h 内使用过麦角碱类药物、近 2 周内使用过单胺氧化酶抑制剂、脑干先兆或偏瘫性偏头痛、严重肝损害、对其过敏者等。有多个动脉粥样硬化危险因素的患者用药前应进行风险评估。

舒马曲坦(sumatriptan)：6mg 皮下注射，10min 起效，是曲谱坦类药物中起效最快、药效最好的治疗方法，1h 后可重复给药，日最大剂量 12mg；10~20mg 鼻喷，15min 起效，2h 后可重复给药，日最大剂量 40mg，适用于恶心呕吐严重的患者；50~100mg 口服，30min 起效，日最大剂量 300mg，给药间隔至少 2h；25mg 栓剂塞肛，30~60min 起效，日最大剂量 50mg，适用于恶心呕吐严重患者。佐米曲坦(zolmitriptan)：2.5~5mg 口服，60min 起效，2h 后可重复给药，日最大剂量 10mg。利扎曲坦(rizatriptan)：推荐 10mg 为起始剂量，若头痛持续，2h 后可重复一次。

2) 麦角碱类药物：双氢麦角碱适用于病程长的患者和偏头痛持续状态，0.5~2mg 喷鼻，疗效最为确切，适用于脱水、恶心呕吐严重、吞咽困难等情况。首剂通常 1mg，15min 后可再用 1mg，日最大剂量 3mg；还可皮下注射、肌内注射或静脉注射。

(3) 伴随症状：恶心呕吐者给予止吐剂(如甲氧氯普胺 10mg 肌内注射)，烦躁者可给予苯二氮䓬类药物。

2. 预防性用药　预防性用药应小剂量开始，缓慢逐渐增加至有效剂量；若早期药效不佳，至少应足量尝试 2~3 个月，获得满意疗效后，通常需要维持治疗 6~12 个月，然后逐渐减量，首选单药治疗，必要时联合用药。

预防性药物包括 β 肾上腺素能受体阻滞剂、去甲肾上腺素及 5- 羟色胺再摄取抑制剂、抗惊厥药和钙通道阻滞剂。首选用药有：托吡酯(topiramate)，25~200mg/d；丙戊酸盐(valproate)，250~1500mg/d；普萘洛尔(propranolol)，20~240mg/d，儿童为 1~2mg/(kg·d)，最好使用长效缓释片；噻吗洛尔(timolol)，10~40mg/d；阿米替林(amitriptyline)，10~150mg，睡前；文拉法辛缓释剂(venlafaxine XR)37.5~225mg/d；氟桂利嗪(flunarizine)，5~10mg，睡前。次选用药有：阿替洛尔，25~150mg/d；美托洛尔，50~200mg/d；纳多洛尔，40~200mg/d；加巴喷丁，300~2400mg/d；拉莫三嗪，25~300mg/d，对先兆偏头痛有效；左乙拉西坦 250~2000mg/d；维拉帕米 120~480mg/d。辅助用药有镁剂、蜂斗菜、小白菊、辅酶 Q10、核黄素(维生素 B_2)、α- 硫辛酸等。

【临床病例讨论】

患　者：王××，女性，40 岁，主因"反复发作性视物模糊伴头痛 20 年，再发 1d"就诊。

现病史：患者 20 年前开始出现发作性视物模糊伴头痛，初起时视物不清，左眼闪光感，视野中心见到暗点。持续半小时左右视物模糊症状缓解，逐渐出现头痛。位于左侧颞部及前额，为搏动感，程度较剧烈。伴有恶心、呕吐，呕吐后头痛略有缓解。头痛发作时怕见光，与人交谈感到不适，日常工作受到影响，需要请假休息。每次头痛发作持续时间不等，多持续十余小时，一般晚上休息后会缓解，在经期、睡眠不佳及紧张时容易诱发。头痛严重时患者偶尔自行口服去痛片，头痛可缓解。患者头痛起病时每年发作 3~4 次，后来发作频率增加为每月发作 2~4 次，性质基本同前。1h 前患者晨起后再次出现视物模糊伴头痛，较剧烈，呈持续性，伴恶心、呕吐。无肢体活动不利，无言语不清，无发热等，遂至急诊就诊。急诊予以复方对乙酰氨基酚片 1 片口服后头痛有所缓解。转诊至神经内科。

既往史：既往体健。无烟酒嗜好。其母亲及外祖母均有头痛病史。否认高血压、糖尿病及其他系统性疾病史。

查　体：T 36.5℃，P 80 次 /min，R 19 次 /min，BP 140/78mmHg。神志清楚，精神弱，语言流利，结膜无充血，眼底检查边界清晰，未见视乳头水肿，双侧瞳孔正大等圆，直径 3mm，对光反射灵敏。余脑神经检查未见明显异常。四肢肌力 V 级，四肢腱反射对称存在，病理反射未引出，深浅感觉无异常，共济运动正常。颈软，克氏征阴性。

辅助检查：头颅 CT、MRI 及头颅 CTA 均未见明显异常。心电图示窦性心律，正常心电图。血常规、凝血功能、肝肾功能、电解质等未见明显异常。

（一）诊断

1. 定位诊断 患者以头痛、视物模糊为主诉，头痛位于左侧额颞部，搏动性，初步定位于视网膜、颅内痛敏组织，脑膜及大血管的三叉神经伤害性感觉传入神经。

2. 定性诊断 该患者的病例特点：中年女性，慢性病程。反复发作性视物模糊伴头痛，一般每次持续约十余小时。头痛于发作性视物模糊后出现，头痛特点为：单侧性、搏动性，中重度疼痛，伴随恶心、呕吐、畏光和畏声，日常生活和工作受限。发作间期完全正常。诱发因素包括经期、睡眠不佳、紧张等；休息及服用止痛药可缓解。查体无神经系统阳性体征。头颅 CT、头颅 MRI、头颅 CTA 和血常规、生化检查均正常。故初步定性诊断为原发性头痛。

3. 鉴别诊断

（1）紧张型头痛：头痛性质常呈钝痛，多为双侧性，头部呈压迫感、紧箍感，患者常述犹如戴着一个帽子。头痛常呈持续性，可时轻时重。一般不影响患者的日常生活，通常不伴随恶心呕吐、畏光、畏声，多无家族史。本病例患者头痛为单侧，呈搏动样疼痛，头痛前有典型的视觉先兆，不符合紧张型头痛的特点。

（2）丛集性头痛：表现为一系列密集的、短暂的、严重的单侧钻痛。发病时间较固定，起病突然而无先兆，头痛时可伴有面部潮红、结膜充血、流泪、流涕、鼻塞等表现。可出现畏光，不伴恶心、呕吐。本例患者虽有时有眼眶周围疼痛，但发作时持续时间较长，没有丛集发作期，不伴有同侧结膜充血、流泪、鼻塞、流涕等症状，发作持续时间十余小时，均不符合丛集性头痛发作特点。

（3）痛性眼肌麻痹：是一种以头痛和眼肌麻痹为特征，涉及特发性眼眶和海绵窦的炎性疾病。为阵发性眼球后及眶周的顽固性胀痛、刺痛或撕裂样疼痛，伴随动眼、滑车和 / 或展神经麻痹，MRI 或活检可发现海绵窦、眶上裂或眼眶内有肉芽肿病变。本病例患者时有眼眶周围疼痛，但病程中无眼外肌麻痹等表现，头颅 MRI 未见海绵窦周围炎性病变，故不支持痛性眼肌麻痹。

本患者为中年女性，慢性病程，头痛为单侧、搏动性，发病前有典型的视觉先兆，头痛发作时伴有畏光、畏声、恶心呕吐等症状，综合患者临床表现和家族史，首先考虑偏头痛。

（二）临床诊疗决策

1. 病情评估 接诊头痛患者要特别注意一些预警信号即由某些特殊病因所引起的特别症状和体征，以排除继发性头痛。如是否伴有视乳头水肿、脑膜刺激征、发热或局灶性神经系统体征等。

该患者首先考虑偏头痛，根据患者头痛发作频率，尚未达到慢性偏头痛诊断标准，故该患者头痛的类型应诊断为典型先兆伴偏头痛性头痛。

头痛常对患者的日常生活带来严重影响。在作出头痛诊断之后，还需进一步评估其严重程度。常用且简便的方法是数字分级法，即让患者直接用某一数字来表达疼痛的程度，0 表示无疼痛，10 表示最剧烈的疼痛。按照疼痛对应的数字将疼痛程度分为：轻度疼痛（1~3），中度疼痛（4~6），重度疼痛（7~10）。这有助于选择治疗方式，随访判断疗效。该患者因其发作时不能维持日常工作生活，故程度较重，可进一步用数字分级法进行疼痛程度的评估。

 相关要点：提示对继发性头痛诊断有意义的预警信号

继发性头痛往往伴随一些特殊的症状和体征，对诊断有重要意义，具体见表 9-1：

表 9-1 继发头痛预警信号

病史或体征	须除外的疾病	可能需做的辅助检查
突然发生的头痛	SAH，脑出血，瘤卒中，脑外伤，颅内占位性病变（尤其是后颅窝占位）	神经影像学检查，腰穿
逐渐加重的头痛	颅内占位性病变，硬膜下血肿，药物过量或滥用	神经影像学检查

续表

病史或体征	须除外的疾病	可能需做的辅助检查
神经系统局灶性体征和症状(除外典型的视觉、感觉先兆之外)、认知功能减退	颅内占位性病变、卒中、动静脉畸形	神经影像学检查
头痛伴发热、颈项强直或皮疹	脑炎、脑膜炎、莱姆病、系统性感染、结缔组织病	神经影像学、腰穿、血液检查、活检
视乳头水肿	颅内占位性病变、假性脑瘤综合征、颅内感染	神经影像学检查、腰穿
50岁后的新发头痛	颅内占位性病变、颞动脉炎	神经影像学检查、血沉
新发头痛患有以下疾病者		
肿瘤	转移	神经影像学检查、腰穿
艾滋病	机会感染,肿瘤	神经影像学检查、腰穿
有高凝风险(如妊娠期和产后)	皮质静脉/静脉窦血栓形成	神经影像学检查
与体位改变相关的头痛	低颅压	神经影像学检查、腰穿

2. 辅助检查

(1) 一般检查:头痛患者应进行相关检查排查继发性头痛。包括生命体征测量,眼底检查,血常规,血生化,血沉,凝血功能等实验室检查,脑电图,经颅多普勒检查以及腰椎穿刺等。该患者体温、血压等生命体征及实验室检查均在正常范围内。

(2) 影像学检查:头颅 CT、MRI 检查可排除颅内占位及卒中等病变。头颅 MRV 及 MRA、CTA 或 DSA 检查可进一步排除血管性病变。

本病例患者入院后完善血液学相关检查如血常规、血生化、传染病四项(乙肝、丙肝、梅毒、HIV)、红细胞沉降率、肿瘤标志物等均未见明显异常。头颅 CT 及头颅 MRI 未见颅内占位性病变及海绵窦炎症性病变,头颅 CTA 未见血管性病变,综合上述检查结果,基本排除继发性因素导致的头痛,临床首先考虑原发性头痛,结合病史及症状分析,偏头痛首先考虑。

3. 治疗

(1) 急性期治疗:治疗目的是减轻或终止头痛发作,缓解伴发症状,预防头痛复发。急性期治疗药物包括特异性药物及非特异性镇痛药。该患者既往使用去痛片有效,该药属于非甾体抗炎药(NSAID),目前不存在使用该类药物的禁忌(如活动性消化道出血等),故继续给予复方对乙酰氨基酚片。因加用非特异性镇痛药后,患者疼痛症状改善明显,故未加用特异性药物(如曲普坦类)治疗。

 相关要点:急性期治疗有效性指标

2h 后无痛;2h 后疼痛改善,由中重度转为轻度或无痛(或疼痛评分下降 50% 以上);疗效具有可重复性,3 次发作中有 2 次以上有效;在治疗成功后的 24h 内无头痛再发或无须再次服药。

(2) 预防性用药:是否需要预防性治疗因根据头痛发作程度、频率、对生活工作的影响程度、头痛类型以及患者本人的意愿等综合决定。该患者最近每月都有 2~4 次发作,对生活和工作均构成了严重影响,予以氟桂利嗪 5mg 口服,每晚一次,预防性治疗。

相关要点:以下患者应预防性用药

①中至重度偏头痛每月发作 2 次以上,每次持续 2d 以上者,或发作不频繁,但严重影响日常生活者;②治疗性用药无效,或有禁忌、严重副反应者;③治疗性用药过度使用者;④特殊类型的发作,如偏瘫性偏头痛、脑干先兆偏头痛、先兆时间长的偏头痛等,或有可能导致永久性神经功能缺损者;⑤1 周发作超过 2 次的频繁发作,或发作程度逐渐加重,或可能导致治疗性用药过度使用者;⑥患者希望尽可能减少发作者。

(三)随访

3 个月后电话随访,患者头痛发作次数减少,程度较前明显减轻,嘱继续服用氟桂利嗪治疗。

第二节 丛集性头痛

丛集性头痛(cluster headache)为少见的头痛类型,在国际头痛疾病分类中归于三叉自主神经性头痛(trigeminal autonomic cephalagias,TACs)范畴。其特点表现为短暂、剧烈爆炸样头痛发作,位于一侧眼眶、球后和额颞部,伴有同侧眼球结合膜充血、流泪、鼻塞和 / 或 Horner 征。

(一)临床表现

男性较女性多发,男女患病率为(2.5~3.5):1,发病年龄多在 20~40 岁,高峰在 25~30 岁。根据发作期和缓解期长短将丛集性头痛分为发作性丛集性头痛(episodic cluster headache)和慢性丛集性头痛(chronic cluster headache)。

临床特点为某段时间内频繁出现的短暂发作性剧烈的、严格局限于偏侧的头痛发作。此段发作时期称为丛集期,通常为 2 周到 3 个月。疼痛多固定位于一侧三叉神经第一支分布区,包括一侧眼球深部、眼眶、及眶周、额部及颞部,可放射至鼻、脸颊、上颌骨、上颚、牙龈和牙齿,少数可放射至耳、枕部和颈部,甚至整个半侧头部。发作时,5~10min 内达高峰,多持续 15~180min(平均约 45min),频率从隔日 1 次到每日 8 次。疼痛剧烈难忍,为持续性钻痛、撕裂牵拉痛、绞痛、烧灼痛、尖锐刺痛等,一般无搏动感。绝大多数患者每次发作都在同一侧,也有少数患者发作不固定在同一侧。明确的触发因素是饮酒,其他可能的诱因有强烈气味、快动眼睡眠、硝酸甘油、组胺、抑郁、应激、创伤等。发作常具有周期性,分为年周期节律和日周期节律。日周期节律多见,头痛常固定在每日的某些时刻发作。有的患者发病有明显季节性,以春秋季多见。

绝大多数患者发作时伴有自主神经症状和情绪、行为反应,如同侧结膜充血、流泪、鼻塞、流涕、前额和面部出汗、瞳孔缩小、上睑下垂和 / 或眼睑水肿、不安、激越等。

10%~15% 的患者为慢性丛集性头痛。

(二)诊断

诊断及分型应参照 ICHD-3β 标准。

1. 丛集性头痛的诊断标准

(1)有 5 次以上头痛发作符合下列(2)~(4)的条件。

(2)位于单侧眶、眶上和 / 或颞部的严重或剧烈疼痛,持续 15~180min(未经治疗,有不到半数患者,发作时疼痛程度可较此标准轻,持续时间可较此标准短或长)。

(3)符合下列 1 项或 2 项

1)头痛侧至少伴有下列 1 项症状和体征:①结膜充血和 / 或流泪;②鼻塞和 / 或流涕;③眼睑水肿;④前额和面部出汗;⑤前额和面部发红;⑥耳朵胀满感;⑦瞳孔缩小和 / 或上睑下垂。

2)不安或激越。

(4)在头痛活动期,半数以上的发作频率为隔日 1 次到每日 8 次(有不到半数患者,发作频率可较此标准低)。

(5) 不能归因于其他疾病。

2. 发作性丛集性头痛的诊断标准

(1) 发作符合丛集性头痛诊断标准,并呈发作性。

(2) 至少有 2 次发作时期持续 7d~1 年(未经治疗)的丛集期,之间的缓解期≥1 个月。

3. 慢性丛集性头痛的诊断标准

(1) 发作符合丛集性头痛诊断标准。

(2) 发作超过 1 年未缓解或缓解期 <1 个月。

4. 丛集性头痛应与以下疾病鉴别

(1) 偏头痛:偏头痛远较丛集性头痛多见,女性多见,无丛集性特征,无明显周期节律,疼痛程度亦较丛集性头痛轻;偏头痛每次发作多超过 4h,而丛集性头痛一般不超过 3h;偏头痛患者往往需安静、避免活动,而丛集性头痛患者常坐卧不安、激越;丛集性头痛的畏光畏声、流泪、结膜充血等自主神经症状局限于头痛单侧。

(2) 其他三叉自主神经性头痛:包括发作性偏侧头痛(paroxysmal hemicrania)伴结膜充血和流泪的短暂性偏侧神经痛样头痛发作等。主要通过发作持续时间和频率鉴别。前者女性多见,持续时间一般较丛集性头痛短,为 2~30min,发作频率较丛集性头痛高,每日 5~40 次,对吲哚美辛有反应。后者非常罕见,其持续时间很短,5~240s,发作频率远较丛集性头痛高,每日 3~200 次,抗惊厥药可能有效。

(三) 治疗

1. 发作期的治疗　首选治疗方法包括:①使用面罩吸氧,吸入浓度为 100% 的纯氧,流量 7~15L/min,持续 15~20min。其对 60%~70% 患者有效,通常 5min 起效,30min 内疗效明显。尤其适合曲坦类药物禁忌或 24h 内频繁发作的患者。②皮下注射舒马曲坦 6mg,约 75% 患者在 20min 内头痛明显缓解,最快 10min 起效,24h 最大剂量 12mg,给药间隔至少 1h。常见副作用有:注射部位短暂刺痛灼热感,一过性胸、喉等处的疼痛,重压感或发紧感,木、麻、热或冷的感觉异常等。其次,还可选用舒马曲坦 20mg 喷鼻,2h 后可重复给药,日最大剂量 40mg;佐米曲坦 5~10mg 喷鼻。曲坦类疗效较好,但 24h 内最多只能给药 2 次,且价格昂贵。

2. 缓解期的预防　①对于每日发作不超过 2 次,发作时期不超过 2 个月、舒马曲坦见效快的轻型发作性丛集性头痛,首选维拉帕米,其次是锂盐,再次可选用酒石酸麦角胺、托吡酯、丙戊酸盐等。②对于每日发作超过 2 次,发作时期超过 2 个月、每日需注射 2 次舒马曲坦的重型发作性丛集性头痛患者,可联合使用糖皮质激素。③对于慢性丛集性头痛患者,每日发作次数少者可首选维拉帕米或锂盐,而每日发作次数多者应联合使用激素。1%~2% 的丛集性头痛患者对所有药物均无效,可考虑枕神经封闭治疗。若仍无效可考虑枕神经刺激术、下丘脑后下部脑深部刺激术(deep brain stimulation,DBS)等。

第三节　紧张型头痛

紧张型头痛(tension-type headache,TTH)是最为常见的原发性头痛类型,表现为慢性头部紧束样或压迫性疼痛,通常为双侧头痛,起病时可能与心理应激有关,转为慢性形式后常没有明显的心理因素。

病因尚未完全明确。目前多认为,紧张型头痛的发病涉及中枢和周围神经系统以及环境中的多种因素,不同亚型的紧张型头痛中这些因素的作用不同。

压迫或牵拉肌肉组织中的某些部位时,会诱发此部位疼痛和远隔部位的疼痛(牵涉痛),此部位即为触发点(trigger points)。牵涉痛的机制可能是头颈部的感觉传入信号都汇集在三叉神经颈复合体(trigeminocervical complex,TCC)同一二级神经元区域。TCC 出现中枢敏化,继而导致丘脑、大脑躯体感觉皮质等上级神经元敏化,产生疼痛感觉。当前,学者们多认为触发点及周围神经系统在复发性紧张型头痛(episodic tension-type headache)发病机制中占主导地位,而中枢神经系统则可能在慢性 TTH 和频发复发性

TTH 的发病机制中占主导地位。

（一）临床表现

男女患病率之比 4∶5。发病年龄高峰在 25~30 岁。疼痛通常为双侧性，枕项部、颞部或额部多见，也常为整个头顶部。性质多为压迫感、紧箍感、胀痛、钝痛、酸痛等，可阵发性加重，无明显恶心呕吐，不会同时伴有畏光和畏声。持续数分钟至数天，程度多为轻到中度，多不影响日常生活，应激和精神紧张常加重病情。

ICHD-3β 根据发作频率和是否有颅骨膜压痛将紧张型头痛分类如下：

1. 稀疏阵发性 / 少发复发性紧张型头痛（infrequent episodic tension-type headache）

（1）稀疏阵发性 / 少发复发性紧张型头痛伴颅周压痛

（2）稀疏阵发性 / 少发复发性紧张型头痛不伴颅周压痛

2. 频发阵发性 / 频发复发性紧张型头痛（frequent episodic tension-type headache）

（1）频发阵发性 / 频发复发性紧张型头痛伴颅周压痛

（2）频发阵发性 / 频发复发性紧张型头痛不伴颅周压痛

3. 慢性紧张型头痛（chronic tension-type headache）

（1）慢性紧张型头痛伴颅周压痛

（2）慢性紧张型头痛不伴颅周压痛

4. 可能的紧张型头痛

（1）可能的稀疏阵发性 / 少发复发性紧张型头痛

（2）可能的频发阵发性 / 频发复发性紧张型头痛

（3）可能的慢性紧张型头痛

（二）诊断

根据病史及临床表现，并排除脑部、颈部疾病，通常可以确诊。根据 ICHD-3β 的诊断标准如下（表 9-2）：

表 9-2　ICHD-3β 关于各型 TTH 的诊断标准

项目	少发复发性紧张型头痛	频发复发性紧张型头痛	慢性紧张型头痛
频率	至少 10 次，平均每月发作 <1d，每年 <12d	至少 10 次，平均每月 1~14d，超过 3 个月（每年 >12d，但 <180d）	平均每月≥15d（每年 >180d）3 个月以上
持续时间	30min~7d	30min~7d	30min~7d
头痛性质	下列 4 项特征中至少有 2 项：①双侧分布；②性质为压迫性或紧箍性（非搏动性）；③程度轻到中度；④走路或登楼等日常躯体活动不会加重头痛		
其他	符合以下 2 项： （1）无恶心或呕吐；不会同时兼有畏光和畏声 （2）不能归因于其他类型头痛		

（三）治疗

1. 非药物治疗　当药物有禁忌证或不能耐受，首先考虑非药物治疗。如松弛训练、认知行为疗法、控制疼痛训练等心理治疗，针灸、物理治疗等。

2. 急性发作时的药物治疗　可选择对乙酰氨基酚（1000mg）、阿司匹林（500~1000mg）、双氯芬酸（50~100mg）、酮洛芬（25~50mg）或布洛芬（200~400mg）。

3. 预防性用药　对于慢性紧张型头痛、频发复发性紧张型头痛伴有颅周压痛或存在药物过度使用的患者，应考虑预防性用药。小剂量开始，缓慢加量至最小有效剂量；起效后维持 2~4 周，判定疗效，应足量使用 4~8 周。应同时治疗精神障碍等伴发疾病。最常用的为三环类抗抑郁药，如阿米替林、多塞平。去甲肾上腺素再摄取抑制剂和 5-HT 再摄取抑制剂、肌松药、A 型肉毒毒素也可选用。

影响其预后的因素有：合并偏头痛、未婚、睡眠障碍和固定的生活方式。高龄和非慢性紧张型头痛预后较好。

第四节　药物过度使用性头痛

药物过度使用性头痛（medication overuse headache，MOH），也称为反跳性头痛、药物误用性头痛或药源性头痛，是继偏头痛和紧张型头痛后第三位最常见的头痛类型。

所有治疗头痛的急性对症药物，若使用不当或长期使用几乎都可能导致 MOH。其包括如下 8 个亚型：①麦角胺过度使用性头痛；②曲坦类药物过度使用性头痛；③单纯镇痛药过度使用性头痛；④阿片样物质过度使用性头痛；⑤镇痛药复方制剂过度使用性头痛；⑥急性头痛用药联合使用所致药物过度使用性头痛；⑦其他药物过度使用所致的头痛；⑧可能的药物过度使用性头痛。MOH 的发病机制尚不清楚，可能与个体、遗传、内分泌及神经递质失常、疼痛调控通路异常等多种因素有关。

（一）临床表现

男女患病率之比约为 1∶3.5，多见于 30 岁以上患者。患者常有慢性头痛史，其中以偏头痛（65%）最为常见，其次为紧张型头痛，患者长期使用治疗头痛的急性对症药物，头痛每日或几乎每日发生，头痛特征可不断变化，每日或几乎每日使用急性对症药物，在过度使用急性对症药物期间预防性药物的疗效常不佳，常伴有过度使用药物的其他副反应。

（二）诊断

诊断需要依靠患者提供的病史。原发性头痛患者每日或几乎每日头痛，头痛程度、类型和部位不断变化，每日或几乎每日使用止痛药物，并且当过度使用急性对症药物并造成所使用的预防性药物疗效不佳时，每月超过 15d 以上呈现偏头痛样表现或偏头痛样混合紧张型头痛样表现的患者，复发性紧张型头痛发展为慢性紧张型头痛时，既往有原发性头痛史，其头痛表现形式出现转变或恶化，均需要考虑 MOH 的可能。

2013 年 ICHD-3β 的诊断标准如下：

1. 既往患有头痛，现头痛发作≥15d/ 月。

2. 规律过量服用一种或多种用于治疗急性头痛和 / 或头痛症状的药物 >3 个月。

3. 排除其他类型的头痛。

根据患者所用药物不同，MOH 分为不同的亚型，诊断标准对每月使用药物的天数也有不同要求，具体如下：①如规律使用药物为单一成分的止痛药（包括对乙酰氨基酚、阿司匹林、其他非甾体抗炎药），需满足每月使用天数≥15d；②如规律使用药物为麦角胺类、曲坦类、阿片类、复方成分止痛药中的一种，每月使用天数≥10d；③如联合使用麦角胺、曲坦类、单一成分止痛药、非甾体抗炎药、阿片类，每月累积使用天数≥10d；④如规律用药为上述药物以外的其他药物时，每月使用天数≥10d。

（三）治疗

包括药物治疗及非药物治疗，前者包括撤药治疗、预防性治疗以及针对戒断症状的治疗，后者包括教育、心理治疗等。大部分药物引起的 MOH 首先考虑突然撤药，但对于阿片类、巴比妥类，尤其是苯二氮䓬类过度使用的患者则建议逐步撤药。特别需要注意改善戒断性头痛，可选用患者未过度使用的急性期止痛药，且避免使用短效药物。预防性药物要逐渐加量达到治疗剂量和有效血药浓度，撤药之前给予可能效果更好。首选托吡酯和丙戊酸，也可考虑加巴喷丁、唑尼沙胺、左乙拉西坦、氯硝西泮等。

影响该病预后的因素有：病程长、多种镇痛药物联合使用、TTH 患者、大剂量使用镇痛药、过度使用巴比妥类药物或阿片样药物。

第五节　低颅压性头痛

低颅压性头痛（intracranial hypotension headache）是以直立性头痛为特征性临床表现，脑脊液压力 <60mmH$_2$O 的临床综合征。在 ICHD-3β 中列入"继发性头痛"中"非血管性颅内疾患所致的头痛"中的"低颅压所致的头痛（headache attributed to low cerebrospinal fluid pressure）"，其下又分为 3 个亚型：硬膜穿刺后

头痛、脑脊液漏头痛和自发性低颅压所致的头痛。

（一）临床表现

直立性头痛是低颅压性头痛特征性临床表现，即坐起或站立时头痛，可伴恶心呕吐，平卧后头痛、呕吐等症状很快缓解。腰穿后头痛很少在腰穿后立即出现，而多发生于 24~48h 之内。

自发性低颅压（spontaneous intracranial hypotension）头痛，是一组排除其他原因所致继发性低颅压的临床少见综合征。可发生于任何年龄，发病高峰在 40 岁左右，男女比约为 1∶2，患病率为 2/10 万。约 1/3 患者有外伤史。多急性或亚急性起病。头痛多为直立性，通常直立后 15min 内出现，少数可延至数小时。不典型者可为非直立性、卧位加重、用力后头痛或下午晚间头痛。约 50% 患者伴有其他症状，如恶心呕吐、颈强项痛，还可伴有耳闷胀感、耳鸣、听觉过敏、眩晕、失衡等症状，脑组织下垂压迫脑神经可引起复视、面瘫或面肌痉挛、视物模糊、面部麻木或疼痛。极少数患者可出现帕金森症状（中脑受压），痴呆（额叶、颞叶皮质受压），四肢麻痹（上颈段脊髓受压）和垂体功能减退（垂体充血），意识水平下降甚至昏迷（间脑受压）等。

（二）诊断

临床上怀疑低颅压性头痛者，腰穿侧卧位脑脊液压力 <60mmH$_2$O，细胞数正常或轻度升高，脑脊膜血管通透性增高，合并腰段蛛网膜下腔脑脊液流速缓慢，可能致使脑脊液蛋白含量增高或黄变。脑脊液糖和氯化物常正常。头颅增强 MRI 是诊断低颅压头痛的敏感检查，典型表现有硬膜下积液、脑膜强化、静脉系统扩张充血、垂体充血和脑下坠。头颅 CT 适于急诊检查，可见双侧硬膜下积液或出血，蛛网膜下池消失、脑室变小。脊髓 MRI 可见硬膜外和硬膜内静脉扩张、硬膜强化和硬膜憩室。脊髓造影是明确脊膜脑脊液漏口部位的最佳方法。病程短、病情轻者头部影像学可正常。

ICHD-3β 的诊断标准如下：

1. 任何符合诊断标准 3 的头痛。

2. 脑脊液压力低（<60mmH$_2$O）和 / 或影像学有脑脊液漏的证据。

3. 头痛的发生发展在时间上与脑脊液压力低或脑脊液漏有关，或因为头痛而发现脑脊液压力低或脑脊液漏。

4. 不能更好地符合 ICHD-3β 其他诊断。

低颅压头痛应注意与蛛网膜下腔出血、中枢神经系统感染、脑静脉系统血栓形成、转移性脑膜癌、硬膜下积液或血肿、Chiari 畸形、肥厚性硬脑膜炎等相鉴别。

（三）治疗

多数低颅压头痛呈自限性。去枕平卧、口服补液、绑腹带，静脉输注大量生理盐水，还可静脉输注糖皮质激素、咖啡因和茶碱。

对于少数症状难以缓解甚至进展的患者，应行脊髓造影明确漏口部位。治疗上首选在腰段硬脊膜外注射自体血 10~20ml，即硬膜外血贴片（epidural blood patches），然后保持 30° 头低脚高位，常可迅速缓解症状。首次治疗约 1/3 患者有效，无效或未充分缓解的患者可重复注射，或给予 20~100ml 高剂量自体血注射。若硬膜外血贴片治疗无效，可选用经皮注射血纤维蛋白密封剂。若仍无效，则应考虑手术治疗。

大多数患者预后良好，早期诊断和治疗很重要。

（罗本燕）

？ 思考题

1. 偏头痛的特点及临床表现是什么？

2. 偏头痛的药物治疗有哪些？

3. 偏头痛需与哪些疾病鉴别？

4. 紧张型头痛的诊断标准有哪些？

5. 低颅压头痛的诊断及鉴别诊断是什么？

参 考 文 献

［1］吴江,贾建平 . 神经病学 . 3 版 . 北京:人民卫生出版社,2015.

［2］吴江 . 神经病学 . 2 版 . 北京:人民卫生出版社,2010.

［3］Headache Classification Committee of the International Headache Society (HIS). The International Classification of Headache Disorders. 3rd edition(β version). Cephalagia, 2013, 33:629-808.

第十章

脑血管疾病

概　　述

脑血管疾病（cerebralvascular disease，CVD）是指由于各种病因导致脑血管病变引起的短暂或永久性脑功能障碍，或各种致病因素通过脑血管导致的短暂或永久性脑功能障碍。

脑血管病已成为威胁我国人民健康的重要慢性非传染性疾病。流行病学资料显示脑血管疾病已成为我国人口疾病死因第一位，我国脑血管病的发病率和死亡率已超过心血管疾病。最新的流行病学资料显示，我国卒中的患病率、年发病率和死亡率分别为 1114.8/10 万、246.8/10 万和 114.8/10 万，新发卒中患者中，缺血性卒中、脑出血和蛛网膜下腔出血的比例分别为 69.6%、23.8% 和 4.4%。40 岁以上男性脑血管病发病率显著高于女性。我国脑血管病最常见的危险因素是高血压、吸烟和饮酒。我国脑血管病存在地域分布特点，发病率和死亡率自北向南降低，东北地区脑血管病年发病率和死亡率最高（分别为 365/10 万和 159/10 万），东南地区最低（分别为 154/10 万和 65/10 万）。中国脑血管疾病分类（2015）详见表 10-1。

表 10-1　中国脑血管疾病分类（2015）

脑血管疾病分类
1. 缺血性脑血管病
（1）短暂性脑缺血发作
（2）脑梗死（急性缺血性卒中）
1）大动脉粥样硬化性脑梗死
2）脑栓塞
3）小动脉闭塞型脑梗死
4）脑分水岭梗死
5）出血性脑梗死
6）其他原因
7）原因未明
（3）脑动脉盗血综合征
（4）慢性脑缺血
2. 出血性脑血管病
（1）蛛网膜下腔出血
（2）脑出血
（3）其他颅内出血
3. 头颈部动脉粥样硬化、狭窄或闭塞（未导致脑梗死）
4. 高血压脑病
5. 颅内动脉瘤
6. 颅内血管畸形
7. 脑血管炎
8. 其他脑血管疾病
脑底异常血管网症、肌纤维发育不良、脑淀粉样血管病及伴有皮质下梗死和白质脑病的常染色体显性遗传性脑动脉病、伴有皮质下梗死和白质脑病的常染色体隐性遗传性脑动脉病、头颈部动脉夹层、可逆性脑血管收缩综合征、可逆后部脑病综合征等

脑血管疾病分类
9. 颅内静脉系统血栓形成
10. 无急性局灶性神经功能缺损症状的脑血管病
（1）无症状性脑梗死
（2）脑微出血
11. 卒中后遗症
12. 血管性认知障碍
（1）非痴呆型血管性认知障碍
（2）血管性痴呆
13. 卒中后抑郁

　　脑血液循环系统由脑动脉（图 10-1）和脑静脉（图 10-2）系统组成。脑动脉系统包括颈内动脉系统和椎基底动脉系统，源自主动脉弓。主动脉弓发出的无名动脉分为右侧颈总动脉和右侧锁骨下动脉，主动脉弓

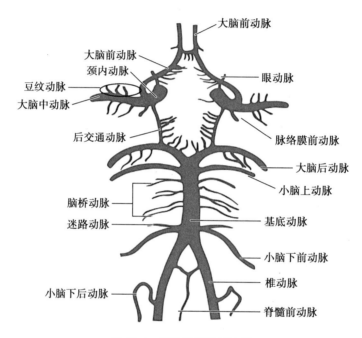

图 10-1　脑动脉系统示意图

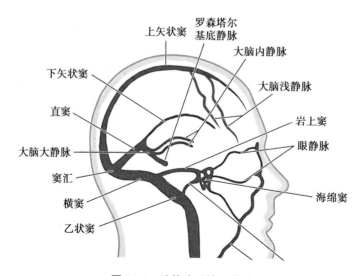

图 10-2　脑静脉系统示意图

延续部直接发出左侧颈总动脉和左侧锁骨下动脉。颈内动脉系颈总动脉在颈部的分支,另一分支为颈外动脉,椎动脉则直接由双侧锁骨下动脉发出。颈内动脉分出大脑前动脉后延续为大脑中动脉。椎动脉汇合成基底动脉,后分为大脑后动脉。脑动脉前后循环通过 Willis 环连接。脑静脉系统由脑浅部、深部静脉和静脉窦组成。

颈内动脉系统主要由以下三部分组成。①颈内动脉:约在第四颈椎平面、甲状软骨上缘处由颈总动脉分出,沿咽侧壁上升至颅底,经颈动脉管进入颅腔。颈内动脉颅内段可分为岩段、海绵窦段、膝段、床突段和终段。重要分支包括膝段的垂体上动脉、眼动脉,终段的后交通动脉和脉络膜前动脉。终段分叉处发出大脑前动脉,之后颈内动脉延续为大脑中动脉。颈内动脉起始处有调节血压的压力感受器——颈动脉窦(carotid sinus),颈内动脉不同节段与不同脑神经相邻。颈内动脉岩段居于三叉神经半月节下方,海绵窦段内贴蝶骨侧壁,外与动眼神经、滑车神经和三叉神经第一支及展神经相邻。②大脑前动脉:由颈内动脉发出,始向内走行至纵裂,此段为大脑前动脉交通段,与前交通动脉相连,然后沿胼胝体走向后方,延伸为前动脉。有时双侧大脑前动脉由一条主干发出。大脑前动脉的重要分支有前内侧丘纹动脉(Heubner 回返动脉)、眶动脉、额极动脉、胼周动脉和胼缘动脉。大脑前动脉皮质支血液主要供应大脑半球内侧面前 3/4 和额顶叶背侧面上 1/4 部皮质及皮质下白质,深穿支血液主要供应内囊前肢、尾状核、豆状核和下丘脑。③大脑中动脉:大脑中动脉是颈内动脉的直接延续,在视交叉外侧颈内动脉分叉处起,水平外行进入外侧裂,此段发出垂直于大脑中动脉的多支豆纹动脉,是大脑中动脉的中央支,由外侧豆纹动脉和内侧豆纹动脉组成,供应尾状核头及体(前下部除外)、壳核的大部、苍白球外侧部、内囊上 3/5 及邻近的放射冠。外侧豆纹动脉容易破裂出血,多发生于壳核。大脑中动脉环绕岛叶前端进入外侧裂,分为上干和下干。上干发出中央前沟动脉、中央沟动脉、顶前动脉和顶后动脉,供应大脑半球背外面的额叶下半及顶叶等皮质;下干(大脑中动脉主干)走行于大脑外侧裂内,发出颞极动脉、颞前动脉、颞中动脉、颞后动脉、颞枕动脉及角回动脉,供应颞叶外面、颞枕区和角回等皮质。角回动脉为大脑中动脉的终末支。

椎基底动脉系统解剖主要由以下三部分组成。①椎动脉:左右椎动脉自锁骨下动脉发出,沿前斜角肌内缘后上行,通过 5~6 个颈椎横突孔形成的骨性隧道,从寰椎横突孔走出,经枕骨大孔穿过硬膜入颅,在蛛网膜下腔沿延髓侧面斜向上内,在脑桥下缘,左右椎动脉汇合成基底动脉。椎动脉发出重要分支有脊髓前动脉、脊髓后动脉、小脑后下动脉。脊髓前动脉由椎动脉在汇合成基底动脉前发出的分支斜向前内合成,沿脊髓前正中裂下行。小脑后下动脉多由椎动脉汇合成基底动脉前发出,少数发自椎动脉,分支供应延髓被外侧、小脑蚓部和小脑半球下部。②基底动脉:左右椎动脉在延髓脑桥交界平面汇合成基底动脉。基底动脉沿脑干上行,远端位于脚间池,分为左右大脑后动脉,与动眼神经相邻。基底动脉发出的重要分支有小脑前下动脉、迷路动脉、脑桥支动脉、小脑上动脉。脑桥动脉约十余支,长短不一,常分为旁正中动脉、短旋动脉和常旋动脉,供应脑干重要结构。③大脑后动脉:大脑后动脉大多发自基底动脉,少数发自颈内动脉(称作胚胎型大脑后动脉),大脑后动脉分支供应枕叶和颞叶底部、中脑、丘脑、海马、外侧膝状体和侧脑室颞角脉络丛。

脑静脉系统解剖包括:①脑静脉窦,脑静脉窦位于两层硬脑膜之间,重要的静脉窦有上矢状窦、下矢状窦、直窦、横窦、乙状窦、枕窦、海绵窦、海绵间窦、蝶窦和岩窦;②脑静脉,脑静脉包括大脑浅静脉和大脑深静脉。主要大脑浅静脉有大脑中静脉、连接大脑中静脉和横窦的 Labbe 静脉、连接大脑中静脉和上矢状窦的 Trolard 静脉,接受大脑皮质和皮质下白质的静脉血回流,汇入上矢状窦、直窦、横窦和海绵窦。后颅窝静脉接受小脑和脑干的静脉血回流。重要大脑深静脉有基底静脉、大脑内静脉和大脑大静脉(Galen 静脉),接受大脑深部白质和基底节区静脉回流。

第一节　短暂性脑缺血发作

【理论概要】

短暂性脑缺血发作(transient ischemic attack,TIA)是指由于脑或视网膜局灶性缺血所致的、无急性梗死的短暂性神经功能缺损发作。基于社区人群的中国成人 TIA 流行病学研究,我国人口标准化 TIA 患病率高达 2.4%。TIA 患者早期发生卒中的风险很高,7d 内的卒中风险为 4.5%~10%,90d 卒中风险为 10%~20%。TIA 是"卒中预警"事件,需要高度重视,应尽快评估进行干预。

（一）临床表现

急性起病,迅速出现局灶性神经功能缺损,临床症状与受累血管有关,症状多在 1h 内完全缓解。由于缺血时间短暂,大部分患者就诊时体格检查正常。部分患者可发现相应神经系统体征。

1. 颈内动脉系统供血区 TIA　患者可出现短暂单眼黑矇(病变血管同侧)、言语不清、偏瘫、偏身麻木(病变血管对侧)等症状。体格检查可发现部分患者肢体无力、出现病理反射等。

2. 椎基底动脉系统供血区 TIA　患者可出现眩晕、恶心和呕吐、言语不清、吞咽困难、肢体无力等症状,无力可表现为单侧肢体、双下肢无力,还可出现四肢无力,部分患者可出现复视、意识障碍。部分患者体格检查可发现眼震、交叉性感觉障碍或交叉性瘫痪等较为特征的脑干缺血症状,偶可引出双侧病理反射。

（二）诊断

1. 辅助检查

（1）常规化验和检查:血常规、电解质、肝肾功能、血脂、血糖、凝血功能等,心电图及超声心动图、胸部 CT 等有助于发现病因和评估治疗风险。

（2）头颅 CT 或 MRI:是明确诊断最重要的辅助检查。头颅 CT 或 MRI 未见新发病灶,可与其他疾病鉴别。

（3）脑血管检查:对明确病因及制定下一步治疗方案有重要价值。常用检查方法包括经颅多普勒超声(transcranial Doppler,TCD)、颈部血管超声,TCD 栓子监测对于发现病因和评估预后具有重要价值。头颅 MRA、CTA 是无创的血管成像技术,可发现绝大部分脑血管狭窄、闭塞病变,临床上已广泛运用。头颅 DSA 检查是目前评估颅内外动脉病变的金标准,但临床运用受一定条件限制。

2. 诊断标准　急性起病、症状短时间内完全缓解(通常在 1h 内,不超过 24h),排除非血管源性因素,头颅 CT 未见新发梗死病变,可临床拟诊 TIA。如果头颅 MRI DWI 序列未见新发梗死病变,可临床确诊 TIA。

3. TIA 后卒中危险分层　由于 TIA 后发生卒中风险增高,尤其 TIA 近期卒中风险显著增加,7d 内卒中风险为 4%~10%,3 个月内卒中风险为 10%~20%,其中 25%~50% 卒中发生于 TIA 后 2d 内。不同危险人群发生卒中风险有差异,因此,推荐对 TIA 患者进行卒中危险分层,决定下一步干预措施。

（三）治疗

总体治疗原则遵循《中国缺血性脑卒中和短暂性脑缺血发作二级预防指南 2014》。

1. 尽快评估　如果临床医师评估患者有卒中高危风险,或 ABCD2 评分 ≥4 分,建议尽快收入院完成病因学检查及相应治疗。ABCD2 评分 <4 分,建议尽快完成病因学检查。

2. 控制危险因素

（1）高血压:应将血压降至 140/90mmHg 以下,如果患者合并颅内大动脉粥样硬化性狭窄,应注意降压速度与幅度对患者的影响。

（2）脂代谢异常:无论是否伴有其他动脉粥样硬化证据,推荐予以高强度他汀类药物长期治疗。低密度脂蛋白(low-density lipoprotein cholesterol,LDL-C)下降 ≥50% 或者 ≤1.8mmol/L(70mg/dL)。

（3）糖尿病:采取综合治疗方案管理,糖化血红蛋白治疗目标为 <7%,注意避免低血糖的发生。

（4）其他危险因素控制:戒烟、健康生活方式、体育锻炼,对高同型半胱氨酸血症、夹层动脉、卵圆孔未闭、睡眠呼吸暂停综合征等进行评估和干预。

3. 抗栓治疗

（1）使用抗血小板药物而非抗凝药物预防卒中发作。阿司匹林、氯吡格雷单药治疗均可作为首选抗血小板药物。

（2）对于发病在 24h 内,具有卒中高复发风险(ABCD2 评分 ≥4 分)的急性非心源性 TIA,应尽早给予阿司匹林联合氯吡格雷治疗 21d,注意监测出血风险。

(3) 对于存在颅内大动脉粥样硬化性严重狭窄(狭窄率 70%~99%)的非心源性 TIA 患者,可考虑阿司匹林联合氯吡格雷双重抗血小板治疗,联合双抗时间不超过 3 个月。

(4) 如果 TIA 系非瓣膜房颤所致,应尽早启动抗凝药物,可在 TIA 发作当天进行抗凝治疗,可选用华法林和新型口服抗凝药物。注意监测出血风险。如果患者不能接受口服抗凝药物,可应用阿司匹林单药治疗。

(5) 伴有急性心肌梗死的 TIA 患者,如存在左室附壁血栓,应推荐至少 3 个月华法林口服抗凝治疗,如心脏前壁无运动或运动异常,应考虑予以 3 个月的口服华法林抗凝治疗。

4. 手术或介入治疗

(1) 颈动脉颅外段狭窄:对于近期发生 TIA 合并同侧颈动脉颅外段中度以上狭窄(狭窄率 50%~99%)的患者,如果预计围术期死亡和卒中复发率 <6%,可进行颈动脉内膜剥脱术(carotid endarterectomy,CEA)或颈动脉支架植入术(carotid artery stenting,CAS)治疗。颈动脉颅外段狭窄 <50% 时,不推荐行 CEA 或 CAS 治疗。

(2) 颅外椎动脉狭窄:症状性颅外椎动脉粥样硬化狭窄患者,内科药物治疗无效时,可选择支架植入术。

(3) 颅内动脉狭窄:对于症状性颅内动脉粥样硬化性狭窄≥70% 的 TIA 患者,在标准内科药物治疗无效的情况下,可在严格和慎重选择患者的前提下,选择血管内介入治疗作为药物治疗的辅助手段。

5. 重视患者健康教育　应对患者定期随诊,进行健康教育,提倡健康生活方式,提高患者对二级预防药物的依从性。

【临床病例讨论】

患　者:王××,男性,50 岁,主因"发作性右腿不自主抖动 1 月"于 2016 年 6 月 17 日入院。

现病史:入院前 1 月,患者坐长途车下车时突发右腿抖动,不能控制,非"强直抽筋样"发作。当时患者意识清楚,2min 后抖动自然缓解,右下肢轻度无力,行走力弱,数分钟完全恢复正常。半小时内反复发作 3 次。外院行头颅 CT 检查未见异常,拟诊"癫痫发作",予以口服丙戊酸钠缓释片 0.5g,每日二次用药。症状无缓解,仍反复发作,多在久坐改变姿势后出现,发作时测血压 100/60mmHg,每次可完全缓解。

既往史:高血压 10 年,糖尿病 2 年,未规律服药。

个人史:吸烟 8 余年,平均 20 支 /d。

家族史:家族脑血管病史。

查　体:T 36.8℃,BP 150/70mmHg,R 25 次 /min,P 80 次 /min。查体配合,心脏听诊律齐,未闻及心脏杂音,双肺呼吸音粗,未闻及湿啰音及哮鸣音。腹软,未扪及肿物。神经系统查体未见异常体征。

辅助检查:头颅 CT 未见异常。头颈 CTA(图 10-3)示左侧大脑中动脉重度狭窄。头颅 MRI 未见明显异常。

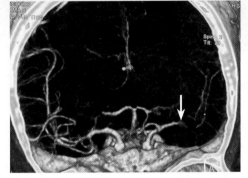

图 10-3　头颈 CTA:左侧大脑中动脉重度狭窄

(一)诊断

1. 定位诊断　患者临床症状表现为右下肢不自主抖动,定位于壳核尾状核或大脑皮质。头颅 MRI 未见明显异常,提示无大脑器质性病变。患者右下肢发作性不自主运动后出现轻度力弱,从大脑皮质至肌肉的运动传导通路病变都可导致肌力减退,但患者缺乏上、下运动神经元受累的体征,提示该通路无明显器质性损害。

2. 定性诊断　患者急性起病,符合脑血管病发病特点,呈发作性,可完全缓解,影像学检查未见大脑梗死性病变,发作前有体位改变的诱因,血压较平时降低,发作时呈肢体抖动表现,考虑低灌注诱发的特殊形式的短暂性脑缺血发作——肢体抖动 TIA(limb shaking TIA,LS-TIA)。

3. 血管定位　根据患者发作性右下肢不自主运动症状,定位于左侧大脑中动脉。辅助检查提示左侧大脑中动脉重度狭窄。

相关要点:对 TIA 的认识过程

　　传统意义的 TIA 是根据神经功能缺损持续时间的长短来诊断。1965 年美国普林斯顿脑血管病会议将 TIA 定义为神经功能缺损症状不超过 24h,否则诊断为脑梗死。随着人们对 TIA 认识的进一步深入,依托影像学技术的进展,发现 TIA 症状超过 1h,约 80% 患者可检出梗死灶。2002 年美国 TIA 工作小组更新了 TIA 定义,将"典型临床症状持续时间不超过 1h"纳入定义中。2009 年美国心脏协会/卒中学会再次更新 TIA 的定义,短暂性脑缺血发作(TIA)是指由于脑、脊髓及视网膜缺血导致的短暂性神经功能缺损,但未导致梗死。新的定义从理论上明确了 TIA 与脑梗死的本质区别,将诊断标准由"时间"转化到"组织学"证据,使得脑血管病的诊断和分类更加准确,但也给临床操作上带来了一定的困难。首先,临床上并不能做到真正的组织学诊断,而是借助于影像学指标(磁共振弥散加权像 DWI 序列)来间接判断;其次,在我国绝大部分医院还不能完成急诊 MRI 评估,在一定程度上影响 TIA 的诊断。但 MRI DWI 阴性也不能作为诊断 TIA 的唯一根据。部分患者头 MRI DWI 检查阴性,但症状持续时间超过 24h,根据《中国急性缺血性脑卒中诊治指南 2014》,这部分患者应诊断脑梗死。

　　因此,目前在临床实际操作中,可将传统标准与新标准结合起来,根据临床症状持续时间与影像学检查结果做出诊断。可分为两个诊断层次:临床拟诊 TIA 和临床确诊 TIA。

相关要点:肢体抖动短暂性脑缺血发作

　　LS-TIA 是 TIA 的少见表现类型。多在体位变化时出现,短暂、反复发作、形式刻板。发病机制尚不明确。常见于颈内动脉系统重度狭窄和闭塞的患者,烟雾病患者中也有报道。颈动脉系统供血区域低灌注是诱发 LS-TIA 的主要机制,低灌注引起的皮质缺血缺氧可导致皮质下脱抑制,出现肢体过度活动。临床主要同癫痫等疾病鉴别。LS-TIA 的主要治疗原则是改善脑灌注,减少 TIA 发作及卒中的发生。如积极内科治疗症状仍反复发作,可考虑血管重建治疗。

4. 鉴别诊断

(1) 癫痫:癫痫发作可出现肢体过多活动,一部分患者出现发作后 Todd 麻痹,肢体力弱,需同 LS-TIA 鉴别。鉴别要点:癫痫患者主要表现为肢体强直阵挛,脑电图可见癫痫样放电,抗癫痫药物治疗有效。该患者存在明确的脑血管病危险因素,抗癫痫药物治疗无效,考虑癫痫诊断可能性不大。

(2) 发作性肌张力障碍:肌张力障碍可为发作性,突然运动或姿势异常诱发,呈手舞足蹈、投掷样运动等,部分患者抗癫痫药物(如苯妥英钠或卡马西平)治疗有效。部分患者可有基因突变,如 *PRRT2* 基因。主要从诱因、治疗反应和辅助检查进行鉴别。肢体抖动 TIA 的诱因多为导致血压降低、大脑低灌注的动作,影像学可见责任血管狭窄或闭塞,抗癫痫药物无效。而发作性肌张力障碍的诱因多为突然的肢体或体位变化,与血压或脑灌注等无直接关系。因此该患者不考虑发作性肌张力障碍的诊断。

相关要点：TIA 的病因和发病机制

1. 危险因素　TIA 的常见危险因素包括高血压、糖尿病、血脂异常、心脏疾病（如房颤等）、颅内外动脉狭窄、吸烟等。

2. 发病机制　TIA 的发病机制多样。有时通常多种机制参与发病。

（1）微栓子栓塞机制：是指颅内外动脉粥样硬化斑块破裂或心源性微栓子脱落短暂阻塞远端血管导致临床症状，随着微栓子崩解或流向远端，症状消失。

（2）血流动力学改变机制：当脑血流灌注降低时导致局部脑血流减少，出现短暂神经功能缺损症状。患者通常有颅内外大血管动脉粥样硬化狭窄的基础病变，血压显著降低时可导致狭窄血管远端脑缺血症状。脑盗血综合征也会减少脑组织供血从而引起 TIA，如常见的锁骨下动脉盗血综合征。

（3）血液成分及功能改变机制：常见于血液系统疾病（如真性红细胞增多症）、系统疾病导致的高凝状态（结缔组织病、肿瘤等）。

（二）临床诊疗决策

1. 病情评估　根据患者临床症状及辅助检查，诊断考虑特殊形式的 TIA 发作，由于 TIA 发作短期时间内卒中发生率明显增加，因此对于 TIA 患者不应仅满足疾病诊断，还应进行卒中风险评估，决定下一步干预措施。本患者 ABCD2 评分 4 分，卒中风险为中度，应建议患者积极评估干预。

相关要点：TIA 后卒中风险评估

国际上评估 TIA 后卒中风险常用的是 ABCD 评估系统，随着人们对 TIA 认识的深入和评估方法的改进，逐渐演变为 ABCD2、ABCD3 和 ABCD3I 评分。AHA/ASA 推荐的 ABCD2 评分主要根据患者年龄（age）、发病时血压（blood pressure）、临床症状（clinical features）、症状持续时间（duration）及糖尿病（diabetes）进行评分，总分 7 分。评分 0~3 分为卒中低风险，4~7 分中等风险，7 分以上高危风险。

据相关研究发现，运用 ABCD2 评分对患者进行危险分层，评分越高，短期内发生卒中的风险增加，可以较好地预测发生卒中的风险。随着研究的深入和影像学技术的广泛运用，评分系统也在不断改进完善。不过，ABCD 评分系统均存在不同局限，应结合患者具体情况综合考虑。

相关要点：ABCD 评分系统（表 10-2）

表 10-2　ABCD 评分系统

项目	标准	ABCD2	ABCD3	ABCD3I
年龄（A）	≥60 岁	1	1	1
血压（B）	≥140/90mmHg	1	1	1
临床症状（C）	单侧肢体无力	2	2	2
	语言障碍不伴肢体无力	1	1	1
症状持续时间（D）	≥60min	2	2	2
	10~59min	1	1	1
糖尿病（D）	有	1	1	1
双重 TIA（7d）（D）	有	—	2	2
影像学检查（I）	颈动脉狭窄≥50%	—	—	2
	DWI 出现高信号	—	—	2
总分		0~7	0~9	0~13

2. 辅助检查 常规辅助检查包括血生化检查(尤其是血糖)、心电图、头颈部血管评估(颈部血管超声、头颅 MRA、头颈 CTA 或头颅 DSA 等)及头颅 MRI 等(尤其是 DWI 序列有重要价值)。该患者头颅 CT 及 MRI:未见明显异常。头颈 CTA:左侧大脑中动脉重度狭窄。辅助检查结果支持 TIA 的诊断。

3. 治疗 总体治疗原则同前述。根据本例患者发作特点,考虑患者存在脑低灌注的情况,给予补液、改善循环,维持血压在 140/90mmHg,双联抗血小板及他汀治疗后症状未再发作。与患者沟通颅内动脉狭窄治疗方案,交代药物治疗与血管介入治疗的利弊,由于积极药物治疗后症状未再发作,患者及家属要求继续药物治疗,如症状再次发作,再考虑进一步评估血管介入治疗。

(三)随访

患者接受阿司匹林联合氯吡格雷治疗,3 个月后改为氯吡格雷单药抗血小板治疗,继续他汀治疗,维持低密度脂蛋白水平在 1.8mmol/L 以下,血压维持在 130~140/80~90mmHg,糖化血红蛋白水平 <7%,症状未再发作。

(彭 斌)

第二节 脑 梗 死

脑梗死(缺血性卒中)是最常见的卒中类型,约占全部卒中的 60%~80%。我国住院急性脑梗死患者发病后 1 个月时病死率约为 3.3%;3 个月时病死率 9%~9.6%,死亡 / 残疾率为 34.5%~44.6%;1 年病死率 11.4%~15.4%,死亡 / 残疾率 33.4%~44.6%。《中国脑血管疾病分类 2015》中脑梗死包括以下类型:大动脉粥样硬化性脑梗死、脑栓塞、小动脉闭塞型脑梗死、脑分水岭梗死、出血性脑梗死、其他原因脑梗死及原因未明的脑梗死。

一、大动脉粥样硬化性脑梗死

【理论概要】

大动脉粥样硬化性脑梗死是由于脑动脉粥样硬化病变出现动脉狭窄、闭塞或不稳定斑块脱落,导致供血区域脑组织发生缺血缺氧性坏死,出现局灶或全面性神经功能缺损的症状和体征。大动脉粥样硬化性脑梗死是脑梗死中最常见的类型,研究显示在我国脑梗死患者中比例可高达 65%。

(一)临床表现

1. 颈内动脉系统脑梗死

(1)颈内动脉闭塞:颈内动脉血栓形成导致血管闭塞时,可出现同侧 Horner 征,一过性黑矇或失明,部分患者出现大脑中动脉和 / 或大脑前动脉缺血的症状,如对侧偏瘫、偏身感觉障碍、同向性偏盲等,优势半球受累可出现失语等。由于部分患者存在较好的侧支循环代偿,这些患者可不表现任何临床症状。

(2)大脑中动脉闭塞:临床症状与血栓形成部位密切相关。大脑中动脉主干闭塞可导致对侧中枢性面舌瘫、偏侧肢体瘫痪、偏身感觉障碍及同向性偏盲(三偏征),优势半球受累出现失语及空间忽视,大脑中动脉主干血栓形成通常症状较重,严重时可危及生命,常称为"恶性大脑中动脉梗死"。皮质支血栓形成闭塞时表现对侧偏瘫及偏身感觉障碍,症状以面部和上肢为重,凝视麻痹,优势半球病变可出现运动性失语、格斯特曼综合征(Gerstmann syndrome)等;深穿支闭塞表现为对侧面、舌瘫、上下肢受累程度均等的偏瘫及偏身感觉障碍,优势半球出现经皮质运动 / 感觉性失语。部分患者侧支循环充分,可不出现临床症状。

(3)大脑前动脉闭塞:常见临床表现为对侧偏瘫(下肢重于上肢),对侧共济失调、强握反射及精神异常,优势半球受累可出现 Broca 失语及尿失禁等。部分患者双侧大脑前动脉闭塞可导致淡漠、欣快等精神症状,双下肢瘫痪、尿潴留或失禁等。

2. 椎基底动脉系统脑梗死

(1)椎动脉闭塞:如两侧椎动脉发育无差异,当一侧闭塞时,对侧椎动脉可很好代偿,通常不出现临床症状。否则出现后椎基底动脉缺血症状。当小脑后下动脉闭塞时,表现为"延髓背外侧综合征"。典型临床症状包括眩晕、恶心呕吐和眼球震颤;声音嘶哑、吞咽困难和饮水呛咳;病灶侧小脑性共济失调;交叉性感觉障碍;病灶侧 Horner 征。

(2) 基底动脉闭塞:基底动脉主干闭塞表现为眩晕、恶心、呕吐、眼球震颤、复视、构音障碍、吞咽困难及共济失调,严重时昏迷,中枢性高热,常导致死亡。基底动脉脑桥分支双侧闭塞可导致脑桥基底部双侧梗死,典型临床表现为"闭锁综合征",双侧面瘫、延髓麻痹、四肢瘫痪,患者不能讲话,但意识清楚,能随意睁闭眼,可通过眼球运动来表达自己的意愿。基底动脉远端闭塞常导致"基底动脉尖综合征",基底动脉远端发出小脑上动脉和大脑后动脉,闭塞时出现的相应血管供应区的功能障碍。临床表现为眼球运动及瞳孔异常、一过性或持续的意识障碍、对侧偏盲或皮质盲、记忆障碍等。

(3) 大脑后动脉闭塞:主干闭塞可出现对侧同向性偏盲、偏瘫及偏身感觉障碍,皮质支闭塞出现双眼对侧视野同向性偏盲(存在黄斑回避),可伴视幻觉、视物变小或变大等症状,累及颞叶下内侧时,还可出现记忆障碍。优势半球病变出现命名性失语、失读等。深穿支闭塞出现深感觉障碍、共济失调、舞蹈 - 手足徐动症、意向性震颤等,脚间支受累出现 Weber 综合征,同侧动眼神经麻痹,对侧偏瘫。

(二) 诊断

1. 诊断标准   急性起病,出现与病变血管相关的局灶或全面性神经功能缺损,症状常在数小时达到高峰,头颅 CT 或 MRI 发现病灶。血管检查发现动脉粥样硬化病变等改变。除外脑出血及其他病因导致的脑梗死。

2. 诊断流程   见图 10-4。

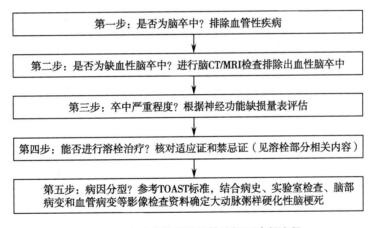

图 10-4   大动脉粥样硬化性脑梗死诊断流程

(三) 治疗

大动脉粥样硬化性脑梗死治疗遵循我国现行急性缺血性脑梗死治疗原则。脑梗死的总体治疗分为急性期治疗、二级预防干预和康复治疗。急性期治疗包括基础治疗、特异治疗及并发症管理三部分,基础治疗原则包括对患者呼吸、体温、血压、心律、血糖、电解质、营养的管理;特异性治疗原则是针对缺血性脑损伤病理生理机制开展的治疗方法,主要包括溶栓、抗血小板、抗凝、降纤、扩容、神经保护及康复多个方面;并发症管理主要对脑水肿及颅内压增高、癫痫、肺炎、排尿障碍与尿路感染、深静脉血栓形成和肺栓塞等方面的管理。急性期卒中复发的风险很高,卒中后应尽早开始二级预防,主要包括危险因素控制(如血压、血糖控制等)及生活方式管理、抗血小板/抗凝、调节血脂等治疗。康复治疗对卒中患者功能恢复、减少并发症、提高生活质量具有重要作用。

1. 急性期治疗   遵循《中国急性缺血性脑卒中诊治指南 2014》原则。

(1) 基础治疗

1) 监测生命体征,维持生命体征平稳。必要时吸氧,维持氧饱和度 >94%,重症脑梗死患者出现气道功能严重障碍时应予气道支持(气管插管或切开)及辅助呼吸;常规进行心电图检查,有条件时进行持续心电监护;对体温升高的患者应寻找和处理发热原因,体温 >38℃时应给予退热处理。

2)血压管理:缺血性卒中后 24h 内血压升高的患者应谨慎处理。应先处理紧张焦虑、疼痛、恶心呕吐及颅内压增高等情况。准备溶栓者,血压应控制在收缩压 <180mmHg、舒张压 <100mmHg。血压持续升高,收缩压≥200mmHg 或舒张压≥110mmHg,或伴有严重心功能不全、主动脉夹层、高血压脑病的患者,可予降压治疗,并严密观察血压变化。可选用拉贝洛尔、尼卡地平等静脉药物,避免使用引起血压急剧下降的药物。卒中后若病情稳定,血压持续≥140/90mmHg,无禁忌证,可于起病数天后恢复使用发病前服用的降压药物或开始启动降压治疗。

3)血糖管理:急性期血糖管理应避免高血糖和低血糖发生。当血糖超过 10mmol/L 时可给予胰岛素治疗,血糖值可控制在 7.7~10mmol/L;血糖低于 3.3mmol/L 时,可给予 10%~20% 葡萄糖口服或注射治疗。

4)水电解质平衡及营养支持:应监测患者水电解质水平,避免水电解质紊乱导致的继发性损害。应评估脑梗死患者营养风险,根据营养支持的时间,对不能正常经口进食者可采用鼻饲、经皮胃造瘘及经皮空肠造瘘进行营养支持。

(2)特异性治疗

1)静脉溶栓治疗:根据《中国急性缺血性脑卒中诊治指南 2014》,目前我国使用重组组织型纤溶酶原激活物(recombinant tissue-type plasminogen activator,rtPA)和尿激酶进行静脉溶栓治疗。①发病 3h 内、3~4.5h 内的急性缺血性卒中患者可接受 rtPA 静脉溶栓治疗,使用方法:rtPA 0.9mg/kg(最大剂量为 90mg)静脉滴注,其中 10% 在最初 1min 内静脉推注,其余持续滴注 1h,用药期间及用药 24h 内应严密监护患者;②发病 6h 内的急性缺血性卒中患者可接受尿激酶静脉溶栓治疗。使用方法:尿激酶 100 万 ~150 万 U,溶于生理盐水 100~200ml,持续静脉滴注 30min,用药期间应严密监护患者。

2)血管内治疗:①血管内取栓治疗。推荐静脉溶栓桥接血管内取栓治疗。对于符合静脉 rtPA 溶栓治疗的患者尽可能选择静脉溶栓治疗,对经过选择符合条件的患者选择血管内取栓治疗。在严格筛选的基础上,可单独使用血管内取栓治疗。②血管成形术及支架植入术。颅外段颈动脉或椎动脉血管成形术和/或支架植入术可用于急性缺血性卒中的血流重建,如治疗颈部动脉粥样硬化重度狭窄或夹层导致的急性缺血性卒中,急性颅内动脉球囊成形术/支架植入术的有效性尚不确定,应根据患者个体情况选择使用。③动脉溶栓。动脉溶栓有益于经过严格选择的急性缺血性卒中患者:发病 6h 内由大脑中动脉闭塞导致的严重卒中且不适合静脉溶栓的患者,经过严格选择后可在有条件的医院进行动脉溶栓;发病 24h 内、后循环大血管闭塞的重症卒中患者,经过严格评估可行动脉溶栓;部分静脉溶栓禁忌证的患者评估后可选择动脉溶栓。动脉溶栓 rtPA 剂量一般为静脉溶栓的 1/3,一般剂量不超过 22mg,注射速度通常为 1mg/min,或采用脉冲注射的方法;尿激酶的最高剂量一般不超过 60 万 U。

3)抗血小板治疗:不符合溶栓适应证且无禁忌证的缺血性卒中患者应在发病后尽早给予口服阿司匹林 150~300mg/d。急性期后可改为预防剂量(50~300mg/d);发病在 24h 内的轻型缺血性卒中患者美国国立卫生研究院卒中量表(National Institute of Health Stroke Scale,NIHSS)评分≤3 分,应尽早给予阿司匹林联合氯吡格雷治疗 21d,但应严格观察出血风险;溶栓治疗者,阿司匹林等抗血小板药物应在溶栓 24h 后开始使用;对不能耐受阿司匹林者,可考虑选用氯吡格雷等抗血小板治疗。

4)抗凝治疗:抗凝治疗急性缺血性卒中疗效并不优与抗血小板药物,且出血风险显著增加,对大多数急性缺血性卒中患者,不推荐无选择地早期进行抗凝治疗。关于少数特殊患者,可在谨慎评估风险/效益比后慎重选择抗凝治疗。

5)降纤治疗:对不适合溶栓治疗的脑梗死患者,特别是高纤维蛋白血症患者,可选用降纤治疗。可选用的药物包括降纤酶、巴曲酶等。

6)扩容治疗:应根据患者卒中发病机制决定是否使用扩容治疗。对一般缺血性卒中患者,不建议使用扩容治疗;对于低血压或脑血流低灌注所致的急性脑梗死如分水岭梗死可考虑扩容治疗,但应注意可能加重脑水肿、心功能衰竭等并发症,此类患者不推荐使用扩容治疗。

7) 扩血管治疗:一般情况下不推荐扩血管治疗。

8) 其他改善脑血循环药物:丁基苯酞和人尿激肽原酶具有改善急性脑梗死患者预后的疗效。

9) 神经保护:神经保护剂的疗效与安全性还有待更多高质量临床研究证实。缺血性卒中患者起病前已服用他汀,可继续使用他汀治疗。在临床实践中可根据具体情况个体化使用依达拉奉、胞二磷胆碱、吡拉西坦等药物。

10) 其他疗法:高压氧和亚低温的疗效和安全性还需开展高质量的随机对照试验,中成药和针刺治疗急性脑梗死的疗效尚需更多高质量随机对照试验进一步证实。建议根据具体情况结合患者意愿决定是否选用针刺或中成药治疗。

(3) 并发症管理

1) 脑水肿与颅内压增高:应避免和处理引起颅内压增高的因素,如头颈部过度扭曲、激动、用力、发热、癫痫、呼吸道不通畅、咳嗽、便秘等。抬高患者头位可以改善脑静脉回流及颅内压升高,对颅内压升高患者宜采用抬高头位的方式,通常抬高床头大于30°。可使用甘露醇和高张盐水静脉滴注减轻脑水肿,降低颅内压,必要时也可用甘油果糖、呋塞米或白蛋白等。使用甘露醇时应监测肾功能,急性肾功能不全时慎用甘露醇;使用高张盐水应监测血清渗透压和血钠浓度,评估患者的容量负荷状况,心功能不全、肝硬化等患者慎用。对积极药物治疗后病情仍恶化的患者可请神经外科会诊,根据患者的年龄、病情,与家属充分沟通权衡利弊后决定是否手术,可选择去骨瓣减压术和/或脑室引流术。

2) 梗死后出血(出血转化):应停用抗栓(抗血小板、抗凝)治疗等致出血药物。对于口服抗凝药物(华法林)相关脑出血,静脉应用维生素K、新鲜冻干血浆和/或凝血酶原复合物;对普通肝素相关脑出血,使用鱼精蛋白治疗;对溶栓药物相关脑出血,可选择输注凝血因子和血小板治疗。目前尚无有效药物治疗抗血小板相关的脑出血。

3) 癫痫:不推荐预防性应用抗癫痫药物,孤立发作一次或急性期痫性发作后,不建议长期使用抗癫痫药物,卒中后2~3个月再发的癫痫,应按癫痫常规治疗进行长期药物治疗。

4) 肺炎和尿路感染:卒中患者病后常出现吞咽障碍,容易误吸,长期卧床导致排痰不畅,需加强卒中后发生肺炎的评估,早期评估和处理吞咽困难,勤翻身拍背等;注意预防和治疗尿路感染,应尽量避免留置导尿管。

5) 深静脉血栓和肺栓塞:深静脉血栓(deep venous thrombosis,DVT)和肺栓塞是卒中卧床患者常见高危并发症,严重可致患者生命危险。应鼓励患者尽早活动、抬高下肢;尽量避免下肢(尤其是瘫痪侧)静脉输液。可使用低分子肝素或普通肝素预防DVT及肺栓塞高风险患者,有抗凝禁忌者给予阿司匹林治疗。加压治疗(长筒袜或交替式压迫装置)和药物联合使用可以预防DVT;对于无抗凝和溶栓禁忌的DVT或肺栓塞患者,首先建议肝素抗凝治疗,效果不佳时可考虑溶栓治疗。

6) 早期康复:患者病情稳定后应尽早开始康复,如语言、肢体运动及心理等多方面的康复训练,有助于恢复患者日常功能和提高生活质量。

2. 脑梗死二级预防 脑梗死后复发风险高,应尽早开始二级预防措施,降低卒中复发率。目前二级预防措施遵循《中国缺血性脑卒中和短暂性脑缺血发作二级预防指南2014》(参见本章第一节)。

【临床病例讨论】

患　者:梁××,男,82岁,主因"突发言语含糊、左侧肢体无力2.5h"入院。

现病史:入院前2.5h,患者就餐时突发言语含糊,左侧肢体无力,抬举上肢费力,行走不能,十余分钟后,症状加重,左侧肢体完全不能活动,家人急送来医院急诊。

既往史:高血压20余年,高脂血症、糖尿病10年。不规律服药。

个人史:吸烟30年,1包/d,否认饮酒史。

家族史:父亲死于脑梗死,弟弟患脑出血,遗留左侧肢体瘫痪。

查　体:T 36.8℃,BP 190/110mmHg,R 25 次 /min,P 80 次 /min。心脏听诊律齐,未闻及心脏杂音,双肺呼吸音粗,未闻及湿啰音及哮鸣音。腹软,未扪及肿物。神经系统查体:神志清楚,构音障碍、言语不清,可理解指令。双侧瞳孔正大等圆,直径 3mm,光反射存在。双眼左侧同向性偏盲。额纹对称,示齿左侧鼻唇沟浅,伸舌偏左。左侧上下肢肌力 0 级,右侧肢体肌力 Ⅴ级。左侧腱反射较右侧活跃,左侧 Babinski 征(+)、Chaddock 征(+)。左侧面部、肢体痛温觉明显减退,余感觉检查不配合。颈软无抵抗。

(一) 诊断

1. 定位诊断　患者临床表现主要为构音障碍、左侧中枢性面舌瘫、同向性偏盲、偏身运动和感觉障碍,核心体征包含典型的“三偏综合征”,病变部位定位于右侧基底节内囊区域和右侧放射冠区。

2. 定性诊断　患者安静状态下急性起病,十余分钟达到高峰,出现构音障碍、偏身感觉障碍与偏身无力等神经功能缺损表现,持续数小时,高度提示急性缺血性脑血管病,头颅 CT 检查排除出血征象,临床诊断脑梗死,急性缺血性卒中分型(TOAST 分型):大动脉粥样硬化性脑梗死可能性大。

3. 血管定位　从患者临床表现及体征判断,符合前循环血管病变特征,以右侧大脑中动脉为主,皮质支及深穿支均受累,考虑大脑中动脉主干病变可能性大。

4. 鉴别诊断

(1) 脑出血:急性发病,多有诱发原因,如情绪激动、剧烈活动等,部分患者可出现恶心呕吐等症状,但有时难以依靠临床症状及体征鉴别,影像学检查是必需的鉴别手段,头颅 CT 可见出血征象。该患者存在明确的脑血管病危险因素,但在安静状态下起病,头颅 CT 未见高密度出血征象,不符合脑出血诊断。

(2) 蛛网膜下腔出血:急性发病,症状通常较重,患者大多出现剧烈撕裂样头痛,伴恶心呕吐,部分患者意识障碍,局灶神经功能缺损相对较少,头颅 CT 等影像学检查是鉴别的有效方法,可见鞍上池、环池、外侧裂等部位高密度出血征,头颅 CTA 或 DSA 可能发现动脉瘤。该患者急性起病,出现典型“三偏综合征”,但无意识障碍、不伴头痛和颅高压症状,头颅 CT 未见蛛网膜下腔高密度影像学表现,不考虑蛛网膜下腔出血诊断。

(3) 炎性脱髓鞘疾病:如多发性硬化可表现为急性发病形式,出现急性神经功能缺损,在鉴别时应注意。这些患者脑血管病危险因素相对较少,随诊临床症状、影像学变化及治疗反应等有助于鉴别。该患者无炎性脱髓鞘疾病病史,无感染和疫苗接种等诱因,急性起病十余分钟后即达高峰,且存在明确的脑血管病诱因,暂不考虑该诊断。

(4) 其他:应注意与某些肿瘤卒中及感染性疾病鉴别。

 相关要点:脑梗死的诊断标准

《中国急性缺血性脑卒中诊治指南 2014》中脑梗死诊断标准需符合以下几个方面:①急性起病;②出现局灶神经功能缺损(一侧面部 / 肢体麻木或无力,语言障碍等),少数为全面神经功能缺损(意识障碍);③当影像学显示责任缺血病灶时,无论症状或体征持续时间长短,都可诊断脑梗死;但在无法得到影像学责任病灶证据时,仍以症状或体征持续超过 24h 为时间界限诊断脑梗死;④排除非血管性病因;⑤脑 CT/MRI 排除脑出血。

相关要点：TOAST 分型标准

1. **大动脉粥样硬化型** 具有颅内、颅外大动脉或其皮质分支因粥样硬化所致的明显狭窄（>50%），或有血管堵塞的临床表现或影像学表现。

(1) 临床表现：包括如失语、忽视、意识改变及运动障碍等皮质损害，或脑干、小脑损害体征；间歇性跛行、同一血管支配区域的 TIA、颈部血管杂音或搏动减弱等病史支持该亚型的诊断。

(2) 头部影像学（CT 或 MRI）表现：大脑皮质、脑干、小脑或皮质下梗死灶直径 >1.5cm。

(3) 辅助检查：颈部血管彩色超声或数字减影血管造影显示，颅内或颅外大动脉狭窄 >50%，但应排除心源性栓塞的可能。若颈部血管彩色超声或血管造影无异常所见或改变轻微，则该型诊断不能确立。

2. **心源性栓塞型** 由来源于心脏的栓子致病。临床表现和影像学表现同大动脉粥样硬化型。若患者于发病前有 1 根以上血管所支配区域的 TIA 或卒中，或存在系统性栓塞，则支持心源性栓塞型的诊断，应可以确定至少有一种栓子是来源于心脏。应排除大动脉粥样硬化所致的栓塞或血栓形成。对于存在心源性栓塞中度危险因素且无其他病因的患者，应定为"可能"心源性栓塞。

3. **小动脉闭塞型** 此亚型在其他分型方法中被称为腔隙性梗死。临床表现为腔隙综合征，包括纯运动性卒中、纯感觉性卒中、感觉运动性卒中、共济失调轻偏瘫综合征、构音障碍 - 手笨拙综合征等，无大脑皮质受累的表现。有高血压、糖尿病病史者支持该型诊断。CT 或 MRI 检查无异常发现，或脑干、皮质下梗死灶直径 <1.5cm。若患者有潜在的心源性栓子或同侧颈内动脉颅外段狭窄 >50%，可排除该亚型诊断。

4. **有其他明确病因型** 除外以上 3 种明确的病因，由其他少见病因所致的卒中。如凝血障碍性疾病，血液成分改变（红细胞增多症），各种原因引起的血管炎（结核、钩体病、梅毒等），血管畸形（动 - 静脉畸形、烟雾病等）。临床和影像学表现为急性缺血性卒中，辅助检查可提示有关病因。但应排除心源性栓塞型和大动脉粥样硬化型。

5. **不明原因型** ①经全面检查未发现病因者；②辅助检查不完全者；③存在两种或多种病因，不能确诊者。

 相关要点：大动脉粥样硬化脑梗死的发病机制

1. **血栓形成** 在脑血管病危险因素的作用下，在动脉粥样硬化性斑块形成的基础上，血小板黏附、聚集，血栓形成，严重时导致血管原位闭塞。有时大动脉粥样硬化斑块或血栓可阻塞穿支动脉导致脑梗死。

2. **栓塞** 不稳定动脉粥样硬化斑块脱落的栓子栓塞远端血管。

3. **低灌注** 在动脉粥样硬化斑块导致血管狭窄至一定程度，在低血压等因素的作用下脑供血减少，导致不同动脉供血区之间组织发生低灌注梗死。

4. **混合机制** 有时可能同时存在几种发病机制，如大动脉粥样硬化重度狭窄时可出现动脉至动脉栓塞机制合并低灌注机制的情况。

（二）临床诊疗决策

1. **病情评估** "时间就是大脑"，尽快恢复脑血流灌注是缺血性卒中急性期治疗的核心。在实施相关措施之前，必须对患者进行快速全面的评估，根据患者具体情况决定下一步治疗方法。对急性缺血性卒中的病情评估包括两个方面，生命体征评估及神经专科评估。生命体征平稳是开展进一步治疗的最基本保障,因此,呼吸功能、循环功能评估是重中之重,神经专科评估包括临床神经功能缺损程度评估及神经影像学评估。神经功能缺损程度通常采用 NIHSS 评分,是否符合静脉溶栓或血管内取栓的适应证,是否存在治疗的禁忌证。神经影像评估包括对病变部位、范围、血管及侧支循环的评估。侧支循环对血管再通后神经功能预后有重要作用,具有良好侧支循环的患者预后优于侧支循环差的患者。

结合本患者情况,考虑患者急性大脑中动脉闭塞导致缺血性梗死,NIHSS 评分 12 分,符合静脉溶栓及取栓的适应证,且无相关禁忌证。应在静脉溶栓基础上进一步评估血管情况,是否适合桥接血管内取栓治疗,因此,在充分交代病情取得知情同意后开始桥接溶栓治疗。

相关要点:缺血性卒中后的病理生理改变

脑缺血后,神经细胞发生缺血性级联反应,膜去极化,突触前兴奋性递质(谷氨酸和天门冬氨酸)大量释放,细胞外钙离子内流,导致细胞内钙超负荷,自由基大量生成,导致细胞不可逆损伤。研究提示,如脑动脉血流完全中断持续 5min,可致神经细胞死亡,数小时后缺血中心肿胀、软化,灰白质分界不清,神经元缺血改变,胶质细胞破坏,神经轴突和髓鞘崩解,小血管坏死。梗死后 4~7d,脑水肿达到高峰,7~14d 后脑梗死区液化成蜂窝状囊腔,在 3~4 周后,小的梗死灶被肉芽组织取代,形成胶质瘢痕;大的梗死灶中央液化形成囊腔,周围被胶质纤维包裹。

相关要点:缺血半暗带(ischemic penumbra)

缺血半暗带是指脑梗死中心区周围的缺血区,脑血流介于电衰竭[约 20ml/(100g·min)]与能量衰竭[约 10ml/(100g·min)]之间,半暗带内尚存功能障碍的神经元,如果能恢复该区域的血流,则神经细胞可恢复正常功能,如果未能恢复血流,则导致神经细胞坏死。半暗带是动态变化的,与缺血时间、侧支循环等有密切关系。缺血半暗带是目前血管再通技术(静脉溶栓及血管内取栓)的理论基础,也是指导个体化治疗的理论基础。对半暗带的救治体现了“时间就是大脑”的理念。要在尽可能快的时间窗内完成血管再通,挽救缺血半暗带。目前尚不能直接测定半暗带,可运用 PET/CT、MRI PWI/DWI 失匹配和灌注 CTA 技术间接评估半暗带。

相关要点:急性缺血性卒中血管再通治疗

脑梗死的治疗最重要的目的是改善和恢复脑血流灌注,抢救缺血脑组织。自 1996 年以来,静脉溶栓治疗一直是开通闭塞血管最重要的治疗措施。从 2014 年起,一系列大型临床研究证明了血管内取栓治疗急性大动脉缺血性卒中的有效性及安全性,目前各国指南均推荐对符合适应证的患者在静脉溶栓治疗基础上桥接血管内取栓治疗。在静脉溶栓及血管内取栓治疗中,要始终贯彻“时间就是大脑”的原则,优化诊治流程,尽早开始治疗。

国内外指南仍强调静脉溶栓的重要性,推荐静脉溶栓桥接血管内取栓治疗,血管内介入治疗需在有条件且围术期并发症低的医院进行。动脉溶栓、血管成形术和支架植入术需结合患者具体情况、医院条件后权衡利弊个体化选择。

2. 辅助检查

(1)一般检查:血糖、肝肾功能和电解质;心电图和心肌缺血标志物;全血细胞计数,包括血小板计数;凝血酶原时间(PT)/国际标准化比率(INR)和活化部分凝血活酶时间(APTT);氧饱和度。本例患者辅助检查结果提示血糖正常,凝血指标正常,无溶栓禁忌证。

(2) 脑部影像学检查

1) 平扫 CT:急诊平扫 CT 检查是临床上诊断急性缺血性卒中的常规和首选检查方法。病变表现为低密度影,但部分患者早期头颅 CT 并不显示低密度改变,早期头颅 CT 检查更多用于与出血性疾病的鉴别诊断。本例患者辅助检查:头颅 CT(发病后 2h 45min,图 10-5):老年性改变,右侧额叶似略肿胀,余未见明显异常。

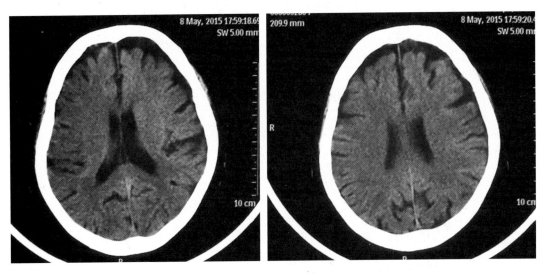

图 10-5　头颅 CT 示:老年性改变,右侧额叶似略肿胀,余未见明显异常

2) 多模式 CT:灌注 CT 可区别可逆性与不可逆性缺血,因此可识别缺血半暗带。对指导急性脑梗死溶栓治疗有一定参考价值。

3) MRI:常用序列包括 T_1 加权、T_2 加权及质子相、弥散加权成像(DWI)、灌注加权成像(PWI)、水抑制成像和梯度回波、磁敏感加权成像(SWI)等。DWI 在症状出现数分钟内就可发现缺血灶并可早期确定大小、部位与时间,对早期发现小梗死灶较标准 MRI 更敏感;MRI 在识别急性小梗死灶及后颅窝梗死方面明显优于平扫 CT。可识别亚临床缺血灶,无电离辐射,不需碘造影剂。但有费用较高、检查时间长及患者本身的禁忌证(如有心脏起搏器、金属植入物或幽闭恐惧症)等局限。

(3) 脑血管检查:脑血栓形成疾病中,除了明确病灶范围外,脑血管评估具有重要价值。临床上常用的脑血管检查方法包括颈动脉超声、经颅多普勒(TCD)、磁共振脑血管成像(MRA)、CT 血管造影(CTA)和数字减影血管造影(DSA)等。

1) 颈动脉超声:对发现颅外颈部血管病变,特别是狭窄和斑块很有帮助。

2) TCD:可检查颅内血流、微栓子及监测治疗效果,但其局限性是受操作技术水平和骨窗影响较大。

3) MRA 和 CTA:都可提供有关颅内外血管闭塞或狭窄的信息。MRA 发现椎动脉及颅外动脉狭窄的敏感度和特异度为 70%~100%。MRA 和 CTA 可显示颅内大血管近端闭塞或狭窄,但对远端或分支显示不清。相对于 CTA,MRA 可在显示血管病变的同时清楚显示脑病变是其优点。

4) DSA:准确性最高,是脑血管病变诊断的金标准,但缺点是有创性和有一定风险。该患者头部 DSA示:右侧大脑中动脉闭塞。

3. 治疗　在对患者进行评估后,首先给予 rtPA 静脉溶栓治疗,在发病后 3h 接受 50mg rtPA(0.9mg/kg)溶栓治疗,在发病后 4h 接受血管取栓治疗。造影示右侧大脑中动脉闭塞,Solitaire 取栓时发现存在血管重度狭窄,取栓后血流恢复欠佳。经与家属沟通,权衡风险利弊,家属表示积极治疗,同意支架植入,发病后5h 完成支架植入术,血流恢复可(图 10-6)。术后复查头颅 CT(图 10-7),右侧大脑中动脉供血区肿胀,密度轻度增高,考虑造影剂渗漏可能性大。术后患者病情改善,NIHSS 评分 7 分,24h 后复查头颅 CT,右侧大脑

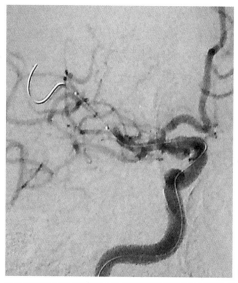
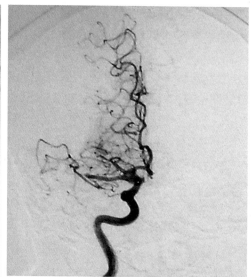
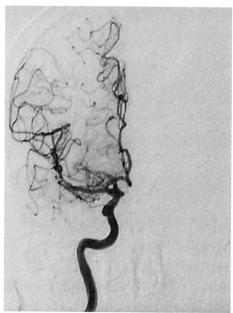

图 10-6　头颅 DSA 示右侧大脑中动脉闭塞，取栓后行支架植入术

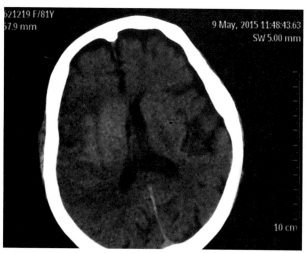
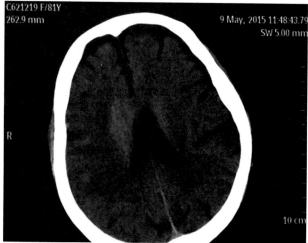

图 10-7　头颅 CT：右侧大脑中动脉供血区肿胀，密度轻度增高，考虑造影剂渗漏可能大

中动脉区低密度影,脑组织略肿胀,未见出血改变。术后予以吉非罗齐静脉维持 6h,24h 后联合氯吡格雷、阿司匹林双抗治疗,血压 130/70mmHg。遵循脑血管病治疗方案,配合康复训练。20d 后出院。

相关要点:3h 内 rtPA 静脉溶栓的适应证、禁忌证及相对禁忌证

适应证:

1. 有缺血性卒中导致的神经功能缺损症状。

2. 症状出现 <3h。

3. 年龄≥18 岁。

4. 患者或家属签署知情同意书。

禁忌证:

1. 近 3 个月有重大头颅外伤史或卒中史。

2. 可疑蛛网膜下腔出血。

3. 近 1 周内有在不易压迫止血部位的动脉穿刺。

4. 既往有颅内出血。

5. 颅内肿瘤、动静脉畸形、动脉瘤。

6. 近期有颅内或椎管内手术。

7. 血压升高:收缩压≥180mmHg,或舒张压≥100mmHg。

8. 活动性内出血。

9. 急性出血倾向,包括血小板计数低于 $100×10^9/L$ 或其他情况。

10. 48h 内接受过肝素治疗(APTT 超出正常范围上限)。

11. 已口服抗凝剂者 INR>1.7 或 PT>15s。

12. 目前正在使用凝血酶抑制剂或 Xa 因子抑制剂,各种敏感的实验室检查异常(如 APTT、INR、血小板计数、蛇静脉酶凝结时间;TT 或恰当的 Xa 因子活性测定等)。

13. 血糖 <2.7mmol/L。

14. CT 提示多脑叶梗死(低密度影 >1/3 大脑半球)。

相对禁忌证:

下列情况需谨慎考虑和权衡溶栓的风险与获益(即虽然存在一项或多项相对禁忌证,但并非绝对不能溶栓):

1. 轻型卒中或症状快速改善的卒中。

2. 妊娠。

3. 痫性发作后出现的神经功能损害症状。

4. 近 2 周内有大型外科手术或严重外伤。

5. 近 3 周内有胃肠或泌尿系统出血。

6. 近 3 个月内有心肌梗死史。

相关要点:3~4.5h 内 rtPA 静脉溶栓的适应证、禁忌证及相对禁忌证

适应证:

1. 缺血性卒中导致的神经功能缺损。

2. 症状持续 3~4.5h。

3. 年龄≥18 岁。

4. 患者或家属签署知情同意书。

禁忌证:

1. 近 3 个月有重大头颅外伤史或卒中史。

2. 可疑蛛网膜下腔出血。

3. 近 1 周内有在不易压迫止血部位的动脉穿刺。

4. 既往有颅内出血。

5. 颅内肿瘤、动静脉畸形、动脉瘤。

6. 近期有颅内或椎管内手术。

7. 血压升高:收缩压≥180mmHg,或舒张压≥100mmHg。

8. 活动性内出血。

9. 急性出血倾向,包括血小板计数低于 100×10^9/L 或其他情况。

10. 48h 内接受过肝素治疗(APTT 超出正常范围上限)。

11. 已口服抗凝剂者 INR>1.7 或 PT>15s。

12. 目前正在使用凝血酶抑制剂或 Xa 因子抑制剂,各种敏感的实验室检查异常(如 APTT、INR、血小板计数、蛇静脉酶凝结时间;TT 或恰当的 Xa 因子活性测定等)。

13. 血糖 <2.7mmol/L。

14. CT 提示多脑叶梗死(低密度影 >1/3 大脑半球)。

相对禁忌证:

下列情况需谨慎考虑和权衡溶栓的风险与获益(即虽然存在一项或多项相对禁忌证,但并非绝对不能溶栓):

1. 年龄 >80 岁。

2. 严重卒中(NIHSS 评分 >25 分)。

3. 口服抗凝药(不考虑 INR 水平)。

4. 有糖尿病和缺血性卒中病史。

5. 轻型卒中或症状快速改善的卒中。

6. 妊娠。

7. 痫性发作后出现的神经功能损害症状。

8. 近 2 周内有大型外科手术或严重外伤。

9. 近 3 周内有胃肠或泌尿系统出血。

10. 近 3 个月内有心肌梗死史。

 相关要点:6h 内尿激酶静脉溶栓的适应证及禁忌证

适应证:

1. 有缺血性卒中导致的神经功能缺损症状。

2. 症状出现 <6h。

3. 年龄 18~80 岁。

4. 意识清楚或嗜睡。

5. 脑 CT 无明显早期脑梗死低密度改变。

6. 患者或家属签署知情同意书。

禁忌证:同 rtPA 静脉溶栓禁忌证。

相关要点：血管内取栓治疗的适应证与禁忌证

1. 对于符合静脉 rtPA 的患者尽可能选择静脉溶栓治疗（同静脉溶栓）。

2. 符合以下标准患者可选择血管内治疗：本次卒中前改良 Rankin 评分（modified Rankin scale，mRS）为 0~1 分；4.5h 内接受了静脉溶栓治疗；怀疑 ICA 和 MCA-M1 段闭塞；年龄≥18；NIHSS≥6 分，Alberta 卒中项目早期 CT 评分（Alberta stroke program early CT score，ASPECTS）≥6 分，起病 6h 内可以开始治疗（股动脉穿刺）。

3. 超过 6h 开始治疗，获益不确定。

4. 在严格筛选的基础上，可单独使用取栓器或与药物溶栓联合使用。

5. 部分静脉溶栓禁忌证患者评估后可选择血管内治疗。

6. 禁忌证、相对禁忌证参照静脉溶栓有关内容，部分静脉溶栓禁忌证患者可接受血管内取栓治疗。

 相关要点：脑侧支循环

脑侧支循环是指脑内已存在的或新生的血管旁路系统，当脑血管病变导致供血区域血流量降低时，脑血流可以通过该血管系统到达缺血区，从而使缺血脑组织得到不同程度的灌注代偿。侧支血管通常多指颅内已经存在的通路，如 Willis 环、软脑膜吻合动脉等，有些侧支平时不开通，只在缺血时开通。新生血管侧支则指发生缺血事件后新生的血管系统。

通常将脑侧支循环分为三级：一级侧支循环是指 Willis 环；二级侧支循环指颅内外循环的大动脉交通支；三级侧支循环则是软脑膜吻合支及新生的血管，软脑膜吻合支供应大脑皮质，是急性血管闭塞时重要的侧支通路，吻合形式多样。

 相关要点：美国介入和神经放射治疗学会对脑侧支循环的分级标准

0 级：缺血侧没有侧支血管。

1 级：缺血侧周围有缓慢侧支血流，但部分区域持续无血流。

2 级：缺血灶周围快速侧支血流，有部分持续无侧支血流，缺血灶仅有部分血流。

3 级：在静脉期晚期阶段缺血灶有缓慢但完全的血流。

4 级：通过侧支血流逆向灌注完全且迅速地供应整个血管区。

 相关要点：静脉溶栓的监护及处理

1. 患者收入重症监护病房或卒中单元进行监护。

2. 定期进行血压和神经功能检查，静脉溶栓治疗中及结束后 2h 内，每 15min 进行一次血压测量和神经功能评估；然后每 30min 1 次，持续 6h；以后每小时 1 次直至治疗后 24h。

3. 如出现严重头痛、高血压、恶心或呕吐，或神经症状体征恶化，应立即停用溶栓药物并行头颅 CT 检查。

4. 如收缩压≥180mmHg 或舒张压≥100mmHg，应增加血压监测次数，并给予降压药物。

5. 鼻饲管、导尿管及动脉内测压管在病情许可的情况下应延迟安置。

6. 溶栓 24h 后，给予抗凝药或抗血小板药物前应复查头颅 CT/MRI。

相关要点：急性缺血性卒中血管内治疗后血压管理要点

1. 对于血管内治疗术前接受静脉溶栓的患者，要求术前至术后24h均应维持收缩压小于180mmHg，舒张压低于100mmHg。

2. 对于未接受静脉溶栓的血管内治疗术后患者的最佳血压控制范围主要由神经重症医生或神经介入医生依据临床经验及患者责任血管闭塞及再通情况、梗死的范围程度、侧支循环建立及出血转化风险来决策。

3. 对于血管再通情况良好，对梗死部位前向血流进行改良脑梗死溶栓分级（modified thrombolysis in cerebral infarction，mTICI），如其>2B或3，应在术后24h内控制收缩压<140mmHg以减少高灌注综合征及出血转化的风险。

4. 对于血管再通情况较差，梗死部位前向血流（mTICI分级2A以下）的患者，建议血压维持较高水平，以利于侧支循环的建立。

5. 术后存在高灌注风险的患者，应在充分评估血管再通情况及全身情况的基础下维持血压至较低水平，对于大部分患者收缩压降低至120~140mmHg可能是比较合适的降压范围。

6. 急性血管开通情况不佳或有血管再闭塞倾向的患者不宜控制血压太低，同时应尽量避免围术期血压波动。

（三）随访

患者病情好转，出院时NIHSS评分4分，继续康复训练，规范卒中二级预防。

二、脑栓塞

【理论概要】

脑栓塞（cerebral embolism）是指源于颅外的各种栓子随血液进入大脑动脉，导致血管阻塞，引起动脉供血区脑组织缺血缺氧性坏死，导致持久的局灶或全面性神经功能缺损。脑栓塞是特殊形式的脑梗死。栓子成分多为血栓、动脉粥样硬化斑块、脂肪、肿瘤细胞、纤维软骨及某些外源性物质（如空气、医用栓塞剂）等。栓子通常来源于心脏、主动脉弓、身体其他部位或外界。脑栓塞在脑梗死中的比例约为20%。

（一）临床表现

1. 发病年龄　任何年龄均可起病，与原发疾病有关。

2. 起病形式　发病急骤，是发病最快的卒中类型，症状常在数秒或数分钟达到高峰。

3. 如果患者有良好的侧支循环，可不出现临床症状，部分患者表现为TIA，部分患者表现持续神经功能缺损。临床症状与发生栓塞的血管供血区域有关（参见脑梗死部分内容）。心源性脑栓塞症状可在短时间发生快速缓解，可能与栓子崩解有关。心源性脑栓塞易发生出血转化，导致患者病情加重。

（二）诊断

患者有心房颤动等危险因素、起病急骤、症状迅速达到高峰，出现与血管分布区相应的神经功能缺损症状。头颅CT或MRI可见脑梗死改变，部分表现为出血性梗死或发生出血转化，同期出现不同血管供血区域病灶有助于确诊。需完善其他辅助检查如心电图、超声心动图等，以发现病因，针对性治疗。

临床上主要同其他类型的脑梗死（如大动脉粥样硬化脑梗死、腔隙性脑梗死）、脑出血等疾病鉴别。

（三）治疗

脑栓塞的治疗遵循脑梗死治疗原则（详见脑梗死部分内容），急性期以恢复血流再通为目标，无禁忌证患者可以接受溶栓和血管内介入取栓治疗。由于病理机制不同，脑栓塞的抗栓治疗具有一定的特点。

1. 急性期的抗栓治疗　由于抗凝治疗出血风险高，目前国内外指南强调对大多数急性缺血性卒中患者不推荐无选择地早期进行抗凝治疗。脑栓塞急性期以抗血小板治疗为主,不符合溶栓适应证且无禁忌证的缺血性卒中患者应在发病后尽早给予口服阿司匹林150~300mg/d,对不能耐受阿司匹林者,可考虑选用氯吡格雷等抗血小板治疗。

2. 二级预防的抗栓治疗

(1) 启动抗栓治疗的时间:急性期后根据患者病因启动卒中二级预防。伴有心房颤动的缺血性卒中患者,应根据缺血的严重程度和出血转化的风险,选择抗凝治疗。建议出现症状14d内给予抗凝治疗预防卒中复发。对于出血风险高的患者,应适当延长启动抗凝的时间。

(2) 抗栓药物的选择

1) 二级预防抗凝药物的使用原则遵循我国现行指南。对伴有心房颤动(包括阵发性)的缺血性卒中患者,推荐使用适当剂量的华法林口服抗凝治疗,预防再发的血栓栓塞事件,华法林的目标剂量是维持INR在2~3。新型口服抗凝药可作为华法林的替代药物,个体化选择达比加群酯、利伐沙班、阿哌沙班、依度沙班。

2) 伴有心房颤动的缺血性卒中患者,如不能接受口服抗凝药物治疗,推荐应用阿司匹林单药治疗,也可选择阿司匹林联合氯吡格雷抗血小板治疗。

3) 伴有急性心肌梗死的缺血性卒中患者,影像学发现左室附壁血栓,推荐给予至少3个月的华法林口服抗凝治疗(目标INR值为2.5,范围2~3)。如无附壁血栓形成,但发现前壁无运动或异常运动,也应考虑给予3个月的华法林口服抗凝治疗。

4) 对于有风湿性二尖瓣病变但无心房颤动及其他危险因素(如颈动脉狭窄)的缺血性卒中患者,推荐给予华法林口服抗凝治疗。

5) 对于已使用华法林抗凝治疗的风湿性二尖瓣疾病患者,发生缺血性卒中后,不应常规联合抗血小板药物治疗,但在足量的华法林治疗过程中仍出现缺血性卒中时可加用阿司匹林抗血小板治疗,但应注意出血风险。

6) 不伴有心房颤动的非风湿性二尖瓣病变或其他瓣膜病变(如局部主动脉弓、二尖瓣环钙化、二尖瓣脱垂等)的缺血性卒中患者,可以考虑抗血小板聚集治疗,选择阿司匹林和氯吡格雷等药物。

7) 对于植入人工心脏瓣膜的缺血性卒中患者,推荐给予长期华法林口服抗凝治疗。

8) 对于已经植入人工心脏瓣膜的既往有缺血性卒中病史的患者,若出血风险低,可在华法林抗凝的基础上加用阿司匹林。

【临床病例讨论】

患　者:王××,男性,40岁,主因"右上肢麻木、疼痛2d、左侧肢体无力1d"于2012年2月7日入院。

现病史:入院前2d,患者无特殊诱因突然出现右上肢麻木、疼痛,伴右上肢皮肤苍白及皮温下降,以右前臂为著,呈持续性胀痛,阵发性加重,肌力尚可。入院前1d,突然出现左侧肢体无力,左手不能持物,行走向左侧倾斜,来医院急诊,头颅CT示右侧放射冠区斑片状低密度影,考虑脑梗死。急诊给予阿司匹林200mg每日一次、阿托伐他汀钙片20mg每日一次,银杏叶提取物注射液、前列地尔注射液静脉滴注。患者病情平稳未再进展,为进一步诊治收入病房。

既往史:"心房纤颤"2年。发现糖尿病、高血压1年,未规律服药。近半年服用肠溶阿司匹林片。

个人史:吸烟20余年,平均40支/d。

查　体:T 36.3℃,R 19次/min,P 80次/min,BP 140/95mmHg。神清语利,精神可,情绪躁动,左侧肢体肌张力较右侧低,左上肢远端肌力Ⅳ级,左上肢近端及左下肢肌力Ⅲ级,趾背屈及跖屈肌力Ⅱ级,右侧肢体肌力Ⅴ级,左侧肢体肌张力较右侧低。右上肢皮温略低,右前臂腕部有一约核桃大小片状淤青。左侧肢体深浅感觉较右侧减退。左侧Babinski征(+)。脑膜刺激征(−)。共济检查不能配合。

辅助检查:四肢动脉彩超(2012年2月5日)示右尺动脉、桡动脉闭塞可能,双下肢动脉硬化。心电图(2012年2月5日)示心房纤颤。超声心动图(2012年2月5日)示左心房扩大,未见明确心房内血栓信号。头颅MRI(2012年2月6日,图10-8)示右侧侧脑室后角高信号病灶。

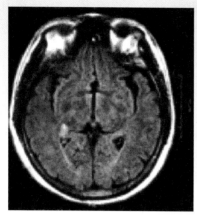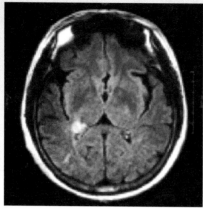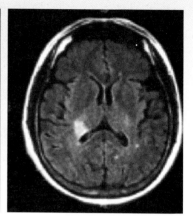

图 10-8　头颅 MRI:右侧侧脑室后角高信号病灶

(一)诊断

1. 定位诊断　患者左侧肢体无力、左侧偏身感觉减退,定位于右侧皮质脊髓束、脊髓丘脑束,锥体束征、上运动神经元受累表现,定位于大脑半球,内囊基底节区受累可能性大。此外,患者右上肢麻木疼痛,右侧尺动脉、桡动脉搏动消失,定位于右侧尺动脉、桡动脉。

2. 定性诊断　患者急性起病,符合脑血管病特点,同时存在多发外周动脉闭塞表现,考虑全身栓塞性血管病。患者有房颤病史,病因可能为房颤所致心源性脑栓塞、外周动脉栓塞。诊断为"全身多发栓塞病变(脑栓塞、尺动脉栓塞、桡动脉栓塞),主动脉弓病变:动脉粥样硬化斑块形成可能性大,房颤"。

3. 血管定位　患者右侧大脑半球内囊基底节区系大脑中动脉供血区,血管定位于大脑中动脉。右侧尺动脉、桡动脉搏动消失,定位于右侧尺动脉、桡动脉。

4. 鉴别诊断　突发左侧肢体无力需与出血性脑血管病、脑肿瘤卒中、快速起病的炎性脱髓鞘病等鉴别。突发右上肢疼痛常需同颈椎疾病、臂丛神经炎等疾病鉴别。

(1)脑出血:脑出血多有高血压、动脉瘤、动静脉畸形的病史,一般在情绪激动或剧烈活动中起病,起病急、进展快,可伴头痛、呕吐等颅高压症状及脑膜刺激征等。脑部CT扫描可见高密度出血灶。该患者安静状态起病,无颅高压症状或脑膜刺激征等,且脑部CT未见高密度影,不符合该诊断。

(2)脑肿瘤卒中:肿瘤性卒中一般多不伴高血压,多为转移瘤所致,有原发病灶。肿瘤性卒中经脱水及对症治疗后,常出现症状好转后又反复,仍会再加重。肿瘤性卒中偏瘫较轻,并常伴有癫痫发作。腰椎穿刺脑脊液压力多较高,且呈持续性升高,蛋白质含量也升高。该患者目前暂不考虑该诊断。

(3)炎性脱髓鞘病:炎性脱髓鞘病也可出现急性起病的一侧肢体无力,但进展较缓慢,病情常在1~3周内达到高峰,常伴感觉障碍或自主神经功能受损症状。发病前常有上呼吸道感染史或疫苗接种史,病程可有缓解复发的特点。影像学上常可见累及脑白质或脊髓的多发病灶。该患者不符合上述发病特点,不考虑炎性脱髓鞘病诊断。

(4)颈椎病:颈椎病的临床症状较为复杂,除单侧上肢疼痛外,常伴颈肩疼痛、上肢无力、手指发麻等,且常为根性神经痛,其疼痛范围与颈脊神经支配范围一致。该患者除右侧上肢疼痛、麻木外,尚存在皮肤苍白、皮温降低等提示血管性病变的表现,且既往无颈椎病诱因和病史,暂不支持该诊断。

(5)臂丛神经炎:臂丛神经炎起病急性或亚急性,疼痛剧烈,先起于一侧锁骨及肩部,呈放射痛至上臂、前臂和手。发病前后可有发热,可伴患手麻木、上肢无力。可侵及臂丛的任意束支,以尺神经及正中神经受累机会较多。患肢外展、下垂时疼痛加重,故患者多以手扶或悬吊患肢,继之出现肩部及上肢麻痹、肌萎缩。该患者疼痛累及右前臂为主，呈持续性胀痛，无放射性痛，疼痛与体位改变无明显相关性，暂不考虑该诊断。

（二）临床诊疗决策

1. 病情评估　目前患者诊断全身栓塞性疾病可能性大，且短时间内相继出现全身不同部位栓塞病变，提示再发栓塞风险高，应尽快明确病因，避免病情进一步加重。诊断上首先考虑心源性栓塞可能性大。本例患者青年男性，头颅 MRI 并未出现心源性栓塞常见的大脑多部位栓塞病变，非典型心源性栓塞影像学改变，需进一步检查明确是否存在其他部位栓子来源，如卵圆孔未闭，可行 TCD 发泡试验；此外可完善超声心动图，必要时经食管超声检查；为明确是否存在主动脉弓病变，可行主动脉 CTA。

2. 辅助检查

（1）筛查感染、免疫相关指标：梅毒抗原、抗体检测（−），抗心磷脂抗体 ACL（−）、抗 β2- 糖蛋白 -I B2GP1（−），蛋白 S、蛋白 C 正常，活化蛋白 C 抵抗（−），抗凝血酶Ⅲ（−），可溶性抗原 4、可溶性抗原 7、ANCA、抗核抗体 19 项（−）。甲功正常。

（2）TCD 发泡试验：血管检查未见异常，注入增强剂后未见栓子信号。

（3）心电图提示：房颤律。超声心动图（2012 年 2 月 8 日）提示主动脉根部近右冠窦处可见飘动的不规则形态中低回声，似分叶状，最长可达 30mm，最宽 13mm；左心房增大，诊断为主动脉右冠窦及升主动脉内不规则占位。

（4）主动脉弓、头颈 CTA（2012 年 2 月 8 日，图 10-9）：主动脉根部可见充盈缺损，考虑血栓可能性大，头颈血管未见明显异常。

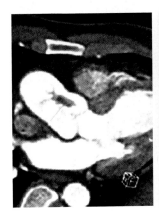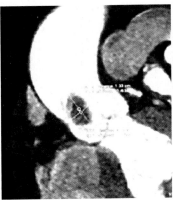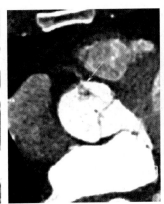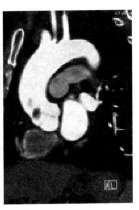

图 10-9　主动脉弓、头颈 CTA：主动脉根部可见充盈缺损，考虑血栓可能性大

（5）TCD：右颈内动脉重度狭窄或闭塞，前后交通支开放。

（6）复查超声心动图：上次检查所见主动脉根部近右冠窦处飘动的不规则形态中低回声消失，余同前。

3. 治疗　患者入院完善有关辅助检查，考虑到患者短时间多发栓塞疾病，颅内病变出血风险相对较小，给予低分子肝素 6000U，每日两次肌内注射，前列地尔注射液 10μg，每日一次静脉滴注。入院后第 3d（2012 年 2 月 9 日）突发左侧上肢无力加重，伴小便失禁，继而呼之不应。复查头颅 CT（图 10-10）未见出血病灶，右侧大脑半球实质饱满，请神经外科、心内科、心外科、ICU、麻醉科多科会诊，考虑新发脑栓塞可能，病情危重，分析讨论"去骨瓣减压手术"的相对指征和相对禁忌证，向家属交代手术的风险与获益，家属选择内科治疗，拒绝手术治疗。继续甘露醇脱水降颅压等对症治疗。患者出血风险高，停用抗凝药物。复查头颅 CT（2012 年 2 月 13 日，图 10-11）显示右侧大面积脑梗死改变，提示左侧大脑中动脉、大脑前动脉、右侧大脑前动脉、右侧大脑中动脉等多个动脉供血区梗死灶，水肿较前加重，中线移位，继续脱水治疗，患者意识状态较前逐渐好转。患者存在房颤，运用房颤患者卒中风险评估系统 CHADS2 评分 4 分，卒中高危风险。卒中二级预防应用抗凝治疗而非抗血小板治疗。1 个月后改为口服华法林，调整 INR 维持在 2~2.5，病情稳定后转康复医院继续康复治疗。出院时 mRS 4 分。

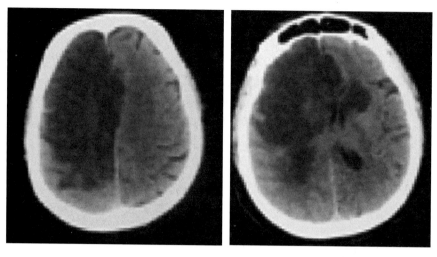

图 10-10 头颅 CT:右侧额顶叶、左侧额叶侧脑室前角低密度影,中线移位

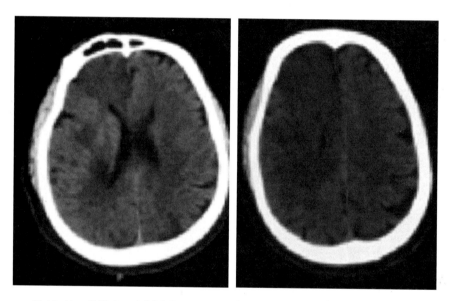

图 10-11 头颅 CT:右侧脑室后角低密度灶,右侧额顶叶大面积略低密度改变

 相关要点:心源性脑栓塞常见病因

  导致脑栓塞的栓子来源很多。心源性脑栓塞(cardiogenic cerebral embolism)是脑栓塞最常见的类型。TOAST 分型中,心源性脑栓塞约占所有卒中类型的 20%,近年来比例有上升的趋势。引起心源性脑栓塞的心脏疾病包括心房疾病(心房颤动、心房扑动、病窦综合征和心房黏液瘤等)、心室疾病(急性心肌梗死、心肌病、左心室功能衰竭等)和瓣膜疾病(二尖瓣缩窄钙化、人工瓣膜等)。主动脉弓病变尤其是主动脉弓动脉粥样硬化斑块形成等病变是脑栓塞的另一重要栓子来源,在临床上容易被忽略。此外,反常分流导致的脑栓塞也是不可忽视的原因。体内的栓子可随反常分流导致脑栓塞。卵圆孔未闭是青年卒中常见的病因。肺动静脉瘘也是脑栓塞的少见病因。

相关要点:房颤患者卒中风险评估

房颤患者卒中风险不同,临床上应重视对房颤患者进行卒中风险评估。目前国际上常用 CHADS2(表 10-3)和 CHA2-DS2-VASc 评分(表 10-4),可为临床决策提供参考依据。CHADS2≥2 分应考虑抗凝治疗。CHA2-DS2-VASc 评分为 0 分的男性或 1 分的女性,卒中风险低,可以不需要抗凝治疗。其他情况下 CHA2-DS2-VASc≥1,则考虑抗凝治疗。

表 10-3 CHADS2 评分

危险因素	分值 / 分
充盈性心力衰竭	1
高血压	1
年龄 75 岁以上	1
糖尿病	1
卒中或 TIA	2

表 10-4 CHA2-DS2-VASc 评分

危险因素	分值 / 分
心力衰竭 / 左心室功能不全	1
高血压	1
年龄≥75 岁	2
糖尿病	1
卒中 /TIA/ 血栓栓塞	2
血管疾病	1
年龄 65~74 岁	1
性别因素(女性)	1
最多得分	9

 相关要点:抗凝药物出血风险评估

临床上多个量表对华法林等抗凝药物出血风险进行评估,常用的 HAS-BLED 量表(表 10-5)。如 HAS-BLED 评分≥3 分,则服用华法林抗凝药物出血风险较高,应慎重。在控制某些危险因素(如高血压),降低评分分值后可考虑使用。

表 10-5 HAS-BLED 评分

危险因素	分值 / 分
高血压	1
年龄 >65 岁	1
卒中史	1
出血史	1
INR 控制不佳	1
药物或酒精滥用	各 1 分
肾功能或肝功能异常	各 1 分

（三）随访

出院后继续康复训练,继续华法林抗凝预防卒中,1年后随访患者未再发生新的栓塞,病情稳定,mRS 4分。

三、腔隙性脑梗死

【理论概要】

腔隙性脑梗死(lacunar infarction)是指发生于大脑半球或脑干深部、由于单支脑穿支动脉闭塞导致的缺血性梗死,病灶直径3~15mm,通常认为腔隙性脑梗死是脑小血管病的临床类型之一。约25%的缺血性卒中是腔隙性脑梗死。

（一）临床表现

因梗死病变部位的不同症状各异,通常症状较轻,部分患者可无临床症状,称为无症状性脑梗死(silent stroke)。多发性腔隙性脑梗死患者症状较多,常出现假性延髓麻痹,情感、人格改变,强哭强笑等症状,还可出现认知功能障碍、血管性帕金森综合征等表现。临床上有代表性的综合征如下:

1. 纯运动性轻偏瘫 是最常见的类型,病灶位于内囊放射冠时,出现病灶对侧中枢性面瘫、上下肢无力,程度大致相同,无感觉、视力和认知障碍。

2. 纯感觉性卒中 表现为偏身感觉缺失,可伴有感觉异常,病变位于丘脑腹后外侧核。

3. 感觉运动性卒中 患者出现病灶对侧面部和肢体的感觉及运动障碍,病变多位于内囊后肢。

4. 构音障碍-手笨拙综合征 患者构音障碍、吞咽困难,病变对侧手部轻度无力、精细活动不灵活,笨拙,病变常位于内囊或脑桥基底部。

5. 共济失调性轻偏瘫 表现为病变对侧肢体轻度无力,瘫痪侧肢体共济失调,病变多位于脑桥基底部、内囊。

（二）诊断

1. 诊断标准 急性起病,临床出现局灶神经功能缺损症状,符合缺血性脑梗死的诊断标准,头颅CT或MRI检查(图10-12)发现大脑或脑干深部散在、直径为3~15mm的病灶,病变多位于壳核和苍白球,其

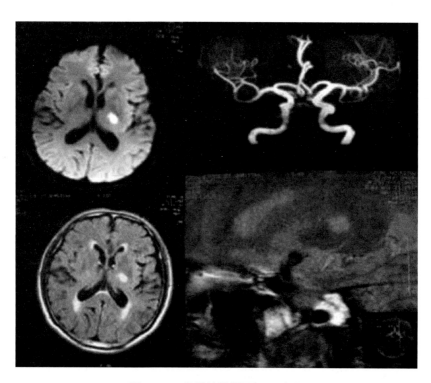

图 10-12 腔隙性脑梗死 MRI 表现

次为脑干、丘脑、尾状核、内囊和放射冠,罕见于大脑脚、锥体束和皮质下白质。头颅 CT 和 MRI 具有重要的诊断价值。高分辨磁共振(HR-MRI)有助于鉴别颅内动脉粥样硬化病变。皮肤活检、代谢检查、基因检测有助于遗传性小血管病的诊断。

2. 鉴别诊断

1) 大动脉粥样硬化性脑梗死:颅内大动脉粥样硬化病变发生率高,主干动脉粥样硬化病变可阻塞穿支动脉,导致深部小梗死。与穿支动脉闭塞导致的腔隙性脑梗死不同,病灶面积更大,临床症状相对更重,卒中复发风险更高。在亚裔人群,尤其是中国、日本和韩国人群中多见。

2) 临床上尚需同扩大的血管周围间隙、脱髓鞘疾病、感染和肿瘤相鉴别。

 相关要点:腔隙性脑梗死病因及发病机制

高血压、糖尿病等脑血管病危险因素是腔隙性脑梗死最常见的病因。高血压使脑穿支动脉(通常在 100~200μm)出现节段性结构紊乱、纤维素样变性和脂质透明样变性,最终导致穿支动脉原位闭塞、该穿支动脉供血区发生缺血性梗死。遗传性疾病也是穿支血管病变的常见原因,如伴有皮质下梗死和白质脑病的常染色体显性遗传性脑动脉病,穿支动脉结构紊乱、胶原纤维增生阻塞血管。临床有少数穿支动脉被来源于心脏性或大动脉粥样硬化栓子栓塞。

(三) 治疗

总体治疗原则同缺血性脑梗死治疗。但由于腔隙性脑梗死症状较轻,预后相对较好,在急性期选择静脉溶栓时应个体化、权衡利弊后进行。控制血管病危险因素具有重要作用,尤其是对高血压、糖尿病的控制,可显著降低卒中复发。

 相关要点:腔隙性脑梗死患者是否需要接受静脉溶栓治疗?

《中国急性缺血性卒中诊治指南 2014》指出如果急性缺血性卒中导致神经功能缺损,就可以考虑实施静脉溶栓治疗。但是,绝大部分腔隙性脑梗死通常临床症状较轻,NIHSS 评分通常在 3~5 分,鉴于静脉溶栓治疗可能出现出血等并发症,对于轻型脑梗死是否静脉溶栓,应个体化处理。2016 年美国心脏协会 / 卒中协会(AHA/ASA)发布《对急性缺血性卒中 rtPA 静脉溶栓治疗的患者入组及排除标准的科学释义》,建议对发病 3h 内的轻型但致残性卒中,应进行 rtPA 静脉溶栓治疗,患者获益大于风险,如果发病 3h 内但系非致残性轻型卒中,应权衡利弊后决定是否实施。

 相关要点:阿司匹林在无症状脑梗死患者预防卒中的运用

无症状脑梗死中约 90% 是腔隙性脑梗死,2016 年美国心脏协会 / 卒中协会发布《无症状脑血管病患者卒中防治科学声明》,在声明中,建议对无症状脑梗死患者开展卒中预防指导时,遵循 AHA/ASA 有关缺血性卒中一级预防指南推荐意见,而非二级预防指南,阿司匹林对预防卒中的有效性还缺乏研究。因此,是否使用阿司匹林,应根据患者具体情况评估决定。

(彭 斌)

第三节　脑　出　血

【理论概要】

脑出血(intracerebral hemorrhage,ICH)是指脑动脉、静脉或毛细血管破裂导致的脑实质内出血。脑出血可分为原发性脑出血和继发性脑出血,其中原发性脑出血指无明确病因直接引起的脑出血,是起源于小血管自发破裂的脑内出血。主要指由长期高血压或淀粉样血管病引起的小血管(或穿支动脉)自发破裂导致的脑出血,占所有脑出血的78%~88%。原发性脑出血患者约50%以上由高血压引起,约30%由脑淀粉样血管病引起,其余为原因不明。本节重点介绍高血压性脑出血。

亚洲国家脑出血占卒中患者的25%~55%,而欧美国家脑出血仅占卒中患者的10%~15%。脑出血1个月死亡率高达35%~52%,6个月末仍有80%左右的存活患者遗留残疾。

(一)临床表现

脑出血常见于50岁以上具有高血压病史的患者,多为急性动态起病,其临床表现包括一般症状,如头痛、头晕、呕吐,局灶性神经功能缺损表现,如肢体运动障碍、失语、凝视、视野缺损、忽视、意识水平下降、癫痫发作、脑膜刺激征,脑出血在发病初期的数小时内常见病情恶化,病情严重程度与出血部位和血肿大小直接相关。

1. 壳核-内囊出血　出现两眼向出血灶同侧凝视的三偏征,即偏瘫、偏身感觉障碍和偏盲。优势半球病变常伴有失语,非优势侧半球病变多出现体像障碍。

2. 丘脑出血　丘脑出血常出现病灶对侧的偏身浅感觉障碍与深感觉障碍;出血常波及中脑,发生一系列眼球症状,两眼同向运动不能或两眼向上运动受限而处于向下视,犹如"落日"状,瞳孔变小或不等大,对光反射迟钝或消失。若血肿压迫导致第三脑室移位可累及丘脑下部而出现高热、脉搏增快及血压升高。

3. 脑叶出血　也称为皮质下白质出血,可发生于任何脑叶。除表现头痛、呕吐外,不同脑叶的出血,临床表现亦有不同。如额叶出血可出现精神症状,如烦躁不安、疑虑,对侧偏瘫、运动性失语等;顶叶出血可出现对侧偏身感觉障碍;颞叶出血可出现感觉性失语、精神症状等;枕叶出血则以偏盲最为常见。脑叶出血一般症状较轻。

4. 脑干出血　通常为突然起病的深昏迷而无任何先兆或头痛,可在数小时内死亡。双侧锥体束征和去脑强直常见。早期表现病灶侧中枢性面瘫,对侧肢体中枢性瘫,称为交叉性瘫痪。脑桥出血两眼向病灶侧凝视。由于脑桥出血常阻断丘脑下部对体温的正常调节而使体温增高,可呈持续性。由于脑干呼吸中枢受到影响常出现不规则呼吸,可在早期出现呼吸困难。中脑出血及延髓出血较脑桥出血少见,一旦出现可较快出现意识障碍。

5. 小脑出血　多数表现为突然起病的眩晕、频繁呕吐、枕部头痛以及一侧上下肢共济失调而无明显瘫痪,可有眼球震颤、一侧周围性面瘫。少数呈亚急性进行性病程,类似小脑占位性病变。大量出血的患者呈迅速进行性颅内压增高,很快进入昏迷,多在48h内引起枕骨大孔疝而死亡。

6. 脑室出血　一般分为原发性和继发性,原发性脑室内出血为脉络丛破裂出血,较为少见。继发性者是由于脑内出血量大,穿破脑实质流入脑室。临床表现为呕吐、多汗、皮肤发紫或苍白。发病后1~2h便进入昏迷、高热、四肢瘫痪或呈强直性抽搐、血压不稳、呼吸不规律等。病情多较为严重,预后不良。

(二)诊断

患者常起病突然,突发头痛、呕吐及神经功能缺损,既往有长期高血压病史,发病时血压明显升高,若CT显示出血部位较为典型,可高度怀疑为高血压性脑出血。但原发性脑出血,特别是高血压性脑出血的诊断并无金标准,需要排除各种继发性脑出血疾病,避免误诊,脑出血的诊断流程见图10-13,作出最后诊断需满足以下全部标准(《中国脑出血诊疗指导规范》):

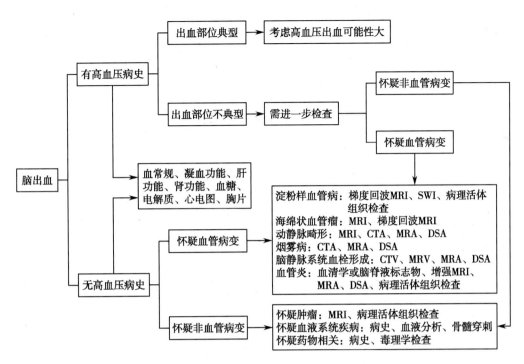

图 10-13　脑出血病因诊断建议诊断流程

1. 有确切的高血压病史。

2. 典型的出血部位（包括基底节区、脑室、丘脑、脑干、小脑半球）。

3. DSA/CTA/MRA 检查排除继发性脑血管病。

4. 早期（72h 内）或晚期（血肿消失 3 周后）增强 MRI 检查排除脑肿瘤或海绵状血管畸形等疾病。

5. 排除各种凝血功能障碍性疾病。

（三）治疗

1. 内科治疗　脑出血患者发病初期，由于出血量常突然增大，应密切观察患者病情变化，给予常规持续心电、血压、血氧监测和定时神经系统评估，以及时发现患者情况变化。发病后 8h、最迟 24h 内需复查头颅 CT。

治疗原则：①避免情绪紧张、激动；②监控并稳定血压，防止继续出血，适当降低颅内压，防治脑水肿；③维持水电解质、血糖、体温平衡；④加强呼吸道管理及护理，预防各种颅内及全身并发症。

（1）控制血压：急性脑出血患者常伴有明显的血压升高，这增加了脑出血患者残疾、死亡等风险。有研究显示将收缩压控制在 140mmHg 以下可以降低血肿扩大的发生率而不增加不良反应事件，但对 3 个月的病死率和致残率没有明显改善。脑出血早期以及血肿清除术后应立即使用药物迅速控制血压，但也要避免长期严重高血压患者血压下降过快、过低可能产生的脑血流量下降。如因 Cushing 反应或中枢性原因引起的异常血压升高，则要针对病因进行治疗，不宜单纯盲目降压。常用静脉降压药物有尼卡地平、乌拉地尔、硝酸甘油等。常用口服降压药物包括：长效钙通道阻滞剂、血管紧张素 II 受体阻滞剂、β1 肾上腺素能受体阻滞剂等。

（2）降低颅内压，控制脑水肿

1）抬高床头约 30°，头位于中线上，以增加颈静脉回流，降低颅内压。

2）对需要气管插管或其他类似操作的患者，需要静脉应用镇静剂。镇静剂应逐渐加量，尽可能减少疼痛或躁动引起颅内压升高。常用的镇静药物有丙泊酚、依托咪酯、咪达唑仑等。镇痛药有吗啡、阿芬太尼等。

3）药物治疗：若患者具有颅内压增高的临床或影像学表现，和 / 或实测颅内压（intracranial pressure,

ICP)>20mmHg,可应用脱水剂,如20%甘露醇[1~3g/(kg·d)]、甘油果糖、高渗盐水、白蛋白、利尿剂等,应用上述药物均应监测肾功能、电解质,维持内环境稳态;必要时可行颅内压监护。

(3) 血糖管理:无论既往是否有糖尿病,入院时的高血糖均预示脑出血患者的死亡和转归不良的风险增高。然而,低血糖可导致脑缺血性损伤及脑水肿,故也需及时纠正。因此应监测血糖,将血糖控制在正常范围内十分重要。

(4) 止血药:出血8h内可以适当应用止血药预防血肿扩大,使用一般不超过48h。对于凝血功能正常的患者,一般不建议常规使用止血药。

(5) 抗血管痉挛治疗:对于合并蛛网膜下腔出血的患者,可予以钙通道阻滞药(尼莫地平)治疗。

(6) 激素治疗:尚有争议。高血压脑出血患者激素治疗无明显益处,而出现并发症的风险增加(如感染、消化道出血和高血糖等)。如果影像学表现有明显水肿亦可考虑短期激素治疗,可选用甲强龙、地塞米松或氢化可的松。

(7) 呼吸道管理:若意识障碍程度重、排痰不良及有肺部感染者可考虑气管插管或尽早气管切开,促进排痰预防肺部感染,怀疑肺部感染者,应早期作痰培养及药敏实验,选用有效抗生素治疗。

(8) 神经保护剂:脑出血后是否使用神经保护剂尚存在争议,有临床报道显示神经保护剂是安全、可耐受的,对患者的临床预后具有改善作用。

(9) 体温控制:一般将体温控制在正常范围,尚无确切的证据支持低温治疗。

(10) 预防应激性溃疡:脑出血早期可使用质子泵抑制剂预防应激性溃疡的发生。

(11) 维持水和电解质平衡:定期检查血生化,监测及纠正水、电解质紊乱。

(12) 抗癫痫治疗:若出现临床痫性发作应进行抗癫痫药物治疗。无发作者是否用药预防癫痫尚无定论。不少外科医师主张对幕上较大血肿或幕上手术后患者进行预防性抗癫痫治疗。

(13) 下肢深静脉血栓和肺栓塞的预防:脑出血患者发生深静脉血栓形成和肺栓塞的风险较高,应鼓励患者尽早活动、腿抬高;尽可能避免穿刺下肢静脉输液,特别是瘫痪侧肢体;可联合使用弹力袜和间歇性空气压缩装置预防下肢深静脉血栓及相关栓塞事件。

2. 外科治疗　ICH的外科治疗在国际上尚无公认的结论,我国目前外科治疗的主要目标在于及时清除血肿、解除脑压迫、缓解颅内高压及脑疝、挽救患者生命,并尽可能降低由血肿压迫导致的继发性脑损伤和残疾。

3. 康复治疗　脑出血患者常出现神经功能障碍后遗症,影响患者的恢复,康复治疗可以较好地改善患者的日常工作能力及神经功能。临床医师应学习基本的康复治疗技能,以利于对住院患者进行早期康复锻炼指导。

【临床病例讨论】

患　者:李××,女,70岁,主因"突发意识障碍39h"入院。

现病史:39h前,患者洗澡时突然出现意识不清,呼之不应,右侧肢体未见自主活动,伴呕吐咖啡色胃内容物,量较多,家属急送至当地医院急诊,测血压示220/130mmHg,行头颅CT显示"左侧基底节区及侧脑室旁高密度出血灶,并破入脑室",诊断为"脑出血",给予乌拉地尔静点降压,并给予补液、脱水降颅压等对症治疗。患者意识障碍仍无明显好转,并间断呕出中等量咖啡色液体,查胃液潜血弱阳性,按"上消化道出血"给予泮托拉唑静点(80mg,1次/d),24h前患者呕吐次数减少,今日未再出现呕吐。20h前,患者开始出现发热,体温最高升至38.2℃,无寒战、咳嗽及咳痰,查血常规示白细胞计数$10.42×10^9$/L,按"肺部感染"给予头孢曲松静滴一次,目前体温仍较高,波动于37~38℃。为进一步治疗,今日急诊以"脑出血"收入神内科重症监护室。

既往史:患者高血压病史6年。否认糖尿病史、冠心病史,否认结核、禽流感史及密切接触史。

个人史、家族史：无抽烟、饮酒史，兄弟姐妹体健，否认家族遗传病史及类似疾病史。

查　体：T 38.0℃，P 116 次 /min，R 20 次 /min，BP 167/94mmHg。GCS 评分 7 分。双肺呼吸音粗，可闻及细湿啰音。浅昏迷，查体不合作。双侧瞳孔正大等圆，直径约 2.5mm，对光反射灵敏。双眼右侧凝视麻痹。右侧鼻唇沟稍浅，口角左偏。左侧肢体可抬离床面，右侧肢体未见自主活动。左侧肢体肌张力正常，右侧肢体肌张力降低。右侧腱反射(++)，右侧 Babinski 征阳性。脑膜刺激征阴性。

辅助检查：头颅 CT 示左侧基底节区出血破入脑室，见图 10-14。

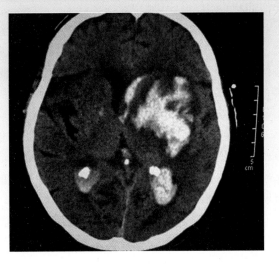

图 10-14　头颅 CT 示：左侧基底节区出血破入脑室

(一) 诊断

1. 定位诊断　患者神经系统查体示右侧肢体未见自主活动，右肢肌张力低，右侧 Babinski 征阳性，定位于左侧皮质脊髓束；双眼右侧凝视麻痹，定位于左侧额中回或右侧脑桥侧视中枢及联系纤维；浅昏迷定位于大脑广泛皮质或脑干网状激活系统。患者头眼反射、角膜反射等脑干反射均存在，结合头颅 CT 所示，综合定位于左侧基底节及脑室系统。

2. 定性诊断　患者老年女性，既往长期高血压病史，此次急性起病，主要表现为活动中突发意识障碍伴呕吐，病情进展迅速至高峰，查体可见局灶性神经系统功能损害体征，头颅 CT 平扫可见左侧基底节区及侧脑室旁出血，并破入脑室，初步诊断高血压性脑出血。

3. 血管定位　头颅 CT 示左侧基底节区脑出血，血管定位于左侧大脑中动脉的豆纹动脉。

 相关要点：高血压性脑出血常累及的血管

1. 大脑中动脉的内侧豆纹动脉，出血部位在基底节、丘脑，容易压迫内囊。
2. 大脑中动脉的外侧豆纹动脉，出血部位在壳核，容易压迫外囊。
3. 基底动脉中央旁穿支动脉，出血部位多在脑桥中央旁。
4. 小脑后下动脉和后上动脉，出血部位于小脑半球灰质核团。

4. 鉴别诊断　脑出血常需与以下疾病鉴别：

(1) 脑梗死、蛛网膜下腔出血：根据起病形式、临床症状、体征及影像学检查大多可以确诊。脑梗死的常见病因是脑动脉粥样硬化，可于静态或动态时起病，大多数无意识障碍，无头痛、呕吐等颅高压表现，头颅 CT 可见脑内低密度病灶。蛛网膜下腔出血多出现剧烈头痛，有颅压增高表现，可有眼底出血、脑膜刺激征表现，脑脊液检查压力高且呈血性，头颅 CT 可见蛛网膜下腔高密度影。

(2) 颅内占位病变、颅脑外伤、脑膜炎等疾病：根据发病急缓程度、有无外伤史、发热及其他临床表现以及头颅 CT、MRI、脑脊液等检查一般不难做出诊断。脑内原发性肿瘤可出现脑出血相类似的症状，如头痛、呕吐及肢体症状等，增强的影像学检查可有助于鉴别。

(3) 其他原因：昏迷患者应与一氧化碳中毒、酒精中毒、肝性脑病、尿毒症、低血糖等引起的意识障碍相鉴别。鉴别诊断主要依靠询问病史、体征以及相关实验室检查。血液系统疾病如白血病、血小板减少性紫癜、再生障碍性贫血等，可以出现颅内出血，当怀疑有这些原因的时候需要仔细检查，排除其他原因引起的类似症状。

（4）与原发或继发性脑出血鉴别：包括淀粉样血管变性、血管畸形、动脉瘤、拟交感神经药物使用、烟雾病、原发性或转移性肿瘤、静脉窦血栓形成、血管炎、妊娠及其他明确病因导致的脑出血。查明继发性脑出血的病因对于更好地治疗和预防再发有极其重要的临床意义。因此，对临床怀疑存在潜在血管病变的患者，应该进一步行头颅 MRI、CTA 或 DSA 检查。

本患者主要需与以下疾病诊断：

（1）淀粉样血管变性：该病好发于老年人，常伴有认知障碍表现，多见于皮质、蛛网膜下腔、甚至破入脑室，突出表现为头痛、伴有意识障碍、脑膜刺激征。该患者老年女性，发病前无明显认知下降，此次为左侧基底节区出血并破入脑室，与淀粉样血管性变性的出血部位多在皮质不同，可行头颅 MRI、CTA 等血管检查明确血管情况，以资鉴别。

（2）脑血管畸形：脑血管畸形也可引起脑出血，引起局灶神经功能缺失，但出血多位于皮质下，好发于青年人。该患者老年女性，不支持本病，可进一步行血管检查以排除。

相关要点：高血压性脑出血发病机制

高血压性脑出血多发生在脑内大动脉直接分出来的穿通动脉（直径 $100\sim200\mu m$），如大脑中动脉的豆纹动脉、丘脑穿通动脉、基底动脉的脑桥穿通支、小脑上动脉和小脑前下动脉等。这些动脉不像皮质动脉有分支或侧支通路，可分流血液及分散承受血流压力；相反，它们是管壁薄弱的终末支，以 90°角从粗大的脑动脉分出和进入脑实质内。因此，它们承受较大的血流压力。在高血压长期影响下，这些小穿通动脉管壁的结缔组织发生透明样变性，管壁内弹力纤维断裂，同时伴有动脉粥样硬化使管腔狭窄、扭曲，血管阻力增大，血管的舒缩功能减退。甚至局部产生粟粒状微型动脉瘤。此外，慢性高血压患者的脑血流自动调节代偿功能常丧失。当患者情绪波动或从事体力活动时，血压突然升高，可引起血管壁破裂导致出血。

相关要点：不同时期血肿的病理表现

1. 超急性期（≤6h）　血肿内红细胞完整，主要含氧合血红蛋白，3h 后出现病灶周围水肿。

2. 急性期（7~72h）　血凝块形成，红细胞明显脱水、萎缩，棘突红细胞形成，氧合血红蛋白逐渐变为脱氧血红蛋白，病灶周围水肿及占位效应明显。

3. 亚急性期（3d~2 周）　亚急性早期（3~6d）从血肿的外周向中心发展，红细胞内的脱氧血红蛋白转变为正铁血红蛋白，亚急性晚期（1~2 周）红细胞皱缩、溶解，正铁血红蛋白被释放到细胞外，血肿周围出现炎症反应，有巨噬细胞沉积，病灶周围水肿及占位效应减轻。

4. 慢性期（2 周后）　血块周围水肿消失，反应性星形细胞增生，巨噬细胞内含有铁蛋白和含铁血黄素；坏死组织被清除，缺损部分由胶质细胞和胶原纤维形成瘢痕；血肿小可填充，血肿大则遗留囊腔，成为囊变期。血红蛋白产物可长期残留于瘢痕组织中，使该组织呈棕黄色。

脑出血后神经元损伤级联反应见图 10-15。

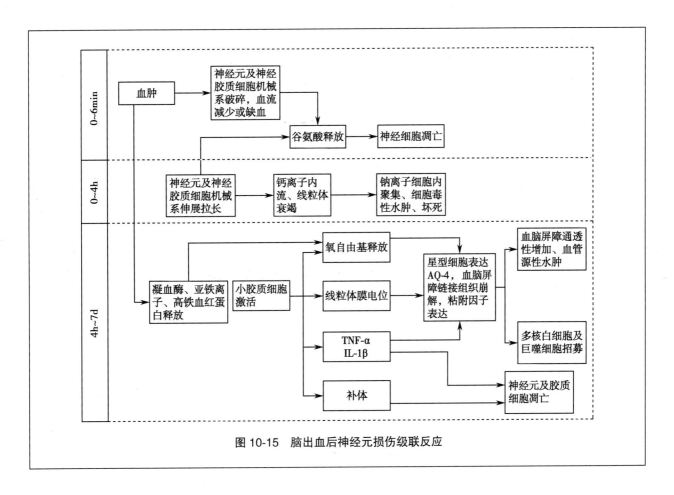

图 10-15 脑出血后神经元损伤级联反应

(二) 临床诊疗决策

1. 病情评估 约 1/3 的患者发病突然,其余的患者经历数小时方恶化和发展到高峰,意识障碍见于 60% 的患者,其中 40% 的患者出现昏迷,脑出血患者病程表现为进行性恶化、好转后又恶化或逐渐好转。昏迷、大出血者预后不良,以下因素影响患者预后:①意识障碍的程度;②血肿大小;③中线移位程度;④合并脑室出血;⑤血肿部位,如丘脑、脑干;⑥高龄患者。一般少量脑出血、轻度神经功能缺损患者可以完全康复,有明显局灶神经功能缺损的中等血肿者,虽不危及生命但多遗留严重残障。

本患者高龄,基础疾病多,发病即出现意识障碍,CT 显示出血量较多且破入脑室,提示预后不良。

 相关要点:血肿扩大的评估及预测

血肿扩大指头颅 CT 显示血肿体积较前增加 33% 以上。约 1/3 的脑出血患者会发生早期血肿扩大,在发病 3h 内接受 CT 检查的患者中,28%~38% 的患者 CT 复查结果显示血肿增大 1/3。血肿扩大常发生在脑出血发病 24h 内,6h 内更多见。出血部位与血肿扩大亦关系密切,丘脑出血血肿扩大的发生率较高。血肿扩大的病因是血管受损渗血以及血肿周围组织继发性出血。一般从发病到来院时间短、早期症状不重、意识清楚以及高龄、高血糖、凝血功能障碍、既往有脑梗死病史的患者早期恶化和血肿扩大风险较大。影像学方面,CT 或 MRI 显示血肿形状不规则、CTA 的原始图像点状征(为斑点样或线样的增强高密度影,由血管壁损伤渗血导致造影剂异常渗漏所致)均为提示再出血风险的重要预测指标。有研究认为高血压是血肿增大的危险因素之一,尤其是收缩压,因此控制高血压是预防早期血肿扩大的重要措施,血肿增大可导致残疾率和病死率增高,临床上应密切观察病情发展,以尽早发现及给予内外科治疗。

2. 辅助检查

(1) 一般检查：对疑似脑出血患者都应进行常规的实验室检查排除相关系统疾病，协助查找病因。最好同时完成各项手术前检查，为一旦需要的紧急手术做好准备工作，本患者血常规、血生化、凝血功能、心电图及胸部 X 线等检查均正常。

(2) 影像学检查

1) 头颅 CT 检查：临床疑诊脑出血时首选 CT 检查，可显示圆形或卵圆形均匀高密度血肿，发病后即可显示边界清楚的新鲜血肿，并可确定血肿部位、大小、形态、血肿周围的水肿和血肿的动态变化以及是否破入脑室，血肿周围水肿带和占位效应等；如脑室大量积血可见高密度铸型、脑室扩张，1 周后血肿周围可见环形增强，血肿吸收后变为低密度或囊性变，CT 动态观察可发现脑出血的病理演变过程，并在疾病治疗过程中的病情变化时第一时间指导临床治疗。血肿的计算方法为：血肿量（ml）=0.5× 最大面积长轴（cm）× 最大面积短轴（cm）× 层面数 × 层厚（cm）。

2) 多模式 CT 扫描：包括 CT 脑灌注成像（CTP）和增强 CT。CTP 能够反映脑出血后脑组织的血供变化，可了解血肿周边血流灌注情况。增强 CT 扫描发现造影剂外溢是提示患者血肿扩大风险高的重要证据。

3) MRI 检查：可发现 CT 不能确定的脑干或小脑小量出血，能分辨病程 4~5 周后 CT 不能辨认的脑出血，区别陈旧性脑出血与脑梗死，显示血管畸形流空现象，还可以大致判断出血时间，是否多次反复出血等，但 MRI 检查需要患者较长时间（10min 以上）静止不动躺在扫描机内，对已有意识障碍的患者较难做到，一般不及 CT 检查应用广泛。

4) 多模式 MRI 扫描：包括弥散加权成像（DWI）、灌注加权成像（PWI）、水抑制成像（FLAIR）、梯度回波序列（GRE）和磁敏感加权成像（SWI）等，它们能够对脑出血提供更多附加信息，如 SWI 对早期脑出血及微出血较敏感。

5) CTA、MRA、CTV、MRV：是快速、无创性评价颅内外动脉血管、静脉血管及静脉窦的常用方法，可用于筛查可能存在的脑血管畸形动脉瘤、动静脉瘘等继发性脑出血，但阴性结果不能完全排除继发病变的存在。

6) DSA 全脑血管造影检查：DSA 虽为有创检查，因其可直观地看到脑血管的走形及形态，在脑出血原因的鉴别上仍为金标准。轻度脑出血为明确血管情况，可待病情稳定或延期检查。中、重度患者如怀疑有脑血管畸形或动脉瘤破裂，直接开颅止血会延误甚至加重病情，因此即使是已经脑疝但生命体征平稳的患者，仍需在外科血肿清除手术前尽快进行 DSA 检查。

 相关要点：脑出血不同时期 CT 改变（图 10-16）

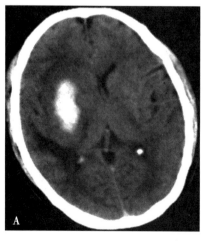 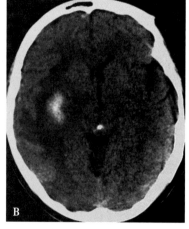 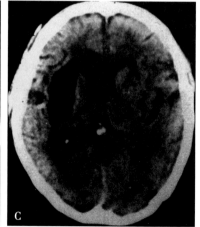

图 10-16　脑出血不同时期 CT 改变
A. 急性期；B. 亚急性期；C. 慢性期

　　1. 急性期（包括超急性期）　脑内圆形、类圆形、不规则形高密度灶，CT值50~80HU，血肿周围可见低密度带环绕，为水肿带，血肿及水肿有占位效应，造成脑室沟池受压及中线结构移位，可并发脑疝。占位效应一般在出血后3~7d达高峰，此时为脑水肿的高峰期。

　　2. 亚急性期　血肿密度逐渐减低，灶周水肿由明显到逐步减轻；水肿周边吸收，中央仍呈高密度，出现融冰征，增强扫描呈环形强化，呈现靶征。

　　3. 慢性期　病灶呈圆形、类圆形或裂隙状低密度影，病灶较大者呈囊性低密度区。

 相关要点：脑出血不同时期磁共振改变

　　1. 超急性期　含氧合血红蛋白，在高场强MR成像时，T_1WI呈等信号、T_2WI呈高信号；在低场强MR成像时，T_1WI可能为高信号。

　　2. 急性期　红细胞内氧合血红蛋白变为脱氧血红蛋白，为顺磁性，造成局部磁场不均匀，由于磁敏感效应加快了质子失相位，能显著缩短T_2值；血肿在T_1WI为等或略低信号，T_2WI为低信号。

　　3. 亚急性期　早期细胞内的脱氧血红蛋白渐变为正铁血红蛋白，为顺磁性，T_1WI、T_2WI均为周边环形高信号、病灶中心低信号或等信号；随着红细胞溶解，出现游离正铁血红蛋白，脑血肿在T_1WI及T_2WI均为高信号。

　　4. 慢性期　正铁血红蛋白演变为含铁血黄素，为顺磁性物质，产生T_1和T_2缩短效应，血肿有游离稀释的正铁血红蛋白和周边的含铁血黄素构成，信号表现为：① T_1WI和T_2WI表现为高信号血肿周围包绕一圈低信号环；②血肿充分吸收，T_1WI和T_2WI均表现为斑点样不均匀略低或低信号影；③软化灶形成，T_1WI低信号，T_2WI高信号，周边为低信号影环绕。

　　3. 治疗　治疗方案的选择分为内科治疗和外科治疗，本患者脑出血量大，且破入脑室，首先需要判断是否需要外科手术治疗，内科医师同样需要了解手术指征及手术禁忌证，必要时请相关科室会诊。

 相关要点：各部位脑出血手术指征及术式

　　1. 基底节区出血
　　外科手术指征：
　　(1) 颞叶钩回疝。
　　(2) CT、MRI等影像学检查有明显颅内压升高的表现（中线结构移位超过5mm；同侧侧脑室受压闭塞超过1/2；同侧脑池、脑沟模糊或消失）。
　　(3) 实际测量颅内压（ICP）>25mmHg。
　　术式：骨瓣开颅血肿清除术、小骨窗开颅血肿清除术、神经内镜血肿清除术、立体定向骨孔血肿抽吸术（改良锥颅术）。
　　2. 丘脑、脑叶出血
　　手术指征：同基底节脑出血
　　术式：骨瓣开颅血肿清除术、小骨窗开颅血肿清除术、神经内镜血肿清除术、立体定向骨孔血肿抽吸术（改良锥颅术）、脑室钻孔外引流术。
　　3. 脑室出血
　　手术指征：
　　(1) 少量到中等量出血，患者意识清楚，GCS>8分，无梗阻性脑积水。

（2）血量较大，超过侧脑室 50%，GCS<8 分，合并梗阻性脑积水者。

（3）出血量大，超过侧脑室容积 75% 甚至脑室铸型，GCS<8 分，明显颅内高压者。

术式：根据出血量多少选择腰池持续外引流、脑室钻孔外引流、开颅手术直接清除脑室内血肿。

4. 小脑出血

手术指征：

（1）血肿超过 10ml，四脑室受压或完全闭塞，有明显占位效应及颅内高压。

（2）脑疝患者。

（3）合并明显梗阻性脑积水。

（4）实际测量颅内压（ICP）>25mmHg。

术式：幕下正中或旁正中入路，骨瓣开颅血肿清除术。

相关要点：脑出血手术相对禁忌证

1. 神志清醒、幕上出血量小者。

2. 重度意识障碍并很快出现脑干症状者。

3. 脑干出血。

4. 病前有心、肺、肾等严重全身系统疾病者。

5. 年龄超过 70 岁，应结合全身情况慎重考虑，并对手术与否及手术方法进行选择。

6. 发病后血压过高、药物难以控制或伴有眼底出血者。

请神经外科会诊，建议行脑室穿刺引流术及血肿引流术，患者仍意识模糊，术后给予持续心电监护、监测生命体征、记录 24h 液体出入量。嘱定时翻身。给予 20% 甘露醇脱水降颅压以及补液、抑酸、保持水电解质平衡等治疗。患者入院后血压波动于 140~150/80~100mmHg，继续按原方案给予口服降压药物治疗，肠内营养混悬液及肠内营养乳剂增加营养支持。患者同时存在肺部感染，给予头孢曲松抗感染治疗，复查血常规及炎性指标，注意痰培养结果，必要时予以抗生素升级治疗。同时给予气压循环泵应用以防止下肢静脉血栓形成。患者意识状态由昏迷转为嗜睡，右侧肢体肌力Ⅲ级，左侧肢体肌力Ⅴ级，转入普通病房继续治疗，后患者复查相关化验指标均正常，病情好转，约 2 周后出院。

（三）随访

经复查患者头颅 CT 血肿逐渐吸收，患者意识状态好转，出院后转入康复医院继续康复治疗。出院后应注意患者的情绪变化及心理问题，及时发现及防治卒中后抑郁，改善生活饮食习惯，如低盐低脂饮食、戒烟、限酒，继续口服降压药物控制血压，预防再发脑出血，定期随诊。

（宋海庆）

第四节 蛛网膜下腔出血

【理论概要】

颅内血管破裂后，血液流入蛛网膜下腔成为蛛网膜下腔出血（subarachnoid hemorrhage，SAH），分为外伤性与非外伤性两大类。非外伤性 SAH 又称为自发性 SAH，是一种常见且致死率极高的疾病，分为原发性和继发性两类。原发性 SAH 占急性卒中的 10% 左右，为脑底或脑表面血管病变（如先天性动脉瘤、脑血管畸形、高血压脑动脉硬化所致的微动脉瘤等）破裂，血液流入蛛网膜下腔；继发性 SAH 为脑内血肿穿破脑组织，血液进入蛛网膜下腔。本节重点介绍非外伤性、动脉瘤性 SAH。

（一）临床表现

SAH 以中青年发病居多,好发年龄在 40~60 岁(平均≥50 岁),也可发生在童年或老年。男女比例为 1∶1.6。起病突然(数秒或数分钟内发生),多数患者发病前有明显诱因(剧烈运动、过度疲劳、用力排便、情绪激动等)。主要表现为突然剧烈头痛,可伴恶心、呕吐、癫痫样发作和脑膜刺激征,严重者可有意识障碍甚至很快死亡。

1. 一般症状

（1）头痛:动脉瘤性 SAH 的典型表现是突发的剧烈全头痛,患者常将头痛描述为"一生中经历的最严重的头痛",头痛不能缓解或呈进行性加重。多伴一过性意识障碍和恶心、呕吐。如头痛减轻后再次加重,常提示动脉瘤再次出血。局部头痛常可提示破裂动脉瘤的部位。

（2）脑膜刺激征:常于发病后数小时出现,3~4 周后消失。多数患者出现颈强直、克氏征和布氏征等脑膜刺激征,以颈强直最多见。

（3）眼部症状:20% 患者眼底可见玻璃体下片状出血,是急性颅内压增高和眼静脉回流受阻所致。

（4）精神症状:约 25% 的患者可出现精神症状,如欣快、谵妄和幻觉等。

（5）其他症状:部分患者可以出现脑心综合征、消化道出血、急性肺水肿和局限性神经功能缺损症状等。

2. 常见并发症

（1）再出血:是 SAH 主要的急性并发症,指病情稳定后再次发生剧烈头痛、呕吐、痫性发作、昏迷甚至去大脑强直,脑膜刺激征加重,脑脊液为鲜红色。20% 的动脉瘤患者病后 10~14d 可发生再出血,使死亡率约增加一倍。

（2）脑血管痉挛(cerebrovascular spasm,CVS):发生于蛛网膜下腔中血凝块环绕的血管,是死亡和致残的重要原因。常表现为波动性的轻偏瘫或失语。病后 3~5d 开始发生,5~14d 为迟发性血管痉挛高峰期,2~4 周逐渐消失。TCD 或 DSA 可帮助确诊。

（3）急性或亚急性脑积水:由于血液进入脑室系统和蛛网膜下腔形成血凝块阻碍脑脊液循环通路所致。起病 1 周内 15%~20% 的患者发生急性脑积水,轻者嗜睡,严重者可出现脑疝。亚急性脑积水发生于起病数周后。

（4）其他:5%~10% 的患者发生癫痫发作,部分患者发生低钠血症。

（二）诊断

突发剧烈头痛,并伴有恶心、呕吐、意识障碍、癫痫、脑膜刺激征阳性及头颅 CT 检查发现蛛网膜下腔呈高密度影,即可确诊 SAH。若头痛不严重,脑膜刺激征不明显,头颅 CT 检查未发现异常,但仍怀疑 SAH,则尽早行腰椎穿刺检查,腰椎穿刺结果提示为均匀血性 CSF,亦可确诊 SAH。SAH 是神经科急症之一,需要迅速、正确的诊断和处理(图 10-17)。

（三）治疗

急性期治疗目的是防治再出血,降低颅内压,防治继发性脑血管痉挛,减少并发症,寻找出血原因、治疗原发病和预防复发。SAH 应急诊收入院诊治,并尽早查明病因,决定是否外科治疗。手术治疗选择和预后判断主要依据 SAH 的临床病情分级,一般可采用 Hunt-Hess 分级(表 10-6)。Hunt-Hess 分级≤Ⅲ级时,多早期行手术夹闭动脉瘤或者介入栓塞治疗。建议尽量在可同时提供外科和血管内治疗这两种疗法的医院内对患者进行治疗。

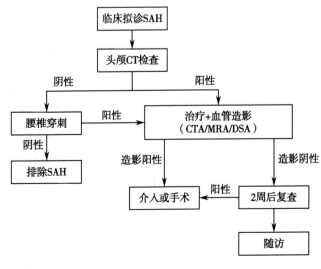

图 10-17 SAH 的诊断和处理流程图

表 10-6　动脉瘤性 SAH 患者 Hunt-Hess 分级

级别	标准	级别	标准
0 级	未破裂动脉瘤	Ⅲ级	嗜睡或意识错乱,轻度局灶性神经障碍
Ⅰ级	无症状或有轻度头痛、颈项强直	Ⅳ级	昏迷,中 - 重度偏瘫,去大脑强直早期
Ⅱ级	中 - 重度头痛、颈项强直,脑神经麻痹	Ⅴ级	深昏迷,去大脑强直,濒死

注:伴有严重系统疾病(如严重动脉粥样硬化、高血压肾病、糖尿病、慢性阻塞性肺病等)或血管造影证实严重脑血管痉挛者,加 1 级

1. SAH 的监测和一般处理

(1) 保持生命体征稳定;降低高颅压;对症支持治疗。绝对卧床休息 4~6 周。

(2) 血压管理:如果平均动脉压 >125mmHg 或收缩压 >180mmHg,应静脉持续给药,如尼卡地平、拉贝洛尔和艾司洛尔等降压药,防止血压过高导致再出血。一般应将收缩压控制在 160mmHg 以下。

(3) 监测血容量变化,纠正低钠血症。

2. 预防再出血治疗

(1) 动脉瘤介入和外科手术治疗。

动脉瘤夹闭或血管内治疗是预防 SAH 再出血最有效的治疗方法。首选介入栓塞,外科手术夹闭或弹簧圈栓塞均可降低动脉瘤再破裂出血的风险。

(2) 止血药物治疗 SAH 不同于脑内出血,出血部位没有脑组织的压迫止血作用,可适当应用止血药物,如 6- 氨基己酸、氨甲苯酸和酚磺乙胺等抗纤溶药物。

3. 脑血管痉挛防治

(1) 钙离子拮抗剂特别是尼莫地平,可降低病死率、改善患者神经功能。尼莫地平口服用法是 60mg,每 4h 1 次,持续 3 周。若不能口服,可予鼻饲。

(2) 维持有效的循环血容量可预防迟发性缺血。不推荐预防性应用高容量治疗和球囊扩张。

(3) 动脉瘤治疗后,如发生动脉痉挛性脑缺血,可以诱导血压升高,但若血压已经很高或心脏情况不允许时则不能进行。

(4) 如动脉痉挛对高血压治疗没有反应,可酌情选择脑血管成形术和 / 或动脉内注射血管扩张剂治疗。

4. 其他并发症的治疗

(1) 脑积水的治疗:伴第三、四脑室积血的急性脑积水患者可考虑行脑室引流。伴有症状的慢性脑积水患者可行临时或永久的脑脊液分流术。

(2) 癫痫发作的防治:有明确癫痫发作的患者必须用药治疗,不主张预防性应用。不推荐长期使用抗癫痫药物。

【临床病例讨论】

患　者:张 ××,男性,61 岁,主因“突发头痛 4h”入院。

现病史:患者于 4h 前工作中突发剧烈全头痛,伴恶心、呕吐数次。无意识障碍,无肢体抽搐、大小便失禁,无肢体无力,无发热。为求诊治来院。急诊查头颅 CT 示:蛛网膜下腔出血。遂以“蛛网膜下腔出血”收入院。

既往史及个人史:有高血压病史,血压最高 180/100mmHg,不规律口服硝苯地平缓释片治疗,未规律监测血压。否认糖尿病、心脏疾病、肝炎、结核病史。无特殊家族史。

查　体:T 36.5℃,P 85 次 /min,R 22 次 /min,BP 160/90mmHg。右利手。内科查体无异常。神经系统查体:神志清楚,言语流利,计算力、记忆力、定向力正常。视力、视野粗测正常。双眼各向运动充分。双侧瞳孔正大等圆,直径 3.5mm,对光反射灵敏。无面部感觉障碍,张口下颌居中,角膜

反射灵敏。双侧额纹对称,鼻唇沟对称,示齿口角不偏。听力粗测正常。双侧软腭上抬有力,悬雍垂居中,咽反射存在。双侧转颈耸肩对称有力,未见胸锁乳突肌萎缩。伸舌居中,未见舌肌萎缩及束颤。四肢肌力Ⅴ级,肌张力正常。共济运动正常。无感觉障碍。双侧腹壁反射对称引出,四肢腱反射对称引出,病理征阴性。颈抵抗,克氏征、布氏征阳性。

　　辅助检查:血常规、血生化、凝血功能均正常。心电图示窦性心律,大致正常心电图。头颅 CT 示蛛网膜下腔出血(鞍上池、环池、后纵裂池、外侧裂高密度影)(图 10-18)。急诊行全脑血管造影示左椎 - 基底动脉结合处动脉瘤,行 3D 成像,见囊动脉瘤为梭形性动脉瘤,大小约 0.5cm×1.2cm。

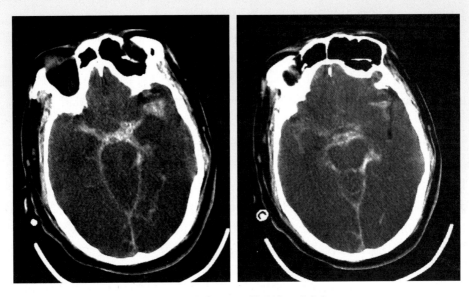

图 10-18　头颅 CT:蛛网膜下腔出血

（一）诊断

1. 定位诊断　依据患者颈抵抗,克氏征、布氏征阳性,定位于脑膜。

2. 定性诊断　患者老年男性,急性起病,出现剧烈全头痛、脑膜刺激征阳性,头颅 CT 示:鞍上池、环池、后纵裂池、外侧裂高密度影。诊断考虑为蛛网膜下腔出血。

3. 血管定位　DSA 示左椎 - 基底动脉结合处动脉瘤,定位于椎 - 基底动脉。

 相关要点:动脉瘤的定位症状

　　1. 颈内动脉海绵窦段动脉瘤　患者有前额和眼部疼痛、血管杂音、突眼及Ⅲ、Ⅳ、V_1、Ⅵ脑神经损害所致的眼动障碍,其破裂可引起颈内动脉海绵窦瘘。

　　2. 颈内动脉 - 后交通动脉瘤　患者出现动眼神经受压的表现,常提示后交通动脉瘤。

　　3. 大脑中动脉瘤　患者出现偏瘫、失语和抽搐等症状,多提示动脉瘤位于大脑中动脉的第一分支处。

　　4. 大脑前动脉 - 前交通动脉瘤　患者出现精神症状、单侧或双侧下肢瘫痪和意识障碍等症状,提示动脉瘤位于大脑前动脉或前交通动脉。

　　5. 大脑后动脉瘤　患者出现同向偏盲、Weber 综合征和第Ⅲ脑神经麻痹的表现。

　　6. 椎 - 基底动脉瘤　患者出现枕部和面部疼痛、面肌痉挛、面瘫及脑干受压等症状。

相关要点:SAH 的病因

1. 颅内动脉瘤 是最常见的病因,约占全部病例的 85%。其中先天性粟粒样动脉瘤约占 75%,另有高血压、动脉粥样硬化所致的梭形动脉瘤及感染所致的真菌性动脉瘤等。动脉瘤治疗后每年新生动脉瘤的比例为 1%~2%。动脉瘤性 SAH 再破裂危险性较高,如 2 周内的再出血率达 22%,1 个月内为 33%,1 个月后再出血的危险减低,但每年仍有 3% 的再出血风险。血管造影中造影剂外渗是预示再出血及预后不良的征象。动脉瘤性 SAH 病死率高,在出血第一周死亡率高达 27%,发生 2 次出血者病死率可达 70%,在发病 3 个月内病死率为 45%~49%。

2. 血管畸形 约占 SAH 病因的 10%,其中动静脉畸形占血管畸形 80%,如硬脑膜动 - 静脉瘘。多见于青年人,90% 以上位于幕上,常见大脑中动脉分布区。

3. 其他 中脑周围非动脉瘤性出血、烟雾病(占儿童 SAH 的 20%)、颅内肿瘤、垂体卒中、血液系统疾病、吸食可卡因、颅内静脉系统血栓和抗凝治疗并发症等。此外,约 10% 患者病因不明。

4. 鉴别诊断

(1) 高血压性脑出血:有明显的局灶性神经功能缺失症状和体征如偏瘫、失语等。原发性脑室出血与重症 SAH 临床难以鉴别,小脑出血、尾状核头出血等因无明显的肢体瘫痪临床上也易于 SAH 混淆。该患者无明显局灶性神经功能缺失症状和体征,头颅 CT 无脑实质出血,DSA 证实动脉瘤,可以排除该诊断。

(2) 动静脉畸形:可出现脑出血、蛛网膜下腔出血,主要表现为头痛、呕吐、意识障碍、脑膜刺激征、脑实质损害的局灶体征。CT 扫描为不规则、边缘不清的团块影,内有中、高、低、等密度影相间。病灶周围可有局限性脑萎缩,偶有轻度占位效应,但无病灶周围水肿。注射造影剂后病灶可强化,并可见血管影,甚至可见供血动脉和引流静脉。DSA 可清晰显示一堆不规则的血管团病灶,并可显示供血动脉和引流静脉,引流静脉早现于动脉期并扩张。本例患者头颅 CT 及 DSA 无动静脉畸形征象,可排除该诊断。

(3) 硬脑膜动静脉瘘:主要临床表现为头痛、头晕、耳鸣、突眼、癫痫、步态不稳、精神障碍、意识障碍等,亦可出现蛛网膜下腔出血。头皮可触及增粗搏动的枕动脉、颞浅动脉,突出的眼球可见结膜充血水肿。头颅增强 CT 可显示一侧或双侧,甚至全脑实质内凸面增粗显影的血管。全脑 DSA 可明确硬脑膜动静脉瘘的具体部位、瘘口大小及多少、血流与静脉引流的方向等血管影像学特点。本例患者颅脑 DSA 无硬脑膜动静脉瘘征象,可排除该诊断。

相关要点:SAH 的发病机制

1. 动脉瘤 粟粒样动脉瘤可能与遗传和先天性发育缺陷有关,尸解发现 80% 的患者 Willis 环动脉壁弹力层及中膜发育异常或受损,随年龄增长由于动脉壁粥样硬化、高血压、血涡流冲击等因素影响,动脉壁弹性减弱,管壁薄弱处逐渐向外膨胀突出,形成囊状动脉瘤。大小从 2mm~3cm 不等,平均 7.5mm。炎症动脉瘤是由动脉炎或颅内炎症引起的血管壁病变。

2. 脑动静脉畸形 是发育异常形成的畸形血管团,血管壁薄弱处于破裂临界状态,激动或不明诱因可导致破裂。

3. 其他 如肿瘤或转移癌直接侵犯血管,引起血管壁病变,最终导致破裂出血。

(二)临床诊疗决策

1. 病情评估 老年男性,急性起病。主要表现为突发剧烈全头痛,伴恶心、呕吐。主要阳性体征为颈抵抗,克氏征、布氏征阳性。Hunt-Hess 分级Ⅱ级。

2. 辅助检查　建议 SAH 患者行如下检查：

(1) 头颅 CT：临床疑诊 SAH 首选头颅 CT 平扫检查。出血早期敏感性高，在 SAH 发病后 12h 内，CT 的敏感度高达 98%~100%。CT 可发现蛛网膜下腔高密度出血征象。根据 CT 结果可以初步判断或提示颅内动脉瘤的位置。动态 CT 检查有助于了解出血的吸收情况，有无再出血、继发脑梗死、脑积水及其程度。

(2) 头颅 CTA：CTA 具有快速成像、普及率广等优点，适用于急性重症患者。CTA 诊断动脉瘤的敏感度为 77%~100%，特异度为 79%~100%。

(3) 头颅 MRI 和 MRA：在 SAH 后的不同时间，MRI 各序列的表现不同（可参见脑出血 MRI 表现）。三维时间飞跃法 MRA 诊断颅内动脉瘤的敏感度可达 55%~93%。MRA 无需碘造影、无离子辐射，适用于孕妇，可用于 SAH 的病因筛查。

(4) 头颅 DSA：DSA 是明确 SAH 病因、诊断颅内动脉瘤的"金标准"。首次 DSA 阴性的患者占 20%~25%，1 周后再行 DSA，有 1%~2% 患者发现之前未发现的动脉瘤。

(5) 腰椎穿刺：如果 CT 扫描结果阴性，强烈建议行腰穿 CSF 检查。均匀血性 CSF 是 SAH 的特征性表现。血性 CSF 离心后上清液发生黄变，或者发现吞噬的红细胞、含铁血黄素或胆红素结晶的吞噬细胞，这些均提示 CSF 中红细胞已存在一段时间，支持 SAH 的诊断。区别于腰穿误伤血管所致的血性 CSF，后者颜色从第 1 管至第 3 管逐渐变淡。腰椎穿刺可能造成低颅压或动脉瘤破裂，需注意。

(6) TCD：可作为非侵入性技术监测 SAH 后血管痉挛情况。TCD 判断血管痉挛的标准为：平均流速超过 120cm/s 或二次检查增加 20cm/s。

(7) 其他：心电图检查有助于发现 SAH 引起的心肌受损，如 P 波高尖、QT 间期延长和 T 波增高。血常规、血生化、凝血功能、血气分析等检查有助于判断病情及相关病因。

患者入院前行头颅 CT，如病程中出现头痛再次加重、意识障碍则需要复查头颅 CT，以便除外再出血。患者如存在 DSA 禁忌，则可用 CTA 或 MRA 替代。

3. 治疗

(1) 一般处理：收入重症监护室，密切监测生命体征和神经系统体征变化；绝对卧床休息；保持气道通畅，维持稳定的呼吸、循环系统功能；避免用力和情绪波动，保持大便通畅；予以镇痛药缓解头痛。

(2) 并发症处理：使用脱水药物包括甘露醇、呋塞米、甘油果糖、白蛋白等降低高颅压。予以尼莫地平注射液 24h 持续泵入，预防血管痉挛。

(3) 手术治疗：急诊行全脑血管造影 + 颅内动脉瘤支架辅助弹簧圈栓塞术。

（三）随访

SAH 总体预后较差，其病死率高达 45%，存活者中 50% 遗留永久性残疾，主要是认知功能障碍。SAH 预后与病因、出血部位、出血量、有无并发症及是否得到适当治疗有关。

本例患者治疗 2 周后头痛完全缓解，3 周时复查头颅 CT 出血全部吸收，长期随访未再复发。

 相关要点：SAH 诊疗的几点建议

1. 对可疑 SAH 患者应首选 CT 检查，动态观察有助于了解出血吸收、再出血、继发脑损害等。

2. 当临床表现典型，但 CT 结果阴性时，可谨慎行腰穿 CSF 检查协助确诊。

3. 对于 SAH 患者宜早期行 DSA 检查，以明确有无动脉瘤；如果 DSA 不能及时实施，可予 CTA 或 MRA 检查。

4. 针对病因治疗是预防再出血的根本措施；卧床休息有助于减少再出血；早期、短疗程抗纤溶药物治疗可减少再出血风险。

5. 常规口服或静脉应用尼莫地平，可有效防止动脉痉挛。

6. 动脉瘤患者的治疗方案应由经验丰富的神经外科与神经介入科医师根据患者的病情、动脉瘤情况共同商讨后决定。

（宋海庆）

第五节　其他动脉性疾病

一、脑动脉盗血综合征

【理论概要】

脑动脉盗血综合征（steal syndrome）是指由各种原因引起的动脉狭窄或闭塞，使其远端动脉压力明显降低，产生虹吸作用，使邻近动脉血液逆流至血压较低的动脉导致被盗动脉供血区缺血，当出现临床症状或体征时称为脑动脉盗血综合征。包括锁骨下动脉盗血综合征、颈动脉盗血综合征、椎-基底动脉盗血综合征等类型，临床上以锁骨下动脉盗血综合征多见。

锁骨下动脉盗血综合征（subclavian steal syndrome，SSS）是指锁骨下动脉或无名动脉在椎动脉起始处近心端发生狭窄或闭塞，导致对侧椎动脉血液被部分"盗取"通过患侧椎动脉逆流代偿供应锁骨下动脉，引起椎-基底动脉供血不足的症状。锁骨下动脉近端狭窄或闭塞最常见的原因是动脉粥样硬化，其次有动脉夹层、动脉炎、先天畸形，也可见于肿瘤、动脉瘤压迫，栓塞，外伤以及牵涉到锁骨下动脉的手术等。

由于大多数患者在出现症状后才就诊，因此锁骨下动脉盗血综合征的确切患病率尚不清楚。左侧锁骨下动脉盗血综合征的发生率是右侧的3倍，因左侧锁骨下动脉较易受到动脉粥样硬化影响。

（一）临床表现

1. 患侧上肢缺血症状　患侧上肢活动后无力、休息后好转，感觉异常、发冷、疼痛、皮肤苍白或发紫。患侧桡动脉甚至肱动脉、锁骨下动脉搏动减弱或消失，患侧上臂血压较健侧低20mmHg（2.7kPa）以上。

2. 盗血所致的椎-基底动脉供血不足　患者多在活动后出现短暂性的头昏、眩晕、晕厥、构音障碍以及由前庭功能障碍引起的感觉异常、眼震、凝视不能、单眼或双眼视力丧失，约19%的患者出现复视。少数可出现"倾倒症"，突然下肢肌力丧失而跌倒的发作，可没有意识障碍，并能迅速恢复。症状为短暂性，通常不会导致脑梗死。

3. 其他　在锁骨上区、锁骨下动脉区域可闻及收缩期血管杂音，杂音的性质和强弱可随头颈和患肢的运动改变。

（二）诊断

1. 临床症状及体征　根据患者发作性椎-基底动脉缺血和上肢缺血症状，尤其发生在上肢运动后；患侧上臂收缩压较健侧低20mmHg以上，在锁骨上区、锁骨下动脉区域闻及收缩期血管杂音可疑诊本病。

2. 血管检查明确诊断　血管多普勒超声、磁共振血管成像（MRA）、CT血管成像（CTA）、数字减影血管造影（DSA）等发现锁骨下动脉或无名动脉在椎动脉起始处近心端发生狭窄或闭塞，血管多普勒超声及DSA能明确显示盗血现象（椎动脉血液逆流）。

（三）治疗

1. 内科治疗　治疗关键是改善锁骨下动脉狭窄程度，减少盗血和上肢缺血程度。若患者SSS是因锁骨下动脉动脉硬化所致，应对其危险因素（如高血压、糖尿病、高血脂等）给予相应治疗，此外患者应终生使用抗血小板药物，以降低卒中等可能导致死亡的血管性病因的风险。SSS患者如果有大动脉炎的证据需要给予激素治疗。本病应尽量避免使用血管扩张药物，因其可加重盗血。

2. 外科治疗　出现椎-基底动脉供血不足症状是SSS患者的手术指征，锁骨下动脉血管内支架成形术是目前我国治疗SSS最常用的手段，其他手术方法有血管内膜切除术以及血流重建手术，应根据患者不同情况选择手术方案。

【临床病例讨论】

患　者:田××,男,62岁,主因"反复发作头晕1年,加重5d"入院。

现病史:患者一年前自觉站立时头晕,平躺后改善,症状反复发作,并伴有左上肢发凉感觉。5d前患者头晕加重,出现意识丧失一次,数秒好转,当地医院B超检查提示:左侧锁骨下动脉起始段斑块伴左侧椎动脉血流逆向,考虑"左侧锁骨下动脉盗血综合征",遂来医院就诊。

既往史:发现高血压4年,一直未治疗,无糖尿病、高脂血症病史,无心脏疾病病史。

个人史:吸烟史30余年。

家族史:无特殊。

查　体:入院后测血压右侧152/83mmHg,左侧105/74mmHg,神经系统检查未见明显阳性体征。卧立位血压差小于10/5mmHg。

辅助检查:头颅CT示腔隙性脑梗死。DSA检查示左侧锁骨下动脉起始处闭塞,右侧椎动脉血流通过左侧椎动脉逆流至锁骨下动脉,见图10-19。

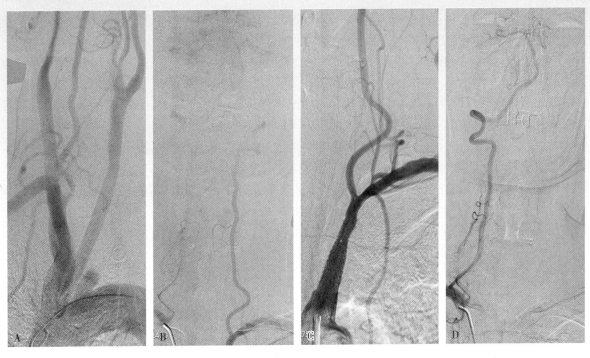

图10-19　左侧锁骨下动脉盗血综合征支架成形术治疗前后造影结果

A. 主动脉弓造影显示左侧锁骨下动脉起始处闭塞;B. 右侧椎动脉造影显示血流通过左椎动脉逆流至左锁骨下动脉;C. 左锁骨下动脉支架成形术后造影显示左侧椎动脉为顺向血流到达颅内;D. 支架成形术后右侧椎动脉造影显示盗血现象消失

(一) 诊断

1. 定位诊断　该患者反复出现后循环缺血症状(直立位头晕、晕厥),同时伴有左上肢缺血症状(左上肢发凉感觉)。体格检查发现左上肢血压较右上肢低20mmHg以上,综合上述症状及体征定位考虑左侧锁骨下动脉狭窄、锁骨下动脉盗血综合征可能。

2. 定性诊断　该患者左侧锁骨下动脉盗血综合征诊断要点:①有头晕、晕厥及左上肢发凉症状;②双侧血压差大于20mmHg;③造影显示左侧锁骨下动脉闭塞,无前向血流,左侧椎动脉血流逆向流入锁骨下动脉;④左侧锁骨下动脉支架成形术治疗后盗血现象消失、双侧血压对称、头晕症状好转。

3. 鉴别诊断　本病应注意和直立性低血压,椎动脉型颈椎病以及椎动脉或基底动脉的动脉粥样硬化性狭窄相鉴别。

(1) 直立性低血压:直立性低血压的定义为从仰卧位起立后 1~3min 内血压下降≥20/10mmHg,为交感缩血管神经功能衰竭的典型表现,患者常在体位改变时出现头晕、乏力、恶心、晕厥、头痛等症状。该患者卧立位血压无明显改变,但双侧血压差大于 20mmHg,造影显示左侧锁骨下动脉闭塞,左侧椎动脉血流逆向流入锁骨下动脉,因此首先考虑锁骨下动脉盗血综合征的诊断。

(2) 椎动脉型颈椎病:由于颈椎退变导致颈椎节段性不稳定,致使椎动脉遭受压迫或刺激,使椎动脉狭窄、折曲或痉挛造成椎 - 基底动脉供血不全,出现头晕、突发性眩晕而猝倒等表现。根据该患者两侧上臂收缩压差及脑血管造影结果,考虑锁骨下动脉盗血综合征的诊断。

(二) 临床诊疗决策

1. 病情评估　考虑该患者有锁骨下动脉盗血综合征可能。患者有高血压及吸烟史,发病机制为动脉粥样硬化可能。患者出现后循环缺血症状,存在明确手术治疗指征。

2. 辅助检查　本患者需完善彩色多普勒超声、头颈部 CTA 或 MRA 检查明确锁骨下动脉、椎动脉有无血管狭窄,血管超声检查明确有无椎动脉反向血流信号,DSA 造影检查能同时明确血管狭窄以及椎基底动脉盗血程度。

(1) 彩色多普勒超声:可见锁骨下动脉起始部狭窄或闭塞,狭窄处可见血流紊乱,流速增高,狭窄远端动脉则呈低阻改变;椎动脉血流反向,束臂试验可增加阳性检出率。

(2) 经颅多普勒超声(TCD):检测颅内段椎动脉血流,可见椎动脉反向血流信号,疑诊者应行患侧束臂试验。

(3) CT 血管成像(CTA)或磁共振血管成像(MRA):可见椎动脉起始处近心端锁骨下动脉管壁粥样硬化斑块,管腔狭窄或闭塞,并可全面了解主动脉弓及其主要分支动脉的形态。

(4) 数字减影血管造影(DSA):为诊断的金标准,可见椎动脉起始处近心端锁骨下动脉狭窄或闭塞,对侧椎动脉血液逆流至患侧椎动脉,并达锁骨下动脉的远心端。

本患者当地医院 B 超检查提示:左侧锁骨下动脉起始段斑块伴左侧椎动脉血流逆向,诊断"左侧锁骨下动脉盗血综合征"基本明确。因此我们选择直接行 DSA 检查,DSA 结果显示左侧锁骨下动脉起始处闭塞,右侧椎动脉血流通过左侧椎动脉逆流至锁骨下动脉,故患者诊断明确。

3. 治疗　该患者左侧锁骨下动脉完全闭塞,可考虑尝试介入治疗,如果微导丝能够通过闭塞段到达锁骨下动脉远端正常管腔,则能够行血管内支架成形术。尝试后最终微导丝顺利通过闭塞段并成功开通左侧锁骨下动脉。有时闭塞时间较长,闭塞段出现机化,或者动脉夹层无法找到真腔,或者大动脉炎病变,微导丝通过困难,则需要考虑外科血流重建手术。

(三) 随访

该患者术后左上肢发凉、头晕症状消失,1 个月后出现小脑梗死,经治疗后未留下明显后遗症。

相关要点:锁骨下动脉盗血综合征发病机制

1. 病变部位在锁骨下动脉椎动脉开口的近心端(锁骨下动脉椎动脉开口远心端病变不能构成盗血)。

2. 狭窄或闭塞严重程度需足以导致锁骨下动脉血流减少而不能满足上肢活动的需要(轻微狭窄不至于出现盗血现象)。

3. 病变侧椎动脉管腔通畅能够形成盗血血流通路。

相关要点：锁骨下动脉盗血综合征"盗血"方式

1. 一侧锁骨下或头臂干近心端闭塞时，血液流动方向为对侧椎动脉→基底动脉→患侧椎动脉→患侧锁骨下动脉的远心端。

2. 头臂干闭塞时，除按上述方式外，血液也可经由前交通动脉或后交通动脉→患侧颈内动脉→颈总动脉→患侧锁骨下动脉的远心端。

3. 左锁骨下动脉和右侧头臂干同时狭窄，血液经两侧后交通动脉→基底动脉→两侧椎动脉→两侧锁骨下动脉的远心端。

二、脑底异常血管网病

【理论概要】

烟雾病（moyamoya disease，MMD）即脑底异常血管网病，是一组以 Willis 环双侧主要分支血管（颈内动脉虹吸段及大脑前、中动脉，有时也包括大脑后动脉起始部）慢性进行性狭窄或闭塞，继发出现侧支异常的小血管网为特点的脑血管病。MMD 的基本病理改变为血管内膜细胞增生、增厚，血管内弹力板屈曲、增厚、变薄甚至断裂，中膜平滑肌细胞排列松散，动脉管腔严重狭窄甚至闭塞，同时存在源于颈内动脉、大脑后动脉、眼动脉、脑膜动脉的侧支血管形成异常血管网，脑血管造影时似吸烟时吐出的烟雾，故名烟雾病。

目前烟雾病的病因尚未完全明确，其可能的相关因素包括遗传、感染、炎症及免疫反应，细胞因子分泌异常，弹性蛋白堆积等方面。以往认为本病限于颈内动脉系统，但近年来的研究认为 MMD 是一全身性疾病，颈外动脉甚至冠状动脉、肺动脉、肾动脉均可见类似病理改变。

世界各地均有报告，但仍以日本人报道病例最多，中国和亚洲其他国家次之。根据日本的研究报告，烟雾病年发病率 0.35/10 万，患病率为 3.16/10 万。

（一）临床表现

该病发病年龄在 2~65 岁，以儿童和青少年多见。有 10~14 岁和 40 岁左右两个发病年龄高峰。临床多以脑血管事件起病，早期血管代偿功能尚未完全形成，故多表现为缺血性改变，反复多次发作者可出现脑萎缩。随着血管代偿改变，可引起脑内或蛛网膜下腔出血。

1. 缺血型烟雾病　多见于儿童和青少年，成人也不少见。最常见的临床表现为 TIA，约见于 70% 的患者。其 TIA 的典型表现为交替性肢体无力，多在长时间哭闹或剧烈运动后发作，严重时可出现脑梗死。梗死多为皮质或皮质下、斑点状或蜂窝状低密度灶，部分患者同时伴有脑萎缩。

2. 出血型烟雾病　出血型烟雾病多见于成年人，女性多于男性。出血部位多位于脑室旁脑实质和脑室内，部分位于蛛网膜下腔。出血量一般不多，患者可有头痛、恶心、呕吐，少部分患者出现严重神经功能障碍或意识障碍。

3. 癫痫型烟雾病　MMD 患者也有表现为频繁的癫痫发作、部分性发作或癫痫持续状态，伴脑电图癫痫样放电。

（二）诊断

根据患者临床表现如儿童或中青年患者出现不明原因的卒中、反复交替性发作 TIA、脑室出血、脑出血合并脑梗死、非原位再出血等需考虑烟雾病，再进一步行 DSA、CTA 或 MRA 等影像学检查确诊。实验室检查主要是感染、免疫等方面的检查。

1. 相关检查

（1）DSA：DSA 是诊断烟雾病的金标准，其特征为 Willis 环双侧分支血管不同程度狭窄或闭塞伴颅底烟雾状血管网形成，大脑后动脉也可出现相似改变，脑内其他部位可见丰富的侧支循环。

（2）CT 检查：头颅 CT 平扫可无异常表现，也可表现为梗死或出血性改变。梗死多为皮质或皮质下、斑点状或蜂窝状低密度灶，但不一定与大脑的主要动脉供血区一致，部分患者同时伴有脑萎缩。烟雾病脑出血常位于脑室内或脑室旁，也可位于颞叶、顶叶等其他部位。CTA 对血管异常的显示类似于 DSA 结果，对末梢细小血管的显示较差。

（3）MRI 和 MRA：头颅 MRI 和 MRA 是目前诊断烟雾病首选的无创检查手段。MRI 能显示颅内出血或缺血病变，较早发现且能发现较小的缺血灶。MRA 能观察到 T_2 像血管流空信号的不连续或消失以及 T_1 像上多发圆点或线状长 T_1 异常信号，有助于判断血管情况（图 10-20）。

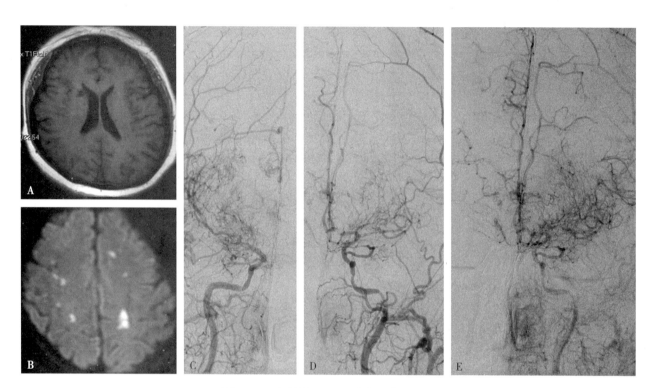

图 10-20 烟雾病 MRI 及脑动脉造影表现
A. MRI T_1WI 显示陈旧性脑梗死；B. MRI DWI 显示多发急性脑梗死；C. DSA 显示右侧颈内动脉末端及大脑中动脉狭窄，周围见较多的新生小血管；D~E. DSA 显示左侧大脑前动脉 A_1 段狭窄，大脑中动脉 M_1 段闭塞，周围见较多的新生小血管

（4）脑血流动力学及脑代谢评价 正电子发射断层扫描、MR/CT 灌注成像等可检测烟雾病患者脑血流动力学情况，判断脑组织血流灌注量是否存在不足，是外科血管重建手术前重要的评估方法。

2. 日本 MMD 研究委员会对该病的诊断标准

（1）脑血管造影显示双侧颈内动脉（ICA）的末端及其主要分支大脑中动脉（MCA）、大脑前动脉（ACA）的闭塞或狭窄，伴有动脉相可见的脑底异常血管网形成。

（2）缺乏已知的病因。单侧发病者一般作为可能诊断，多在随访中发展成双侧，排除其他原因后有典型单侧临床和造影表现者亦可诊为"单侧"的 MMD。

 相关要点：烟雾病与烟雾综合征

烟雾病主要需要与非烟雾病性血管狭窄或闭塞相鉴别，如动脉粥样硬化、血管炎导致的血管狭窄或闭塞，尤其是在早期烟雾病患者尚未出现双侧脑动脉狭窄时，两者鉴别存在一定困难，近年来发展的高分辨磁共振及脑动脉管壁成像技术能较好地进行区分。

烟雾综合征也叫类烟雾病,是合并一种以上基础疾病并伴有烟雾病的一组疾病。在单侧烟雾病中,如果存在基础疾病,我们也可将其称之为"烟雾综合征"。2012 年日本烟雾病指南中关于烟雾综合征的定义是指表现为颈内动脉末端狭窄或者闭塞或者合并大脑前和 / 或大脑中动脉起始部出现异常血管网并且伴有一种基础疾病。

(三)治疗

烟雾病的治疗目标是增加脑血供、减少脑出血、预防再发作。对已知病因予以病因治疗,如针对钩端螺旋体、结核菌感染以及自身免疫性动脉炎的治疗。出现脑梗死的患者给予抗血小板聚集、扩容、扩张血管、钙离子拮抗剂、脑细胞活化剂等治疗。

手术治疗可以改善脑组织血供,在部分缺血症状明显患者中疗效好于内科治疗。主要分为直接和间接血管重建术,近年来越来越多的医生主张采用两种甚至两种以上血管重建方法联合治疗该病,有助于扩大有效供血面积,提高手术疗效。

成人与儿童预后不同,儿童日常生活能力及生存情况较好,成人相对较差。临床症状及其严重程度决定于侧支循环的代偿效果,如果能够维持足够的脑血流灌注,则可能不出现临床症状,或只有短暂的 TIA 型发作,或头痛。如果不能保持脑血流灌注,则症状严重,引起广泛脑损伤。

三、脑淀粉样血管病

【理论概要】

脑淀粉样血管病(cerebral amyloid angiopathy,CAA)是淀粉样物质沉积于颅内血管而导致的脑血管病。其主要病理特征是淀粉样物质(主要是 Aβ 蛋白)在大脑皮质、皮质下、软脑膜的中、小血管的中膜及外膜沉积,也可分布于毛细血管,静脉少见。CAA 的病因尚不明确,多为散发型,少数为家族型,家族型的主要危险因素是 APP 基因,散发型目前唯一公认的危险因素是 $ApoE\ \mathcal{E}4$ 等位基因。

脑内小动脉壁中层淀粉样变诱发微动脉瘤形成或破裂,临床特点为反复多部位脑血管破裂,导致多灶性自发性颅内出血。血管淀粉样浸润也可导致血管腔严重狭窄,出现局灶性缺血、脑梗死及脑萎缩。

CAA 总发病率为 20/10 万,发病率无性别差异。资料显示一般老年人群 CAA 的发生率为 10%~40%,阿尔茨海默病(Alzheimer disease,AD)患者 CAA 发病率高达 80%。

(一)临床表现

CAA 多在 60 岁以上发病,发病率随年龄增长而增高且无性别差异。临床表现与病灶部位及性质有关,无特异性。常表现为脑出血、痴呆、脑梗死或 TIA 等,部分患者无临床症状。

1. 自发性脑出血 CAA 最常表现为反复多灶性自发性脑出血,非外伤非高血压性脑叶出血首先考虑本病。CAA 脑出血占脑出血总数的 5%~20%,占脑叶出血的 30%,是老年人继发 SAH 的第 1 位原因,是继高血压和动脉瘤之后的第 3 位自发性脑出血病因。病灶多位于皮质、皮质下、脑叶等区域,白质深部及小脑受累罕见。患者出现头痛、癫痫、意识障碍等颅内出血症状,脑叶出血也可破入蛛网膜下腔导致相应症状。

2. 进行性痴呆 CAA 可能与 AD 以外的痴呆相关,是血管性痴呆的原因之一。发展快,进行性加重,数天至数年(与 AD 区别之处),白质脑病是 CAA 伴痴呆一个突出的影像学特征。部分 CAA 患者也出现 AD 相关症状,如精神障碍、记忆力障碍、注意力、计算能力减退等。CAA 与 AD 关系密切,40%CAA 伴发 AD,而 AD 中 82%~96% 有 CAA。CAA 导致痴呆的原因有多方面:白质脑病、多发皮质卒中、慢性缺血性损害、癫痫等。

3. 脑梗死 由于淀粉样物质沉积导致血管腔狭窄或闭塞,少数患者可出现短暂性脑缺血发作和脑梗死。梗死多见于枕叶、颞叶、顶叶与额叶,但比一般的动脉硬化性脑梗死范围小、程度轻、可多发和反复发作。

(二)诊断

1. 结合患者的临床表现和辅助检查综合判断,确诊需要依靠病理检查结果。

2. 目前临床推荐的诊断标准是波士顿标准:

(1) 肯定的 CAA:完整的尸检资料显示脑叶、皮质或皮质 - 皮质下出血和伴有严重血管淀粉样物质沉积的 CAA,无其他病变。

(2) 病理学证实的 CAA:临床症状和病理学组织(清除的血肿或皮质活检标本)显示脑叶、皮质或皮质 - 皮质下出血或仅有某种程度的血管淀粉样物质沉积,无其他病变。

(3) 很可能的 CAA:年龄≥55 岁,临床症状和影像学表现均显示局限于脑叶、皮质或皮质 - 皮质下(包括小脑)多发出血,而没有其他原因引起的出血。

(4) 有可能的 CAA:年龄≥55 岁,临床症状和影像学表现为无其他原因可以解释的单个脑叶、皮质或皮质 - 皮质下出血。

(三) 治疗

目前没有有效的针对脑血管淀粉样物质沉积的治疗方法,故临床上多是对症治疗,出血量大的患者可行血肿清除术。可疑 CAA 的患者进行皮质活检和血肿清除术中取周边组织检查不但安全而且有重要的诊断价值,并未明显增加出血风险,术中需注意严格止血。对 TIA 及脑梗死患者给予相应治疗,CAA 患者易出血,即使发生脑梗死,溶栓也要慎重,恢复期避免应用抗凝药物,慎用抗血小板类药物。

CAA 多呈进行性发展,病程 5~19 年,预后取决于出血量大小和出血次数的多少。CAA 相关脑出血的院内病死率为 24%。

【临床病例讨论】

患　者:霍××,男,76 岁,主因"反复发作性左侧肢体麻木 5d"入院。

现病史:患者 5d 前开始反复出现左侧肢体麻木,症状持续约 1~2min 缓解,每天发作 10 余次,并伴有右侧额顶部疼痛不适,程度不剧,无呕吐及肢体乏力症状。

既往史:否认高血压、糖尿病史,否认冠心病史,否认癫痫病史。

个人史:近 5 年有明显记忆力下降,无抽烟饮酒史。

家族史:否认家族遗传病史及类似疾病史。

查　体:神清言利,双侧额纹对称,双侧眼球活动正常,双侧瞳孔正大等圆,直径约 3mm,对光反射灵敏,无面舌瘫,四肢肌力、肌张力正常,四肢腱反射活跃,病理征阴性,深浅感觉无明显异常,颈软,克氏征(-)。

辅助检查:头颅 CT 示右侧额叶低密度影,局部可见点状高密度影。头颅 MRI 示多发性皮质及蛛网膜下腔陈旧性出血,见图 10-21。

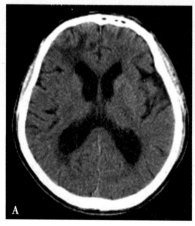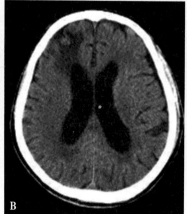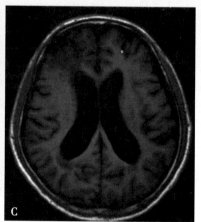

图 10-21   可能的脑淀粉样血管病患者的影像学表现
头颅 CT(A~B).右侧额叶片状低密度影,近皮质处可疑脑出血;C.MRI T_1WI 显示右侧额叶低信号,脑室扩大

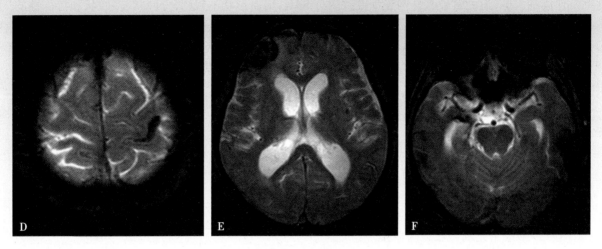

图 10-21（续）

MRI T$_2$* 成像显示左侧顶叶蛛网膜下腔（D）、右侧额叶皮质（E）、右侧颞叶皮质及右侧海马（F）多发陈旧性出血灶

（一）诊断

1. 定位诊断　根据患者出现反复发作性左侧肢体麻木症状不伴有无力，结合患者右侧额顶部疼痛不适，定位于右侧大脑半球，尤其是皮质病灶可能性大。

2. 定性诊断　该患者左侧肢体麻木症状表现为反复性、发作性，定性诊断需要考虑癫痫以及 TIA 可能。对于年过 55 岁患者，无高血压病史、无明显原因出现一处或多处脑叶出血灶，尤其是合并有蛛网膜下腔出血、认知功能减退患者必须考虑 CAA 的可能性。

3. 鉴别诊断　CAA 病与 AD、皮克病、多发性梗死性痴呆、皮质下动脉硬化性脑病等痴呆鉴别，还需于高血压性脑出血，蛛网膜下腔出血及动脉硬化性脑梗死等鉴别。

一般合并认知功能减退的老年人，出现非外伤性、非高血压性脑出血，同时影像学提示脑表浅部位出血特别是多发脑叶出血的患者，应该考虑到本病。梯度回波磁共振成像（T$_2$*WI）和磁敏感加权成像（SWI）可被用于检测多发性无症状性脑叶点状出血（该疾病典型特征），并可允许在活体上诊断可疑 CAA。

（1）CAA 病与神经退行性疾病、梗死性痴呆、皮质下动脉硬化性脑病等引起的痴呆相鉴别：这些疾病均可导致痴呆及脑萎缩，但神经退行性疾病患者通常无脑梗死、脑出血的临床及影像学表现，该患者影像学检查结果不符合。梗死性痴呆大多因为关键部位梗死、多发性梗死或大面积梗死导致，通常无多发微出血灶，该患者不符合。皮质下动脉硬化性脑病患者也有痴呆、脑萎缩表现，多发腔隙性脑梗死及脑白质缺血性改变突出，而通常无微出血灶，该患者有多发脑实质微出血及蛛网膜下腔出血，故不符合。

（2）CAA 病相关出血与高血压性脑出血、动脉瘤性蛛网膜下腔出血鉴别：典型的 CAA 相关性脑出血发生在脑叶、表浅皮质区域，经常破入蛛网膜下腔，表现为反复多次微小出血，临床症状体征不显著，常发生在夜间。高血压脑出血患者有高血压病史，通常在脑深部，破入脑室，日间活动时多发，一次出血即有明显的临床症状、体征并可形成血肿。动脉瘤性蛛网膜下腔出血好发于脑底动脉环的大动脉分支处，活动下发病，症状体征严重。该患者临床表现及 MRI 检查结果不符合。

（二）临床诊疗决策

1. 病情评估　该患者存在发作性左侧肢体麻木，影像学检查示右侧额叶出血，可能为皮质病灶导致的症状性癫痫，可行脑电图检查，并予以抗癫痫治疗。皮质出血常见病因为动脉瘤、动静脉畸形、肿瘤以及 CAA，需进一步鉴别诊断。

2. 辅助检查　CAA 可能诊断主要依靠影像学检查结果，尤其是头颅 MRI，进一步完善的检查包括实验室脑脊液 Aβ 检查，明确诊断需要组织病理学检查。

（1）影像学检查：CT 和 MRI 显示反复多发的皮质或皮质下出血灶（>1 个），可位于不同部位和阶段，急性期常伴周围水肿,血肿常破入蛛网膜下腔致附近 SAH,出血形状不规则,分叶状、多腔状和特征性的"手指样放射"状;局灶性脑室扩大、白质疏松及脑萎缩。最有价值的是磁共振梯度回波成像,能更加敏感地显示微小出血及陈旧性出血灶。DSA:多无阳性发现,小部分伴有血管炎,主要是排除微小动脉瘤。该患者头颅 MRI 显示脑室扩大,MRI T_2* 成像显示左侧顶叶蛛网膜下腔、右侧额叶皮质、右侧颞叶皮质及右侧海马多发陈旧性出血灶,据此作出可能的 CAA 诊断。

(2) 实验室脑脊液检查:CAA 患者脑脊液 Aβ 水平显著低于非 CAA 患者;Aβ 前体蛋白(APP)水平下降,提示存在 Aβ 沉积。

(3) 活检:皮质和软脑膜组织病理检查是诊断的重要方法。

─── **相关要点:CAA 病理检查中的严重程度分级** ───

0——血管中无刚果红染色存在

1——少许肌层染色(+),外观正常

2——刚果红物质完全取代中膜

3——受累血管至少 50% 的周径血管壁断裂(双腔样改变)

4——受累血管存在纤维素样坏死

3. 治疗   CAA 目前没有有效的治疗方法,多是对症治疗,出血量大的患者可行血肿清除术。该患者以多发脑微出血、癫痫为主要表现,治疗上以控制癫痫为主,避免应用抗凝及抗血小板类药物。

(三) 随访

该患者经抗癫痫治疗后,未有左侧肢体麻木再发,1 个月后复查头颅 CT 示右侧额叶软化灶,出血吸收,未留下明显后遗症。

四、伴有皮质下梗死和白质脑病的常染色体显性遗传性脑动脉病

【理论概要】

伴有皮质下梗死和白质脑病的常染色体显性遗传性脑动脉病(cerebral autosomal dominant arteriopathy with subcortical infarcts and leukoencephalopathy,CADASIL)是一种遗传性脑小血管疾病。其临床特征有偏头痛病史(30%~40%)、中年(30~60 岁)发病、脑血管病为首发、进行性痴呆以及神经影像检查示广泛白质病灶和皮质下梗死。本病是一种系统性的动脉疾病,但因为血管平滑肌细胞在脑血流量的自身调节以及维持脑部深穿支动脉灌注区域的灌注压中的作用尤为重要,所以其首先表现为脑部的症状。

90% 以上 CADASIL 患者 19 号染色体上 *NOTCH3* 基因突变,是常染色体显性遗传病。多为遗传致病,大多数患者父母中有一人患此病。*NOTCH3* 基因主要表达于动脉的血管平滑肌,编码一种跨膜蛋白,这种跨膜蛋白兼有信号转导和受体功能。*NOTCH* 基因突变通过改变蛋白质的构象,干扰配体与受体间的相互作用,导致血管平滑肌细胞发生退行性变。其病理标志是电子显微镜下在皮肤活检标本的血管平滑肌细胞表面观察到具有疾病特征性的颗粒状嗜锇物质。

(一) 临床表现

CADASIL 患者有脑梗死或短暂性脑缺血发作、痴呆、精神异常、偏头痛等特征。自然进程为 30 余岁出现偏头痛,40 余岁出现缺血性卒中,50 余岁出现进行性痴呆,平均死亡年龄为 60~70 岁,病程持续时间通常为 20~30 年。

1. 卒中   卒中是最常见的表现,大约 80% 的患者有皮质下梗死表现,但一般不出现大动脉闭塞所致的大范围梗死。首发卒中的年龄为 30~70 岁,平均发病年龄为 45 岁。表现为典型的腔隙综合征如纯运动性卒中、共济失调性轻偏瘫、构音障碍 - 手笨拙综合征、纯感觉性卒中和感觉运动性卒中等。有些病灶不出

现临床症状,但缺血反复发作,随病情发展可出现假性延髓麻痹等严重的功能障碍。

2. 认知功能障碍　认知功能障碍是第二大常见特征,48%~60%的患者有认知功能障碍。表现为发作性记忆力、注意力、执行和视空间功能障碍。

3. 偏头痛　有先兆偏头痛是 CADASIL 患者早期表现之一。平均发病年龄在 26 岁,87%~90% 伴有偏头痛的患者有先兆。先兆常涉及视觉和感觉系统,患者头痛剧烈,持续数小时至一天,伴恶心、呕吐、畏光等。

4. 精神异常　30% 的患者有精神异常,从人格改变到重度抑郁程度不等。患者可表现为躁狂、抑郁、幻觉和妄想等。

5. 其他　约 10% 的 CADASIL 患者有癫痫发作,此外也有发生亚临床视网膜病变、脊髓梗死和颅内出血的报道。

（二）诊断

1. 相关检查

（1）影像学检查:CADASIL 早期最敏感的诊断方法之一是 MRI 检查,MRI 的改变在患者 30~40 岁便可出现。通过 MRI 检查可发现亚临床患者以及散发患者,无症状的患者也可出现 MRI 的改变。

该病 MRI 检查主要表现为:①白质脑病;②白质、基底节区多发性小梗死灶;③脑室扩大。检查可见对称性的弥漫性大脑半球长 T_1 长 T_2 信号,以侧脑室旁白质及半卵圆中心为主,早期表现为散在的、斑片状、大小不等,晚期可以融合成片状。病灶的空间分布有助于 CADASIL 的诊断,此病的特征性改变是颞极白质 T_2 的异常高信号(图 10-22)。颞叶前部和外囊受累对于区分 CADASIL 和高血压引起的小血管病变有较高的敏感性和特异性,89% 的患者有中到重度颞叶前部受累,93% 有外囊受累。而长期高血压引起的白质缺血改变主要位于侧脑室周围。对于中年发病、具有明确家族史的患者、头部 MRI 显示广泛的脑白质病和皮质下多发性的梗死病灶,反复发作的脑梗死和皮质下痴呆,同时患者无动脉硬化的危险因素,需要首先考虑可能患有 CADASIL。脑血管造影一般无异常,偶有严重的小动脉狭窄。

（2）病理和基因检查是该病确诊的主要手段:皮肤活检免疫染色诊断 CADASIL 的敏感度为 96%,特异性为 100%。病理学检查可在电镜下观察到皮肤、肌肉和周围神经的血管渗透性颗粒,电镜检查发现特异性的血管损害在早期便可以确诊本病。分子遗传学检查证实其存在 NOTCH3 基因突变便可确诊本病。

2. 诊断标准

（1）发病情况:中年起病,常染色体显性遗传,多无高血压、糖尿病、高胆固醇血症等血管病传统危险因素。

（2）临床表现:脑缺血性小卒中发作、认知障碍或情感障碍等表现中的 1 项或多项。

（3）头颅 MRI:大脑白质对称性高信号病灶,颞极和外囊受累明显,伴有腔隙性脑梗死灶。

（4）病理检查:血管平滑肌细胞表面嗜锇性颗粒状致密沉积物,或 NOTCH3 蛋白免疫组化染色呈阳性。

（5）基因检查:NOTCH3 基因突变。

满足前 3 条加(4)或(5)为确定诊断;只有前 3 条为可疑诊断,只有前 2 条为可能诊断。

3. 鉴别诊断

（1）遗传性 CADASIL 应与下列疾病鉴别:脑淀粉样血管病、法布里病(Fabry 病)、线粒体脑病、Sneddon 综合征、遗传性内皮细胞病伴随视网膜病 - 肾病和卒中、显性遗传性正染性白质脑病等。鉴别时主要依据是患者的血管平滑肌细胞表面有无颗粒状嗜锇物质。

（2）散发的 CADASIL 病例应与下列疾病鉴别:多发性硬化、颅内原发性血管炎、皮质下动脉硬化性脑病(Binswanger 病)等疾病进行鉴别诊断,基因和病理检查是鉴别诊断的主要手段。

（三）治疗

CADASIL 主要在于明确诊断、疾病知晓和产前干预,目前没有针对 CADASIL 的特异性治疗方法。对于家系发病的成员采取产前诊断的方式阻止疾病的继续遗传。对于发病患者主要是对症支持治疗。阿司匹林和相关药物能预防血栓性闭塞,但许多患者有微出血,所以不能肯定抗血小板药物和抗凝药对

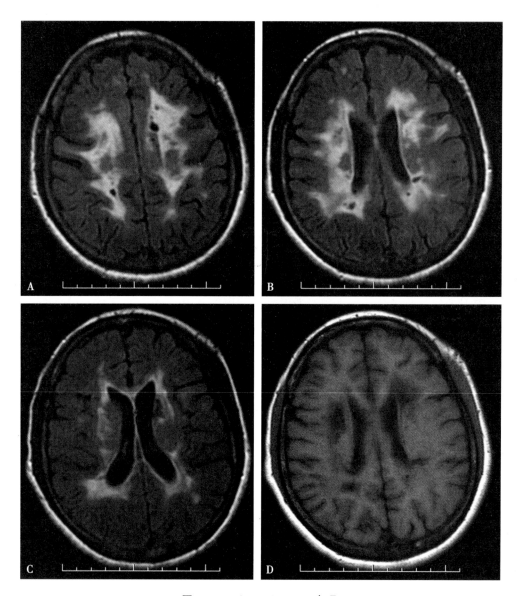

图 10-22 CADASIL MRI 表现
MRI T_2Flair（A~C）显示侧脑室旁脑白质广泛缺血性脱髓鞘性改变；MRI T_1WI（D）显示侧脑室旁多发脑白质低信号改变

CADASIL 的益处。

CADASIL 的总病程即使在同一家系内差异也很大，部分患者直到 70 岁才出现症状，另一部分患者在 50 岁之前已有严重残障。平均发病年龄 45 岁，发病早的患者不一定进展快，从发病到死亡在 3~43 年，一般病程为 10~30 年（平均 23 年）。

（汪 凯）

第六节 脑静脉血栓形成

【理论概要】

脑静脉血栓形成（cerebral venous thrombosis，CVT）是指发生于脑静脉系统（包括脑静脉窦、脑深部静脉及皮质静脉）的血栓形成，通常导致不同严重程度的临床症状。文献报道 CVT 发病率较低，为所有卒中类型的 0.5%~1%。不过随着现代诊疗技术的发展,越来越多的 CVT 患者被发现并获得诊治。CVT 病情严重可危及生命,急性期的死亡率为 3%~15%,早期诊断、早期治疗可显著降低 CVT 的致残率及死亡率。

CVT 是一组具有较大异质性的临床综合征,病因多样,病因构成与脑动脉系统血栓形成存在显著差异,高血压、糖尿病、血脂紊乱等脑梗死常见危险因素并不是 CVT 的主要病因,明确 CVT 的病因对治疗方案的选择及改善预后有重要作用。CVT 发病机制独特,多种病因导致的高凝状态导致血栓形成是 CVT 的主要发病机制。静脉窦或静脉血栓形成后导致脑静脉和毛细血管压力增高,脑灌注降低,出现缺血性损伤、血管源性水肿或血管破裂出血。

(一) 临床表现

1. 起病形式　急性或亚急性起病,与心源性脑栓塞或脑动脉血栓形成等疾病不同,这些疾病症状可在数秒、数分钟起病达到高峰,而 CVT 症状常有进展的过程,在临床诊断与鉴别诊断时需注意。

2. 发病年龄及性别　与动脉粥样硬化血栓形成不同,CVT 患者以中青年居多,20~40 岁是发病高峰,女性多见,男女比例可高达 1:3。

3. 临床症状　临床症状与脑静脉血栓形成的部位有关,变化多样。头痛是常见表现,可伴有恶心、呕吐、痫性发作等,还可表现视力减退及意识障碍等。局灶神经功能缺损症状迥异,可出现精神异常、失语、脑神经麻痹、偏瘫等。

(1) 上矢状窦血栓形成:多见于产褥期,也可见于妊娠、口服避孕药物、严重脱水、感染或恶性肿瘤患者。颅内压增高症状突出,可出现偏瘫、偏身感觉障碍、失语、双下肢瘫伴小便失禁等症状,皮层静脉回流障碍可导致局限性或全身性痫性发作。

(2) 横窦、乙状窦血栓形成:常见于化脓性乳突炎或中耳炎等感染性疾病。除头痛、恶心、呕吐等颅内压增高症状外,脑神经受累较常见,可出现三叉神经、展神经麻痹,部分患者表现为颈静脉孔综合征(舌咽神经、迷走神经和副神经麻痹),吞咽困难、饮水呛咳及声音嘶哑等。

(3) 直窦血栓形成:易累及大脑大静脉和基底静脉等大脑深部静脉,通常起病急,病情危重。多出现颅内压增高表现,头痛、恶心、呕吐,意识障碍、痫性发作,部分患者出现不自主运动等锥体外系表现。病情进展可导致脑疝,呼吸循环障碍,患者常很快进入深昏迷,死亡风险高。

(4) 海绵窦血栓形成:多见于面部化脓性感染,可累及一侧或双侧海绵窦。急性起病,多有发热、头痛、恶心、呕吐等症状。眼部静脉回流障碍表现较突出,眶周、眼睑、结膜水肿、眼球突出,脑神经受累常见,表现为海绵窦综合征,眼睑下垂、瞳孔散大、复视、眼球运动受限、眶周感觉减退等,部分严重海绵窦感染患者还可合并邻近颈内动脉感染,形成感染性血栓,导致脑梗死。

(5) 单纯皮质静脉血栓形成:症状较轻,头痛、恶心、呕吐等症状较少,视乳头水肿等颅内压增高的体征罕见。预后通常较好。临床容易忽略。

(二) 诊断

脑静脉血栓形成的诊断应根据临床症状、辅助检查及影像学检查综合确定。由于临床症状无特异性,影像学检查在脑静脉血栓的诊断中有重要的价值。临床上应首先明确是否为脑静脉血栓形成,其次是明确脑静脉血栓形成的病因,这对于治疗有重要作用。

1. 临床症状和体征　急性或亚急性起病,青年人多见,常出现头痛、恶心、呕吐等症状,部分患者视力减退甚至失明,查体见视乳头水肿征象,严重患者可出现痫性发作、意识障碍,还可出现局灶神经功能损害体征,如失语、偏瘫、偏身感觉障碍等。

2. 实验室检查　有助于诊断及发现病因。

3. 影像学检查　影像学检查对诊断脑静脉血栓形成具有重要价值。头颅 CT、磁共振成像(MRI)、磁共振静脉成像(MRV)、磁共振磁敏感成像(SWI)及脑血管造影(DSA)可提供直接或间接诊断依据。

(三) 治疗

1. 抗凝治疗

(1) 急性期抗凝治疗:抗凝治疗是目前国内外指南推荐的主要治疗方法。低分子肝素与普通肝素是目前急性期常用的抗凝药物。

1) 低分子肝素:低分子肝素对凝血和纤溶系统影响小,出血并发症少,无需监测凝血指标。临床常选择低分子肝素,应注意低分子肝素治疗剂量并非固定剂量,应根据患者体重相应调整[180U/(kg·d)]。急性期通常治疗14~21d。孕妇推荐使用低分子肝素。

2) 普通肝素:首次剂量3000~5000U静脉推注,再以1000~1500U/h持续静滴,每6~8h后再增加100~200U/h,直到部分凝血活酶时间增加1~2倍(通常1.5倍),治疗时间14~21d。肝素有时可诱导血小板减少或血小板减少性血栓形成,使病情加重,临床应注意观察症状变化并检测血小板功能及数量。

(2) 亚急性期及慢性期抗栓治疗

1) 华法林:在急性期肝素治疗后,如没有禁忌证,应过渡到口服华法林治疗。原则上肝素与华法林合并使用3~5d,待INR达标(2.0~3.0)时停用肝素。华法林的起始剂量为3~6mg,1次/d,根据INR调整剂量。疗程因病因不同而有所不同,如没有发现特殊原因,通常疗程为6个月。部分患者需要长期甚至终身服药。对于发生CVT的孕妇,需要继续使用肝素而避免口服华法林,因为后者能通过胎盘,有导致胎儿畸形的风险。

2) 新型口服抗凝药物:新型口服抗凝药(达比加群酯、阿哌沙班、利伐沙班、依杜沙班)已开始运用于预防全身静脉系统血栓形成,但缺乏预防脑静脉血栓形成的研究,有待于进一步开展临床试验研究。

2. 溶栓治疗　血管内局部溶栓治疗CVT有一定疗效,通常作为抗凝治疗的补充选择。在充分抗凝治疗无效且无严重出血的重症患者,可考虑实施局部溶栓治疗,可选择静脉窦内溶栓与动脉溶栓两种方式。

3. 抗血小板和降纤治疗　一般不使用抗血小板及降纤药物治疗CVT。如患者有血小板增多症,可联合使用抗血小板药物,如阿司匹林等,但应注意出血风险。

4. 血管内治疗　对于经过积极抗凝治疗病情仍然加重或者存在抗凝治疗禁忌证的患者,在有条件的医院可考虑积极血管内治疗,经导管机械取栓术可有效恢复静脉循环,改善患者预后。对于静脉窦狭窄导致颅内压增高患者,可考虑行狭窄部位静脉窦内支架植入术。

5. 手术治疗　部分患者临床症状危重,或视力进行性下降,药物治疗疗效欠佳,应进行风险获益评估,有条件单位尽快行手术治疗(去骨瓣减压术或视神经鞘减压术)。

6. 对症治疗

(1) 抗惊厥治疗:CVT发生惊厥的比例可高达37%~71%,惊厥发生后,应尽早使用抗癫痫药,常用药物包括丙戊酸钠、卡马西平等。抗癫痫治疗的疗程根据患者病情而定,一般不需要长期用药。但对存在脑实质损害的患者,可根据病情及辅助检查结果,适当延长抗癫痫治疗的时间,有研究提示可延长至1年左右。临床上不提倡预防性使用抗癫痫药物。

(2) 颅内压增高:临床上可采用综合治疗的方法来控制颅内压。非药物治疗方法包括抬高头位、镇静、止痛等,渗透性治疗常用甘露醇、高张盐水,有时可选用甘油果糖及白蛋白等。病情危重者可考虑手术治疗(如去骨瓣减压术等)。

(3) 病因治疗:在开展上述治疗的同时,还应针对病因进行治疗,这是决定治疗效果的重要因素。如高同型半胱氨酸血症是致病因素,则需联合使用甲钴胺、叶酸及维生素B_6等药物。自身免疫病患者发生脑静脉血栓,则还需治疗原发疾病,如免疫治疗等。肿瘤患者应联合抗肿瘤治疗。

【临床病例讨论】

患　者:张××,男,31岁,主因"头痛1月,加重3d"就诊。

现病史:1月前患者出现头痛,呈持续性左额部针刺样疼痛,逐渐扩展到左枕部,程度中等,影响日常活动及食欲,不伴肢体无力、视力减退。3d前头痛症状加重,出现恶心、呕吐,每日3~4次。来医院就诊,急诊行头颅CT检查:脑实质肿胀,左侧横窦区域可见条形高密度影。

既往史："系统性红斑狼疮"3年,激素免疫抑制剂治疗,近半年不规律治疗。否认高血压、糖尿病史。

婚育史:已婚。

个人史:否认吸烟、饮酒史。

家族史:无特殊。

查　体:T 36.5℃,P 98 次/min,R 20 次/min,BP 130/82mmHg。神志清楚,痛苦面容。内科系统查体未见异常。神经系统查体:粗测视力正常,眼底视乳头边界模糊,双瞳正大等圆,直径3.5mm,光反射存在,眼球运动自如,余脑神经检查未见异常。颈软无抵抗。四肢肌力Ⅴ级,腱反射对称引出(++),未引出病理征,感觉检查无异常。

辅助检查:头颅CT示脑实质肿胀,左侧横窦区域可见条形高密度影(图10-23)。

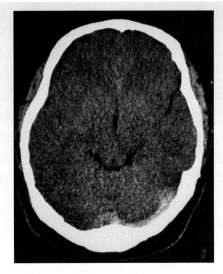

图10-23　头颅CT:脑实质肿胀,左侧横窦区域可见条形高密度影

(一)诊断

1. 定位诊断　患者表现为头痛、恶心、呕吐,查体见视乳头边界水肿,提示颅内压增高,可定位于脑脊液循环系统,未见局灶神经功能缺损体征,提示无神经系统功能区受累,但不除外脑实质非功能区病变。

2. 定性诊断　患者亚急性起病,青年男性,既往有系统性红斑狼疮病史,抗磷脂抗体和狼疮抗凝物(+),近期治疗不规范。无高血压、糖尿病等脑动脉粥样硬化血栓形成的常见危险因素。出现高颅压综合征表现,头颅CT示左侧横窦区域高密度征,高度提示静脉窦血栓形成,临床拟诊脑静脉血栓形成。

3. 血管定位　患者头颅CT可见左侧横窦内高密度影,定位于静脉系统左侧横窦。

4. 鉴别诊断

(1)动脉源性脑血栓形成:中老年起病,通常急性起病,栓塞性脑梗死起病更快,多有高血压、糖尿病、高脂血症、吸烟等危险因素,影像学所见脑实质病变多符合病变动脉供血区分布。该患者青年男性,脑部病变符合静脉分布规律,不伴动脉源性脑血栓危险因素,不考虑该诊断。

(2)脑出血:在部分脑静脉窦血栓形成的患者中,可出现静脉性出血,其发病过程常较动脉性脑出血缓慢。动脉性脑出血通常在情绪激动或活动中起病,症状短期达到高峰,影像学检查是鉴别的主要方法。该患者头颅CT可见左侧横窦血栓形成,未见血肿,不考虑合并脑出血。

(3)颅内占位病变及炎性病变:有时某些颅内肿瘤疾病进展(如瘤卒中)、炎性脱髓鞘疾病(如多发性硬化、炎性假瘤)及感染性疾病(脓肿)临床表现和本病相似,需要进行鉴别。

(4)其他:有时需与遗传代谢性疾病如有卒中样发作的线粒体病MELAS型、血管畸形等鉴别。

(二)临床诊疗决策

1. 病情评估　对患者进行专科和综合病情评估。腰穿检查示压力增高(300mmH₂O),脑脊液常规、生化、细胞学等检查未见异常。患者神志清楚,生命体征平稳,尚无急诊外科干预等指征,但存在颅内压增高症状及体征,有免疫系统疾病基础,病情可能进一步加重。

2. 辅助检查

(1)实验室检查:①常规检查,D-二聚体升高可有助于CVT诊断,但D-二聚体正常不能除外CVT的诊断,应根据患者具体临床情况判断。②腰椎穿刺及脑脊液检查,腰穿压力通常显著升高,尤其在静脉窦血栓形成时明显,常常超过300mmH₂O,可伴不同程度的细胞数和蛋白含量增高,感染性CVT患者白细胞数明显增高,某些静脉血栓形成(单纯皮质静脉血栓形成)患者脑脊液压力可正常。③病因学检查,应根据患者情况进行相关检查,有助于发现CVT的病因,包括血栓形成倾向患者检查蛋白C、蛋白S、抗凝血酶Ⅲ、同型半胱氨酸水平,凝血因子V Leiden 突变和凝血酶 G20210A 突变检查等。此外,需要时应进行肾病综合征、血液系统疾病、肿瘤、自身免疫病等方面的检查。

(2)影像学检查:影像学检查是诊断 CVT 最直接的证据,头颅 CT、磁共振成像(MRI)、磁共振静脉成像(MRV)、磁共振磁敏感成像(SWI)及脑血管造影(DSA)可为诊断提供直接或间接诊断依据。间接依据通常指头颅 CT 或 MRI 上表现的静脉性梗死、出血等影像学改变,通常没有特征性,直接依据更有助于明确诊断。

1)头颅 CT:头颅 CT 平扫可以显示静脉窦内血栓信号,表现为高密度征,这种静脉窦高密度信号往往是 CVT 早期唯一可见的影像改变,连续薄层扫描有助于发现后颅凹区静脉窦(横窦、乙状窦或直窦)走行部位条带状高密度影,皮质静脉血栓形成表现为脑表面蛛网膜下腔的条索状高密度影。增强 CT 可见典型的空三角征(静脉窦内中心低密度,周边高密度影)。CT 静脉显像(CTV)具有良好的空间分辨率,诊断 CVT 的敏感性和特异性较高(图 10-24)。

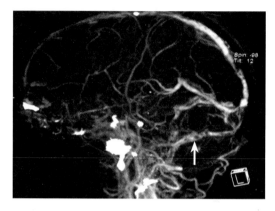

图 10-24 头颈 CTV:上矢状窦、横窦内多发充盈缺损

2)磁共振(MR):磁共振成像与磁共振静脉成像(MRI/MRV)是目前诊断 CVT 最常用的无创检查方法,在大多数情况下可对 CVT 确诊。头颅 MRI 的 T_1、T_2 序列可直接显示静脉窦内的血栓,表现为静脉窦内血流流空效应消失和静脉窦内异常信号,较 CT 更为敏感和准确。由于血栓表现随时间不同而变化(表 10-7),在阅片时应注意判断。磁敏感加权成像(SWI)或 T_2^* 加权梯度回波(T_2^*GRE)等序列较 MR 常规序列对诊断 CVT 更加敏感和特异,尤其更易发现皮质静脉血栓。MRV 可显示病变静脉窦内局灶或全部血流信号缺失,是目前诊断 CVT 的直接检查方法。如图 10-25 头颅 MRV 显示:上矢状窦、左侧横窦、乙状窦不显影,右侧横窦部分显影,脑静脉侧支紊乱,提示脑静脉血栓形成。不过由于 MRV 可能存在假阳性的可能(如静脉血流速度缓慢、静脉窦解剖变异),有时需结合 MRI T_2^*GRE、SWI 或增强 MRV(CE MRV)检查。

表 10-7 脑静脉窦内不同时期血栓 MRI 信号改变

项目	急性期(5d 内)	亚急性期(5~15d)	慢性期(15d 以上)
T_1	等信号	高信号	混杂信号
T_2	低信号	高信号	混杂信号

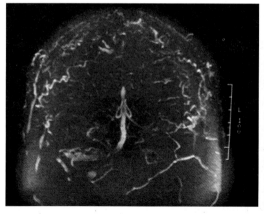
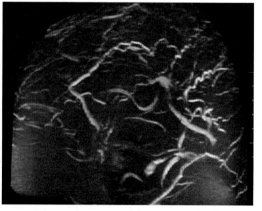

图 10-25 头颅 MRV:上矢状窦、左侧横窦、乙状窦不显影,右侧横窦部分显影,脑静脉侧支紊乱

3）数字减影血管造影术（DSA）：DSA 可直接显示脑静脉窦血栓病变部位、范围、程度和侧支循环状况，长期以来被认为是诊断 CVT 的"金标准"。但由于 DSA 为有创检查，且随着 MRV、GRE T_2* 和 SWI 等磁共振检查技术的进步，DSA 已不作为 CVT 诊断的首选检查。

本患者头颅 MRI 检查示左侧颞叶长 T_1、长 T_2 信号，水肿明显，提示静脉性梗死。头颅 MRV 检查示：左侧横窦、乙状窦未显影，可见稀疏静脉侧支。据此可确诊静脉窦血栓形成（如图 10-26）。按照诊疗常规，对患者进行相关辅助检查及常见 CVT 病因筛查，尽管免疫系统疾病是 CVT 病因之一，但尚需除外是否合并其他病因。抗核抗体 1：320，补体水平降低，抗心磷脂抗体（+）、抗 SSB 抗体（+）、抗中性粒细胞胞质抗体（+），血常规、血 D- 二聚体水平、蛋白 C、蛋白 S 水平、叶酸、维生素 B_{12} 及同型半胱氨酸水平未见异常。

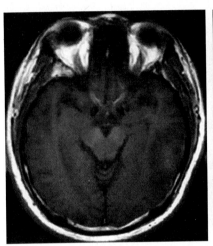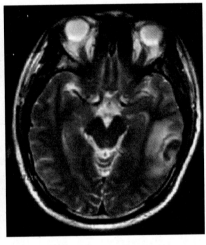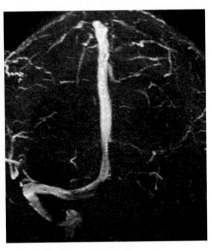

图 10-26 头颅 MRI：左侧颞叶长 T_1、长 T_2 信号，水肿明显，提示静脉性梗死；头颅 MRV：左侧横窦、乙状窦未显影，可见稀疏静脉侧支

 相关要点:脑静脉血栓形成常见病因（表 10-8）

表 10-8 脑静脉血栓形成常见病因

类别	常见病因
遗传因素	凝血因子缺乏症、蛋白 C 和蛋白 S 缺乏症、凝血因子 V *Leiden* 突变、凝血酶原基因突变等
感染性因素	中耳炎、乳突炎、脑膜炎、脑脓肿、全身感染
获得性易栓状态	肾病综合征、抗磷脂抗体综合征、高同型半胱氨酸血症、妊娠和产褥期、炎性肠病
血液疾病	骨髓异常增殖疾病、白血病、贫血、阵发性夜间血红蛋白尿、先天性或获得性凝血机制障碍、镰状细胞贫血、铁离子缺乏
药物	口服避孕药、类固醇激素
外伤和机械操作	头外伤、颈静脉导管操作、腰椎穿刺
其他	脑动静脉畸形、高热、脱水、恶性肿瘤、长途飞行
特发性	目前找不到明确的病因

3. 治疗 遵照脑静脉血栓形成治疗方案，启动综合治疗措施。在脑静脉血栓诊治过程中，部分患者合并出血转化，出血转化并非抗凝治疗绝对禁忌证，权衡利弊后仍可抗凝治疗。尽管本例患者病灶中有出血转化，但相对较轻，仍可选用抗凝治疗。

与患者及家属沟通后确定抗凝治疗。患者体重67kg,计算抗凝药物低分子肝素剂量为180U/(kg·d)×67kg= 12 060U/d,给予患者低分子肝素6000U皮下注射治疗,每日两次,并联合降颅压等对症支持治疗。请免疫科会诊,诊断系统性红斑狼疮合并抗磷脂抗体综合征,同时予以激素、免疫抑制剂治疗。患者症状逐渐缓解,3周后复查腰穿压力160mmH₂O,将低分子肝素过渡为华法林抗凝治疗,维持INR 2.5~3.0,出院。

（三）随访

患者继续口服华法林抗凝治疗,维持INR 2.5~3.0,同时遵免疫科医嘱继续激素与免疫抑制剂治疗,患者无不适,正常工作,3月及1年后复查影像学(图10-27、图10-28)。

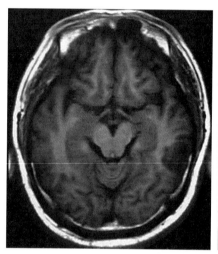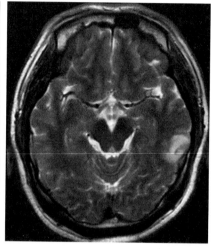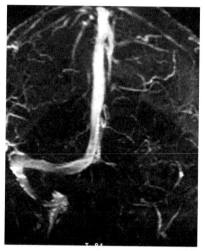

图10-27　头颅MRI、MRV:水肿消失,病灶缩小,左侧横窦、乙状窦未显影,可见部分静脉侧支

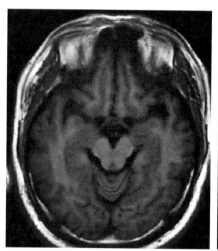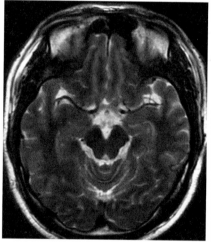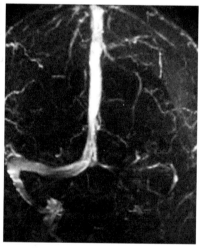

图10-28　头颅MRI、MRV:病灶明显缩小,部分含铁血黄素沉积改变,左侧横窦、乙状窦未显影,静脉侧支略增多

（彭　斌）

第七节　血管性认知障碍

【理论概要】

血管性认知障碍(vascular cognitive impairment,VCI)是指由脑血管病危险因素(如高血压、糖尿病和高脂血症等)、显性脑血管病(如脑梗死和脑出血等)或非显性脑血管病(如白质疏松和慢性脑缺血)引起的

从轻度认知损害到痴呆的一类综合征。VCI 按照认知损害程度可以分为非痴呆型血管性认知障碍(vascular cognitive impairment no dementia,VCIND)和血管性痴呆(vascular dementia,VaD)。我国 65 岁以上老年人 VaD 的患病率为 1.1%~3.0%,年发病率在(5~9)/1000 人。

（一）临床表现

1. 非痴呆型血管性认知障碍　认知功能轻度损害,但未达到痴呆的诊断标准。认知损害可以突然出现,也可隐袭起病,表现为记忆力下降,抽象思维、判断力受损,伴人格改变,但日常生活能力和社会交往能力基本正常。

2. 血管性痴呆　患者的认知损害表现为执行功能受损显著,如制定目标、计划性、主动性、组织性和抽象思维以及解决冲突的能力下降;常有近记忆力和计算力的减退。可伴有表情淡漠、少语、焦虑、抑郁或欣快等精神症状。

（二）诊断

诊断 VCI 需要 3 个要素:认知障碍、血管因素、血管因素与认知障碍之间的因果关系。认知障碍包括从轻度到痴呆的任何阶段,并且可涉及各个认知域。2011 年中华医学会神经病学分会痴呆与认知障碍学组在 VCI 病因分类的基础上,提出以下 VCI 及其分类诊断标准。

1. VCI 的诊断

(1) VCI 诊断:需具备以下 3 个核心要素

1) 认知损害:主诉或知情者报告有认知损害,而且客观检查也有认知损害的证据;和 / 或客观检查证实认知功能较以往减退。

2) 血管因素:包括血管危险因素、卒中病史、神经系统局灶体征、影像学显示的脑血管病证据,以上血管因素不一定同时具备。

3) 认知障碍与血管因素有因果关系:通过询问病史、体格检查、实验室和影像学检查除外其他导致认知障碍的原因。

(2) VCI 的程度诊断

1) VCIND:日常能力基本正常;复杂的工具性日常能力可以有轻微损害;不符合痴呆诊断标准。

2) VaD:认知功能损害明显影响日常生活能力,达到痴呆程度。

2. VCI 诊断成立后需进行以下分型诊断

(1) 危险因素相关性 VCI

1) 有长期血管危险因素(如高血压、糖尿病、血脂异常等)。

2) 无明确的卒中病史。

3) 影像学无明显的血管病灶(关键部位无血管病灶,非关键部位 >1cm 的血管病灶≤3 个)。

(2) 缺血性 VCI

1) 大血管性:①明确的卒中病史;②认知障碍相对急性发病,或呈阶梯样进展;③认知障碍与卒中有明确的时间关系;④影像学显示大脑皮质或皮质下病灶(直径 >1.5cm)。

2) 小血管性:①有或无明确卒中病史;②认知障碍发病相对缓慢;③影像学显示有多发腔隙性脑梗死或广泛白质病变,或两者并存。

3) 低灌注性:①有导致低灌注的病因,如心脏骤停、急性心肌梗死、降压药物过量、失血性休克等;②认知障碍与低灌注事件之间有明确的因果及时间关系。

(3) 出血性 VCI

1) 明确的脑出血病史(包括脑实质出血、蛛网膜下腔出血、硬膜下血肿等)。

2) 认知障碍与脑出血之间有明确的因果及时间关系。

3) 急性期影像学可见相应的出血证据。

(4) 其他脑血管病性 VCI。

1) 除上述以外的血管病变,如脑静脉窦血栓形成、脑动静脉畸形等。

2）认知障碍与血管病变之间有明确的因果及时间关系。

3）影像学显示有相应的病灶。

（5）脑血管病合并阿尔茨海默病

1）脑血管病伴 AD：①首先有脑血管病病史，发病后一段时间内逐渐出现以情景记忆为核心的认知障碍，这种记忆障碍不符合血管病变导致记忆障碍的特征；②影像学有脑血管病的证据，同时存在海马和内侧颞叶萎缩；③高龄发病，有 AD 家族史支持诊断；④脑脊液总 tau 蛋白和异常磷酸化 tau 蛋白增高，Aβ42 降低支持诊断。

2）AD 伴脑血管病：①临床符合 AD 特征，隐袭起病，缓慢进展，以情景记忆为核心认知损害；病程中发生脑血管病，可使已存在的认知损害加重；②影像学有海马和内侧颞叶萎缩，同时有本次脑血管病的病灶；③高龄发病，有 AD 家族史为支持诊断；④脑脊液 tau 蛋白和异常磷酸化 tau 蛋白增高，Aβ42 降低支持诊断。

（三）治疗

VCI 如能早期干预，预后相对较好。治疗主要包括识别及控制危险因素、改善认知功能和对症治疗。

1. 识别及控制危险因素　预防和治疗脑血管病及其危险因素，包括调整生活方式（地中海饮食、规律运动、参加社会活动、认知训练、戒烟）和尽早控制血管危险因素（控制血压、血糖、血脂、代谢综合征、心脏病等），全方位预防 VCI。

2. 改善认知功能　胆碱酯酶抑制剂和美金刚对 VaD 患者的认知功能有轻度改善作用，可用于 VaD 的治疗；而对 VCIND 的治疗作用有待进一步大规模临床试验证实。

3. 对症治疗　出现抑郁症状，可选用 5- 羟色胺再摄取抑制剂如西酞普兰、舍曲林；出现幻觉、妄想、激越和冲动攻击行为等，可短期使用非典型抗精神病药如奥氮平、利培酮等。

【临床病例讨论】

患　者：冯××，男，55 岁，主因"记忆力下降 2 年，加重伴步态异常 1 年"入院。

现病史：2 年前，患者出现近记忆力下降，刚说过的话很快忘记，忘记重要的约会，伴有性格变得懒散，不愿意去上班，睡眠增多，日常生活和工作不受影响。记忆障碍进行性加重，1 年前家属发现患者记忆力明显下降，不能回忆刚说过的内容，忘记熟人的名字，重复提问，物品不能放回固定位置，计算能力下降，找钱时经常出错，仅能完成简单工作。伴有步幅减小、步态缓慢，与人逐渐交流减少，生活尚能自理。为进一步诊治来院。自发病以来饮食、睡眠正常，二便正常。

既往史：否认高血压、糖尿病、冠心病、脑血管病及高脂血症病史，否认药物过敏史。

个人史、家族史：吸烟史 20 年，30 支 /d，饮酒史 10 年，白酒 200g/d，父亲因脑血管病去世，母亲患有糖尿病，否认家族遗传病史。

查　体：血压 130/80mmHg，反应迟钝，近记忆力减退，计算力下降，时间、地点、人物定向力障碍，脑神经检查正常，四肢肌力Ⅴ级，肌张力正常，共济运动正常。无深浅感觉障碍。腱反射对称减低，双侧掌颌反射（+），双侧 Babinski 征（-）。颈无抵抗，克氏征（-）。

（一）诊断

1. 定位诊断　患者有记忆力、计算力、定向力等认知域的损害，定位于大脑皮质或皮质下白质，双侧掌颌反射阳性定位于双侧皮质脑干束。

2. 定性诊断　患者中年男性，出现相对缓慢发病的认知障碍，认知功能损害明显影响日常生活和职业能力，既往无明确卒中病史，影像学显示有多发腔隙性梗死和广泛白质病变，因此诊断考虑皮质下缺血性血管性痴呆（subcortical ischaemic vascular dementia，SIVD）。

相关要点:皮质下缺血性血管性痴呆

根据病理学特点,VaD 分为 SIVD、关键部位梗死性痴呆、多发梗死性痴呆、低灌注性痴呆、出血性痴呆、遗传血管性痴呆以及 AD 伴脑血管病等类型,SIVD 是 VaD 最常见的神经病理类型,发病约占到 VaD 的一半。SIVD 在临床、影像及病理表现上具有较大的同质性,其以皮质下额叶功能和执行功能受损为主要临床特征,以腔隙性梗死、脑室旁和深部白质病变为主要病理学特征。

SIVD 包括腔隙状态、皮质下动脉硬化性脑病(subcortical arteriosclerotic encephalopathy,SAE)、伴有皮质下梗死和白质脑病的常染色体显性遗传性脑动脉病(cerebral autosomal dominant arteriopathy with subcortical infarcts and Ieukoencephalopathy,CADASIL)等。SIVD 患者的认知损害以执行功能障碍为突出,其发病机制可能与前额叶 - 皮质下环路受损和 / 或长纤维联系受损有关。

3. 鉴别诊断

(1) 皮质下动脉硬化性脑病:又称宾斯旺格病(Binswanger disease,BD),是一种血管性痴呆,主要表现为高血压、卒中发作与慢性进行性痴呆三主征。高血压、糖尿病等血管因素是目前公认的危险因素,白质深部小动脉硬化导致白质弥漫性或局灶性脱髓鞘是其病理学基础。部分患者可无明确的卒中病史。MRI 表现为侧脑室周围及半卵圆中心白质对称性、弥漫性斑片状 T_2 高信号,可伴有多发性皮质下梗死灶。该患者表现为进行性认知障碍和步态异常,应考虑 Binswanger 病。

(2) CADASIL:是人类 19 号染色体短臂上 *Notch3* 基因突变引起的,一种遗传性非动脉硬化、非淀粉样变的脑小动脉病。发病年龄在 30~40 岁,临床上主要表现为反复卒中发作和认知障碍(痴呆),可伴有先兆性偏头痛和抑郁障碍。可有家族史,多无高血压及其他血管病危险因素。CADASIL 的主要 MRI 特征表现为双侧大脑半球皮质下白质多发的斑片状 T_2 高信号病灶,伴多发腔隙性梗死。该患者目前暂不考虑该诊断,必要时可完善皮肤肌肉活检、*Notch3* 基因等检查以协助诊断。

(3) 阿尔茨海默病:AD 与 VaD 在临床表现、危险因素和影像学改变等方面存在重叠,临床上有时候难以鉴别。本患者起病相对缓慢,记忆损害突出,无偏瘫等局灶性神经系统定位体征,需注意与 AD 进行鉴别。但患者为中年发病,早期出现步态异常(小碎步),无 AD 家族史,影像检查显示多发的腔隙性梗死和严重的脑白质高信号病灶,而海马萎缩程度较轻,因此临床诊断倾向于皮质下小血管病导致的痴呆。AD 与 VaD 的鉴别点详见表 10-9。

表 10-9 阿尔茨海默病(AD)与血管性痴呆(VaD)的鉴别要点

鉴别要点	AD	VaD
性别	女性多见	男性多见
病程	进展性,持续进行性发展	波动性进展
自觉症状	少	常见,头痛、眩晕、肢体麻木等
认知功能	全面性痴呆,人格损害	斑片状损害,人格相对保留
伴随症状	精神行为异常	局灶性神经系统症状体征
神经心理学检查	突出的早期情景记忆损害	情景记忆损害常不明显,执行功能受损常见
CT/MRI	脑萎缩	脑梗死灶或出血灶
PET/SPECT	颞、顶叶对称性血流减低	局限性、非对称性血流减低

(二)临床诊疗决策

1. 病情评估 临床评估应详细了解认知障碍的起病、发展过程,及其与脑血管病或血管危险因素之间的关系。同时,明确是否有脑血管病危险因素,寻找脑血管病的证据,同时排除其他可导致认知障碍的疾病。该患者表现为相对缓慢发病的认知障碍,明显影响日常生活能力,影像学显示有多发腔隙性梗死和广泛白质病变,符合小血管性 VCI 的诊断标准。

2. 辅助检查

(1) 实验室检查:①查找 VCI 的危险因素,如糖尿病、高脂血症、高同型半胱氨酸血症、抗心磷脂抗体综合征等;②排除其他导致认知障碍的原因,如甲状腺功能减退、HIV 感染、维生素 B_{12} 缺乏、结缔组织病、梅毒性血管炎、肝肾功能不全等。该患者血生化检查示同型半胱氨酸 62.2mmol/L;血尿常规、血糖、肝肾功能、甲状腺功能均在正常范围内。

(2) 神经心理检查:常见特征为额叶 - 皮质下功能损害,抽象思维、概念形成和转换、信息处理速度等执行功能损害突出,而记忆力相对保留,但执行功能障碍不能作为 VCI 的特征性诊断指标,应对 VCI 进行全面的神经心理学评估。该患者简易精神状态检查 16/30 分,蒙特利尔认知评估 10/30 分。

相关要点:神经心理检查在 VCI 诊疗的作用

神经心理学评估是识别和诊断 VCI 的重要手段,也是监测疗效和病情转归的重要工具。与 AD 相比,VCI 患者的抽象思维、概念形成和转换、信息处理速度、对干扰的抑制等执行功能损害突出。

1. 认知功能的评估　对 VCI 患者应当进行多个认知域的评估,包括记忆力(听觉词语学习测验)、注意 / 执行功能(如语义分类流畅性测验和数字符号测验)、视空间结构功能(如积木测验)等,尤其应重视执行功能的评估。

蒙特利尔认知评估量表已被证实对 VCIND 有很好的敏感度和可信度,推荐用于 VCI 患者的筛查。

2. 日常和社会能力的评估　日常能力评估在 VCI 诊疗中具有重要作用,能够帮助确定患者有无 VaD;评价治疗效果;监测病情进展;指导制定或调整护理计划。需注意根据认知功能对日常生活活动能力进行评定,避免肢体残疾对日常能力评估的影响。评估工具应选用非运动依赖性日常活动的问卷。

3. 精神行为症状的评估　精神行为症状(behavioral and psychological symptoms of dementia,BPSD)指认知障碍和痴呆患者经常出现的紊乱的知觉、思维内容、心境及行为等。精神行为异常是 VCI 的重要临床症状。神经精神症状问卷是目前应用最广泛的 BPSD 评估工具。

(3) 影像学检查:提供支持 VCI 的病变证据,如卒中病灶的部位、体积,白质病变的程度等。MRI 对白质病变、腔隙性梗死等小血管病较 CT 更敏感。影像学检查还能帮助对 VCI 进行分型诊断,并排除其他原因导致的认知障碍,如炎症、肿瘤、正常压力脑积水等。该患者头颅 MRI 检查示颅内多发腔隙性脑梗死,双侧侧脑室旁重度脑白质变性(图 10-29)。

3. 治疗　对于该患者应进行血管危险因素的干预,予以阿司匹林抗血小板,叶酸、维生素 B_6、甲钴胺补充维生素;并予以胞磷胆碱改善脑代谢,多奈哌齐或美金刚改善认知功能等治疗。

相关要点:《中国痴呆与认知障碍诊治指南(2015 年版)》关于 VCI 认知功能障碍的治疗建议

1. 多奈哌齐可用于治疗 VaD 患者(B 级推荐)。

2. 加兰他敏可能对混合型痴呆(VaD/AD)有益(B 级推荐)。

3. 卡巴拉汀和美金刚可用于改善 VaD 患者的认知功能,但目前的证据提示对日常能力无改善作用(B 级推荐)。

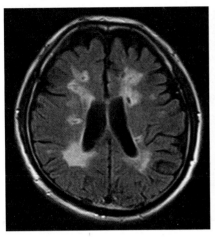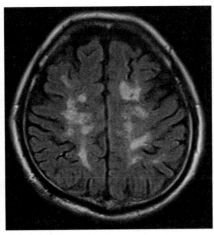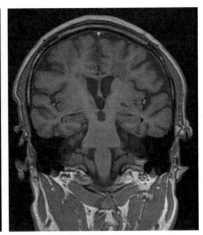

图 10-29　头颅 MRI 检查示颅内多发腔隙性脑梗死,双侧侧脑室旁重度脑白质变性

（三）随访

VaD 患者如不加以干预,后期会造成生活自理能力和社会适应性减退,严重影响生活质量,给家庭和社会带来极大负担。目前认为,血管性认知损害是可以预防且认知损害进程可以延缓的痴呆类型,VCI 的概念提示人们把重点放在 VCI 的早期诊治上来,使患者在发展为 VaD 之前就能得到干预。该患者出院后需戒烟限酒,加强对患者的看护,药物治疗包括改善认知功能及抗血小板、调脂药、补充维生素等。

（贾建平）

第八节　脑血管疾病的危险因素及其预防

脑血管疾病(cerebrovascular disease,CVD)的危险因素是指经流行病学研究证明的、与脑血管疾病发生和发展有直接关联的因素。对 CVD 危险因素的识别和干预是 CVD 防治的重要基础,是降低其发病率和死亡率的关键。

一、脑血管疾病的危险因素

CVD 往往是多种危险因素共同作用的结果。CVD 的危险因素分为可干预危险因素和不可干预危险因素两大类,前者是 CVD 预防的主要针对目标。

（一）不可干预的危险因素

1. 年龄　CVD 的发病率、患病率和死亡率均与年龄呈正相关。55 岁以后每增加 10 岁,卒中发生率约增加 1 倍。

2. 性别　流行病学资料显示,男性卒中的发病率高于女性。

3. 遗传因素　父亲或母亲有卒中史增加其子女的卒中风险,相对危险度(relative risk,RR)分别是 2.4 和 1.4。心源性脑栓塞家族史、某些遗传性疾病如伴皮质下梗死和白质脑病的常染色体显性遗传性动脉病、Fabry 病和遗传性高凝状态均增加卒中发生率。

4. 种族　黑色人种发生卒中的风险高于白色种人,中国人和日本人发生卒中的风险也较高。

（二）可干预的危险因素

1. 高血压　CVD 最重要的可干预危险因素。研究表明,收缩压 >160mmHg 和 / 或舒张压 >95mmHg,卒中相对风险约为血压正常者的 4 倍。

2. 吸烟　可使缺血性卒中风险增加近 1 倍。长期被动吸烟者比不暴露于吸烟环境者发生卒中的风险增加 1.82 倍。

3. 糖尿病　卒中的独立危险因素;可将卒中的风险增加 1 倍以上。

4. 心房颤动　心房颤动可使卒中的风险增加 4~5 倍,我国心房颤动患者的卒中发生率达 12.1%,以缺血性卒中为主。

5. 血脂异常　与缺血性卒中发生密切相关。总胆固醇每增加 1mmol/L,缺血性卒中相对风险升高 25%。

6. 无症状性颈动脉狭窄　是明确的卒中独立危险因素。研究显示,中重度无症状颈动脉狭窄(狭窄率 50%~99%)卒中发生率为每年 1%~3.4%(2~3 年内),10 年发病率为 9.3%,15 年发病率为 l6.6%。

7. 其他心脏病　如心肌梗死、扩张型心肌病、心脏病手术如心脏瓣膜修补术、心脏导管和血管内治疗等均增加栓塞性卒中的发生率。

8. 饮食和营养　饮食中的一些营养素与卒中风险相关。

9. 缺乏身体活动　2008 年美国身体活动指南指出,积极参加身体活动的男性和女性卒中及死亡风险较极少活动的人降低 25%~30%。

10. 饮酒过量　过量饮酒使卒中风险升高。

11. 肥胖　肥胖者缺血性卒中发病的 RR 值是 2.0。体重指数是缺血性卒中的独立预测因素。

12. 代谢综合征　是由一组独立疾病组成的疾病群,一般包括腹型肥胖、血脂异常、高血压、糖尿病、胰岛素抵抗等,与卒中发病风险相关。

13. 高同型半胱氨酸血症　血浆同型半胱氨酶水平升高可使卒中风险增加 2~3 倍。

14. 口服避孕药　对于高龄或伴有吸烟、高血压、糖尿病等危险因素者,口服避孕药会使卒中风险大幅增高。

15. 睡眠呼吸紊乱　有研究结果表明睡眠呼吸暂停为卒中的独立危险因素,在每小时睡眠呼吸暂停低通气指数≥20 的人群中卒中风险增加 3 倍。

16. 偏头痛　有文献报道,先兆性偏头痛患者卒中,特别是缺血性卒中的风险明显增加,且女性高于男性。有些研究提示卵圆孔未闭(patent foramen ovale,PFO)是一种可能机制。

17. 其他　包括镰状细胞贫血、绝经后雌激素替代治疗、药物滥用、高凝、炎症、感染、血流动力学异常等。

二、脑血管疾病的预防

循证医学证据表明,对 CVD 的危险因素进行早期干预,可以有效地降低 CVD 的发病率。

(一)脑血管疾病的一级预防

脑血管疾病的一级预防是指首次脑血管疾病发病的预防,即对有卒中倾向、尚无卒中病史的个体,通过早期改变不健康的生活方式,积极控制各种可控危险因素,达到使脑血管疾病不发生或推迟发生的目的。主要预防措施包括:

1. 高血压　正常血压高值者(收缩压 120~139mmHg 或舒张压 80~89mmHg),应促进健康生活方式并每年检测血压。高血压患者应严格监测血压,规律药物治疗,推荐家庭自测血压以促进血压控制。普通高血压患者应将血压降至 <140/90mmHg;老年人(≥65 岁)、伴糖尿病或肾病的高血压患者依据其具体情况而定。

2. 吸烟　吸烟者应戒烟,不吸烟者应避免被动吸烟。

3. 糖尿病　糖尿病患者应控制饮食并加强体育锻炼,必要时加用药物治疗。一般目标为糖化血红蛋白 <7%。

4. 心房颤动　40 岁以上的成年人应定期体检,早期发现心房颤动。依据危险因素,选择使用阿司匹林抗血小板或华法林抗凝治疗。

5. 高脂血症　40 岁以上男性和绝经期后女性应每年检查血脂,卒中高危人群建议定期(每 6 个月)检测血脂。血脂异常伴高血压、糖尿病、心血管事件患者为卒中高危 / 极高危状态,不论基线低密度脂蛋白胆固醇(low-density lipoprotein cholesterol,LDL-C)水平如何,均提倡采用改变生活方式和他汀类药物治疗,将 LDL-C 降至 1.8mmol/L 以下或使 LDL-C 水平比基线时下降 30%~40%。

6. 无症状性颈动脉狭窄　建议患者改变生活方式,控制其他 CVD 危险因素并服用阿司匹林和他汀类药物。卒中高危患者(狭窄 >70%、预期寿命 >5 年),在有条件的医院(围术期卒中和死亡发生率 <3% 的医院)

可以考虑行颈动脉内膜切除术(carotid endarterectomy,CEA)。对于行 CEA 风险较高的患者,可以考虑做颈动脉支架植入术(carotid artery stenting,CAS),但 CAS 是否可以替代 CEA 治疗目前尚不明确。

7. 阿司匹林　推荐在卒中风险足够高(10 年心脑血管事件风险为 6%~10%)的个体中使用小剂量阿司匹林(50~150mg/d)进行一级预防。

8. 饮食和营养　均衡饮食,推荐的食盐摄入量≤6g/d,钾摄入量≥4.7g/d。

9. 运动和锻炼　采用适合自己的体力活动来降低脑卒中危险性。健康成年人(部分高龄和身体因病不适合运动者除外)每周至少有 3~4 次、每次至少持续 40min 中等或中等以上强度的有氧运动(如快走、慢跑、骑自行车或其他有氧代谢运动等)。

10. 饮酒过量　饮酒者不提倡大量饮酒,不饮酒者不提倡用少量饮酒的方法预防心脑血管疾病。男性每日饮酒的酒精含量不应超过 25g,女性减半。

11. 肥胖　在超重和肥胖者中,推荐减轻体重以减少卒中风险。

12. 代谢综合征　应针对代谢综合征的各个独立疾病进行管理。

13. 高同型半胱氨酸血症　普通人群(非妊娠及哺乳期)应通过日常饮食满足叶酸摄入,推荐摄入叶酸(400μg/d)、维生素 B_6(1.7mg/d)和维生素 B_{12}(2.4μg/d)。

14. 口服避孕药　年龄 >35 岁,有吸烟、高血压、糖尿病、偏头痛或既往血栓栓塞病史等危险因素的女性应避免使用口服避孕药。

15. 睡眠呼吸紊乱　对有睡眠呼吸紊乱的高风险人群进行筛查,有条件时可行多导睡眠图监测睡眠呼吸紊乱。对有严重睡眠呼吸暂停的患者可以进行持续气道正压通气等治疗。

16. 偏头痛　对于有先兆的女性偏头痛患者,应重视卒中的预防。不建议在偏头痛人群中使用卵圆孔未闭封堵术来预防卒中。

(二)脑血管疾病的二级预防

脑血管疾病的二级预防是指再次脑血管疾病发病的预防。通常将短暂性脑缺血发作(transient ischemic attack,TIA)患者作为卒中二级预防对待。

1. 调控可干预的危险因素　基本与一级预防相同。但对不伴已知冠心病的非心源性卒中患者,推荐更积极地强化他汀类药物治疗,降低 LDL-C≥50% 或目标 LDL-C≤1.8mmol/L(70mg/dl),以获得最大益处。症状性颈动脉狭窄 >50%,且围术期并发症和死亡风险估计 <6% 时,可考虑行 CEA 或 CAS。对于能参加体力活动的缺血性卒中或 TIA 患者,每周要进行 1~3 次至少 30min 的中等强度体力活动,通常定义为使运动者出汗或心率显著增高的剧烈活动。

2. 抗血小板聚集治疗　非心源性卒中推荐抗血小板治疗。可单独应用阿司匹林(50~325mg/d),或氯吡格雷(75mg/d),或小剂量阿司匹林和缓释的双嘧达莫(分别为 25mg 和 200mg,2 次 /d)。

3. 抗凝治疗　对已明确诊断心源性脑栓塞或脑梗死伴心房颤动的患者一般推荐使用华法林抗凝治疗。

4. 干预 TIA　反复 TIA 发作者发生卒中风险极大,应积极寻找并治疗 TIA 的病因。

(宋海庆)

第九节　脑血管疾病的介入治疗

【理论概要】

(一)概述

血管内介入治疗(endovascular interventional therapy,EIT)以放射影像技术为基础,融合外科技术和内科疗法,形成了不同于传统疾病诊疗方法的新技术,这种技术被认为是继药物、外科手术以外的第三大诊疗技术。由于脑部血管独特的生理解剖特点,使脑血管病成为血管内介入技术最新的领域并得到飞跃性的发展。介入技术相对于传统外科技术,具有出血少、创伤小、恢复快、术后并发症较少等优势。

（二）血管内介入技术在脑血管病防治中的主要应用

1. 数字减影血管造影（digital subtraction angiography，DSA）　由于 DSA 能全面和精确地显示脑血管的结构和相关病变，被认为是诊断多种脑血管疾病的金标准。

2. 血管内接触性溶栓术（contact intravascular thrombolysis，CIT）　其优势在于可以显著提高血栓形成部位的溶栓药物浓度，因而降低溶栓药物的全身副反应，并有效提高溶通率。

3. 动脉血管成形和支架植入术　已广泛应用于临床，包括治疗血管狭窄的支架、动脉瘤栓塞的辅助支架和血流导向装置。

4. 选择性血管栓塞术和动脉瘤栓塞术　可治疗颅内动脉瘤、颅内动静脉畸形、硬脑膜动静脉瘘、颈动脉海绵窦瘘、头颈部富血肿瘤、顽固性鼻出血等疾病。

5. 其他介入技术　血管内机械取栓术、激光辅助的血管内溶栓术、超声辅助的动脉内溶栓术、慢性闭塞病变血管再通术等。

【临床病例讨论】

（一）颈动脉狭窄介入治疗病例

患　者：李××，男，70 岁，主因"发作性右侧肢体无力伴言语困难 10d"入院。

既往史：高血压 6 年。

个人史：吸烟 20 年。

查　体：血压 160/90mmHg，神经系统查体无明显阳性体征。

辅助检查：头颅 MRI 检查示多发腔隙性脑梗死，未见急性梗死灶，颈部血管超声提示左侧颈内动脉重度狭窄。

1. 诊断
（1）短暂性脑缺血发作
（2）左侧颈内动脉重度狭窄

2. 定位定性诊断　血管定位于左侧颈内动脉起始段，为缺血性脑血管病。

3. 治疗　给予阿司匹林 100mg 及氯吡格雷 75mg，每日一次口服。择期行颈内动脉狭窄支架植入术（图 10-30）。

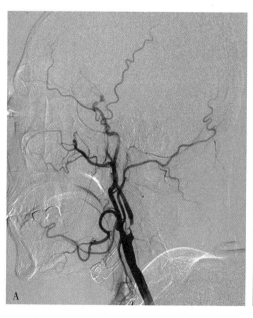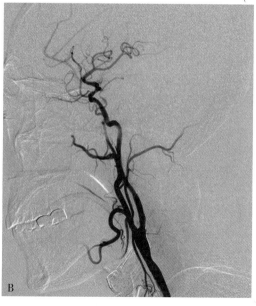

图 10-30　颈内动脉狭窄支架植入术
A. 术前颈内动脉起始段明显狭窄；B. 术后狭窄处管腔恢复正常

相关要点:颈内动脉狭窄支架植入术适应证

1. 对于近期发生 TIA 或 6 个月内发生缺血性卒中合并同侧颈动脉颅外段严重狭窄(70%~99%)的患者,如果预计围术期死亡和卒中复发 <6%,推荐进行 CAS 治疗。

2. 对于近期发生 TIA 或 6 个月内发生缺血性卒中合并同侧颈动脉颅外段中度狭窄(50%~69%)的患者,如果预计围术期死亡和卒中复发 <6%,推荐进行 CAS 治疗。

3. 当缺血性卒中或 TIA 患者有行 CAS 的治疗指征时,如果无早期再通禁忌证,应在 2 周内进行手术。

相关要点:颈内动脉狭窄介入治疗并发症

1. 急性支架内血栓形成、斑块脱垂、残余狭窄和支架定位不当。
2. 脑梗死。
3. 高灌注综合征。
4. 造影剂脑病。

4. 随访 术后患者症状未再发作,出院后继续给予双抗治疗 3 个月后改为单抗治疗。患者应注意情绪变化及心理问题,改善生活及饮食习惯,定期随诊。

(二) 椎 - 基底动脉狭窄介入治疗病例

患　者:王××,女,68 岁,主因"眩晕伴饮水呛咳 1d"入院。

既往史:高血压 5 年,糖尿病 8 年。

查　体:血压 170/90mmHg。左侧瞳孔直径约 2.0mm,右侧瞳孔直径约 3.0mm,对光反射灵敏。双眼水平眼震。左侧眼睑下垂,左侧面部痛温觉减退。四肢肌力肌张力正常,左侧跟膝胫试验、左侧指鼻试验欠稳准。双侧腱反射正常,双侧病理征阴性。脑膜刺激征阴性。

辅助检查:头颅 MRI 示左侧小脑及左侧延髓急性脑梗死。颈部血管超声示左侧椎动脉开口处重度狭窄,右侧椎动脉未探及明确血流信号。

1. 诊断
(1) 左侧小脑及左侧延髓急性脑梗死
(2) 左侧椎动脉开口处重度狭窄

2. 血管定位 血管定位于左侧椎动脉开口处。

3. 治疗 内科治疗 2 周后尚不能完全防止病情进展,遂行椎动脉狭窄支架植入术(图 10-31)。

相关要点:椎动脉狭窄支架植入术适应证

症状性颅外椎动脉粥样硬化狭窄患者,内科药物治疗无效时,可选择支架植入术作为内科药物治疗辅助技术手段。

椎动脉狭窄的常见部位为椎动脉开口处及椎动脉 V4 段。

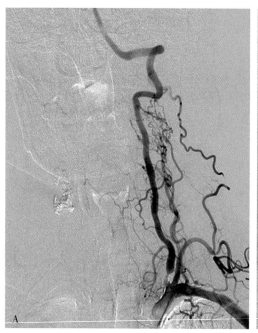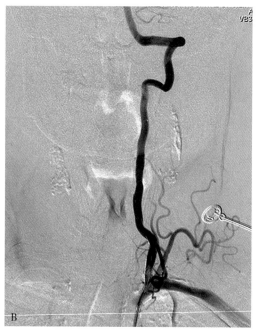

图 10-31　椎动脉狭窄支架植入术

A. 术前椎动脉开口处重度狭窄；B. 术后狭窄处管腔恢复正常

相关要点：椎动脉狭窄支架治疗并发症

1. 急性支架内血栓形成、残余狭窄和支架定位不当。

2. 脑梗死。

3. 高灌注综合征。过灌注而导致的出血性并发症的发生比例远低于缺血性并发症的发生率。

4. 血管破裂。

5. 椎动脉开口处支架成形术的并发症发生率远低于椎动脉颅内段支架手术，越靠近椎动脉远段、越是复杂病变，其卒中的发生率就越高。

4. 随访　术后患者症状未再发作，出院后继续给予双抗治疗 3 个月后改为单抗治疗。患者应注意情绪变化及心理问题，改善生活及饮食习惯，积极控制血糖，定期随诊。

（三）急性缺血性卒中的血管内介入治疗病例

患　者：李××，男，43 岁，主因"右侧肢体活动不利伴言语笨拙 30min"入院。

既往史：房颤病史 6 年，高血压病史 5 年。

个人史：吸烟 23 年。

查　体：心率 106 次 /min，节律不规则，血压 158/90mmHg。轻度构音障碍，双眼左侧凝视，无眼震，双侧额纹对称等深，右侧鼻唇沟变浅，伸舌右偏，右侧肢体肌力 0 级，右上肢肌张力稍高，右侧病理征阳性，无项强，克氏征阴性，基线 NIHSS 评分 10 分。

辅助检查：头颅 CT 未见异常高密度影。

1. 诊断　急性脑梗死

2. 治疗　09：10 给予患者 0.9mg/kg 阿替普酶静脉溶栓，同时行头部多模式 CT 显示左侧大脑中动脉闭塞，左侧大脑低灌注。经与家属沟通后，患者于 09：30 入导管室行血管内取栓治疗（图 10-32）。09：40 分造影显示左侧大脑中动脉 M1 段闭塞，09：55 分成功实现血管再通。术后即刻患者右侧肢体恢复至Ⅲ级，患者返回病房继续抗血小板治疗，24h 后患者右侧肢体肌力完全恢复，仅遗留轻度言语笨拙，NIHSS 评分 1 分。7d 患者出院时已完全恢复，NIHSS 评分 0 分。

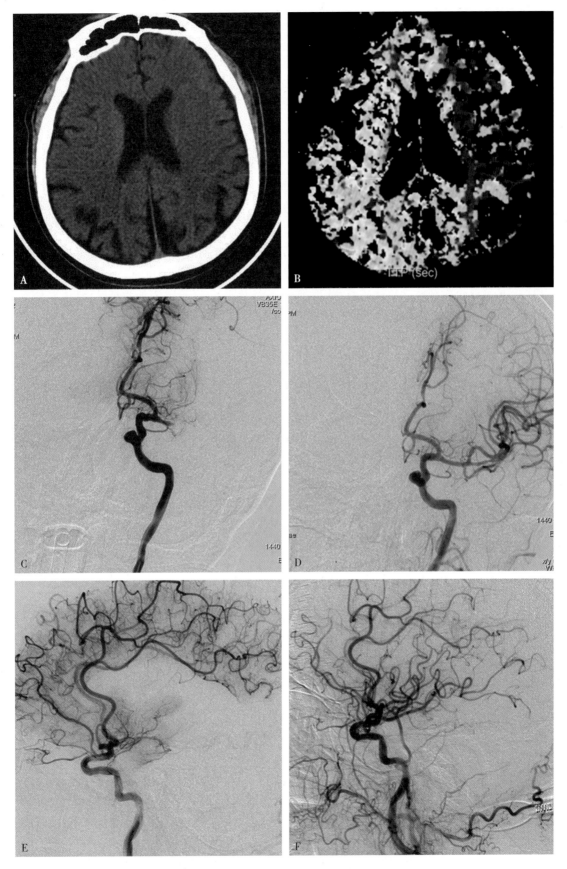

图 10-32　急性缺血性卒中的血管内取栓治疗

A. CT 平扫未见异常高密度；B. CT 灌注：左侧中动脉供血区 TTP 明显改变；C. 术前正位造影大脑中动脉闭塞；
D. 术后正位造影大脑中动脉再通；E. 术前侧位造影大脑中动脉闭塞；F. 术后侧位造影大脑中动脉再通

相关要点:急性缺血性卒中的血管内介入治疗手术适应证

根据《中国急性缺血性脑卒中早期血管内介入诊疗指南》以及《急性缺血性卒中血管内治疗中国指南 2015》:

1. 动脉溶栓

(1) 动脉溶栓开始时间越早临床预后越好(Ⅰ类推荐,B 级证据)。

(2) 急性后循环动脉闭塞患者,动脉溶栓时间窗可延长至 24h(Ⅱb 类推荐,C 级证据)。

2. 机械取栓

(1) 推荐使用机械取栓治疗发病 6h 内的急性前循环大血管闭塞性卒中,发病 4.5h 内可在足量静脉溶栓基础上实施(Ⅰ类推荐,A 级证据)。

(2) 如有静脉溶栓禁忌,建议将机械取栓作为大血管闭塞的可选择的治疗方案(Ⅰ类推荐,A 级证据)。

(3) 有机械取栓指征时应尽快实施(Ⅰ类推荐,A 级证据)。有静脉溶栓指征时,机械取栓不应妨碍静脉溶栓,静脉溶栓也不能延误机械取栓(Ⅰ类推荐,A 级证据)。

相关要点:急性缺血性卒中的血管内介入治疗并发症

1. 出血转化,术后 24h 行影像学检查以明确有无颅内出血。

2. 高灌注综合征与血管再通后血流量显著增加有关,应严密监测血压,控制脑水肿。

3. 血管再闭塞多因术中血管内膜损伤诱发急性血栓形成有关,因此术前需给予充分抗血小板治疗。

3. 随访　出院后患者积极控制血压,并使用华法林抗凝治疗,定期随诊。

(四) 颅内动脉瘤的介入治疗病例

患　者:薛××,女,53 岁。主因"突发头痛伴左侧眼睑下垂 2d"入院。

个人史:吸烟史 30 年。

查　体:神清语利。左侧瞳孔直径 5.0mm,直接对光反射、间接对光反射消失,左眼睑下垂,右侧瞳孔 3.0mm,直接光反射、间接光反射灵敏。双侧肢体肌力及肌张力正常。病理征未引出,项强二横指,克氏征阳性。

辅助检查:头颅 CT 示侧裂池及鞍上池高密度,部分脑沟高密度影。头颅 CTA 示左侧后交通动脉囊状突起,脉络膜动脉囊状突起。

1. 诊断

(1) 左侧后交通动脉动脉瘤。

(2) 左侧脉络膜前动脉动脉瘤。

(3) 蛛网膜下腔出血。

2. 治疗　入院后给予脱水、止血对症治疗,明确动脉瘤后给予支架辅助动脉瘤栓塞术(图 10-33),手术过程顺利。

3. 随访　术后患者原有症状逐渐好转至消失,出院后继续给予双抗治疗,3 个月后改为单抗治疗。患者应注意血压变化,改善生活及饮食习惯,定期随诊。

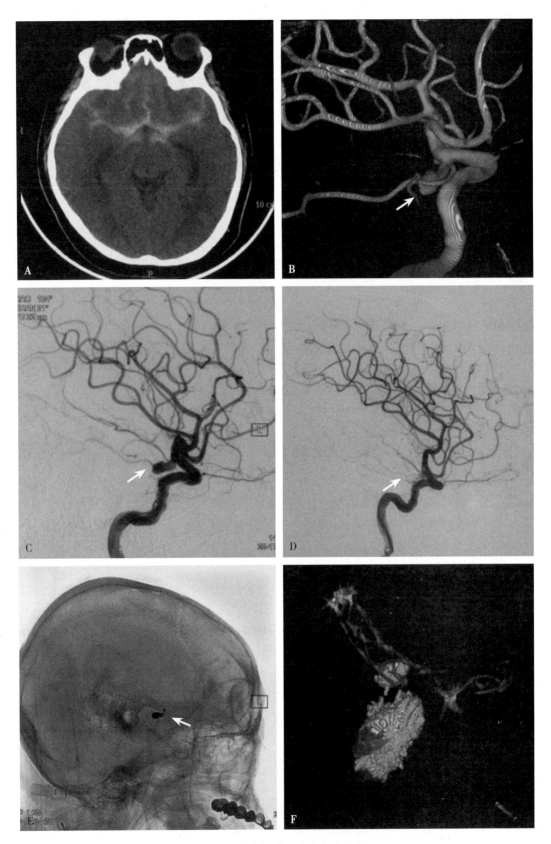

图 10-33　支架辅助动脉瘤栓塞术

A. 动脉瘤引起的蛛网膜下腔出血；B. DSA-3D 重建可显示动脉瘤形态（白色箭头所指为动脉瘤）；C. DSA-2D 图像显示动脉瘤形态（白色箭头所指为动脉瘤）；D. 动脉瘤支架辅助栓塞后，造影见动脉瘤未显影（白色箭头所指为原动脉瘤所在位置）；E. 造影未减影像可见栓塞的弹簧圈和支架（白色箭头所指）；F. 3D- 重建后栓塞的弹簧圈和支架的影像

相关要点:颅内动脉瘤栓塞治疗适应证

颅内动脉瘤最理想的治疗是阻断流入动脉瘤的血液而保持载瘤动脉通畅。颅内动脉瘤栓塞治疗已成为动脉瘤治疗的首选方案。其适应证包括:

1. 动脉瘤性蛛网膜下腔出血。
2. 瘤颈 >2mm 的颅内未破裂动脉瘤。
3. 不适合手术的患者,如高龄、有严重内科疾病的患者、需要长期抗凝的患者。
4. 后循环动脉瘤。
5. 颈内动脉海绵窦段动脉瘤。

 相关要点:颅内动脉瘤栓塞治疗相对禁忌证

1. 血管解剖条件禁忌,如动脉过于扭曲,导管无法到位,颈动脉分叉部重度狭窄。
2. 全身情况差(Hunt-Hess 分级Ⅳ和Ⅴ)。
3. 凝血机制严重障碍者。
4. 对造影剂严重过敏者。
5. 肾衰竭或其他因素不宜使用造影剂者。

 相关要点:颅内动脉瘤介入治疗并发症

1. 动脉瘤破裂　是栓塞治疗最险恶的并发症。一旦发生,死亡率极高。快速填塞更多弹簧圈止血,是唯一正确的对应方法,也可用球囊暂时性阻断载瘤动脉。
2. 弹簧圈移位　可导致血栓形成或直接堵塞动脉末端发生脑缺血,但多数无不良反应。
3. 导引管导致的并发症　包括血管痉挛、血管内膜撕脱伤、血栓形成等,必须格外小心、仔细地操作。
4. 血管远端脑梗死　多由栓塞材料或动脉瘤内栓子脱落产生,抗凝治疗可预防脑梗死体积扩大,但对已出现的症状效果不佳。

(五)脑动静脉畸形的介入治疗病例

患　者:焦××,男,73 岁,主因"头痛伴恶心呕吐 2d 余"入院。

既往史:高血压病史 10 余年。

查　体:蒙眬状态,双侧瞳孔正大等圆,直径约 3mm,对光反射迟钝,四肢肌力Ⅳ级,四肢肌张力正常,克氏征阳性,项强 3 横指。

辅助检查:头颅 CT 示小脑内及右侧环池、四叠体池内见条状、块状高密度影,周围可见放射状伪影。双侧脑室后角及双侧颞顶枕部部分脑沟内见高密度影。小脑蚓部及左侧小脑半球见片状低密度影。右侧基底节区、双侧放射冠、半卵圆中心见斑点状、斑片样低密度影。中线结构大致居中。头颅 CTA 示后颅窝可见动静脉畸形团。

1. 诊断
(1)脑动静脉畸形(后颅窝)。
(2)自发性蛛网膜下腔出血。
(3)脑室积血。

（4）多发腔隙性脑梗死。

（5）高血压 3 级（极高危组）。

2. 治疗　入院后给予脱水、止血对症治疗，明确脑动静脉畸形后行脑动静脉畸形栓塞术（图 10-34），手术经过顺利。

3. 随访　术后患者原有症状逐渐好转至消失。出院后应注意患者血压变化问题，改善生活及饮食习惯，定期随诊。

相关要点：脑动静脉畸形的临床表现

1. 出血。

2. 癫痫。

3. 局部占位效应。

4. 脑缺血表现。

5. 头痛。

6. 颅内杂音。

7. 颅内压增高。

8. 婴幼儿动静脉畸形可导致脑积水、巨颅及心脏肥大。

相关要点：脑动静脉畸形的栓塞治疗的并发症

1. 颅内出血。

2. 脑梗死。

3. 微导管断裂，末端滞留在脑血管内。

（六）颈动脉海绵窦瘘介入治疗病例

患　者：张××，男，30 岁，主因"车祸 2 个月，左侧球结膜水肿、眼球突出、颅内杂音 6d"入院。

查　体：神清语利。左侧眼球球结膜水肿，眼球突出，主诉颅内杂音，听诊可闻及颅内隆隆样杂音。右侧"膝关节韧带"损伤后行修补术，肌力及肌张力大致正常。查看切口示无明显渗出、红肿，皮下可触及少量积液。

辅助检查：全脑血管造影示左侧颈内动脉海绵窦，颈外动脉走行正常。右侧颈内动脉造影可见前交通开放，左侧大脑中动脉及大脑前动脉显影，后循环造影可见后交通开放，向前血管供血，压颈后可见反流。

1. 诊断　外伤性颈内动脉海绵窦瘘（左侧）。

2. 治疗　行颈内动脉海绵窦瘘栓塞术（图 10-35）治疗。

3. 随访　经颈内动脉海绵窦瘘栓塞术后，患者原有症状逐渐好转至消失。出院后定期随诊。

相关要点：颈动脉海绵窦瘘分类

1. 外伤性颈动脉海绵窦瘘，多因颅脑损伤等致使颈内动脉海绵窦段或其分支破裂，动脉血通过瘘口直入海绵窦。

2. 自发性颈动脉海绵窦瘘，多见于中老年人海绵窦硬脑膜上的动静脉瘘，又称海绵窦硬脑膜动静脉瘘，由颈内动脉或颈外动脉分支供血。

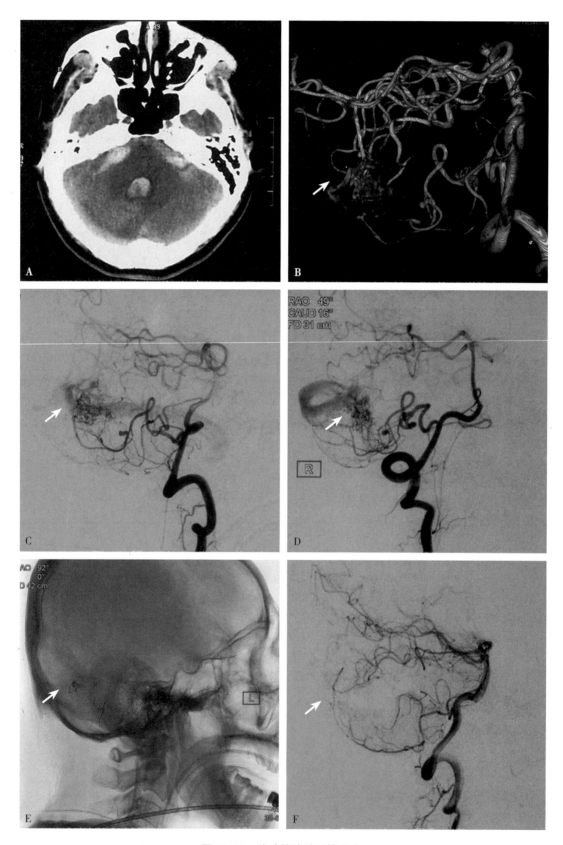

图 10-34　脑动静脉畸形栓塞术

A. 动静脉畸形引起的蛛网膜下腔出血和脑室积血；B. DSA-3D 重建可显示动静脉畸形形态（白色箭头所指为动静脉畸形）；C. DSA-2D 图像显示动静脉畸形形态（白色箭头所指为动静脉畸形）；D. DSA-2D 图像显示动静脉畸形形态（白色箭头所指为动静脉畸形）；E. 脑动静脉畸形 Onyx 胶的影像（白色箭头所指）；F. Onyx 胶栓塞后动静脉畸形未显影

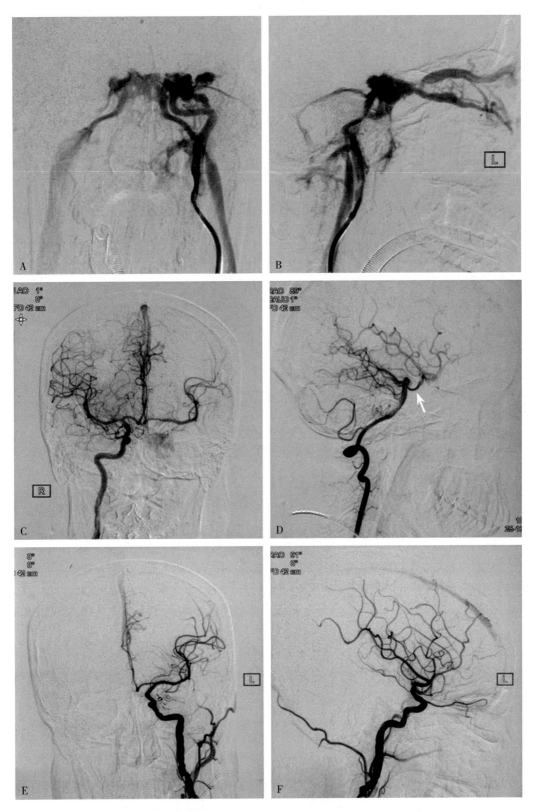

图 10-35　颈动脉海绵窦瘘栓塞术

A、B.造影显示颈动脉海绵窦瘘(A.正位,B.侧位);C.压迫左侧颈总动脉,行右侧颈动脉造影,见前交通动脉开放;D.压迫左侧颈总动脉,行椎动脉造影,见后交通动脉开放(白色箭头所指);E、F.行球囊栓塞后,颈动脉海绵窦瘘治愈(E.正位,F.侧位)

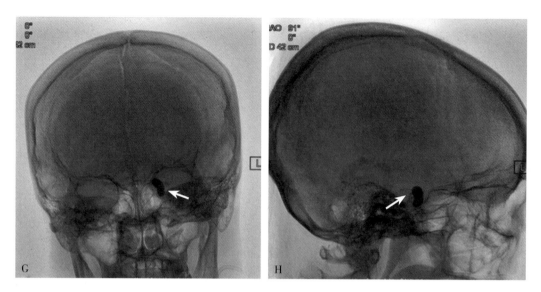

图 10-35（续）

G、H. 栓塞治疗所用球囊（G. 正位，H. 侧位）

 相关要点：外伤性颈动脉海绵窦瘘临床表现

1. 明确的头部外伤、头面部手术或血管内介入治疗史。

2. 同侧海绵窦综合征，即搏动性颅内杂音和突眼、球结膜充血、水肿，外展或动眼神经麻痹等。

3. 早期视力轻度受损。宜尽早行眼压测试，眼压 >40mmHg 时应接受眼科治疗。

（七）硬脑膜动静脉瘘的介入治疗病例

患　者：黄 ××，男，53 岁，主因"头痛伴右侧肢体活动不灵 2d 余"入院。

查　体：神清语利，双侧瞳孔正大等圆，直径约 3mm，对光反射灵敏，左侧肢体肌力、肌张力大致正常，右侧肢体肌张力减低，右上肢肌力Ⅱ级，右下肢肌力Ⅲ级，无项强，克氏征阴性。

辅助检查：头颅 CT 提示左侧基底节类圆形高密度影，脑桥左旁及左侧小脑幕区见纤曲条状略高密度影，似与左侧基底节区高密度影相延续，脑室系统及脑沟未见明显异常，中线结构大致居中。头颅 CTA 示左侧基底节区、中脑左旁、左侧小脑半球见纤曲紊乱血管团，其内并可见多处局限性明显扩张血管，左侧小脑前下动脉呈不均匀扩张，并引流进入血管团内，左侧岩上静脉增宽，其内可见不规则形血窦影。

1. 诊断

（1）左侧岩骨区硬脑膜动静脉瘘。

（2）脑出血。

2. 治疗　给予脱水降颅压，止血，营养神经等对症支持治疗，行硬脑膜动静脉瘘栓塞术（图 10-36）。

3. 随访　术后予以营养神经、对症支持治疗，密切注意生命体征监测，观察神志变化。出院后应注意休息，加强营养，建议继续住院行康复治疗，3 个月后复查头部 DSA 检查。

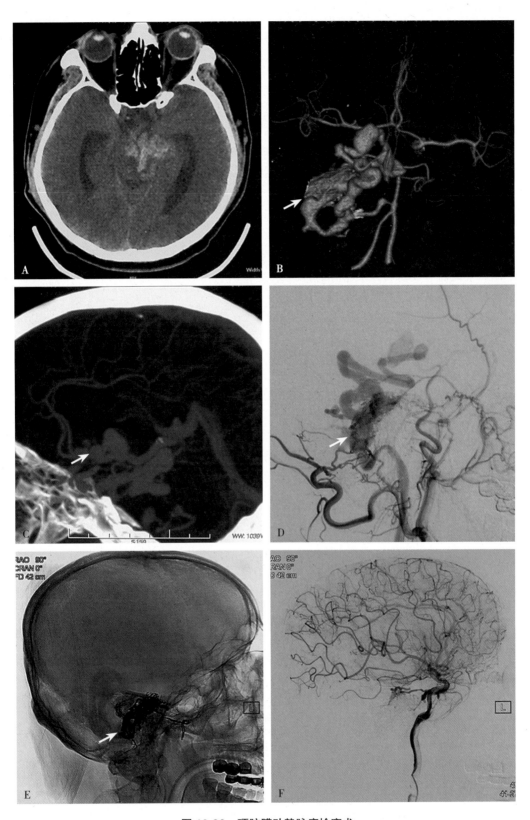

图 10-36 硬脑膜动静脉瘘栓塞术

A. 硬脑膜动静脉瘘引起的脑出血;B. CTA-3D 重建可显示硬脑膜动静脉瘘形态(白色箭头所指为硬脑膜动静脉瘘);C. CTA 最大密度投影图像显示硬脑膜动静脉瘘形态(白色箭头所指为硬脑膜动静脉瘘形态);D. DSA-2D 图像显示硬脑膜动静脉瘘形态(白色箭头所指为硬脑膜动静脉瘘);E. 硬脑膜动静脉瘘 Onyx 胶的影像(白色箭头所指);F. Onyx 胶栓塞后硬脑膜动静脉瘘未显影

(杨 弋)

? 思考题

1. 为什么要重视短暂性脑缺血的早期评估与干预?
2. 急性缺血性卒中静脉溶栓治疗原则是什么?
3. 如何个体化治疗腔隙性脑梗死?
4. 脑静脉血栓形成的常见病因是什么?
5. 脑出血的发病机制是什么?
6. 简述不同部位脑出血的特征性临床表现。
7. 蛛网膜下腔出血的病因有哪些?
8. 蛛网膜下腔出血如何诊断和鉴别诊断?
9. 锁骨下动脉盗血综合征的临床表现?
10. 烟雾病的临床及影像学表现?
11. 脑血管淀粉样变性临床及推荐的诊断标准?
12. 简述血管性认知障碍的诊断标准。
13. 简述颈内动脉狭窄支架植入术手术适应证。
14. 简述椎动脉狭窄支架治疗并发症。
15. 简述急性缺血性卒中的血管内介入治疗手术适应证。
16. 简述颅内动脉瘤栓塞治疗相对禁忌证。
17. 简述颈动脉海绵窦瘘治疗方法。

参 考 文 献

[1] 贾建平. 神经病学. 6版. 北京:人民卫生出版社,2008.
[2] 贾建平,陈生弟. 神经病学. 7版. 北京:人民卫生出版社,2013.
[3] 吴江,贾建平. 神经病学. 3版. 北京:人民卫生出版社,2015.
[4] 贾建平. 中国痴呆与认知障碍诊治指南. 2版. 北京:人民卫生出版社,2016.
[5] 周良辅. 现代神经外科学. 2版. 上海:复旦大学出版社,2015.
[6] 中华医学会神经病学分会,中华医学会神经病学分会脑血管病学组. 中国脑血管疾病分类2015. 中华神经科杂志,2017,50(3):168-171.
[7] 中华医学会神经病学分会,中华医学会神经病学分会脑血管病学组. 中国缺血性脑卒中和短暂性脑缺血发作二级预防指南2014. 中华神经科杂志,2015,48(4):258-273.
[8] 中华医学会神经病学分会,中华医学会神经病学分会脑血管病学组. 中国蛛网膜下腔出血诊治指南2015. 中华神经科杂志,2016,49(3):182-191.
[9] 中华医学会神经病学分会痴呆与认知障碍学组写作组. 血管性认知障碍诊治指南. 中华神经科杂志,2011,44(2):142-147.
[10] TAKEDA R,OGURA T,OOIGAWA H,et al. A practical prediction model for early hematoma expansion in spontaneous deep ganglionic intracerebral hemorrhage. Clinical Neurology and Neurosurgery,2013,115(7):1028-1031.
[11] BROUWERS H B,GREENBERG S M. Hematoma expansion following acute intracerebral hemorrhage. Cerebrovasc Dis,2013,35(3):195-201.
[12] INGALL T,ASPLUND K,MÄHÖNEN M,et al. A multinational comparison of subarachnoid hemorrhage epidemiology in the WHO MONICA stroke study. Stroke,2000,31(5):1054-1061.
[13] BRODERICK J P.,BROTT T G,DULDNER J E,et al. Initial and recurrent bleeding are the major causes of death following subarachnoid hemorrhage. Stroke,1994,25(7):1342-1347.
[14] RODRIGUEZ B L,D'AGOSTINO R,ABBOTT R D,et al. Risk of hospitalized stroke in men enrolled in the Honolulu Heart Program and the Framingham Study:A comparison of incidence and risk factor effects. Stroke,2002,33(1):230-236.
[15] BANERJEE C,MOON Y P,PAIK M C,et al. Duration of diabetes and risk of ischemic stroke:the Northern Manhattan Study. Stroke,2012,43(5):1212-1217.

第十一章

神经系统变性疾病

概　述

神经系统变性疾病（neurodegenerative diseases）是一组原因不明的慢性进行性损害中枢神经系统的疾病，有时可累及周围神经系统，以神经元变性和继发性髓鞘脱失为主要病理特征。

神经系统变性疾病常有一些共同的临床特征：①很多变性疾病选择性损害特定的解剖部位和具有特定生理功能的神经元，如肌萎缩侧索硬化主要累及皮质 - 脑干 - 脊髓的运动神经元，临床上主要表现为上运动神经元和下运动神经元损害的症状和体征。②患者常常是隐袭起病，缓慢进行性加重。在疾病早期有较长的一段临床无症状期，当临床症状出现后，大多数变性疾病没有缓解的过程。③多数变性疾病具有一定的家族聚集性，可以分为家族性和散发性，其中家族性患者中的一部分是由于特定的遗传突变导致的。目前对许多变性疾病发病机制的理解主要来自针对家族性患者的研究，如阿尔茨海默病的 β- 淀粉样蛋白瀑布学说。④目前大多数神经系统变性疾病，如阿尔茨海默病、帕金森病等，均以对症治疗为主，尚无能够延缓或者逆转疾病进程的药物。

一、大脑半球的解剖和生理

大脑半球包括大脑皮质、白质、基底节及侧脑室，由大脑纵裂分隔，两侧由胼胝体相连接。大脑半球表面是大脑皮质形成的脑沟和脑回，依据主要的表面标志中央沟、大脑外侧裂及其延长线、顶枕裂和枕前切迹的连线分为额叶、顶叶、颞叶、枕叶（图 11-1、图 11-2），此外还有位于大脑外侧裂深部的岛叶和位于内侧面的边缘叶（图 11-3）。

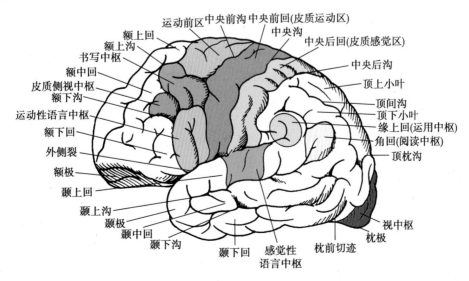

图 11-1　左侧大脑半球外侧面结构及功能区

247

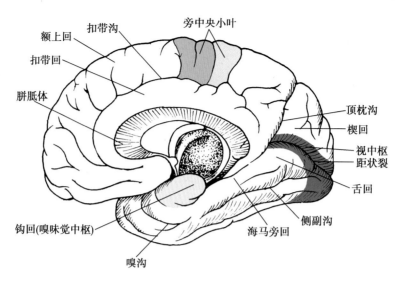

图 11-2　右侧大脑半球内侧面结构及功能区

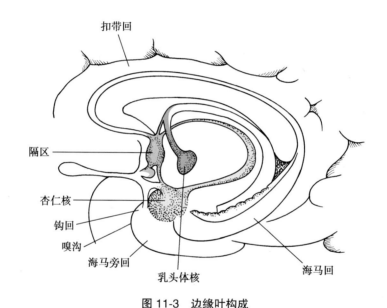

图 11-3　边缘叶构成

　　大脑半球的功能极其复杂,两侧各有侧重,一般将在语言、逻辑思维、分析综合及计算功能等方面占优势的半球称为优势半球,大部分位于左侧。一般认为,音乐、美术、空间、几何图形和人物面容的识别及视觉记忆功能等方面主要在右侧大脑半球分析加工。

（一）额叶

　　额叶前端为额极,外侧面以中央沟与顶叶分界,底面以外侧裂与颞叶分界,内侧面以扣带沟与扣带回分界。中央沟前有与之略平行的中央前沟,两沟之间为中央前回,是大脑皮质运动区,锥体束的主要发源地,支配对侧半身的随意运动,身体各部位代表区在此排列由上向下呈"倒人状"(图 11-4)。运动前区位于皮质运动区前方,是锥体外系的皮质中枢,发出纤维到基底神经节、丘脑和红核等处,与联合运动和姿势调节有关;额桥小脑束亦发于此区,与共济运动有关。中央前回前方分为额上回、额中回和额下回,以额上沟及额下沟为界。皮质侧视中枢位于额中回后部,司双眼同向侧视运动。书写中枢位于优势半球的额中回后部。运动性语言中枢位于优势半球的额下回后部。排尿、排便中枢位于旁中央小叶。

（二）顶叶

　　顶叶前面以中央沟与额叶分界,后面以顶枕裂和枕前切迹的连线与枕叶分界,下面以外侧裂与颞叶分

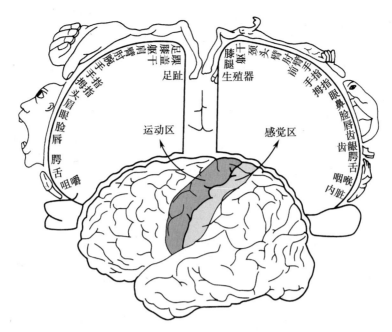

图 11-4　人体各部位在皮质运动区和感觉区的定位关系

界。中央沟后有与之略平行的中央后沟,两沟之间为中央后回。中央后回后面有顶上小叶和顶下小叶,以顶间沟分界。皮质感觉区主要位于中央后回和顶上小叶,前者为浅感觉和深感觉的皮质中枢,后者为分辨性触觉和实体感觉皮质中枢。顶下小叶包括缘上回和角回。运用中枢位于优势半球的缘上回,与复杂动作和劳动技巧有关。视觉语言中枢位于角回。

（三）颞叶

颞叶位于外侧裂的下方,其前端为颞极,后面与枕叶相邻。颞叶外侧面有两条与外侧裂平行的颞上沟及颞中沟,底面有颞下沟。外侧裂与颞上沟间为颞上回,颞上、中沟间为颞中回,颞中、下沟间为颞下回。外侧裂较深,颞上回的一部分掩入沟中,后端为颞横回。听觉中枢位于颞上回中部及颞横回。感觉性语言中枢位于优势半球颞上回后部。嗅觉中枢位于钩回和海马回前部。颞叶前部与记忆、联想、比较等高级神经活动有关。海马是边缘系统的重要结构之一,与记忆与精神活动关系密切。

（四）枕叶

枕叶在顶枕裂至枕前切迹连线的后方,其后端为枕极。枕叶内侧面由距状裂分成楔回和舌回,距状裂两侧为视觉皮质中枢。

（五）岛叶

岛叶位于外侧裂深面,表面被额、顶、颞叶所掩盖。岛叶的功能与内脏感觉和运动有关。

（六）边缘叶

边缘叶由扣带回、海马回、钩回组成,由于边缘叶在结构和功能上与大脑皮质的岛叶前部、额极、额叶眶面以及皮质下的杏仁核、隔区、丘脑前核、乳头体核、丘脑下部等密切相关,因此把边缘叶连同这些结构统称为边缘系统。边缘系统与网状结构和大脑皮质有广泛联系,参与高级神经、精神（情绪、记忆等）和内脏的活动,其功能与个体保存(寻食、防御等)、种族保存(生殖行为)、内脏活动和精神活动(情绪、记忆)有关。

二、大脑半球损害的主要症状

大脑半球病损后的症状,主要有以下几方面:

1. 高级神经功能障碍　可出现:①认知、情感和行为等方面的障碍,自知力、记忆力、理解力、计算力等可有不同程度的下降或丧失;②意识障碍,如昏迷、谵妄状态、去大脑皮质状态、植物状态等;③言语障碍,如运动性、感觉性、混合性和命名性失语,以及失读、失写等。

2. 癫痫发作 可出现部分性、全面性等各种类型的癫痫发作。

3. 视觉障碍 可出现偏盲、象限盲、皮质盲、视幻觉和视觉失认等。

4. 运动障碍 可出现对侧面舌瘫、单瘫和偏瘫等。

5. 感觉障碍 可出现复合感觉(实体觉、图形觉、两点辨别觉、定位觉、重量觉)异常,以及体象感觉障碍。

6. 尿便障碍 可出现排便、排尿障碍。

各个脑叶有相对独立的功能,临床上可根据出现的不同症状进行定位诊断。

(贾建平)

第一节 运动神经元病

【理论概要】

运动神经元病(motor neuron diseases,MND)是累及脊髓前角细胞、脑干运动神经核以及大脑皮质锥体细胞的慢性进行性变性疾病。有关 MND 的分类尚存在一些争论。根据受累的部位和严重程度可分为病变同时累及上、下运动神经元的肌萎缩侧索硬化(amyotrophic lateral sclerosis,ALS)、病变累及下运动神经元(脊髓前角细胞)的进行性肌萎缩(progressive muscular atrophy,PMA)、病变累及脑桥和延髓运动神经核的进行性延髓麻痹(progressive bulbar palsy,PBP)和病变选择性累及锥体束的原发性侧索硬化症(primary lateral sclerosis,PLS),其中 ALS 最常见。也有学者认为 PMA 和 PBP 也可以分别看做是下运动神经元起病和球部起病的 ALS,而以 ALS/MND 来表示该组疾病。PLS 则是不同于 ALS 的疾病。ALS 年患病率为(4~7)/10 万。大多数患者为散发病例,其中 1%~2% 存在 SOD1 基因突变;另外 5%~10% 为遗传性,其中 20% 可以检出为 SOD1 基因突变。近年来随着对 C9orf72 基因、TARDBP 基因和 FUS 基因研究的深入,使得对于 ALS 与额颞叶痴呆的关系有了更加深入的认识。

(一)临床表现

1. 肌萎缩侧索硬化 ALS 一般隐袭起病,持续进行性加重,进展快慢在不同患者可以有较大差异,平均病程 3~5 年。一般在 40 岁以后发病,低于 20 岁发病者较少。近年来临床研究显示,我国 ALS 发病年龄有提前趋势,明显低于欧美 10 年左右。男性略多于女性。

通常以手部小肌肉无力或萎缩为首发症状,也有以下肢跛行或球部症状起病者。随着病情发展而出现上、下运动神经元同时受累的症状和体征。肌肉无力和萎缩,大多数从一侧上肢开始,逐渐累及对侧上肢和下肢,可出现粗大的肌束震颤。上运动神经元受累表现为肢体肌张力增高、腱反射亢进和病理征阳性。有部分患者较长时期仅仅表现为下运动神经元体征,而上运动神经元表现不显著,当患者在已经萎缩的肢体腱反射仍活跃时,即使无病理征,也需要考虑存在锥体束损害,因为严重的下运动神经元受累可掩盖上运动神经元受累的体征。晚期可出现延髓麻痹,表现为言语不清、饮水呛咳、吞咽困难,累及舌肌可出现舌肌萎缩和舌肌纤颤。累及呼吸肌时早期仅为咳嗽力弱,发展可出现呼吸困难,并可继发肺内感染,是死亡的主要原因。本病通常无客观感觉障碍,眼外肌多不受累,括约肌功能正常。

ALS 患者可以存在不同程度的认知功能减退,常常为临床医生所忽略,详细的认知功能量表评估有助于发现轻微的认知障碍,部分 ALS 患者可以出现痴呆,达到 ALS-FTD 的诊断条件。我国 ALS 患者合并痴呆的发生率明显低于欧美。

遗传性 ALS 患者与散发型临床表现相似,与散发性 ALS 相比,起病更早,进展较散发者快,生存期更短。另外还有 ALS 合并帕金森综合征以及痴呆的报道,其机制不明,有人认为与环境因素有关。

2. 进行性肌萎缩 隐袭起病,持续进行性加重,进展较 ALS 缓慢,存活时间更长,部分患者可长达 10

年以上。一般在 20~50 岁发病,男性较多。首发症状为双上肢远端的肌肉萎缩无力,也可单侧开始,少数患者首发症状为被他人发现的跛行。可有束颤。症状逐渐加重,肢体近端肌肉相继受累,并出现颈部无力。累及延髓出现舌肌萎缩、吞咽困难,晚期呼吸肌受累。无锥体束征,无感觉障碍,无尿便异常。

由于患者就诊时医生所见到的仅仅为病程中的一个时点,因此对于某些患者,可能在某一个时期存在上运动神经元的体征,但是随着病情的进展,而被下运动神经元的表现所掩盖。许多临床所见仅仅为纯下运动神经元受累,诊断符合进行性肌萎缩(PMA)的患者,尸检时可以看到锥体束的病变,其病程与 ALS 相似。单纯地进行性肌萎缩尸检仅占 MND 的 5%。所以也有学者认为 PMA 仅仅是下运动神经元起病的 ALS。

3. 进行性延髓麻痹 隐袭起病,发病年龄相对较晚,多于 40~50 岁以后,进展相对较快,常于 1~3 年死于肺部感染。脑干运动神经核受累主要表现为构音不清、吞咽困难、咽反射消失、咀嚼无力、舌肌萎缩。皮质延髓束受累时出现下颌反射亢进、吸吮反射阳性,可出现强哭强笑。病程前期肢体检查一般无肌肉萎缩、无力,无腱反射异常或病理征。感觉正常,二便正常。但是随着病情进展,也会出现肢体的上、下运动神经元受累体征,肌电图检查早期也会发现肢体神经源性损害的表现,因此目前倾向于将该组患者作为 ALS 的变异型。

4. 原发性侧索硬化症 多在 40 岁以后发病,起病隐袭,进展非常缓慢,主要表现为皮质脊髓束受累的症状体征,下肢重于上肢,双下肢力弱,僵硬,呈痉挛性步态,腱反射亢进,病理征阳性。随病情发展双上肢也受累,后期皮质延髓束受累出现假性延髓性麻痹表现。无肌肉萎缩,无感觉异常,无二便障碍。患者可长期保持日常功能,存活时间长,甚至可达 15~20 年。原发性侧索硬化需要与上运动神经元起病的 ALS 进行鉴别,对于临床仅仅表现为锥体束损害的患者,需要定期随访,当进行肌电图检查时,如果发现广泛下运动神经元损害的表现,则仍需考虑 ALS 的诊断。有研究显示,发病 4 年后,仍有肌电图出现下运动神经元损害者。单纯的上运动神经元受累,即原发性侧索硬化(PLS)较为少见,有统计仅占 MND 的 5%,其与 ALS 的发病机制和预后有所不同。

(二) 诊断

1. 诊断要点 ①慢性进行性发展病程;②临床以上、下运动神经元同时受累的症状和体征为主,特别是在同一个节段(指脑干、颈、胸、腰骶四个节段)中上、下运动神经元病变同时存在时更有意义;③神经电生理检查显示上述四个节段中,至少三个节段存在神经源性损害(要有失神经和神经再生的表现共存);④无明确的感觉异常,无尿便障碍;⑤排除可以解释临床表现的其他疾病。

2. 国际 ALS 诊断标准 1994 年世界神经病学联盟(WFN)提出了关于 MND 诊断标准,主要用于临床研究或基础研究,其诊断具有较高的特异性,但是在临床的实际应用中,部分患者可能会漏诊。1998 年对其进行修订的美国弗吉尼亚 Airlie House 标准如下:

临床确诊 ALS:球部和至少两个脊髓节段有上、下运动神经元同时损害的症状和体征;或者三个脊髓节段同时有上、下运动神经元损害的证据。

临床拟诊 ALS:至少两个脊髓节段有上、下运动神经元同时损害的症状和体征,下运动神经元受累部位高于上运动神经元受累部位一个节段。

实验室辅助拟诊 ALS:临床上一个节段有上、下运动神经元同时损害的症状和体征,或者单独一个节段上运动神经元损害的症状和体征,EMG 至少两个节段有下运动神经元受累。

可能 ALS:一个节段有上、下运动神经元同时损害的症状和体征;单独上运动神经元损害存在于两个或更多的脊髓节段,或下运动神经元受累在上运动神经元损害的头端。

3. 我国中华医学会神经病学分会肌萎缩侧索硬化协作组在 2013 年提出了 ALS 的诊断标准和分级:

(1) ALS 诊断的基本条件

1) 病情进行性发展:通过病史、查体或电生理检查,证实临床症状或体征在一个区域内进行性发展,或从一个区域发展到其他区域。

2）通过临床或电生理检查,证实有下运动神经元受累的证据。

3）通过临床查体证实有上运动神经元受累的证据。

4）根据临床需要进行适当检查以排除其他疾病。

（2）ALS的诊断分级

1）临床确诊ALS:通过临床或电生理检查,证实在四个区域中至少有3个区域存在上、下运动神经元同时受累的证据。

2）临床拟诊ALS:通过临床或电生理检查,证实在四个区域中至少有2个区域存在上、下运动神经元同时受累的证据。

3）临床可能ALS:通过临床或电生理检查,证实仅有一个区域存在上、下运动神经元同时受累的证据,或者在两个或以上区域仅有上运动神经元受累的证据。已经行影像学和实验室检查排除了其他疾病。

（三）治疗

对于MND目前尚无有效的治愈或终止其发展的手段。目前治疗中的主要内容在于通过各种方法利用患者的残存功能,改善生活质量,延长生命。

1. 药物治疗

（1）利鲁唑为目前唯一被美国FDA批准用于治疗ALS的药物,该药可以推迟患者使用呼吸机的时间,有限的延长ALS患者的生存期,但对肌力无明显改善;后期已经出现呼吸困难后则无效。目前该药价格昂贵,需要医生根据不同患者的具体情况来决定。

（2）大剂量维生素口服:包括维生素 B_1、维生素 B_{12}、维生素 C、维生素 E 等均可使用,但疗效不确切。

（3）对症治疗:可以改善生活质量,对某些肌张力很高的患者,可以尝试给予巴氯芬等;对于流涎可以使用东莨菪碱或三环类抗抑郁药。

2. 支持治疗

（1）疾病早期,患者需要信息支持和心理支持。

（2）随着残障的进展,需要有一些辅助设备维持功能,如轮椅、颈托和足部夹板。可以鼓励患者进行适当的锻炼,但不宜剧烈,不应劳累。

（3）延髓麻痹者早期胃管或经皮内镜胃造瘘（percutaneous endoscopic gastrostomy,PEG）喂食,避免经口进食引起的误吸导致肺部感染。后期卧床的患者应注意褥疮等诸多并发症。

（4）呼吸机支持:患者经常由于夜间低氧血症、身体的不适、焦虑和抑郁的综合作用造成睡眠质量下降;通过使用无创正压通气（non-invasive positive pressure ventilation,NIPPV）能够提高生活质量。有条件者可以使用,其作用是改善气体交换、改善临床症状、延长存活时间及增强对活动后缺氧的耐受。NIPPV适应证为:$PaCO_2>45cmH_2O$;血氧饱和度 $\leq88\%$,持续5min;最大吸气压 $<60mmHg$;FCV<50%。在疾病后期,对于部分患者,可以采用气管切开,呼吸机辅助呼吸,但是患者生活质量较差,费用昂贵,以后不可能脱机,需要根据情况慎重决定。

（5）心理治疗:在MND患者,由于该病的严重性,许多患者会出现抑郁焦虑的表现,应该给予相应的心理治疗或药物治疗,以改善生活质量。家人和社会的关心也具有重要作用。

（6）综合治疗和护理:需要营养师、家庭医师、社会工作者、轮椅、特殊设置的计算机（追瞳器）帮助与外界沟通和工作。

MND致残率极高,存活时间一般为2~5年。大约50%的ALS患者从症状出现至死亡的时间平均为40个月;5年时存活的患者为20%,10年时存活的患者为10%。存在下述特点的患者,存活时间相对较长:纯上、下运动神经元受累、没有球部或呼吸受累、在长时间内病变仅限于特定部位（如上肢、下肢）,以及第一年内进展缓慢（最重要）。患者的死亡原因主要为呼吸肌麻痹或其他并发症所致的呼吸衰竭。

【临床病例讨论】

患　者:张××,男,63岁,主因"右上肢无力、肌肉萎缩5年,双下肢发僵半年"入院。

现病史:患者5年前出现右上肢向后伸展时疼痛,活动受限,无明显放射,活动肢体后可以消失,当地诊断颈椎病(神经根型),约半年后右上肢再次出现类似症状,逐渐发展,并出现右上肢抬举费力,但持物尚可。3年前患者右手出现力弱,持筷困难,2年前右手明显萎缩,右侧上臂、肩部萎缩、变细,无力渐加重,并出现右手以及前臂肉跳,半年前出现左侧上肢无力,也逐渐加重,左手持物力弱,双下肢发僵,以右侧下肢为重,行走费力,近2个月家属发现患者说话略含糊,无饮水呛咳及吞咽困难,无尿便障碍,近半年体重下降5kg,情绪低落,饮食、睡眠尚可。自诉近几年中常有右上肢大拇指侧麻木,有时呈放射性,双下肢间断有发麻。

既往史:1979年行胃大部切除术,术后恢复良好。

个人史:无偏食,无毒物以及特殊药物接触史。

家族史:家族中无类似患者。

查　体:T36.4℃,P77次/min,R18次/min,BP130/85mmHg,心肺检查未见异常,肝脾未触及,双下肢无水肿。神经系统:神清,构音欠清,双侧咽反射基本消失,余脑神经未见明显异常。右上肢肌肉、肩部肌肉、胸大肌及右手小肌肉均有明显萎缩,左手骨间肌萎缩,左上肢近端肌肉轻度萎缩,右侧下肢肌肉欠丰满。右侧上肢、胸大肌等多处均可见束颤。右上肢肌力Ⅱ级,左上肢近端肌力Ⅲ级,远端Ⅳ级,右下肢近端肌力Ⅴ级,远端Ⅴ⁻级,左侧上肢腱反射活跃,右侧上肢腱反射未引出,双下肢腱反射亢进,双侧踝阵挛阳性,双侧Babinski征阳性,左侧掌颌反射阳性,下颌反射存在、不亢进,吸吮反射阴性。右侧颈5、6分布区针刺觉减退,双侧下肢腰1以下音叉觉减退。共济检查未见异常。颈无抵抗。

辅助检查:血尿便常规未见异常,肝肾功能未见异常,肌酶谱正常,血抗神经节苷脂抗体未见异常。血叶酸、维生素B_{12}正常。腰穿常规、生化、细胞学未见异常。心电图未见异常,腹部B超未见异常,胸片未见异常。颈椎MRI:颈4~5、6~7间盘变性突出,脊髓轻度受压。头颅MRI未见异常。胸椎X线未见异常,腰椎CT可见腰4、5椎体骨质增生,椎间孔未见异常。肌电图显示:广泛神经源性损害,其中胸锁乳突肌、双侧胫前肌、右侧拇短展肌、胸段脊旁肌10、11水平均为神经源性损害,表现为静息时大量自发电位以及MUP时限明显增宽、波幅明显增高。右下肢SEP显示胸12以上中枢性损害,右上肢SEP大致正常。单纤维肌电图显示颤抖明显增宽,可见阻滞,纤维密度明显增高。双上肢节段性运动传导测定未见传导阻滞现象。

(一) 诊断

1. 定位诊断　根据患者上肢为主的四肢无力、萎缩,右上肢腱反射消失,定位于下运动神经元,患者无末梢性感觉障碍,提示运动受累以近端为主,根或以上受累,或为单纯的运动纤维受累。结合肌电图所见胸段脊旁肌、胸锁乳突肌以及上下肢,下运动神经元均有损害,提示受累范围广泛。患者除右上肢外,其余肢体腱反射亢进,病理征阳性,提示双侧上运动神经元受累,患者受累水平可能在高颈段水平或以上。另外患者存在右上肢感觉障碍,为颈5、6根性受累,双下肢腰1以下深感觉减退,右下肢SEP显示胸12以上中枢性损害,右上肢SEP大致正常,考虑脊髓双侧后索受累可能性大。患者构音欠清,咽反射消失提示存在球部受累可能性。该患者体征较为复杂,单纯依靠临床体征来进行准确的受累水平定位存在困难,需要结合临床病史综合分析。

2. 定性诊断　老年患者,临床演变过程为缓慢发展,进行性加重,存在右上肢腱反射消失,右上肢根性分布感觉障碍,双下肢腱反射亢进,病理征阳性,双侧腰1以下的深感觉障碍,结合颈椎MRI所见,很容易考虑到患者存在颈椎病脊髓型和神经根型,但是仅仅用颈椎病并不能解释临床全貌,患者左上肢存在萎缩的肢体腱反射亢进,构音不清、胸锁乳突肌、胸段脊旁肌以及下肢的下运动神经元损害均无法用颈椎病来解释。患者胸椎 X 线正常、腰椎 CT 病变较轻,均无法用合并胸腰椎骨关节病来解释。而从患者广泛的下运动神经元和上运动神经元在同一水平(颈段、胸段、腰骶段以及球部)同时受累的现象提示需要考虑肌萎缩侧索硬化的存在,患者临床发病后期进行性发展的过程,也支持该病的诊断。另外,单纤维肌电图显示颤抖明显增宽,可见阻滞,纤维密度增高,这种现象提示进行性失神经、失神经后神经再生较差,可见于肌萎缩侧索硬化,而在颈椎病则较为少见。另外,患者病程 5 年残疾相对较轻,可能早期症状为颈椎病表现。另外,单纯的肌萎缩侧索硬化也无法解释患者存在的感觉障碍,因此可以考虑为肌萎缩侧索硬化症合并颈椎病。

3. 鉴别诊断　具有明确进展性病史和球部及肢体受累证据的典型病例,诊断较为容易,如果患者病情不进展,或甚至出现好转时,则需要重新考虑 MND 的诊断。许多患者往往需要通过随诊才能获得正确的诊断。不同的 MND/ALS 临床类型在不同的病程阶段,临床表现多种多样,鉴别诊断所涉及的疾病有所不同,需要根据具体情况分析。

肌萎缩侧索硬化经常需要与以下疾病鉴别:

(1) 脊髓型合并神经根型颈椎病:也以中老年发病多见,逐渐进展,表现为上肢的下运动神经元损害,下肢的上运动神经元损害。当合并有高颈段病变以及腰椎病时,肌电图也可以同时出现上、下肢的神经源性损害,容易与 MND 诊断相混淆。而在某些 ALS 患者也可以合并有颈椎病的表现。鉴别的要点在于:颈椎病延髓不受累;颈椎病往往伴有感觉异常和尿便障碍;在颈椎病患者进行肌电图检测时,在同一节段进行多块肌肉肌电图测定时可以发现,正常与异常并存,特别是胸锁乳突肌、胸段脊旁肌测定一般正常;SFEMG 在一定程度上也可以协助判定;颈椎 MRI 异常改变的程度,脊髓是否受压,髓内有无变性信号,也是鉴别诊断的重要依据。由于二者临床处理截然不同,准确鉴别至关重要。

(2) 多灶性运动神经病(multifocal motor neuropathy,MMN):在以下运动神经元受累为主的 MND 患者,早期需与 MMN 进行鉴别,二者早期均可表现为局限性的肌肉萎缩无力,部分 MMN 患者在无力的肢体也可以出现反射活跃,可以有束颤。但 MMN 病程发展更为缓慢,多年后症状可仍较局限,节段性运动神经传导测定发现传导阻滞是 MMN 的特点,有助于二者的鉴别,针极肌电图在临床未受累肌肉往往正常,与 MND 所表现的广泛性失神经和神经再生不同。在 MMN,静脉注射丙种球蛋白有效。对于已经出现明确上运动神经元体征者,则易于鉴别。

(3) 副肿瘤综合征:神经系统临床症状体征可以与 MND 患者完全相同,但是患者体重下降往往较明显,甚至出现恶病质表现,全身检查可以发现恶性肿瘤,可以伴随有相应部位的内科症状、体征。肿瘤及时切除后,部分患者症状可以改善。对于老年患者,尤其需要注意筛查,排除合并肿瘤的可能性。

(4) ALS 叠加综合征:为多系统变性疾病,患者在有上、下运动神经元受累的同时,往往合并有其他系统变性的表现,如帕金森综合征、尿便障碍或直立性低血压等自主神经症状、痴呆等,症状进行性加重,往往很难归于具体某一类变性病。

(5) 单肢肌萎缩(平山病):男性受累多见,多于青少年发病,发展缓慢,部分患者发病几年后一直保持稳定,多表现为单肢或双侧上肢远端的肌肉萎缩无力,腱反射可以减低或活跃,肌电图可发现颈部水平的神经源性损害,部分患者下肢肌电图也可以异常,通常无球部受累的表现,部分患者颈椎检查可见韧带钙化或骨关节病变。对于以下运动神经元受累为主的患者早期需与该病鉴别。

(6) 肯尼迪病(Kennedy's disease):又称为 X 连锁的脊髓延髓肌萎缩。主要在男性中发病,多中年起病,有家族史,临床表现为进行性近端肌肉萎缩无力,上肢和球部受累为主,伴有内分泌功能异常,如糖尿病、男性乳房发育等,雄激素受体异常,本病进展缓慢,预后良好。该病需要与进行性肌萎缩进行鉴别。

(7) 脊髓灰质炎后综合征:多在中年起病,患者幼年时均有脊髓灰质炎病史,约在急性脊髓灰质炎后 15 年以上发病。发展缓慢,临床表现为在原有残疾基础上,出现新的下运动神经元受累的体征,患者往往伴随有系统的其他症状,如关节痛、肌痛、全身疲乏感等。肌电图可见神经源性损害表现,自发电位相对较少,其异常的分布也非广泛性。单纤维肌电图纤维密度可以增高,但是颤抖增宽不明显。该病需要与进行性肌萎缩鉴别。

(8) 慢性炎性脱髓鞘性多发神经根神经病:临床也可以表现为四肢进行性发展的萎缩无力,需要与进行性肌萎缩进行鉴别。慢性炎性脱髓鞘性多发神经根神经病患者一般伴有感觉异常,电生理检查可以发现感觉和/或运动传导速度明显减慢,出现波形离散或传导阻滞,F 波传导减慢,出现率下降。腰穿可见蛋白细胞分离现象。激素或其他免疫治疗有效。有助于和 MND 鉴别。

(9) 其他需要鉴别的疾病:需要与进行性肌萎缩(PMA)鉴别的疾病还包括颈椎合并腰椎神经根病等;原发性侧索硬化还需要与遗传性痉挛性截瘫、多发性硬化等鉴别;以进行性延髓麻痹为主要表现者需要与重症肌无力、脑干或颅底占位性病变相鉴别。ALS 早期以上肢萎缩为主要表现者还需要与脊髓空洞症、慢性铅中毒等鉴别。某些 ALS 患者还以呼吸困难、低氧血症直接就医于呼吸科。详细的病史、感觉异常、影像学检查具有重要鉴别价值,必要时还需要行腰穿以及内科相应检查进行鉴别。良性肌束颤动以及某些神经症的患者出现肌束颤动时,需要肌电图进一步检查,以与神经源性损害相鉴别。

尽管 ALS 鉴别诊断众多,但针对该患者,主要鉴别诊断如下:

(1) 亚急性联合变性:该患者有胃大部切除史,临床表现为双侧锥体束征、后索病变以及下运动神经元病变,需要鉴别由于维生素 B_{12} 缺乏,亚急性联合变性所导致的后索、侧索病变以及周围神经受累,但是患者胃大部切除史已经 24 年,无偏食,血常规、叶酸、维生素 B_{12} 正常,并且亚急性联合变性患者周围神经受累以感觉为主,呈现手套袜套样感觉障碍,无明确的感觉障碍平面、球部很少受累等均与该患者不符。

(2) 副肿瘤综合征:该患者近老年,近半年体重下降,结合神经系统较为弥散的症状、体征,需要排除恶性肿瘤的远隔效应所致的神经系统损害。患者目前所查胸片、腹部 B 超等均正常,体重下降可能与肌肉萎缩以及情绪低落影响进食等有关,可进一步根据情况完善肿瘤的筛查。

在临床诊断时,一般要遵循一元化的原则,尽量用一个疾病去解释临床全貌,但是在很多情况下,特别是老年人,往往会存在多种疾病合并存在的情况。特别是一些常见病如颈椎病、腰椎病、糖尿病周围神经病、脑血管病等,其发病率较高,当这些疾病与少见病合并存在时,应该采用二元化或多元化去解释。

 相关要点:ALS 的肌电图改变

肌电图是诊断 ALS 最有价值的手段,特别是在疾病早期,临床表现不典型时,尤其具有诊断和鉴别诊断价值,包括以下几个方面:

1. 同心圆针极肌电图　出现三个或三个以上节段(脑神经段、颈段、胸段和腰骶段脊髓)所支配肌肉出现神经源性损害,表现为大量自发电位、运动单位时限增宽和波幅增高以及大力收缩时募集电位为单纯相(大量运动单位丢失所致),而且急性损伤的表现与神经再生的表现共存。胸锁乳突肌、胸段脊旁肌和舌肌肌电图检查十分必要。在疾病早期,部分患者并非四个节段均有异常,但是当临床表现已经很明显时,一般会出现三个或以上节段的病变。

ALS 的典型肌电图表现为进行性失神经和慢性神经再生共存的特点。如果肌电图结果中仅仅有运动单位的异常,而无自发电位出现,则往往很难考虑 MND,而应该注意与其他神经轴索损伤性疾病鉴别。同样当肌电图仅仅表现为自发电位,而无运动单位时限明显增宽的表现时,也必须要注意与其他疾病鉴别。但在个别进展极快的 MND 也可以出现这种情况,往往很早即可出现呼吸衰竭而死亡。目前认为,当针电极显示宽大的运动单位电位时,束颤电位的出现,可以认为与纤颤波和正锐波具有同等的诊断价值。

2. 运动神经传导速度　可见复合肌肉动作电位波幅降低,传导速度正常或轻度减慢:当患者神经传导速度明显减慢,而 CMAP 波幅改变相对较小时,需要注意鉴别其他疾病,另外,节段性运动神经传导测定,如果发现明显的传导阻滞,则难以考虑 MND 的诊断。以下运动神经元损害为主要表现的患者,尤其应该重视运动神经传导的鉴别诊断价值。

3. 感觉神经传导测定　在鉴别诊断中有重要价值。MND 的感觉神经传导速度测定应该正常;但是需要注意,少数患者由于肢体无力后,易于因嵌压或牵拉损伤而合并单个周围神经病变,当 MND 合并糖尿病时,也可以合并感觉异常,此时需要警惕与其他疾病鉴别。

4. F 波测定 在 MND 患者可以出现 F 波的出现率下降,传导速度正常或轻度减慢,一般见于测定神经 CMAP 波幅已经很低的患者。另外 F 波可以呈现波幅增高,相似形态的 F 波比率增加。需要注意,如果 CMAP 波幅已经非常低,所测定的 F 波鉴别诊断价值已经较小。

相关要点:MRI 对 ALS/MND 的诊断价值

在 MND 患者,头颅 MRI 可以出现不能用其他神经系统病变解释的选择性皮质脊髓束、内囊和大脑脚的 T_2、FLAIR 高信号(图 11-5),可以支持 ALS 的诊断,但在实际临床中,MRI 检查主要用于 MND 的鉴别诊断,如除外多发性硬化、脑干肿瘤,排除颈椎病、腰椎病、脊髓空洞症等。也有研究显示 MRS 可以更好地显示皮质脊髓束的病变。

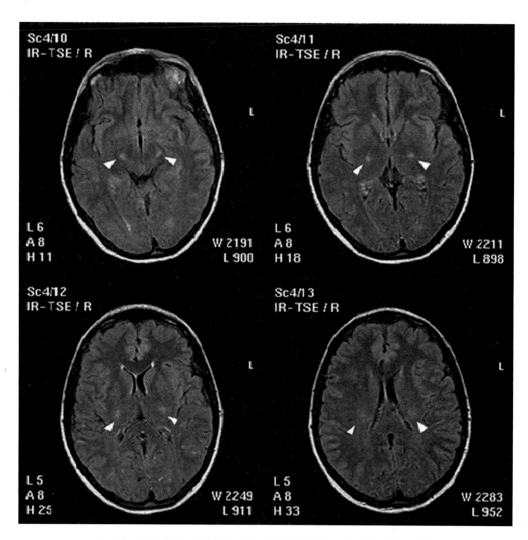

图 11-5 ALS 患者 MRI 的 FLAIR 序列显示锥体束走行路径的高信号

相关要点:ALS 的有关检查可以出现异常

1. 脑脊液检查　常规和生化检查一般正常,个别患者脑脊液蛋白可以轻微增高,可达 75mg/dl 以上,此时需要注意与慢性炎性神经、脊髓病变鉴别。

2. 肌酶谱　在大部分患者正常,部分进展较快的患者肌酶可以增高,特别是磷酸肌酸肌酶,可以超过正常值的 2~3 倍,这与进行性失神经支配后,肌纤维丢失坏死有关。

3. 血和脑脊液 GM1 抗体　一般正常,但在 10% 患者也可以轻度增高。无明显特异性,阳性者需注意与多灶性运动神经病鉴别。

4. 病理检查　一般较少需要进行肌活检进行诊断,肌活检表现为典型的神经源性肌萎缩改变,并非诊断所必需。尸检作为回顾性诊断,可以明确患者的真正分型,了解病变的分布范围,供临床工作中借鉴。

（二）临床诊疗决策

1. 病情评估　该患者病程 5 年,其中的症状既包括颈椎病所致的感觉异常,也包括 ALS 导致的肢体无力萎缩。目前患者尚能够自理,可以尽量独立自主,保持生活质量。应注意关注患者的情绪状况,对疾病应给予客观的解释,尽可能减少患者悲观失望的情绪。

2. 辅助检查　颈椎 MRI 检查可以明确患者的脊髓神经根病的存在,但因为程度不重,无手术指征,即使存在明显的脊髓和神经根受压情况,因该患者同时患有 ALS,也不建议进行颈椎病的手术治疗。肺功能测定可以有助于患者呼吸功能的评估,应进一步开展。运动单位数目估计技术的动态随访,有助于判断患者的疾病进展情况,但目前国内开展极少。

相关要点:运动单位数目估计技术

运动单位数目估计（moter unit number estimation,MUNE）技术是一种定量测定支配某一骨骼肌或肌群的有功能的下运动神经元数目的电生理技术。可以定量反映运动单位多少,评价下运动神经元丢失。目前主要用于 ALS 随访研究以及药物治疗效果的评价,判断预后。对于反映疾病的进展变化而言,MUNE 较 CMAP 和肌力更加敏感。

3. 治疗　由于 ALS 至今发病机制和病因并不明确,目前尚缺乏有效治疗 ALS 的药物。如果患者经济条件允许,可以服用利鲁唑,能够有限的延缓病程的发展;尽管存在颈椎病变,但并非是导致患者残疾的主要因素,在合并 ALS 的情况下,不建议进行手术治疗。另外,当病情进展时,可以根据情况选择是否行无创呼吸机支持,鼻饲或经皮胃造瘘保证营养,以及包括心理医师、营养师、康复医师等在内的多学科治疗,尽量提高患者的生存质量,延长生存期。必要时给予改善焦虑抑郁的药物治疗。临床医师和患者应尽早讨论,当疾病后期无创呼吸机不能维持呼吸时,是否进行气管切开,采用有创呼吸机维持呼吸,并知晓这一决策的利弊。

相关要点:ALS 的病因和发病机制

ALS 的病因和发病机制尚不完全清楚。ALS 的发病,可能是在一定的遗传基础上,环境因素共同作用的结果,受到遗传易感性、环境因素暴露强度和时间的共同影响。目前关于发病机制的研究有多种假说,包括基因突变、兴奋性氨基酸毒性作用、自由基氧化损伤、神经细丝和神经元变性、线粒体异常以及免疫机制等。另外其他假说还包括环境因素导致中毒和病毒感染等。

1. 遗传机制 迄今为止，全世界共发现了 20 余种与 ALS 相关的突变基因。欧美研究显示，这些基因中，C9orf72 基因、SOD1 基因、TARDBP 基因和 FUS 基因是 ALS 常见的 4 种突变基因。SOD1 基因突变是有关 MND 发病机制中研究较多的内容之一。1%~4% 散发 ALS 和 10%~25% 家族性 ALS 存在 SOD1 基因突变。C9orf72 基因在欧美家族性和散发性 ALS 的发生率明显高于我国，针对该基因以及 TARDBP 基因和 FUS 基因的研究，将 ALS 和额颞叶痴呆联系到一起，三者均为 ALS 和额颞叶痴呆的共病基因。目前认为泛素阳性的 FTD、ALS-FTD、ALS 成为一个疾病谱，即 TDP-43 蛋白病。在我国 ALS 患者的认知功能研究中，也发现半数以上的患者可以伴有不同程度的认知功能减退，但是达到痴呆程度的患者较少。

2. 兴奋性氨基酸毒性 兴奋性氨基酸毒性是肌萎缩侧索硬化症的主要发病机制之一，主要涉及突触间隙兴奋性氨基酸水平的升高，谷氨酸转运蛋白异常所致的谷氨酸摄取减少，谷氨酸受体的缺陷及钙离子结合蛋白的异常所致运动神经元细胞内钙离子稳态失衡。兴奋性氨基酸受体控制的通道或电压门控的钙离子通道开放，神经元去极化，钙离子过度内流，破坏了细胞内钙离子稳态，导致一系列有害的生化过程，包括几种酶系统的不适当激活，这些过程可以直接破坏神经元；也可通过产生有害的自由基及脂质过氧化物，损伤细胞膜结构，使细胞内钙离子水平进一步增高；或使胶质细胞清除谷氨酸能力下降或谷氨酸释放增加，进一步刺激谷氨酸受体，形成恶性循环；亦可影响神经丝磷酸化，造成细胞骨架异常；终致神经元变性。在发病机制中，线粒体异常是兴奋性氨基酸毒性致病的一个重要因素，并可能是在早期阶段即参与了发病过程。

3. 过氧化损伤（自由基氧化损伤） 在 ALS 患者，存在超氧阴离子自由基、羟自由基、过氧化氢和过硝酸根以及 3-硝基酪氨酸等的增高，这些离子均具有过氧化损伤作用，损伤神经营养因子受体、神经微丝、谷氨酰胺合成酶、肌浆网上的钙泵等，产生神经元毒性。

4. 神经细丝和神经元变性 神经元中大部分结构蛋白是神经细丝（neurofilament, NF），分为 3 个亚单位：NF-L、NF-M 和 NF-H。SOD1 基因突变小鼠在早期也可见神经丝转运减慢。ALS 患者有神经细丝的异常集聚。

5. 线粒体异常 早期线粒体形态和功能的异常，在神经元细胞坏死和凋亡过程中起重要的作用。肌肉活检可见线粒体内钙水平升高，复合物 I 活性减低和细胞色素 C 氧化酶阴性的肌纤维增多。线粒体酶活性降低的原因可能是由于线粒体基因组氧化损伤，导致特异性基因突变或缺失所致。改善线粒体功能的治疗将有助于 ALS 的治疗。

6. 环境因素 铅、汞以及某些金属元素的沉积，均可导致运动神经元的损伤，出现类似 ALS 的临床表现，然而这些因素在去除后，临床症状均会有所恢复，并不同于真正的 ALS 患者。另外在某些研究中也发现 ALS 患者存在某些金属物质代谢的异常，但并不清楚这些现象究竟是疾病的病因，还是继发产生的结果。某些病毒感染后（如 HTLV1、HIV）也可以导致 ALS 样的临床表现，但是对 ALS 患者神经组织的病毒学和病理学检查均未能发现病毒直接感染的证据。

7. 神经胶质细胞在 ALS 发病机制中的作用 包括星形胶质细胞、小胶质细胞、少突胶质细胞等。胶质细胞作为神经元生存的外环境，对其正常生理功能的维持具有支持作用。在 ALS 发病过程中，胶质细胞可能通过控制与突触传递有关的膜蛋白参与 ALS 的发病机制，或通过清除细胞残骸等，参与损伤后的神经炎性过程，影响运动神经元的功能。

总之，目前诸多的研究所涉及的许多假说均不能解释 ALS 发病的整个过程，而可能仅仅是其发病中的一个环节。究竟是何种机制启动了运动神经元损伤的过程，以及为何仅仅运动神经元选择性受累，并无明确的结论。

相关要点：ALS 的病理改变

　　大体标本可见运动皮质以及脊髓前角的萎缩、前根变细，横断面上锥体束区呈灰色。镜检运动皮质大锥体细胞、脑干运动神经核和脊髓前角细胞数目减少，严重退变，伴有胶质细胞增生，相应轴突存在变性和继发脱髓鞘。特殊染色可见运动神经元细胞体染色质溶解、脂褐素沉积，并可见神经元纤维缠结，近端轴突肿胀，有大量神经微丝聚集，并可见特殊包涵体。近几年来病理研究显示包涵体中包含 TDP-43 以及 FUS 蛋白，这一发现将 ALS 与额颞叶痴呆关联到一起，成为一个谱系疾病，也拓宽了 ALS 的临床表型。眼外肌运动神经核和骶髓 Onuf 核常不受累。在病程较长的患者晚期也可见后角、脊髓后索以及脊髓小脑束的退变。肌肉活检呈现典型的神经源性肌萎缩改变，早期骨骼肌纤维散乱萎缩，Ⅰ型和Ⅱ型肌纤维均有萎缩；后期大小不等的肌纤维呈群组化表现。

（三）随访

　　该患者在明确诊断后，经综合治疗，病情仍逐渐进展，约 6 个月后，已不能行走，吞咽明显受限，需要鼻饲饮食，1 年后出现呼吸困难，需要无创呼吸机辅助呼吸。

（崔丽英）

第二节　阿尔茨海默病

【理论概要】

　　阿尔茨海默病（Alzheimer's disease, AD）是以渐进性认知功能障碍和行为损害为特征的中枢神经系统退行性疾病，是老年期痴呆最常见的类型，占所有类型痴呆的 50%~70%。其病变主要累及海马、大脑皮质和基底前脑，以神经炎性斑、神经原纤维缠结、神经元丢失及突触数量减少为主要病理特征（图 11-6）。

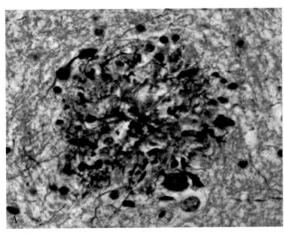
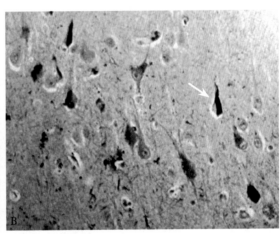

图 11-6　阿尔茨海默病脑内病理表现
A. 神经炎性斑；B. 神经原纤维缠结（箭头）

　　随着我国人口老龄化的加剧，AD 患病率正呈逐年上升的趋势。世界卫生组织（WHO）估计，全球 65 岁以上老年人群 AD 的患病率为 4%~7%。根据中国认知与老化（cognition and aging study, COAST）研究，目前我国老年人群中 AD 的患病率为 3%~7%。AD 致残率高，患者晚期丧失独立生活能力，完全需要他人照料，给社会和家庭带来了沉重的经济负担，已成为严重危害老年人群健康和影响我国可持续发展的主要疾病之一。

（一）临床表现

AD 起病隐袭,早期不易被患者及家属觉察,常不能准确说出起病的确切日期。病程呈持续进行性发展,主要表现为认知功能减退和非认知性神经精神症状。按照最新分期,AD 包括两个阶段:痴呆前阶段和痴呆阶段。

1. 痴呆前阶段　此阶段分为轻度认知功能障碍发生前期(pre-mild cognitive impairment,pre-MCI)和轻度认知功能障碍期(mild cognitive impairment,MCI)。AD 的 pre-MCI 期没有任何认知障碍的临床表现或仅有极轻微的记忆力减退。AD 的 MCI 期,即 AD 源性 MCI,主要表现为记忆力轻度受损,学习和保存新知识的能力下降,其他认知域也可出现轻度受损,客观的神经心理学检查有减退,但未达到痴呆的程度,也不影响日常生活能力,仅在执行复杂任务时有轻度障碍,例如付账、烹饪或购物等。

2. 痴呆阶段　即传统意义上的 AD,此阶段患者认知功能损害导致了日常生活能力下降,根据认知损害的程度可以分为轻、中、重三期。

(1) 轻度:主要表现为记忆障碍。首先出现近事记忆减退,常将日常所做的事遗忘和遗失一些常用的物品。随着病情的发展,可出现远期记忆减退。部分患者出现视空间障碍,外出后找不到回家的路,不能精确地临摹立体图。面对生疏和复杂的事物容易出现疲乏、焦虑和消极情绪,还会表现出人格方面的障碍,如不爱清洁、不修边幅、暴躁、易怒、自私、多疑等。

(2) 中度:除记忆障碍继续加重外,工作、学习新知识和社会接触能力减退,特别是原已掌握的知识和技巧出现明显的衰退。患者出现逻辑思维、综合分析能力减退,言语重复,计算力下降,明显的视空间障碍,如在家中找不到自己的房间,还可出现失语、失用、失认等,有些患者还可出现癫痫、强直 - 少动综合征。此时患者常有较为明显的行为和精神异常,如性格内向的患者变得易激惹、兴奋欣快、言语增多,而性格外向的患者则可变得沉默寡言,对任何事情提不起兴趣,出现明显的人格改变,甚至做出一些丧失羞耻感的行为(如随地大小便等)。

(3) 重度:此期的患者除上述各项症状逐渐加重外,还有情感淡漠、哭笑无常、言语能力丧失,不能完成日常简单的生活活动如穿衣、进食,完全依赖他人照料。与外界(包括亲友)逐渐丧失接触能力,最终变得缄默并卧床,出现四肢强直或屈曲瘫痪,括约肌功能障碍。此期患者常可并发全身系统疾病,如肺部或尿路感染、压疮以及全身性衰竭症状等,最终因并发症而死亡。

（二）诊断

AD 的诊断应根据详尽的病史及临床症状、体征,结合神经心理学测验、影像学检查及实验室资料,可参考 2011 年美国国立老化研究院和阿尔茨海默病协会(National Institute of Aging and Alzheimer's Association,NIA-AA)的诊断标准。NIA-AA 诊断标准将 AD 分为了 3 个阶段,即 AD 临床前阶段、AD 源性轻度认知障碍和 AD 痴呆阶段,并推荐 AD 痴呆阶段和 MCI 期的诊断标准用于临床。

1. AD 痴呆的诊断标准　首先确定患者是否符合痴呆的诊断标准,在确定为痴呆后,才可考虑是否符合 AD 的诊断。

(1) 符合下列条件可诊断为痴呆

1) 包括以下至少 2 个认知域损害:①学习和记忆能力;②语言功能(听、说、读、写);③推理和判断能力;④执行功能和处理复杂任务的能力;⑤视空间功能。可伴或不伴人格、行为改变。

2) 工作能力或日常生活能力受到影响。

3) 无法用谵妄或其他精神障碍解释。

(2) 很可能的 AD 痴呆

1) 核心临床标准:①符合痴呆诊断标准;②起病隐袭,症状在数月至数年中逐渐出现;③有明确的认知损害病史;④表现为遗忘综合征(学习及回忆新信息的能力受损,伴至少 1 个其他认知域损害),或者非遗忘综合征(语言障碍,或视空间障碍,或执行功能障碍,伴至少 1 个其他认知域损害)。

2) 排除标准:①伴有与认知障碍发生或恶化相关的卒中史,或存在多发或广泛脑梗死,或存在严重的脑白质病变;②有路易体痴呆的核心症状;③有额颞叶痴呆的显著特征;④有原发性进行性失语的显著特征;⑤有其他引起记忆和认知功能损害的神经系统疾病,或非神经系统疾病,或药物过量 / 滥用的证据。

3）支持标准:①通过来自知情者的病史采集和客观的神经心理学评估中,发现进行性认知下降的证据;②找到致病基因突变的证据,包括淀粉样前体蛋白（amyloid precursor protein,APP）基因、早老素 1（presenilin 1,PSEN1）基因及早老素 2（presenilin 2,PSEN2）基因突变。

(3) 可能的 AD 痴呆:有以下任一情况时,即可诊断。

1）非典型过程:符合很可能的 AD 痴呆核心临床标准中的第①和④条,但认知障碍突然发生,或病史不详,或认知进行性下降的客观证据不足。

2）满足 AD 痴呆的所有核心临床标准,但具有以下证据:①伴有与认知障碍发生或恶化相关的卒中史,或存在多发或广泛脑梗死,或存在严重的脑白质病变;②有其他疾病引起的痴呆特征,或痴呆症状可用其他疾病和原因解释。

2. AD 源性 MCI 的诊断标准

(1) 符合 MCI 的临床表现:①患者主诉,或者知情者、医生发现的认知功能改变;②一个或多个认知领域受损的客观证据,尤其是记忆受损;③日常生活能力基本正常;④未达到痴呆的诊断标准。

(2) 符合 AD 病理生理过程:①排除血管性、创伤性或医源性引起的认知功能障碍;②有纵向随访发现认知功能持续下降的证据;③有与 AD 遗传因素相关的病史。

（三）治疗

AD 的病因及发病机制尚未十分明确,目前还没有确定的能有效逆转疾病进程的药物,针对 AD 患者神经递质改变的药物治疗以及其他非药物治疗和护理能够减轻病情和延缓发展。

1. 药物治疗 以最大限度地延缓痴呆进程为原则,改善患者和照料者的生活质量为目标,治疗药物包括胆碱酯酶抑制剂、兴奋性氨基酸受体拮抗剂、针对精神行为症状的药物、中药及其他治疗药物。

(1) 改善认知功能:①胆碱酯酶抑制剂（cholinesterase inhibitors,ChEI）,是目前用于改善轻、中度 AD 患者认知功能的主要药物,包括多奈哌齐、卡巴拉汀、加兰他敏、石杉碱甲等;② N- 甲基 -D- 门冬氨酸（N-methyl-D-aspartate,NMDA）受体拮抗剂,包括美金刚,用于中晚期 AD 患者的治疗;③临床上有时还使用银杏叶提取物、奥拉西坦和茴拉西坦等。

(2) 控制精神症状:很多患者在疾病的某一阶段出现精神症状,如幻觉、妄想、抑郁、焦虑、激越、睡眠紊乱等,可给予抗抑郁药物和抗精神病药物,前者常用选择性 5-HT 再摄取抑制剂,如氟西汀、帕罗西汀、西酞普兰、舍曲林等,后者常用不典型抗精神病药,如利培酮、奥氮平、喹硫平等。

2. 康复治疗 对于轻、中度 AD 患者可考虑给予认知康复训练。职业治疗可改善患者的日常活动能力。鼓励患者参与各种日常社会活动,让患者维持一定的社会活动和生活能力。

3. 支持治疗和护理 重度 AD 患者自身生活能力严重减退,常导致营养不良、肺部感染、泌尿系感染、压疮等并发症,因此应加强支持和对症治疗。有效的护理能延长患者的生命及改善患者的生活质量,并能防止压疮、肺部感染等并发症,以及摔伤、外出迷路等意外的发生。

【临床病例讨论】

患　者:胡 ××,女,59 岁,公务员,中专学历,主因“记忆力减退 5 年,加重 1 年”入院。

现病史:5 年前,家属发现患者记忆力减退,经常记不住刚说过的话,忘记东西放在哪里,总是在找东西,出门购物容易忘记要买的东西,且找钱容易出错。做家务能力基本不受影响,但做饭有时忘记放盐或重复放盐。同时伴性格改变,遇事容易急躁,常常因为小事发脾气。开始未予重视,后症状逐渐加重,于外院就诊,行认知筛查提示正常,诊断为“轻度认知障碍”,予以银杏叶片及中药治疗。1年前患者记忆减退明显加重,记不住上一顿饭吃了什么,常反复询问同一个问题,无法胜任工作而退休在家,逐渐出现在陌生环境容易迷路,曾有一次出门后找不到家,只能在居住的小区内活动,复杂的家务不能完成,只能完成一些简单的家务如扫地等,日常简单生活如穿衣、进食尚可自理。同时性格逐渐变得孤僻,不爱与人交流,社交活动较前减少。再次就诊于外院,诊断为"记忆下降",予以改善认知治疗,症状无明显改善。发病以来无明显的幻觉,睡眠正常,饮食及二便正常。为进一步诊治前来就诊。

既往史:有"偏头痛"病史10余年,目前偶有疼痛发作,间断口服止疼片治疗。无高血压、糖尿病、脑血管病史。

个人史:无特殊。家族史:否认家族遗传病及类似疾病史。

查　体:神志清楚,言语流利,记忆力减退(让患者记住5种物品,5min后仅能回忆出1种,且经线索提示后改善不明显),计算力差(100-7=93,再减7=？)。时间定向力差(不知道今天是几月几号),地点定向力差(不知道身处何处),理解判断力差(不能概括总结两种事物的相同点和不同点)。脑神经检查正常,四肢肌力Ⅴ级,肌张力正常,腱反射对称存在,未引出病理反射。无深浅感觉障碍。共济运动正常。脑膜刺激征阴性。

（一）诊断

1. 定位诊断　患者有记忆力、计算力、定向力、逻辑思维等认知域的损害以及淡漠、易激惹等精神行为异常症状,无明显的局灶性神经功能缺损,定位于大脑皮质和海马受损。

2. 定性诊断　根据患者有:①获得性认知功能障碍,包括记忆力、计算力、定向力、概括抽象能力等;②认知障碍导致患者日常生活能力严重受损;③无谵妄或其他精神疾病,符合痴呆诊断标准。并具有:①隐袭起病,缓慢渐进性发展,病情无缓解和波动;②明确的认知损害病史;③以记忆减退为首发症状,逐渐累及定向力、执行功能等认知域;④精神行为症状早期不突出,无明显的幻觉。结合病史、体格检查及缓慢进展性病程,考虑AD痴呆可能。

 相关要点:阿尔茨海默病的临床诊断

《中国痴呆与认知障碍诊治指南(2015年版)》推荐使用2011年NIA-AA提出的AD诊断标准进行诊断。2011版NIA-AA标准关于AD痴呆阶段的诊断,在很大程度上仍然沿袭以往的诊断模式,即AD的临床诊断必须遵循临床症状符合痴呆的诊断标准,并且病情发展的模式为起病隐袭,持续的进行性认知功能减退。除此之外,2014年国际工作组发布了IWG-2诊断标准,该标准将生物标志物纳入AD的诊断标准,强调了情景记忆障碍是AD的核心特征。情景记忆障碍常表现为对时间、地点、人物的回忆障碍,在有效编码的前提下,线索提示或再认依然不能明显改善。对两个诊断标准进行比较显示,IWG-2标准的诊断模式(即情景记忆损害 + 生物标志物)简单,易于记忆,然而对生物标志物要求较高,而NIA-AA标准中生物标志物并非必需,可以依据临床标准完成AD的诊断,生物标志物作为支持条件可增强临床诊断的可能性。

3. 鉴别诊断

（1）额颞叶痴呆:以社会行为、人格改变和语言功能障碍为特征,CT或MRI可见特征性的额叶和/或前颞叶萎缩。额颞叶痴呆和AD的临床表现互有重叠,需注意鉴别。临床观察发现,额颞叶痴呆患者执行功能损害早且重于记忆减退,定向力、视空间能力有一定保留。本患者早期出现显著的情景记忆障碍,精神行为症状出现较晚,不支持该诊断。

（2）血管性痴呆:是脑血管病变引起的脑损害所致的痴呆。诊断血管性痴呆要求同时具备认知损害和血管因素,且认知障碍和血管因素有因果关系。血管性痴呆的特点是痴呆可突然发生、阶梯样进展、有卒中病史等,早期可出现记忆障碍但较轻,多伴有一定程度的执行能力受损。本患者血管性痴呆的症状和体征的证据不足,暂不考虑本病。

（3）路易体痴呆：是目前老年人神经变性痴呆常见原因之一，临床表现以波动性认知功能障碍、帕金森样运动障碍及反复发作的视幻觉为主要临床特征。与 AD 患者相比，路易体痴呆患者的记忆力减退较轻，而注意力、视空间和结构功能损害较重，其认知功能障碍具有波动性是本病的特征，有助于与 AD 鉴别。本患者不具备诊断路易体痴呆的 3 个核心症状，暂不考虑该诊断。

（二）临床诊疗决策

1. 病情评估　痴呆患者的病情评估一般包括认知能力、总体评估、日常功能、精神行为症状以及伴随疾病等方面。其中，认知评估是认知障碍和痴呆临床诊疗中的重要环节。该患者主要表现是记忆障碍，伴有定向力、执行功能等损害，且认知损害导致了日常生活能力明显下降，但日常简单的生活活动尚可完成，初步诊断为轻中度痴呆。

相关要点：《中国痴呆与认知障碍诊治指南（2015 年版）》关于认知评估的建议

1. 认知评估　是痴呆诊疗的重要环节，尽可能对所有患者进行相应的认知评估。推荐简易精神状态检查用于痴呆的筛查，蒙特利尔认知评估量表用于 MCI 的筛查，临床痴呆评定量表用于痴呆严重程度的评定和随访。

2. 情景记忆障碍　是 AD 早期诊断与鉴别诊断的重要依据，情景记忆评估应该尽可能包括延迟自由回忆和线索回忆。

3. 注意 / 执行功能　是鉴别皮质性痴呆和皮质下性痴呆的重要指标，语言障碍、视空间功能障碍、失用及社会认知损害是痴呆的常见症状，尽可能对所有痴呆患者进行相应功能的评估。

2. 辅助检查

（1）实验室检查：血液检测有助于发现潜在的危险因素和存在的伴随疾病或并发症，以及与其他原因引起的痴呆综合征进行鉴别。检测指标包括血常规、肝肾功能、血糖、血脂、血电解质、甲状腺功能、甲状旁腺功能、叶酸、维生素 B_{12}、同型半胱氨酸、HIV、梅毒螺旋体抗体、重金属、药物或毒物检测等。该患者血脂检查显示低密度脂蛋白 3.76mmol/L；其余检查均在正常范围。

脑脊液检查可发现 $A\beta_{42}$ 水平降低，总 tau 蛋白和磷酸化 tau 蛋白水平升高。2011 年 NIA-AA 强调了联合脑脊液等生物标志物和认知功能水平综合判断，可以提高 AD 痴呆和 AD 源性 MCI 诊断的可靠度。考虑到腰椎穿刺为有创检查，AD 患者对常规腰穿检查接受程度低，因此 2014 年阿尔茨海默病生物标志物标准化计划推荐，如果有下列情况时建议行腰穿检查：①早发型痴呆；②轻度认知功能障碍，患者希望明确诊断；③临床表现非典型 AD（logopenic 失语、后皮质萎缩、额叶变异型等）或需要与其他类型的痴呆相鉴别。

相关要点：AD 诊断相关的脑脊液标志物

1. 脑脊液 Aβ 多肽　主要包括 $A\beta_{42}$ 和 $A\beta_{40}$，其中 $A\beta_{42}$ 更易聚集形成老年斑。在 AD 患者中脑脊液 $A\beta_{42}$ 水平下降而 $A\beta_{40}$ 水平不变，因此脑脊液 $A\beta_{42}：A\beta_{40}$ 下降，这个比值相较于 $A\beta_{42}$ 降低能更显著地反映 AD 的病理变化。

2. 脑脊液 tau 蛋白　脑脊液 tau 蛋白的增多反映了 AD 患者大脑中轴索损伤（T-tau）和神经原纤维缠结的改变（P-tau），可作为临床诊断的参考指标。

3. 脑脊液 $A\beta_{42}$、T-tau 和 P-tau 联合检测　在诊断时综合考虑 3 个（或 4 个）经典的脑脊液生物标志物 $A\beta_{42}$、$A\beta_{42}：A\beta_{40}$、T-tau 和 $P\text{-}tau_{181}$ 至关重要，如果 3 个（或 4 个）经典的 AD 脑脊液生物标志物都出现异常，提示 AD 的可能性更大；而如果都在正常范围内时，可以暂时排除 AD 的诊断。当然，在临床工作中，还可能出现很多非典型的情况，如脑脊液仅表现为 $A\beta_{42}$ 降低和 / 或 $A\beta_{42}：A\beta_{40}$ 降低，而 T-tau 和 $P\text{-}tau_{181}$ 是正常的，提示可能处于向 AD 发展的中间阶段。

相关要点：非典型阿尔茨海默病

非典型 AD 主要包括后皮质萎缩（posterior cortical atrophy，PCA）、logopenic 变异型原发性进行性失语（logopenic variant primary progressive aphasia，lvPPA）、额叶变异型 AD（frontal variant of AD，fvAD）和唐氏综合征（Down syndrome，DS）4 大类。

1. 后皮质萎缩　又称为视觉变异型 AD，以选择性顶枕叶皮质萎缩为病理特征。患者一般于 65 岁前起病，早期出现显著的视觉障碍，特别是视空间和视觉感知能力障碍，随后出现失读、失写、视觉失认、巴林特综合征（Balint syndrome）、格斯特曼综合征（Gerstmann syndrome）。早期记忆力、洞察力和判断力相对保留。巴林特综合征主要由于双侧顶叶受累所致，表现为：①视觉性共济失调，手动反应笨拙，无法准确拿取物体；②眼球运动失用，无法控制眼球运动，不能自主凝视目标物；③综合失认症，无法在同一地方感知 2 个或 2 个以上的物品。格斯特曼综合征主要由于优势半球顶叶角回受累所致，表现为失写、计算不能、手指失认和左右失认。

2. logopenic 变异型原发性进行性失语　是一种介于语义性痴呆和进行性非流利性失语之间的原发性进行性失语，临床表现以自发言语和命名中单词提取困难和语句及短语复述能力受损为主。患者语言输出缓慢，语法结构简单但用词准确，因找词困难而频繁停顿，伴有命名障碍，对单个词语的理解相对保留，但对复杂句子理解困难。

3. 额叶变异型 AD　与典型 AD 相比，fvAD 发病年龄较早，一般在 65 岁以前，患者早期记忆力及视空间功能相对保留，而以强迫行为、脱抑制、注意力及执行功能等额叶功能障碍为突出表现，发病年龄和起病形式通常符合行为变异型额颞叶痴呆的诊断标准。

（2）脑电图：AD 的早期脑电图改变主要是波幅降低和 α 节律减慢。少数患者早期就有脑电图 α 波明显减少，甚至完全消失，随病情进展，可逐渐出现较广泛的 θ 活动，以额、顶叶明显。晚期则表现为弥漫性慢波。

（3）影像学：头颅 CT 检查可见脑萎缩、脑室扩大；MRI 检查显示颞叶内侧（medial temporal lobes，MTL）、海马萎缩。SPECT 灌注成像和氟脱氧葡萄糖（^{18}F-FDG）PET 成像可见顶叶、颞叶和额叶，尤其是双侧颞叶的海马区的血流和代谢降低。使用各种 Aβ 标记配体（如 PIB、AV45 等）的 PET 成像技术可见脑内的 Aβ 沉积。该患者头颅 MRI 检查示双侧海马体积稍缩小，颞叶内侧萎缩评分 1/4 分（图 11-7）。PIB-PET 淀粉样蛋白检

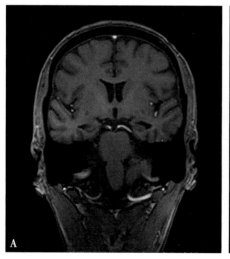
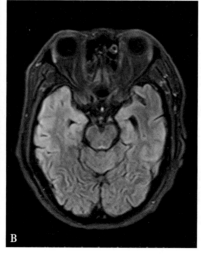
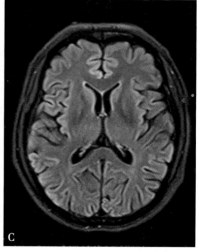

图 11-7　头 MRI 示双侧海马体积缩小，脑沟、脑裂无明显增宽，侧脑室无明显扩大

查显示,脑皮质显著放射性滞留,考虑为 PIB 阳性显像。

 相关要点:AD 的影像学诊断

1. MRI 首要目的是除外可治性疾病如脑肿瘤、正常颅压脑积水,另外其可显示 AD 相关的特异结构的改变。晚发型 AD(>65 岁)在 MRI 的表现主要是 MTL 萎缩,海马和内嗅皮质是最早受累的部位。相比之下早发型 AD(≤65 岁)MTL 萎缩不明显,但是顶叶、颞叶外侧和额叶改变更加突出。非典型 AD 的 MTL 改变常常缺如。通过 MRI 对 MTL 进行评价有体积测量、线性测量和标准化视觉评价量表等方法,其中标准化视觉评价量表具有快捷、简单和相对准确的优点。标准化视觉量表中 MTL 评分范围 0~4 分,如表 11-1 所示。

表 11-1 MTL 标准化视觉量表

评分/分	脉络膜裂宽度	颞角宽度	海马高度
0	正常	正常	正常
1	轻度增宽	正常	正常
2	中度增宽	轻度增宽	轻度减小
3	明显增宽	中度增宽	中度减小
4	明显增宽	明显增宽	明显减小

AD 患者脑损害最早局限于内嗅皮质(entorhinal cortex),然后扩展到海马和新皮质,目前研究显示 AD 早期后扣带回也出现萎缩,早期测量患者的内嗅皮质、后扣带回及海马有助于 AD 的诊断。

2. PET 有助于 AD 早期诊断,较传统 CT 和 MRI 有一定的优势。FDG-PET 是脑代谢有效的生物标志物。一般认为,双侧颞顶叶和额叶葡萄糖代谢率减低是 AD 患者 PET 脑代谢显像的典型征象。淀粉样蛋白成像技术在活体内反映了 β 淀粉样蛋白的病理特征,作为非侵入性的检查手段,对于探讨脑内不同部位的淀粉样蛋白沉积及变化具有重要价值。^{11}C-PIB 能够特异性地与 β 淀粉样蛋白斑块结合,是目前使用最广的 AD 老年斑的示踪剂。

(4)神经心理学检查:对 AD 认知领域的评估应包括记忆功能、语言功能、定向力、运用能力、注意力、知觉(视、听、感知)和执行功能等领域。临床上常用的工具可分为三类。①筛查量表,如简易精神状态检查、蒙特利尔认知评估等;②总体认知功能评定量表,如阿尔茨海默病认知功能评价量表、临床痴呆评定量表等;③针对某一认知域的专项测验,如精神行为评定量表、听觉词语学习测验等。另外,对精神行为症状的评估可选用神经精神问卷、汉密尔顿抑郁量表等;以及用于鉴别诊断的量表,如 Hachinski 缺血量表。选用何种量表,如何评价测验结果,必须结合临床表现和其他辅助检查结果综合得出判断。该患者系统的神经心理学检查显示:简易精神状态检查 10 分(定向力:3/10 分,即刻记忆:2/3 分,计算力:1/5 分,延迟回忆:0/3 分,语言能力:4/9 分);蒙特利尔认知评估 8 分(视空间/执行能力:1/5 分,命名:2/3 分,注意力:3/6 分,语言:1/3 分,抽象能力:0/2 分,延迟回忆:0/5 分,定向力:2/6 分);听觉词语学习测验(即刻记忆:9/45,延迟回忆:自由回忆 0/15,线索回忆 2/15,再认 3/15);波士顿命名测验(初始命名:10,线索提示:1,多选:2);临床痴呆评定量表 2 分;日常生活活动能力量表 36 分;神经精神量表患者评估分级 6 分,护理者苦恼分级 3 分。

(5)基因检查:有明确家族史的患者应尽早进行 *APP*、*PSEN1*、*PSEN2* 基因检测,致病突变的发现有助于确诊,有利于早期干预。

相关要点：AD 的基因检测

AD 可分为家族性 AD 和散发性 AD。家族性 AD 呈常染色体显性遗传，多于 65 岁前起病，最为常见的是位于 21 号染色体的 *APP* 基因、14 号染色体的 *PSEN1* 基因及 1 号染色体的 *PSEN2* 基因突变。其中 *PSEN1* 基因突变占 75%~80%，*APP* 基因突变占 15%~20%，*PSEN2* 基因突变不足 5%。

对于占 AD 患者 90% 以上的散发性 AD，影响发病的主要风险基因包括位于 19 号染色体的载脂蛋白 E（apolipoprotein E，*ApoE*）基因，以及簇集蛋白 / 聚集素（clusterin，*CLU*）基因、补体受体 1（complement receptor-1，*CR1*）基因和磷脂酰肌醇结合网格蛋白装配蛋白（phosphatidylinositol binding clathrin assembly protein，*PICALM*）基因等，其中 *ApoE ε4* 等位基因携带者是散发性 AD 最为明确的高危人群。*ApoE ε4* 基因型检测可用于 MCI 患者危险分层，预测其向 AD 转化的风险。

相关要点：AD 的生物标志物

按照生物标志物在 AD 诊断中的作用可以分为：①诊断标志物，主要包括脑脊液中 Aβ42、总 tau 蛋白和磷酸化 tau 蛋白，使用 Aβ 标记配体的 PET 检查，以及 *APP*、*PSEN 1*、*PSEN 2* 基因的致病突变，反映了 AD 内在的病理生理进程，在疾病的所有阶段，包括无症状阶段都存在，但与疾病的严重程度不一定相关，称为 AD 的诊断标记物。诊断标志物可用于 AD 的早期诊断和确诊；②疾病进展标志物，主要包括脑结构 MRI 检查显示海马体积缩小或内侧颞叶萎缩以及氟脱氧葡萄糖 PET 检查，由于其特异性较差，在其他疾病如正常老化、路易体相关退行性疾病中也可以表现出萎缩改变，在 AD 早期阶段不一定存在，但能很好反映疾病进展程度，可用于 AD 的分期，称为 AD 的进展标志物。进展标志物可以用于监测 AD 的病情进展情况。

3. 治疗　AD 患者予以综合治疗和护理，从而改善患者的生活质量，减轻病情和延缓疾病发展。

（1）生活护理：痴呆患者逐渐丧失工作和生活能力及社会功能，需要依赖他人的照料，有效的照料能改善患者的生活质量。对患者的日常照料主要包括：合理安排膳食、按时服药、注意患者安全、定期做适当的体力活动、防止走失等。

（2）非药物治疗：包括职业训练、认知康复治疗、音乐治疗等。应鼓励患者参与社会活动，处理自己的日常生活，尤其在疾病早期，照料者不应给患者过度的照顾，以尽量减少患者对照料者的依赖，最大程度维持患者独立生活的能力。

（3）药物治疗：该患者目前明确诊断为中度 AD 痴呆，予以胆碱酯酶抑制剂联合 NMDA 受体拮抗剂改善认知功能。另外，患者存在高脂血症，予以调脂治疗，注意药物可能出现的不良反应。

相关要点：针对认知功能障碍的药物治疗

1. 胆碱酯酶抑制剂　胆碱酯酶抑制剂增加突触间隙乙酰胆碱含量，是现今治疗轻、中度 AD 的一线药物，主要包括多奈哌齐、卡巴拉汀、加兰他敏和石杉碱甲。多奈哌齐、卡巴拉汀、加兰他敏治疗轻、中度 AD 患者改善认知功能、总体功能和日常生活能力疗效确切，对精神行为症状也有治疗作用。胆碱酯酶抑制剂使用中存在明确的量效关系，即：剂量增高疗效增加，但通常较高的剂量容易导致不良反应发生。大多数患者对胆碱酯酶抑制剂具有较好耐受性，部分可出现腹泻、恶心、呕吐、食欲下降和眩晕等不良反应。卡巴拉汀透皮贴剂和多奈哌齐口崩片改变了给药途径，可以增加 AD 患者服药的依从性,也在不同程度上降低了药物不良反应。

(1) 多奈哌齐:为选择性脑内乙酰胆碱酯酶抑制剂,对外周乙酰胆碱酯酶的作用小。剂量范围5~10mg/d。耐受性较好,不良反应以腹泻最常见。

(2) 卡巴拉汀:为乙酰胆碱酯酶和丁酰胆碱酯酶双重抑制剂。剂量范围包括小剂量 1~4mg/d 和大剂量 4~12mg/d。最常见不良反应为呕吐。10cm^2 的卡巴拉汀透皮贴剂与 12mg 的胶囊基本等效,胃肠反应较小。

(3) 加兰他敏:有抑制胆碱酯酶和调节突触前膜烟碱受体发生变构的作用,减少乙酰胆碱再摄取,增加突触间隙内乙酰胆碱含量。常用治疗剂量为 24mg/d 或 32mg/d,最高剂量 36mg/d。最常见不良反应为厌食。

(4) 石杉碱甲:是我国从中草药千层塔中提取的乙酰胆碱酯酶抑制剂,用量 0.2~0.4mg/d,副作用较小。

以上四种胆碱酯酶抑制剂的作用机制和药物活性存在差异,因此乙酰胆碱酯酶抑制剂之间可相互转换治疗。

2. 兴奋性氨基酸受体拮抗剂 N-甲基-D-天冬氨酸(NMDA)受体开放是完成记忆-长时程效应(long-term potentiation,LTP)的一个重要环节。AD 患者 NMDA 受体处于持续的轻度激活状态,导致记忆-长时程效应缺失、认知功能受损,同时引发钙超载、细胞凋亡等兴奋性氨基酸毒性。

盐酸美金刚是具有非选择性、非竞争性、电压依赖性、中亲和力的 NMDA 受体拮抗剂,主要用于治疗中、重度痴呆。美金刚标准剂量(20mg/d)治疗中、重度 AD 可改善认知功能、日常生活能力、全面能力及精神行为症状。不同程度 AD 患者对美金刚治疗均有较好耐受性,少数患者可能出现恶心、眩晕、腹泻和激越的不良反应。美金刚与胆碱酯酶抑制剂合用治疗中、重度 AD,能有效改善患者认知功能及日常生活能力,可显著降低临床恶化的发生率,同时具有良好的安全性与耐受性。

3. 中药及其他治疗药物 常用药物包括银杏叶提取物、奥拉西坦或吡拉西坦等,尚需临床进一步验证。

相关要点:《中国痴呆与认知障碍诊治指南(2015 年版)》关于 AD 认知功能障碍治疗的建议

1. 明确诊断为 AD 的患者可以选用胆碱酯酶抑制剂治疗(A 级推荐)。

2. 明确诊断为中、重度 AD 患者可以选用美金刚或美金刚与多奈哌齐、卡巴拉汀联合治疗,对出现明显精神行为症状的重度 AD 患者,尤其推荐胆碱酯酶抑制剂与美金刚联合使用(A 级推荐)。

3. 应用某一胆碱酯酶抑制剂治疗无效或因不良反应不能耐受时,可根据患者病情及出现不良反应程度,调换其他胆碱酯酶抑制剂或换作贴剂进行治疗,治疗过程中严格观察患者可能出现的不良反应(B 级推荐)。

4. 胆碱酯酶抑制剂存在剂量-效应关系,中、重度 AD 患者可选用高剂量的胆碱酯酶抑制剂作为治疗药物,但应遵循"低剂量起始逐渐滴定"的给药原则,并注意药物可能出现的不良反应(专家共识)。

5. 与患者交代治疗益处和可能风险后,可以适当选用银杏叶、奥拉西坦或吡拉西坦等作为胆碱酯酶抑制剂、兴奋性氨基酸受体拮抗剂治疗 AD 患者的协同治疗药物(专家共识)。

相关要点：针对精神行为症状的药物治疗

美金刚、胆碱酯酶抑制剂对 AD 患者的精神行为症状有改善作用，且没有明显副作用，因此针对 AD 出现精神行为症状可以选用胆碱酯酶抑制剂或美金刚。使用改善认知功能药物后，精神行为症状仍得不到改善时可酌情使用抗精神病药。抗精神行为异常药物使用应遵循从小剂量开始，缓慢增加剂量，随时观察药物的不良反应，尽量维持最低有效治疗剂量，治疗过程中定期进行评价，适时调整药物治疗方案，避免不适当的长期用药。

（1）精神病样症状：抗精神病药对痴呆患者的精神病样症状，如幻觉、妄想、冲动、攻击行为和激越症状有可靠疗效。非典型抗精神病药与传统抗精神病药相比副作用较少，临床常用利培酮 0.5~1mg/d，奥氮平 2.5~5mg/d，喹硫平 12.5~25mg/d。

（2）抑郁焦虑症状：抗抑郁药常用于治疗痴呆患者的抑郁、焦虑症状。选择性 5- 羟色胺再摄取抑制剂（selective serotonin reuptake inhibitors, SSRI）不良反应少，疗效肯定，安全性及耐受性好，临床应用较为广泛，其中帕罗西汀、西酞普兰、舍曲林使用最多。有效剂量：帕罗西汀 10~20mg/d，西酞普兰 10~20mg/d，舍曲林 25~50mg/d。SSRI 类药物最常见的不良反应为消化道症状（食欲减退、恶心、呕吐、腹泻等）、失眠、激越、静坐不能等。使用 SSRI 时还应考虑其对肝脏 P450 酶的影响，舍曲林和西酞普兰对肝脏 P450 酶的影响较小，安全性相对较好。选择性 5- 羟色胺和去甲肾上腺素再摄取抑制剂文拉法辛耐受性较好，起效比 SSRI 快，可酌情选用，剂量 75mg/d。

（3）睡眠障碍：单纯睡眠障碍或焦虑障碍可选用小剂量苯二氮革类，半衰期较短的药物多用于入睡困难，半衰期较长的药物适合焦虑、易激惹和睡眠障碍的维持治疗。如果患者同时有精神病样症状和睡眠障碍，一般在睡前给予抗精神病药，如无禁忌证，可选镇静作用相对较强的抗精神病药，如奋乃静、奥氮平和喹硫平等。如抑郁和睡眠障碍并存，可在睡前给予具有镇静作用的抗抑郁药，如三唑酮和米氮平等。

 相关要点：《中国痴呆与认知障碍诊治指南（2015 年版）》
关于痴呆精神行为症状治疗的建议

1. 首先考虑的治疗方法是非药物干预，简单的环境和心理社会干预对轻度痴呆的精神行为症状（behavioral and psychological symptoms of dementia, BPSD）有效（B 级推荐）。

2. 美金刚、胆碱酯酶抑制剂对 AD 患者的精神行为症状有改善作用（B 级推荐）。

3. 选用小剂量的非典型抗精神病药治疗痴呆严重的精神病性症状，尤其有攻击行为的患者（B 级推荐）。

4. 抗抑郁治疗优先选用选择性 5- 羟色胺再摄取抑制剂（A 级推荐）。

5. 单纯睡眠障碍或焦虑障碍可选用小剂量苯二氮革类药物（专家共识）。

（三）随访

AD 病程为 5~10 年，多死于肺部感染、泌尿系感染及压疮等并发症。该患者出院后家属需注意患者的日常照料，联合应用胆碱酯酶抑制剂和美金刚治疗，有助于改善患者的生活质量，减少并发症及摔伤、走失等意外发生。

（贾建平）

第三节　额颞叶痴呆

【理论概要】

额颞叶变性(frontotemporal lobar degeneration,FTLD)是以选择性额叶和/或前颞叶进行性萎缩为特征的一组疾病,其临床表现和病理特征均具有明显的异质性。额颞叶痴呆(frontotemporal dementia,FTD)是与FTLD相关的一组临床综合征,以进行性精神行为异常、执行功能障碍和语言损害为主要特征,通常包括3种主要的临床亚型:行为变异型额颞叶痴呆(behavioral variant of frontotemporal dementia,bvFTD)、语义性痴呆(semantic dementia,SD)和进行性非流利性失语(progressive non-fluent aphasia,PNFA),其中SD和PNFA可归为原发性进行性失语(primary progressive aphasia,PPA)。此外,在临床、病理和遗传方面,FTD可与进行性核上性麻痹及皮质基底节综合征或相关的运动神经元病等神经退行性运动障碍合并存在,作为FTLD的特殊亚型。

FTD是早发型痴呆的主要原因之一。目前我国尚无FTD的流行病学数据,西方国家的数据显示,FTD发病年龄为40~80岁,以45~64岁发病最为常见,在45~64岁人群中患病率为1.5%~2.2%。男女患病率相当。

（一）临床表现

FTD起病隐袭,进展缓慢。大多数FTD为散发病例,少数(10%~20%)患者有家族史,呈常染色体显性遗传。临床上以明显的人格改变、行为异常和语言障碍为特征,可以合并帕金森综合征和运动神经元病表现。

1. 行为变异型额颞叶痴呆(bvFTD)　是一种以人格、社会行为和认知功能进行性恶化为特征的临床综合征,约占FTD的50%。临床表现为进行性加重的行为异常,人际沟通能力和/或执行能力下降,伴情感反应缺失、自主神经功能减退等。其中,行为异常最为显著,包括脱抑制行为、动力缺失、强迫性行为、仪式性行为、刻板动作和贪食等。行为脱抑制是bvFTD标志性特征,淡漠、同情心丧失、强迫性行为也是区分bvFTD与其他痴呆的重要特征。脱抑制可导致一些不计后果的鲁莽行为,如不合时宜的玩笑,无故辱骂别人甚至伴有攻击行为,随地便溺,不适当的性行为等。情感淡漠、缺乏同情心,可表现为懒惰,以前的兴趣爱好消失,对他人的需求和感受漠不关心等。重复/强迫行为包括重复特定的个人行为,如重复说话,或重复特定的躯体动作,如反复洗手等。饮食习惯或饮食喜好改变,常见偏爱甜食,对烟酒的需求增多,暴饮暴食。患者对个人仪表漠不关心,衣着不整,着装不符合时令。晚期患者可出现妄想、感知觉障碍等精神症状,部分患者可出现锥体系或锥体外系损害的表现。

2. 语义性痴呆(SD)　其典型表现为进行性流利性失语。命名障碍及对词汇的理解受损是其核心特征,对诊断非常重要。患者言语流畅,语法正常,但内容空洞,毫无实质性内容,不能被他人理解。伴有不同程度的视觉信息处理能力受损(面孔失认和物体失认)。晚期可出现行为异常,但视空间、注意力和记忆力相对保留。

3. 进行性非流利性失语(PNFA)　多在60岁缓慢起病,表现为进行性非流利性自发语言障碍,包括以语法词使用不正确或省略为特征的语法障碍,以发音为基础的语音障碍和命名性失语。患者言语费力或不流利,找词困难,无法应用正确词汇,语法错误导致语言衔接受损,常用一些简单的短语组成语句,呈电报式语言。语言输出日趋减少,最后变得缄默不语,阅读和写作困难。理解力相对保留,日常生活能力保留,行为和性格改变极为罕见。

（二）诊断

FTD各个亚型的临床表现存在很大的异质性,主要依靠临床诊断,目前尚缺乏明确的生物标志物。国际上针对bvFTD、SD和PNFA分别制订了相应的诊断标准,此处重点介绍Rascovsky等于2011年修订的bvFTD的诊断标准:

1. 必须存在行为和/或认知功能进行性恶化。

2. 必须存在以下行为和/或认知表现中的至少3项,且为持续性或重复发生,而非单一或罕见事件。

（1）早期脱抑制行为(至少存在①~③的1个):①不恰当的社会行为;②缺乏礼仪或社会尊严感;③冲

动鲁莽或粗心大意。

(2) 早期出现冷漠和 / 或迟钝。

(3) 早期出现缺乏同情 / 移情(至少存在①~②的 1 个):①对他人的需求和感觉缺乏反应;②缺乏兴趣、人际关系或个人情感。

(4) 早期出现持续性 / 强迫性 / 刻板性行为(至少存在①~③的 1 个):①简单重复的动作;②复杂强迫性 / 刻板性行为;③刻板语言。

(5) 口欲亢进和饮食改变(至少存在①~③的 1 个):①饮食好恶改变;②饮食过量,烟酒摄入量增加;③异食癖。

(6) 神经心理学检查(至少存在①~③的 1 个):①执行功能障碍;②相对较轻的情景记忆障碍;③相对较轻的视觉功能障碍。

3. 生活或社会功能受损。

4. 至少存在下列影像学表现中的 1 个。

(1) CT 或 MRI 显示额叶和 / 或前颞叶萎缩。

(2) PET 或 SPECT 显示额叶和 / 或前颞叶低灌注或低代谢。

5. bvFTD 的排除标准

(1) 临床表现更有可能由其他神经系统非退行性疾病或内科疾病引起。

(2) 行为异常可用精神疾病解释。

(3) 生物标志物强烈提示 AD 或其他神经退行性病变。

(三) 治疗

目前 FTD 尚无有效的药物治疗,主要以对症治疗为主。

1. 药物治疗　FTD 的药物治疗主要是针对行为、运动和认知障碍等的对症治疗,常用药物包括选择性 5- 羟色胺再摄取抑制剂、非典型抗精神病药、N- 甲基 -D- 天冬氨酸受体拮抗剂和胆碱酯酶抑制剂。然而,胆碱酯酶抑制剂和 NMDA 受体拮抗剂通常无效,而且胆碱酯酶抑制剂可能导致精神症状恶化,尤其是去抑制和强迫行为,不推荐应用。对于易激惹、好动、有攻击行为的患者可以给予选择性 5-HT 再摄取抑制剂和非典型抗精神病药物。

2. 非药物治疗　FTD 患者的非药物治疗与药物治疗同等重要,需在药物治疗的基础上,联用行为、物理和环境改善等非药物治疗。病程晚期主要是防治呼吸道、泌尿系统感染以及压疮等。有条件者可以由经过培训的看护者给予适当的生活及行为指导和对症处理。

【临床病例讨论】

患　者:李 ××,男,49 岁,大学学历,医生,主因"行为异常、性格改变 2 年,加重伴记忆力减退 10 个月"入院。

现病史:患者于 2 年前无明显诱因逐渐出现行为异常、性格改变,表现为坐立不安,久坐后即感烦躁,无目的来回走动,并反复诉说同一件事,纠结于某一问题不放,生活逐渐变得懒散,不修边幅,不愿做家务,对家人漠不关心,未予重视。10 个月前,上述症状明显加重,性格孤僻,不愿与人交流,重复语言、刻板行为明显,伴有反应迟钝,注意力不集中,记忆力减退,因无法胜任工作被迫在家休养,于外院就诊,诊断为"轻度认知障碍",给予促智药等对症治疗,症状无明显缓解。随后多次到精神科就诊,诊断为"痴呆综合征,精神分裂症?",先后予以多种抗精神病药物及电休克等治疗,症状改善不明显。目前患者语言重复,行为无节制,反复来回走动,不礼貌,生活尚可自理,不迷路,为进一步诊治来诊。发病以来睡眠欠佳,饮食正常,小便次数多,大便正常,近期体重无明显改变。

既往史:否认高血压、糖尿病、心脏病、脑血管病史。

个人史:否认吸烟、饮酒史。

家族史:否认家族遗传病及类似疾病史。

查　体:神情,淡漠少语,注意力不集中,对答有时不切题,记忆力减退,定向、理解力尚可。脑神经检查正常,四肢肌力Ⅴ级,肌张力正常,腱反射对称存在,未引出病理反射。无深浅感觉障碍。共济运动正常。颈无抵抗,克氏征(−)。

辅助检查:头颅MRI显示双侧额颞叶萎缩明显,双侧侧脑室额角及颞角明显扩大,双侧海马萎缩(图11-8)。

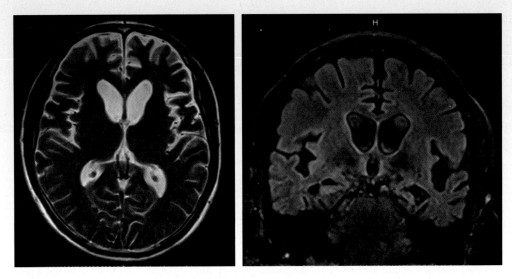

图11-8　头颅MRI示双侧额颞叶萎缩明显,双侧侧脑室额角及颞角明显扩大,双侧海马萎缩

（一）诊断

1. 定位诊断　患者有行为异常、性格改变等精神症状,以及记忆力、注意/执行功能等认知域损害,定位于大脑皮质局灶性受损,以额叶、颞叶为主。

2. 定性诊断　根据患者存在以下症状:①进行性人格和行为改变、认知功能减退;②早期出现淡漠/迟钝(懒惰)、重复/刻板行为(重复说话、性格固执、反复来回走动)、同情心缺失(自私、不关心家人);③社会功能受损(复杂工作不能胜任),符合额颞叶痴呆的诊断标准;④头颅MRI显示双侧额颞叶及海马萎缩明显,顶枕叶相对正常,符合额颞叶痴呆的诊断标准,考虑为bvFTD可能。

本例患者临床就诊过程中曾被疑诊为"精神分裂症",反复多次就诊于精神科,予以抗精神病药物及电休克治疗效果不佳。临床上bvFTD患者误诊率很高,患者可能会被误诊为精神分裂症、人格改变、情感障碍、AD等。多数患者就诊时认知功能损害明显,可能导致误诊的原因有:照料者和临床医生对bvFTD患者早期的症状认识不足,缺乏对bvFTD行为症状的归纳把握,常常忽视患者早期的行为症状,或将行为症状归咎于记忆障碍所致。因此,推荐2011年Rascovsky等修订的新版指南作为bvFTD的诊断标准,并使用敏感度和特异度高的行为-认知神经心理量表,将有助于及时诊断。

3. 鉴别诊断

（1）阿尔茨海默病:典型AD早期以情景记忆障碍为突出表现,情景记忆障碍单独存在或伴有其他如语言、视空间和执行功能等多个认知域损害。与AD的认知障碍不同,FTD患者记忆障碍较轻,尤其是空间定向保存较好,但行为改变、判断能力和语言能力明显受损,是鉴别FTD与AD的重要依据(表11-2)。然而,超过15%的AD患者早期并不表现为记忆障碍,而以非典型的临床特征起病,称为非典型AD。本患者需注意鉴别额叶变异型AD,可进一步行脑脊液Aβ多肽和tau蛋白的检查,以及淀粉样蛋白PET检查以协助诊断。

（2）血管性痴呆:常常相对突然起病,呈波动性进程,阶梯样发展,认知损害表现为执行功能受损显著,可伴有表情淡漠、少语、抑郁等精神症状。本患者无高血压、糖尿病、卒中史,无局灶性神经系统症状、体征和脑血管病的影像学证据,暂不考虑该诊断。

表 11-2 额颞叶痴呆与阿尔茨海默病的鉴别要点

鉴别要点	FTD	AD
自知力丧失	常见,早期即出现	常见,疾病晚期出现
进食改变	食欲旺盛,酷爱碳水化合物类物质	厌食、体重减轻更多见
刻板行为	常见	罕见
言语减少	常见	疾病晚期出现
失抑制	常见	可有,但程度较轻
欣快	常见	罕见
情感淡漠	常见,严重	常见,不严重
自我忽视(自我照料能力差)	常见	较少,疾病晚期出现
记忆损害	疾病晚期才出现	早期出现,严重
执行功能障碍	早期出现,进行性加重	大部分患者晚期才出现
视空间能力	相对保留	早期受累
计算能力	相对保留	早期受累

（3）路易体痴呆：主要表现为波动性认知障碍、帕金森综合征和以视幻觉为突出表现的精神症状。本患者以性格改变和行为异常为突出表现,无认知波动、帕金森样症状及幻觉,不支持该诊断。

（二）临床诊疗决策

1. 病情评估 准确的诊断是开展临床管理和实现最佳预后的前提。病史采集应关注患者精神行为、受损的认知领域、日常生活能力的受损情况等,其中认知功能评估可针对执行功能、注意力、语言、社会认知功能、学习记忆及视空间功能等领域。神经精神量表、额叶行为量表有助于评价行为异常,且额叶行为量表更为敏感有效,适合对 FTD 进行评估。本患者早期出现显著人格和行为改变,伴记忆力、注意 / 执行能力和社会认知功能障碍,影响其日常生活活动能力,认知障碍达到痴呆的程度。

2. 辅助检查

（1）实验室检查：目的是鉴别诊断,需要进行的检查包括血常规、血生化、甲状腺功能、维生素 B_{12}、梅毒抗体、HIV 抗体等。目前尚缺乏敏感性和特异性俱佳的识别早期 FTD 的标志物。该患者血化验检查未见明显异常。

（2）神经心理学检查：用于初步筛查 FTD 的评估量表,如 Addenbrook 认知功能改良量表、简易精神状态量表等,但后者的诊断敏感性稍差。针对某一认知域的常用测验,如执行功能评估可选用 Stroop 色词测验、连线测验；语言功能评估可选择波士顿命名测验、词语流畅性测验；情景记忆测试可选用听觉词语学习测验等。FTD 出现明显认知减退前往往有较长的非认知行为异常及人格改变的阶段,临床可选用神经精神量表、剑桥行为量表或额叶行为量表进行精神行为症状的评估。该患者的神经心理学检查示：简易精神状态量表 19 分（定向力：7 分,即刻记忆：2 分,计算力：2 分,延迟回忆：1 分,语言能力：7 分）；蒙特利尔认知评估 8 分（画钟测验 1/3 分,词语流畅性测验 0/1 分）；连线测验（连线测验 A 用时 80s,错误 0,连线测验 B 用时 200s,错误 3）；波士顿命名测验（初始命名：21,线索提示：1,多选：5）；听觉词语学习测验（即刻记忆：14,延迟回忆：自由回忆 3,线索回忆 5,再认 9）,临床痴呆评定量表 1 分；日常生活活动能力量表 24 分；神经精神量表 33 分。

（3）影像学检查：CT 或者 MRI 可见特征性的额叶和 / 或前颞叶萎缩,脑回变窄、脑沟增宽,侧脑室额角扩大,额叶皮质和前颞极皮质变薄,而顶枕叶很少受累。上述改变可在疾病早期出现,多呈双侧不对称性。SPECT 多表现为不对称性额、颞叶血流减少；PET 多显示不对称性额、颞叶代谢减低,有利于本病的早期诊断。该患者脑代谢 FDG-PET 检查显示：双侧额、颞叶葡萄糖代谢减低,左侧为著。PIB-PET 检查显示为 PIB 阴性显像。

3. 治疗

（1）药物治疗：目前 FTD 尚无有效的药物推荐治疗,许多用于其他类型和神经退行性疾病的药物常被用于 FTD 的对症治疗,其疗效难以肯定。有研究显示,临床中超说明书使用抗胆碱酯酶药物和美金刚很普遍。与患者及家属交代治疗获益和可能风险后,该患者予以美金刚逐渐加量至 10mg,每日 2 次,改善认知症状,米氮平 15mg,每日 1 次,改善精神行为症状等治疗。

（2）非药物治疗:非药物治疗与药物治疗同等重要,家庭教育、舒缓规律作息、运动和语言治疗等均可改善患者的生活质量。应同时在药物治疗的基础上,联合应用行为、物理和环境改善等非药物治疗。定期有氧运动可增强神经连接网络、提供神经保护作用和减缓认知功能减退。

相关要点:FTD 的药物治疗

一项多中心随机对照双盲研究显示,FTD 患者接受美金刚治疗一般具有良好的药物耐受性,但治疗未能获益,同时与安慰剂组相比,美金刚组患者认知不良事件的发生更频繁。但多项小样本研究显示美金刚可改善 FTD 患者的精神症状,服药后额叶行为量表、神经精神症状量表评分改善,以淡漠、激越和焦虑 3 个亚项的改善尤为明显。临床中三项使用胆碱酯酶抑制剂和两项使用美金刚的开放式研究均未发现对 FTD 患者的认知和语言障碍有治疗效果,而且显示胆碱酯酶抑制剂可能导致精神症状恶化,尤其是去抑制和强迫行为。

额叶皮质富含 5-羟色胺,5-羟色胺功能障碍的临床特点,包括抑郁、攻击和冲动,与临床 FTD 的行为症状类似。多项开放性研究和临床证据表明 5-羟色胺再摄取抑制剂可能改善 FTD 患者的行为症状,可减少去抑制、冲动、重复行为和饮食障碍等,但是对 FTD 患者的认知障碍无明显有效证据。小剂量的非典型抗精神病药物(如利培酮、阿立哌唑和奥氮平)可改善 FTD 的精神行为症状,如破坏性或攻击性行为,但会引起嗜睡、体重增加及锥体外系症状等不良反应。不仅如此,年龄较大的患者使用这类药物会增加继发于心脏病与感染的病死率,因此需谨慎小量使用。

（三）随诊

FTD 预后较差,病程 3~10 年,多死于肺部感染、泌尿系感染及压疮等并发症。该患者出院后应注意加强护理,继续美金刚 10mg,每日 2 次,米氮平 15mg,每日 1 次治疗,可能改善患者的预后。

（贾建平）

第四节　路易体痴呆

【理论概要】

路易体痴呆(dementia with Lewy body,DLB)是一种以路易小体(Lewy body,LB)为病理特征的神经系统变性疾病,临床主要表现为波动性认知障碍、帕金森综合征和以视幻觉为突出表现的精神症状。目前认为 DLB 仅次于 AD,占老年期痴呆的 15%~20%。一项基于人群资料的系统性综述结果显示,在 65 岁以上老年人中 DLB 的患病率为 0%~5%,占所有痴呆的 0%~30.5%。

（一）临床表现

DLB 多在老年期发病,起病年龄在 50~85 岁之间,男女患病比例为 4:1,很少有家族遗传倾向。DLB 的核心症状包括波动性认知功能障碍、反复发作形象生动的视幻觉和帕金森综合征。

1. 波动性认知障碍(fluctuating cognition)　认知功能损害常表现为注意力、执行功能和视空间功能障碍,而近事记忆功能早期受损较轻。视空间功能障碍常表现得比较突出,如在一个熟悉的环境中迷路,认知测验可见搭积木、画钟等项目很难完成。相对于 AD 渐进性恶化的病程,DLB 的认知功能具有波动性,患者常出现突发而又短暂的认知障碍,可持续几分钟、几小时或几天,异常与正常状态交替。DLB 患者这种认知功能的波动本质上是注意力和警觉程度的波动,患者及家属常常不会主动提供相应的病史,可询问家属,患者是否存在间断性白天睡眠过多(在夜间睡眠充分的条件下)或发作性言语混乱等情况。

2. 视幻觉(visual hallucination)　是最突出的精神症状。50%~80% 的患者在疾病早期就有视幻觉,往往反复出现。视幻觉的内容生动、鲜明、完整,有如亲身经历,常为人、物体和动物的静止图像,患者可绘声绘色地描述所见景物。视幻觉常在夜间出现。早期患者可分辨出幻觉和实物,后期患者无法辨别幻觉,对于别人的否定会表现得易激惹。

3. 帕金森综合征(parkinsonism)　约50%的患者出现类似帕金森病的运动症状,包括躯干的弓形姿势、平衡障碍、肌肉强直等。与经典的帕金森病相比,DLB 的肌强直较运动缓慢和震颤更严重,常为双侧对称性且症状较轻。左旋多巴治疗效果欠佳。

4. 其他症状　包括睡眠障碍、对抗精神病类药物过度敏感、自主神经功能紊乱和性格改变等。快速动眼期睡眠行为障碍(rapid eye movement sleep behavior disorder,RBD)被认为是 DLB 最早出现的症状,患者常经历生动而恐怖的梦境,伴有肢体运动和梦呓,醒后通常不能回忆。DLB 患者对抗精神病类药物极度敏感,这类药物会加重运动障碍、自主神经功能障碍和认知障碍,导致全身肌张力增高,重者可出现抗精神药物恶性综合征(neuroleptic malignant syndrome)而危及生命。自主神经功能紊乱常见症状为直立性低血压、性功能障碍、便秘、尿潴留、多汗、少汗、晕厥、眼干、口干等。性格改变常见症状为攻击性增强、抑郁等。

(二)诊断

1996 年,国际路易体痴呆工作组制定了 DLB 统一诊断标准,2005 年 McKeith 等对其进行了修订,具体如下:

1. 必需症状

(1)就总体病程而言认知功能进行性下降,以致明显影响社会或职业功能。

(2)早期可无显著或持久的记忆损害,但随着病程发展,记忆障碍越来越明显。

(3)认知测验可发现显著的注意、执行功能和视空间功能损害。

2. 核心症状(如果同时具备以下三个特点之二则诊断为很可能的 DLB,如只具备一个,则诊断为可能的 DLB)

(1)波动性认知功能障碍,患者的注意和警觉性变化明显。

(2)反复发作的详细成形的视幻觉。

(3)自发的帕金森综合征症状。

3. 提示性症状(具备一个或一个以上的核心症状,同时还具备一个或一个以上的提示性症状,则诊断为很可能的 DLB;无核心症状,但具备一个或一个以上的提示性症状可诊断为可能的 DLB)

(1)REM 期睡眠行为障碍。

(2)对抗精神病类药物过度敏感。

(3)SPECT 或 PET 提示基底节多巴胺能活性降低。

4. 支持证据(DLB 患者经常出现,但是不具有诊断特异性的症状)

(1)反复跌倒、晕厥或短暂意识丧失。

(2)自主神经功能紊乱(如直立性低血压、尿失禁)。

(3)其他感官的幻觉、错觉。

(4)系统性妄想。

(5)抑郁。

(6)CT 或 MRI 提示内侧颞叶结构相对保留。

(7)SPECT 或 PET 提示枕叶皮质代谢降低。

(8)间碘苄胍(MIBG)闪烁扫描提示心肌摄取率降低。

(9)脑电图提示慢波,颞叶出现短阵尖波。

5. 不支持 DLB 诊断的条件

(1)卒中的局灶性神经系统体征或神经影像学证据。

(2)检查提示其他可导致类似临床症状的躯体疾病或脑部疾病。

（3）痴呆严重时才出现帕金森综合征的症状。

6. 对症状发生顺序的要求　对于路易体痴呆,痴呆症状一般早于或与帕金森综合征同时出现。对于明确的帕金森病患者合并的痴呆,应诊断为帕金森病痴呆。如果需要区别帕金森病痴呆（Parkinson's disease dementia, PDD）和 DLB,则应参照"1 年原则",即帕金森样症状出现 1 年内发生痴呆,可考虑 DLB,而 1 年后出现的痴呆应诊断为 PDD。

（三）治疗

目前尚无特殊治疗,用药主要是支持、对症治疗。

对于改善认知,目前疗效比较肯定的是胆碱酯酶抑制剂,可作为首选药物。多奈哌齐对改善视幻觉有一定作用,卡巴拉汀对改善淡漠、焦虑、幻觉和错觉有效。同时,胆碱酯酶抑制剂对改善运动障碍也有一定效果。美金刚对于临床整体情况和行为障碍有轻度缓解作用。对于患者的 REM 期睡眠行为障碍可在睡前给予小剂量氯硝西泮。

由于 DLB 患者对抗精神病类药物极度敏感,因此当患者出现显著的精神症状时应首先考虑胆碱酯酶抑制剂和 / 或减少帕金森病药物的用量。经胆碱酯酶抑制剂或美金刚治疗后仍然有明显的精神症状,可谨慎选用新型非典型抗精神病药如奥氮平、利培酮、喹硫平等,需从极小剂量开始使用并密切观察不良反应。选择性 5-HT 受体再摄取抑制剂对改善情绪有一定作用。

左旋多巴可加重视幻觉,对于改善 DLB 患者的帕金森症状疗效并不显著,应当慎用。当运动障碍影响日常生活能力时,可酌情从小剂量、缓慢增量给药。

【临床病例讨论】

患　者:谢××,男,70 岁,主因"发作性言语无序 4 年,行动迟缓 2 年,反复视幻觉 7 月"入院。

现病史:4 年前,家人发现患者有时在交谈时对答缓慢,言语混乱无序、缺乏逻辑。2 年前逐渐出现近记忆力减退,有时会忘记熟人的名字,家里放置的物品时而记得,时而记不得。伴有走路时摆臂减少,走路速度减慢,同时穿衣、系扣等精细动作困难,后发展至起步时自觉双脚无法迈步,行走时上半身前倾,双上肢肘屈曲,摆臂消失,走路呈小碎步,转弯困难。1 年前,家人发现患者常常忘记刚说过的话,答非所问,与其交流困难。7 个月前患者出现反复视幻觉,以夜间为著,内容形象生动,可出现人、物体、动物及场景,持续时间长短不等,可自行消失。发病以来,睡眠时常做噩梦,经常从梦中惊醒,饮食及二便如常,体重近期无明显改变。

既往史:高血压病史 2 年,间断服药,未监测血压。无糖尿病、冠心病、高脂血症病史,无药物过敏史。

个人史:无特殊。家族史:无家族遗传病及类似疾病史。

查　体:神志清楚,言语缓慢,反应迟钝,记忆力减退,计算力下降(100-7=？),定向力正常。脑神经检查未见异常。四肢肌力Ⅴ级,肌张力铅管样增高,腱反射对称存在,双侧 Babinski 征(-)。共济运动及深浅感觉检查未见异常。脑膜刺激征阴性。

（一）诊断

1. 定位诊断　患者有记忆力、计算力、语言功能等认知障碍,定位于大脑皮质,以颞、顶叶为主;四肢肌张力铅管样增高定位于锥体外系。

2. 定性诊断　根据患者符合:①DLB 诊断的必备症状,即进行性认知功能下降;②3 个核心症状,即波动性认知障碍(波动性言语混乱,记忆力减退时好时坏)、帕金森综合征、反复发作的视幻觉;③影像学检查除外卒中。诊断考虑为 DLB 可能。

3. 鉴别诊断

（1）帕金森病痴呆:DLB 和 PDD 均属于 α-突触核蛋白病。PDD 较难与 DLB 鉴别,目前仍采用"1 年原则"作为两者的鉴别诊断,若不遵循"1 年原则"而根据临床表现则不能准确的区分两者。大多数 PDD 患者是在 PD 的中晚期出现痴呆。本患者认知症状先于锥体外系症状出现,因此倾向于诊断为 DLB。

相关要点：帕金森病痴呆与路易体痴呆的鉴别

传统观点认为，帕金森病痴呆（PDD）多见于疾病进展期，即痴呆表现通常在运动症状出现后10年甚至更长时间以后方才出现。路易体痴呆（DLB）通常先出现认知功能障碍，而后再出现锥体外系症状。

然而，PDD和DLB在临床、影像和病理表现上均有许多重叠。除了症状出现顺序、起病年龄的不同以及对左旋多巴制剂反应的些微差别外，DLB与PDD患者在认知损害领域、神经心理学表现、睡眠障碍、自主神经功能损害、帕金森病样症状、对抗精神病类药物过度敏感以及对胆碱酯酶抑制剂的疗效等诸多方面均十分相似。为区分两者，2007年国际运动障碍学会公布的PDD临床诊断标准指出，在帕金森病诊断基础上，以1年后出现缓慢进展的认知功能障碍且影响日常生活活动能力作为PDD的必备条件。然而，"1年原则"并不是二者鉴别诊断的最佳方法。2015年国际运动障碍学会发表帕金森临床诊断标准，明确废除"1年原则"，建议对既符合DLB诊断标准、又符合PDD诊断标准的小部分患者采用帕金森病-路易体痴呆（PD-DLB）亚型的诊断。但路易体痴呆学会认为尽管"1年原则"不是PDD与DLB的最佳鉴别诊断方法，但仍有助于临床和科研工作，废除"1年原则"证据不够、时机尚不成熟。关于"1年原则"的废除或保留引发了激烈的争议，但最终结论为何尚待进一步研究。

（2）阿尔茨海默病：AD和DLB是引起进行性认知功能障碍最常见的两种神经退行性疾病。研究显示，40%以上的AD患者脑内会出现路易小体，提示两者存在重叠。以下临床症状有助于区别DLB和AD：波动性认知障碍（如夜间睡眠充足的情况下白天过度昏睡、长时间凝视远方、发作性无序语言等均为波动的证据），伴有觉醒和注意力改变，视幻觉。另外，DLB近事记忆功能早期受损并不突出，亦有别于AD。本患者记忆障碍早期不明显，发作性言语混乱提示波动性认知障碍，反复发生的视幻觉形象生动、细节清晰，以及帕金森综合征表现均支持DLB的诊断。

（3）血管性痴呆：指由脑血管因素致脑组织损伤而引起认知障碍的一组临床综合征。其临床特征应包括认知功能障碍及脑血管病的症状、体征和影像学证据，且两者存在明确的相关性，一般情况下多发生于卒中后3个月内，认知功能障碍急剧恶化或呈阶梯样进展是其特点。本患者虽有高血压，MRI检查发现点状缺血灶，但未有卒中发作，MRI结果亦不足以解释患者的临床症状，暂不予考虑。

（二）临床诊疗决策

1. 病情评估　DLB患者在注意力、执行能力、视空间能力及记忆力等方面均表现出异常，因此认知功能评估应包括：①注意力，100连续减7，从12月份倒数至1月份；②执行能力，词语流畅性，画钟试验；③视空间能力，临摹交叉五边形；④记忆力，即刻回忆、短期回忆。该患者记忆力、执行能力减退，定向力相对保留，日常生活能力受影响。

2. 辅助检查

（1）实验室检查：DLB没有特异性的实验室检查方法，因此检查的目的是鉴别诊断。需要进行的检查有：生化全项、血常规、甲状腺功能、维生素B_{12}、梅毒抗体、莱姆病抗体、HIV抗体检查等。脑脊液不作常规检测。该患者的血化验检查未见明显异常。尿常规示细菌、白细胞数增多。

（2）神经心理学检查：认知功能障碍主要表现在视空间功能障碍，比如让患者画钟面，虽然钟面上的数字、时针和分针一应俱全，但是相互间关系完全是混乱的，数字可能集中在一侧钟面，而时针分针长短不成比例。又比如画一幢立体的小屋，虽然各个部件齐全，但是空间关系错误，患者完全不顾及透视关系。该患者的神经心理测验显示：简易精神状态量表13分；蒙特利尔认知评估8分；临摹交叉五边形和画钟不能完成；听觉词语学习测验：延迟回忆1个，再认12个；词语流畅性测验：4个（1min内）；数字广度测验：顺向3个，逆向<3个；连线测验（A/B）不能完成，提示患者存在记忆、执行功能和视空间等多认知域损害。

（3）影像学检查：MRI和CT可发现广泛脑萎缩，但缺乏特征性表现。与病情程度相当的AD相比，

DLB 的内侧颞叶相对保留,可作为诊断 DLB 的支持标准。SPECT 和 PET 发现 DLB 患者枕叶皮质代谢减低,McKeith 诊断标准认为枕叶皮质代谢降低或灌注减低支持 DLB 诊断,但缺乏足够证据作为核心诊断标准。Lim 等对 14 例 DLB 和 10 例 AD 的患者进行 ^{123}I-β-CIT SPECT 和 ^{18}F-FDG PET 检查,发现扣带回中后部多巴胺转运体摄取或葡萄糖代谢无减低,称为扣带回岛征,其对 DLB 的特异度为 100%。纹状体多巴胺转运体摄取降低,有一定鉴别意义。此外有研究显示,DLB 患者常有间碘苄胍(MIBG)闪烁扫描提示心肌摄取率降低。该患者行头 MRI 检查示脑室、脑沟及脑裂较宽,轻度脑萎缩改变。FDG-SPECT 脑代谢检查示双侧大脑皮质葡萄糖代谢普遍明显减低。

3. 治疗 该患者诊断为 DLB,下一步治疗计划:①予以多巴丝肼 125mg,每日 2 次,改善患者的运动症状,多奈哌齐 5mg,每日 1 次,奥氮平 2.5mg,每晚 1 次,改善认知和精神症状等治疗;②由于尿常规示泌尿系感染可能,嘱其多饮水、勤排尿,注意保持外阴清洁,并予以左氧氟沙星抗感染治疗;③嘱家属注意加强看护,防止摔伤、走失及误服、漏服药物。

 相关要点:DLB 的药物治疗

1. 认知功能障碍

(1) 胆碱酯酶抑制剂:研究发现 DLB 患者皮质的乙酰胆碱浓度下降,且比 AD 患者更明显,但因 DLB 突触后胆碱能受体(M 型和 N 型)功能保持较好,因此临床上胆碱酯酶抑制剂对 DLB 的治疗效果优于相同病情程度的 AD。

多奈哌齐治疗 DLB 可以显著改善患者的认知和整体功能,且 10mg/d 对改善患者精神行为和照料者负担方面有更多的优势。重酒石酸卡巴拉汀治疗 DLB 可有效改善认知功能和精神行为症状。DLB 患者通常对胆碱酯酶抑制剂的耐受性良好,但使用期间应注意避免突然停药,因突然停药可能导致急性认知下降和加重精神行为症状。

(2) NMDA 受体拮抗剂:有研究认为美金刚能够改善 DLB 的认知功能和神经精神症状,但美金刚治疗 DLB 的临床资料相对较少,临床疗效有待进一步研究和验证。

2. 精神行为症状 目前临床上常用非典型抗精神病药物,主要为氯氮平、喹硫平、利培酮和奥氮平等。需要提出的是针对 DLB 精神症状的处理首先要分析精神病性症状的原因,尤其应注意药源性因素,如多巴胺制剂能加重患者的幻视和认知损害等。在去除病因的前提下,可优先选择环境及心理行为的干预措施。若胆碱酯酶抑制剂等改善认知药物治疗后,精神症状无好转,对幻觉妄想、兴奋躁动、谵妄症状明显者选择非典型类抗精神病药治疗。应当注意,长期大量应用非典型抗精神病药物也存在潜在的严重不良反应,如增加卒中的风险和死亡率,加重认知损害,因此临床上要慎用。在谨慎评估利弊后,可以应用小到中等剂量,但要在严密的监护下且尽量短疗程应用。

3. 运动症状 首选单一左旋多巴制剂治疗 DLB,大约有 50% 的患者会有改善。该药应从小剂量开始,缓慢加量至最适剂量后维持治疗。不建议应用抗胆碱能药物。

4. 睡眠障碍 98% 的 RBD 与 α 突触核蛋白病特异性相关。除非其导致了白天过度嗜睡或夜间患者/照料者受伤,否则 RBD 通常不需要治疗。可以利用简单的防护措施来预防意外。睡前服用氯硝西泮 0.25mg、褪黑素 3mg 或氯硝西泮与褪黑素联用都可用于治疗 RBD,但需注意氯硝西泮有增加白天睡眠过度的风险。

(三) 随访

本病预后不佳,寿命预期为 5~7 年,较 AD 短。DLB 患者可因吞咽困难致营养不良;因长期卧床,患者易于发生褥疮;吞咽困难和运动障碍导致肺部感染,患者最终死于瘫痪、营养不良及感染等并发症。该患者出院后口服多奈哌齐 10mg,每晚 1 次,美金刚 10mg,每早 1 次,奥氮平 2.5mg,每晚 1 次,以及多巴丝肼 125mg,每日 3 次等治疗。9 个月后复查,患者运动迟缓、动作笨拙症状较前有所改善,记忆障碍明显,洗手忘记关水、烧水忘记关火,外出后不认识路,曾走失 2 次,出现穿衣失用(有时衣服穿反)、虚构(幻想有人找他、计划去上班)、激越(拒绝服药,家人劝其吃药时攻击打骂家人)等症状。

(贾建平)

第五节 多系统萎缩

【理论概要】

多系统萎缩(multiple system atrophy,MSA)是一组中老年起病的神经系统退行性疾病,临床主要表现为自主神经功能障碍、帕金森综合征、小脑性共济失调和锥体束征等症状的重叠与组合。MSA 的病理学特征是在少突胶质细胞胞质内出现嗜酸性包涵体,其他还包括神经元丢失和胶质细胞增生。病变主要累及纹状体-黑质系统、橄榄-脑桥-小脑系统和脊髓的中间内、外侧细胞柱和骶髓前角细胞 Onuf 核。MSA 包涵体的核心成分为 α-突触核蛋白,因此,MSA 和帕金森病、DLB 一起被归为突触核蛋白病。

国外流行病学调查显示,MSA 的平均发病率为(0.6~0.7)/10 万,患病率为(3.4~4.9)/10 万,我国尚无确切的流行病学资料。MSA 多散发起病,极少数报道有家族史。男性发病率稍高。

(一)临床表现

通常成年期发病,以 50~60 岁多见,缓慢起病,逐渐进展。首发症状多为自主神经功能障碍、帕金森综合征和小脑性共济失调,少数患者也有以肌萎缩起病的。根据不同症状出现的先后及严重程度,目前国际上将 MSA 分为两种临床亚型,其中以帕金森综合征为突出表现者称为 MSA-P(MSA-parkinsonian)型,以小脑性共济失调为突出表现者称为 MSA-C(MSA-cerebellar)型。而临床上患者可表现为各种症状不同程度的重叠组合。

1. 自主神经功能障碍(autonomic dysfunction) 往往是首发症状,也是最常见的症状之一。膀胱功能障碍最为常见,常见的泌尿症状有尿频、尿急、急迫性尿失禁、尿潴留等;其次为直立性低血压及直肠功能障碍,直立性低血压表现为突然变换体位为直立位时血压明显下降,可伴有头晕、站立不稳、视物模糊甚至可出现晕厥,直肠功能障碍表现在大便次数减少和便秘等;性功能障碍如性功能减退、勃起功能障碍、无欲等;汗腺分泌障碍可表现出汗增多或减少;也可出现周身肢冷、皮温低、Horner 综合征等副交感与交感系统功能障碍。自主神经功能障碍最早出现的症状,男性是勃起功能障碍,女性为尿失禁。

2. 帕金森综合征(parkinsonism) 是 MSA-P 亚型的突出症状,其特点是主要表现为运动迟缓,伴肌强直、震颤或姿势不稳,双侧同时受累,但可轻重不同。帕金森病的"搓丸样"震颤少见,50% 患者出现不规则的姿势性或动作性震颤。

3. 小脑性共济失调(cerebellar ataxia) 是 MSA-C 亚型的突出症状,临床表现为进行性步态和肢体共济失调,从下肢开始,以下肢的表现为突出,并有明显的构音障碍和眼球震颤等小脑性共济失调表现。检查可发现下肢受累较重的小脑病损体征。

4. 其他 ①约 1/3 的患者出现认知功能损害伴注意力缺陷,情绪失控以及抑郁、焦虑、惊恐发作等行为异常。②常见吞咽困难、发音障碍等症状。③睡眠障碍,如快速眼动期睡眠行为障碍是 MSA 诊断的警示症状,发生率达 80%~100%;睡眠结构紊乱包括总睡眠时间减少、睡眠效率降低;有 50% 的患者出现白天或夜间吸气性喘鸣,尤其在晚期患者中更多见;夜间喘鸣常与睡眠呼吸暂停同时存在。④16%~42% 患者可伴有姿势异常(脊柱弯曲、严重的颈部前屈、手足肌张力障碍等)、流涎以及吞咽障碍等。

(二)诊断

根据成年期缓慢起病,无家族史,临床表现为逐渐进展的自主神经功能障碍、帕金森综合征和小脑性共济失调等症状及体征,应考虑本病。临床诊断可参照 2008 年修订的 Gilman 诊断标准,如下所示:

1. 很可能的 MSA 成年起病(>30 岁)、散发、进行性发展,同时具有以下表现:

自主神经功能障碍:尿失禁(不能控制膀胱排尿,男性可伴勃起功能障碍),或直立性低血压(站立 3min 内血压较平卧时下降≥30/15mmHg)。再加上下列两项之一。①对左旋多巴类药物反应不良的帕金森综合征(运动迟缓,伴强直、震颤或姿势反射障碍);②小脑功能障碍:步态共济失调,伴小脑性构音障碍、肢体共济失调或小脑性眼动障碍。

2. 可能的 MSA　成年起病(>30 岁)、散发、进行性发展,同时具有以下表现:

(1) 下列两项之一:①帕金森综合征,有运动迟缓,伴强直、震颤或姿势反射障碍;②小脑功能障碍,有步态共济失调,伴小脑性构音障碍、肢体共济失调或小脑性眼动障碍。

(2) 至少有 1 项提示自主神经功能障碍的表现:无其他原因解释的尿急、尿频或膀胱排空障碍,男性勃起功能障碍,或直立性低血压(但未达很可能 MSA 标准)。

(3) 至少有 1 项下列表现

1) 可能的 MSA-P 或 MSA-C:①Babinski 征阳性,伴腱反射活跃;②喘鸣。

2) 可能的 MSA-P:①进展迅速的帕金森综合征;②对左旋多巴类药物反应不良;③运动症状之后 3 年内出现姿势反射障碍;④步态共济失调、小脑性构音障碍、肢体共济失调或小脑性眼动障碍;⑤运动症状之后 5 年内出现吞咽困难;⑥MRI 显示壳核、小脑脑桥脚、脑桥或小脑萎缩;⑦FDG-PET 显示壳核、脑干或小脑低代谢。

3) 可能的 MSA-C:①帕金森综合征(运动迟缓和强直);②MRI 显示壳核、小脑脑桥脚、脑桥萎缩;③FDG-PET 显示壳核低代谢;④SPECT 或 PET 显示黑质纹状体突触前多巴胺能纤维失神经改变。

3. MSA 的支持点和不支持点(表 11-3)。

表 11-3　MSA 诊断的支持点和不支持点

支持点	不支持点
1. 口面部肌张力障碍	1. 典型的"搓丸样"静止性震颤
2. 不同程度的颈项前屈	2. 临床符合周围神经病表现
3. 脊柱严重前屈和 / 或侧屈	3. 非药源性幻觉
4. 手或足挛缩	4. 发病年龄大于 75 岁
5. 叹气样呼吸	5. 有共济失调或帕金森综合征的家族史
6. 严重的发音障碍	6. 符合 DSM-Ⅳ痴呆诊断标准
7. 严重的构音障碍	7. 白质损害提示多发性硬化
8. 新发或加重的打鼾	
9. 手足冰冷	
10. 强哭强笑	
11. 肌阵挛样姿势性或动作性震颤	

(三) 治疗

目前尚无特异性治疗方法,主要是针对自主神经功能障碍和帕金森综合征进行对症治疗。

1. 直立性低血压　首选非药物治疗,如弹力袜、高盐饮食、夜间抬高床头等,无效可选用药物治疗,如 9-α 氟氢可的松、盐酸米多君等。

2. 泌尿功能障碍　曲司氯铵、奥昔布宁、托特罗定能改善早期出现的逼尿肌痉挛症状。

3. 帕金森综合征　抗胆碱能药物可缓解部分症状,多数对左旋多巴治疗反应不佳,约 40% 患者有效,但维持时间不长,且易出现异动症等不良反应。

【临床病例讨论】

患　者:郭 ××,男,41 岁,主因"性功能下降 5 年,头晕 4 年,尿失禁 1 年,步态不稳 7 个月"入院。

现病史:患者 5 年前出现性功能下降及阳痿,勃起时间较短,约 3~5min,伴有尿频、尿急,后逐渐出现便秘,1 次 /4~5d,伴入睡困难,容易早醒。4 年前突然出现直立后晕倒在地,意识丧失,持续约 20s 后神志转清,醒后无不适症状,此后间断出现由床上突然起立后头晕,眼前发黑,自觉将要晕倒,下蹲或平卧后可缓解。近 1 年患者时有尿失禁。7 个月前患者出现步态不稳,步基增宽,身体左右摇晃,伴有写字及夹菜时右手颤抖。就诊于外院,行直立倾斜试验阳性。为进一步诊治来院。

既往史:否认高血压、糖尿病、心脏病史,10个月前行膀胱息肉手术,术后尿频、尿急症状无明显改善。

个人史:无吸烟史,饮酒史20余年,白酒100~200g/次,2~3次/周。家族史:否认共济失调或帕金森病的家族史。

查 体:BP卧位140/80mmHg,立位70/50mmHg。神志清楚,言语流利,眼球各方向活动充分,未引出眼震,双侧额纹、面纹对称,伸舌居中,四肢肌力V级,肌张力正常,双侧腱反射(+++),双侧Rossolimo征(+),双侧Pussep征(+),双侧Babinski征(+)。深浅感觉无异常。双侧指鼻试验、跟膝胫试验不稳准,轮替动作笨拙。行走步基宽,不能走直线,Romberg征(-)。

(一)诊断

1. 定位诊断　性功能下降,尿急、尿失禁,便秘,体位变化时出现头晕,卧立位血压相差70/30mmHg,定位于自主神经系统。双侧指鼻试验、跟膝胫试验不稳准,行走步基宽,不能走直线,定位于小脑。双侧腱反射(+++),双侧Rossolimo征(+),Pussep征(+),Babinski征(+),定位于双侧皮质脊髓束。

2. 定性诊断　根据患者:①成年起病,呈进展性病程,无家族史;②自主神经功能障碍,性功能下降、勃起功能障碍,尿急、尿频、尿失禁以及体位变化时出现头晕、直立性低血压;③小脑功能障碍,步态不稳,呈蹒跚步态,伴肢体共济失调;④锥体束征:Babinski征阳性,伴腱反射活跃,综上考虑多系统萎缩,以自主神经系统和小脑损害更为突出,故诊断为很可能MSA-C型。

3. 鉴别诊断

(1)遗传性共济失调:多于20~40岁起病,临床上以缓慢发生、进展性、对称性共济运动障碍为主要特征,典型的遗传家族史是确诊的重要依据,但散发病例亦不少见,需注意鉴别。本患者自主神经功能障碍较为明显,否认家族中有类似疾病的患者,不支持该病的诊断。必要时进一步行基因检测(包括SCA基因各亚型等)有助于诊断。

(2)非遗传性小脑性共济失调:主要包括中毒性共济失调(酒精、药物、重金属等所致)、免疫介导性共济失调(多发性硬化、副肿瘤综合征等)、感染/感染后疾病(小脑脓肿、小脑炎等)、小脑肿瘤(原发或转移性肿瘤)、内分泌代谢异常(甲状腺功能减退)等。本患者有长期大量饮酒史,表现为步态不稳,指鼻试验和跟膝胫试验阳性,影像学检查可见小脑萎缩,需注意与慢性酒精中毒所致的共济失调鉴别,但本患者自主神经症状显著,伴轻度锥体束损害,首先应该考虑MSA-C型的诊断。

(二)临床诊疗决策

1. 病情评估　目前评估MSA的严重程度及监测病情变化多采用欧洲多系统萎缩研究组于2004年建立的统一多系统萎缩评估量表(unified multiple system atrophy rating scale,UMSARS),主要包括病史回顾、运动检查、自主神经功能检查和整体失能程度评分四个项目,每一项目定义了从0分(正常)~4分(严重异常)。UMSARS不仅有助于MSA患者的诊断和病情监测,而且量化指标也为神经保护干预治疗临床试验提供了可靠的评估手段。该患者的UMSARS-I(病史回顾)12/48分,UMSARS-II(运动检查)10/56分,UMSARS总分22/114分,自主神经症状明显,整体失能等级2/5级。

2. 辅助检查

(1)卧-立位血压检测及直立倾斜试验:测量平卧位和直立位的血压和心率,站立3min内血压较平卧时下降≥30/15mmHg,且心率无明显变化者为阳性(直立性低血压)。该患者卧立位血压相差≥30/15mmHg,直立倾斜试验阳性,提示存在自主神经功能(心血管系统)障碍。

(2)膀胱功能评价:有助于早期发现神经源性膀胱功能障碍。尿动力学检查可发现膀胱逼尿肌过度活跃,逼尿肌-尿道外括约肌协同失调,膀胱松弛。膀胱超声检测残余尿量有助于膀胱排空障碍的诊断,残余尿量大于100ml有助于MSA的诊断。该患者超声检查示残余尿量140ml。

(3)肛门括约肌肌电图:肛门括约肌肌电图(external anal sphincter electromyography,EAS-EMG)可以反映骶髓Onuf核的功能,在MSA的诊断和鉴别诊断中有重要价值。EAS-EMG往往出现神经源性损害改变,包括自发电位的出现；MUPs 时限增宽、波幅增高、多相波百分比增多；卫星电位比例增多等。此项检查正常有助于排除 MSA。该患者因有恐惧心理未行此项检查。

 相关要点：MSA 患者的肛门括约肌肌电图

EAS-EMG 是一种评价 MSA 自主神经功能状况的客观检测手段，对 MSA 具有支持诊断的作用，在怀疑 MSA 时该项检测可作为常规的电生理检查方法。自主神经功能障碍早期表现为性功能障碍和排尿障碍。性功能障碍患者常常羞于启齿，排尿障碍则易被误诊为前列腺疾病或泌尿系感染。故对于存在性功能障碍和排尿障碍的患者，进行 EAS-EMG 发现神经源性损害有助于 MSA 的早期诊断。其病理基础为骶髓 Onuf 核的神经元丢失，导致括约肌的失神经支配。骶髓前角细胞 Onuf 核是一个纵向走行的细长的细胞群，从 S_2 的中部延伸到 S_3 的上 1/3，支配肛门和尿道的括约肌。

(4) 多导睡眠图：多导睡眠图是诊断 RBD 的重要检查手段，表现为在 REM 睡眠期颏肌肌张力增高或出现大量动作电位，肢体活动显著增多，这些运动与临床反复出现的拳打脚踢或更复杂的肢体和躯干运动相一致，常伴有情感性发声。还可出现快速眼动期睡眠比例增加，快速眼动期睡眠中肌肉弛缓状态消失，非快速眼动期睡眠 3、4 期比例增加。

(5) ^{123}I- 间碘苄胍（^{123}I-MIBG）心肌显像：此检查有助于区分自主神经功能障碍是交感神经节前或节后病变。帕金森病患者心肌摄取 ^{123}I-MIBG 能力降低，而 MSA 患者主要是心脏交感神经节前纤维的病变，节后纤维相对完整，无此改变。

(6) 影像学检查：①结构影像学。头颅 MRI 主要表现壳核、小脑、脑桥明显萎缩，第四脑室、脑桥小脑角池扩大。T_2 加权像可见壳核背外侧缘条带状弧形高信号、脑桥基底部"十字征"和小脑中脚高信号。②功能影像学。^{18}F- 脱氧葡萄糖 PET 显示壳核、脑干或小脑代谢减低，有助于诊断。SPECT 检查可发现突触前黑质纹状体多巴胺能失神经改变。该患者头颅 MRI 脑桥基底部变小，可见纵行及横行异常信号，呈"十"字交叉状，第四脑室扩大，小脑半球脑沟、脑裂增宽，符合脑桥小脑萎缩改变（图 11-9）。

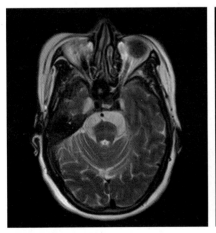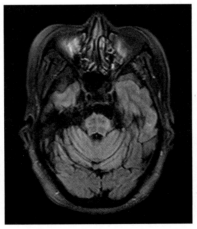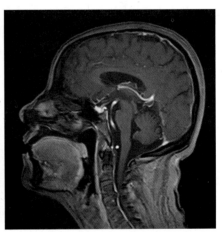

图 11-9　头 MRI 示脑桥基底部变小，可见纵行及横行异常信号，呈"十"字交叉状，第四脑室扩大，小脑半球脑沟、脑裂增宽，符合脑桥小脑萎缩改变

 相关要点：MSA 患者的头颅 MRI 表现

头颅 MRI 检查有助于 MSA 的诊断，其主要异常征象包括：

1. 幕下结构的异常　常表现为脑干小脑萎缩，脑桥、小脑中脚以及小脑 T_2WI 对称性高信号。

"十字征"是在 T_2WI 上脑桥十字形异常高信号,分成 6 期:0 期,无改变;Ⅰ期,T_2WI 垂直高信号开始出现;Ⅱ期,清晰的 T_2WI 垂直高信号;Ⅲ期,T_2WI 水平高信号继垂直高信号出现;Ⅳ期,水平和垂直高信号均清晰可见;Ⅴ期,脑桥腹侧水平高信号的前方高信号或脑桥基底部萎缩。

2. 基底节区的异常　表现为壳核萎缩,壳核背外缘 T_2WI 低信号或外侧缘缝隙样高信号,"壳核裂隙征"分成 4 期:0 期,无改变;Ⅰ期,裂隙状高信号于一侧壳核;Ⅱ期,裂隙状高信号位于双侧壳核,但一侧比另一侧信号弱;Ⅲ期,裂隙状高信号位于双侧壳核,信号强度相同。

3. 治疗　该患者诊断为 MSA-C,下一步治疗计划:①MSA 目前无特异性治疗方法,起病后病情持续进展,预后不良,需向家属及患者阐明疾病的发展、治疗效果及预后并进行适当的心理疏导;②夜间抬高床头、穿弹力袜及高盐饮食治疗直立性低血压;③予以复合辅酶营养神经等治疗;④鉴于患者既往有大量饮酒史,不能除外慢性酒精中毒所致的神经系统损害,予以戒酒、B 族维生素等治疗;⑤排尿不尽,超声检查提示膀胱排空障碍,予以导尿。

 相关要点:MSA 患者的药物治疗

1. 自主神经功能障碍

(1) 直立性低血压:首选非药物治疗,如弹力袜、高盐饮食、夜间抬高床头等。无效可选用药物治疗:①9-α 氟氢可的松:可口服,0.1~0.6mg/d,有改善低血压的作用,是自主神经功能障碍导致的慢性直立性低血压的首选药物。需注意水肿、补钾和卧位高血压。②盐酸米多君:为血管 α 受体激动剂,能迅速升高血压(30~60min),给予 2.5mg,每日 2~3 次,最大剂量是 40mg/d,忌睡前服用,以免卧位高血压,将床头抬高 30°~45° 有助预防卧位高血压。③麻黄碱:25mg,每日 2~3 次。④非甾体抗炎药:如吲哚美辛 25mg,每日 2~3 次。然而鉴于后两类药物副作用较多,不推荐用于 MSA 患者的直立性低血压的常规治疗。

(2) 泌尿功能障碍:曲司氯铵(20mg,每日 2 次)、奥昔布宁(2.5~5mg,每日 2~3 次)、托特罗定(2mg,每日 2 次)能改善早期出现的逼尿肌痉挛症状。

2. 帕金森综合征　可试用多巴丝肼治疗。尽管多巴丝肼治疗 MSA 患者运动障碍的疗效较差,但研究表明其有效性仍在 40%~60%,与治疗帕金森病相比,其疗效并不持久,易出现症状波动、异动症等不良反应。此外,多巴胺受体激动剂及单胺氧化酶抑制剂亦无显著疗效,帕罗西汀可能有助于改善患者的运动功能,双侧丘脑底核高频刺激对少数 MSA-P 亚型患者可能有效。

3. 小脑性共济失调　可试用 5-羟色胺 1A 受体激动剂丁螺环酮治疗,有报道丁螺环酮可部分改善共济失调症状,常见的不良反应如胃肠道反应、头痛、头晕等,耐受性较好。

 相关要点:MSA 患者的非药物治疗

1. 安全防护　①防窒息死亡。需注意观察患者睡眠时的呼吸次数、是否出现鼾声增强、喘鸣发作以及有无睡眠呼吸暂停综合征等情况,发现异常及时唤醒,并进行睡眠呼吸监测,严重者给予气管插管或切开。②体位性症状的防护。MSA 患者活动中可发生头晕、跌倒、视物模糊等情况,患者变换体位时需动作缓慢,加强保护措施,避免头部和四肢发生外伤、骨折。

2. 物理疗法　是防治直立性低血压的首选方法,可使用抬高患者睡眠或者平卧位时的头和躯干位置、训练患者适应体位变换时的血压波动、穿抗压服等方法。

3. 饮食指导　高钠、高钾饮食,每日饮水 2~2.5L,记录出入量,根据实际情况酌情调整,以保持稳定的血压和循环血量。饮食以少食多餐为原则,避免进食过量,因胃肠血流量增大导致大脑供血不足,加重头昏、头晕症状。

4. 预防饮水呛咳和吞咽困难导致的误吸　进行功能锻炼指导,如饮水前吸足气,吞咽时憋足气,缓慢进食,饮食调成糊状送至舌根部,少量分次喂入,吞咽困难严重时给予鼻饲。

5. 尿失禁者需注意接尿,尿淋漓者可用集尿器,尿潴留患者需进行尿量评估,根据病情进行间歇性导尿或永久性膀胱造瘘。

6. MSA 患者病程长、生活质量差,容易对生活失去信心,产生抑郁情绪,需加强心理疏导,增强患者治疗的信心与勇气,对患者治疗中的进步给予及时鼓励。

（三）随访

多数患者预后不良。MSA 的病程进展较帕金森病更快,约 50% 的患者在运动症状出现后的 3 年内行走需要帮助,60% 的患者 5 年后需要借助轮椅,6~8 年后患者通常完全卧床,患者的平均生存年限约为 8~10 年。研究显示,MSA 自主神经系统的损害越重,患者的预后越差。该患者出院后需注意高盐饮食,夜间睡眠时抬高床头,穿弹力袜以防治直立性低血压,间歇性导尿,定期更换尿管。

（贾建平）

？思考题

1. 简述肌萎缩侧索硬化的诊断要点。
2. 简述阿尔茨海默病的诊断标准。
3. 简述额颞叶痴呆的分型及其临床特点。
4. 简述路易体痴呆的临床表现。
5. 简述各型痴呆的鉴别诊断。
6. 简述多系统萎缩的分型及其临床特点。

参 考 文 献

［1］贾建平,陈生弟.神经病学.7 版.北京:人民卫生出版社,2013.

［2］吴江,贾建平.神经病学.3 版.北京:人民卫生出版社,2015.

［3］贾建平.神经病学.北京:人民卫生出版社,2009.

［4］贾建平.中国痴呆与认知障碍诊治指南.2 版.北京:人民卫生出版社,2016.

［5］中华医学会神经病学分会肌电图和临床神经电生理学组,神经肌肉病学组.中国肌萎缩侧索硬化的诊断和治疗指南.中华神经科杂志,2012,45:531-533.

［6］中华医学会老年医学分会老年神经病学组额颞叶变性专家.额颞叶变性专家共识.中华神经科杂志,2014,47:351-356.

［7］中国微循环学会神经变性病专业委员会.路易体痴呆诊治中国专家共识.中华老年医学杂志,2015,34:339-344.

［8］唐北沙,陈生弟,中华医学会神经病学分会帕金森病及运动障碍学组等.多系统萎缩诊断标准中国专家共识.中华老年医学杂志,2017,36:1055-1060.

［9］ALBERT M S,DEKOSKY S T,DICKSON D,et al. The diagnosis of mild cognitive impairment due to Alzheimer's disease:recommendations from the National Institute on Aging-Alzheimer's Association workgroups on diagnostic guidelines for Alzheimer's disease. Alzheimers Dement,2011,7(3):270-279.

［10］MCKHANN G M,KNOPMAN D S,CHERTKOW H,et al. The diagnosis of dementia due to Alzheimer's disease:recommendations from the National Institute on Aging-Alzheimer's Association workgroups on diagnostic guidelines for Alzheimer's disease. Alzheimers Dement,2011,7(3):263-269.

第十二章

中枢神经系统感染性疾病

概　　述

　　神经系统感染是各种生物性病原体,包括病毒、细菌、衣原体、支原体、立克次体、真菌、螺旋体、原虫、蠕虫和朊蛋白等引起脑实质、脊髓、脑脊髓膜和血管急性或慢性炎症(或非炎症)性疾病。根据特异性致病因子不同,可分为病毒、细菌、立克次体、螺旋体、真菌、寄生虫等引起的疾病。病毒侵犯脑脊髓实质或被膜引起的炎症反应。根据病毒核酸的不同,可以分为 DNA 病毒和 RNA 病毒。常见的可引起中枢神经系统感染的 DNA 病毒有单纯疱疹病毒、水痘带状疱疹病毒、巨细胞病毒、EB 病毒(Epstein-Barr virus)、乳头多瘤空泡病毒等,RNA 病毒有脊髓灰质炎病毒、柯萨奇病毒、埃可病毒、麻疹病毒、虫媒病毒(包括流行性乙型脑炎病毒等)、风疹病毒、狂犬病毒等。根据感染的部位可分为:①脑炎、脊髓炎或脑脊髓炎,主要侵犯脑和 / 或脊髓实质;②脑膜炎、脊膜炎或脑脊膜炎,主要侵犯脑和 / 或脊髓软膜;③脑膜脑炎,脑实质与脑膜合并受累。根据发病情况及病程可分为急性、亚急性和慢性感染。CNS 感染途径有:①血行感染;②直接感染;③神经干逆行感染。由于新型病原体的不断出现,导致神经系统感染性疾病表现为突发性、复杂性、难治性和高危性等特点,常给临床诊断和治疗带来困难。

　　总之,随着分子生物学研究的发展,精准医学及微生物组学技术的突飞猛进,新技术的开发与应用,使病原生物学研究在经过了机体水平、细胞水平的阶段之后,进展到了分子水平,并取得了日新月异的重大发展,也使得我们在人类神经系统遗传病的基因诊断和基因治疗上看到良好的前景。

第一节　病毒感染性疾病

一、单纯疱疹病毒性脑炎

【理论概要】

　　单纯疱疹病毒(herpes simplex virus,HSV)属疱疹病毒科疱疹病毒属(*herpesviruses*),呈世界性分布。大多数疱疹病毒对源于外胚层的细胞具有亲嗜性。能造成人类中枢神经系统疾病的疱疹病毒有:单纯疱疹病毒,水痘 - 带状疱疹病毒,巨细胞病毒,Epstein-Barr(EB)病毒。此外人类疱疹病毒 6 型(HHV-6)、7 型(HHV-7)和 8 型(HHV-8)。

　　单纯疱疹病毒性脑炎(herpes simplex virus encephalitis,HSE)是由 HSV 感染所致,人群间密切接触为唯一传染途径。原发感染多在儿童或青春期,无明显症状,病毒有潜伏特性。本病男女发病率无差异,有人认为 20 岁以下和 40 岁以上是两个发病高峰,生活贫困地区发病率较高。本病占已知病毒性脑炎的 20%~68%,占全部脑炎的 5%~20%。

（一）临床表现

1. 急性坏死性脑炎　主要见于成人。前驱期持续 1d 至数天,有头痛、头昏、咽痛、肌痛、恶心、呕吐等症状。多数起病不久即有发热,体温达 38~40℃,少数病例于病程中出现发热。早期以精神症状突出,表现为精神错乱,答非所问,言语不连贯,易激惹,定向和记忆障碍,幻听、幻嗅及谵妄等。中期出现癫痫发作、肌阵挛、颈强、偏瘫和昏迷等。部分病例早期即可有去大脑强直和去皮质状态。后期昏迷加深,脑疝形成。一般情况下,HSE 从起病到出现昏迷平均 6~7d,从昏迷到死亡平均亦为 6~7d,总病程可达 5d~3.5 月,未经治疗的病例,预后不良。存活病例可留有精神迟滞、失语、偏瘫等神经系统后遗症。

2. 急性脑脊髓炎　呈急性暴发型感染,主要见于 1 岁以下婴儿,尤其是早产的新生儿,一般都有广泛的内脏坏死,而脑炎症状并不突出。但是亦有若干病例的病变主要局限于中枢神经系统,为广泛性脑损害。70% 的产妇并无生殖器疱疹,但大多数新生儿在围产期经由 HSV 感染的产道而感染,一部分于子宫内受到感染,个别患儿的感染来源于保育人员。子宫内 HSV 感染发病率不明。有人认为生育期妇女中 10%~33% 有 HSV 感染。

（二）诊断

由于 HSE 病情严重,进展迅速,同时有效的抗病毒药物已用于临床,所以早期迅速做出诊断非常重要。诊断标准可参考以下几项:

1. 临床征象符合脑炎表现有上呼吸道感染的前驱症状如发热、咳嗽等,有疱疹病史;起病急、病情重;明显的精神行为异常、认知功能下降、癫痫、意识障碍。

2. 脑电图异常,尤其额、颞叶有局灶性变化。

3. 脑脊液中查不到细菌、霉菌,常规及生化检查符合病毒性感染特点(白细胞数正常或轻度增多,糖和氯化物多数正常),如有大量红细胞(有灶性出血时红细胞数增多)则支持本病。

4. 头颅影像学扫描发现额、颞叶低密度区或炎症性异常信号。

5. 双份血清、脑脊液标本特异性抗体(IgG)检测,恢复期标本 HSV-1 抗体有四倍或四倍以上升高或降低者,以及脑脊液标本中 HSV-1 的 IgM 抗体阳性者。

6. 脑脊液核酸 PCR 阳性。

7. 脑组织活检标本发现病毒或细胞内、核内包涵体。

目前实验室检测 HSV 的手段已发展至二代测序技术,除可用于临床诊断外,还可进行 HSV 亚型的分离鉴定。

鉴别诊断借助于临床观察和实验室手段,应考虑与其他生物源性致病因子所造成的病毒性、细菌性和霉菌性脑炎及脑膜脑炎进行鉴别,此外还要注意与自身免疫性脑炎、颅内占位性病变(脑脓肿,肿瘤)等的鉴别。

（三）治疗

1. 抗病毒治疗

（1）阿昔洛韦(acyclovir):为首选用药,可抑制病毒 DNA 合成,常用剂量为 10mg/kg,每 8h 1 次静脉滴注,连用 14~21d。早期治疗可改善预后,临床疑诊但不能行病原学检查时可行诊断性治疗。不良反应包括注射处皮肤红斑、胃肠功能紊乱、皮疹、血尿及转氨酶一过性升高。

（2）更昔洛韦(ganciclovir):对 HSV 突变株敏感,剂量为 5~10mg/kg,每 12h 1 次静脉滴注,连用 14~21d。不良反应包括剂量相关性肾功能损害及骨髓抑制,停药后可恢复。

（3）近年来发现对阿昔洛韦耐药的 HSV 株,这类患者可用膦甲酸钠治疗,膦甲酸钠用量 40mg/kg,每 8~12h 1 次,连用 14d。

2. 对症治疗

（1）降温、控制癫痫、镇静治疗。

（2）减轻脑水肿:颅内压增高可用脱水药。严重脑水肿主张早期、大量、短程应用糖皮质激素,如甲强龙 500mg/d 或地塞米松 20mg/d 冲击治疗,连用 3~5d。

（3）支持治疗:维持水电解质平衡,保证能量供应,保持呼吸道通畅,预防泌尿系感染、坠积性肺炎和褥疮以及康复治疗。

3. 免疫治疗

（1）α- 干扰素：为广谱抗病毒活性糖蛋白，剂量 $60×10^6U/d$，肌内注射，连续 30d。

（2）干扰素诱生因子：如聚肌胞苷酸等，可使人体产生足量内源性干扰素。

【临床病例讨论】

患　者：李××，女，67 岁，主因"头痛 10d，加重伴发热、口周疱疹 1 周"入院。

现病史：患者于住院前 10d 开始出现头痛、恶心，不伴呕吐。入院前 1 周开始发热，体温最高达 39.0℃，有咳嗽、咽痛，头痛呈持续性，以额顶部明显，患者口唇部出现疱疹。因病情不缓解，遂来急诊。急诊留观期间患者与医生发生争吵。翌日凌晨出现呼吸急促，面色青紫，意识不清，四肢强直阵挛样抽搐。发作时牙关紧闭，咬破舌头。

既往史、个人史及家族史均无特殊。

查　体：急诊医生检查患者除有明显颈抵抗外，无其他神经系统体征。

辅助检查：脑脊液初压 $230mmH_2O$，脑脊液白细胞计数 $111×10^6/L$，中性粒细胞 65%，单核细胞 35%，潘氏试验阴性，蛋白 70mg/dl，糖 64mg/dl，氯化物 135mmol/L。脑脊液标本涂片找细菌、墨汁染色及抗酸染色均阴性。脑电图检查表现为以左侧颞叶为中心弥散性高幅慢波以及一侧或两侧同时出现棘波或慢波。头颅 CT 扫描未见异常。头 MRI 平扫 + 增强示左侧颞叶长 T_1 长 T_2 信号病灶（图 12-1）。

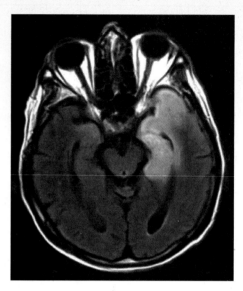

图 12-1　头 MRI T_1Flair 示左侧颞叶异常信号

（一）诊断

1. 定位诊断　患者头痛定位于脑膜血管、神经等痛敏结构；脑膜刺激征阳性定位于脑膜；易激惹及精神症状定位于颞叶。脑电图及影像学结果支持左侧颞叶病变。

2. 定性诊断　患者老年女性，急性起病，前驱发热病史。查体有脑膜及脑实质均受累表现。腰穿检查示脑脊液压力、细胞数及蛋白轻度增高；糖和氯化物正常；无细菌、隐球菌及结核分枝杆菌感染证据。首先考虑病毒性脑炎。

3. 鉴别诊断

（1）抗 NMDAR 脑炎：本病与病毒性脑炎在临床表现（如癫痫、精神异常）上极为类似，拟诊病毒性脑炎患者均应行特异性抗 NMDAR-IgG 筛查。抗 NMDAR 脑炎脑脊液压力多正常，白细胞多轻度升高，部分患者脑脊液蛋白含量轻度增高。脑电图可表现为棘波、棘 - 慢波或全导广泛高幅慢波。本例病毒性脑炎患者表现出高热、口唇疱疹在抗 NMDAR 脑炎中并不多见，且脑脊液及脑电图表现亦与之不符。

（2）带状疱疹病毒性脑炎：较 HSE 少见，患者多有胸腰部带状疱疹史。临床表现为意识模糊和局灶性脑损害症状体征，多症状较轻、预后较好。MRI 无脑部出血性坏死改变，血清和脑脊液可检出相应抗原、抗体及病毒核酸。本例患者起病较急，10d 内出现高热后的抽搐发作，且有口唇疱疹表现，与该病不符。

（3）肠道病毒性脑炎：夏秋季多见，有前驱胃肠道症状。临床表现为弥漫性损害，如注意力改变、不同程度意识障碍等，少数出现局灶性损害。这与本病例早期出现痫性发作不符。此外，该病脑脊液细胞数多 $<50×10^6/L$，血清和脑脊液可检出相应抗体及病毒核酸，磁共振早期表现多正常，以上特点均与 HSE 有所不同。

（4）巨细胞病毒性脑炎：亚急性或慢性病程，常见于免疫功能低下患者。临床表现无特异性，类似 HSE 早期或病情较轻患者表现，但视网膜损害具有巨细胞病毒性脑炎诊断意义，脑室管膜炎是本病特征性改变。MRI 部分患者脑室管膜下异常信号或小脓样病灶。脑脊液 PCR 可检出病毒核酸。

（5）急性播散性脑脊髓炎（acute disseminated encephalomyelitis，ADEM）：常见于病毒感染或疫苗接种后，引起脑和脊髓急性脱髓鞘改变，可有意识障碍和精神症状。出现脑膜、脑干、小脑和脊髓受累体征。头颅 MRI 可见丘脑受累为特异性影像学表现。由于 ADEM 为脱髓鞘疾病，影像学及脑脊液改变与 HSE 有所不同，有助于鉴别。

（6）感染中毒性脑病：常见于急性细菌感染早期或高峰期，是机体对细菌毒素过敏反应发生的脑水肿，多见于败血症、肺炎及菌痢患者。神经系统症状与原发病同时出现，表现发热、恶心、呕吐、谵妄和脑膜刺激征等。脑脊液压力增高，细胞数不多，糖和氯化物正常，蛋白轻度增高。通常不遗留后遗症。本例 HSE 患者并无其他部位细菌感染证据，脑脊液细胞数明显升高，与该病不符。

（二）临床诊疗决策

1. 病情评估　单纯疱疹病毒性脑炎如果不能早期诊断和治疗，预后差。本例患者脑脊液及影像学符合单纯疱疹病毒性脑炎的特点。目前总病程约 10d，头 MRI 提示明确颅内病灶，并已出现明确的癫痫发作，提示患者病情较严重，需注意可能出现的癫痫持续状态及病情进一步加重。虽未进行脑脊液 HSV 特异抗体检测及核酸检查，亦应尽早进行抗病毒及积极对症治疗。

2. 辅助检查

（1）脑脊液常规检查：脑脊液初压增高。脑脊液检查白细胞数增多，糖含量一般正常，当发生广泛性脑坏死时，可有轻度下降。5%~15% 的病例早期脑脊液检查可完全正常。脑脊液的变化在恢复期可持续数周。

（2）脑脊液 HSV 特异抗体检测：①间接免疫荧光法检测 HSV 特异性 IgM；② ELISA 检测 HSV 特异性 IgG，病程中 2 次或 2 次以上抗体滴度呈 4 倍以上增高有助于确诊。上述抗体通常出现于发生 HSE 后 1~2 周，持续到一个月内。血清/脑脊液滴度比值 <40∶1，提示抗体为鞘内合成。

（3）脑脊液 PCR：诊断 HSE 特异性及敏感性较高，可早期诊断。HSE 发病 1~2d 内 PCR 可为阴性，应在 3d 后复查，发病 2 周内送检。

（4）脑电图检查：发病一周内可出现异常。主要表现为以颞叶为中心弥散性高幅慢波以及一侧或两侧同时出现棘波或慢波。多数 HSE 病例有与病灶部位一致的异常波。周期性同步放电（periodic synchronous discharge，PSD）出现于发病 2 周内，最具诊断价值。

（5）影像学检查：CT 扫描的特征是一侧或双侧颞叶中部和额叶皮质下出现低密度区域。使用对比剂增强后，其周边仍有不规则的低密度区。病灶区域内偶见出血。半数病例有占位效应。60% 的病例可见到上述改变，但病初 5d 内 CT 扫描可完全正常。头颅 MRI 在起病初期病灶无强化，T_1WI 为低信号，T_2WI 为高信号。当出血时两个序列为混合信号，常合并占位效应及水肿。亚急性期可见脑回状、结节状和软脑膜强化。

（6）脑组织活检：HSE 早期诊断的唯一可靠的方法是通过脑组织活检分离出 HSV。HSE 患者脑活检标本病毒培养在 24~48min 内可获得阳性结果。与病毒分离相比较，组织病理学诊断准确性低（45%），但特异性较高（75%）。电镜检查病毒颗粒的敏感性亦低（45%），但特异性高（98%）。免疫荧光方法检测 HSV 抗原敏感性（70%）和特异性（91%）均高。脑组织活检结果应当与脑电图和影像学检查结果一并评价。

本例 HSE 患者脑脊液压力升高，白细胞计数达 $111×10^6$/L，以中性粒细胞为主，蛋白轻度升高。脑电图为以左侧颞叶为中心的弥散性高幅慢波，头 MRI 提示左颞叶实质明显受损。本例患者虽未进行脑脊液 HSV 抗体、PCR 检测和脑组织活检，但脑脊液、脑电图及头 MRI 改变符合 HSE 特点。

3. 治疗

（1）抗病毒治疗：阿昔洛韦：剂量为 10mg/kg，每 8h 一次，静脉滴注，连用 14~21d。

（2）对症治疗：本例患者予丙戊酸钠积极抗癫痫治疗，同时甘露醇、地塞米松脱水降颅压治疗。此外，积极降温、保持呼吸道通畅、维持水电解质平衡、预防泌尿系感染、坠积性肺炎等治疗,于入院后第17d病情好转出院。

（三）随访

本病预后取决于是否早期及时抗病毒治疗,部分患者会留下神经系统残疾。该患者半年后复诊,除留有轻度认知功能障碍外,生活基本能够自理。

二、病毒性脑膜炎

病毒性脑膜炎(viral meningitis)是可由多种病毒引起的一种脑膜感染,具有急性脑膜感染的临床表现,多数呈良性病程,并发症少见。

本病在世界各地均有流行,60%以上可以找到致病病毒,包括柯萨奇A/B组病毒、ECHO病毒、水痘病毒、虫媒病毒、脑-心肌炎病毒、单纯疱疹病毒、腮腺炎病毒、淋巴细胞脉络膜脑膜炎病毒、EB病毒、肝炎病毒等,其中以淋巴细胞脉络膜脑膜炎病毒和肠道病毒中的柯萨奇病毒及ECHO病毒较为常见。另外,一些病毒性脑膜炎还有发作的季节性,如肠道病毒性脑膜炎发病高峰在夏季和早秋季,腮腺炎病毒在冬、春季多见,淋巴细胞脉络膜脑膜炎以冬季常见。而单纯疱疹病毒性脑膜炎等则没有季节性,单纯疱疹病毒是新生儿最常见的脑膜炎病毒。未接种疫苗和接种疫苗不完全的儿童,脑膜炎最常见于脊髓灰质炎病毒、麻疹病毒、腮腺炎病毒感染。某些疫苗所含有的活病毒也可以引起脑膜炎。

（一）临床表现

病毒性脑膜炎的临床表现基本一致,与致病病毒关系不明显,多数起病很急,先有发热、剧烈头痛、呕吐、恶心、腹痛、眩晕、畏光、项背部疼痛、肌痛和咽喉痛等,有时可发生短暂性肌力减退,但无感觉障碍,也有无神经系统阳性体征者,而且症状的严重程度与年龄有关,年龄越大症状越明显;脑膜刺激症状轻微,主要是项背部疼痛,其他症状罕见。大多数患者体温都在40℃以下,本病的一个重要特征为大部分病例的体温在数日内可下降到正常,脑膜刺激症状消失,无任何神经系统后遗症。某些肠道病毒感染可出现皮疹,大多与发热同时出现,持续4~9d以后消退,可以表现为斑丘疹或斑点状皮疹。另外柯萨奇B组病毒感染还可以出现流行性肌痛和心肌炎。

（二）诊断

临床诊断根据典型的发热、头痛、恶心、呕吐、肌痛等,结合脑脊液检查诊断一般可以完成,病原学的确诊需要依赖脑脊液中分离出病毒。

（三）治疗

主要是对症与支持治疗,发热时应用解热镇痛药,颅高压患者予以降颅压治疗,目前各种抗病毒药物广泛应用,但确切的临床效果有待进一步核实。

本病为自限性疾病,病程为数天到2周,多数预后良好,无任何后遗症,但出现病毒侵犯脑实质则可能遗留相应症状。

三、带状疱疹病毒性脑炎

【理论概要】

带状疱疹病毒性脑炎(herpes zoster encephalitis)是水痘-带状疱疹病毒感染所致的脑炎。带状疱疹是常见的病毒感染,好发于中老年人、免疫缺陷患者。水痘-带状疱疹病毒原发感染是水痘,病毒潜伏于感觉神经节神经元内,自发性激活后引起带状疱疹。

（一）临床表现

约6%带状疱疹患者合并脑炎,应用免疫抑制剂患者常见。皮疹后3~5周出现头痛、烦躁、呕吐、发热、谵妄、定向力障碍、精神错乱、嗜睡和昏迷等。可伴轻度脑膜刺激征,病后数日出现肢体无力或偏瘫,脑干受累引起脑神经麻痹、共济失调和病理征等。具体临床表现依赖于带状疱疹血管炎的主要位置。

（二）诊断

头 MRI 无脑部出血性坏死病灶，血清及脑脊液可检出带状疱疹病毒抗体、抗原或病毒核酸。

（三）治疗

出疹 48h 内根据病情可以选择口服阿昔洛韦 800mg，每日 5 次，连用 7d，或静脉应用阿昔洛韦 500mg，每日 3 次，连用 10d 为一疗程，以减轻症状，促进水疱愈合。临床怀疑带状疱疹病毒性脑炎，早期开始应用静脉注射阿昔洛韦 10mg/kg，每 8h 1 次，7~10d 为一疗程。水痘 - 带状疱疹病毒的特异性免疫球蛋白可缩短皮肤感染时间，防止病灶扩散。根据脑炎的不同表现，可以进行相应处理，如降颅压、抗癫痫、神经保护、低温、加强护理等。脑炎通常不严重，预后较好。

四、肠道病毒性脑炎

【理论概要】

肠道病毒性脑炎（enterovirus encephalitis）是肠道病毒感染所致，肠道病毒主要引起病毒性脑膜炎，也可引起病毒性脑炎。肠道病毒属细小核糖核酸病毒，是微小无胞膜 RNA 病毒，有很多血清型，最常见血清型为柯萨奇病毒 A9、B2、B5，埃可病毒 4、6、9、11、30，肠道病毒 71。肠道病毒性脑炎占病毒性脑炎的 10%~20%。

（一）临床表现

本病夏秋季多见，早期常有发热和消化道、呼吸道前驱症状。大多数肠道病毒感染患者发生无菌性及病毒性脑膜炎，出现头痛、畏光和颈强直、恶心、呕吐等脑膜刺激征，可出现皮疹。肠道病毒性脑炎常表现脑弥漫性损害症状，如注意力改变、意识障碍、嗜睡甚至昏迷；少数患者以局灶性脑损伤为主，如偏瘫、视力障碍或感觉异常等，以及肌无力、肌张力改变和共济失调等，提示大脑皮质、基底节和小脑受累。严重病例可出现全身性或局灶性癫痫发作，下丘脑受累导致中枢性高热或体温过低、自主神经障碍及血管调节功能异常。眼球运动、吞咽及其他脑神经功能障碍不常见。神经系统检查：脑膜炎时多可查及脑膜刺激征，而无其他局灶性阳性体征；脑炎时弥漫性损害患者多有意识障碍；局灶性损害可出现上运动神经元性瘫痪体征，如肌张力增高、腱反射亢进、病理征阳性等，小脑受损可出现意向性震颤及辨距不能等表现。

（二）诊断

血清抗体检测：急性期与恢复期检测血清特异性中和抗体滴度上升 4 倍或以上可帮助诊断。脑脊液检查、CT 及 MRI 检查：病程早期多正常，严重病例可出现局灶性水肿和增强效应。

（三）治疗

肠道病毒性脑炎至今尚无有效治疗药物，以对症治疗为主，重症患者给予支持疗法和预防并发症，痫性发作可用抗癫痫治疗。可用糖皮质激素及免疫球蛋白治疗，对某些慢性肠道病毒性脑膜脑炎患者、B 细胞功能严重受损患者及全身肠道病毒感染的婴儿有效。大多数肠道病毒脑炎可痊愈，预后良好。少数患者，尤其肠道病毒 71 导致的儿童脑炎可遗留神经系统后遗症或死亡。

五、巨细胞病毒性脑炎

【理论概要】

巨细胞病毒性脑炎（cytomegalovirus encephalitis）是人类巨细胞病毒（CMV）感染所致。CMV 属人类疱疹病毒属，基因由双链线型 DNA 分子组成，可引起原发性和继发性感染，正常人群极少感染。免疫异常人群，如同种移植术后服用免疫抑制剂者、获得性免疫缺陷综合征（AIDS）患者及围生期胎儿及婴儿等为易感人群。其病理特点是含典型 CMV 核内包涵体的分散小腔质结节。

（一）临床表现

典型患者有亚急性或慢性病程，随后出现皮质功能障碍，从而引起意识障碍、昏睡、定向力障碍以及癫病发作等。如果伴有脑干损害时可出现局部症状。坏死性脑干脑炎患者,可以发现该病与脑神经损害、眼球震颤有密切关系,通过 CT 扫描可以发现脑室进行性增大,此类型的脑炎常在短时间内死亡。

（二）诊断

约 25% 患者 MRI 可见弥漫性或局灶性白质异常。脑脊液、尿、唾液、精液、乳汁、宫颈分泌物及粪便中 PCR 检查可检测出 CMV。浓缩尿沉渣及唾液细胞中可查及包涵体。

（三）治疗及预后

本病的治疗原则是积极抗病毒,对症支持治疗。预后取决于治疗是否及时和疾病的严重程度。

第二节　细菌感染性疾病

一、化脓性脑膜炎

【理论概要】

化脓性脑膜炎(purulent meningitis),亦称细菌性脑膜炎,是由各种化脓菌感染引起的脑脊膜炎症,是中枢神经系统常见的细菌性感染。

（一）临床表现

化脓性脑膜炎的潜伏期为 1~7d,一般 2~3d。典型表现为发热、头痛、脑膜刺激征阳性及意识障碍,其中发热、颈强直和意识改变被称为脑膜炎的典型三联征,可出现惊厥、嗜睡或昏迷等。

1. 感染症状　大部分患者出现发热、寒战或上呼吸道感染等表现。

2. 脑膜刺激征　通常表现为颈项强直、克氏征和布氏征阳性,但新生儿、老年人或昏迷患者脑膜刺激征常不明显。若蛛网膜及软脑膜受累,可出现脑积水和硬膜下积液。

3. 颅内压增高　表现为剧烈头痛、呕吐、意识障碍等。腰穿颅内压明显升高,有的甚至可形成脑疝。

4. 局灶性神经系统体征　部分患者脑实质受累,可出现 Babinski 征阳性、偏瘫、失语等神经系统局灶体征。

临床上按病情及表现可分为三型:普通型、暴发型、轻型。

（二）诊断

根据急性起病时发热、头痛、呕吐,伴脑膜刺激征,脑脊液压力增高、白细胞数明显升高,应考虑本病。确诊须有病原学证据,包括脑脊液细菌涂片检出病原菌、血培养细菌阳性等。

（三）治疗

1. 抗菌治疗　应掌握的原则是及早使用抗生素,通常在确定病原菌之前使用广谱抗生素,若明确病原菌则应选用敏感抗生素。使用抗生素原则是在脑脊液中含量高,对病原菌反应敏感且能快速杀菌达到无菌化。

（1）未确定病原菌:三代头孢的头孢曲松或头孢噻肟常作为化脓性脑膜炎首选用药,对脑膜炎双球菌、肺炎球菌、流感嗜血杆菌及 B 型链球菌引起的化脓性脑膜炎疗效比较肯定。

（2）确定病原菌:应根据病原菌选择敏感的抗生素。

新生儿化脓性脑膜炎常见致病菌为大肠杆菌、B 组溶血性链球菌和葡萄球菌。年龄在 1 个月以上小儿的化脓性脑膜炎多由 B 型嗜血流感杆菌、肺炎链球菌和脑膜炎双球菌引起。10 岁以上的小儿由 B 型嗜血流感杆菌、肺炎链球菌致病者多见。

1）肺炎球菌:对青霉素敏感者可用大剂量青霉素,成人每日 2000 万 ~2400 万 U,儿童每日 40 万 U/kg,分次静脉滴注。对青霉素耐药者,可考虑用头孢曲松,必要时可联合万古霉素治疗。2 周为一疗程,通常开始抗生素治疗后 24~36h 内复查脑脊液,以评价治疗效果。

2）脑膜炎双球菌:首选青霉素,耐药者选用头孢噻肟或头孢曲松,可与氨苄青霉素或氯霉素联用。对青霉素或 β- 内酰胺类抗生素过敏者可用氯霉素。

3) 革兰氏阴性杆菌:对铜绿假单胞菌引起的脑膜炎可使用头孢他啶,其他革兰氏阴性杆菌脑膜炎可用头孢曲松、头孢噻肟或头孢他啶,疗程常为 3 周。

2. 激素治疗　激素可以抑制炎性细胞因子的释放,稳定血 - 脑屏障。对病情较重且没有明显激素禁忌证的患者可考虑应用。通常给予地塞米松 10mg 静脉滴注,连用 3~5d。

3. 对症支持治疗　颅压高者可脱水降颅压。高热者使用物理降温或退热剂。癫痫发作者给予抗癫痫药物以终止发作。

【临床病例讨论】

患　者:卢××,女性,25 岁,主因"头痛 12h,发热伴意识障碍 2h"就诊。

现病史:12h 前(当日早上 7 点)无明显诱因上厕所后突发头痛,伴头晕、恶心及呕吐,呕吐为胃内容物,无意识障碍,无四肢抽搐,无大小便失禁,头痛至不能忍受,当天中午就诊于急诊。神经系统检查:血压 130/70mmHg,神清,语言欠流利,精神弱,脑神经查体未见异常,颈强直,额胸三横指,克氏征不配合,四肢可活动,肌力检查不合作。患者逐渐出现发热,体温最高 37.7℃,并逐渐出现意识障碍(当日下午 4 点左右),伴躁动,未能完成头颅 MRI 检查,头颅 CT 提示脑组织肿胀,考虑颅高压可能及感染。给以甘露醇 125ml,每 8h 一次,头孢曲松钠 1g 静点,体温下降至 37.4℃,但仍有意识障碍伴躁动,收住 ICU。

既往史:否认肝炎,脑血管病,结核接触史,否认输血史。

个人史:未到过疫区,无毒物接触史,无化学性药物、放射性物质接触史,孕 26^{+3} 周。

查　体:T37.6℃,R20 次 /min,P120 次 /min,BP102/58mmHg,浅昏迷,呼之不应,查体不合作,双瞳正大等圆,直径 3mm,对光反应存在,眼动不配合,面纹对称,伸舌不出,四肢可活动,肌力检查不配合,感觉及共济检查不配合,双侧病理征未引出,颈抵抗(+),额胸三横指,克氏征不配合,GCS 评分 12 分。

辅助检查:血常规示白细胞 29.29×10^9/L,中性粒细胞百分比 95.5%,D 二聚体 1.81mg/L,二氧化碳结合力 17.27mmol/L,降钙素原 3.53μg/L,脑脊液常规示外观白色混浊,细胞总数 28 770×10^6/L,白细胞数 21 770×10^6/L,分叶核白细胞 25%,单个核白细胞 75%,潘氏试验(+),脑脊液生化示氯化物 120mmol/L,糖 0.22mmol/L,总蛋白 3.8g/L,脑脊液墨汁染色阴性,抗酸染色阴性,白细胞介素 150.9ng/L。入院时头颅 CT 提示脑组织肿胀,住院期间头颅 MRI 未见明显异常。胸部 X 线示双肺成片模糊阴影。

(一)诊断

1. 定位诊断　意识障碍考虑脑干网状激活系统或广泛大脑皮质受累,颈项强直考虑脑膜受累。

2. 定性诊断　青年女性,急性起病,进行性进展,表现为发热,意识障碍,颈抵抗阳性,脑脊液细胞数明显增加,应考虑化脓性脑膜炎可能性大。

3. 鉴别诊断

(1)病毒性脑膜炎:病前可有上呼吸道感染症状,但发热等全身中毒症状较轻。脑脊液细胞数增高没有化脓性脑膜炎明显,且以淋巴细胞增多为主,蛋白轻或中度增高,糖正常。本例化脓性脑膜炎临床表现及脑脊液特点与之不符,故不考虑。

(2)结核性脑膜炎:起病相对较慢,可有头痛、呕吐、发热等,可有癫痫发作及局灶性神经体征,严重者可有意识障碍。脑脊液以淋巴细胞轻、中度升高为主,蛋白增多明显,糖和氯化物降低,抗酸染色涂片、结核菌培养和结核抗体测定对诊断有帮助。本例患者起病急骤,很快出现意识障碍,与结核性脑膜炎表现有所不符。脑脊液白细胞明显增多,糖下降尤为明显,抗酸染色阴性,不支持结核性脑膜炎表现。

(3)隐球菌性脑膜炎:患者常有免疫缺陷病史,起病较慢,病程长,出现进展性头痛、呕吐伴低热,大多数患者会出现颅内压增高症状和体征。脑脊液压力升高明显,细胞以淋巴增多为主,糖含量下降。30%~50% 墨汁染色为阳性。虽然本例化脓性脑膜炎表现为明显的颅内压增高,但起病快,迅速出现脑脊液急剧变化,不符合隐球菌脑膜炎发病过程。

(4) 单纯疱疹病毒性脑炎:以发热、头痛、精神行为异常和局灶性神经损害为主。脑脊液淋巴细胞增多明显,蛋白轻度升高,糖、氯化物正常。头颅 MRI 可有部分脑叶异常信号。本例化脓性脑膜炎患者,临床表现及辅助检查不支持 HSE,故排除。

(二)临床诊疗决策

1. 病情评估 本例患者为青年女性,且为孕后期,病情重而复杂,存在用药选择是否影响胎儿的矛盾。发病后入住重症监护病房,组织多科讨论,充分与家属沟通,达成共识,以抢救患者生命为首要目标,兼顾胎儿安全,采取合理稳妥的用药治疗原则。部分成人细菌性脑膜炎患者的临床表现可能不典型,容易误诊。据报道,欧洲国家的成人细菌性脑膜炎死亡率高达 21%,医院获得性细菌性脑膜炎死亡率更是高达 35%,存活者中半数出现了认知障碍等神经系统后遗症。

2. 辅助检查

(1) 一般检查:监测患者生命体征,予以血常规、生化、血气分析、降钙素原、血培养及脑脊液检查等。

(2) 血培养:早期、未用抗生素治疗者可得阳性结果,能帮助确定为何种病原菌。

(3) 咽拭子培养:应反复多次进行,培养出致病菌有参考价值。

(4) 瘀点涂片:流脑患儿皮肤瘀点涂片细菌阳性率可达 50% 以上。

(5) 脑脊液检查

1) 常规:可见典型化脓性改变。脑脊液外观混浊或稀米汤样,压力增高。白细胞 >1000×10^6/L、多形核白细胞 >80% 和压力 >300mmH_2O,提示细菌感染。

2) 生化:糖定量不但可协助鉴别细菌或病毒感染,还能反映治疗效果。糖低于 400mg/L 或脑脊液中糖和血糖之比 <0.4、蛋白 >2g/L,蛋白定性试验多为强阳性。

3) 细菌学检查:将脑脊液离心沉淀,作涂片染色,常能发现病原菌,可作为早期选用抗生素治疗的依据。脑脊液的细菌培养阳性为诊断本病的金标准。

(6) 免疫学检查

1) 对流免疫电泳(coumter-immunoec trophoresis,CIE):特异性高,常用作流脑快速诊断,也用以检查流感杆菌、肺炎链球菌等,阳性率可达 70%~80%。

2) 免疫荧光方法。

3) 酶联免疫吸附试验。

4) 鲎蛛溶解物试验:化脑患儿 IgM 明显增高,如 >30mg/L,基本可排除病毒感染。化脑患儿 LDH 值明显升高,同工酶中 LDH4 及 LDH5 明显升高。

(7) 影像学检查

1) 头颅 CT:平扫 CT 大多正常,少数早期可见轻度脑室扩张和蛛网膜下腔扩大,部分病例脑底池和大脑凸面脑沟消失;增强 CT 在脑沟、脑池内可见强化。

2) 头 MRI:平扫多正常。能准确显示脑膜病变的是增强 MRI 的 T_1WI 序列,渗出物在 T_1WI 呈等信号,T_2WI 呈高信号,增强后明显条、片状强化,增强 FLAIR 序列对于感染性脑膜病变的显示具有较高的敏感性和准确性,并可在病变的早期阶段作出诊断。

本例化脓性脑膜炎患者,辅助检查脑脊液浑浊,白细胞、蛋白均急剧升高,糖含量明显减低,头颅 MRI 平扫尚无明显改变,符合化脓性脑膜炎表现。如能进行细菌性检查,对疾病诊断更有意义。

3. 治疗 化脓性脑膜炎病情发展迅速,甚至会危及患者的生命,及时合理的应用抗生素是关键。该患者脑脊液培养为肺炎链球菌,给予头孢曲松钠 2.0g,每 12h 一次及万古霉素 1.0g,每 12h 一次静点。

(三)随访

该患者经治疗后,一般情况逐渐好转,体温恢复正常,意识转清,脱离呼吸机支持,出院。

二、结核性脑膜炎

【理论概要】

结核性脑膜炎(tuberculous meningitis,TBM)是由结核分枝杆菌引起的脑膜和脊髓膜的非化脓性炎症,是一种严重的中枢神经系统破坏性疾病,因为其高死亡率和致残率,至今仍是发展中国家最严重的疾病之一。中枢神经系统(central nervous system,CNS)结核病主要包括结核性脑膜炎(TBM)、颅内结核瘤及脊髓蛛网膜炎3种临床类型。其中以TBM最为常见,占CNS结核病的70%左右。国内有些单位采用改良的抗酸染色方法提高了结核的诊断率,早期诊断对TBM的治疗及预后十分关键。

(一)临床表现

多数起病隐匿,呈慢性病程,也可急性或亚急性起病,可缺乏结核接触史,症状往往轻重不一,其自然病程发展一般表现为:结核中毒症状、脑膜刺激征和颅内压增高、脑组织损害、浆液性或无菌的TBM发生。CNS结核病已成为AIDS患者面临的一个突出问题。HIV感染者中活动性结核病的发病率较高,且HIV感染合并活动性结核病者更易并发TBM。

(二)诊断

虽然对于结核性脑膜炎的诊断依据已经取得共识,但临床实践中由于缺乏明确诊断的病原学依据,以及敏感性和特异性更高的检查方法,因此对结核性脑膜炎的诊断仍是目前困扰神经科医师的难题。2010年,发表在 *Lancet Infecttious Diseases* 的一篇文章对近年来各项研究报道的临床诊断意见进行总结分类,提出一项可以量化的诊断标准(表12-1),给临床诊断结核性脑膜炎提供了重要依据。

表 12-1 结核性脑膜炎临床评分系统

诊断标准	诊断分数/分
1. 临床标准	
(1)症状持续时间大于5d	4
(2)系统性症状提示结核(一个或多个症状)	
1)体重减轻,夜间盗汗,持续咳嗽大于2周	2
2)与肺结核患者紧密接触或TST阳性,IGRA阳性(仅仅小于10岁的儿童)	2
3)局灶神经系统损害(除外脑神经麻痹)	1
4)脑神经麻痹	1
5)意识改变	1
2. 脑脊液标准	
(1)外观清亮	1
(2)细胞数:(10~500)×10⁶/L	1
(3)淋巴细胞为主(>50%)	1
(4)蛋白浓度大于1000mg/L	1
(5)脑脊液糖/血清糖<50%或脑脊液糖的绝对浓度<2.2mmol/L	1
3. 脑影像学标准	
(1)脑积水	1
(2)基底膜强化	2
(3)结核瘤	2
(4)脑梗死	1

续表

诊断标准	诊断分数 / 分
（5）与之前对比基底部高密度	2
4. 其他结核证据	
（1）胸部影像学提示活动性结核：结核征象 =2，粟粒性结核 =4	2/4
（2）CT/MRI/ 超声显示 CNS 外结核证据	2
（3）AFB 识别或结核分枝杆菌培养（来自诸如痰、淋巴结、胃清洗液、尿和血培养）	4
（4）来自神经系统以外样本的商品化 M 结核分枝杆菌 NAAT 阳性	4

注：TST（T cell spot test）= 结核分枝杆菌感染 T 细胞斑点试验；IGRA（γ-interferon release assay）= 干扰素 γ 释放试验；NAAT（nucleic acid amplification tests）= 脑脊液结核分枝杆菌核酸扩增试验；AFB（acid-fast bacilli）= 抗酸杆菌

1. 确诊的结核性脑膜炎　①符合临床标准，同时具备以下一项或多项条件：脑脊液检出抗酸杆菌；脑脊液结核分枝杆菌培养阳性；脑脊液结核分枝杆菌核酸扩增试验（nucleic acid amplification tests，NAAT）阳性。②脑或脊髓组织发现抗酸杆菌或呈结核病的病理改变，同时有临床征象和相应的脑脊液改变，或尸检呈脑膜炎症性改变。

2. 很可能的结核性脑膜炎　符合临床标准，同时具备以下各项条件：①临床评分≥10 分（无神经影像学表现）；②或临床评分≥12 分（伴神经影像学表现）；③脑脊液或神经影像学评分≥2 分；④排除其他类型脑膜炎。

3. 可能的结核性脑膜炎　符合临床标准，同时具备以下各项条件：①临床评分为 6~9 分（无神经影像学表现）；②或临床评分为 9~11 分（伴有神经影像学表现）；③未行脑脊液检查或神经影像学检查者不得确定诊断。

由于脑脊液细胞涂片和结核分枝杆菌培养阳性检出率极低（<10%），按照上述诊断标准，绝大多数临床病例仅能诊断为很可能的或可能的结核性脑膜炎。鉴于该病的严重后果，因此所有专家共识和临床指南均一致建议，高度怀疑结核分枝杆菌感染的脑膜炎患者应尽早开始抗结核药物治疗。

【临床病例讨论】

患　者：张××，男，52 岁，主因"左眼视力下降 2 年余，右眼视力下降 1 年余"入院。

现病史：患者 2 年余前逐渐出现左眼视力下降，伴间断头痛，头痛与体位变化无关，无眼痛，无恶心、呕吐，无视物成双，无饮水呛咳，无吞咽困难，无肢体无力及麻木，之后视力进行性下降，1 年前逐渐出现右眼视力下降，仍伴间断头痛，无眼痛，之后视力下降逐渐加重，遂就诊当地医院，查体示双视乳头边界不清，视力"R:0.2,L:手动"，给予甲泼尼龙片 50mg，每日一次，1 个月内逐渐减停，以及营养神经药物治疗。视力仍继续下降，仍间断头痛，无恶心、呕吐。后就诊医院门诊，查体：视力"R:指数 /1m,L:无光感"，行视神经 MRI 示"左侧视神经眶内段变细，考虑视神经萎缩，左侧眼眶内壁骨折，颅内硬脑膜广泛强化，脑膜非特异性炎性病变？良性低颅压综合征？双侧中耳乳突炎，双侧筛窦炎"。为进一步诊治收住院。

既往史：有糖尿病史，无口干、眼干及口腔溃疡史，否认高血压，高脂血症。

个人史：生于原籍，未到过疫区，无牧区、矿山、高氟区、低碘区居住史，无化学性物质、放射性物质、有毒物接触史，无吸烟、饮酒史。

查　体：神清，语利，双瞳正大等圆，左眼对光反射迟钝，右眼对光反射灵敏，左侧相对性瞳孔传入阻滞（relative afferent papillary defect，RAPD）(+)，视力右眼手动，左眼无光感，眼底边界清，色淡，眼动充分，眼震阴性，面纹对称，伸舌居中，四肢活动可，病理征未引出，感觉正常，共济运动正常，颈抵抗(+)，颏胸二横指，克氏征可疑阳性。

辅助检查:头颅MRI示颅内硬脑膜广泛增厚强化,脑膜非特异性炎症改变可能。垂体饱满,中脑及乳头体下移,小脑扁桃体下缘下移(图12-2)。肺CT示右肺多发空洞及斑点影,考虑炎性病变,支扩合并感染? 结核? 双肺肺气肿,肺大疱,右侧胸膜增厚(图12-3)。

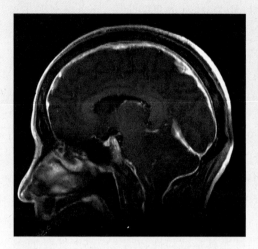 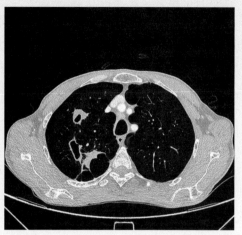

图12-2　头MRI示颅内硬脑膜广泛增厚强化,可能脑膜非特异性炎症改变。垂体饱满,中脑及乳头体下移,小脑扁桃体下缘下移,右顶骨异常信号影,血管瘤

图12-3　肺CT示右肺多发空洞及斑点影,考虑炎性病变,不除外支扩合并感染或结核。双肺肺气肿,肺大疱,右侧胸膜增厚

辅助检查:腰穿脑脊液压力300mmH$_2$O,无色透明脑脊液,脑脊液细胞总数10×10^6/L,白细胞数0/L,潘氏试验阴性,氯化物122.6mmol/L,糖6.37mmol/L,总蛋白25.6mg/dl,血沉36mm/h,抗酸染色阴性,真菌葡聚糖阴性,结核分枝杆菌核酸扩增荧光定量检测(Xpert MTB/RIF系统)阳性,结核分枝杆菌γ干扰素释放试验(interferon-γ release assay,IGRA)阳性,墨汁染色阴性,腺苷脱氨酶阴性,脑脊液细胞学阴性,脑脊液结核菌培养阴性。

(一)诊断

1. 定位诊断　双眼视力下降提示双视神经通路受累,颈抵抗、克氏征可疑阳性,结合影像学资料,提示广泛硬脑膜受累,结合肺CT表明双肺病变。

2. 定性诊断　中老年男性,隐袭起病,慢性病程,表现为双眼先后视力下降,无其他明确的病史,按照结核性脑膜炎临床评定系统评分为11分,结合影像学证据及脑脊液结果,排除其他脑膜炎(如病毒性脑膜炎、化脓性脑膜炎、新型隐球菌性脑膜炎)后,首先考虑为可能的结核性脑膜炎。

3. 鉴别诊断

(1)隐球菌脑膜炎:可以出现类似于结核性脑膜炎临床表现,如颅内压增高甚至意识障碍等表现。确诊需要脑脊液培养出隐球菌。本例患者起病相对缓慢,出现以视神经为主要表现的症状,存在脑膜刺激征,脑脊液仅提示压力升高,且结核Xpert及IGRA阳性,支持结核性脑膜炎诊断。

(2)脑膜癌病:中老人多见,是中枢神经系统恶性病变,如原发中枢神经系统淋巴瘤累及脑膜,影像学上可出现脑膜增厚、强化,但临床表现上有头痛、恶心、呕吐等颅压增高表现,也可有消瘦、食欲缺乏等恶性病变伴随体征,易与结核性脑膜炎相混淆。但本例患者有明确的结核相关检测阳性结果,且有肺部结核的影像学证据,故排除脑膜癌病。

(3)低颅压所致硬脑膜增厚:可以隐袭起病,慢性病程,部分患者可出现视力障碍,也可有头痛表现,MRI增强可见广泛硬脑膜受累,以上表现与本例结核性脑膜炎相似。但该患者腰穿示颅内压增高,肺部存在结核感染证据,不支持低颅压所致硬脑膜增厚。

（二）临床诊疗决策

1. 病情评估　本例患者为中老年男性,既往有多年血糖增高史,未予控制,否认明确结核接触史,偶有头痛,慢性病程,影像学特征与临床表现相符(双眼视力损害重)。老年 TBM 患者临床表现不典型,全身情况差,合并症较多,病死率较高;HIV 感染并发 TBM 的病死率更高。研究认为,患者年龄 <5 岁或 >50 岁以及病程超过 2 个月的患者死亡率最高;五大因素与预后相关:疾病的Ⅲ期阶段,低血糖水平,CSF/外周血血糖比,CSF 蛋白水平以及影像学检查异常。

2. 辅助检查

（1）一般检查:行血常规、血沉、血及脑脊液结核分枝杆菌核酸扩增荧光定量检测(Xpert MTB/RIF 系统)、结核分枝杆菌 γ 干扰素释放试验(IGRA)、改良抗酸染色、墨汁染色、腺苷脱氨酶、脑脊液细胞学、脑脊液细菌培养等检测。

（2）影像学检查:CT 和 MRI 是 TBM 的诊断和并发症评估常用的影像学检查方法。TBM 的 CT 特点包括基底池的强化、渗出物、脑积水以及脑室周围梗死灶。脑积水及基底池强化是最常见的异常表现。平扫CT 上基底池高密度影被认为是敏感性和特异性的表现。脉络膜强化以及脑室扩大应高度怀疑 TBM。常见的异常表现包括:脑积水,脑膜及基底池强化,脑梗死和局灶性、弥漫性脑水肿,结核瘤。MRI 比 CT 检查敏感性更高。MRI 增强检查可在疾病早期发现脑膜的强化。在 MRI 成像中,局部的脑膜强化比弥漫性脑膜强化更常见。此外,胸片或胸部 CT 发现活动性肺结核尤其是粟粒性肺结核应高度怀疑 TBM。

本例患者腰穿压力明显升高,虽然脑脊液无典型结核性脑膜炎表现,但结核 Xpert 及 IGRA 阳性,且MRI 提示明显广泛的脑膜强化,肺部多发空洞等结核样改变,支持结核性脑膜炎诊断。

3. 治疗　本病的治疗原则是早期给药、合理选药、联合用药及系统治疗,只要患者临床症状、体征及实验室检查高度提示本病,即使抗酸染色阴性亦应立即开始抗结核治疗。

（1）抗结核治疗:异烟肼(isonicotinyl hydrazide,INH)、利福平(rifampicin,RFP)、吡嗪酰胺(pyrazinamide,PZA)或乙胺丁醇(ethambutol,EMB)、链霉素(streptomycin,SM)是治疗 TBM 最有效的联合用药方案,儿童因乙胺丁醇的视神经毒性作用、孕妇因链霉素对听神经的影响而尽量不选用。

WHO 的建议应至少选择三种药物联合治疗,常用异烟肼、利福平和吡嗪酰胺,轻症患者治疗 3 个月后可停用吡嗪酰胺,再继续用异烟肼和利福平 7 个月。耐药菌株可加用第四种药如链霉素或乙胺丁醇。利福平不耐药菌株,总疗程 9 个月已足够;利福平耐药菌株需连续治疗 18~24 个月。由于中国人为异烟肼快速代谢型,成年患者每日剂量可加至 900~1200mg,但应注意保肝治疗,防止肝损害并同时服用维生素 B_6 以预防该药导致的周围神经病。

（2）皮质类固醇治疗:用于脑水肿引起颅内压增高,伴局灶性神经体征和蛛网膜下腔阻塞的重症患者,可减轻中毒症状,抑制炎症反应及减轻脑水肿。成人常选用泼尼松 60mg 口服,3~4 周后逐渐减量,2~3 周内停药。

（3）结核性脑膜炎药物鞘内注射:α-糜蛋白酶 4000U、透明质酸酶 1500U,每隔 2~3d 1 次,注药宜缓慢;症状消失后每周 2 次,体征消失后 1~2 周 1 次,直至 CSF 检查正常。脑脊液压力较高的患者慎用此法。脑脊液蛋白定量明显增高、有早期椎管梗阻、肝功能异常致部分抗结核药物停用、慢性、复发或耐药的情况下,在全身药物治疗的同时可辅以鞘内注射,异烟肼 0.1g、地塞米松 5~10mg。

（4）脱水降颅压:颅内压增高者可选用渗透性利尿剂,如 20% 甘露醇、甘油果糖或甘油盐水等,同时需及时补充丢失的液体和电解质。

（三）随访

结核性脑膜炎的预后与患者年龄、病情、治疗是否及时有关,发病时昏迷是预后不良的重要指征;临床症状体征完全消失,脑脊液的细胞数、蛋白、糖和氯化物恢复正常提示预后良好。病死率与高龄、延迟诊断和治疗、用药不合理有关,与患者意识障碍、神经系统体征和脑脊液蛋白增高(>3g/L)呈正相关。老年 TBM 患者临床表现不典型,全身情况差,合并症较多,病死率较高;HIV 感染并发 TBM 的病死率更高。TBM 死因常因多器官功能衰竭、脑疝等,幸存者可能遗留后遗症,如儿童精神发育迟滞、癫痫发作、视觉障碍和眼外肌麻痹等。

结核性脑膜炎预防的主要原则是增强体质,注意预防呼吸道传染;加强对结核病患者的管理与治疗;新生儿及儿童按要求积极实施计划免疫接种;早期综合治疗减轻并发症和后遗症。本患者出院半年后随访,已在结核病院就诊,但未予规范抗结核治疗,现自觉双眼视力无明显改善,无头痛、发热、疲劳等无力等不适。

第三节　新型隐球菌性脑膜炎

【理论概要】

新型隐球菌性脑膜炎(cryptococcosis meningitis)是由新型隐球菌感染脑膜和脑实质所致的中枢神经系统的亚急性或慢性炎性疾病,少数可急性发病,是中枢神经系统最常见的真菌感染。新型隐球菌为条件致病菌,是一种土壤真菌,易于在干燥的碱性和富含氮类物质的土壤(如富含鸽子和其他鸟类粪便的土壤)中繁殖。新型隐球菌主要侵犯人体肺脏和中枢神经系统。主要通过呼吸道侵入肺部,也可经皮肤、黏膜或肠道侵入人体。当机体免疫力下降时,经血行播散进入中枢神经系统,也有少数病例是由鼻腔黏膜直接扩散到脑。新型隐球菌性脑膜炎常合并全身性疾病,如恶性肿瘤、长期应用激素或免疫抑制剂、全身慢性消耗性疾病、免疫缺陷性疾病(如 AIDS)等。

(一) 临床表现

隐球菌性脑膜炎临床表现多样化,根据受累部位不同,又分为以下四种临床类型:脑膜炎型、脑膜脑炎型、肉芽肿型、囊肿型。其临床表现主要有以下特点:

1. 起病形式　多隐袭起病,病程迁延。

2. 全身症状　早期有不规则低热,体温一般为 37.5~38℃,或表现为轻度间歇性头痛,后逐渐加重。

3. 颅内压增高　表现为头痛、恶心、呕吐、搏动性耳鸣、复视、黑矇及视力下降,病情严重者可有意识障碍。

4. 脑膜刺激征　颈项强直,克氏征、布氏征阳性。

5. 脑神经受累　约 1/3 患者有脑神经受累。视神经、动眼神经、展神经、面神经及听神经等受累为主,其中以视神经受累最常见。

6. 脑实质受损症状　精神异常、癫痫发作、偏瘫、共济失调、意识障碍等。

(二) 诊断

本病的诊断依据为:①亚急性或慢性起病,患者头痛,伴有低热、恶心、呕吐和脑膜刺激征表现。②腰椎穿刺检查提示有颅内压增高、脑脊液淋巴细胞轻到中度升高,蛋白升高,糖明显降低;脑脊液涂片墨汁染色或其他检查方法发现隐球菌或其抗原、抗体。③影像学检查发现有脑膜增强反应和脑实质内的局限性炎性病灶。具备上述条件即可诊断。对于疑似病例,需进行病原学的反复多次检验,以提高隐球菌检出率,减少误诊。

隐球菌性脑膜炎需与其他真菌性脑膜炎、结核性脑膜炎、细菌性脑膜炎、病毒性脑膜炎、脑膜癌病等相鉴别。

与隐球菌性脑膜炎最易混淆的是结核性脑膜炎。两者的临床表现、脑脊液常规生化检查极为相似,临床需仔细鉴别。

(三) 治疗

隐球菌性脑膜炎治疗包括抗真菌药物治疗和对症治疗两部分。治疗目标:消除或减轻临床症状,如发热、头痛、精神症状、脑膜刺激征、颅内高压及脑神经异常;治愈感染,清除脑脊液中隐球菌;预防中枢神经系统后遗症,如脑神经瘫痪,听力丧失和失明。

1. 抗真菌药物治疗

(1) 目前抗真菌药物包括大环多烯类、三唑类、核苷类似物以及丙烯胺类,具体详见表 12-2。

表 12-2　常用抗真菌药物及副作用

类别	药名	作用机制	副作用
大环多烯类	两性霉素 B	首选药物,与真菌细胞膜中的麦角固醇结合,干扰细胞代谢,杀死真菌细胞	严重的肝肾毒性、寒战、高热及静脉炎、低钾血症等
	AmB 脂质体	直接结合在真菌感染部位,提高了对真菌麦角固醇的亲和力	减少了肾毒性
三唑类	氟康唑	抑制麦角固醇的合成,使敏感真菌细胞膜失去完整性和活性,最终导致与膜相关的细胞功能发生改变	不良反应少
	伊曲康唑	与氟康唑相同	不良反应少
核苷类似物	5- 氟胞嘧啶(5-FU)	抑制真菌细胞核酸的合成	抑制骨髓造血
丙烯胺类	特比萘芬	特异性的抑制角鲨烯环氧化酶,阻止麦角固醇合成,导致胞膜脆性增加而破裂,细胞死亡	不良反应少

(2) 药物治疗方案

1) HIV 阴性隐球菌性脑膜炎的抗真菌治疗方案:①诱导治疗。两性霉素 B 0.5~1mg/(kg·d)静脉注射联合氟胞嘧啶 100mg/(kg·d)口服,至少 8 周;对于肾功能受损或易发生肾功能受损的患者,使用两性霉素 B 脂质体剂型(lipid formulations of AmB,LF AmB),如两性霉素脂质体 3~4mg/(kg·d)静脉给药或两性霉素脂质复合物 5mg/(kg·d)静脉给药代替两性霉素 B 治疗至少 2 周。鞘内注射两性霉素 B 可以提高抗真菌治疗的疗效,但需要注意避免并发症的发生。②巩固治疗。氟康唑 200~400mg/d,至少 12 周或伊曲康唑 200~400mg/d,至少 12 周。

对于有明显肾脏疾病的免疫正常和免疫抑制患者,在诱导治疗阶段可应用两性霉素 B 脂质体代替两性霉素 B。对于无法耐受氟康唑的患者,可应用伊曲康唑代替。

2) HIV 阳性隐球菌性脑膜炎的抗真菌治疗方案:HIV 阳性患者治疗中主要注意事项包括:避免抗真菌治疗与高效联合抗病毒治疗药物之间的相互作用;降低或尽可能减少免疫重建综合征发生的风险;治疗时需观察患者 CD4$^+$T 淋巴细胞计数;除特殊情况外,一般推荐所有 HIV 感染的病例需要终生抗真菌治疗以预防复发。

3) 器官移植患者隐球菌性脑膜炎的抗真菌治疗方案:①诱导治疗。两性霉素脂质体 3~4mg/(kg·d)或两性霉素脂质复合物 5mg/(kg·d)联合氟胞嘧啶 100mg/(kg·d)口服,至少 2 周。或者单用两性霉素脂质体 3~4mg/(kg·d)或两性霉素脂质复合物 5mg/(kg·d)治疗 4~6 周。②巩固治疗。氟康唑 400~800mg/d,至少 8 周。③维持治疗。氟康唑 200~400mg/d,每日 1 次,维持治疗 6~12 个月。

(3) 并发症的治疗

1) 颅内压增高的治疗:处理高颅压的方法有药物治疗(如糖皮质激素、利尿剂、甘露醇等)和脑脊液引流(对于各种顽固性高颅压有效,如通过连续的腰穿间断引流脑脊液、腰椎置管引流、脑室腹腔分流)。腰穿间断引流脑脊液是目前最为有效、快速的降颅压方法,而药物降颅压的长期效果不明显。腰椎引流术的危险性主要见于极少数伴有肉芽肿损害和阻塞性脑积水的病例。

2) 颅内隐球菌肉芽肿的治疗:绝大部分脑实质的肉芽肿损害对抗真菌治疗反应良好,肉芽肿所致水肿可予糖皮质激素治疗。直径≥3cm 而容易切除的隐球菌肉芽肿可考虑外科手术治疗。

所有患者在治疗期间必须严密监测颅内压,定期进行真菌学指标的监测。并注意监测两性霉素 B 等药物的副作用。对于长期应用泼尼松等激素的病例,尽可能减少泼尼松用量至 10mg/d 可提高抗真菌疗效。

【临床病例讨论】

　　患　者:田××,女,22 岁,主因"头痛、恶心呕吐伴发热 2 月余,双视力下降半月"入院。

　　现病史:患者 2 月余前出现头部胀痛,伴间断恶心、呕吐,伴双耳搏动性耳鸣,无视力下降,无复视、言语不利及肢体无力。20余天前出现视物成双,为水平重影,之后出现左眼一过性黑矇,每次黑矇持续2~3min缓解,伴间断低热,下午明显,体温最高37.5℃。半月前出现双眼视力下降,之后视力下降逐渐加重,仍有头胀痛,恶心、呕吐,在外院给予B族维生素等营养神经药物治疗后症状无好转,为进一步治疗来门诊就诊,查体:神清语利,双瞳孔6mm(散瞳后),视力右眼0.7,左眼0.08,眼底:双视乳头水肿,周边可见片状出血,双眼外展露白2mm,四肢肌力肌张力正常。为进一步诊治,门诊以"视乳头水肿"收入院。患者自发病以来,精神、睡眠、食欲尚可,二便正常,体重无明显增减。

既往史:肾小球肾炎、贫血史三月,阑尾炎手术史10年。家中饲有鸡、鸭、鹅等家禽及狍子、狗、狐狸。否认鸽子及鸽粪接触史。

个人史、家族史:无抽烟饮酒史,弟弟及父母均体健,否认家族遗传病史及类似疾病史。

查 体:T37.4℃,P86次/min,R20次/min,BP130/80mmHg;神清语利,双瞳孔正大等圆,光反应存在,左RAPD(+),视力:右眼近视力表1.0,左眼10cm指数;眼底双视乳头水肿,周边可见片状出血;双眼外展露白2mm,水平复视,眼震未引出;面纹对称,伸舌居中;四肢肌力肌张力正常,病理征未引出,感觉对称,颈抵抗,颌胸3横指,克氏征阳性。

辅助检查:腰穿脑脊液压力>330mmH₂O。脑脊液常规示颜色无色,透明,潘氏试验阳性,白细胞计数420×10⁶/L,多核细胞18%,单个核细胞82%。脑脊液生化示氯123.6mmol/L,葡萄糖1.93mmol/L,总蛋白106.1mg/dl。脑脊液24h IgG合成率28.00mg/24h。脑脊液快速新型隐球菌抗原检测阳性。脑脊液墨汁染色检测阳性(图12-4)。头颅MRI增强扫描可见双侧额顶部软脑膜增厚强化(图12-5)。

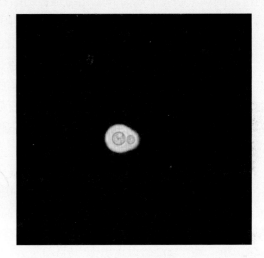

图12-4 脑脊液墨汁染色显示隐球菌感染

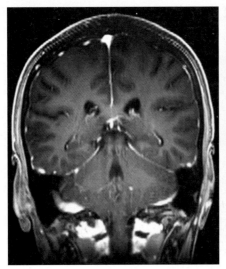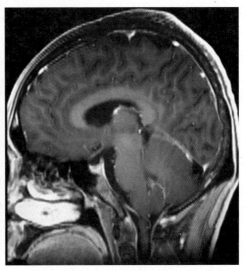

图12-5 头颅MRI增强:双侧额顶部软脑膜增厚、强化

(一)诊断

1. 定位诊断 患者神经系统查体示左RAPD(+),视力右眼近视力表1.0,左眼10cm指数,眼底:双视乳头水肿,周边可见片状出血,定位于双侧视神经、视乳头;双眼外展露白2mm,水平复视,定位于双侧展神

经或核团;颈抵抗,颏胸 3 横指,克氏征阳性,定位于脑膜。患者黑矇、双视乳头水肿、耳鸣、复视等均为颅内压增高的表现及定位征。结合头颅 MRI 等,定位于脑膜,而视乳头水肿、展神经麻痹、耳鸣等均为脑膜病变致颅内压增高所引起的假性定位体征。

2. 定性诊断 患者青年女性,亚急性起病,进行性加重,主要表现为头痛、呕吐、耳鸣、视力下降、复视,伴间断低热,查体可见双视乳头水肿、双眼外展受限、脑膜刺激征阳性,腰穿压力升高,脑脊液常规和生化异常,头颅 MRI 示软脑膜强化,支持脑膜炎的诊断。此外,患者病程较长,进行性加重,家中喂养多种家禽,脑脊液压力明显升高,细胞数和蛋白升高,糖明显降低,脑脊液快速新型隐球菌抗原检测阳性,脑脊液墨汁染色阳性,均支持新型隐球菌性脑膜炎的诊断。

3. 鉴别诊断 隐球菌性脑膜炎需与以下疾病鉴别:

(1)结核性脑膜炎:结核性脑膜炎和隐球菌性脑膜炎的临床表现、脑脊液常规检查等非常相似,临床鉴别比较困难。脑脊液压力和氯化物是鉴别结核性脑膜炎和隐球菌性脑膜炎较敏感指标。结核性脑膜炎的脑脊液腺苷脱氨酶增高、结核分枝杆菌 PCR 阳性、涂片和培养有助于确定诊断。本例患者脑脊液快速新型隐球菌抗原检测及脑脊液墨汁染色检测均阳性,故除外结核性脑膜炎。

(2)化脓性脑膜炎:化脓性脑膜炎起病急、高热、症状重,多伴有感染性休克或全身败血症表现及皮肤出血点,皮疹明显。典型的脑脊液外观为浑浊或呈米汤样,白细胞大于 $1000×10^6/L$,以中性粒细胞为主。本例患者亚急性起病,病情逐渐进展,且间断低热。脑脊液外观无色透明,白细胞 $420×10^6/L$,单个核细胞为主,快速新型隐球菌抗原阳性,墨汁染色阳性,从临床表现及脑脊液检查,均符合隐球菌脑膜炎特点,故除外化脓性脑膜炎诊断。

(3)脑膜癌病:脑膜癌病是由身体其他器官的恶性肿瘤转移到脑膜所致,发病年龄多为中老年,多慢性起病,常有颅外原发肿瘤病灶表现,脑脊液细胞学可找到肿瘤细胞能确诊脑膜癌病。本例隐球菌性脑膜炎患者亚急性起病,出现间断低热伴颅内压增高及脑膜刺激征表现,影像学提示部分脑膜增强强化,应注意有无脑膜癌病可能。但该患者为青年女性,有肾小球肾炎、贫血病史,起病相对较急,脑脊液隐球菌相关检查为阳性,不支持脑膜癌病表现,故除外。

(二)临床诊疗决策

1. 病情评估 本例患者为青年女性,既往有慢性肾小球肾炎、贫血史 3 个月,抵抗力差,且家中喂养多种家禽,有感染新型隐球菌的主观和客观条件。此次亚急性起病,进行性加重,发热同时有头痛、呕吐、视乳头水肿等颅高压的征兆,脑脊液涂片墨汁染色阳性,脑脊液快速新型隐球菌抗原检测阳性等均支持隐球菌性脑膜炎的诊断。此病病情凶险,病死率高,容易复发,所以要做好病情的观察,及时随访并复查腰穿。

2. 辅助检查 根据典型临床表现和腰椎穿刺脑脊液检查结果,尤其是脑脊液涂片墨汁染色或其他检查方法发现隐球菌或其抗原、抗体,即可确诊新型隐球菌性脑膜炎。根据患者是否合并 HIV 感染以及患者的肝肾功能等一般状况,制定适宜的治疗方案。

常用的检验方法包括脑脊液直接镜检、真菌培养、检测脑脊液中隐球菌抗原、抗体,其他还有组织病理等检查。

本患者有新型隐球菌性脑膜炎的典型临床表现,脑脊液墨汁染色及新型隐球菌抗原检测均阳性,肝肾功能等正常,且未合并 HIV、自身免疫系统疾病等,故采用 HIV 阴性患者的抗真菌治疗方案。

3. 治疗 本患者采用 HIV 阴性患者的抗真菌治疗方案。

(1)诱导期:两性霉素 B 静脉注射、口服氟胞嘧啶 2 周。

(2)巩固期:氟康唑 400mg,每日 1 次,静点治疗 8 周。

(3)对症支持治疗:甘露醇降颅压、醋甲唑胺减少脑脊液分泌治疗;定期腰穿放脑脊液减轻颅内压;并给以 B 族维生素营养神经治疗及营养支持等治疗。

经上述治疗后,患者头痛呕吐症状逐渐好转,耳鸣、复视也渐消失,视力也逐渐好转,经诱导期治疗 2 周、巩固期治疗 4 周后,连续 2 次腰穿脑脊液墨汁染色阴性,脑脊液培养阴性,但在巩固期治疗第 7 周复查腰穿脑脊液墨汁染色又转阳性,继续氟康唑口服抗真菌治疗,但患者及家属拒绝进一步治疗,反复劝说无效,后给予详细治疗方案,回当地继续治疗。

（三）随访

本病常进行性加重,预后不良,死亡率高。未经治疗者常在数月内死亡,平均病程为 6 个月,经过治疗的患者也常见神经系统并发症和后遗症,并且可在数年内病情反复缓解和加重。而早期诊断、早期合理应用抗真菌治疗以及积极治疗恶性颅高压等并发症是减少新型隐球菌性脑膜炎病死率及减少并发症的关键。

新型隐球菌属于条件致病菌,正常人群感染隐球菌可局限于肺部,有自愈倾向,很少出现症状,而患有慢性消耗性疾病、免疫系统疾病、长期应用激素等免疫力低下者易发生机会性感染,侵犯中枢神经系统。所以上述人群要增强体质提高抵抗力,并尽量避免接触鸽粪、家禽等,以减少感染机会。

本患者住院期间给予规范的抗真菌及对症治疗,出院后一直口服氟康唑 200mg,每日 1 次,患者无头痛呕吐、耳鸣、复视等主诉,反复电话嘱患者复查腰穿,但患者均拒绝。

第四节 朊 蛋 白 病

一、散发性克雅病

【理论概要】

散发性克雅病(sporadic Creutzfeldt-Jakob disease,sCJD)世界各地均有报道。年发病率为 1~2 人 /100 万人,无性别差异。发病年龄 16~82 岁,平均 60 岁左右。罹病者无地理聚集性,在患者之间无明显传播现象,与社会经济状况无关。目前尚不能完全排除 sCJD 来自环境因素的可能性。病变主要累及中枢神经系统,包括大脑和小脑皮质、纹状体、脊髓。严重程度与病程长短呈正相关。

（一）临床表现

经典的 sCJD 以快速进行性多认知域痴呆伴肌阵挛为主要特点,发病年龄多在 45~75 岁,平均年龄 68 岁。病情恶化逐周加重,5 个月左右进入无动性缄默状态。约 1/3 的患者在早期出现某些前驱症状,如疲劳、失眠、抑郁、体重下降、头痛、全身不适或非特异性疼痛等表现。注意力不集中,健忘,易疲乏,抑郁,头晕,下肢无力等。本病的早期症状最常见的是行为变化,情感反应异常和智能减退,可伴有持物和步态不稳。视觉障碍较常见,如视觉模糊、视力减退等。有些病例还出现幻觉和妄想。一旦出现智能减退则病情迅速进展,数月甚至数周内进入痴呆。神经系统最常见的是锥体系、锥体外系和小脑体征,如眼球震颤、轻偏瘫、共济失调、手足徐动、轮替动作不灵活等。皮质盲较常见。约 90% 以上病例出现肌阵挛,常可由外界刺激诱发。sCJD 的病程较短,90% 死于 1 年之内,5% 死于 1~2 年内。

sCJD 具有很强的临床病理异质性,根据 PrP^{Sc} 的电泳条带特点将 PrP^{Sc} 分为 1 型(无糖基化条带分子量 21kDa)和 2 型(无糖基化条带分子量 19kDa),PRNP 基因 129 位点多态性有 3 种类型,分别为 129MM、129MV 和 129VV。129 位点多态性通过影响 PrP^{Sc} 的构象变化过程从而影响朊蛋白病的易感性和特异性。将 PrP^{Sc} 的分子生物学特点与 129 位点多态性相结合,将 sCJD 分为 6 种类型,分别是 MM1、MV1、VV1、MM2、MV2 和 VV2,至此 sCJD 的临床表现、病理特点、分子生物学特征及基因得到了较好统一。散发性致死性失眠症目前认为是 sCJD 的 MM2 丘脑亚型。

（二）诊断

诊断标准(参考 2009 年 Brain 杂志发表的 sCJD 诊断标准)如下:

1. 确诊诊断 具有典型 / 标准的神经病理学改变,和 / 或免疫细胞化学和 / 或 Western 印迹法确定为蛋白酶耐受性朊蛋白,和 / 或存在瘙痒病相关纤维。

2. 临床诊断

(1) 具有进行性痴呆,在病程中出现典型的脑电图改变(约每秒出现一次的三相周期性复合波);和 / 或脑脊液 14-3-3 蛋白阳性；和 / 或头颅 MRI 成像可见壳核 / 尾状核异常高信号，并至少具有以下 4 种临床表现中的两种。

（2）肌阵挛。

（3）视觉或小脑功能障碍。

（4）锥体 / 锥体外系功能异常。

（5）无动性缄默。

以及临床病程短于 2 年。

3. 疑似诊断　具有进行性痴呆，并至少具有以下 4 种临床表现中的 2 种。

（1）肌阵挛。

（2）视觉或小脑功能障碍。

（3）锥体 / 锥体外系功能异常。

（4）无动性缄默。

以及临床病程短于 2 年。

所有诊断均应排除其他痴呆相关性疾病。

（三）治疗

迄今为止尚未发现对本病有效的治疗方法，所有治疗和护理手段均按常规对症处理。癫痫发作可用苯妥英钠或卡马西平，小剂量氯硝西泮可能对肌阵挛有效。精神症状如视幻觉和谵妄可用非典型抗精神病药物，如喹硫平等。

【临床病例讨论】

患　者：朱××，女，60 岁，主因"记忆力减退 3 个月，言语减少 1 个月，加重半月"住院。

现病史：住院前 3 个月家人发现患者转述他人言语时出现错误，表现为时间、地点、人物混乱，偶有不能辨认亲近的家人，但并不影响日常生活，可以打理家务、管理钱财。1 个月前家人发现患者言语减少，睡眠增多，目光呆滞，不能做家务，记忆明显减退，不能回忆来看望的亲戚以及进食情况，出现肢体僵硬，行动迟缓，但能独立行走，仅有一次向后跌倒，无明显外伤，无头痛和呕吐。发病以来无幻觉和妄想，睡眠正常，无肢体不自主抖动，无尿便失禁，无肢体抽搐，近半月上述症状进一步加重，问之不答话，仅发出"啊"的声音，喂食不知咀嚼，无法独立行走。

既往史：6 年前发现腔隙性脑梗死，规律服用阿司匹林及他汀类药物，已停用半年。曾有输血史。病前 1 年有跌倒史，左侧头部着地，可见局部隆起，未就诊。病前无感冒及腹泻病史，住院前 3d 曾有咽部不适，发热 38℃，对症处理后症状好转。否认结核病、肝炎等传染病病史。否认糖尿病、高血压病史，否认食物药物过敏史，无吸烟饮酒史。无家族遗传疾病史，家族成员中无类似疾病患者。

查　体：发育正常，营养一般，身材瘦小。体温 37.0℃，脉搏 60 次 /min，呼吸 20 次 /min，血压 120/80mmHg。头颈外形正常，颈部血管搏动正常对称。双肺呼吸音清，未闻及干湿性啰音。心界不大，心律齐，各瓣膜区未闻及病理性杂音。腹软，肝脾肋下未及。双下肢无水肿。神经系统检查：神志清楚，但不能交流。瞳孔正大等圆，直径 2.5mm，光反应灵敏，余脑神经查体不配合。右下肢肌肉萎缩，四肢肌力 V 级，搀扶下可以行走，步幅小，行动缓慢，身体后倾。无肌阵挛。四肢肌张力增高，双上肢呈铅管样肌张力增高，共济及感觉查体不能配合。双上肢腱反射对称引出，双下肢腱反射减退，左侧 Babinski 征阳性，右侧 Babinski 征可疑阳性，颈软无抵抗。

辅助检查：血尿便常规检查均在正常范围，血沉升高（23mm/ 第 1h 末）。血天门冬氨酸氨基转移酶 42.4IU/L，血糖 6.59mmol/L，血氨升高 10μmol/L。甲功：TSH0.23mIU/L，TT413.0μg/dl，TG-Ab391.21IU/ml。超敏促甲状腺激素降低（0.318mIU/L），甲状腺球蛋白抗体升高（94.37IU/ml）；半月后复查甲状腺球蛋白抗体升高(73.84U/ml),但较前略有降低,余均在正常范围。血清铁蛋白(354μg/L)和维生素 B_{12}(1715ng/L)水平升高,叶酸(5.97μg/L)正常。肿瘤标记物、类风湿因子、抗 O 抗体、凝血、糖化血红蛋白、乙肝五项、血常规、超敏 CRP 等均未见明显异常。脑脊液常规、生化正常。

住院前一个月头颅 MRI 示双侧脑室旁多发腔梗,DWI 示两侧大脑半球皮质高信号(图 12-6)。住院后一周头颅 MRI DWI 像显示沿双侧枕顶额叶皮质高信号,较一个月前病灶增多。提示脑内多发缺血、梗死及脱髓鞘病变,脑萎缩。右侧顶叶少量陈旧性出血灶。MRA 未见明显异常血管影,各大血管分布及形态正常。两次脑电图检查均示广泛重度异常(左额、颞尖慢波),未见周期性三相波。脑脊液 14-3-3 蛋白阳性。血液标本人类朊蛋白基因(PRNP)序列分析检测发现 129 位氨基酸多态性为 M/M 型,为 CJD 易感基因。

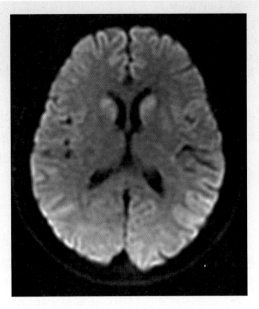

图 12-6　头颅 MRI DWI 序列可见额叶、颞叶、枕叶皮质高信号

(一) 诊断

1. 定位诊断　患者记忆力减退定位于大脑皮质;神经系统查体示四肢肌张力增高,双上肢呈铅管样,定位于锥体外系;双侧 Babinski 征阳性,定位于双侧皮质脊髓束。结合头颅 MRI,综合定位双侧大脑皮质及锥体外系结构。

2. 定性诊断　患者以快速进展性痴呆为主要临床表现,较短时间内出现锥体外系和锥体束征,结合头颅 MRI 双侧额叶、颞叶、枕叶皮质高信号(缎带征),首先考虑克雅病的可能。

3. 鉴别诊断

(1) 阿尔茨海默病:是一种起病隐匿的进行性发展的神经系统退行性疾病。临床上以记忆障碍、失语、失用、失认、视空间损害、执行功能障碍以及人格和行为改变等全面性痴呆表现为特征。疾病晚期(8~10 年)症状易与 CJD 混淆。但本例 CJD 患者为短期数月内出现进行性认知功能障碍,伴有脑电图广泛重度异常及头 MRI 典型 CJD 表现,且脑脊液 14-3-3 蛋白阳性,排除 AD 诊断。

(2) 进行性核上性麻痹:是一种少见的神经系统变性疾病,以假性延髓麻痹、垂直性核上性眼肌麻痹、锥体外系肌僵直、步态共济失调和轻度痴呆为主要临床特征。MRI 检查可显示中脑及脑桥萎缩,T_2WI 上部分患者可显示壳核低信号。本例 CJD 患者虽有明显的肌张力增高,但并无眼球运动障碍,且痴呆进展较快,MRI 不符合进行性核上性麻痹特点,故不考虑该病。

(3) 自身免疫性脑炎　主要临床表现包括精神行为异常、近记忆力下降、癫痫发作、意识水平下降、人格改变或精神症状。头 MRI 可有一侧或双侧颞叶内侧 T_2 Flair 高信号,或者累及灰质和 / 或白质,并符合脱髓鞘 / 炎症特点的多发病灶。脑电图可有累及颞叶的慢波或癫痫波。CJD 早期临床表现与之部分相似,但 CJD 患者少有明显的癫痫发作,可伴有明显肌张力障碍。尽早行头 MRI 及脑脊液检查可明确。

(二) 临床诊疗策略

1. 病情评估　患者老年女性,临床诊断可能的克雅病,本病尚无有效治疗方法,病情进展快,会逐渐出现频繁肌阵挛发作,大脑高级皮质功能进行性下降,意识水平进行性下降,意识范围进行性缩小,逐渐出现无动性缄默,多数患者死于感染,病程不超过 6 个月。同时克雅病具有一定的传染性,尽管日常接触通常不会传染,但也要注意做好患者体液的消毒隔离工作。

2. 辅助检查

（1）脑脊液 14-3-3 蛋白：脑脊液 14-3-3 蛋白升高诊断 sCJD 的敏感性为 90%~97%，特异性为 87%。因此，14-3-3 蛋白可作为临床诊断 CJD 的重要指标。但一些一氧化碳中毒、病毒性脑炎及副肿瘤综合征等也可出现阳性反应。故脑脊液 14-3-3 蛋白阳性结果的判读也需要结合临床表现。

（2）脑电图：是 CJD 临床诊断重要依据。早期仅出现广泛非特异性慢波；极期呈现特异性周期性同步放电，表现间歇性或连续性中至高波幅尖慢波或棘慢波同步放电；中晚期出现间隔 0.5~2s 周期性棘慢复合波也有诊断价值。

（3）头颅 MRI：头颅 MRI DWI 序列大脑皮质"缎带征"及基底节区高信号是 CJD 比较具有特征性的影像学改变。

本例患者脑脊液 14-3-3 蛋白阳性，且脑电图表现广泛的左额、颞尖慢波，头 MRIDWI 像显示双侧枕、顶、额叶皮质高信号病灶增多，结合基因学检测提示 CJD 诊断。

3. 治疗　本病尚无有效治疗方法。病程早期诊断不明确时为除外免疫机制引起的脑病曾试用地塞米松静滴治疗，剂量 10mg，每日 1 次。3d 后患者症状、体征较前无明显变化。后试用改善循环治疗（银杏叶注射液）无效。1 个月后，患者逐渐出现四肢肌阵挛，发作频繁，每小时十余次，每次 1~3min，间断出现癫痫大发作，予安定类药物对症治疗效果不佳。

（三）随访

患者病情进行性加重，不能与外界交流，并逐渐出现缄默状态，因合并感染，于住院 45d 死亡。

二、吉斯特曼 - 施特劳斯综合征

【理论概要】

吉斯特曼 - 施特劳斯（Gerstmann-Straussler-Scheinker，GSS）综合征是一种常染色体显性遗传性朊蛋白病，*PRNP* 基因 P102L 突变是最常见的基因突变类型，其次为 P105L，此外还有 A117V、G131V、F198S 等突变类型。病理改变以小脑和脊髓为著，除海绵状变性及星形细胞增生外，在小脑和脊髓出现特征性多中心 PrP 阳性淀粉样斑块（amyloid plaque），此斑块有一淀粉样稠密中心，由细小的淀粉样球状体包围，边界不清。

（一）临床表现

GSS 综合征多有家族史，发病年龄 50~60 岁，病程常为 2~10 年。临床以进行性躯干和肢体的共济失调、迟发性痴呆、锥体和 / 或锥体外系表现为特征，可以伴或不伴肌阵挛。临床表型在同一个 GSS 家族中也可有较大差异。平均病程 5~6 年（3 个月 ~13 年）。

（二）诊断

常染色体显性遗传疾病，*PRNP* 基因突变主要为 P102L、P105L、P105T、A117V、Q145X、F198S、Q217R 及 OPRI 突变。临床表现为慢性进行性共济失调或运动症状，伴晚发性痴呆，也有快速进展或伴肌肉萎缩。脑电图、脑脊液和头颅 MRI 通常缺乏特异性改变。

（三）治疗

本病尚无有效治疗方法。

三、致死性家族性失眠症

【理论概要】

致死性家族性失眠症（fatal familial insomnia，FFI）是一种可以遗传的、完全的失眠症，患者脑组织有 PrP^{Sc} 聚集。*PRNP* 基因突变类型为 D178N-129M。FFI 病理上表现为丘脑显著的神经胶质细胞增生，很少或几乎没有海绵样变化。丘脑前区、背区出现神经元丢失。

（一）临床表现

本病平均发病年龄为 49 岁（25~61 岁），疾病病程为 13 个月（7~33 个月）。睡眠紊乱是大多数 FFI 病例早期出现的征象，伴有幻觉和记忆减退。失眠呈进行性发展，接近完全性失眠，无特效治疗，催眠药也无助于改善睡眠。随着疾病的发展，出现更为典型的 CJD 特征，包括共济失调，肌阵挛等，自主神经系统功能损害如勃起功能障碍、括约肌功能障碍、心动过速和多汗等较常见。晚期可见呼吸障碍（呼吸急促、反常呼吸和窒息）、缄默、木僵、昏迷和突然死亡。FFI 患者的睡眠脑电图以睡眠纺锤波减少和出现 K 复合波为特征，脑电图多见全导慢波。

（二）诊断

目前 FFI 诊断要点包括：①常染色体显性遗传，成年发病；②临床表现，不能治愈的失眠，家族性自主神经功能异常，记忆力损伤，共济失调和 / 或肌阵挛，锥体束或锥体外系症状；③睡眠 EEG 活性下降或丢失；④选择性丘脑区代谢减低；⑤选择性丘脑萎缩；⑥*PRNP* 基因为 D178N 突变。其中①~⑤为可能 FFI；⑥和其他任一标准可以确诊。

（三）治疗

本病尚无有效治疗手段，镇静催眠药物对失眠没有明显效果。

第五节　螺旋体感染性疾病

一、神经梅毒

【理论概要】

神经梅毒（neurosyphilis）指苍白密螺旋体感染所致的大脑、脑膜或脊髓损害的一组临床综合征，是晚期（Ⅲ期）梅毒的全身性损害的重要表现。感染途径有两种，后天感染是通过性行为传播所致，先天梅毒则是通过胎盘传播给胎儿。一般为螺旋体感染人体后 3~18 个月侵袭中枢神经系统。病理可见到间质型和主质型两种类型。间质型主要有急性脑膜炎、动脉及动脉周围的炎性浸润、梅毒性树胶肿（肉芽肿）。主质型改变则以神经细胞的脱失、脱髓鞘等为主。

（一）临床表现

根据病理改变及临床表现，主要分为五种：无症状型神经梅毒、梅毒性脑膜炎、脑血管型梅毒、脊髓痨、麻痹性痴呆。

（二）诊断

根据患者接触史及先天梅毒感染史、神经系统受损临床表现及实验室检查证据，可确诊神经梅毒。

1. 脑脊液常规检查　压力增高，细胞数增多，可达 $100×10^6$/L 左右，淋巴细胞为主；蛋白升高，0.5~1.5g/L，糖含量减低或正常，氯化物正常。

2. 血、脑脊液免疫学检查　由于分离病原体困难，临床常检测螺旋体抗原和抗体。血清学阳性只能表明以前接触过梅毒螺旋体，脑脊液阳性才提示可能为神经梅毒。检测的方法包括：性病检查试验（venereal disease research laboratory，VDRL）、快速血浆反应素试验（rapid plasma regain test，RPR）、密螺旋体发光抗体吸附试验（fluorescent treponemal antibody-absorption test，FTA-ABS）和梅毒螺旋体凝集试验（treponema pallidum hemagglutination assay，TPHA）。血及脑脊液的后两种检测，联合脑脊液细胞数对神经梅毒诊断的特异性和敏感度较高。（脑脊液 RPR 阳性，则神经梅毒诊断成立。TPHA 敏感性高，但有假阳性，脑脊液 TPHA 阴性基本可排除神经梅毒。FTA-ABS 敏感性高，但也有假阳性，仅是定性试验）。

3. 影像学检查　头颅 CT 可见多发大小不等的低密度病灶。头 MRI T_2 高信号，提示脑缺血坏死及脑树胶肿所致。颈动脉及分支血管造影呈弥漫不规则狭窄，狭窄动脉近端瘤样扩张，串珠样或腊肠状，狭窄动脉远端小动脉梗死。

（三）治疗

我国原卫生部推荐的治疗方案(1990)：青霉素 G 为治疗梅毒的首选药物，每日 480 万 U，静脉注射，10d 为一个疗程，间隔两周，再重复一次，总量 9600 万 U。再用苄星青霉素 240 万 U，肌内注射，每周一次，共 3 周。在青霉素治疗的前一日，口服泼尼松 5~10mg，每日 4 次，连续 3d，可有效防止治疗过程中由于大量螺旋体死亡而导致的青霉素过敏反应，即赫氏(Jarisch-Herxheimer)反应。治疗后的 1、3、6、12、18、24 个月，复查血及脑脊液，2 年后每年复查血和脑脊液，如有阳性发现，脑脊液细胞数仍不正常、血清或脑脊液特异抗体滴度未见降低或呈 4 倍增加者，重复治疗，直至 2 次脑脊液常规生化正常，梅毒试验阴性。

如青霉素过敏，可用头孢三嗪、四环素、多西环素、米诺环素等替代，但能否治愈报道甚少。

【临床病例讨论】

患　者：孙××，女，51 岁。主因"左侧头痛 2 个月，左眼外转活动受限 1 月余"入院。

现病史：患者 2 个月前出现左侧头痛、眼眶痛，呈持续性钝痛。1 月余前晨起后突感头晕，无视物旋转，无明显视物成双。随即就诊于当地医院，查体发现左眼外展不能，诊断为"左展神经麻痹"，予以营养神经治疗 1 月、头孢类抗生素 2 周，自觉头痛略好转，但左眼外展受限无变化。

既往史：当地医院诊断脑梗死 1 年，遗留右侧肢体活动力弱。否认高血压、糖尿病、心脏病史。

个人史、家族史：无抽烟饮酒史，兄弟姐妹体健，否认家族遗传病史及类似疾病史。

查　体：T36.5℃，P70 次 /min，R16 次 /min，BP105/80mmHg。神志清楚，言语流利，高级皮质功能正常。双瞳孔正大等圆，直径 2.5mm，光反射略迟钝。左眼外展完全受限，左眼其他方向活动及右眼各方向活动均正常，未见眼震。左额部针刺觉痛觉过敏。双耳粗测听力正常。双侧面纹对称，伸舌居中。右侧上下肢肌力Ⅳ级，左侧肢体肌力Ⅴ级，四肢肌张力大致正常，右侧肱二头肌腱反射、右膝腱反射(+++)，左侧肢体腱反射(++)，右侧 Babinski 征(+)，Chaddock 征(−)，左侧病理反射(−)。肢体及躯干针刺觉、音叉振动觉对称存在。双手指鼻稳准，跟膝胫试验稳准，Romberg 征(−)。脑膜刺激征(−)。

辅助检查：头颅 MRI 示左侧基底节区可见长 T_1、长 T_2 异常信号，陈旧性脑梗死可能性大。增强扫描可见左侧海绵窦增宽，增强扫描可见中度强化，三叉神经节区强化明显(图 12-7)。

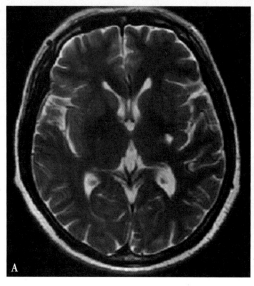
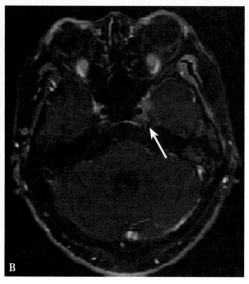

图 12-7

A. 头颅 MRI T_2 加权像：左侧基底节高信号影　B. 头颅 MRI T_1 增强扫描：左侧海绵窦增宽，增强扫描可见中度强化

颈动脉、椎动脉超声未见明显异常。血常规、肝肾功能、血脂、电解质均在正常范围。梅毒特异性抗体阳性 44.53（正常 0~1）、梅毒螺旋体明胶聚集试验阳性、梅毒过筛试验阳性（1：128）。脑脊液压力 210mmH$_2$O，白细胞 30×10^6/L，单核细胞 29×10^6/L，多核细胞 1×10^6/L，蛋白 63.5mg/dl，糖及氯化物正常。梅毒螺旋体明胶聚集试验阳性，梅毒过筛试验阳性（1：32）。血沉 26mm/h、抗核抗体（-）、ANCA（-）。

（一）诊断

1. 定位诊断　患者主诉头痛、左眼眶痛，查体可见左额部痛觉过敏，定位于左侧三叉神经第一支（眼支）；左眼外展受限，余眼球运动方向正常，定位于左侧展神经；右侧肢体肌力Ⅳ级，腱反射活跃，右侧病理征阳性，定位于左侧皮质脊髓束。结合头颅 MRI，综合定位于左侧海绵窦（此次就诊责任病灶），左侧基底节（陈旧病变）。

2. 定性诊断　中年女性，急性起病，症状逐渐加重，出现头痛、左侧展神经及三叉神经第一支受累表现，结合头 MRI 考虑海绵窦病变为炎性病变可能。患者既往"脑梗死"病史，头颅 MRI 证实基底节区责任病灶。患者并无脑血管病常见危险因素，考虑需予海绵窦病变一元论解释。血清梅毒 TPHA、RPR 及脑脊液 TPHA 均为阳性。脑脊液白细胞、蛋白均轻度升高，支持梅毒感染。故此患者诊断为神经梅毒（左海绵窦、左基底节）。

3. 鉴别诊断　神经梅毒侵犯较广，本例患者累及海绵窦，需与以下疾病鉴别：

（1）海绵窦非特异性炎症：如系统性血管炎、结节病、Wegener 肉芽肿、系统性红斑狼疮、干燥综合征等可造成海绵窦及颅内血管病变，但患者有明显头痛，且多反复发作并可伴有其他系统病变及血液相关抗体阳性，MRI 增强扫描可见该区域明显强化。本例患者头痛伴眼肌麻痹，且 MRI 亦有阳性发现，但血及脑脊液梅毒相关检查阳性，故除外该病。

（2）海绵窦其他感染性疾病：常继发于面部和鼻窦感染（细菌、真菌或结核等），主要表现脑神经受损及眼眶内外静脉回流受阻，症状先从一侧扩展至对侧。急性感染症状多较重，慢性患者可不出现球结膜水肿。本例患者单侧头痛伴眼肌麻痹，无球结膜水肿，无局部感染证据，结合辅助检查，除外细菌、真菌或结核等疾病。

（3）海绵窦占位性病变：多慢性进行性加重的头痛伴眼肌麻痹，可为局部脑膜瘤或转移瘤所致。增强 MRI 扫描可见局部明显强化伴有一定的占位效应。本例患者亚急性病程，脑脊液发现梅毒相关证据，不支持局部占位性病变。

（二）临床诊疗决策

1. 病情评估　神经梅毒多数隐匿，部分患者无症状。大多数患者经过积极驱梅治疗及监测可得到较好转归。但预后仍与神经梅毒的类型有关，如麻痹性梅毒未经治疗可于 3~4 年死亡。本患者既往因脑血管型梅毒已出现了明显的神经功能缺失。此次梅毒螺旋体已侵犯左侧海绵窦，造成脑神经受损表现，需积极进行驱梅治疗，防止不可逆损伤再次发生。

2. 辅助检查

（1）一般检查：除常规血液学检查外，还应进行风湿免疫指标的筛查，如抗核抗体、ANCA 等。部分神经梅毒患者可有血沉的升高。

（2）梅毒相关病原学检查：首先需进行快速血浆反应素试验（RPR）的筛查，如提示阳性，进行密螺旋体发光抗体吸附试验（FTA-ABS）和梅毒螺旋体凝集试验（TPHA），进一步明确。联合脑脊液细胞数及病原学检查对神经梅毒诊断的特异性和敏感度较高。

（3）脑脊液检查：一般情况下脑脊液压力增高，细胞数增多，蛋白可升高，病原学检查阳性。神经梅毒的诊断需结合血与脑脊液的结果，综合分析才能确诊。

（4）影像学检查：头颅 CT 可见多发大小不等的低密度病灶。头 MRI T$_2$ 高信号，提示脑缺血坏死及脑树胶肿所致。血管造影检查可发现狭窄动脉远端小动脉闭塞。如患者出现脑神经麻痹,需行增强MRI扫描,可见到局部强化,支持诊断。

本例患者血及脑脊液梅毒螺旋体明胶聚集试验阳性、梅毒过筛试验阳性。脑脊液压力增高,细胞数及蛋白增多。头颅MRI增强扫描可见左侧基底节区异常信号,海绵窦增宽伴强化。以上特点支持梅毒感染性疾病。

3. 治疗　本患者经各项检查,明确神经梅毒诊断后,青霉素试敏阴性后,积极进行驱梅治疗。每日480万U青霉素G,静脉注射,10d为一个疗程,间隔两周,再重复一次,总量9600万U。再用苄星青霉素240万U,肌内注射,每周一次,共3周。在青霉素治疗的前一日,口服泼尼松5mg,每日4次,连续3d,防止赫氏反应。

(三) 随访

经青霉素驱梅治疗,患者3个月后左展神经麻痹基本恢复,头MRI左侧海绵窦仍可见增强病灶,但已较前明显缩小。复查血梅毒RPR及TPHA仍阳性,TRUST阳性(1:32)。脑脊液压力150mmH$_2$O,白细胞及蛋白恢复正常,但TPHA仍阳性,TRUST阳性(1:8),较前有所下降。建议定期复查血、脑脊液及影像学检查,必要时再次驱梅治疗。

二、神经莱姆病

莱姆病(Lyme disease)是由伯氏疏螺旋体感染导致的一种螺旋体虫媒传染病。本病通过被感染的中间媒介蜱传播。该病有一定的地域性特点,多有野外工作和活动史。人体在被感染的蜱叮咬后,伯氏疏螺旋体经过3~30d的潜伏期后进入血液,诱发机体异常免疫反应,出现神经、心脏、皮肤、关节等多系统损害。

(一) 临床表现

临床表现可分为三期:

第Ⅰ期:为游走性红斑即全身感染期。四肢近端、大腿、腋窝、腹股沟可出现游走性环形红斑。可有发热、头痛及全身肌肉痛表现。此期脑脊液多正常,故不视为神经莱姆病。

第Ⅱ期:为心脏、神经系统并发症期。心脏为房室传导阻滞最常见。神经系统表现常以脑膜炎并发脑神经或周围神经病及神经根痛为主要表现。

第Ⅲ期:为关节炎期。神经系统主要表现为慢性脑脊髓炎、痉挛性截瘫、共济失调、慢性轴索性多神经根神经病、轻微精神异常或痴呆。

(二) 诊断

诊断神经莱姆病主要依据流行病学史,临床在游走性红斑后出现神经系统等损害临床表现,血清脑脊液检查发现特异性抗体支持本病诊断。

1. 脑脊液常规检查　感染初期正常。数周后出现白细胞升高,以淋巴细胞为主,蛋白轻度升高。可有CSF-IgG指数升高,检测出寡克隆区带。

2. 病原学相关抗体检查　通过酶联免疫吸附试验和免疫荧光方法检测血液及CSF抗伯氏疏螺旋体抗体IgG、IgM明显升高。早期以IgM升高为主,后期以IgG升高为主,可维持数年。

此外,本病影像学检查多数正常,慢性期可有CT或MRI脑部多灶性病变及脑室周围损害。

由于莱姆病为多系统损害疾病,需要与内科造成皮肤、关节及心脏损害的疾病相鉴别。神经系统方面需与脑膜炎、各种原因脑神经麻痹、多发性硬化等疾病相鉴别。

(三) 治疗

目前多采用三代头孢进行治疗,同时注意神经系统外损害的辅助治疗。

莱姆病神经系统损害数周或数月后多数恢复正常,少数可达几年,这期间可反复发作,预后良好。

三、神经系统钩端螺旋体病

钩端螺旋体病(leptospirosis)是人畜共患急性传染病。神经系统钩端螺旋体病是钩端螺旋体引起以神经系统损害为突出表现的一组临床综合征。该病传染源多为带钩体菌的野生鼠类、家禽和家畜等,污染河流湖泊后,人群接触到感染的水源和土壤后,经皮肤、消化道、呼吸道和生殖系统进入人体,病菌可直接损伤血和脏器系统,同时膳食的非特异性免疫反应导致间接损害。病理可见毛细血管损害,主要为颈内动脉末端、大脑前中后动脉的起始端、椎基底动脉的颅内段及其分支的近心端血管内膜增厚,外中膜少量炎性细胞浸润,造成大小不等出血灶、梗死灶及不同程度脑萎缩,脑白质可见髓鞘变性、脱失。脑膜也可增厚,炎性细胞浸润。

（一）临床表现

临床分三个阶段：早期（钩体血症期）、中期（钩体血症极期及后期）、后期（后发症期或恢复期）。

1. 早期（钩端螺旋体血症期） 发生在感染初期,表现为发热、头痛和周身乏力,可有眼球结膜充血、腓肠肌压痛和浅表淋巴结肿大三体征。一般持续 1~3d。

2. 中期（钩体血症极期及后期） 病后 4~10d,脑膜炎症状为主,表现为头痛、呕吐和脑膜刺激征。甚至出现意识障碍、瘫痪、抽搐发作、呼吸衰竭等脑实质损害表现。

3. 后期（后发症期或恢复期） 钩体血症已消失,大部分患者完全恢复,部分患者可出现神经系统并发症,主要包括两种类型。

（1）后发脑膜炎型：多在急性期 2 周后发病,为变态反应所致。患者可再次出现脑膜炎及颅高压症状。脑脊液淋巴细胞增多、蛋白升高等表现,可见抗钩端螺旋体 IgM 抗体及抗原 - 抗体复合物。

（2）钩体脑动脉炎型：是钩体感染最多见且严重的神经系统并发症。多于急性期退热后 2 周至 5 个月发病。主要引起多发性脑动脉炎,患者表现为肢体瘫痪、失语等,还可诱发癫痫。

（二）诊断

根据流行病学资料,出现菌血症状、多脏器受损表现及神经系统症状、体征,通过特异性血及脑脊液检测,甚至分离出螺旋体,结合影像学,可以做出诊断。其辅助检查包括：

1. 血液 中性粒细胞和嗜酸性粒细胞增高,血沉轻度加快,血小板聚集力增加。补体试验、显微镜凝集试验阳性,钩端螺旋体培养阳性。

2. 脑脊液 高颅压型有颅内压增高,部分患者脑脊液中白细胞数升高。伴有出血者,可见红细胞。钩体免疫试验阳性,IgM 升高。

3. 病原体检测 对患者的血液、尿液、脑脊液检查,在暗视野中可直接查找到钩体,或培养及动物接种分离出钩体。

4. 影像学检查 头颅 CT 或 MRI 可见脑梗死、脑萎缩或蛛网膜下腔出血改变。脑血管造影可见脑底大动脉及椎基底动脉颅内段狭窄,附近可见异常血管网。

此病需与各类型脑炎、感染相关性脑动脉炎等相鉴别。

（三）治疗

早期可用青霉素治疗,至少一周。同样可能出现赫氏反应,建议首剂青霉素之前或同时应用激素,预防赫氏反应发生。若青霉素过敏,可用庆大霉素、四环素、多西环素等。对于脑膜炎和变态反应性脑损害,可以应用激素治疗。脑梗死患者可以给予血管扩张剂等药物。同时对症治疗,如抗高热、抽搐、脱水降颅压等。

本病预后较好,脑血管炎型经过 1~2 个月治疗,约 1/3 患者有后遗症表现。

第六节 脑寄生虫病

一、脑囊虫病

【理论概要】

脑囊虫病在我国多见,为寄生虫（猪绦虫为主）所传染的顽固性颅脑内疾病。由于口服猪肉绦虫虫卵,发育成囊尾蚴,经过消化道穿出肠壁进入肠系膜小静脉,再经体循环到达脑膜、脑实质及脑室内。根据受累部位可分为脑实质型、脑室型、脑膜型及混合型。

（一）临床表现

脑囊虫病多见于青壮年,根据临床表现分为五型:癫痫型、颅内压增高型、脑膜脑炎型、精神障碍型、脊髓型。癫痫型以反复发作各种类型的癫痫为特点,多数表现为单纯的大发作。颅内压增高型以急性或进行性颅内压增高为特点,表现为剧烈头痛并伴有呕吐、复视、视乳头水肿及视力、听力下降等症状。脑膜炎型以急性或亚急性脑膜刺激征为特点,可伴有反复发热,脑脊液呈炎性改变。精神障碍型存在进行性精神行为异常及智能减退。脊髓型是由于囊虫侵入椎管压迫脊髓而形成的脊髓受压征。

（二）诊断

有便绦虫史和食用米猪肉史,病情缓慢进展,出现神经系统症状和体征,应临床疑诊。皮下结节为诊断本病的重要依据之一,活检及病理证实囊虫结节,颅脑 CT 及 MRI 的典型囊虫影像为确诊依据。粪便及囊虫免疫学检查阳性。

（三）治疗

1. 肠道内有脑囊虫的成虫寄生时,宜用驱虫剂如槟榔煎剂。当排出绦虫时,宜便于温水中,以利整条绦虫排出,切勿用手去拉,以免撕断,并检查虫头是否排出,否则应择日重复驱虫。推荐吡喹酮剂量总量 180mg/kg,囊虫数量少者,4d 分服,每日分 2 次服用,囊虫数量多,病情重者,采用小剂量长疗程,即 9d 分服,2~3 月后开始第 2 疗程,共治疗 3~4 疗程。

2. 患者在治疗过程中,由于虫体死亡,有可能引起虫体破裂分解导致过敏反应,加重脑水肿,一般需住院观察病情变化,并在治疗过程中同时给予激素治疗,一般选用地塞米松。如有癫痫发作、颅内高压等伴随症状,需给予治疗癫痫、降颅压等针对性治疗。还应注意,囊虫病合并猪肉绦虫病者,要先行驱绦治疗。杀虫治疗前务必检查有无眼囊虫病,如有,要先行手术摘除囊虫,再杀虫治疗,避免因囊虫死亡所引起的过敏、免疫反应导致失明。

3. 当药物疗效不满意,而颅内压显著增高,并出现视力下降或者意识障碍者,可行单侧或双侧颞肌下减压术,如侧脑室内有囊虫阻塞室间孔者,应行手术摘除。

【临床病例讨论】

患　者:陈××,女,50 岁,主因"间断头晕头痛 11 月"收入院。

现病史:患者 2011 年 7 月无明显诱因突然出现头痛,呈阵发性胀痛,颈部僵直,晨起加重,伴有明显头晕、恶心、呕吐、小便失禁,未见抽搐发作,间断自行口服"感冒药"治疗,未见明显好转。2012 年 4 月 17 日患者就诊某市中心医院行头颅 CT 平扫及腰椎穿刺,具体结果不详,考虑"脑囊虫病",给予吡喹酮杀虫(400mg,每日 3 次,共 8d),辅以甘露醇脱水、地塞米松抗炎及对症支持治疗,患者头晕头痛未见明显好转,转至医院门诊,查囊虫病抗体阳性,头部 MRI 检查示脑实质内可见多发散在分布的类圆形及椭圆形病灶,直径 0.2~1.0cm,边界清楚,病灶环形强化,部分病灶内见点状异常强化。考虑"脑囊虫病"收入院。

既往史:患者否认虫体排出史,无皮下结节病史。

个人史:生长于内蒙古乡村,无外地久居史。否认烟酒嗜好。

家族史:父母健在。否认其他家族性遗传病及传染病史。

查　体:T36.5℃,P86 次 /min,R18 次 /min,BP110/70mmHg。神清,语利,全身未及无痛性皮下结节。脑神经检查正常,四肢肌力、肌张力正常,病理征未引出。颈强直,中度抵抗感,克氏征阳性,布氏征阳性。

辅助检查:腰椎穿刺脑脊液压力 290mmH$_2$O,无色透明,无凝块,潘氏试验阳性。脑脊液白细胞 30×10^6/L,脑脊液红细胞 10×10^6/L。单个核细胞 70%,多核细胞 30%。脑脊液 K$^+$ 2.76mmol/L,

Na^+147.6mmol/L,Cl^-118mmol/L,Glu 3.48mmol/L。外周血及脑脊液囊虫 IgG 抗体阳性;头颅 MRI 提示:脑实质内可见多发散在分布的类圆形及椭圆形病灶,直径 0.2~1.0cm,边界清楚,病灶环形强化,部分病灶内见点状异常强化(图 12-8)。

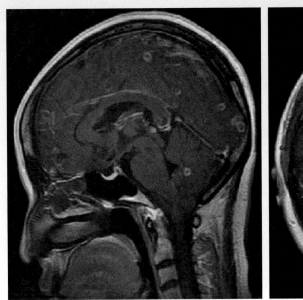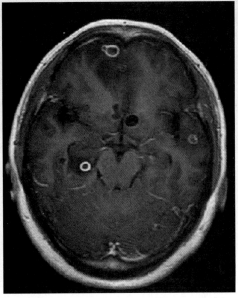

图 12-8　头颅 MRI

(一)诊断

1. 定位诊断

患者存在头痛、头晕,恶心、呕吐,症状反复发作,查体可见颈强直,中度抵抗感,脑脊液压力 290mmH₂O,为颅内压增高表现,定位于脑脊液循环系统。影像学检查提示脑实质内可见多发散在病灶,定位于脑实质。

2. 定性诊断　慢性病程,进行性加重,以颅高压为主要表现,血及脑脊液囊虫 IgG 抗体阳性,头颅 MRI 提示:脑实质内可见多发散在分布的类圆形及椭圆形长 T_1、长 T_2 信号,边界清楚,病灶环形强化,部分病灶内见点状异常强化,支持脑囊虫病的诊断。

3. 鉴别诊断

(1)脑脓肿:临床表现多样,可有发热、持续头痛等颅内压增高表现,病灶靠近皮质可有痫性发作,感染局限后可无发热。脓肿形成后,头颅 CT 可见脓壁及周围水肿带,头 MRI T_1WI 可见等信号脓壁包绕低信号脓腔,周围有低信号水肿带环绕,增强后脓壁明显强化。以上特点易与脑囊虫混淆。但脑脓肿多有慢性中耳炎、鼻窦炎及肺部感染等原发病灶,早期多有发热表现。怀疑脑脓肿,腰穿为禁忌。本例患者并无脑脓肿的前驱表现,且外周血及脑脊液囊虫 IgG 抗体阳性,头 MRI 部分病灶内见点状异常强化,均不符合脑脓肿表现,故除外。

(2)脑转移瘤:半数以上为慢性起病,多以头痛及精神障碍为首发症状。脑转移瘤可单发、多发或脑膜转移。典型头颅 MRI 表现为 T_1WI 低信号,T_2WI 高信号,周围可见明显水肿带,增强可见大小不等结节样或花环样强化。需全身检查发现原发肿瘤。本例患者头 MRI 环形强化大小基本一致,与脑转移瘤特点不符,且多次脑囊虫抗体检测阳性,故支持脑囊虫诊断。

(3)脑结核瘤:本病缺乏特征性临床表现。首发症状多为癫痫和头痛,可有颅高压表现。结核瘤多大小不等,单发多见。头颅 CT 可见瘤体边缘钙化或高密度钙化点,病灶周边强化,对诊断有价值。本例脑囊虫患者,表现为慢性颅内压增高,但头颅 MRI 脑实质内可见多发散在边界清楚病灶,且环形强化伴部分病灶内见点状异常强化,不支持结核瘤影像学特点,血及脑脊液实验室检查进一步证实为脑囊虫。

（二）临床诊疗决策

1. 病情评估　患者病情主要根据颅内囊虫的多少、发生的部位和症状决定。如脑内有少量囊虫结节时(20个以内者),症状轻微,常常由于囊虫死亡可自愈。病情波动大,缓解、加重。存在癫痫持续状态、颅高压、继发颅内感染等可危及生命。

2. 辅助检查

(1) 皮下结节:为诊断本病的重要依据之一,除询问病史外,应详细检查皮下有无黄豆大小的结节,触之可移动,可行活体组织检查以证实。

(2) 粪便检查:因为患者的肠道内多有成虫,粪便中经常可发现有成虫脱落节片和虫卵,尤其皮下囊虫结节多者,更易发现。

(3) 血液检查:患者血中嗜酸性粒细胞增高,用囊虫作抗原,血清猪囊虫补体结合实验多显阳性反应。

(4) 脑脊液检查:在囊虫急性感染期,脑脊液中细胞数增高,主要为淋巴细胞,有时也可看到嗜酸性粒细胞,蛋白含量增高,猪囊虫补体结合实验多呈阳性反应。

(5) X线检查:颅骨平片可见到散在小圆型钙化影,长期颅内压升高者,可显示脑回压迹增多,蝶鞍扩大和床突骨质吸收等颅内压增高征。脑血管造影多显正常。晚期患者由于发生脑萎缩,可见脑室和蛛网膜下腔有轻度扩大表现,如侧脑室内充盈缺损或有钙化斑者,应考虑有侧脑室内猪囊虫病。脑池和蛛网膜下腔囊虫,可出现脑池充盈不良。

(6) 头颅 CT 及 MRI:对于诊断及治疗脑囊虫病起重要作用。MRI 对脑囊虫病的定性、定位诊断明显优于 CT,绝大多数脑囊虫病经过 MRI 检查可准确诊断脑囊虫的数目、大小及发病部位,且脑囊虫病不同病理演变期因所含成分的变化会在 MRI 图像上呈现特征性的表现,因此 MRI 宜作为脑囊虫病首选检查手段,并且对脑囊虫病的分型、分期诊断及对临床治疗具有重要指导意义。

本例患者虽未发现皮下结节,未进行粪便检测,但血及脑脊液压力增高,白细胞数增多,单核细胞为主,且囊虫 IgG 抗体阳性,头 MRI 多发散在分布的类圆形及椭圆形异常信号,边界清楚,病灶环形强化伴部分病灶内见点状异常强化,符合脑囊虫改变。

3. 治疗　针对囊虫,采用阿苯达唑 10d 杀虫法,20mg/(kg·d),具体剂量为早-中-晚(400mg-400mg-400mg)口服。为防止用药期间及治疗后,虫体死亡异体蛋白释放可能进一步出现的脑实质损伤,眼压升高、视力下降、失明,及脑水肿,脑疝引起生命体征不稳定导致死亡,治疗中加用地塞米松 5mg 减轻炎症反应,继续甘露醇降颅压治疗,同时联系神经外科会诊做好急诊手术准备。治疗过程中密切观察患者神经系统及眼部症状体征,及时复查患者血常规及生化指标,依据结果调整药物剂量。

（三）随访

患者经过 10d 驱虫治疗,症状和体征明显好转,转回当地医院进行对症支持治疗,并定期复查血液、脑脊液猪囊虫补体结合实验及颅脑 MRI,监测病情变化。

二、脑血吸虫病

本病系血吸虫卵聚积于脑内者,多发生在血吸虫病流行地区。虫卵自人体粪便排出后,在水中孵化成毛蚴。钻入钉螺体内发育成为母包蚴,子包蚴脱离母体后,再次产生许多尾蚴,为血吸虫的传染期,人在疫水中与尾蚴接触,进入人体,经血液循环到达肠系膜及肺毛细血管,在肝内发育成成虫。如虫卵入脑,大多聚积于大脑中动脉末梢分开区,形成虫卵结节。虫卵栓塞小血管,可引起脑组织出血,退变和胶质增生。

（一）临床表现

急性型:本病感染后数周或数日发病,由于虫卵及代谢产物的刺激,可有脑膜炎症状,高热、昏睡、精神恍惚和谵妄、肌力减退、腱反射亢进、尿便失禁和脑膜刺激征等,还可有咳嗽、皮疹、腹痛、腹泻、肝脾大等急性血吸虫病症状。

慢性型:为感染后半年至数年后开始发生,主要由脑肉芽肿所引起。多数患者有颅内压增高表现,可有癫痫发作、偏瘫、感觉障碍、中枢性面瘫和失语等。眼部症状表现为视力减退、视野缺损和视乳头水肿。

（二）诊断

患者有居住流行区、接触过疫水和患过血吸虫病史。脑脊液压力增高,细胞数和蛋白含量增高,可找到嗜酸性细胞,血清和脑脊液的补体结合试验反应阳性。影像学检查可见病灶。

（三）治疗

加强粪便管理,消灭钉螺,避免与疫水接触。治疗以内科治疗为主,如用吡喹酮有疗效。颅内有血吸虫肉芽肿者,可手术切除。

三、脑棘球蚴病

脑棘球蚴病又叫脑包虫病,是狗绦虫的幼虫侵入人脑形成囊肿所致,多数散发流行于畜牧地区,儿童多于成人。

（一）临床表现

棘球绦虫寄生于狗和狼等动物小肠内,虫卵随粪便排出,被牛、羊、马、猪等中间宿主吞食后,在其肝和肺等器官发育成为棘球蚴(包虫),这些动物的内脏被狗吞食,在狗肠内成为棘球绦虫的成虫,完成其生活史。排出虫卵,为人所误食,经胃液消化后,在十二指肠内孵化成为六钩蚴,穿入肠壁末梢静脉,进入门静脉系统,主要停留在肝脏内,少数可随血液到达肺、脑、肾、脾、肌肉和脊髓等组织,经数月缓慢发育成包虫囊肿。病程发展缓慢,囊肿长大时,可产生缓慢颅内压增高征,出现头痛、呕吐、视力减退和视乳头水肿,一般多位于额顶叶,可发生癫痫,轻偏瘫,偏身感觉障碍和失语等。

（二）诊断

凡有居住流行区与狗羊接触史,或已患有包虫病者,出现上述脑部症状,应考虑有本病的可能。包虫皮肤实验:将抗原稀释成为 1∶100 倍,行皮内注射,20min 后出现 2~3min 以上的红晕,即为阳性。包虫补体结合实验:用包虫抗原做血和脑脊液补体结合实验,脑脊液的阳性率较高。血液中嗜酸细胞增高。MRA可见病变处有血管移位、无血管区和其周围血管受压变直,呈蜘蛛足样包绕。

（三）治疗

加强卫生宣传,防止狗便污染蔬菜、食物和水源。无杀灭包虫的特效药物,故以手术切除为主。

四、脑型肺吸虫病

本病是肺吸虫的成虫侵入脑内,形成肉芽肿和多发性脓肿。由于人吃生的和半生不熟的含有肺吸虫囊蚴的蟹类和蛤蜊感染,囊蚴进入胃内,在小肠孵成幼虫,穿过肠壁,进入腹腔,腹壁肌肉和皮下等处,大多数穿过膈肌,经胸腔进入肺部,发育成成虫,即患肺吸虫病。如成虫经后纵隔,沿颈部软组织,沿颈动脉管上行,经破裂孔等颅底骨孔进入颅中窝,侵入顶、颞和枕叶,或进入基底节内,即形成脑型脑吸虫病。

（一）临床表现

由于本病在脑内形成多发性病灶,因此症状比较复杂多样化。如为占位性病变者,可有头痛、呕吐、视力障碍和视乳头水肿等颅内压增高表现。侵入额、顶、颞叶者,可出现癫痫,精神症状,偏瘫,同向偏盲和失语等;侵入枕叶者可有同向偏盲伴有黄斑回避。如果形成脑肿破入脑室和蛛网膜下腔时,可出现脑膜刺激症状,如寒战,发热,全身不适,头痛和颈强直等。

（二）诊断

病史极为重要,如患者居住过肺吸虫流行区,有进食生螃蟹活蛤蜊,慢性咳嗽、胸痛和咯铁锈痰史等,可考虑有患本病的可能,尤其在痰中曾找到过肺吸虫卵者,更有助于诊断。脑脊液检查对诊断本病极为重要,脑脊液的免疫学检查阳性有特异价值。影像学对占位性病变的定位诊断,很有帮助。

（三）治疗

不食未煮熟的螃蟹和蛤蜊，即可杜绝感染。患本病者可行药物和手术治疗。药物治疗常用硫酸氢酚，六氢对二甲苯，依米丁和氯喹，单用或两药合用均可，但对脑型肺吸虫病疗效较差（药物治疗常用吡喹酮或阿苯达唑，具有疗效好、不良反应小等特点）。手术疗法，仅限于单发占位性病变者。

第七节　艾滋病所致神经系统病变

【理论概要】

艾滋病也称获得性免疫缺陷综合征（acquired immunodeficiency syndrome，AIDS），是感染人类免疫缺陷病毒（human immunodeficiency virus，HIV）所致。自 1981 年美国首次发现艾滋病，全球已有 200 多个国家和地区先后报道，艾滋病已被我国列入乙类法定传染病，并被列为国境卫生监测传染病之一。艾滋病已成为严重威胁人类健康和生存的全球性问题。

（一）临床表现

HIV 感染的临床症状是一个疾病谱，包括从与原发感染相关的急性综合征到延续性的无症状状态和继发性疾病。HIV 感染可以影响神经系统的各个部分，包括脑膜、脑、脑神经、脊髓、神经根、周围神经和肌肉，见表 12-3。10%~27% 的 AIDS 患者以神经系统损害为首发症状。HIV 感染者所发生的神经系统合并症既包括原发于 HIV 感染本身的病理过程，也包括继发的与 HIV 感染相关的肿瘤、机会性感染或 HIV 药物治疗的副作用。

表 12-3　HIV 感染的神经系统疾病

分类	疾病
HIV 感染	无菌性脑膜炎
	HIV 相关性痴呆（HIV 脑病，HIV 合并痴呆）
	脊髓疾病
	空泡样脊髓病
	单纯性感觉性共济失调
	感觉异常 / 感觉迟钝
	周围神经病
	远端对称性多发性周围神经病
	急性炎症性脱髓鞘性多发性神经病（吉兰 - 巴雷综合征）
	慢性炎症性脱髓鞘性多发性神经病（CIDP）
	多发性单神经炎
	肌病
HIV 相关肿瘤	原发性中枢神经系统淋巴瘤
	Kaposi 肉瘤
机会性感染	隐球菌感染
	弓形虫病
	进行性多灶性白质脑病
	巨细胞病毒感染
	复发性 Chagas 病
	梅毒
	结核分枝杆菌感染
	HTLV-1 感染
HIV 药物治疗相关并发症	齐多夫定治疗引起的肌病
	NRTI 相关的多发性神经病

注：HTLV（Human T-lymphotropic virus）= 人类 T 淋巴细胞病毒；NRTI（nucleoside reverse transcriptase inhibitors）= 核苷逆转录酶抑制剂

（二）诊断

1. 诊断要点　艾滋病神经综合征的诊断可根据流行病学资料、临床表现、免疫学及病毒学检查等综合判定。患者存在一种或几种机会性感染，提示可能有细胞免疫缺陷，应确认 AIDS 可能性；AIDS 患者表现神经系统多数损害，如合并细菌性脓肿、结核性肉芽肿、弓形虫病和原发性中枢神经系统淋巴瘤等，应高度怀疑本病。①EEG 可起到筛查作用，AIDS 脑病可见广泛慢活动，患者如有智能和人格改变更有诊断意义；有助于弓形虫脑病与脑淋巴瘤鉴别，弓形虫脑病 EEG 局灶性与弥漫性改变并存，治疗有效时 EEG 显示好转，脑部淋巴瘤以局灶性改变为主。②CT 检查可见单个大病灶或多数病灶，治疗有效时 CT 呈现好转，CT 显示进行性脑萎缩有助于 HIV 相关神经认知障碍的诊断；MRI 灵敏度高，可发现早期脑部病变，脊髓病可作钆 - 增强检查。③CSF 检查有助于周围神经病，尤其 CMV 导致多发性神经病诊断。④EMG 和神经传导速度检查可诊断脊髓病、周围神经病和肌病，必要时辅以肌肉、神经活检或立体定向脑活检。⑤AIDS 确诊依靠脑活检、HIV 培养、HIV 抗原及抗体测定，检测 HIV 抗体常用 ELISA 法，测定 p24 核心抗原（p24 core antigen）有实用价值。

2. 鉴别诊断

（1）先天性免疫缺陷：艾滋病患儿须与先天性免疫缺陷鉴别，前者常见腮腺炎及血清 IgA 增高，先天性缺陷少见，病史和 HIV 抗体可资鉴别。

（2）与应用皮质类固醇、血液或组织细胞恶性肿瘤引起获得性免疫缺陷，其他原因慢性脑膜炎或脑炎等鉴别：可检测 CSF-HIV 抗体或 HIV 病毒分离。

（3）与病毒、细菌、真菌性脑部感染等非艾滋病继发机会感染鉴别：可通过病史及血清学检查。

（三）治疗

尽管目前 HIV 感染和 AIDS 尚不能治愈，但近年来在控制艾滋病进展、改善患者生命状况及延长寿命等方面已取得显著进步。HIV 感染及 AIDS 治疗必须求助于艾滋病治疗中心专家，包括抗 HIV 治疗、增强免疫功能、处理神经系统并发症，及心理和社会支持。

联合抗逆转录病毒治疗（cART），也称作高效抗逆转录病毒治疗（highly active antiretroviral therapy，HAART），显著改善了 HIV 感染者的健康状况，延长患者的生存期。经典的 cART 包括了 2 类或 2 类以上的至少 3 种抗逆转录病毒药物。多种药物使 HIV 复制的生命周期不同阶段均可被抑制，减少了药物抵抗的可能。正确地应用抗逆转录病毒治疗，抑制病毒复制并部分保存免疫功能，可以预防机会性感染的发生，延长 HIV 感染者的存活期。

机会性感染的治疗，脑弓形虫病用乙胺嘧啶和磺胺嘧啶，单纯疱疹病毒感染用阿昔洛韦和更昔洛韦，结核用抗结核治疗，真菌感染用两性霉素 B、伏立康唑等。巨细胞病毒导致神经根病疼痛早期可用更昔洛韦和三环类抗抑郁药阿米替林等。急性、慢性炎症性脱髓鞘性周围神经病可采用静注丙种球蛋白和血浆置换。

免疫治疗可增强免疫功能，用白细胞介素 -2（IL-2）治疗艾滋病相关综合征可重建细胞免疫功能，α- 干扰素能抑制多种逆转录酶和 HIV 复制。据报道西咪替丁（甲氰咪呱）有免疫调控作用，1200mg/d，疗程 5 个月，连续服药 3 个月后，停药 3 周再继续服用。

【临床病例讨论】

患　者：郑 ××，男，23 岁，未婚，主因"声音嘶哑，左上肢无力 2 个月"入院。

现病史：2 个月前患者出现声音嘶哑，语音低，偶有饮水呛咳，伴左肩背部疼痛、无力，抬臂力弱，就诊于某医院耳鼻喉科行内镜检查提示左侧声带固定不动，闭合差，诊断"左声带麻痹"，同时发现其左侧舌肌明显萎缩，给予口服"甲钴胺"等药物治疗，症状无明显改善。自觉饮水呛咳、吞咽困难，左上臂力弱逐渐加重，影响进食，于头颈外科门诊行咽部病理检查提示：黏膜组织慢性炎症，淋巴组织反应性增生。患者自发病以来，无发热、头痛，精神情绪一般，进食减少，体重下降约 3.5kg，尿便如常，睡眠可。

既往史:体健,否认慢性病史。否认手术、外伤史。否认肝炎、结核病史。

个人史、家族史:足月顺产,自幼体健,发育如常。2个姐姐,均体健,否认家族特殊遗传病史及类似病史。

查　体:T36.5℃,P76次/min,R16次/min,BP120/80mmHg。内科查体大致正常。神经系统查体:神清,声音嘶哑,高级皮质功能正常。双瞳孔正大等圆,直径3mm,光反应灵敏。眼位居中,眼动充分,眼震(−)。面部针刺觉对称,咀嚼对称有力,双侧面纹对称,听力粗测正常。双侧软腭上抬尚可,悬雍垂居中,咽反射存在,转颈力可,左侧耸肩力弱,伸舌左偏,左侧舌肌显著萎缩。左侧三角肌、斜方肌略欠饱满,未见明显肉跳,左上肢外展力弱,余肢体肌力大致正常,肌张力正常,指鼻及跟膝胫试验稳准,Romberg征(−),肢体及躯干针刺觉及音叉振动觉对称存在。双侧腱反射对称(++),双侧Babinski征(−),脑膜刺激征(−)。

辅助检查:头MRI示脑实质未见异常改变。颈髓MRI示延髓及颈髓未见形态及信号异常。甲状腺超声未见明显异常。血常规示白细胞$5.4×10^9$/L,淋巴细胞百分比44.3%(20%~40%),中性粒细胞百分比39.1%(50%~70%),淋巴细胞计数$2.39×10^9$/L[$(0.8~4)×10^9$/L],中性粒细胞$2.12×10^9$/L[$(2~7)×10^9$/L]。血沉27mm/h(0~15mm/h)。肝肾功能、电解质均正常范围。HIV-P24抗原/抗体(初筛检测)阳性;疾控中心艾滋病确证实验示HIV-1抗体阳性。血$CD4^+$/$CD8^+$:总T细胞($CD3^+$)百分比84.7%(60.5%~75.4%),T辅助细胞Th($CD3^+CD4^+$)百分比17.20%(32.8%~52.8%),T抑制Ts($CD3^+CD8^+$)百分比60.40%(19.7%~38.9%),Th/Ts0.28(1.0~2.16)。

（一）诊断

1. 定位诊断　声音嘶哑,喉内镜检查左侧声带固定不动,考虑左侧声带麻痹,定位于疑核、左侧迷走神经主干、喉返神经及其左侧咽喉肌;伸舌左偏、左侧舌肌萎缩定位于左侧舌下神经及左侧舌肌;饮水呛咳、吞咽困难定位于疑核、迷走神经、舌下神经、副神经及球部肌肉;左侧耸肩及上臂外展力弱,三角肌及斜方肌欠饱满定位于左侧副神经、颈神经及左侧胸锁乳突肌、三角肌、斜方肌。病变为一侧、节段分布且无肌痛、肌酶及乳酸脱氢酶增高等肌肉受累体征,首先考虑左侧疑核及颈髓前角运动核及其支配神经受累可能性大。

2. 定性诊断　青壮年男性,隐袭起病,症状逐渐加重,主要表现为左侧声带麻痹、舌肌萎缩、左侧肩部及上臂力弱及肌肉欠饱满,头MRI及颈髓MRI未见明显形态及信号异常,HIV-1抗体阳性,$CD4^+$/$CD8^+$降低,提示患者存在HIV感染,由于HIV是一种嗜神经病毒,可高度选择性地侵袭神经系统,10%~27%的患者以神经系统损害为首发症状,故考虑诊断为艾滋病所致神经损害。

3. 鉴别诊断

（1）延髓、颅底占位性病变:患者可以声音嘶哑起病,逐渐出现后组脑神经甚至高颈部受损表现,但患者多起病缓慢,病史相对较长。本例患者总病程2个月,出现明显舌肌、左三角肌、斜方肌萎缩,头及颈髓MRI扫描未见异常,排除占位性病变。血HIV抗体阳性,支持HIV感染所致。

（2）重症肌无力:为神经肌肉接头疾病,患者表现为骨骼肌的易疲劳性,如累及咽喉肌,可出现明显声音嘶哑,但重症肌无力患者少有肌肉萎缩,且本例患者并无晨轻暮重等特点,病变属于节段性分布,不符合重症肌无力表现,故除外。

（3）运动神经元病:一组病因未明的选择性侵犯脊髓前角细胞、脑干运动神经元、皮质锥体细胞及锥体束的慢性进行性神经变性疾病。进行性延髓麻痹可出现进行性构音障碍、吞咽困难和咀嚼肌无力,可有明显舌肌萎缩及肌束颤动。但该病多40岁以后起病,进展相对较慢,本例患者亚急性病程,病变范围包括颈髓前角运动细胞,且无肌束颤动,不支持。血清学检查明确为艾滋病感染所致神经损伤。

（二）临床诊疗决策

1. 病情评估　HIV所致神经系统病变根据流行病学资料、临床表现、免疫学及病毒学检测可综合判定。本例患者出现逐渐后组脑神经损害临床表现,且血清 HIV-1 抗体阳性,CD4$^+$/CD8$^+$ 降低,提示患者存在 HIV 感染。虽然目前有抗 HIV 药物治疗,但约半数出现神经系统症状的 HIV 患者在 1~3 年内死亡。本例患者诊断明确后,已于专科医院诊治。

2. 辅助检查

(1) 血常规检查:常轻度贫血,红细胞、血红蛋白和白细胞降低,中性粒细胞增加,核左移。

(2) HIV 抗体检测:可用酶联免疫吸附实验(ELISA),阳性血清需重复检测或用免疫印迹法(Western blot)和固相免疫沉淀试验(SRIP)复检确认,以防假阳性。可用全病毒抗原或基因重组制备的核心抗原或膜抗原检测。

(3) 免疫学检查:①外周血淋巴细胞计数下降至 1.0×10^9/L,辅助性淋巴细胞 CD4$^+$ 低于 0.4×10^9/L,伴严重机会性感染时 CD4$^+$ 低于 0.05×10^9/L,CD8$^+$ 正常或略增高,CD4$^+$/CD8$^+$ 比值倒置,<1.0(正常 1.75~2.1);②皮肤植物血凝素(PHA)及某些抗原反应消失,迟发性变态反应下降,NK 细胞活性下降,单核 - 巨噬细胞数量和趋向性下降;③免疫球蛋白增高(B 细胞多克隆活化所致),血清 α- 干扰素、β- 微球蛋白、α- 胸腺素和免疫复合物等含量增高。CD4$^+$ 细胞减低是 HIV 感染者发生神经系统疾病的最重要最敏感的预测指标,而 CD8$^+$ 细胞和血清病毒负荷的预测意义相对较小。

(4) 病毒学检查:HIV 感染者抗体转阴后 ELISA 检测抗原仍呈持续阳性反应,可能发展为艾滋病。AIDS 患者血清、唾液、泪液、乳汁、精液和阴道液等可检出 HIV 病毒颗粒,HIV 感染数周至数月后血清可检出 HIV 抗体,5% 的患者为假阴性。目前病毒分离尚未列入常规检查,可用核酸印迹法(Southern blot)检查淋巴细胞中 HIV-RNA。

(5) CSF 检查:CSF 病原核酸扩增可诊断 CMV、弓形虫病合并感染或进行性多灶性白质脑病(PML),但阴性结果不能排除。无症状 HIV 感染患者发现 CSF 异常,须严格除外其他疾病方可做出诊断。CSF 很少能培养出病毒,多发性神经根病可能培养出 CMV。CSF 分析应包括细胞学,病毒、细菌和真菌培养,隐球菌抗原、疱疹病毒、JC 病毒和结核分枝杆菌 PCR,梅毒血清学检测等。

(6) EEG 检查:可起到筛查作用,AIDS 脑病可见广泛慢活动,如果患者存在智能及人格改变更有诊断意义。

(7) EMG 和神经传导速度检查:可诊断脊髓病、周围神经病和肌病,必要时辅以肌肉、神经活检及立体定向脑活检。

(8) CT 和 MRI 检查:可见弥漫脑损害病灶,MRS 和铊 -SPECT 可鉴别肿瘤和感染。

本例患者血常规检查虽无明显异常,但免疫学检查发现 T 辅助细胞 Th(CD3$^+$CD4$^+$)百分比降低,T 抑制 Ts(CD3$^+$CD8$^+$)百分比升高,Th/Ts 为 0.28,明显比值倒置,提示患者存在明显相关异常。血液 HIV-P24 抗原 / 抗体(初筛检测)及疾控中心艾滋病确证实验 HIV-1 抗体均阳性。后患者前去相关疾控机构治疗,未完成其他有创检查,但根据相关血液学检查已明确患者存在 HIV 感染。

3. 治疗 包括抗 HIV 治疗,增强免疫功能、处理神经系统并发症及心理和社会支持。

(1) HIV 药物治疗:包括核苷及核苷酸反转录酶抑制剂,如拉米夫定、替诺福韦、阿巴卡韦等;非核苷反转录酶抑制剂,如奈韦拉平;蛋白酶抑制剂;整合酶抑制剂;融合抑制剂;趋化因子受体阻滞剂等。联合抗反转录病毒治疗(cARI)可显著改善 HIV 感染者的健康状况,延长患者的生存期。经典 cARI 包括了 2 类或 2 类以上的至少 3 种抗反转录病毒药物,多种药物使 HIV 复制的生命周期不同阶段均可被抑制,减少药物抵抗的可能。

(2) 机会感染的治疗。

(3) 免疫治疗:可增强免疫功能,用白介素 -2 治疗 AIDS 可重建细胞免疫功能,α- 干扰素能抑制多种反转录酶和 HIV 复制。西咪替丁有免疫调控作用。

(三) 随访

AIDS 一旦出现症状,约半数会在 1~3 年内死亡,虽然某些新药可延长疾病潜伏期,但 HIV 血清阳性患者迟早会发展成艾滋病。

第八节　自身免疫性脑炎

【理论概要】

脑炎(encephalitis)是指脑实质发生炎症导致神经系统功能缺失的一类疾病。其在世界范围内均具有较高的致死率及致残率。脑炎的基本原因可大致分为：直接感染性(direct infectious)、后感染性(post infectious)及非感染性(noninfectious)。其中，后感染性及非感染性脑炎中的自身免疫性脑炎(autoimmune encephalitis, AE)，特别是由抗神经元表面介导抗体(neuronal surface-mediated antibody, NSAb)所致 AE 在最近十年内日益引起国际神经病学界的广泛关注。据不完全统计，AE 约占临床全部拟诊脑炎患者10%~20%。因此我国 AE 潜在罹患人群庞大。

AE 泛指一类由于免疫系统与脑实质相互作用而导致的急性或亚急性炎性疾病。临床上符合脑炎的主要表现。病理上以淋巴细胞为主的炎症细胞浸润脑实质，并在血管周围形成套袖样结构，同时具有难以检出病毒抗原、核酸及包涵体的神经病理学特点。需要指出，在某些病例中，存在 AE、边缘性脑炎及神经系统副肿瘤综合征的相互叠加。

按照 AE 发病机制可将其分为细胞免疫介导为主型及体液免疫介导为主型。其中，体液免疫介导型 AE 中抗体常为直接致病性，而细胞免疫介导型 AE 中抗体多提示合并某种肿瘤而其本身不致病。常见 AE 相关抗体及其对应抗原、临床综合征以及合并神经系统以外肿瘤情况参见表 12-4。

表 12-4　自身免疫性脑炎相关抗神经细胞抗体及合并肿瘤类型

抗原	抗原位置	脑炎综合征	肿瘤的比例	主要肿瘤类型
Hu	神经元细胞核	边缘性脑炎	>95%	小细胞肺癌
Ma2	神经元细胞核仁	边缘性脑炎	>95%	精原细胞瘤
GAD	神经元胞质	边缘性脑炎	25%	胸腺瘤，小细胞肺癌
两性蛋白	神经元胞质	边缘性脑炎	46%~79%	小细胞肺癌，乳腺癌
CV2	少突胶质细胞质	边缘性脑炎	86.5%	小细胞肺癌，胸腺瘤
NMDAR	神经元细胞膜	抗 NMDAR 脑炎	因性别、年龄而异	卵巢畸胎瘤
AMPAR	神经元细胞膜	边缘性脑炎	65%	胸腺瘤，小细胞肺癌
GABA$_B$R	神经元细胞膜	边缘性脑炎	50%	小细胞肺癌
LGI1	神经元细胞膜	边缘性脑炎	5%~10%	胸腺瘤
CASPR2	神经元细胞膜	Morva 综合征，边缘性脑炎	20%~50%	胸腺瘤
DPPX	神经元细胞膜	脑炎多伴有腹泻	<10%	淋巴瘤
IgLON5	神经元细胞膜	脑病合并睡眠障碍	0%	—
GlyR	神经元细胞膜	PERM	<10%	胸腺瘤
GABA$_A$R	神经元细胞膜	脑炎	<5%	胸腺瘤
mGluR5	神经元细胞膜	脑炎	70%	霍奇金淋巴瘤
D2R	神经元细胞膜	基底节脑炎	0%	—
neurexin-3α	神经元细胞膜	脑炎	—	—
MOG	少突胶质细胞膜	ADEM	0%	0%
AQP4	星形胶质细胞膜	间脑炎	0%	—

注：部分抗体尚与其他神经综合征相关，如僵人综合征、亚急性小脑变性与感觉神经元神经病等。GAD(glutamic acid decarboxylase) = 谷氨酸脱羧酶；NMDAR(N-methyl-D-aspartate receptor) = N- 甲基 -D- 天冬氨酸受体；AMPAR(α-amino-3-hydroxy-5-methyl-4-isoxazolepropionic acid receptor) = α 氨基 -3- 羟基 -5- 甲基 -4- 异唑酸受体；GABA$_B$R(γ-amino butyric acid type B receptor) = γ- 氨基丁酸 B 型受体；CASPR2(contactin associated protein 2) = 接触蛋白相关蛋白样蛋白 2；DPPX(dipeptidyl-peptidase-like protein-6) = 二肽基肽酶样蛋白；GlyR(Glycine receptor) = 甘氨酸受体；GABA$_A$R(γ-amino butyric acid type A receptor) = γ- 氨基丁酸 A 型受体；mGluR5(metabotropic glutamate receptor 5) = 代谢型谷氨酸受体 5；LGI1(Leucine-rich glioma-inactivated protein 1) = 富含亮氨酸胶质瘤失活蛋白 1；D2R(Dopamine 2R) = 多巴胺 2 型受体；neurexin-3alpha= 突触蛋白 -3α；MOG(myelin oligodendrocyte glycoprotein) = 髓鞘少突胶质细胞糖蛋白；AQP4(aquaporin 4) = 水通道蛋白 4；PERM(progressive encephalomyelitis with rigidity and myoclonus) = 伴有肌强直及阵挛的进行性脑脊髓炎；ADEM(acute disseminated encephalomyelitis) = 急性播散性脑脊髓炎

（一）临床表现

AE 主要临床表现包括精神行为异常、近记忆力下降、癫痫发作、意识水平下降及昏迷、言语障碍、运动障碍、不自主运动、自主神经功能障碍等。抗 NMDAR 脑炎的不自主运动包括咀嚼样动作、肢体震颤、舞蹈样动作，甚至角弓反张。抗 LGI1 脑炎患者可出现口 - 面部肌张力障碍发作。抗 NMDAR 脑炎自主神经功能障碍包括泌涎增多、窦性心动过速 / 过缓、低血压、中枢性发热 / 低体温以及中枢性低通气等。睡眠障碍在抗 NMDAR 脑炎以及抗 IgLON5 脑炎中较常见，表现为快速眼动期睡眠行为异常、睡眠觉醒周期紊乱、嗜睡及失眠等。神经性肌强直及神经病理性疼痛见于抗 CASPR2 脑炎，而抗 GABA$_B$R 脑炎可以合并 Lambert-Eaton 肌无力综合征。部分抗 LGI1 脑炎合并顽固性低钠血症。

（二）诊断

本教材 AE 临床诊断标准主要参考 2016 年 *Lancet Neurology* 杂志提出的最新 AE 临床诊断路径。

1. 可能的 AE 诊断标准　必须同时满足以下 3 条标准：

（1）亚急性（通常少于 3 个月）出现的近记忆力减退、意识水平下降、昏睡、人格改变或精神症状。

（2）以下四项至少满足一项：

1）新出现的中枢神经系统局灶表现。

2）新出现的癫痫症状。

3）脑脊液白细胞增多（>5×10^6/L）。

4）头 MRI 提示脑炎，如边缘系统脑炎中一侧或双侧颞叶内侧 T$_2$ Flair 高信号，或者累及灰质和 / 或白质并符合脱髓鞘 / 炎症特点的多发病灶。

（3）合理排除其他诊断。

2. 确诊的自身免疫性边缘性脑炎诊断标准　必须同时满足以下 4 条标准：

（1）亚急性（通常少于 3 个月）出现的近记忆力减退、意识水平下降、昏睡、人格改变或精神症状，符合边缘系统受累表现。

（2）双侧局限于颞叶内侧 T$_2$ Flair 高信号（部分颞叶内侧 MRI 无明显异常病例，可以用该部位 PET 高代谢替代）。

（3）以下两项至少满足一项：

1）脑脊液白细胞增多（>5×10^6/L）。

2）脑电图显示累及颞叶的慢波或癫痫波。

（4）合理排除其他诊断。

3. 抗 N- 甲基 -D- 天冬氨酸受体脑炎（抗 NMDAR 脑炎）诊断标准

（1）很可能的抗 NMDAR 脑炎必须同时满足以下 3 条标准：

1）病情在 3 个月内快速进展，满足以下 6 项中的 4 项：①精神行为异常或认知功能障碍；②言语功能障碍（言语减少、缄默）；③癫痫发作；④运动障碍或强直 / 姿势异常；⑤意识水平下降；⑥自主神经功能异常或中枢性低通气。

2）以下实验室检查中至少一项异常：①脑电图异常（局灶性或弥漫性慢波、电活动紊乱、癫痫波或异常 δ 刷）；②脑脊液白细胞增多或出现寡克隆区带。

3）合理排除其他诊断。

（2）确诊抗 NMDAR 脑炎必须同时满足以下三条标准：

1）病情在 3 个月内快速进展，满足以下 6 项中的 1 项：①精神行为异常或认知功能障碍；②言语功能障碍（言语减少、缄默）；③癫痫发作；④运动障碍或强直 / 姿势异常；⑤意识水平下降；⑥自主神经功能异常或中枢性低通气。

2）患者血清和 / 或脑脊液检出抗 NMDAR-IgG。

3）合理排除其他诊断。

（三）治疗

1. 免疫治疗　致病因素为抗体本身的 AE,清除抗体或降低抗体滴度可使患者病情好转。对于细胞免疫介导为主型 AE(如抗 Hu 抗体脑炎),推荐应用免疫抑制或免疫调节治疗。但由于细胞免疫介导为主型 AE 不可逆性的神经损害出现的较早且较迅速,治疗反应往往不佳。目前,治疗 AE 药物的用法及用量多参考其他自身免疫性疾病或系列病例报告以及队列研究。

（1）一线治疗

1）糖皮质激素:甲泼尼龙 500~1000mg/d,静脉滴注,连续 3~5d,然后逐渐减量或直接改为口服泼尼松 1mg/(kg·d),清晨顿服,维持 1~2 个月后逐渐减量,每 2~4 周减 5~10mg,至 20mg 左右后可 4~8 周减 5mg,酌情隔日服用最低有效剂量。口服泼尼松减量直至小剂量(5~10mg)均需维持半年以上,再酌情停药。在使用激素过程中注意补钾、补钙和保护胃黏膜。

2）静脉滴注丙种球蛋白(IVIg):丙种球蛋白 400mg/(kg·d),静脉滴注,5d 为一疗程,多于使用后 5~10d 起效,作用可持续 1~2 个月。

3）血浆置换:置换量每次用健康人血浆 1500ml 和 706 代血浆 500ml,第 1 周隔日一次,共 3 次,若改善不明显其后每周一次,常规进行 5~7 次。多于首次或第二次血浆置换 2d 左右起效,作用可维持 1~2 个月。需要注意的是在应用 IVIg 4 周内,不能进行血浆交换治疗。

（2）二线治疗

1）抗人 CD20 单克隆抗体:推荐剂量为 375mg/m² 体表面积,静脉滴注,每周一次,疗程为 22d,共给药 4 次。该药的治疗应在具备完善复苏设备的病区内进行,对出现呼吸系统症状或低血压的患者至少监护 24h,监测是否发生过敏反应(如寒战、发热、低血压、头痛)。

2）环磷酰胺:按剂量 750mg/m² 体表面积剂量静脉滴注,时间超过 1h,每 4 周一次,或 500mg/d 剂量静脉滴注,每月 2~4 次,或 1000mg/ 月剂量静脉滴注。

2. 抗癫痫治疗　AE 的癫痫症状单纯应用抗癫痫药物一般不能控制,应在免疫治疗的基础上联合应用抗癫痫药物。

（1）全面性癫痫:全身强直 - 阵挛发作的一线药物包括丙戊酸、托吡酯和拉莫三嗪,丙戊酸为唯一首选药物,失神发作和肌阵挛发作的一线与首选药物均只有丙戊酸。

（2）部分性癫痫(简单部分性发作、复杂部分性发作和继发性全面性发作):三种发作类型的初始治疗均首选卡马西平与奥卡西平,治疗失败后的首选药物为拉莫三嗪。

（3）在抗癫痫药物单药治疗不能控制癫痫发作时考虑药物联合治疗(辅助或叠加治疗),推荐 2 种不同作用机制的,且避免具有相互作用的药物联用。

3. AE 相关肿瘤的治疗　在该类患者中应早期识别并治疗抗体相关性肿瘤,应积极联系相关科室,尽早予以患者手术治疗,并联合上述免疫治疗,可以使患者的病情得以稳定或得到相应的改善,能够提高患者完全恢复的可能性。

【临床病例讨论】

患　者:林××,女性,23 岁,主因"惊吓后精神异常 2 周,意识丧失伴抽搐 1d"入院。

现病史:2 周前无明显原因逆行开车受到惊吓后突发精神异常,表现为极度恐慌、不认人、抓挠自身、在马路上翻滚,送至外院急诊,考虑"精神障碍"。患者于当地精神病院就诊,口服奥氮平 5mg,每日 1 次,精神异常逐渐缓解,偶有惊恐表现,可认家人,无明显行为异常,行头颅 CT 未见明显异常,遂出院。近 1 周以来患者精神异常逐渐加重,无原因惊恐表现较前增多,伴躁动,偶有胡言乱语、不认家人,无发热、抽搐。今日患者就诊神经科门诊,无明显诱因突发呼之不应,表现双上肢伸直,双手不自主抖动,肌张力升高,牙关咬紧。双眼下视位,左眼较右眼下视更明显,双瞳孔正大等圆,直径 2mm,光反应灵敏。双下肢偶可自行屈曲,双侧病理反射阴性。即刻给予安定 10mg 缓慢静推,上述症状持续约 3min 缓解。发作后患者呈缄默状态,压眶无反应,双瞳孔正大等圆,直径 2mm,光反应略迟钝。偶发口舌咀嚼样不自主运动伴双上肢僵直、抓挠、抖动及舞蹈样左右摆动。

　　既往史:体健。

　　个人史、家族史:无吸烟饮酒史,父母体健,否认家族遗传病史及类似疾病史。

　　查　体:T37.5℃,BP145/86mmHg,P151次/min,R19次/min,SpO$_2$92%。浅昏迷,双侧瞳孔正大等圆,直径约2mm,对光反射迟钝,无眼震。面纹对称,未见舌肌震颤及萎缩。左上肢偶可见无目的动作,余肢体无自主活动,四肢肌张力减低,四肢腱反射未引出,双侧病理征(−)。颈强直,颏下1~2横指,克氏征阴性。余神经系统查体不配合。心肺腹查体未见明显异常。

　　辅助检查:头MRI检查未见明显异常。脑电图示全导广泛高幅慢波。脑脊液压力175mmH$_2$O;脑脊液蛋白5.0mg/dL,氯化物117.0mmol/L,潘氏试验阴性;脑脊液白细胞10.0×10^6/L,红细胞2.0×10^6/L。脑脊液细菌涂片、抗酸染色及墨汁染色均阴性。脑脊液及血清抗NMDAR-IgG均为强阳性。妇科超声示盆腔一个直径8cm的囊实性占位。进一步行腹盆联合CT发现附件区8.0cm×4.0cm×4.0cm混杂密度囊性病变,考虑卵巢畸胎瘤可能性大。

（一）诊断

1. 定位诊断　患者突发精神异常及癫痫发作定位于边缘系统,意识障碍,定位于脑干上行网状激活系统或广泛大脑皮质,不除外安定残留效应,双上肢僵直、抖动及舞蹈样动作定位于锥体外系,唾液分泌过多及窦性心动过速,定位于自主神经系统。

2. 定性诊断　患者青年女性,急性起病,早期出现精神异常、意识障碍及癫痫发作。病程中出现不自主运动、自主神经受累及中枢性低通气表现。脑电图示全导广泛高幅慢波。盆腔CT示卵巢畸胎瘤可能性大。腰穿脑脊液检查示脑脊液压力、细胞数及蛋白轻度增高,糖和氯化物正常,无细菌、隐球菌及结核分枝杆菌感染证据。血和脑脊液抗NMDAR-IgG强阳性,首先考虑抗NMDAR脑炎。

3. 鉴别诊断

（1）病毒性脑炎:抗NMDAR脑炎特别需要与单纯疱疹病毒性脑炎鉴别。单纯疱疹病毒性脑炎起病急骤,也常有发热、局灶性神经功能缺失症状以及进行性意识水平下降,脑部MRI显示颞叶病变多有强化并可有出血性改变,脑脊液PCR可检及病毒核酸。本患者在应用抗病毒药物后病情未得到有效控制,同时出现不自主运动及自主神经受累表现,需考虑病毒性脑炎以外诊断。

（2）桥本脑病(Hashimoto encephalopathy):是一种对激素治疗反应敏感的自身免疫性脑病。根据2016年 Lancet Neurology 杂志提出桥本脑病确诊标准,需同时满足以下六项:①伴有癫痫、肌阵挛、幻觉及卒中样发作的脑病;②亚临床或轻度甲状腺疾病(通常为甲状腺功能减退症);③头颅MRI正常或无明显异常;④存在甲状腺抗体(如甲状腺过氧化物酶抗体或甲状腺球蛋白抗体);⑤血清及脑脊液中未发现神经元抗体;⑥合理排除其他诊断。本患者由于血清及脑脊液中发现抗NMDAR-IgG这一NSAb,故不考虑此诊断。

（3）代谢性脑病:代谢性脑病可以出现急性意识障碍、抽搐、脑电图异常改变。但是此类疾病往往合并较严重的内科疾病以及病前存在诱发因素,与本患者不符。同时本患者脑脊液炎性改变不支持该诊断。

（二）临床诊疗决策

1. 病情评估　在抗体结果报告之前,结合患者病情,可以遵照2016年 Lancet Neurology 可能的AE或很可能的抗NMDAR脑炎诊断标准进行评估。本患者符合很可能的抗NMDAR脑炎和可能的AE诊断标准。抗NMDAR-IgG阳性结果回报后,则可确诊为抗NMDAR脑炎。遂按照抗NMDAR脑炎常规方案治疗。

2. 辅助检查　头MRI平扫+增强(特别关注T$_2$ FLAIR序列高信号病灶)、盆腔CT、已婚妇女可行经阴道妇科B超。

　　由于抗NMDAR-IgG多为鞘内合成,部分患者血清抗NMDAR-IgG可为阴性,但脑脊液抗NMDAR-IgG阳性率接近100%。脑脊液压力多正常,白细胞多轻度升高。糖和氯化物正常,部分患者脑脊液蛋白含量轻度增高。脑脊液细胞学早期以中性粒细胞为主、中期淋巴单核细胞占优势、晚期出现巨噬细胞。

抗 NMDAR 脑炎患者脑电图可表现为棘波、棘 - 慢波或全导广泛高幅慢波。部分重症患者可出现异常 δ 刷,后者提示预后差。

本例患者虽然头 MRI 检查未有阳性发现,但脑电图出现明显全导广泛高幅慢波,且脑脊液及血清抗 NMDAR-IgG 均为强阳性,妇科 B 超发现卵巢畸胎瘤可能,均符合、支持抗 NMDA 受体脑炎诊断。

3. 治疗　分为免疫治疗(包括一线及二线免疫治疗)、抗癫痫治疗及针对相关肿瘤治疗。

入院后第 20d,患者意识转清,可按指令眨眼、攥拳,同时咀嚼及不自主舞蹈样动作开始减少。第 25d,患者接受右侧附件占位切除术,术后病理结果提示未成熟卵巢畸胎瘤。第 27d(术后第 2d),患者成功脱机,并再次应用丙种球蛋白 400mg/(kg·d)静点,连用 5d。第 31d(术后第 6d),患者意识完全恢复,言语流利、近记忆力、定向力及计算力接近正常。第 33d(术后第 8d),复查脑电图大致正常,已恢复 α 背景节律,MMSE30 分。同日开始予患者肢体康复锻炼。第 53d,患者痊愈出院。

(三) 随访

患者出院后,定期于门诊复诊,口服激素逐渐减量。出院 5 个月后,复查血和脑脊液抗 NMDAR-IgG 均转阴。出院 6 个月后,停用激素,复查盆腔 CT 未见明显异常。出院 1 年后,复查脑电图、头 MRI 及盆腔 CT 未见明显异常,继续口服抗癫痫药。患者自出院后,病情一直平稳,至 2 年后再次复查脑电图、头 MRI 及盆腔 CT 未见异常,遂停用抗癫痫药。

目前认为急性期抗 NMDAR 脑炎抗体滴度与患者预后无明显相关性。早期诊断、尽早行免疫治疗及肿瘤切除是神经功能恢复的关键。现阶段本病死亡率低于 10%,主要死因是呼吸衰竭及长期卧床所致重症感染。20%~25% 的抗 NMDAR 脑炎患者可出现复发,主要发生于未合并肿瘤者、激素冲击疗法减量期或免疫治疗不规范患者。长期也可考虑使用硫唑嘌呤或吗替麦考酚酯进行免疫抑制治疗。对于 18 岁以上的患者,即使神经系统功能恢复,也要定期(至少每 2 年一次)进行肿瘤筛查。AE 患者抗癫痫药物至少应用 2 年。

(王佳伟)

? 思考题

1. 化脓性脑膜炎的临床特点及诊断鉴别要点有哪些?

2. 如何区分化脓性脑膜炎和结核性脑膜炎?

3. 新型隐球菌性脑膜炎和结核性脑膜炎的鉴别诊断是什么?

4. 简述 HIV 阴性新型隐球菌性脑膜炎的治疗要点。

5. AIDS 患者合并的隐球菌脑膜炎的特点有哪些?

参 考 文 献

[1] 王得新. 神经病毒学——基础与临床. 2 版. 北京:人民卫生出版社,2012.

[2] 王维治. 神经病学. 2 版. 北京:人民卫生出版社,2013.

[3] 王鸿启. 现代神经眼科学. 北京:人民卫生出版社,2005.

[4] 贾建平,陈生弟. 神经病学. 7 版. 北京:人民卫生出版社,2013.

[5] CHEN P,SHI M,FENG G D,et al. A highly efficient Ziehl-Neelsen stain:identifying de novo intracellular Mycobacterium tuberculosis and improving detection of extracellular M. tuberculosis in cerebrospinal fluid. J Clin Microbiol,2012,50(4):1166-1170.

[6] PERFECT J R,DISMUKES W E,DROMER F,et al. Clinical practice guidelines for the management of cryptococcal disease:2010 update by the infectious diseases society of America. Clin Infect Dis,2010,50(3):291-322.

[7] GRAUS F,TITULAER M J,BALU R,et al. A clinical approach to diagnosis of autoimmune encephalitis. Lancet Neurol,2016,15:391-404.

第十三章

中枢神经系统脱髓鞘疾病

概　　述

　　髓鞘是包裹在有髓神经纤维轴突外面的脂质细胞膜,由髓鞘形成细胞的细胞膜所组成。中枢神经系统(central nervous system,CNS)的髓鞘形成细胞是少突胶质细胞,周围神经系统的是施万细胞。髓鞘的主要生理作用是:①有利于神经冲动的快速传导;②对神经轴突起绝缘作用;③对神经轴突起保护作用。

　　中枢神经系统脱髓鞘疾病是指发生在脑和脊髓,以髓鞘破坏或脱失为主要特征的一组疾病,包括遗传性和获得性两大类。遗传性 CNS 脱髓鞘疾病主要指脑白质营养不良,如异染性脑白质营养不良、肾上腺脑白质营养不良等。获得性 CNS 脱髓鞘病可分为继发于其他疾病的脱髓鞘病和原发性免疫介导的炎性脱髓鞘病。前者包括缺血 - 缺氧性疾病(如一氧化碳中毒后迟发型白质脑病)、营养缺乏性疾病(如亚急性联合病变)、脑桥中央髓鞘溶解症、病毒感染引起的疾病(如麻疹病毒感染后发生的亚急性硬化性全脑炎)等。后者是临床上通常所指的 CNS 脱髓鞘病,主要包括 CNS 特发性炎性脱髓鞘疾病(idiopathic inflammatory demyelinating diseases,IIDDs)。IIDDs 是一组在病因上与自身免疫相关,在病理上以 CNS 髓鞘脱失及炎症为主的疾病,包括多发性硬化、视神经脊髓炎、急性播散性脑脊髓炎、弥漫性硬化、同心圆硬化、临床孤立综合征和瘤样炎性脱髓鞘病等。

第一节　多发性硬化

【理论概要】

　　多发性硬化(multiple sclerosis,MS)是一种免疫介导的 CNS 炎性脱髓鞘性疾病,最常累及脑室周围、近皮质、视神经、脊髓、脑干和小脑。发病与病毒感染、遗传因素和环境因素有关。发病年龄多在 20~40 岁,以亚急性起病多见,男女比例约为 1∶2。临床上分为四种类型:①复发缓解型 MS(relapsing-remitting MS,RRMS),最常见,80%~85% 的 MS 患者最初表现为复发缓解病程,以神经系统症状急性加重、完全或不完全恢复为特征;②继发进展型 MS(secondary progressive MS,SPMS),大约 50% 的 RRMS 患者在发病约 10 年后,疾病隐匿持续进展,无复发或伴有复发和不完全恢复;③原发进展型 MS(primary progressive MS,PPMS),约占 10%,发病时疾病隐匿进展,且持续至少 1 年,无缓解复发过程;④进展复发型 MS(progressive-relapsing MS,PRMS),约占 5%,发病时疾病隐匿进展,伴有复发和不完全恢复。

　　临床孤立综合征(clinically isolated syndrome,CIS)定义为首次发生的 CNS 炎性脱髓鞘事件所组成的临床综合征。临床上既可表现为孤立的视神经炎、脑干脑炎、脊髓炎或某个解剖部位受累后导致的症状体征(通常不包括脑干脑炎以外的其他脑炎),亦可出现多部位同时受累的复合临床表现。病灶特点表现为时间上的孤立,且临床症状持续 24h 以上。约一半以上的 CIS 患者最终发展为 MS。

（一）临床表现

绝大多数 MS 患者在临床上主要表现为时间多发（dissemination in time, DIT）及空间多发（dissemination in space, DIS），时间多发是指缓解复发的病程，空间多发则指 CNS 病变部位的多发。少数病例在整个病程中呈现单病灶征象，单相病程多见于以脊髓症候起病的缓慢进展型 MS。由于 MS 患者 CNS 多处可同时或相继受累，故临床表现多种多样，主要特点如下：

1. 肢体无力　最多见，大约 50% 的患者首发症状包括一个或多个肢体无力。运动障碍一般下肢较上肢明显，可为偏瘫、截瘫或四肢瘫，其中以不对称瘫痪最常见。可见腹壁反射消失、腱反射亢进、病理征阳性。

2. 感觉异常　浅感觉障碍表现为肢体、躯干或面部针刺麻木感，异常的肢体发冷、蚁走感、瘙痒感以及尖锐、烧灼样疼痛及定位不明确的感觉异常。疼痛感可能与脊髓神经根部的脱髓鞘病灶有关，具有显著特征性。亦可有深感觉障碍。

3. 眼部症状　常表现为急性视神经炎或球后视神经炎，多为急性起病的单眼视力下降，有时双眼同时受累。眼底检查早期可见视乳头水肿或正常，以后出现视神经萎缩。约 30% 的病例有眼睑麻痹及复视。眼球震颤多为水平性或水平加旋转性。病变侵犯内侧纵束引起核间性眼肌麻痹，侵犯脑桥旁正中网状结构导致一个半综合征。

4. 共济失调　30%~40% 的患者有不同程度的共济运动障碍，但 Charcot 三主征（眼震、意向性震颤和吟诗样语言）仅见于部分晚期 MS 患者。

5. 发作性症状　是指持续时间短暂、可被特殊饮食诱发的感觉或运动异常。发作性的神经功能障碍每次持续数秒至数分钟不等，频繁、过度换气、焦虑或维持肢体某种姿势可诱发，是 MS 特征性的症状之一。强直痉挛、感觉异常、构音障碍、共济失调、癫痫和疼痛不适是 MS 较常见的发作性症状。其中，局限于下肢或面部的强直性痉挛，常伴放射性异常疼痛，亦称痛性痉挛。

6. 精神症状　在 MS 患者中较常见，多表现为抑郁、易怒和脾气暴躁，部分患者出现欣快、兴奋，也可表现为淡漠、嗜睡、强哭强笑、反应迟钝、智能低下、重复语言、猜疑和被害妄想。可出现记忆力下降、认知障碍。

7. 其他症状　膀胱功能障碍是 MS 患者的主要痛苦之一，包括尿频、尿急、尿潴留、尿失禁，常与脊髓功能障碍合并出现。

（二）诊断

成人 MS 推荐使用 2010 年 McDonald MS 诊断标准（表 13-1）。

表 13-1　2010 年修订的 McDonald MS 诊断标准

临床表现	附加证据
≥2 次临床发作； 客观临床证据提示 ≥2 个 CNS 不同部位的病灶或提示 1 个病灶并有 1 次先前发作的合理证据	不需要附加证据
≥2 次临床发作； 客观临床证据提示 1 个病灶	由以下 2 项证据的任何一项证实病灶的空间多发： ① MS 的 4 个 CNS 典型病灶区域（脑室周围、近皮质、幕下和脊髓）中至少 2 个区域有 ≥1 个 T_2 病灶 ② 等待累及 CNS 不同部位的再次临床发作
1 次临床发作； 客观临床证据提示 ≥2 个以上 CNS 不同部位的病灶	由以下 3 项证据的任何一项证实病灶的时间多发： ①任何时间 MRI 检查同时存在无症状的钆增强和非增强病灶 ②随访 MRI 检查有新发 T_2 病灶（和）或钆增强病灶，不管与基线 MRI 扫描的间隔时间长短 ③等待再次临床发作

续表

临床表现	附加证据
1 次临床发作； 客观临床证据提示 1 个病灶	同上述空间多发、时间多发的依据
提示 MS 神经功能障碍隐袭性进展（原发进展型 MS）	回顾性或前瞻性调查表明疾病进展 1 年，并具备下列 3 项中的任何 2 项： ① MS 典型病灶区域（脑室周围、近皮质或幕下）有 ≥1 个 T$_2$ 病灶，以证实脑内病灶的空间多发 ② 脊髓内有 ≥2 个 T2 病灶，以证实脊髓病灶的空间多发 ③ CSF 阳性结果［等电聚焦电泳证据有寡克隆带和 / 或 IgG 指数增高］

注：CNS（central nervous system）= 中枢神经系统；MS（multiple sclerosis）= 多发性硬化；CSF（cerebrospinal fluid）= 脑脊液；MRI（magnetic resonance imaging）= 磁共振成像；IgG（immunoglobulin G）= 免疫球蛋白 G

应当注意的是，在上述诊断标准中，一次临床发作（复发、恶化）是指在没有发热或感染的情况下，发生的一次持续 24h 以上的典型的急性 CNS 脱髓鞘事件，同时需确定至少有一次发作有以下三种证据之一为确诊提供证据：①神经系统检查的客观发现；②可早于患者视觉功能障碍描述的视觉诱发电位证据；③ MRI 检查发现 CNS 内存在能够解释既往神经系统症状的脱髓鞘责任病变的证据。在缺乏神经系统检查证据时，某些具有 MS 典型症状和演化特征的过去事件亦可为先前的脱髓鞘事件提供合理证据。但至少有 1 次发作必须被客观发现所支持。对有脑干或脊髓综合征的患者，其责任病灶应被排除，不予计数。发作性症状的报告（既往的或当前的）应当是每次至少持续 24h 的多次发作。

（三）治疗

1. 急性期治疗　MS 的急性期治疗以减轻症状、缩短病程、改善残疾程度和防治并发症为主要目标。

（1）糖皮质激素：一线治疗。治疗原则为大剂量，短疗程。推荐使用大剂量甲泼尼龙冲击治疗。临床常用的有 2 种方法。①对于病情较轻者，甲泼尼龙 1g/d 加入生理盐水 500ml，静脉滴注 3~4h，共 3~5d 后停药；②对于病情较严重者，从 1g/d 开始，共 3~5d，以后剂量阶梯依次减半，每个剂量使用 2~3d，直至停药，原则上总疗程不超过 3~4 周。若在减量的过程中病情再次加重或出现新的体征和 / 或 MRI 上出现新的病变，可再次使用甲泼尼龙 1g/d 冲击治疗。治疗过程中，应同时注意防治并发症。

（2）血浆置换：二线治疗。急性重症或对激素治疗无效者可于起病 2~3 周内应用 5~7d 的血浆置换。

（3）静注人免疫球蛋白：缺乏有效证据，仅作为一种可选择的治疗手段，用于妊娠或哺乳期妇女不能应用糖皮质激素的成人患者或对激素治疗无效的儿童患者。

2. 缓解期治疗　MS 为慢性疾病，缓解期治疗以控制疾病进展为主要目标，推荐使用疾病修饰药物（disease-modifying drugs，DMD）。迄今美国 FDA 批准上市的治疗 MS 的 DMD 有十余种，一线药物注射用重组人干扰素 β1b（倍泰龙）、注射用重组人干扰素 β1a（利比）、醋酸格拉默、富马酸二甲酯、特立氟胺等；二线药物包括芬戈莫德、那他珠单抗、阿仑单抗、达利珠单抗；三线药物包括米托蒽醌。用于减少复发型 MS 的疾病活动性和疾病进展，包括 RRMS、PRMS 以及伴有复发的 SPMS。其中，利比和倍泰龙是目前国内上市用于治疗复发型 MS 的一线药物。对 PPMS，目前尚无有效的治疗药物。

β- 干扰素可减少 RRMS 和可能发展为 MS 的高危 CIS 患者的临床发作和 MRI 病灶。有可能发展为 MS 的高危 CIS 或已确诊的 RRMS 或伴有复发的 SPMS 患者应给予 β- 干扰素治疗。治疗原则为早期、序贯、长期。推荐用法：①倍泰龙，推荐剂量为 250μg，皮下注射，隔日 1 次。起始剂量为 62.5μg，皮下注射，隔日 1 次，以后每注射 2 次后，增加 62.5μg，直至推荐剂量。②利比，推荐剂量为 44μg，皮下注射，每周 3 次。起始剂量为 22μg，皮下注射，每周 3 次，2 周后可加量至推荐剂量。

3. 对症治疗

（1）行走困难：可使用达方吡啶。

（2）痛性痉挛：可选择卡马西平、加巴喷丁、巴氯芬等药物。

（3）慢性疼痛、感觉异常等：可选用阿米替林、普瑞巴林、选择性 5- 羟色胺再摄取抑制剂类药物。

（4）抑郁焦虑：可选择选择性 5- 羟色胺再摄取抑制剂及心理治疗。

（5）疲劳：可选用莫达非尼、金刚烷胺。

（6）膀胱直肠功能障碍：可使用抗胆碱药物或间断导尿。

（7）认知障碍：可使用胆碱酯酶抑制剂。

4. 康复治疗

【临床病例讨论】

患　者：王 ××，男，22 岁，主因"右侧肢体无力 1 年，右眼视物模糊 1 月"入院。

现病史：1 年前患者无明显诱因出现右侧肢体无力伴麻木，右上肢不能持物，行走时右下肢跛行，患者就诊于外院诊断为"多发性硬化"，并予激素治疗后症状好转。1 月前患者无明显诱因出现右眼视物模糊，眼球活动时伴疼痛感，症状逐渐加重，病程中患者无发热、畏寒、头晕、头痛，无视物成双、视物闪光点，无胸腹部束带感，无四肢抽搐、大小便失禁等。

既往史：体健。

个人史：发病前无疫苗接种史及"驱虫药"服用史。

神经系统查体：神清语利，查体合作。对答切题，高级认知功能正常。双侧瞳孔正大等圆，直径约 3.0mm，对光反射灵敏。双眼球各向活动可，无复视及眼震。双眼相对性瞳孔传入障碍（relative afferent pupillary defect，RAPD）。粗侧双耳听力正常，双侧额纹对称，双侧鼻唇沟无明显变浅，口角无歪斜，伸舌居中，咽弓上抬可，双侧咽反射正常。右侧肢体肌力Ⅳ级，夹纸试验阳性。四肢肌张力适中。双上肢腱反射（+++)，双下肢腱反射（++++)，可引出踝阵挛。双侧腹壁反射消失。右侧胸 3 椎体水平节段以下、左侧颈 3 椎体水平节段以下痛觉过敏。双上肢指鼻试验稳准，双侧跟膝胫试验稳准。双侧 Hoffmann 征（+)，右下肢 Babinski 征阳性，Chaddock 征阳性，左下肢病理征阴性。脑膜刺激征阴性。

辅助检查：血常规、肝功能、肾功能、电解质、心电图等相关常规检查未见明显异常。血清水通道蛋白 4（aquaporin-4，AQP4）抗体阴性。头颅 MRI 平扫显示脑室周围多发圆形、类圆形、条片状长 T_1 长 T_2 信号影，部分病灶与侧脑室垂直。

（一）诊断

1. 定位诊断　患者查体示双眼 RAPD 阳性，定位于双侧视神经。右侧肢体肌力Ⅳ级，双上肢腱反射活跃，双下肢腱反射亢进，双下肢引出踝阵挛，右下肢 Babinski 征阳性，Chaddock 征阳性，定位于双侧锥体束。右侧胸 3 椎体水平节段以下、左侧颈 3 椎体水平节段以下痛觉过敏，定位于双侧脊髓丘脑束。

2. 定性诊断　青年男性，急性起病，呈复发缓解病程，神经系统查体提示锥体束、脊髓丘脑束、视神经的 CNS 多发损害，有时间、空间多发依据，AQP4 抗体阴性，应高度怀疑 MS。

 相关要点：MS 空间和时间多发的依据

MS 最常累及的部位为脑室周围、近皮质、视神经、脊髓、脑干和小脑。2010 年修订的 McDonald 诊断标准将空间多发的定义为：MS 4 个 CNS 典型病灶区域（脑室周围、近皮质、幕下和脊髓）中至少 2 个区域有 ≥1 个 T_2 病灶。

除根据病史获得确切的临床发作证据以确定时间多发之外，2010 年修订的 McDonald 诊断标准实现了利用影像学手段诊断时间多发：对任何时间 MRI 检查同时存在无症状的增强和非增强病灶者，则可诊断时间多发。对 MRI 未显示无症状的增强和非增强病灶共存的患者，可在任何时间复查 MRI，如同时存在无症状的增强和非增强病灶或有新发 T_2 病灶和 / 或钆增强病灶，则可诊断时间多发。

3. 鉴别诊断 MS 应与其他临床及影像上同样具有时间多发和空间多发特点的疾病进行鉴别,尤其是与视神经脊髓炎(neuromyelitis optica,NMO)相鉴别,两者的鉴别要点见表 13-2。该患者为青年男性,急性起病,首发表现为右侧肢体无力,经激素治疗后无力症状好转,之后出现右眼视力下降,病程上符合时间多发,神经系统查体提示视神经及脊髓损害,颅脑磁共振检查表现为垂直于侧脑室的高信号病灶,结合患者神经系统查体及辅助检查提示该患者存在视神经、脊髓、脑室周围、皮质下损害,脑室周围及皮质下病灶≥2 个 T_2 病灶,符合空间多发的表现;且该患者血清 AQP4-IgG 抗体阴性,不符合 NMO,故与之相鉴别。

表 13-2　视神经脊髓炎与多发性硬化的鉴别要点

临床特点	视神经脊髓炎	多发性硬化
种族	亚洲人多发	西方人多发
前驱感染或预防接种史	多无	可诱发
发病年龄	任何年龄,中位数 39 岁	儿童和 50 岁以上少见,中位数 29 岁
性别(女∶男)	(5~10)∶1	2∶1
发病严重程度	中、重度多见	轻、中度多见
发病遗留障碍	可致盲或严重视力障碍	不致盲
临床病程	>85% 为复发型,较少发展为继发进展型,少数为单时相型	85% 为复发缓解型,最后大多发展成继发进展型,10% 为原发进展型,5% 为进展复发型
血清 NMO-IgG	大多阳性	大多阴性
脑脊液细胞	多数患者白细胞 $>5×10^6$/L,少数患者白细胞 $>50×10^6$/L,中性粒细胞较常见,甚至可见嗜酸细胞	多数正常,白细胞 $<50×10^6$/L,以淋巴细胞为主
脑脊液寡克隆区带阳性	较少见(约 20%)	常见(国外约 85%)
IgG 指数	多正常	多增高
脊髓 MRI	长脊髓病灶 >3 个椎体节段,轴位像多位于脊髓中央,可强化	脊髓病灶 <2 个椎体节段,多位于白质,可强化
头颅 MRI	无,或点片状,皮质下、下丘脑、丘脑、导水管周围,无明显强化	侧脑室旁白质、皮质下白质、小脑及脑干,可强化

(二)临床诊疗决策

1. 病情评估 MS 临床类型不同,预后不同。以下因素可能提示预后不良:①发病后呈进展性病程;②有运动、小脑体征或多发症状;③前两次复发间隔期短,复发后恢复较差;④发病时 MRI 显示多发 T_2 病灶。该患者首次发病后未予治疗,症状自然缓解。此次发病前有感染史,症状、体征较前增加,运动、感觉系统均受累,考虑临床复发。急性期治疗后应积极给予疾病修饰治疗,以减少疾病复发。

2. 辅助检查

(1)外周血检查:感染性疾病筛查及免疫相关检查有助于排除继发于感染性疾病、系统性自身免疫性疾病所致的 CNS 损害。EB 病毒感染、血清维生素 D 水平降低可能与 MS 发病有关,如血维生素 D 水平低于正常,应补充维生素 D。该患者上述相关检查均正常。

(2)脑脊液检查:脑脊液检查并非诊断 RRMS 的必要条件,但对诊断困难者可提供支持或排除证据。脑脊液 OB 阳性或 IgG 指数增高对 PPMS 的诊断具有重要意义。该患者腰椎穿刺测颅内压正常,脑脊液常规、生化、细胞学正常;脑脊液等电聚焦电泳寡克隆带(oligoclonal bands,OB)阳性、IgG 指数增高。

(3)神经电生理检查:诱发电位有助于发现亚临床病灶。该患者视觉诱发电位(visual evoked potential,VEP)和脑干听觉诱发电位(brainstem auditory evoked potential,BAEP)正常,双下肢体感诱发电位

（somatosensory evoked potential，SEP）异常。

（4）影像学检查：常规 MRI 可以通过 FLAIR、T₂ 加权像清楚地显示脑白质、脊髓病灶分布的部位、数量，增强扫描则可以显示病灶强化情况。因此 MS 首选的影像学检查为 MRI 检查。但需注意的是，影像学上的病变与临床症状有时可以不完全一致，如 MRI 显示的颅内病灶在临床上可以无症状，需充分结合患者起病形式、症状体征、病程表现以及病灶所在部位进行区别诊断。头颅 MRI 平扫显示脑室周围多发圆形、类圆形、条片状长 T₁ 长 T₂ 信号影，部分病灶与侧脑室垂直（图 13-1~图 13-3）。

（5）扩展残疾状态量表（expanded disability status scale，EDSS）：是临床应用最普遍的 MS 评估量表，用于评估疾病所造成的残疾严重程度，以 CNS 八个功能系统的评价为基础，分值范围 0~10 分。该患者 EDSS 评分为 4.5 分。

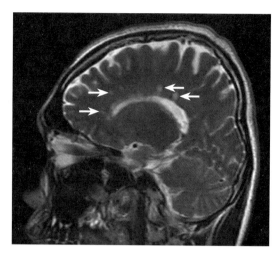

图 13-1 头颅 MRI 平扫图 1
T2 像矢状位可见垂直于侧脑室周围多发圆形高信号病灶（Dawson 手指征）

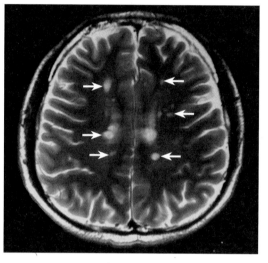

图 13-2 头颅 MRI 平扫图 2
T₂ 像扫描可见双侧侧脑室周围多发圆形、类圆形高信号病灶

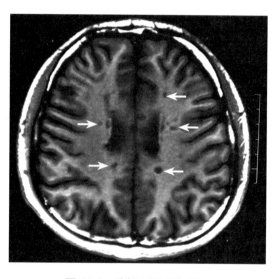

图 13-3 头颅 MRI 平扫图 3
T₁ 像显示见围绕侧脑室周围的低信号病灶

 相关要点：MS 病理特点

　　MS 病变主要累及 CNS 白质，表现为广泛髓鞘脱失同时伴随少突胶质细胞受损，部分可致神经轴突变性及神经细胞坏死。MRI 上病灶呈空间多发的特点。部分可为无症状病灶，即非责任病灶。

 相关要点：特殊辅助检查的意义

　　诱发电位有助于发现亚临床病灶。感染性疾病筛查及免疫相关检查有助于排除继发于感染性疾病、系统性自身免疫性疾病所致的 CNS 损害。脑脊液检查并非诊断 RR-MS 的必要条件，但对诊断困难者可提供支持或排除证据。脑脊液 OB 阳性或 IgG 指数增高对 PP-MS 的诊断具有重要意义。EBV 感染、血清维生素 D 水平降低可能与 MS 发病有关,如血清维生素 D 水平低于正常,应补充维生素 D。EDSS 是临床应用最普遍的多发性硬化的评估量表,用于评估疾病所造成的残疾严重程度,以 CNS 八个功能系统的评价为基础,分值范围 0~10 分。

3. 治疗　排除糖皮质激素禁忌证后,使用大剂量甲泼尼龙冲击治疗,1g/d,加入生理盐水 500ml,静脉滴注 3~4h,连用 5d,同时保护胃黏膜、补钾、补钙,以及康复治疗;监测血压、血糖。甲泼尼龙冲击治疗结束后改为口服泼尼松片 50mg/d,每 2d 减量 5mg,直至停药。

（三）随访

患者激素停药后门诊随访,查体双下肢肌力恢复正常,EDSS 评分 1.5 分。复查血常规、肝肾功能、电解质正常后,给予倍泰龙 62.5μg,睡前皮下注射,隔日 1 次,每隔 1 周剂量增加 62.5μg,增加至推荐剂量 250μg 后维持治疗。治疗期间患者未出现头痛、发热、关节痛等流感样症状,每月监测肝功能、血常规、甲状腺功能结果均正常。患者连续用药 1 年,未出现临床复发和疾病进展。

 相关要点:β- 干扰素常见不良反应及处理

β- 干扰素常见不良反应包括:

1. 注射部位反应　可引起注射局部坏死。注射前 30min 将药物从冰箱取出、用药前后冰敷、变更注射部位、注射部位皮肤避免直接日照和加强无菌注射技术等可有效改善注射部位反应。

2. 流感样症状　常见于首次注射或增加剂量时。从小剂量开始、睡前给药和适当应用解热镇痛类药物(如对乙酰氨基酚、布洛芬等)可改善流感样症状。应注意避免常规使用对乙酰氨基酚,因其可能增加 β- 干扰素相关肝功能异常的发生。随着注射时间的延长,流感样症状可逐渐减轻直至完全消失。

3. 无症状肝功能异常　多为一过性,减量或停药后可恢复正常。注意定期监测肝功能。

4. 其他　部分患者还可出现白细胞减少和甲状腺功能异常,注意定期监测血常规和甲状腺功能,推荐开始用药的前 6 个月每月检查。

第二节　视神经脊髓炎

【理论概要】

视神经脊髓炎(neuromyelitis optica,NMO)是一种免疫介导的以视神经和脊髓受累为主的中枢神经系统炎性脱髓鞘疾病。该病主要与水通道蛋白 4(aquaporin-4,AQP4)-IgG 抗体相关,临床上多以严重的视神经炎(optic neuritis,ON)和纵向延伸的长节段横贯性脊髓炎(longitudinally extensive transverse myelitis,LETM)为特征表现,常见于亚洲人群,多于青壮年起病,平均年龄 39 岁,女性居多,女:男比例(5~10):1,复发率及致残率高。80%~90%NMO 患者呈现反复发作病程。

临床上有一组尚不能满足 NMO 诊断标准的脱髓鞘疾病,血清 AQP4-IgG 可呈阳性,例如复发性或同时发生的双侧 ON、单时相或复发性 LETM、合并风湿免疫疾病的 ON 或 LETM 等,它们具有与 NMO 相似的发病机制及临床特征,部分病例最终演变为 NMO。因此,2015 年国际 NMO 诊断小组取消了 NMO 的单独定义,将其整合入更广义的视神经脊髓炎谱系疾病(neuromyelitis optica spectrum disorders,NMOSD)范畴中。

（一）临床表现

1. 视神经炎　可为单眼、双眼同时或相继发病。多起病急,进展迅速。视力多显著下降,甚至失明,可伴眼痛及严重视野缺损。部分病例治疗效果不佳,残余视力 <0.1。MRI 上更易累及视神经后段及视交叉,病变节段可大于 1/2 视神经长度。急性期可表现为视神经增粗、强化,部分伴有视神经鞘强化等。慢性期可以表现为视神经萎缩,形成双轨征。

2. 急性脊髓炎　多起病急,症状重,急性期多表现为严重的截瘫或四肢瘫,尿便障碍,脊髓损害平面常伴有根性疼痛或莱米尔特征(Lhermitte 征),高颈髓病变严重者可累及呼吸肌导致呼吸衰竭。恢复期较易发生阵发性痛性或非痛性痉挛、长时期瘙痒、顽固性疼痛等。MRI 上纵向延伸的脊髓长节段横贯性损害是 NMOSD 最具特征性的影像表现,矢状位多表现连续病变,其纵向延伸往往超过 3 个椎体节段以上,少数病例可纵贯全脊髓,颈髓病变可向上与延髓最后区病变相连。轴位病变多累及中央灰质和部分白质,呈圆形或 H 形,脊髓后索易受累。急性期,病变可以出现明显肿胀,呈长 T_1 长 T_2 表现,增强后部分呈亮斑样或斑片样、线样强化,相应脊膜亦可强化。慢性恢复期,可见脊髓萎缩、空洞,长节段病变可转变为间断、不连续长 T_2 信号。少数脊髓病变首次发作可以小于 2 个椎体节段,急性期多表现为明显肿胀及强化。

3. 延髓最后区综合征　可为单一首发症候。表现为顽固性呃逆、恶心、呕吐,不能用其他原因解释。MRI 上以延髓背侧病灶为主,主要累及最后区域,呈片状或线状长 T_2 信号,可与颈髓病变相连。

4. 急性脑干综合征　表现为头晕、复视、共济失调等,部分病变无明显临床表现。MRI 上可见脑干背盖部、四脑室周边弥漫性病变。

5. 急性间脑综合征　嗜睡、发作性睡病样表现、低钠血症、体温调节异常等。部分病变无明显临床表现。MRI 影像特征为丘脑、下丘脑、三脑室周边弥漫性病变。

6. 大脑综合征　意识水平下降、认知语言等高级皮质功能减退、头痛等,部分病变无明显临床表现。MRI 病灶特征不符合典型 MS 影像特征,幕上部分病变体积较大,呈弥漫云雾状,无边界,通常不强化。可以出现散在点状、泼墨状病变。胼胝体病变多较为弥漫,纵向可大于 1/2 胼胝体长度。部分病变可沿基底节、内囊后支、大脑脚锥体束走行,呈 T_2、FLAIR 高信号。少部分病变亦可表现为类急性播散性脑脊髓炎、肿瘤样脱髓鞘或可逆性后部脑病样特征。

（二）诊断

本病诊断应当以病史、核心临床症状、临床影像学特点为基本依据,将 AQP4-IgG 作为诊断分层,并参考其他亚临床及免疫学证据,排除其他疾病可能。

既往 2006 年 Wingerchuk 等制定的 NMO 诊断标准为:

1. 必要条件　①视神经炎;②急性脊髓炎。

2. 支持条件　①脊髓 MRI 上病变 >3 个椎体节段;②头颅 MRI 不符合 MS 诊断标准;③血清 AQP4-IgG(+)。

具备全部必要条件和两条支持条件即可诊断 NMO。

鉴于 AQP4-IgG 具有高度特异性和较高敏感性,2015 年国际 NMO 诊断小组提出了更为完善的 NMOSD 诊断标准,并以 AQP4-IgG 作为分层提出以下诊断标准:

1. 核心临床特征

(1) 视神经炎。

(2) 急性脊髓炎。

(3) 最后区综合征,无其他原因能解释的发作性呃逆、恶心、呕吐。

(4) 其他脑干综合征。

(5) 症状性发作性睡病、间脑综合征,脑 MRI 提示 NMOSD 特征性间脑病变。

(6) 大脑综合征伴有 NMOSD 特征性大脑病变。

2. 当 AQP4-IgG(+)的 NMOSD 诊断标准

(1) 至少出现一项核心临床症状。

(2) AQP4-IgG 阳性(强烈推荐基于 AQP4 转染细胞的检测方法)。

(3) 除外其他可能诊断。

3. 当 AQP4-IgG(-)或 AQP4-IgG 未知状态的 NMOSD 诊断标准

(1) 在一次或多次临床发作中,出现至少两项核心临床症状,且所出现的核心临床症状必须符合下述所有要求:①至少一项核心临床症状必须是视神经炎、急性脊髓炎(MRI 上应为长节段横贯性脊髓炎 LETM),或脑干背侧极后区综合征;②所出现的核心临床症状应能提示病灶的空间多发性;③满足附加的 MRI 要求(视实际情况)。

(2) AQP4-IgG 阴性,或无条件检测抗 AQP4-IgG。

(3) 除外其他可能诊断。

4. 附加的 MRI 要求(针对第 3 条情况患者)

(1) 急性视神经炎:要求头颅 MRI 符合下述表现。①正常或仅有非特异性白质病灶;②视神经 MRI 有 T_2 高信号或 T_1 增强信号 >1/2 视神经长度,或视神经病灶累及视交叉。

(2) 急性脊髓炎:长脊髓病变 >3 个连续椎体节段或对于既往有脊髓炎病史者,存在长度 >3 个连续椎体节段的局灶性脊髓萎缩病灶。

(3) 极后区综合征:需要有相应的延髓背侧或极后区病灶。

(4) 急性脑干综合征:需要有相关的室管膜周围的脑干病灶。

(三) 治疗

NMOSD 的治疗分为急性期治疗、序贯治疗(免疫抑制治疗)、对症治疗和康复治疗。

1. 急性期治疗 NMOSD 的急性期治疗以减轻急性期症状、缩短病程、改善残疾程度和防治并发症为目的。

(1) 糖皮质激素:短期内能促进 NMOSD 急性期患者神经功能恢复,延长激素用药时间对预防 NMOSD 的神经功能障碍加重或复发有一定作用。治疗原则:大剂量冲击,缓慢阶梯减量,小剂量长期维持。推荐用法如下:甲泼尼龙 1g 静脉点滴,1 次 /d,共 3d;随后剂量减半,使用 3d 后继续递减,直至 60mg 时口服泼尼松,1 次 /d,共 7d;50mg 口服,1 次 /d,共 7d;顺序递减至中等剂量 30~40mg/d 时,依据序贯治疗免疫抑制剂作用时效快慢与之相衔接,逐步放缓减量速度,如每 2 周递减 5mg,至 10~15mg 口服,1 次 /d,长期维持。部分 NMOSD 患者对激素有一定依赖性,在减量过程中病情再次加重,对激素依赖性患者,激素减量过程要慢,可每 1~2 周减 5~10mg,至维持量(5~15mg/d),与免疫抑制剂长期联合使用。

(2) 血浆置换:部分重症 NMOSD 患者尤其是视神经炎或老年患者对大剂量甲泼尼龙冲击疗法反应差,血浆置换治疗可能有效,对 AQP4-IgG 阳性或阴性 NMOSD 患者均有一定疗效,特别是早期应用。建议置换 5~7 次,每次用血浆 1~2L。

(3) 静脉注射大剂量免疫球蛋白:对大剂量甲泼尼龙冲击疗法反应差的患者可选用。免疫球蛋白用量为 0.4g/(kg·d),静脉点滴,连续 5d 为 1 个疗程。

(4) 激素联合免疫抑制剂:在激素冲击治疗收效不佳时,因经济情况不能行血浆置换或免疫球蛋白治疗者,可以联用环磷酰胺治疗。

2. 序贯治疗(免疫抑制治疗) 预防复发,减少神经功能障碍累积。适用于 AQP4-IgG 阳性的 NMOSD 以及 AQP4-IgG 阴性的复发型 NMOSD。一线药物包括:硫唑嘌呤、吗替麦考酚酯、甲氨蝶呤、利妥昔单抗等。二线药物包括环磷酰胺、他克莫司、米托蒽醌,定期使用免疫球蛋白静注也可用于 NMOSD 预防治疗,特别适用于不宜应用免疫抑制剂者,如儿童及妊娠期患者。

(1) 硫唑嘌呤:能减少 NMOSD 的复发和减缓神经功能障碍进展。推荐用法:按体重 2~3mg/(kg·d) 单用或按体重 0.75mg/(kg·d) 联合口服泼尼松,通常在硫唑嘌呤起效以后(4~5 个月)将泼尼松渐减。应注意定期监测血常规和肝功能。

(2) 吗替麦考酚酯:能减少 NMOSD 的复发和减缓神经功能障碍进展。推荐用法为 1~1.5g/d,口服。起效较硫唑嘌呤快,白细胞减少和肝功能损害等副作用较硫唑嘌呤少。其副作用主要为胃肠道症状和增加感染机会。

（3）利妥昔单抗：是一种针对 B 细胞表面 CD20 的单克隆抗体，临床试验结果显示 B 细胞消减治疗能减少 NMOSD 的复发和减缓神经功能障碍进展，具有显著疗效。推荐用法：按体表面积 375mg/m² 静脉滴注，每周 1 次，连用 4 周；或 1000mg 静脉滴注，共用 2 次（间隔 2 周）。国内治疗经验表明，中等或小剂量应用对预防 NMOSD 仍有效，且副反应小，花费相对较少。用法为：单次 500mg 静脉点滴，6~12 个月后重复应用；或 100mg 静脉点滴，1 次 / 周，连用 4 周，6~12 个月后重复应用。为预防静脉点滴的副反应，治疗前可用对乙酰氨基酚、甲泼尼龙；利妥昔单抗静脉点滴速度要慢，并进行监测。

3. 对症治疗　可参考本章第一节多发性硬化。

【临床病例讨论】

患　者：杨 ××，女，24 岁，主因"反复双眼视物模糊 1 年，双下肢无力 5d"入院。

现病史：1 年前患者无明显诱因出现右眼视物模糊，视光线变暗，并逐渐加重，不伴肢体无力、麻木、大小便失禁，于当地医院诊断为"视神经炎"，给予"甲泼尼龙"等治疗后患者右眼视力逐渐好转。入院前 5 月，患者因熬夜后突发右眼视物模糊，右眼只能看清眼前物体晃动不能分辨颜色，患者于当地医院再次接受激素冲击治疗后右眼视力较前明显恢复但仍较正常稍差。5d 前患者突然出现双下肢无力伴颈部针刺样疼痛，屈颈时诱发，严重时疼痛自颈部沿背部向双下肢放射。双下肢无力症状逐渐加重不能行走。病程中患者无视物成双、吞咽困难、头痛、发热、大小便失禁等。

既往史：体健。

个人史：发病前无疫苗接种史及"驱虫药"服用史。

神经系统查体：神清语利，查体合作。右瞳孔直径约 3.5mm，直接对光反射、间接对光反射迟钝。双眼球各向活动可，无复视及眼震。粗侧双耳听力正常。双侧额纹对称，双侧鼻唇沟无明显变浅，口角无歪斜，伸舌居中，咽弓上抬可，双侧咽反射正常，悬雍垂居中。颈软。双上肢肌力 V 级，左下肢肌力 IV 级，右下肢肌力 II 级。双上肢肌张力适中，双下肢肌张力铅管样增高。双上肢腱反射（++），双下肢腱反射（++++），双侧 C₄ 段以下痛觉减退，四肢关节位置觉正常。双手指鼻试验稳准，双下肢跟膝胫试验稳准，Romberg 征阴性。双下肢 Babinski 征（+）。脑膜刺激征阴性。

辅助检查：血清 AQP4-IgG 抗体阳性，VEP P100 潜伏期延长，BAEP 正常，双下肢 SEP 异常。血常规、肝功能、肾功能、电解质等常规检查无异常。

（一）诊断

1. 定位诊断　患者右眼视物模糊，查体示右眼直接对光反射迟钝定位于视神经。Lhermitte 征、C₄ 段以下痛觉障碍，定位于颈髓。双下肢肌力减退，腱反射活跃，双侧病理征阳性，定位于双侧皮质脊髓束。

 相关要点：莱米尔特征（Lhermitte 征）

Lhermitte 征是颈髓受累征象，表现为颈部过度前屈时自颈部出现一种异常针刺样、串电样不适感，自颈部沿脊柱放散至大腿或足部。Lhermitte 征作为发作性症状出现在少数 MS 和 NMO 患者，是因屈颈时脊髓局部的牵拉力和压力升高、脱髓鞘的脊髓颈段后索受激惹引起。也可见于其他颈髓病变。

2. 定性诊断　青年女性患者，有反复发作的右眼视力下降，此次急性起病，表现为颈段脊髓损害，查体发现视神经、颈髓、双侧锥体束损害，视觉诱发电位提示视神经损害，应高度怀疑视神经脊髓炎。

3. 鉴别诊断

（1）脊髓压迫症：该类疾病是由于椎管内占位性病变、脊柱脊髓多种病变引起的脊髓受压，可出现脊神经根、脊髓血管不同程度受累,表现出脊髓半切、横贯性损害、脊神经根受损及椎管阻塞等特征性综合征。常见有肿瘤压迫、脊柱损伤等病因,该患者存在反复视力下降的视神经损害表现,且脊髓损害呈急性起病,表现为双下肢运动及感觉损害,而脊髓压迫症多因脊髓占位性病变引起,病程长,脊髓损害症状可随脊髓受压部位相继出现相应脊髓功能病变,故可与该病相鉴别。

(2)神经梅毒:由苍白密螺旋体感染引起,晚期出现的以侵犯脑、脑膜或脊髓为主要表现的临床综合征。一般在梅毒感染后 15~20 年出现脊髓症状,缓慢进展。常见双下肢或全身疼痛,可伴有深浅感觉障碍。因自主神经障碍易出现低张力性膀胱尿失禁、便秘等。查体可见阿罗瞳孔。脑脊液检查可鉴别,该患者既往有反复视力下降病史,脊髓损害症状呈急性起病,而神经梅毒的脊髓损害多于血清梅毒感染后数年至数十年出现,且可伴有其他脑膜、认知功能损害等表现,故可与之鉴别。

(二)临床诊疗决策

1. 病情评估 视神经脊髓炎有反复发作的特点,可以视力下降、肢体麻木无力作为首发症状出现,视力损害通常较严重,通常为横贯性长节段脊髓损害。该患者急性起病,以视力下降为首发表现,主要累及视神经、脊髓,有感觉、运动受累表现,伴有 Lhermitte 征,急性期后需密切随访。

2. 辅助检查

(1)血清 AQP4-IgG 检测:该抗体对于 NMOSD 的诊断具有较高特异性及敏感性。AQP4 水通道蛋白是血 - 脑屏障星型胶质细胞的足突上一种肌营养不良蛋白,属于聚糖类蛋白复合物的成分之一。其血清学反应和滴度可在一定程度上预测临床转归及疾病活动性。AQP4-IgG 阴性亦不能排除 NMOSD,因其易受到疾病缓解或免疫抑制的影响。该患者 AQP4-IgG 呈阳性。

(2)脑脊液检查:主要用于与感染性疾病、MS 等疾病的鉴别。近年来,有学者提出 NMO 患者神经胶质纤维酸性蛋白水平在急性期可明显升高。该患者腰椎穿刺测颅内压正常,脑脊液常规、生化、细胞学正常;脑脊液 OB 阴性、IgG 指数正常。

(3)血清免疫学检查:有时患者可合并有其他自身免疫功能紊乱或疾病。ANA 抗体谱、抗心磷脂抗体等可见不同程度的阳性,有时可伴 C3、C4 补体下降。该患者上述检查未见异常。

(4)影像学检查:该患者颈椎 MRI 平扫显示 T_2 加权像可见 C_1~T_4 水平脊髓内高信号病灶,病灶处脊髓明显肿胀、增粗(图 13-4)。视神经 MRI 平扫示双眼视神经增粗(图 13-5)。胸部正侧位片未见异常。

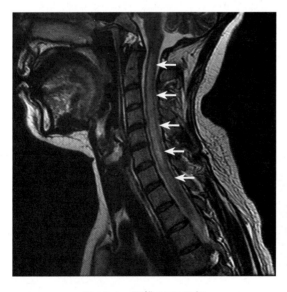

图 13-4 颈椎 MRI 平扫
C_1~T_4 水平脊髓内高信号病灶,病灶处脊髓明显肿胀、增粗

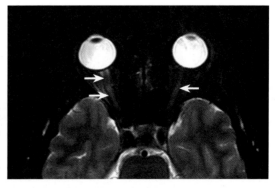

图 13-5 视神经 MRI 平扫
双眼视神经增粗

3. 治疗　排除糖皮质激素禁忌证后,给予大剂量甲泼尼龙冲击治疗,同时康复治疗。甲泼尼龙 1g/d,连用 3d 后,减量为 500mg/d,3d 后减量为 250mg/d,3d 后减量为 125mg/d,治疗 3d 后停药,改为口服泼尼松片 60mg/d,出院后每周减量 5mg,减至 15mg/d 时维持治疗。

（三）随访

患者自行停用泼尼松 2 月后,出现右眼视力进行性下降,伴眶内疼痛。神经系统查体:右眼视力 0.1,左眼视力 1.0,双瞳圆形不等大,右瞳孔直径 4.0mm,直接对光反射迟钝,间接对光反射灵敏,左瞳孔直径 3.0mm,直接对光反射灵敏,间接对光反射迟钝,四肢肌力 V 级,肌张力正常,腱反射(+++),病理征阳性,感觉及共济检查正常。眼底检查见右眼视神经乳头水肿。EDSS 评分 2 分。

患者再次入院复查头颅 MRI 平扫显示双侧顶叶皮质下,胼胝体体部、压部,三脑室周围片状长 T_1、长 T_2 信号影(图 13-6)。视神经 MR 脂肪抑制成像显示右眼视神经较对侧增粗,信号稍增高(图 13-7)。复查颈椎 MRI 平扫 + 增强扫描显示脊髓病灶消失。VEP 检查显示右眼视觉径路传导阻滞,P100 波潜伏期延长、波幅降低。血清 NMO-IgG 阳性。患者被确诊为视神经脊髓炎。予大剂量甲泼尼龙冲击治疗后,改为口服泼尼龙,逐渐减量后,改为硫唑嘌呤治疗,2 月后患者门诊复诊,右眼视力恢复至 0.4。EDSS 评分 1.5 分。此后多次门诊随访,疾病未再复发。

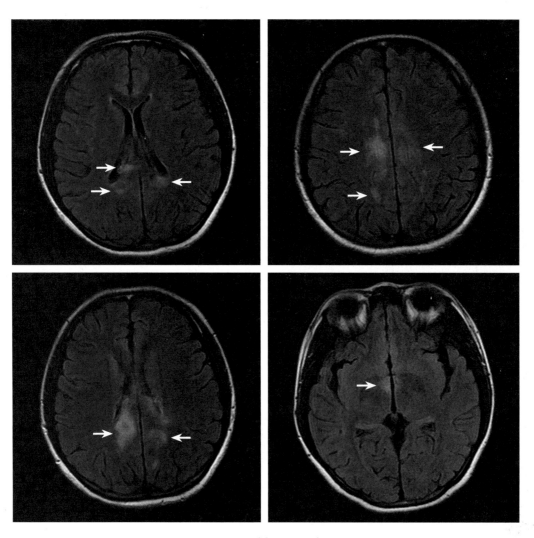

图 13-6　头颅 MRI 平扫

FLAIR 像可见双侧顶叶皮质下,胼胝体体部、压部,三脑室周围片状高信号病灶

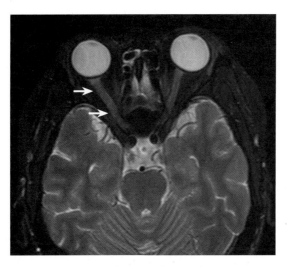

图 13-7　视神经 MR 脂肪抑制成像
MR 脂肪抑制成像可见右眼视神经较对侧增粗,信号
稍增高

第三节　急性播散性脑脊髓炎

【理论概要】

急性播散性脑脊髓炎(acute disseminated encephalomyelitis,ADEM)是一种广泛累及脑、脊髓白质的急性炎症性脱髓鞘疾病,以多灶性、弥散性的髓鞘脱失为主要病理特点。发病前通常有病毒感染、出疹或疫苗接种史,少部分无明显诱因。该病多为单相病程,亦有复发变异型。

(一)临床表现

1. 本病好发于儿童及青壮年,典型病例通常在皮疹后 2~4d,感染、疫苗接种后 7~14d 急性或亚急性起病,进展迅速并在数日内达到高峰。临床表现为多灶性的神经功能障碍。脑部症状常表现为头痛、头昏、精神异常、智能下降、局限性功能缺失(如失语、视野缺损)、共济失调等,严重时可出现痫性发作、意识障碍、去脑强直发作等。脑膜受累时可见脑膜刺激征,累及锥体外系时可出现震颤和舞蹈样动作。脊髓症状可表现为受损平面以下的四肢瘫或截瘫、不同程度的感觉和膀胱括约肌功能损伤。因此,按照病变部位可分为脑炎型、脊髓炎型和脑脊髓炎型。

2. 急性坏死性出血性脑脊髓炎(acute necrotizing hemorrhagic encephalomyelitis),又称急性出血性白质脑炎,被认为是 ADEM 的暴发型。好发于青壮年,发病前 1~2 周通常有非特异性上呼吸道感染史,起病急骤,常迅速或同时出现系统性表现,如高热、颈项强直、精神异常、痫性发作及进行性加重的意识障碍,症状体征数日甚至数小时内达到高峰,预后差,死亡率高。

3. 变异型 ADEM　临床中发现有少数患者在首次发病 3 个月后再次出现临床症状复发表现,以往分为复发型 ADEM 和多相型 ADEM。现建议均归为多时相 ADEM,指首发 ADEM 事件的 3 个月后,再次出现相同或新的 ADEM 症状、体征及 MRI 表现,且此类复发与激素使用的时间无关。该两种变异类型的发病机制尚不明确,临床上与 MS 较难区别,二者之间的关系也尚有争论。

(二)诊断

本病目前尚缺乏统一的诊断标准。一般认为出现以下情况时,需高度怀疑 ADEM:儿童、青壮年患者,在病毒感染、出疹、疫苗接种后急性起病,以脑、脊髓弥漫性损害症状为主要表现,病情进展快,且不能用发热或其他病因来解释中枢神经系统的弥漫性损害。脑脊液压力正常或增高,单核细胞增多,EEG 提示广泛异常,CT 或 MRI 可见脑、脊髓白质内多发、散在、大片状、边界不清、双侧不对称存在的病灶,累及灰质时可有助于与 MS 鉴别。

（三）治疗

1. 糖皮质激素　早期、足量应用糖皮质激素是首选治疗方案,其目的在于抑制炎性脱髓鞘的继续进展,同时减轻病灶周围的充血水肿、保护血 - 脑屏障。目前主张体重 >30kg 者运用 1000mg/d,<30kg 者按 10~30mg/(kg·d) 的甲泼尼龙大剂量静脉滴注,连续使用 5d 后,改为泼尼松口服并逐渐缓慢减量。

2. 免疫球蛋白冲击治疗　对于糖皮质激素治疗效果欠佳的患者,可考虑单独应用或与糖皮质激素联合运用。剂量为 0.4g/(kg·d) 静脉滴注免疫球蛋白,一般疗程 3~5d。

3. 血浆置换　对于上述两种方法无效的患者,可以考虑应用血浆交换疗法。

4. 其他一般治疗　在治疗原发疾病时,需同时对症处理高热、惊厥、高颅压症状、痫性发作等,同时控制感染、预防褥疮形成,注意补充营养,保持呼吸道通畅,维持水电解质平衡等。

【临床病例讨论】

患　　者:刘××,女性,43 岁,主因"突发精神行为异常 7d"入院。

现病史:7d 前患者于接种乙肝疫苗后出现精神行为异常,表现为情绪紧张、烦躁不安,同时伴有视物模糊及视物不全,告诉家人自觉白天周围环境昏暗且仅能看见物体上半部分。4d 前,患者无明显诱因突然出现胡言乱语,1d 前患者出现沉默寡言、不进食、四肢乏力、睡眠增多、排尿困难。

既往史:无特殊。

个人史:4 个月前接种乙肝疫苗后曾有"头痛"病史,未予诊治。发病前 1 周曾再次接受乙肝疫苗接种。

查　　体:T36.8℃,P90 次 /min,R22 次 /min,BP126/88mmHg。浅昏迷,高级皮质功能检查不能配合,视力、视野检查不配合,双侧瞳孔正大等圆,直径约 3.0mm,对光反射存在,角膜反射存在。压眶疼痛刺激时可见双侧额纹存在,右侧鼻唇沟变浅,口角向左侧歪斜,颈软,肢体疼痛刺激时可见回避动作,四肢肌张力低,右侧为著,四肢腱反射减弱,四肢肌肉未见明显萎缩。病理征未引出,脑膜刺激征阴性。

辅助检查:头颅 CT 提示颅内多发低密度影。

（一）诊断

1. 定位诊断　患者病程中出现反应迟钝、精神行为异常、胡言乱语,定位于双侧大脑半球损害,以双额叶为主。意识障碍定位于广泛皮质或脑干网状激活系统损害;下部视野缺损定位于视辐射上部或枕叶;双侧额纹存在、右侧鼻唇沟变浅、口角向左侧歪斜,提示右侧中枢性面瘫,定位于左侧皮质脑干束。四肢肌力下降、肌张力低、腱反射减退、病理征阴性,提示脊髓损害(休克期)。

2. 定性诊断　青壮年女性,急性起病,病前有疫苗接种史,病情进展迅速,以精神症状、意识障碍为主要表现,有大脑、脊髓多处弥漫性损害表现,需高度怀疑 ADEM。

3. 鉴别诊断　须与多发性硬化相鉴别,鉴别要点如表 13-3。急性播散性脑脊髓炎与首次发病的 MS 很难区别,该患者既往有乙肝疫苗注射病史而 MS 少见,该患者以精神症状为首发表现,呈单相病程,病程中无复发 - 缓解,故与 MS 不符。

表 13-3　急性播散性脑脊髓炎与多发性硬化的鉴别

鉴别要点	急性播散性脑脊髓炎	多发性硬化
前驱病史	常有	较少
性别差异	无明显性别差异	女性好发
好发人群	儿童和青壮年	成人
病程	多为单相病程	复发与缓解的多相病程

续表

鉴别要点	急性播散性脑脊髓炎	多发性硬化
精神症状及意识障碍	常见	少见
抽搐	常见	极少见
视神经受累	多同时累及双侧	常见单侧累及起病
瘫痪	对称	不对称
脑病症状	常见	早期少见
脊髓损害	多为横贯性	常为不完全脊髓损害
脑脊液寡克隆带	急性期偶见一过性升高	常见阳性
脑脊液白细胞增多	不同程度	少见
MRI 上灰白质大片病灶或累及灰质	常见	极少见
对皮质激素反应	非常好	很好

（二）临床诊疗决策

1. 病情评估　ADEM 起病急、进展快，以下因素可影响其预后：①病情轻重，多灶性神经功能缺损取决于炎症脱髓鞘累及的部位和严重程度；②治疗时机，早期及时运用大剂量糖皮质激素或联用免疫球蛋白治疗可保护血-脑屏障，减轻脑、脊髓水肿，抑制炎症脱髓鞘病变，相关对症支持治疗亦不容忽视；③病因，70% 的非特异感染 ADEM 可完全恢复，麻疹后 ADEM 病死率可达 20%，风疹、水痘所致的 ADEM 预后相对较好。

本例患者急性起病，发病前有疫苗接种史，一周内迅速进展并出现意识障碍、四肢乏力等脑、脊髓弥漫受损表现，提示存活后遗留神经功能缺失症状的可能性极大。

2. 辅助检查

（1）外周血检查：部分患者可因炎症急性期出现白细胞升高，血沉增快、超敏 C 反应蛋白升高等炎症活动表现。该患者上述检查均呈升高表现。

（2）脑脊液检查：CSF 蛋白含量增高常提示血-脑屏障受损，可能存在室管膜、脑膜或脑脊髓、神经根病变。该患者颅内压正常，有核细胞数 $60 \times 10^6/L$，以淋巴细胞为主，蛋白 0.8g/L，糖、氯化物正常，未见寡克隆带。

（3）脑电图（EEG）检查：可因大脑皮质功能受损而出现异常节律，甚至出现痫样放电，但无诊断特异性。该患者脑电图可见阵发性 2~3Hz δ 节律，双额区波幅最高，双侧基本对称。

（4）影像学检查：MRI 可明确颅内、脊髓受累情况，T2 加权像上通常为多灶、非对称性高信号病变，大小数目各有不同。由于灰质也含有髓鞘成分，部分患者除白质受累外也可出现灰质病变。病灶可伴或不伴强化，外周有水肿带。该患者 MRI 平扫显示双侧半卵圆中心、侧脑室周围、基底节区、胼胝体膝部及压部、左侧大脑脚及左侧顶枕叶可见多发结节状及小片状稍长 T_1、稍长 T_2 信号影，边缘模糊；FLAIR 像上呈高信号；DWI 序列可见上述部位病灶均明显弥散受限，呈高信号改变（图 13-8）。颈髓及胸髓 MRI 未见明显异常。

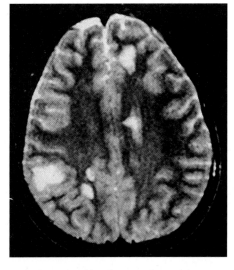

图 13-8　ADEM 患者脑 MRI 示脑内多发病灶

相关要点：ADEM 发病机制

ADEM 发病机制尚未完全明确，多数认为是机体在病毒感染、疫苗接种或服用某些药物后，由于某些因素导致隐蔽抗原释放以至于机体无法识别这些抗原，或是一些致病因子与髓鞘磷脂抗原决定簇结构相似引起机体交叉免疫现象，最终导致机体发生自身免疫反应损伤髓鞘。此外，少数患者在发病前无以上相关病史，仅在围生期、手术后发病，称为特发性 ADEM。

3. 治疗　该患者入院时病情进展较快且危重，入院后立即予呼吸机辅助通气、持续心电监护、监测生命体征、按时翻身。在排除糖皮质激素相关禁忌证后，给予大剂量甲泼尼龙冲击治疗：甲泼尼龙 1g/d，加入生理盐水 500ml，静脉滴注 3~4h，连用 5d 后，减量为 500mg/d，并依次每 3d 减量一半，同时予抑酸、保护胃黏膜、补钙、抗感染、保持水电解质平衡等对症支持治疗。由于治疗过程中患者病情恢复不满意，治疗中加用免疫球蛋白治疗，剂量为 0.4g/（kg·d）静脉滴注，连续使用 5d。患者精神症状得到明显好转，意识由浅昏迷转为清醒，可按指令完成简单动作，右侧肢体肌力Ⅱ级，左侧肢体肌力Ⅲ级。转入普通病房继续治疗约 4周后转入康复科继续行相关功能恢复训练。

（三）随访

患者 3 个月后复查头颅 MRI 提示病灶较入院时明显缩小，临床症状遗留言语欠清、记忆力下降、视野缺损及四肢运动障碍。此后多次随访疾病均未再发。

第四节　弥漫性硬化和同心圆硬化

一、弥漫性硬化

【理论概要】

弥漫性硬化（diffuse sclerosis）又称 Schilder 病，是一种罕见的慢性进行性脱髓鞘疾病，常见大脑半球或整个脑叶不对称的、界限清晰的白质脱髓鞘改变，多以一侧枕叶为主，典型者可通过胼胝体延伸至对侧并累及半卵圆中心。目前病因尚不明确，有人认为本病是 MS 的变异型。

本病常于幼儿或青少年期发病，男女比例约 4∶1，呈亚急性或慢性、进行性恶化，一般无停顿改善或缓解复发，临床上以进行性视力障碍、智能减退为主要表现，伴有不同程度的精神障碍及运动障碍，部分患者可有癫痫发作、共济失调、锥体束损害、眼肌麻痹或核间性眼肌麻痹等弥漫性脑损害症状。脑脊液检查无特异性，寡克隆带出现极少见，脑电图检查可出现进行性节律失调，以高波幅慢波占优势。视觉诱发电位异常情况与视野及视力障碍一致。头颅 CT 可见脑白质大片状低密度影，MRI 则可见脑白质弥漫性不对称病灶，呈 T_1 低信号、T_2 高信号，常累及单或双侧半球，以枕、顶和颞叶为主。

该病目前尚无有效疗法，一般采取对症治疗。糖皮质激素和环磷酰胺可能使一些患者临床症状稍有缓解。本病预后不良，多在数月至数年内死亡。

二、同心圆硬化

【理论概要】

同心圆硬化（concentric sclerosis）又称为 Balό 病，是一种少见的脑白质脱髓鞘病，病灶内呈特征性的髓鞘脱失层与髓鞘保留层交互排列，呈同心圆形，似"树木年轮"。病理学镜下可见环状脱髓鞘带与正常髓鞘保留区呈同心圆形交互排列，脱髓鞘层可见髓鞘崩解，但轴突保存相对完好，血管周围可见淋巴细胞等炎性细胞呈袖套样浸润,可见星形细胞反应。本病通常被认为与MS具有同源性,是MS的一种变异型。

本病好发于20~50岁青壮年,急性或亚急性起病,多为单相病程,常以精神障碍为首发症状,如少言寡语、情感淡漠、睡眠增多、无故发笑、重复语言等,多伴有轻度认知障碍及弥漫性局灶性神经功能障碍,如眼外肌麻痹、假性延髓麻痹等。临床体征较影像学病灶而言较少,查体可见假性延髓麻痹、偏瘫、肌张力增高、病理征阳性等。首选MRI检查,好发于额、顶、枕、颞叶白质,T_1加权像可见类圆形病灶,低信号环为脱髓鞘层。T_2和FLAIR像呈等信号与高信号相间,似"煎鸡蛋"或"洋葱头样"改变,直径1.5~3cm,一般有3~5个环相间。急性期可见均匀的环形或半环形强化,弥散加权像显示高信号病灶(图13-9)。

治疗上首选大剂量糖皮质激素冲击治疗,多数病情可得到有效缓解。无效时可考虑血浆置换。部分患者死于并发症。

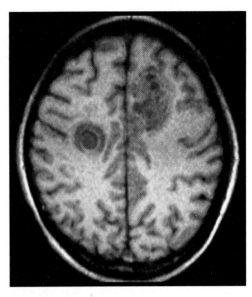

图13-9 同心圆硬化患者T_1加权像示顶叶病灶呈同心圆改变

第五节 脑白质营养不良

一、异染性脑白质营养不良

【理论概要】

异染性脑白质营养不良(metachromatic leukodystrophy,MLD)是一种家族性常染色体隐性遗传的溶酶体病,以进展性的神经退化合并周围神经病变为主要表现,可在全身其他多处组织中发现硫酸脑苷脂沉积,如肝、肾、胰、肾上腺、胆囊等。

本病发病率(0.8~2.5)/10万,多为散发病例,发病后1~3年即可迅速进展至四肢瘫痪、卧床不起,同时伴严重的语言、认知功能障碍,一般无法存活至儿童期。成人型存活时间相对较长。

(一)临床表现

本病任何年龄均可发病,根据发病年龄可分为晚婴型、少年型以及成人型,其中以晚婴型最为常见,成人型极少。

1. 晚婴型(1~2岁) 发病前可正常发育,发病时以进行性运动障碍伴言语障碍及智能减退为主要表现,如双下肢无力、步态异常、语言表达减少等。起病早期腱反射活跃,随着周围神经受累加重继而出现腱反射减弱或消失。亦有患者持续存在肌强直,但腱反射减低,神经传导速度减慢。起病过程中可出现视神经萎缩、视力障碍、上肢意向性震颤、吞咽困难等神经损害症状。

2. 少年型(4~15岁) 多以精神行为异常、记忆力下降为首发表现。随病情发展,可逐渐出现肢体活动障碍、构音障碍、锥体束损害、痫性发作、共济失调、眼肌麻痹、周围神经病等。晚期可见视乳头苍白萎缩,个别病例偶见视网膜樱桃红点。

3. 成人型(16岁以后) 多在21岁以后发病,临床表现与少年型类似,多数以精神症状首发,但病情相对较轻,运动障碍出现较晚,进展相对缓慢,可伴或不伴周围神经受累。

4. 特殊类型 芳香基硫脑苷脂酶A、B、C同工酶缺乏时,亦可出现MLD变异型,又称为多硫酸酯酶缺乏。神经系统损害症状与MLD相似,但同时有类似于黏多糖沉积病的面部、骨骼改变,尿沉渣可见异染性物质,病理检查还可见神经节苷脂沉积病神经元相似的沉积物。此外,健康人群中约1%可出现芳基硫酸酯酶 A（arylsulfatase-A，ARSA）活性明显降低至 MLD 患者水平，但无临床症状的 ARSA 假性缺乏，可能是因为酶水平较低不足以表达 MLD 的表型所致。

（二）诊断

婴幼儿出现进行性运动障碍、视力减退和精神异常，或正常发育后出现倒退表现，CT 或 MRI 证实两侧半球对称性白质病灶，脑皮质及神经灰质核团一般不受侵犯，增强扫描病灶无强化，晚期主要表现为脑萎缩改变。部分典型表现呈"虎斑样"或"豹皮样"异常信号（图 13-10）。尿液、血白细胞中芳基硫酸酯酶 A 活性消失，即需要考虑该病，必要时基因检测或病理活检可明确诊断。

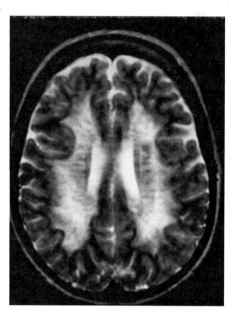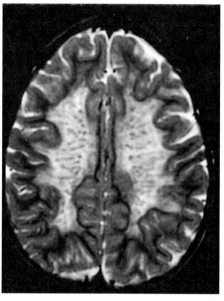

图 13-10　T₂ 加权像示室周及皮质下白质"虎斑样"（左）、"豹皮样"（右）病灶

（三）治疗

本病尚无特效治疗，以对症支持治疗为主。由于维生素 A 是合成硫酸苷脂的辅酶，应避免或限制维生素 A 摄入。骨髓移植可能对纠正患者代谢异常有一定作用。基因疗法目前争议较大，尚处于探索阶段。

【临床病例讨论】

患　者：张××，女性，35 岁，主因"性格改变 1 年，伴不能穿衣、书写 6 月"入院。

现病史：1 年前患者诉常常因不明原因感到烦躁不安，易怒，在工作中常常不能集中注意力，常对亲人无故发脾气，未正规诊治。期间患者渐渐感到不能胜任公司工作，感记忆力明显下降，不能记忆刚说过的话刚做过的事情。6 月前患者常常将衣服穿反，不能书写，不知筷子的使用方法，扣错扣子等表现。发病期间无肢体无力麻木。为进一步明确诊断收治入院。

既往史：体健。

个人史：无烟酒等不良嗜好。

家族史：其姐姐有类似疾病史，于 23 岁时病故。

查　体：生命体征平稳，心肺腹查体未见明显异常。神清，面目呆滞，反应迟钝，言语清晰，计算力、执行力、空间、时间、人物定向力差。双侧瞳孔正大等圆，直径约 3.0mm，对光反射灵敏。双眼球各向活动可，无复视及眼震。粗测双耳听力正常，双侧额纹对称，双侧鼻唇沟无明显变浅，口角无歪斜，伸舌居中，咽弓上抬可，双侧咽反射正常。四肢肌力 Ⅴ 级。四肢肌张力适中。双上肢腱反射（++），双下肢腱反射（+）。肢体痛觉、触觉对称存在。双上肢指鼻试验稳准，双侧跟膝胫试验稳准。

右侧掌颌反射(+),Babinski 征(−),脑膜刺激征阴性。

　　辅助检查:简易精神状态检查(MMSE)15 分,蒙特利尔认知评估量表得分 18 分(以记忆力、执行、视空间损害为主)。

　　(一) 诊断

　　1. 定位诊断　面目呆滞,反应迟钝,计算力、执行力、空间、时间、人物定向力差,定位于广泛大脑皮质。右侧掌颌反射阳性定位于左侧锥体束。双下肢腱反射减退定位于双下肢周围神经。

　　2. 定性诊断　中年患者,慢性起病,早期以易怒、烦躁等情绪、性格改变为首发表现,渐而出现穿反衣服、系错扣子等执行力及记忆力下降等高级认知功能损害的表现。神经系统查体提示高级认知功能下降,锥体束及周围神经受损,需考虑脑白质营养不良。

　　3. 鉴别诊断

　　(1) 佩-梅病(Pelizaeus-Merzbacher disease,PMD):本病常在出生一年内发病,以眼球活动异常为首发多见,表现为快速无规律眼震样运动,同时可出现锥体束、锥体外系损害、小脑症状体征,按影像学表现可分为 1、2、3 型,其中 2 型广泛分布于除脑干外的大脑半球,常与 MLD 有类似影像学表现,确诊有赖于基因检测,本例患者起初主要以认知功能损害为首发表现,病程逐渐进展,神经系统查体提示锥体束损害,而无锥体外系、小脑损害的症状及体征,从临床表现可与该疾病相鉴别。

　　(2) 克拉伯病(Krabbe disease):又称球形细胞脑白质营养不良,属于常染色体隐性遗传病,晚发型多在 2~5 岁起病,以偏瘫、共济失调、视神经萎缩等为主要表现,并进行性出现认知功能障碍、痫性发作等。尿、血白细胞中芳基硫酸酯酶 A 活性正常可有助于区别其与 MLD。确诊有赖于基因检测或病理诊断,本例患者为中年起病,以高级皮质功能损害的症状起病,记忆力损害呈进行性加重,病程中无四肢抽搐、肌力减退等表现,故可与该病相鉴别。

　　(二) 临床诊疗决策

　　1. 病情评估　成人时期起病的 MLD 发病年龄多在 21 岁后发病,常以性格改变、精神行为异常为首发表现,随着病情发展可表现为慢性进行性痴呆。临床症状广泛且相互鉴别时较为困难,需基因检测或病理检查以确诊。起病后病程多呈进展性,治疗效果欠佳或仅能一定程度上延缓病程,成人型病例进展相对缓慢。

　　2. 辅助检查

　　(1) 一般检查:血生化检查多无特异性,该患者血常规、血生化、免疫及病毒相关检查、尿氨基酸、黏多糖过筛实验无异常。

　　(2) 脑脊液检查:CSF 蛋白升高可能提示血-脑屏障的损害,但无诊断特异性,该患者腰椎穿刺测颅内压正常。脑脊液检查未见异常。

　　(3) 24h 动态脑电图检查:动态脑电图检查可明确有无痫样放电波,为本病提供诊断依据,该患者无明显痫样放电波。

　　(4) 特殊检查:血白细胞或皮肤成纤维细胞中 ARSA 活性可确诊本病,该患者血白细胞中 ARSA 活性明显低于正常。

　　(5) 电生理检查:神经电生理检查无诊断特异性,可为 MLD 诊断分型提供诊断依据,该患者肌电图提示神经源性损害,周围神经传导速度提示运动神经传导速度减慢,运动神经动作电位波幅降低,感觉神经诱发电位未引出。

　　(6) 影像学检查:本病 MRI 表现为脑室周围及皮质下白质广泛的、对称性的改变,T_1WI 呈低信号,T_2WI 呈高信号,通常由双侧额叶向后发展。该患者头颅 MRI 提示双侧脑白质侧脑室旁、皮质下片状长 T_1、长 T_2 信号。

　　(7) 基因检测:ARSA 基因突变检测多用于鉴别携带者及产前诊断,该患者行 MLD 相关基因检测,提示在 ARSA 基因检测中发现其第 5 外显子 2 个杂合突变 c.887G>T/c.911C>T(p.G296V/p.T304M),即 MLD 诊断明确。

相关要点：MLD病因及病理改变

　　ARSA或神经鞘脂激活蛋白B（sphingolipid activator protein-B，SAP-B）基因的缺乏或突变，致使ARSA生成不足，不能催化硫酸脑苷脂水解而在体内广泛沉积，引起中枢神经系统脱髓鞘等改变。病变常累及体内多处组织，如大脑、小脑、脑干、脊髓、周围神经有髓纤维，以及胆囊、视网膜节细胞、肾脏集合管等。镜下可见大脑白质区域及周围神经出现广泛髓鞘脱失现象，胶质细胞异染色体颗粒及巨噬细胞增大是特征性病理表现。冷冻切片在运用甲苯胺蓝染时，可见棕橘色或棕红色异染物质，即硫酸脑苷脂。

　　3. 治疗　入院后予以糖皮质激素、免疫球蛋白治疗，同时限制维生素A摄入，症状改善不明显。

（三）随访

　　患者出院5个月后随访，其性格及高级认知功能仍进行性加重并出现步态不稳、四肢抽搐、行为异常等表现。此后该患者失访，考虑可能死亡。

二、肾上腺脑白质营养不良

【理论概述】

　　肾上腺脑白质营养不良（adrenoleukodystrophy，ALD）是一类以脂质代谢障碍导致脂肪酸沉积于脑、肾上腺皮质为特征，表现为大脑白质进行性脱髓鞘改变及肾上腺皮质功能不全的过氧化物酶体病。本病为X连锁隐性遗传或常染色体隐性遗传疾病，发病人群几乎全为男性（95%），其中新生儿男性发病率约为1/20 000，无种族差异性，部分患者可有家族史，同一家系可以出现不同表现类型。按发病年龄和临床表现可分为儿童脑型、青少年脑型、成人脑型、肾上腺脊髓神经病型、单纯Addison病型、无症状型。

　　本病是由于ABCD1基因突变导致的遗传性缺陷，致使体内多种氧化酶活性缺乏，尤其是过氧化物酶体对极长链脂肪酸（very long chain fatty acids，VLCFA）的氧化功能障碍，使后者在脑及肾上腺等体内组织过量蓄积、损害生物膜稳定性而发病。

（一）临床表现

　　1. 儿童脑型　为最常见的一种类型，临床症状形式多样。多为男孩，一般在4~10岁发病。首发症状可以表现为进行性认知功能障碍伴行为异常，如注意力涣散、记忆力减退、傻笑、学习能力明显下降等，同时还可出现视力障碍、步态异常、构音障碍等其他神经系统表现。部分患者可逐渐出现肾上腺功能不全表现，表现为无力、血压低、皮肤色素沉着等。随着病程进展，逐渐出现偏瘫或四肢瘫、皮质盲、耳聋、癫痫发作甚至去大脑强直等弥漫性神经功能障碍。但也有部分此类患儿症状轻、进展缓慢。

　　2. 青少年脑型　临床表现及进展均类似于儿童脑型，仅仅为发病年龄不同。因此亦有人将二者合称为儿童及青少年脑型，这两类患儿一般为X连锁隐性遗传。

　　3. 成人脑型　多数在21岁后发病，神经系统损害症状有时较轻微，表现为认知功能正常，但出现情绪、行为、自主神经功能障碍，如性格怪异、痉挛性步态、排尿困难等表现，随后逐渐出现肾上腺功能不全的表现。

　　4. 肾上腺脊髓神经病型（adrenomyeloneuropathy，AMN）　早期于儿童期出现肾上腺功能障碍症状，成年后逐渐出现以脊髓受累为主的神经系统病变表现，如进行性痉挛性截瘫和多发性神经病，可伴有认知功能障碍、人格改变、情绪障碍等。女性病态基因携带者可无肾上腺功能不全表现，且神经系统表现轻微。

　　5. 单纯Addison病型　这种类型可无神经系统受累，仅表现为易疲劳、皮肤变黑、色素沉着、低血压等肾上腺皮质功能不全表现。

　　6. 无症状型　仅为异常基因携带者，而未出现相关的临床症状。

（二）诊断

　　1. 有较典型的神经系统表现及肾上腺皮质功能不全症状，尤其是男性患儿。

2. 影像学检查　CT 可见双侧侧脑室周围白质区出现对称性低密度影,可有钙化和强化。MRI 发现双侧顶枕白质区、双侧侧脑室三角区周围,呈"蝶形"分布的 T_1 低信号、T_2 高信号改变,受累的胼胝体可将两侧病灶连为一体(图 13-11)。无占位效应。增强扫描时,其边缘可增强而出现花边样强化影。

3. VLCFA 水平检测　VLCFA 水平增高是本病特异性指标。目前已明确在 ALD 患者中的血浆、红细胞、羊水细胞、体外培养的皮肤成纤维细胞中,发现 VLCFA 普遍升高。

4. 血清皮质醇水平下降　ACTH 试验发现肾上腺皮质功能减退。

5. 基因检测可发现相关基因存在突变。

(三) 治疗

本病目前尚无特效治疗,仅能对症综合治疗,既往报道可能有效的方法有:

1. 饮食疗法　Lorezo 油是将三芥酸甘油酯与三酸甘油酯按 4:1 混合而成,部分患者服用后发现其血浆中的 VLCFA 含量有所下降,但并不能有效改善已出现的神经系统症状。也有人发现使用高纯度的二十五碳戊烯酸和二十二碳六烯酸似乎对本病有一定疗效。

2. 肾上腺皮质激素替代疗法　可以一定程度上减少色素沉着、缓解神经系统症状,但不能阻止髓鞘破坏的进展或改变预后。

3. 骨髓移植　有病例报道部分患儿在接受骨髓移植后,临床症状及影像学表现有所好转、VLCFA 水平下降、死亡率降低,但远期疗效仍待观察。

本病预后差,患儿一般在出现神经症状后 1~3 年死亡。成人病例因进展相对缓慢,因此存活时间较长。

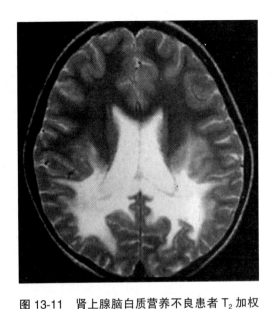

图 13-11　肾上腺脑白质营养不良患者 T_2 加权像示病灶呈蝶形

第六节　脑桥中央髓鞘溶解症

【理论概要】

脑桥中央髓鞘溶解症(central pontine myelinolysis,CPM)是一种较罕见的、可致死的急性非炎性中枢神经系统脱髓鞘疾病,以脑桥基底部出现对称性脱髓鞘病灶为主要表现。本病呈散发,男女均可发病,亦可发生于各年龄段,一般认为与代谢紊乱相关,常见于慢性酒精中毒、水电解质平衡紊乱及快速纠正史(特别是低钠血症)、肝肾功能衰竭、营养不良、败血症、严重烧伤、恶性肿瘤等存在严重基础疾病的患者。

(一) 临床表现

1. 患者在原有疾病基础上突然出现假性延髓麻痹、四肢瘫痪,部分病例伴有眼球运动障碍和眼球震颤,可同时或逐渐出现不同程度精神症状和意识障碍,重者可出现缄默、完全或不完全闭锁综合征。脑桥病变较小时可无临床症状,仅尸检时可被发现。

2. 脑桥外髓鞘溶解症(extrapontine myelinolysis,EPM),有人认为是 CPM 的变异型,也与 CPM 合称为渗透性脱髓鞘综合征(osmotic demyelination syndrome,ODS)。可有共济失调、帕金森综合征、行为异常、肌张力障碍等症状,同时伴或不伴脑桥外髓鞘溶解影像学改变。

(二) 诊断

1. 存在以下常见病因　慢性酒精中毒、急慢性低(高)钠血症、糖尿病高渗状态或合并酮症酸中毒、持续性呕吐、严重烧伤、恶性肿瘤或其他严重疾病。

2. 急性或亚急性起病,最常见的是在纠正电解质紊乱(尤其是快速纠正低钠血症)后 2~7d,突发皮质脊髓束、皮质脑干束、上行网状激活系统损伤症状,并迅速进展至完全或不完全性闭锁综合征,应高度怀疑 CPM。

3. 头颅 MRI 是首选检查,可协助提高诊断率,典型表现为脑桥基底部的 T_1 低信号、T_2 高信号,呈对称分布,似"蝙蝠翼样",无强化效应,且影像学表现常于发病 1~2 周后才显示(图 13-12)。弥散加权成像可在发病早期出现脑桥上的异常高信号。如未见显影病灶,应延期(10~14d)复查。

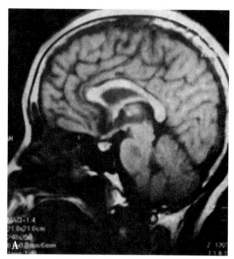
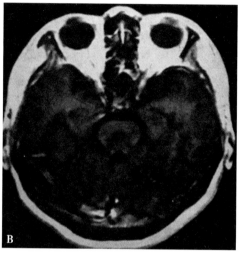

图 13-12　A 图矢状面和 B 图横断面 T_1WI 见脑桥中部对称性低信号,边缘欠清

4. 应注意与脑桥梗死、肿瘤、多发性硬化、脑干脑炎等鉴别。CPM 的 MRI 表现虽无特异性,但病灶对称、无占位效应、不符合血管走行分布,随病情好转可逐渐消失。

(三) 治疗

目前,CPM 没有明确的有效治疗方法,以对症支持治疗为主,同时积极治疗原发病、预防并发症。

1. 急性期应限制液体入量,可应用呋塞米、甘露醇等药物控制、治疗脑水肿,同时注意控制感染、能量支持等治疗。

2. 早期应用大剂量糖皮质激素冲击疗法可能对 CPM 病情有缓解作用。也可联合应用免疫球蛋白静滴、高压氧、血浆置换等治疗。

3. 临床上正确处理低钠血症可减少 CPM 的发生。目前认为轻度低钠血症,不建议将增加血钠作为唯一治疗,严重及中重度低钠血症时谨慎使用 3% 高渗盐水,并动态监测血钠上升 5mmol/L 后即建议停止输注高渗盐水,第一个 24h 避免血钠升高 >10mmol/L,之后每日血钠升高 <8mmol/L,对于慢性低钠血症还需注意是否为循环血量不足或增多所致。

【临床病例讨论】

患　者:陈 ××,男性,54 岁,主因"反复呕吐 14d,四肢乏力、言语不利 2d"入院。

现病史:14d 前,患者无诱因出现反复恶心、呕吐,就诊当地医院急诊,血常规生化提示白细胞升高、低钠、低钾,予抗感染、补钠、补钾、能量支持治疗 5d 后,症状好转后回家。2d 前,患者突发四肢乏力,表现为不能持重物、行走时下肢疲劳感明显,同时出现言语不利、发音不清、进食困难,再次就诊于当地医院行头颅 CT 检查未见明显异常,予改善循环、营养神经治疗后无明显好转,今日出现烦躁不安、嗜睡,遂转诊至上级医院。

既往史:否认高血压、冠心病、糖尿病、传染性疾病病史。

个人史、家族史:既往长期大量饮酒 15 年,现已戒酒 4 年。长期抽烟 30 年,每日约 10 支。否认毒物、放射性物质接触史。配偶、女儿、父母及一哥哥均体健,否认家族遗传病史及类似疾病史。

查　体:T36.6℃,P88次/min,R20次/min,BP138/82mmHg。心肺腹查体均无异常体征。嗜睡状,呼之可应,构音障碍,反应迟钝,双侧瞳孔正大等圆,对光反射存在,压眶疼痛刺激时可见双侧额纹存在,咽反射存在,颈软,四肢肌力查体欠配合,四肢肌张力稍高,双下肢腱反射稍活跃,双侧Babinski征(+),脑膜刺激征阴性。

辅助检查:血尿便常规、血生化等检查未见明显异常。头颅CT提示未见明显异常。

（一）诊断

1. 定位诊断　患者起病过程中出现四肢肌力减退表现,结合查体提示肌张力稍高、双下肢腱反射活跃、病理征阳性,需考虑皮质脊髓束损害。患者构音障碍、进食困难,但咽反射存在,考虑皮质脑干束损害所致的假性延髓麻痹。烦躁不安、嗜睡需考虑大脑皮质或上行网状激活系统损害。

2. 定性诊断　患者男性,急性起病,此次发病前有反复呕吐和纠正电解质病史,起病时以突发的皮质脊髓束、皮质脑干束损害伴精神、意识改变,既往有大量饮酒史,无前驱感染及中毒史,无脑血管病相关高危因素,因此需高度怀疑由于过快纠正低钠血症后出现的脑桥中央髓鞘溶解症。

3. 鉴别诊断

（1）脑桥梗死:脑桥发生梗死时,也可表现出与CPM类似的临床表现和影像学信号改变,但患者通常有高血压、糖尿病等动脉粥样硬化的高危因素,同时脑桥供血动脉由基底动脉分出旁中央动脉、短旋动脉、长旋动脉,发生梗死时一般沿着这些血管走行分布,故发生梗死时影像学上常表现出与血管走行相关的分布特点,且多为单侧改变,该患者病程中有明确的电解质丢失后快速纠正血钠病史,且无脑血管病高危因素,故可与该病鉴别。

（2）脑干脑炎:发病前患者多有前驱感染史,且炎症一般不局限于脑干,可波及整个中枢神经系统,可合并有脑实质损害表现。脑脊液检查细胞数常有轻度升高,以淋巴细胞或单核细胞为主,蛋白质含量轻到中度增高,病原学检查可有阳性结果,该患者病前无前驱感染史,有明确快速纠正低钠血症病史,起病迅速,以突发的肢体无力及意识改变为主,故可与该病相鉴别。

（二）临床诊疗决策

1. 病情评估　CPM可因病情迅速进展而具有致死性,其预后与以下因素有关。①基础疾病及并发症:部分CPM患者合并较严重的基础疾病,起病后可迅速出现多系统感染、器官功能衰竭等并发症而死亡。积极治疗原发疾病和预防并发症尤为重要。②治疗时机:及时进行治疗可逐渐改善甚至完全恢复CPM症状,因此无论CPM患者病情严重程度如何均应给予积极的治疗。

本例患者为中年男性,既往无严重基础疾病,发病后尚未进行有效治疗,目前病情进展较快,提示可能遗留神经功能缺损症状。

2. 辅助检查

（1）常规检查:电解质平衡紊乱(特别是低钠血症)及快速纠正史是导致本病的病因基础,该患者三大常规、肝肾功能、电解质、同型半胱氨酸、血脂、甲状腺功能及抗体、免疫全套、传染病筛查等均无明显异常。

（2）脑电图检查:脑电图对该疾病无诊断特异性,该患者脑电图提示弥漫性低波幅慢波。

（3）影像学检查:MRI是目前最有效的辅助检查手段,可发现脑桥基底部特征性的蝙蝠翅样病灶,显示对称分布的长T_1及长T_2信号,无强化。MRI往往在发病后1~2周才显示病灶。DWI对早期的脱髓鞘改变更为敏感。该患者头颅MRI显示脑桥中央对称性异常信号(T_1低信号,T_2高信号)改变。头颅DWI显示脑桥中央见片状高信号。头颅MRA显示未见明显异常。

（4）脑脊液检查:蛋白及髓鞘相关指标可增高,该患者腰椎穿刺测颅内压正常,脑脊液常规、生化、病毒抗体检测、传染病筛查、细菌培养、寡克隆带均阴性。

相关要点：CPM 的发病机制及病理改变

一般认为 CPM 与颅内渗透压失衡、脑组织迅速脱水及血 - 脑屏障破坏有关。既往尸检结果提示 CPM 有特征性病理改变，主要表现为脑桥基底部对称出现的神经纤维脱髓鞘，神经细胞、轴突相对完好，不累及血管，可见吞噬细胞和星形细胞反应，无少突胶质细胞反应及炎性浸润。病灶边界清楚，直径可从数毫米至整个脑桥基底部及被盖部受累，很少波及中脑和延髓，约 10% 的病例可见脑桥外区域（如基底节、丘脑、小脑等）出现类似的髓鞘溶解。且由于长期酗酒或营养不良引起的 B 族维生素缺乏，影响神经髓鞘合成可能会增加本病易感性。

3. 治疗　排除糖皮质激素使用禁忌后，予大剂量甲泼尼龙冲击治疗联合静脉滴注丙种球蛋白，同时予补充 B 族维生素、营养神经等对症治疗。2 周后患者症状得到明显改善，出院时言语恢复流利，四肢肌力恢复至Ⅴ级，肌张力正常，但仍存在病理征阳性。

（三）随访

3 个月后患者复查头颅 MRI 提示脑桥病灶范围较前明显减小，DWI 信号强度明显减低，患者症状未出现复发和加重。

（楚　兰）

？ 思考题

1. 多发性硬化如何进行临床分型？
2. 多发性硬化的时间多发性和空间多发性的依据？
3. 视神经脊髓炎谱系疾病核心临床特征是什么？
4. 如何鉴别急性播散性脑脊髓炎与多发性硬化？
5. 异染性脑白质营养不良的临床表现有哪些？
6. 脑桥中央髓鞘溶解症的常见病因及治疗原则是什么？

参 考 文 献

［1］贾建平，陈生弟 . 神经病学 . 7 版 . 人民卫生出版社，2013.

［2］王维治 . 神经病学 . 2 版 . 人民卫生出版社，2013.

［3］中华医学会神经病学分会神经免疫学组，中国免疫学会神经免疫学分会 . 多发性硬化诊断和治疗中国专家共识（2014版）. 中华神经科杂志，2015，48：362-366.

［4］中国免疫学会神经免疫学分会 . 中国视神经脊髓炎谱系疾病诊断与治疗指南 . 中国神经免疫学和神经病学杂志，2016，23：155-166.

［5］吴卫平 . 视神经脊髓炎与多发性硬化的早期鉴别 . 中国神经免疫学和神经病学杂志，2011，18：232-235.

［6］戚晓昆 . 中枢神经系统炎性脱髓鞘病的新分类 . 中华神经科杂志，2008，41：73-75.

［7］胡学强，陆正齐 . 对急性播散性脑脊髓炎的再认识 . 中华神经科杂志，2010，43：7-10.

［8］WINGERCHUK D M，LENNON V A，PITTOCK S J，et al. Revised diagnostic criteria for neuromyelitis optica. Neurology，2006，66（10）：1485-1489.

［9］POLMAN C H，REINGOLD S C，BANWELL B，et al. Diagnostic criteria for multiple sclerosis：2010 revisions to the McDonald criteria. Annals of neurology，2011，69（2）：292-302.

［10］WINGERCHUK D M，BANWELL B，BENNETT J L，et al. International consensus diagnostic criteria for neuromyelitis optica spectrum disorders. Neurology，2015，85（2）：177-189.

第十四章

运动障碍性疾病

概　述

运动障碍性疾病（movement disorders）是一类表现为随意运动调节功能障碍的疾病，通常分为肌张力增高 - 运动减少症候群和肌张力降低 - 运动过多症候群，前者以运动减少为特征，代表性疾病是帕金森病（Parkinson disease，PD）；后者主要表现为异常不自主运动，代表性疾病是亨廷顿病（Huntington disease，HD）。

运动障碍性疾病的发病机制主要与基底节病变有关。基底节由尾状核、壳核、苍白球、丘脑底核和黑质组成。其中，苍白球称旧纹状体，壳核与尾状核合称新纹状体。基底节组成如下：

基底节纤维联系极其复杂。概括而言，基底节纤维联系可分为传入纤维、传出纤维和内部联系纤维三部分，纹状体是基底节纤维联系的核心（图 14-1、图 14-2）。

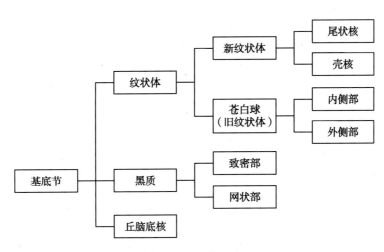

图 14-1　基底节组成图

新纹状体是基底节传入纤维主要接受单位，纤维来源包括大脑皮质、丘脑、脑干（中缝核、蓝斑）等处。大脑皮质是基底节传入纤维的最重要来源，几乎所有皮质区域均发出纤维至新纹状体，不同脑区投射纤维在新纹状体呈定位分布，在功能上可能也有所不同，其中与运动调节有关的皮质传入纤维发自前运动区、辅助运动区以及其他感觉运动皮质，主要投射到壳核。

内侧苍白球和黑质网状部是基底节传出纤维主要发出单位。主要传出靶点包括丘脑、上丘、脚桥核（pedunculopontine nucleus）。这当中以内侧苍白球 / 黑质网状部 - 丘脑的投射纤维最为重要，基底节绝大部分传出纤维均加入此通路。基底节输出纤维分两束进入丘脑，一束为豆状襻（ansa lenticularis），另一束为豆核束（lenticular fasciculus），此二束穿过或绕过内囊，随后与来自小脑的上行纤维合并构成丘脑束进入丘脑，主要投射至丘脑腹外侧核，也有少数纤维投射至腹前核和板内核。丘脑腹外侧核及腹前核发出的纤维再

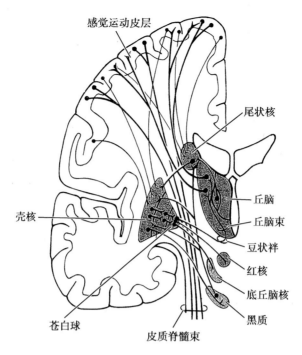

图 14-2　基底节及其主要纤维联系

投射至同侧大脑皮质前运动区。

基底节有三大环路调控运动(图 14-3)。

1. 直接通路　皮质→新纹状体→苍白球内侧(Gpi)/黑质网状部→丘脑→皮质。

2. 间接通路　皮质→新纹状体→苍白球外侧部(GPe)→丘脑底核(STN)→苍白球内侧(Gpi)/黑质网状部→丘脑→皮质。

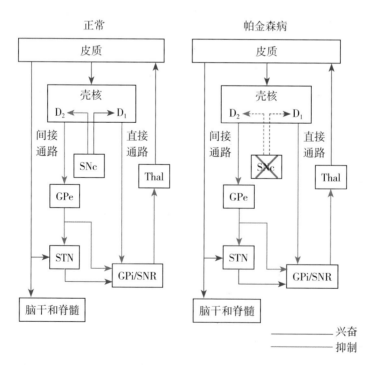

图 14-3　基底节纤维联系及皮质 - 基底节 - 丘脑 - 皮质环路(左为正常人、右为 PD 患者)Gpe:苍白球外侧部;STN:丘脑底核;Thal:丘脑;Gpi/SNr:苍白球内侧 / 黑质网状部;SNc:黑质致密部

3. 黑质纹状体通路　主要作用是多巴胺能投射。

简而言之,直接通路易化运动,间接通路抑制运动,多巴胺能投射易化运动。

第一节　帕金森病

【理论概要】

帕金森病(Parkinson disease,PD)是一种常见的中老年神经系统变性疾病,病理上黑质多巴胺能神经元变性,神经递质纹状体多巴胺含量明显降低,临床上表现为静止性震颤、肌强直、运动迟缓和姿势平衡障碍等运动症状以及嗅觉减退、睡眠障碍、认知减退、自主神经功能失调、抑郁等非运动症状,对左旋多巴治疗显效。流行病学研究显示我国 65 岁人群中的 PD 患病率为 1.7%,随年龄增长其患病率上升,给社会和家庭带来沉重的经济和精神负担。

(一) 临床表现

PD 的发病年龄平均约 55 岁,多见于 60 岁以后,40 岁以前相对少见。男性略多于女性。隐匿起病,缓慢发展。临床上主要表现有运动症状和非运动症状。

1. 运动症状

(1) 静止性震颤:多始于一侧上肢远端,静止位时出现或明显,随意运动时减轻或停止,紧张或激动时加剧,入睡后消失。频率为 4~6Hz,呈 "搓丸样" 动作。

(2) 肌强直:呈 "铅管样强直" 或 "齿轮样强直",可表现出屈曲体姿:头部前倾、躯干俯屈、肘关节屈曲、腕关节伸直、前臂内收、髋及膝关节略为弯曲。因手指、腕强直,产生写字强直,落笔不直,字越写越小,产生 "小字征"。

(3) 运动徐缓:随意运动减少,动作缓慢、笨拙;起床翻身困难;瞬目减少,面容呆板,酷似 "面具脸"。

(4) 姿势平衡障碍:行走时患侧上肢摆臂幅度减小或消失,下肢拖曳、前冲步态、冻结步态、易向前跌倒。

2. 非运动症状　也是常见和重要的临床征象,而且有的可先于运动症状而发生。

(1) 感觉障碍:早期即可出现嗅觉减退和 / 或睡眠障碍。中晚期常有肢体麻木、疼痛。有些患者可伴有不宁腿综合征。

(2) 自主神经功能障碍:便秘、多汗、溢脂性皮炎(油脂面)等。疾病后期可出现性功能减退、排尿障碍或直立性低血压。

(3) 精神障碍:近半数患者伴有抑郁,并常伴焦虑。15%~30% 的患者在疾病晚期发生认知障碍乃至痴呆,以及幻觉。

PD 的诊断主要依据静止性震颤、肌强直、运动迟缓和姿势平衡障碍。诊断标准如下。

(二) 诊断

1. 中国帕金森病诊断标准(2016 版本)　诊断帕金森综合征基于 3 个核心运动症状,即必备运动迟缓和至少存在静止性震颤或肌强直 2 项症状中的 1 项。

(1) 临床确诊帕金森病需要具备:①不存在绝对排除标准;②至少存在 2 条支持标准;③没有警示征象。

(2) 临床很可能帕金森病需要具备:①不符合绝对排除标准;②如果出现警示征象需要支持标准来抵消;如果出现 2 条以上警示征象,则诊断不成立。

支持标准简述如下:

(1) 患者对于多巴胺能类药物的治疗明确且显著有效[统一帕金森病评分量表(unified Parkinson's disease rating scale,UPDRS)Ⅲ改善超过 30% 或主观症状显著改善;存在明确且显著的开 / 关症状波动,并在某种程度上包括可预测的剂末现象]。

(2) 出现左旋多巴诱导的异动症。

(3) 临床体检观察到非对称的静止性震颤。

(4) 以下辅助检查有助于鉴别帕金森病与非典型帕金森综合征:存在嗅觉减退或丧失,或头颅超声显示黑质异常高回声(大于 20mm²),或心脏间碘苄胍闪烁显示法显示心脏去交感神经支配。

绝对排除标准简述如下:

出现下列任何一项即可以排除帕金森病的诊断(但除外有明确原因导致):

(1) 存在明确的小脑性共济失调,或者小脑性眼动异常。

(2) 出现向下的垂直性核上性凝视麻痹,或向下的垂直性扫视选择性减慢。

(3) 发病 5 年内,高度疑似行为变异型额颞叶痴呆或原发性进行性失语。

(4) 发病 3 年后仍局限于下肢的帕金森样症状。

(5) 多巴胺能阻滞剂或多巴胺能耗竭剂导致的帕金森综合征。

(6) 中重度的病情对高剂量左旋多巴(不少于 600mg/d)仍然缺乏疗效。

(7) 明确的皮质复合感觉缺失,明确的肢体观念运动性失用或进行性失语。

(8) 分子影像学提示突触前膜多巴胺能系统功能正常。

(9) 存在明确可导致帕金森综合征或疑似与患者症状相关的疾病。

警示征象简述如下:

(1) 发病 5 年内出现快速进展的步态障碍,以至于经常使用轮椅。

(2) 运动症状或体征在发病后 5 年内或 5 年以上完全不进展,且并非与治疗有关。

(3) 发病后 5 年内出现延髓麻痹,表现为严重的发音困难、构音障碍或吞咽困难。

(4) 发病后 5 年内出现吸气性呼吸功能障碍。

(5) 发病后 5 年内出现严重的自主神经功能障碍,包括直立性低血压,严重的尿潴留或尿失禁等。

(6) 发病后 3 年内由于平衡障碍导致反复跌倒(每年大于 1 次)。

(7) 发病后 10 年内出现不成比例的颈部前倾或手足挛缩。

(8) 发病后 5 年内不出现任何一种常见的非运动症状,包括嗅觉减退,睡眠障碍,自主神经功能障碍,精神障碍等。

(9) 出现其他原因不能解释的锥体束征。

(10) 双侧对称性帕金森综合征症状,客观体检未能观察到侧别性。

2. 中国帕金森病诊断流程图如下(图 14-4):

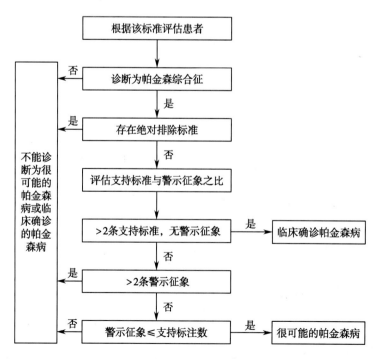

图 14-4　中国帕金森病诊断流程图

（三）治疗

1. 早期PD（Hoehn-Yahr分级Ⅰ~Ⅱ期）的药物选择策略

（1）早发型患者、不伴智能减退，可选择如下治疗方案：①非麦角类多巴胺受体激动剂，如普拉克索、吡贝地尔和罗匹尼罗等；②单胺氧化酶B（monoamine oxidase B，MAO-B）抑制剂，如司来吉兰、雷沙吉兰；③金刚烷胺；④复方左旋多巴，如多巴丝肼、卡左双多巴缓释片；⑤左旋多巴 + 卡比多巴 + 儿茶酚 - 氧位 - 甲基转移酶（catechol-O-methyltransferase，COMT）抑制剂，如恩他卡朋双多巴片等。

首选药物并非按照以上顺序，需根据不同患者的具体情况，而选择不同方案。若顺应美国、欧洲治疗指南应首选①方案，也可首选②方案，或可首选⑤方案；若由于经济原因不能承受高价格的药物，则可首选③方案；若因特殊工作之需，力求显著改善运动症状，或出现认知功能减退，则可首选④或⑤方案；也可小剂量应用①、②或③方案时，同时小剂量合用④方案。对于震颤明显而其他抗PD药物疗效欠佳时可选用抗胆碱能药，如苯海索。

（2）晚发型患者、或伴智能减退：一般首选复方左旋多巴治疗。随症状加重、疗效减退时可添加多巴胺受体（DR）激动剂、MAO-B抑制剂或COMT抑制剂治疗。抗胆碱能药尽可能不用，尤其老年男性患者，因有较多副作用。

2. 中晚期PD（Hoehn-Yahr分级Ⅲ~Ⅳ期）的药物选择策略

（1）对于DR激动剂、MAO-B抑制剂、金刚烷胺等已经效果不佳的患者，应当及时添加复方左旋多巴的治疗。

（2）中晚期患者若症状控制不佳，可以适当增加复方左旋多巴、DR激动剂、MAO-B抑制剂或COMT抑制剂的剂量。

【临床病例讨论】

患　者：赵××，女性，50岁，主因"右上肢不自主抖动3年"入院。

现病史：患者3年前出现右手写字时颤抖，静止时也出现；周围熟人发现其行走时右腿颤簸。第二年患者右手颤抖逐渐加重，并感右上肢有僵硬感。近1年内，家属述患者容易向前跌倒，同时发现步态也有异常，步距偏小，行走时身体前冲、转身缓慢、语调变低。此后，患者逐渐出现全身乏力及僵硬感，同时左上肢也出现静止性颤抖。患者为求进一步诊断来医院门诊。患者自觉智能尚好，记忆力、计算力与发病前相仿。饮食尚可，但大便干结，体重无明显变化。

既往史：无高血压、糖尿病、心脏病病史。

个人史：无长期外地居住史，无疫水、疫区接触史，无烟酒不良嗜好。

家族史：否认家族遗传病病史。

查　体：T37.0℃，P85次/min，R20次/min，BP145/70mmHg，心肺听诊无异常。神志清晰、精神差，对答可，时间空间定向力完整，计算力、理解力尚可。MMSE评分28分。脑神经检查，双瞳正大等圆，直径约4mm，对光反射（+），双眼球居中，眼球运动正常，鼻唇沟对称，伸舌居中，颈肌张力略高，面容刻板，眉心征（+）。运动系统检查，四肢肌力Ⅴ级，双上肢肌张力呈齿轮样增高，右侧显著，可见4~6Hz"搓丸样"静止性震颤，双下肢肌张力增高，右侧显著。四肢动作缓慢。四肢腱反射（++），双侧病理征（-）。感觉、共济运动正常。步距小、步态前冲、姿势稳定性差。

辅助检查：血常规、血生化、血糖、血清铜蓝蛋白、甲状腺功能均在正常范围。头颅MRI未见明显异常。

（一）诊断

1. 定位诊断　该患者四肢肌张力增高呈齿轮样，双上肢静止性震颤，运动迟缓，定位于锥体外系。

2. 定性诊断　该患者有静止性震颤、肌强直和运动迟缓。临床特征符合《中国帕金森病的诊断标准（2016版）》中的必备运动迟缓，同时具备静止性震颤、肌强直中的两项的要求，首先符合帕金森综合征的诊断标准。其次,该患者存在非对称的静止性震颤以及之后治疗中对左旋多巴有效及出现左旋多巴诱发的异动症。存在三条支持标准,没有绝对排除标准、无警示征象。临床考虑为原发性帕金森病。

 相关要点:PD 早期的临床表现

1. 非运动症状

(1) 嗅觉减退。

(2) 快动眼睡眠行为障碍。

(3) 便秘。

2. 运动症状

(1) 瞬目减少(正常人:15~20 次 /min;PD 患者:5~10 次 /min)。

(2) 面部表情减少。

(3) 运动迟缓:肢体运动迟缓,小字征,睡眠中翻身困难,步态缓慢,步距小,步态前冲,转身困难,双臂摆动减少,冻结步态,低语调构音障碍,单一语调。

(4) 姿势平衡障碍:易向前跌倒。

(5) 4~6Hz "搓丸样" 静止性震颤,常非对称起病;唇、颌震颤。

(6) 肌张力增高:铅管样,齿轮样。

 相关要点:PD 患者常见的非运动症状

1. 精神症状　抑郁、焦虑、冷漠、缺乏快感、注意力缺陷、幻觉、错觉、痴呆、强迫行为及冲动控制障碍。

2. 睡眠障碍　不宁腿综合征(restless leg syndrome,RLS)、周期性肢体运动(periodic limb movement,PLM)、快速眼动期睡眠行为障碍(rapid eye movement sleep behavior disorder,RBD)、白日嗜睡、失眠。

3. 自主神经系统症状　便秘、膀胱功能障碍(尿频、尿急、夜尿)、潮热多汗、直立性低血压、性功能障碍、流涎、味觉减退。

4. 感觉症状　疼痛、感觉异常、嗅觉减退。

5. 其他表现　疲劳、油脂面容。

3. 鉴别诊断

(1) 多系统萎缩(multiple system atrophy,MSA):包括橄榄脑桥小脑萎缩(olivopontocerebellar atrophy,OPCA)即 MSA-C 型和纹状体黑质变性(striatonigral degeneration,SND)即 MSA-P 型。临床表现为锥体外系、锥体系、小脑和自主神经等多系统损害;各种症状在不同亚型中可以存在重叠。

1) MSA-C:小脑症候群为最常见的起始症状。多表现为步态蹒跚、四肢不灵活、精细动作困难、肌张力低下、意向性震颤、共济失调、构音障碍等。构音障碍多表现为断续性、吟诗样、爆音性言语。在此基础上可以叠加帕金森症候群等症状。MRI 可明显显示脑桥、小脑半球和 / 或蚓部萎缩等。脑桥 "十字面包征" 对于诊断和鉴别很有帮助(图 14-5)。如有家族史,需要考虑遗传性脊髓小脑共济失调。

2) MSA-P:起病隐袭,具有 PD 的某些临床特点,但是发展速度较 PD 快,对左旋多巴治疗敏感性差。特点为肌强直和运动迟缓为早期表现,但震颤少见。吞咽和语言障碍并不少见,可出现锥体束征。MRI 的 T_2 像显示壳核后外侧部的信号降低。需要注意的是,多系统萎缩中的每一个类型均可以出现自主神经症状,包括直立性低血压导致的晕厥,性功能障碍,括约肌功能障碍,全身发汗异常。卧立位血压测定:直立位收缩压较卧位下降 30mmHg 以上和 / 或舒张压下降 15mmHg 以上,而无代偿性心率加快。肛门括约肌肌电图可呈神经源性改变。

本患者仅有锥体外系表现,没有明显的小脑症状、严重的自主神经功能障碍,无锥体束征,对左旋多巴有持续的疗效均不支持多系统萎缩。

(2) 进行性核上性麻痹(progressive supranuclear palsy,PSP)特点包括:

1)40 岁以后发病。

2)主要表现为对称性眼球垂直运动障碍。最早为向下注视障碍,逐渐发生上视运动困难,后期水平运动亦受限。

3)约 2/3 患者的首发症状为步态不稳和平衡障碍,容易向后跌倒,有别于 PD 向前跌倒。

4)颈部肌张力高,头颈后仰,轴性肌张力增高。

5)吞咽困难、构音障碍等假性延髓麻痹症状常见。

6)左旋多巴治疗敏感性差。

7)头颅 MRI 可见中脑及脑桥萎缩,尤其在中脑被盖部的萎缩,形成细长、尖锐的"蜂鸟征"的形态(图14-6)。第三脑室和脚间池变宽,侧脑室扩大;50% 的患者可见中脑导水管和第三脑室周围区域的信号异常。

8)是 Tau 蛋白疾病谱(taupathies)的一种疾病,症状和 Tau 蛋白其他疾病可有重叠,包括额颞叶痴呆(frontal-temporal dementia,FTD)、皮质基底节变性(cortical-basal ganglionic degeneration,CBGD)。

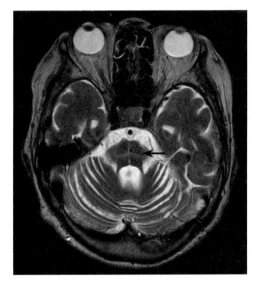

图 14-5 多系统萎缩 C 型(MSA-C 型)头颅 MRI
MSA-C 型患者头颅 MRI T_2 相上提示脑桥"十字面包征"(黑色箭头),同时伴有小脑半球及小脑蚓部萎缩

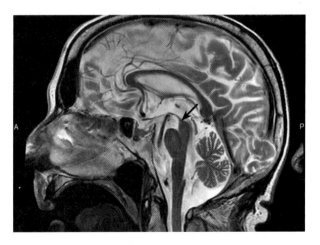

图 14-6 进行性核上性麻痹(PSP)头颅 MRI
头颅 MRI 提示患者中脑被盖部萎缩,矢状位上形成细长、尖锐的"鸟嘴状"的形态,称"蜂鸟征"(黑色箭头)

本患者病程多年,未出现眼外肌活动的异常,没有轴性肌张力增高,影像学没有提示中脑萎缩,不支持 PSP。

(3) 皮质基底节变性(CBGD):特点包括:

1)是 Tau 蛋白疾病谱的一种疾病,症状可与 FTD、PSP 有重叠。

2)中年后起病,病程 5~10 年。

3)不对称性局限性肌强直、肌张力障碍,肌阵挛。

4)皮质性感觉缺损。

5)肢体异己征(alien limb phenomenon,ALP)。

6)肢体失用:表现为随意动作和模仿动作困难,或不能完成原来能熟练完成的动作。

7）左旋多巴治疗敏感性差。

8）头颅 MRI 显示非对称性额顶叶皮质萎缩（图 14-7）。

尽管该患者非对称起病，但没有失用，无皮质复合感觉异常，对左旋多巴敏感，头颅 MRI 无皮质非对称性萎缩，故不符合 CBGD。

（4）路易体痴呆（dementia with Lewy body，DLB）：该病是以波动性认知功能障碍、早期反复发作的视幻觉和帕金森症候群为临床表现，以神经元胞质内路易小体为病理特征的神经系统变性疾病。

特点包括：

1）波动性认知功能障碍。

2）早期反复发作的视幻觉。

3）帕金森症候群：典型的运动迟缓，肌张力增高，姿势异常，少见静止性震颤。

4）一些提示 DLB 的症状：快动眼睡眠行为异常（RBD）；对神经安定剂敏感，锥体外系症状可因使用镇静药而加重；视空间障碍；反复出现的跌倒发作和晕厥。

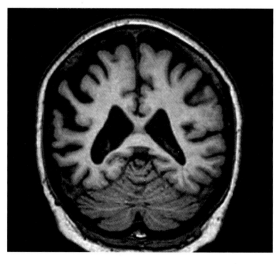

图 14-7 皮质基底节变性（CBGD）患者头颅 MRI

头颅 MRI 提示该患者存在左侧额顶叶皮质的萎缩，右侧皮质相较于左侧萎缩不明显。皮质的不对称性萎缩也决定了肢体症状的不对称性起病和进展。这种特征在 CBGD 诊断中有重要的意义

5）PET/SPECT 显示后顶枕叶糖代谢降低。

6）"one year rule" 鉴别 DLB 和帕金森病痴呆（PDD）：前者运动症状出现 1 年内出现认知功能障碍；后者运动症状出现 1 年后出现认知功能障碍；具有一定的参考价值。

该患者没有认知功能障碍，无幻觉发作，不支持 DLB。

（5）继发性帕金森综合征

1）血管性帕金森综合征特点包括：①已知的脑血管病危险因素，或卒中发病史；②临床主要表现步态异常、肌强直、缺乏静止性震颤，下肢症状重于上肢，半数以上患者有假性延髓麻痹及锥体束征；括约肌功能障碍，对左旋多巴治疗无效；③头颅影像学显示责任病灶，多累及基底节区，显示基底节区多发性缺血性病灶。

2）药物性帕金森综合征特点包括：①有服用抗精神病药、多巴胺耗竭剂、某些类型的胃肠动力药物，尤其是吩噻嗪类和丁酰苯类药物史。②症状多出现于用药后 1~2 个月内。③表现为服用相关药物后出现动作迟缓、肌强直、震颤、姿势异常等帕金森症候群。④同时可出现静坐不能、口、面、颈及肢体的不自主运动。⑤可借助以下口诀记忆抗精神病药物不良反应发生时限。用药后 3~4h 急性肌张力障碍；3~4d 静坐不能；3~4 周帕金森症候群；3~4 月迟发性肌张力障碍。

该患者无相关用药病史，故可排除。

3）其他继发性帕金森综合征：主要由肿瘤、外伤、脑炎、毒素如 1- 甲基 -4- 苯基 -1,2,3,6- 四氢吡啶（MPTP）、一氧化碳中毒、锰等继发。脑外伤和 PD 的关系是热点问题之一，常出现在外伤后的 2~10 年内，对于 PD 的患者应当注意询问脑外伤病史。

（二）临床诊疗决策

1. 病情评估　患者入院后完善了相关检查，血常规、血液生化均正常，头颅 MRI 未见异常；患者目前处于轻中度双侧肢体症状伴随姿势不稳。Hoehn-Yahr 分级为 3 级。并开始药物治疗。药物治疗可以缓解症状，改善生活质量，但不能延缓疾病发展。

2. 辅助检查

（1）经颅超声（transcranial sonography，TCS）：有助于发现黑质部位的铁沉积。其阳性率在 70% 左右。阳性预测值超过 80%；其价格便宜，方法简单，适合基层医院开展。该患者此检查发现双侧黑质部位铁沉积，支持诊断（图 14-8A）。

（2）多巴胺转运体 DAT-SPECT（图 14-8B、C）和 ^{18}F-FDG PET：两者均具有很高的准确性，也可用于与多

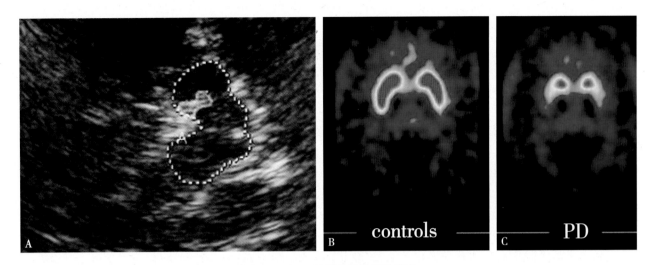

图 14-8 PD 早期诊断的辅助检查

A. 经颅超声（TCS）显示 PD 患者中脑黑质异常高回声提示铁沉积；B. 正常对照 DAT-SPECT 显像；C. PD 患者 DAT-SPECT 显像提示基底节区低代谢

巴反应性肌张力障碍的鉴别，但费用较为昂贵。该患者 DAT-SPECT 提示双侧基底节区代谢下降。

（3）对于有遗传家族史的 PD 患者，可以行相应的基因筛查。最常见的致病基因为 *Parkin*、*LRRK2*、*DJ-1* 等。

另外，有些非运动症状如嗅觉障碍、快动眼睡眠行为障碍（RBD）也可能是早期诊断的临床标志物。

3. 治疗　对于早发型 PD 患者，需要根据患者的症状类型等多方面情况综合考虑首选治疗药物。该患者以右上肢静止性震颤起病，且较明显，因此首先予以多巴胺受体激动剂普拉克索治疗，之后逐步添加了金刚烷胺。第二年患者肢体抖动及肌强直症状加重，金刚烷胺加量不能控制，加用多巴丝肼，起始剂量 62.5mg，每日 3 次后可以缓解。由于之后 2~3 年内患者的症状持续性进展，又逐步加用了 COMT 抑制剂恩托卡朋，联合多巴丝肼治疗；并逐步增加了普拉克索和多巴丝肼的剂量，以达到最大程度的控制症状和避免产生不良反应。在此后的随访过程中，患者在多巴丝肼药物加量后出现了恶心和腹胀反应。之后，患者出现情绪低落、兴趣减少、睡眠差、有负罪感。考虑患者的恶心和腹胀反应与药物加量有关，因而建议患者服用多巴丝肼的同时与一些小饼干一起服用（非高蛋白饮食），患者恶心和腹胀症状好转。患者的情绪低落、兴趣减少、睡眠差、有负罪感等症状，考虑同时伴发抑郁状态；在心理疏导的同时加用了选择性 5-羟色胺再摄取抑制剂（selective serotonin reuptake inhibitor, SSRI）类药物治疗抑郁。PD 患者可以出现包括抑郁、焦虑在内的多种非运动症状；这些非运动症状并非都与运动症状有直接关联，这些非运动症状同样可以导致患者生活质量的严重下降，甚至自杀，所以在处理运动症状的同时，也要重视及时处理非运动症状。

 相关要点：PD 治疗药物用法用量

1. 复方左旋多巴（包括多巴丝肼和卡左双多巴缓释片）　多巴丝肼初始剂量 62.5~125mg，2~3 次/d。

2. DR 激动剂　普拉克索：初始剂量 0.125mg，每日 3 次；之后每周增加 0.125mg，每日 3 次；有效剂量在 0.5~0.75mg，每日 3 次。吡贝地尔：初始剂量为 50mg，每日 1 次，第二周为 50mg，每日 2 次，最大不超过 250mg/d，该药物对于震颤有效果。

3. MAO-B 抑制剂（司来吉兰）　2.5~5mg，每日 2 次。

4. COMT 抑制剂（恩他卡朋）　每次 100~200mg，需要与复方左旋多巴同时服用。

5. 苯海索　主要用于震颤，1~2mg，每日 3 次。

6. 金刚烷胺　50~100mg，每日 2~3 次，末次应当在下午 4 时前服用。

相关要点：PD 治疗药物常见的不良反应和注意事项

1. 复方左旋多巴（包括多巴丝肼和卡左双多巴缓释片）

（1）早期不良反应包括胃肠道不良反应，如恶心、呕吐；心血管不良反应包括直立性低血压和心律失常；不可突然停用这类药物，否则可能诱发恶性症候群；多巴丝肼可以增高眼压。

（2）精神异常，如失眠、幻觉、妄想和短暂性定向力障碍。

（3）长期服用出现运动并发症。

2. DR 激动剂

（1）麦角类 DR 激动剂可诱发肺间质纤维化和心瓣膜病，目前少用。

（2）非麦角类 DR 激动剂（如普拉克索等）：幻觉为最常见的不良反应；过度嗜睡，睡眠发作（应当告知患者尽量避免危险工作如高空作业，驾驶等）；直立性低血压；冲动控制障碍，如病理性赌博、病理性购物；性欲亢进，暴食症，不能控制的重复的机械性的动作（Punding 现象）等。

3. MAO-B 抑制剂（司来吉兰）　避免与 SSRI 类药物合用，以防诱发 5- 羟色胺综合征。警惕与酪胺类食物合用，以避免诱发高血压。

4. COMT 抑制剂（恩他卡朋、托卡朋）　运动障碍、恶心、尿色异常；腹泻或便秘、头晕、腹痛、失眠、口干、疲乏、幻觉等；恩他卡朋的肝毒性无报道，托卡朋的肝毒性罕见。

5. 苯海索　口干，幻觉等精神症状，眼压增高，尿潴留，认知功能减退。

6. 金刚烷胺　踝部水肿和网状青斑，幻觉等精神症状，充血性心力衰竭。

 相关要点：运动并发症的常见类型

1. 症状波动　包括剂末现象（wearing-off phenomenon）和开关现象（on-off phenomenon）：在运动症状波动方面最常见的是剂末现象，即一种通常可以预见的运动或非运动症状的再发，通常出现于下次预定给药之前，而且给予抗帕金森药物通常可以改善。药物的疗效逐渐减退，每次服药后药效维持时间较以往缩短。随着帕金森病的进展逐渐出现不可预测的"开关现象"，症状在开期和关期之间波动，关期变得突如其来不可预测。

2. 异动症（dyskinesia）　绝大部分服用左旋多巴的患者会发生异动症，主要可累头部、颈部及肢体，表现为不自主粗大的舞蹈样或肌张力障碍样动作。常见的异动症类型有：

（1）剂峰异动症：多发生在用药后的 1~2h。

（2）清晨足部肌张力障碍：主要见于晨醒，表现为足部痉挛。

（3）双相性异动症：即在转为"开"状态时出现异常不自主运动，然后疗效出现，在转为"关"状态时再次出现异常不自主运动。

患者用药后第四年，逐渐感到药物疗效减退，服用一次多巴丝肼后疗效仅持续 2~3h，疗效减退时感到肢体僵硬，上肢抖动，剂末时四肢僵硬显著，无法迈步。调整药物如下：多巴丝肼 250mg，3 次 /d；恩他卡朋 100mg，3 次 /d 与多巴丝肼同服；金刚烷胺 50mg，3 次 /d；普拉克索 0.5mg，3 次 /d。半天前，患者服用"多巴丝肼""金刚烷胺"后约半小时后出现头部及四肢舞蹈样动作，颈部晃动，无法控制，无间断，幅度大，持续约 2.5h 后逐渐缓解；舞蹈样动作缓解后，患者即感到四肢僵硬，运动显著迟缓。该患者在长期的左旋多巴治疗下出现了运动并发症，包括症状波动、疗效减退、剂末恶化和剂峰异动症。尽管左旋多巴一直被认同为治疗原发性帕金森病的最佳药物，但是大约 75% 的患者（年轻患者比例可能更高）在服用左旋多巴制剂 2~5 年后会出现疗效减退、症状波动以及异动症等运动并发症。针对该患者我们酌情减少了多巴丝肼的用量,缓慢增加了普拉克索的剂量,同时加用了氯氮平,使得这位患者的症状有了明显的好转。

 相关要点:中国 PD 指南推荐的运动并发症处理原则及循证级别

1. 对于运动症状的波动、剂末现象的患者 可以尝试:①增加药物剂量,或增加用药次数;②增加长半衰期的多巴胺受体激动剂(如普拉克索、罗匹尼罗均为 B 级证据;阿扑吗啡、卡麦角林为 C 级证据);③增加 COMT 抑制剂(恩他卡朋为 A 级证据,托卡朋为 B 级证据);④增加 MAO-B 抑制剂(雷沙吉兰为 A 级证据;司来吉兰为 C 级证据);⑤改用左旋多巴控释片(C 级证据);⑥对于药物控制不良的患者可以选择丘脑底核(subthalamic nucleus,STN)深部脑刺激(deep brain stimulation,DBS)治疗(C 级证据);⑦难治性症状波动也可采用胃肠造瘘灌注左旋多巴肠溶胶(B 级证据)。对于"开关现象"的患者可以尝试多巴胺受体激动剂和金刚烷胺治疗。不要忽视的是蛋白质饮食对于药代动力学的影响,左旋多巴应在餐前 1h 或餐后 1.5h 服用。

2. 对于异动症的治疗 包括:①对于剂峰异动症患者采用金刚烷胺(A 级证据)和氯氮平治疗(A 级证据),也可减少左旋多巴的用量,加用多巴胺受体激动剂(C 级证据);②对于清晨足部肌张力障碍的患者可以采用睡前服用长效的多巴胺制剂,如多巴胺受体激动剂;③双相性异动症可以加用多巴胺受体激动剂,效果不肯定。

3. 持续性多巴胺能刺激在治疗异动症中的启示 鉴于异动症发生的机制之一是脑内多巴胺浓度的波动造成对多巴胺能受体的不规则、波动性刺激,从而诞生了持续性多巴胺刺激(continuous dopamine stimulation,CDS)的概念,也就是给予多巴胺能受体持续的、非波动性的刺激。这种方法对于异动症起到了治疗效果。例如持续十二指肠左旋多巴输入;达灵复(左旋多巴 + 卡比多巴 + 恩托卡朋)也是基于这一策略。

4. DBS 在帕金森病运动并发症治疗中的应用 在中晚期 PD 患者存在运动症状波动和异动症现象,常规药物不能很好地控制时,可以采用 DBS。丘脑底核 DBS 可能有助于改善患者的运动功能,减少运动波动、异动症和药物的使用剂量(C 级证据)。

(三)随访

患者发病 11 年后,异动症严重程度逐渐增加,有过 3 次因自动症导致的自身伤害情况。反复调整药物效果不佳。异动症消失即进入严重的"关期"。患者目前处于 PD 的中晚期,出现了严重的运动并发症,且药物疗效逐渐减退,药物调整困难。但该患者没有其他系统性疾病,没有出现关节变形、肌肉萎缩、认知功能障碍等其他并发症,患者经济情况良好,可以考虑 DBS。靶点可以选择双侧丘脑底核。

 相关要点:DBS 治疗 PD 的适应证

1. 原发性 PD 患者。

2. 原发性 PD 患者治疗过程中出现了难以控制的运动并发症,包括剂末现象、开关现象和异动症。

3. 原发性 PD 患者不能耐受药物不良反应。

需要注意的是任何帕金森叠加综合征、继发性帕金森综合征均非手术适应证。DBS 对于震颤、强直效果较好。对于步态改善效果不确定。有报道桥脚核刺激可能对步态有改善。DBS 对于认知功能、幻觉等无改善作用。

第二节　肌张力障碍

【理论概要】

肌张力障碍(dystonia)是运动障碍性疾病中常见的一大类疾病。1984年国际肌张力障碍医学研究基金会顾问委员会提出的肌张力障碍的定义,强调肌张力障碍是一种不自主地、由主动肌和拮抗肌不协调、持续性收缩而引起的扭转、重复运动或异常姿势的综合征。2013年,该定义被进一步补充和修正,强调了肌张力障碍的运动症状时常模式化、刻板、扭转;也可以为震颤。随意运动可以诱发和加重症状,伴随肌肉活动的泛化。该定义也指出了肌张力障碍也可以呈现出间歇性的特点,而并非完全符合1984年定义的持续扭转的特征。比如一些震颤为主的肌张力障碍、肌阵挛性肌张力障碍就可以呈现间歇的特点。该定义增加了肌张力障碍固定模式化、刻板的特点,以区别于舞蹈症。

(一) 临床表现

1. 原发性肌张力障碍

(1) Oppenheim肌张力障碍(*DYT1*):常染色体显性遗传,定位于9q34.1的*DYT1*基因三联密码子GAG(编码谷氨酸)缺失,*DYT1*编码热休克蛋白、ATP结合蛋白、扭转痉挛蛋白A(torsinA)。儿童发病(30岁前),肢体最早受累(90%腿部最先受累),可以逐渐扩展到全身性扭转痉挛。是单纯肌张力障碍,除了运动或姿势性震颤外没有其他神经系统体征,少数患者可有轻度智能减退。MRI正常。

(2) 成年起病家族性痉挛性斜颈(*DYT7*):常染色体显性遗传;成年发病;85%局限在颈部,表现为痉挛性斜颈,偶尔累及上肢。

2. 肌张力障碍叠加综合征　它代表了一组同时可能包含有肌张力障碍、帕金森症候群、肌阵挛、锥体束征等症状但尚未发现明确的神经元变性、缺失的疾病。

(1) 多巴反应性肌张力障碍(dopa-responsive dystonia,DRD)(*DYT5*、*DYT14*):常染色体显性遗传,是定位于*DYT5a*=14q22.1-q22.2的鸟苷酸环化酶1(*GCH1*)基因突变;常染色体隐性遗传,是定位于*DYT5b*=11p15.5的酪氨酸羟化酶(*TH*)基因突变。儿童起病(<16岁),女性多于男性,步态异常;有症状波动(早晨轻、晚间重),可表现为帕金森症候群,可有锥体束征。小剂量左旋多巴具有戏剧性疗效;需与青年型帕金森病鉴别;F-Dopa PET和β-CIT PET检查正常。

(2) 快速起病肌张力障碍-帕金森症(rapid-onset dystonia-Parkinsonism,RDP)(*DYT12*):常染色体显性遗传,是Na^+/K^+-ATP酶α3亚基(*ATP1A3*)突变。青少年或成年起病;数小时至数日发展成为全身性肌张力障碍;发展一定时间后进入平稳阶段;另外,还可以表现为帕金森症候群。

(3) 肌阵挛性肌张力障碍(myoclonus dystonia,MD)(*DYT11*,*DYT15*):常染色体显性遗传,定位于7q21-31(*DYT11*)、18p11(*DYT15*)的ε-肌聚糖蛋白、*epsilon-sarcoglycan*基因(*SGCE*)突变。儿童、青少年、成年均可起病,进展缓慢;表现为肌阵挛、书写痉挛;对酒精敏感;上肢、颈部受累;发展一定时间后进入稳定阶段。

(二) 诊断

1. 对于发病年龄小于30岁的原发性肌张力障碍的患者,推荐*DYT1*基因的检测和相关的遗传咨询。对于发病年龄大于30岁的患者,家族中若有早发的患者,也应行*DYT1*的检测。

2. 对于早发、诊断不明的肌张力障碍患者,应当进行左旋多巴诊断性治疗,排除多巴反应性肌张力障碍,同时可行*DYT5*基因检测。

3. 对于肌阵挛累及上肢或颈部的患者,尤其呈常染色体显性遗传者,应检测*DYT11*,排除肌阵挛性肌张力障碍。

4. 对于发作性肌张力障碍的患者,应行*DYT8*、*DYT9*、*DYT10*基因检测。

5. 对于成年发病、诊断明确的原发性肌张力障碍的患者,不推荐常规的头颅影像学检查;筛查和排除继发性或症状性肌张力障碍推荐头颅影像学检查,特别是肌张力障碍症状累及广泛的儿童或青少年患者;

除非怀疑脑内钙化,头颅 MRI 的价值优于头颅 CT。

（三）治疗

1. 对于原发性全身性肌张力障碍的患者,尤其儿童或青少年时期发病并伴随帕金森症状的患者,推荐左旋多巴治疗以排除多巴反应性肌张力障碍。如果左旋多巴治疗无明显效果,可以采用抗胆碱能药物如苯海索治疗。其他药物包括丁苯那嗪、巴氯芬、氯硝西泮。对于药物治疗无效或患者不能耐受治疗的原发性全身扭转性肌张力障碍的患者可以考虑 DBS 治疗。

2. 对于发作性肌张力障碍的患者,推荐卡马西平、丙戊酸、氯硝西泮等抗惊厥药物的治疗。

3. 局灶性肌张力障碍,如眼睑痉挛、痉挛性斜颈,节段性肌张力障碍,如 Meige 综合征,宜选择局部肉毒毒素注射治疗。

4. 物理治疗、康复治疗等个体化的综合治疗。

5. 病因治疗,尤其对于继发性肌张力障碍的患者,如迟发性肌张力障碍停用抗精神病药物。

【临床病例讨论】

患　者:赵××,男,17 岁,主因"右下肢不自主扭动 5 年,加重伴躯干不自主扭动 2 年"入院。

现病史:患者于入院前 5 年出现右足不自主扭动,表现为足部的不自主内翻,情绪紧张时加重,入睡后消失。之后患者症状逐渐加重,右下肢呈现出"怪异"的姿势,步态拖曳,逐渐影响其行走。2 年前患者出现躯干和头颈部不自主的扭动,逐渐出现头部后仰,躯干前倾的姿势并固定。自觉智能尚好,记忆力,计算力与发病前相仿。

既往史:无特殊异常。

个人史:足月产,无新生儿窒息史,无核黄疸史,无烟酒嗜好,其母孕期无特殊异常。

家族史:家族无遗传疾病史。

查　体:内科系统体格检查,肝脾无肿大,无皮肤色素沉积。神经系统专科检查,认知功能正常,MMSE 评分 29 分;计算力、理解力、定向力正常,眼球各向运动正常,眼震(-),裂隙灯下未见 K-F 环;脑神经检查基本正常;颈肌肌张力增高;四肢肌力Ⅴ级,四肢肌张力略增高,右下肢较为显著;双上肢肱二头肌、肱三头肌反射(++);双侧膝反射(+++),双侧病理征(-);四肢深浅感觉正常;双手指鼻及双侧跟膝胫试验完成可;头部呈现后仰,躯干前倾,右下肢和双侧肩部和颈部可见固定模式的不自主扭动。眼底检查未见视网膜色素变性。

辅助检查:血常规、生化、血清铜蓝蛋白、血脂、甲状腺功能检查等完全正常。头颅 MRI 未见异常;SWI 像未见铁沉积征象;脑电图未见明显异常。

（一）诊断

1. 定位诊断　该患者表现为腿部、躯干和颈部固定模式的扭转,并呈现出怪异的头部后仰及躯干前倾的姿势,属于肌张力障碍,定位于锥体外系。

2. 定性诊断　该患者没有锥体束征、共济失调、智能减退、感觉缺失等其他神经系统定位体征,属于纯肌张力障碍。

一般原发性肌张力障碍属于纯肌张力障碍,即患者除了肌张力障碍的表现外,绝大多数没有其他叠加体征,如锥体束征、严重的智能减退、共济失调等;所以可初步判断该患者属于原发性肌张力障碍。

 相关要点:提示继发性肌张力障碍的线索

以下临床线索的出现常提示继发性肌张力障碍:

1. 有过脑外伤、脑炎、毒物暴露史、围生期缺氧等。

2. 突然起病、病程早期进展迅速。

3. 同时存在其他神经系统体征,如痴呆、癫痫发作、眼外肌麻痹、共济失调、肌萎缩、感觉异常、锥体束征等。

4. 以静止性肌张力障碍而非运动性肌张力障碍起病。

5. 持续性偏侧肌张力障碍。

6. 早期出现固定的姿势异常。

7. 早期出现延髓功能障碍如构音障碍、吞咽困难等。

8. 成人单个肢体进展性肌张力障碍。

9. 成年发病的全身性肌张力障碍。

10. 头颅影像学检查异常,并能够解释肌张力障碍的症状(责任病灶)。

11. 发病前有服用抗精神病药物(尤其是 D2 受体拮抗剂)的病史,表现为口 - 颊 - 舌部的肌张力障碍(迟发性肌张力障碍)。

注意:急性和亚急性起病的偏侧舞蹈症(有时可表现为偏侧肌张力障碍、偏侧投掷症等)并非少见。它往往提示继发性因素,尤其是累及对侧基底节的血管性病变。对于年轻患者需要排除结缔组织疾病;老年患者需要排除糖尿病非酮症高血糖性舞蹈症。进一步的检查包括头颅 MRI、MRA、血糖测定等。

3. 鉴别诊断

(1) 多巴反应性肌张力障碍:症状有波动,表现为肌张力障碍,部分患者可存在锥体束体征。对复方左旋多巴制剂有显著和持续的疗效是其临床特征。基因检测提示 *GCH1* 基因或 *TH* 基因突变。该患者症状无波动,对复方左旋多巴无效,故临床特征不符合。

(2) 肝豆状核变性:可表现为肌张力障碍、手足徐动等锥体外系表现。也可以出现认知功能障碍,锥体束受累体征。体格检查发现有角膜 K-F 环。辅助检查提示肝功能异常,肝硬化。血铜降低,尿铜增高。基因检测提示 *ATP7B* 基因突变可以明确。该患者无肝硬化,无 K-F 环,血清铜蓝蛋白正常范围,故临床特征不符合。

(3) 神经铁蛋白病(neuroferritinopathy):有诸多临床亚型。泛酸激酶相关神经变性(曾称为 Hallervorden-Spatz 病)是其中较为常见的一种。临床表现为肌张力障碍、舞蹈症、锥体束征、癫痫和进行性认知功能障碍。特征表现为头颅 MRI T_2 像的"虎眼征"。SWI 可以进一步观察基底节区域的铁沉积有助于鉴别。最终确诊需要基因检测。该患者表现为单纯肌张力障碍,影像学检查无明显异常,不符合神经铁蛋白病特点。

(4) 亨廷顿病:常染色体显性遗传,多有家族史。临床表现为进行性痴呆、舞蹈样动作。头颅 MRI 提示尾状核萎缩和侧脑室前角扩大。基因检测 CAG 重复序列拷贝数增加,大于 40 具有诊断价值。该患者无舞蹈样动作,认知正常,影像学无异常,不符合亨廷顿病特点。

 相关要点:肌张力障碍的分类

肌张力障碍根据发病年龄、症状部位、病因等因素分类。

1. 根据发病年龄分类

(1) 早发型肌张力障碍:发病年龄小于 26 岁。早发型肌张力障碍多倾向发展成为全身扭转性肌张力障碍。患者通常先出现一侧下肢或上肢动作性的肌张力障碍,逐步进展累及身体其他部位乃至全身。*DYT1* 基因突变导致的肌张力障碍多属于早发型肌张力障碍。

(2) 晚发型肌张力障碍:发病年龄大于 26 岁。晚发型肌张力障碍多倾向局灶性或节段性肌张力障碍。患者通常出现颜面、咽喉部、颈部或上肢的肌张力障碍,较少发展成为全身扭转性肌张力障碍。

DYT7 基因突变导致的肌张力障碍大多属于晚发型肌张力障碍。

2. 根据症状部位分类

(1) 局灶性肌张力障碍(focal dystonia):肌张力障碍仅仅累及躯体某个特定的部位,如眼睑痉挛、痉挛性斜颈、痉挛性构音障碍、书写痉挛、口-下颌肌张力障碍等。

(2) 节段性肌张力障碍(segmental dystonia):肌张力障碍累及2个或2个以上相邻部位的肌肉,如颅颈肌张力障碍(Meige 综合征)。

(3) 多灶性肌张力障碍(multifocal dystonia):肌张力障碍累及2个以上非相邻部位的肌肉。

(4) 偏身性肌张力障碍(hemidystonia):肌张力障碍累及半侧身体。偏身肌张力障碍绝大多数都是继发性肌张力障碍,可以找到明确的病因如脑血管疾病、脑肿瘤、脑炎后遗症等。病变多累及对侧基底节,少数为脑干。

(5) 全身性肌张力障碍(generalized dystonia):肌张力障碍累及全身肌肉,或下肢与任何其他节段性肌张力障碍的组合。如 *DYT1* 突变导致的全身扭转性肌张力障碍、多巴反应性肌张力障碍等。

3. 根据病因分类

(1) 原发性肌张力障碍:此类肌张力障碍没有明确的遗传变性病或颅内器质性病变的基础。临床上表现为单纯肌张力障碍,无锥体束征、认知功能障碍等其他表现。如 *DYT1* 突变导致的肌张力障碍。

(2) 肌张力障碍叠加综合征(dystonia plus syndrome):此类肌张力障碍亦没有明确的颅内器质性病变的基础;但临床表现除肌张力障碍外,尚可叠加其他运动障碍的症状,如叠加帕金森症候群、肌阵挛、锥体束征等。如 *DYT5* 突变导致的多巴反应性肌张力障碍,*DYT11* 突变导致的肌阵挛性肌张力障碍等。

(3) 发作性肌张力障碍:此类肌张力障碍表现为反复发作的、由运动或非运动等因素诱发的肌张力障碍,而发作间期完全正常。发作性运动诱发的运动障碍(paroxysmal kinesigenic dyskinesia,PKD)发作系突然运动、凝视或过度换气诱发;每次发作通常小于5min,发作频率每日可高达数十次,对抗癫痫药物有效。发作性非运动诱发的运动障碍(paroxysmal nonkinesigenic dyskinesia,PNKD)发作系饮酒、咖啡、紧张、疲劳等因素诱发;每次发作通常持续数分钟至数小时不等,对乙酰唑胺和苯二氮䓬类药物有效。详见发作性运动障碍章节。

(4) 遗传变性性肌张力障碍:此类肌张力障碍多由于明确的遗传变性疾病所引起。多有进行性神经变性的基础。病因有肝豆状核变性、中枢神经系统铁沉积性疾病、神经棘红细胞增多症、亨廷顿病、家族性基底节钙化、线粒体脑病等。

(5) 继发性肌张力障碍:此类肌张力障碍多由于明确的脑内器质性病变或损伤所造成,如脑外伤、脑血管疾病、脑内感染、脑肿瘤、围产期脑损伤等。

(二) 临床诊疗决策

1. 病情评估 评价全身性肌张力障碍采用 Burke-Fahn-Marsden 肌张力障碍量表(Burke-Fahn-Marsden dystonia rating scale,BFMDRS)和联合肌张力障碍评价量表(unified dystonia rating scale,UDRS),前者更受到认可,特别用于全身扭转性肌张力障碍治疗前后的评价。BFMDRS 分为评估肌张力障碍严重程度的 BFMDRS-M 以及评估残疾的 BFMDRS-D 部分。该患者评分分别为60和15。一般认为,原发性全身性肌张力障碍的患者未经过治疗,致残率高达80%以上。部分类型的原发性全身性肌张力障碍经过适当的内外科治疗,可以较长时间保持稳定,维系生活质量。

2. 辅助检查 血常规、肝肾功能、凝血常规检查均正常范围。血沉、抗链"O"、血钙、铁、铁结合力、铜蓝蛋白、血铜、尿铜、铜氧化酶吸光度、血乳酸、丙酮酸、腰穿脑脊液常规与生化、肌电图与神经传导速度测定、视听诱发电位未见异常。外周血涂片未见棘红细胞。β脂蛋白测定正常。脑电图正常。头颅 CT、MRI、SWI 正常。基因检测发现 *DYT1* 基因突变。

其中：

（1）血清乳酸、丙酮酸、肌电图有助于筛查线粒体脑肌病导致的继发性肌张力障碍。

（2）铜蓝蛋白、血铜、尿铜有助于排除肝豆状核变性。

（3）外周血涂片未见棘红细胞、β脂蛋白测定正常有助于排除无β脂蛋白血症。SWI 未见异常可以鉴别神经铁蛋白病，神经铁蛋白病多能观察到基底节区域铁沉积。

（4）脑电图、头颅 CT、MRI、SWI 正常有助于鉴别继发性和遗传变性性肌张力障碍。继发性和遗传变性性肌张力障碍患者多有异常影像学和脑电表现。

（5）基因诊断能够确诊疾病。

3. 治疗　该患者目前是全身性肌张力障碍，由于并非多巴反应性肌张力障碍，我们可以首选抗胆碱能药物苯海索：起始剂量 1mg/d，2 次/d，每周增加 1~2mg，分次服用，四周内逐渐加量至 6~10mg，分 3~4 次服用。由于抗胆碱能药物的治疗效果可能发生滞后现象，建议在剂量达到 10mg 时暂不加量，观察 3~4 周，若效果不明显，再按照上述的速度缓慢加量至 20~30mg/d，但国内患者很少能耐受。对于苯海索治疗效果不佳的患者，或者因副作用而不能加量的患者，可以应用多巴胺受体拮抗剂如氟哌啶醇、硫必利；也可应用丁苯那嗪（国内尚无此药）。巴氯芬，苯二氮䓬类药物如地西泮、氯硝西泮和劳拉西泮对于各种类型的肌张力障碍也可有一定效果。鞘内巴氯芬泵入疗法（intrathecal baclofen，ITB）可用于口服药物无效的难治性肌张力障碍及肌张力障碍持续状态的治疗。

物理和支持治疗对于肌张力障碍的重要性并不逊于药物，不仅能够缓解一定的临床症状，而且能够改善患者的日常生活能力，并能够延缓生活能力丧失的发展。

 相关要点：肌张力障碍的药物选择原则

　1. 局灶性肌张力障碍
　（1）眼睑痉挛：苯海索、氯硝西泮、劳拉西泮、肉毒毒素注射。
　（2）口 - 下颌肌张力障碍：苯海索、巴氯芬、肉毒毒素注射。
　（3）痉挛性斜颈：苯海索、氯硝西泮、劳拉西泮、肉毒毒素注射、丁苯那嗪、卡马西平、巴氯芬、外周断离术（对严重痉挛性斜颈患者可行副神经和上颈段神经根切断术）。
　2. 任务特异性肌张力障碍（如书写痉挛）　苯海索、肉毒毒素注射。
　3. 节段性和全身性肌张力障碍　左旋多巴（针对多巴反应性肌张力障碍）、苯海索、地西泮、氯硝西泮、劳拉西泮、巴氯芬、卡马西平、丁苯那嗪；三联疗法：丁苯那嗪、氟奋乃静、苯海索；鞘内巴氯芬注射（适用于轴性肌张力障碍患者）；苍白球或者丘脑底核脑深部电刺激治疗（轴性、远端患者均适用）。

（三）随访

该患者在随后的门诊随访中逐渐增加了苯海索的用量，由于症状控制不佳，先后应用了巴氯芬、氯硝西泮等药物。症状改善仍不明显。目前研究显示，DBS 对于药物疗效欠佳的 Oppenheim 型肌张力障碍有明显疗效，靶点多选择丘脑底核或苍白球。需要注意的是，脑深部电刺激适用于部分原发性肌张力障碍的患者，对于继发性肌张力障碍效果欠佳。该患者接受了双侧丘脑底核深部电刺激，术后症状有明显改善。

第三节　亨廷顿病

【理论概要】

亨廷顿病（Huntington disease，HD），又称亨廷顿舞蹈病（Huntington chorea）、慢性进行性舞蹈病（chronic progressive chorea）、遗传性舞蹈病（hereditary chorea），于 1842 年由 Charles Oscar Waters 首报，1872 年由美

国医生 George Huntington 系统描述而得名。HD 是一种全外显性的常染色体显性遗传病,病理特征为基底节及大脑皮质变性。中国、日本 HD 患病率为 0.40%,而欧洲、北美以及大洋洲患病率为 5.7%。目前已知 *IT15* 是 HD 的致病基因,其 5' 端编码区内的三核苷酸(CAG)重复序列拷贝数异常增多导致发病。

(一)临床表现

本病多在 40 岁左右发病,亦可在儿童期、青少年期或老年期起病。绝大多数有阳性家族史。隐匿起病,缓慢进展,无性别差异。主要临床症状通常分为三大类,包括运动症状、认知功能障碍及精神障碍。

1. 运动症状　舞蹈症状是成人起病的 HD 典型症状,最具特征性。通常为全身性,程度轻重不一,典型表现为手指弹钢琴样动作和面部怪异表情,累及躯干可产生舞蹈样步态,可合并手足徐动及投掷症。此外,患者还可出现肌张力障碍、运动迟缓、步态障碍、肌阵挛、构音障碍、肌强直等症状。在青少年起病的 HD(Westphal 变异型)中可出现帕金森综合征。

2. 认知功能障碍　认知改变几乎在所有 HD 患者中出现,包括近事遗忘、判断力减退、注意力集中缺陷、执行功能障碍及学习能力受损。部分患者出现观念运动性失用。

3. 精神障碍　表现为情感、性格、人格改变及行为异常,如抑郁、激惹、幻觉、妄想、暴躁、冲动、反社会行为等。

4. 其他　HD 患者还可有快速眼球运动(扫视)受损、睡眠紊乱、癫痫发作、自主神经系统障碍、体重减轻等。

(二)诊断

HD 的诊断主要依据典型的临床症状,包括慢性进行性舞蹈样动作、精神症状和认知障碍,并结合家族史。家族史是诊断的核心要素,在被诊断为 HD 的患者中仅有 8% 的病例是散发性的。*IT-15* 基因内 CAG 三核苷酸重复序列异常扩增对诊断 HD 的敏感性达 98.8%、特异性为 100%,因此基因检测不但对于确诊疾病意义重大,还有助于发现临床前患者。

(三)治疗

目前尚无有效治疗措施。对舞蹈症状可选用以下药物。①多巴胺受体阻滞剂:氟哌啶醇 1~4mg,3 次 /d;氯丙嗪 12.5~50mg,3 次 /d;奋乃静 2~4mg,3 次 /d;硫必利 0.1~0.2g,3 次 /d;以及哌咪清等。均应从小剂量开始,逐渐增加剂量,用药过程中应注意锥体外系副作用;②中枢多巴胺耗竭剂:丁苯那嗪 25mg,每日 3 次;③补充中枢 γ 氨基丁酸或乙酰胆碱药物:一般疗效不佳。

【临床病例讨论】

患　者:陈 ××,女,52 岁,主因"肢体不自主运动 4 年,记忆力减退 1 年"入院。

现病史:患者于 2010 年初无明显诱因出现双足部不自主运动,主要表现为踝关节不自主"扭曲样"动作,幅度小,紧张时加重,休息后缓解,不伴有肢体抽动,意识丧失;不影响工作和生活,未予特殊注意。1 年后上述不自主运动逐渐加重,双下肢开始出现不自主的"舞蹈样"步态,精神紧张时加重,睡眠时消失,当时尚无明显性格改变,可进行日常工作,未予特殊处置。1 年前上述"舞蹈样"不自主动作进展至躯干和双上肢,双上肢舞蹈样动作表现为阵发性、大幅度的肩关节扭动,模式不固定;有时呈持续性扭动并出现肩关节"内收样"怪异姿势。与此同时,出现了面部表情增多(做"鬼脸"状的皱眉张口),严重时影响患者进食。半年前,患者开始出现记忆力和智能下降,主要为无法回忆近期事物和计算力减退,严重影响患者生活工作。家属诉患者脾气易激惹,近半年脾气变化尤为显著。患者曾在外院行头 MRI、EEG 等相关检查均未见明显异常。2014 年 12 月收治入院。发病以来,患者睡眠明显减少,平均每日 3~4h,体重减轻 10kg 左右。

既往史:既往身体健康,无其他慢性病史,有剖宫产手术史。

个人史:生长于安徽,无特殊嗜好。否认特殊药物及毒物接触史。

家族史:患者父亲有类似"舞蹈样动作"病史,发病后 5 年因肺部感染去世。

查　体:内科系统体检无特殊异常。神经系统专科检查,神清,精神可,口齿欠清,对答尚切题,查体合作,计算能力下降。短期记忆力下降,远期记忆力尚可;MMSE 评分 16 分,MoCA 评分 9 分。脑神经检查,双眼各向运动正常,瞳孔正大等圆,直径 3mm,对光反射灵敏,未见 K-F 环,下颌反射(-)。双侧鼻唇沟对称,伸舌居中,无舌肌萎缩、纤颤。眼底检查:无视网膜色素变性。感觉系统检查,浅、深感觉及皮质复合感觉正常。运动系统检查可见口面部,头颈部不自主扭动,双上肢扭动不规则,幅度较大,模式不固定;偶见在扭动中双上肢肩关节呈“内收位”固定姿势。双下肢也有不规则的扭动,主要表现为踝关节不自主“外翻”样动作,影响患者行走。四肢肌张力稍低,肌力 V 级。反射检查,双侧肱二头肌、肱三头肌、桡骨膜、膝、踝反射均(+++)。病理征阴性。共济运动检查,双侧指鼻试验、跟膝胫试验完成可,在完成过程中可见到四肢不自主幅度较大的异常运动。步态检查,直线行走不能完成。脑膜刺激征阴性。

　　辅助检查:常规实验室检查示血常规、肝肾功能、电解质、血糖、血脂、血清铁、尿常规、铜蓝蛋白、甲功全套均正常。免疫学检查示 P-ANCA 阴性、C-ANCA 阴性、I 型胶原羧基端肽 β 特殊序列、总 I 型前胶原氨基末端肽、铁蛋白、肿瘤相关抗原、细胞角蛋白、甲状旁腺素、促黄体生成素、促卵泡成熟激素、雌二醇、骨钙素均为正常范围。抗核抗体谱均阴性。循环免疫复合物、类风湿因子、抗链球菌溶血素“O”、免疫蛋白、转铁蛋白、C- 反应蛋白均正常。特殊感染检查示 HIV 抗体阴性、梅毒螺旋体 RPR 阴性。外周血涂片未见棘红细胞。心电图正常。脑电图正常。头颅 MR 平扫 + 弥散成像示双侧额叶小缺血灶、双侧尾状核头部萎缩。基因学检测示 *IT15* 基因上(CAG)n 扩增 48。

(一)诊断

　　1. 症状学诊断　患者为中年女性,进行性全身不自主动作,表现为突然发生、幅度较大、模式不固定,符合舞蹈样动作的特征;同时患者双侧肩部偶见在扭动中双肩关节呈“内收位”固定姿势、具备肌张力障碍的特点;故该患者的症状学为舞蹈症和肌张力障碍。

　　2. 定位诊断　四肢及躯干不自主舞蹈样动作和肌张力障碍、肌张力略低定位于锥体外系;智能减退、情感改变,定位于皮质。

　　3. 定性诊断　该患者的病史、体征、影像学及基因学检查有下列特点:①缓慢起病、进行性加重的舞蹈样动作和肌张力障碍、认知功能减退、人格改变;②明确的家族史;③查体定位锥体外系、皮质和可疑锥体束受累;④头颅 MRI 提示有尾状核头部萎缩;⑤基因学明确(CAG)n 异常扩增。因此诊断为亨廷顿病。

　　4. 鉴别诊断　一般而言 HD 患者具有典型的临床表现而基因检测却为阴性的可能性较小,但如果出现这种情况,则需要更多的检查帮助进一步的诊断,尤其与其他相关可导致舞蹈症的疾病相鉴别。

　　(1)药物诱发:左旋多巴在帕金森病中引起的异动症,往往出现于早发性 PD 患者或长期服用左旋多巴的患者,主要可累及头部、颈部及肢体,表现为不自主粗大的舞蹈样或肌张力障碍样动作。可发生在服药后的 1~2h(剂峰异动),也可发生在“开”期和“关”期时转换左旋多巴治疗后出现疗效波动(双相异动);此外,长期服用多巴胺受体拮抗剂引发的迟发性运动障碍,表现为舞蹈样动作、震颤、肌张力障碍等。上述情况都有特殊用药史,通过询问病史可以帮助鉴别。

　　(2)自身免疫性疾病:小舞蹈病、系统性红斑狼疮、抗磷脂抗体综合征等。以小舞蹈病为例,该病主要是儿童或青少年起病,有风湿热或链球菌感染史,亚急性或急性起病的舞蹈症,伴肌张力低下、肌无力和 / 或精神症状应考虑本病。本例患者成年起病,病程呈现慢性隐匿加重过程,因此不符合小舞蹈病急性或亚急性起病特点。此外,系统性红斑狼疮和抗磷脂抗体综合征也需要考虑鉴别。

　　(3)感染性疾病:艾滋病、寄生虫病、梅毒等。患者的病史及特殊检查往往可以提供鉴别诊断线索。

　　(4)代谢性疾病:甲状腺功能亢进、急性间歇性卟啉病、低钙血症等。代谢性疾病往往伴有内科系统其他症状,如急性间歇性卟啉病,舞动样动作往往不是突出的临床表现,临床上往往出现消化系统、循环系统症状,其神经系统表现主要为精神症状和周围神经病变。病例患者无论从病程还是症状都不符合急性间歇性卟啉病。

(5) 结构性损伤:中毒(一氧化碳、重金属)、肝肾衰竭、基底节区脑血管损伤、肿瘤等。结构性损伤疾病可以通过影像学检查帮助排除。

(6) 遗传病:齿状红核苍白球萎缩症(*Atrophin-1* 基因变异)、良性遗传型舞蹈病(*NKX2-1* 基因变异)、脊髓小脑性共济失调(*SCA17*)、舞蹈病 - 棘状红细胞增多症(舞蹈素 /*Chorein*)、肝豆核变性(*ATP7B*)等。

相关要点:有助于诊断的辅助检查

1. 基因检测　CAG 重复序列拷贝数增加、大于 40 具有诊断价值。该检测若结合临床特异性高、价值大、几乎所有的病例可通过该方法确诊。

2. 电生理及影像学检查　脑电图呈弥漫性改变、无特异性;CT 及 MRI 显示大脑皮质和尾状核萎缩、脑室扩大;MRI T_2 加权像示壳核信号增强;MR 波谱(MRS)示大脑皮质及基底节乳酸水平增高;^{18}F-FDG PET 检测显示尾状核、壳核代谢明显降低。

(二) 临床诊疗决策

1. 病情评估　临床医师不仅需要有关诊断的临床检查,也需要在疾病过程中对病情进行精确的评估和记录。HD 的病程可粗略分为 3 期。早期:症状轻微,以抑郁、易激惹、难以解决复杂问题等轻度认知障碍和精神症状为主,可有轻微的不自主运动,如眼球扫视运动障碍,患者有独立生活能力。中期:出现明显的运动障碍,以舞蹈样症状为主,自主运动障碍进行性加重,可有吞咽困难、平衡障碍、跌倒和体重减轻,认知功能进一步减退,此期患者的社会功能受损,但基本生活能力尚得到保留。晚期:患者多卧床不起,舞蹈样症状可加重,但常被肌强直、肌张力失常和运动迟缓所取代,患者日常生活需要依靠他人料理。本例患者已发展至中期,日常生活已受到影响。HD 的总体预后不佳,无论是药物治疗还是心理干预都无法延缓疾病的进展。HD 综合评估量表(unified Huntington's disease rating scale,UHDRS)可精确评估疾病的严重程度,其内容包括对运动、功能、行为和认知症状的评估。HD 患者的疾病进展情况可依据 UHDRS 的评估做出。

2. 辅助检查

(1) 电生理:脑电图呈弥漫性改变、无特异性。

(2) 影像学检查:CT 及 MRI 显示大脑皮质和尾状核萎缩、脑室扩大;MRI T_2 加权像示壳核信号增强;MR 波谱(MRS)示大脑皮质及基底节乳酸水平增高,^{18}F-FDG PET 检测显示尾状核、壳核代谢明显降低。

(3) 基因检测:CAG 重复序列拷贝数增加、大于 40 具有诊断价值。该检测若结合临床特异性高、价值大、几乎所有的病例可通过该方法确诊。该患者基因检测最终明确诊断。

3. 治疗　现有的几种 HD 疗法可以归类为对症治疗或对因治疗。对症治疗主要针对运动、精神和认知症状的治疗。对因治疗则包括直接的基因疗法和其他间接的分子疗法。前者把变异基因和它的转录产物作为唯一的病因、直接进行治疗;后者的目的是更正导致疾病的复杂分子和神经相关通路。虽然对因治疗目前还无法实现,但针对上述不同的分子通路,正在开展大量的研究,以期减缓疾病。但目前尚无有效治疗措施。该患者的治疗包括选用了氟哌啶醇控制舞蹈样动作;同时该患者有认知功能障碍,加用了盐酸多奈哌齐片改善认知。同时积极联系康复科进行运动功能和语言功能康复。

(三) 随访

HD 是遗传性中枢神经系统变性疾病,需要理疗师、语言和职业治疗师、护理人员及其他专业医疗人员的加入,进行随访和综合治疗;而临终关怀和末期处理也非常重要。该患者目前随访中,舞蹈样动作有一定程度的控制。告知患者及家属家庭防护需要注意的事项。避免跌倒、误吸。同时告知了遗传咨询的事宜。

第四节 小 舞 蹈 病

【理论概要】

小舞蹈病(chorea minor)又称 Sydenham 舞蹈病(sydenham chorea,SC)、风湿性舞蹈病,有时也被称为 St Vitus 舞蹈病。1686 年由英国内科医生 Thomas Sydenham 首次描述。目前已证实小舞蹈病是由 A 组 β 溶血性链球菌感染引起的自身免疫反应所致。血液和脑脊液中可查到抗神经元抗体,该抗体能与尾状核、丘脑底核及其他部位神经元上的抗原结合。本病多见于儿童和青少年,舞蹈样动作只是各种神经系统及非神经系统临床表现之一,患者还可出现肌张力降低、肌力减退、精神症状、构音障碍等症状。

(一)临床表现

由于医疗条件的改善以及链球菌感染后抗生素的常规应用,小舞蹈病的发病率已大幅降低。即便如此,在发达国家仍有 18%~36% 风湿热患儿出现舞蹈症。本病多见于 5~13 岁儿童,男女之比约为 1∶2;无季节、种族差异。病前常有上呼吸道感染、咽喉炎等 A 组 β 溶血性链球菌感染史。大多数为亚急性起病,少数可急性起病。

1. 神经系统症状和体征

(1) 舞蹈症:舞蹈症是小舞蹈病的核心及特征性临床症状,症状多累及全身性(可有偏侧稍重),20%~30% 表现为偏侧舞蹈。症状主要累及面部和肢体远端:就面部而言表现为挤眉、弄眼、噘嘴、吐舌、扮鬼脸以及肢体舞蹈样动作;舞蹈样动作呈随机发生,运动形式简单而快速,没有规律性的特征。上述症状清醒时存在,精神紧张时加重,睡眠时消失。患儿可能会用有意识地主动运动动作去掩盖不自主运动。不自主舞蹈样动作可干扰随意运动,导致步态笨拙、持物跌落、动作不稳、爆发性言语。舞蹈症一般在感染后 1~8 个月出现,数月内可自发缓解。约 20% 的患儿会复发,通常在 2 年内。少数在初次发病十年后再次出现轻微的舞蹈症。

(2) 肌张力低下和肌无力:可有明显的肌张力减低和肌无力。当患儿举臂过头时,掌旋前(旋前肌征)。检查者请患儿紧握检查者的第二、第三手指时能感到患儿手的紧握程度不恒定、时紧时松(挤奶妇手法或盈亏征)。有时肌无力可以是本病的突出征象,以致患儿在急性期不得不卧床。

2. 精神障碍 患儿常伴某些精神症状,如焦虑、抑郁、情绪不稳、激惹、注意力缺陷多动障碍(attention deficit hyperactivity disorder,ADHD)、偏执 - 强迫行为等。精神症状严重时,患儿可出现精神病样表现及谵妄。精神症状可与舞蹈症伴随出现,也可在舞蹈症出现一段时间后出现,少数患者的精神症状可先于舞蹈症出现。

3. 其他 约 1/3 患儿可伴其他急性风湿热表现,如低热、关节炎、心瓣膜炎、风湿结节等。

(二)诊断

诊断主要依据儿童或青少年起病,有风湿热或链球菌感染史,亚急性或急性起病的舞蹈症,伴肌张力低下、肌无力和 / 或精神症状应考虑本病。由于本病多发生在链球菌感染后 2~3 个月,甚至 6~8 个月,故不少患儿发生舞蹈样动作时链球菌检查常为阴性。

此外,合并其他风湿热表现及自限性病程可进一步支持诊断。该疾病在 3~4 个月时有自发缓解倾向,但有一半的患者在 3 年随访时症状仍然持续存在。对无风湿热或链球菌感染史,单独出现的小舞蹈病须与其他原因引起的舞蹈症鉴别,如少年型亨廷顿病、神经棘红细胞增多症、肝豆状核变性、各种原因(药物、感染、脑缺氧、核黄疸)引起的症状性舞蹈病。还需与抽动秽语综合征、扭转痉挛鉴别。

(三)治疗

1. 对症治疗 对舞蹈症状可选用多巴胺受体拮抗剂,如氯丙嗪 12.5~25mg、氟哌啶醇 0.5~1mg 或硫必利 50~100mg,每日 3 次口服。前两种药物易诱发锥体外系副作用,需注意观察,一旦发生需减少剂量。也可选用多巴胺耗竭剂,如丁苯那嗪 25mg,每日 2~3 次口服。加用苯二氮䓬类药,如地西泮、硝西泮或氯硝西泮则可更有效地控制舞蹈症。

2. 对因治疗 在确诊本病后,无论病症轻重均需应用抗链球菌治疗,目的在于最大限度地防止或减少小舞蹈病复发及避免心肌炎、心瓣膜病的发生。一般应用青霉素 80 万单位肌内注射,每日 2 次,1~2 周为一疗程。以后可给予长效青霉素 120 万单位肌内注射,每月 1 次。有人认为青霉素治疗应维持至少 5 年。不能使用青霉素者,可改用其他链球菌敏感的抗生素,如头孢类。

3. 免疫疗法 鉴于患儿患病期间体内有抗神经元抗体,故理论上免疫治疗可能有效。可应用糖皮质激素,也有报道用血浆置换、免疫球蛋白静脉注射治疗本病,可缩短病程及减轻症状。

【临床病例讨论】

患　者:张 ××,男,13 岁,主因"口面部、四肢不自主动作 2 周"入院。

现病史:患者于 2012 年 5 月上旬无明显诱因出现口面部和四肢不自主扭动。具体表现为挤眉弄眼、噘嘴、吐舌,不伴喉部发声,肢体活动不协调伴舞蹈样扭动。上述情况呈阵发性发作,发作前无先兆,情绪激动疲劳时加重、夜间睡眠时消失,发作时不伴意识模糊和意识丧失。外院诊为"多动症",给予药物治疗(具体不详)后症状稍有减轻,为求进一步治疗就诊。本次起病前 2 月患者曾有高热咽痛,发热持续一周,后在当地医院静脉补液治疗后症状缓解(具体用药不详)。患者自发病以来,有低热,精神可,饮食睡眠可,无大小便异常,自觉有关节疼痛。

既往史:无高血压、糖尿病、心脏病病史。

个人史及家族史:生长于原籍,无疫水疫区接触史,无有毒有害物质接触史,无相关家族病史。

体格检查:内科系统体格检查,两侧扁桃体 I°肿大,余无特殊。神经系统专科检查:精神佳,认知功能正常,MMSE 评分 28 分(初中文化程度),对答切题,发育正常。有间歇性噘嘴、吐舌和挤眉弄眼动作,语速稍快,由于口面部不自主动作患者语言稍含糊。脑神经检查基本正常。运动系统检查,静息时可见四肢不自主舞蹈样动作,幅度大,没有固定节律,不自主动作累及口面,四肢(以远端为甚),偶伴头部不自主运动。四肢肌力正常,颈部肌张力正常,双上肢肌张力降低,盈亏征(+)(患者持续握紧检查者双手时,可感到间歇性的收缩和无力)。四肢针刺觉、运动觉、位置觉及复合感觉正常。上肢腱反射(++)、下肢腱反射(++)。病理征:(-),双侧指鼻试验及跟膝胫试验因肢体舞蹈样动作完成欠佳,快速轮替动作完成可。行走时有颠簸不稳感,Romberg 征(-)。脑膜刺激征:颈软,无抵抗。

辅助检查:血常规、肝肾功能、电解质正常。血沉、CRP 升高。尿常规正常。铜蓝蛋白、24h 尿铜正常。免疫全套正常。内分泌全套正常。抗链球菌溶血素(+)。特殊感染(-)。K-F 环(-)。脑电图轻度异常。头颅 MRI(平扫)示上颌窦炎,余无特殊。

(一) 诊断

1. 定位诊断 患者的不自主运动属于舞蹈样动作,特点为流畅性不自主动作,幅度大,没有节律,累及全身,定位于锥体外系。

2. 定性诊断 患者为青少年,急性起病;首发症状及核心症状为舞蹈症,累及全身;伴有注意力下降及学习能力下降;伴发有关节疼痛和低热;有前驱感染史;病程中有低热、关节疼痛。在青少年期急性起病的舞蹈症且有前驱感染史,首先考虑小舞蹈病。

3. 鉴别诊断 对无风湿热或链球菌感染史,单独出现的小舞蹈病须与其他原因引起的舞蹈症鉴别:

(1) 青少年型亨廷顿病:青少年型亨廷顿病往往在 20 岁前起病,可表现为舞蹈样症状,但舞蹈样症状往往不占主导,运动症状多为张力失常、肌阵挛、肌强直、构音障碍等,认知障碍出现早而严重,行为障碍显著。本例患者以舞蹈为主导症状,认知功能无明显减退,且有前驱感染史,无家族史,不符合青少年型亨廷顿病。

(2) 神经棘红细胞增多症:神经棘红细胞增多症是一种常染色体隐性遗传的脂类代谢性疾病,多于青春期或成年早期发病,最为突出的临床表现是运动障碍,以口面部不自主运动、肢体舞蹈症为常见表现。

但是该类患者周围血棘红细胞计数大于 3%、血清 CK 可增高。本例患者无外周血棘红细胞增多,血清 CK 没有明显增高,不符合该类疾病的表现。

此外,该疾病还需要和肝豆状核变性、各种原因(药物、感染、脑缺氧、核黄疸)引起的症状性舞蹈病、抽动秽语综合征、扭转痉挛鉴别。

（二）临床诊疗决策

1. 病情评估：小舞蹈病是一种自限性疾病,预后往往良好。

2. 辅助检查：该患者 CRP 增高提示有感染存在。

铜代谢检查正常,K-F 环(−),可初步排除肝豆状核变性。

溶血链球菌(+)：该项检测的阳性结果有助于诊断。但需要注意,虽然抗链球菌溶血素滴度增加有助于诊断,但由于本病多发生在链球菌感染后 2~3 个月,甚至 6~8 个月,不少患儿发生舞蹈样动作时链球菌检查常为阴性。

头颅 MRI 正常,排除结构性病变导致的舞蹈样症状。在小舞蹈病中影像学的变化没有特异性。

相关要点：有助于诊断的辅助检查

1. 血清学检查　白细胞增多、血沉加快、C 反应蛋白效价升高、抗链球菌溶血素滴度增高。

2. 喉拭培养　可检见 A 组溶血型链球菌。

3. 脑电图及影像学检查　脑电图为轻度弥漫性慢活动,无特异性；多数患儿的头颅 CT 显示尾状核区低密度灶及水肿；MRI 显示尾状核、壳核、苍白球增大,T_2 加权像信号增强,随症状好转而消退。

注意：脑脊液检查在疑似小舞蹈病的患者中不是必须的,但是如果患者存在发热,神经系统检查提示脑炎或脑膜炎的可能,则需要行上述检查。心电图、心脏超声、心肌酶谱是小舞蹈病患者重要的辅助检查,以排除感染导致的心肌损害和瓣膜病变。虽然抗链球菌溶血素滴度增加可以帮助我们证实诊断,但由于本病多发生在链球菌感染后 2~3 个月,甚至 6~8 个月,不少患儿发生舞蹈样动作时链球菌检查常为阴性。

3. 治疗　该患者接受了氟哌啶醇 0.5mg,每日 3 次口服。同时应用青霉素 80 万单位肌内注射,每日 2 次,1~2 周为一疗程。

（三）随访

本病为自限性,3~6 个月后有自发缓解倾向；适当治疗可缩短病程。约 1/4 患儿可复发。女性和出现心肌炎者是疾病持续存在的危险因素。该患者随访中,症状控制良好。

第五节　肝豆状核变性

【理论概要】

肝豆状核变性(hepatolenticular degeneration,HLD)又称威尔逊病(Wilson's disease,WD),是以肝硬化和基底节变性为特征的先天性铜代谢疾病。WD 由 Wilson 于 1912 年首先报道,是常染色体隐性遗传性疾病。1985 年 WD 基因被精确定位于 13q14.3,1993 年 WD 基因被克隆。目前证实 *ATP7B* 基因突变是本病的主要原因,该基因主要在肝脏表达,表达产物 P 型铜转运 ATP 酶(ATP7B 酶)位于肝细胞高尔基体,负责肝细胞内的铜转运。由于其功能部分或全部丧失,不能将多余的铜离子从细胞内转运出去,使过量铜离子在肝、脑、肾、角膜等组织沉积而致病。本病的患病率各国报道不一,一般在 (0.5~3)/10 万。

（一）临床表现

WD 多在 5~35 岁起病,也有早于 4 岁或晚于 50 岁的病例报道,男性稍多于女性。以肝脏症状起病者平均年龄约 11 岁,以神经症状起病者平均年龄约 19 岁。

1. 神经症状 约 40% 的患者以神经症状为首发。通常以锥体外系症状为主,包括:①帕金森样少动-强直综合征;②全身性肌张力障碍综合征;③姿势性或意向性震颤伴共济失调、蹒跚步态和构音障碍等;④可以有舞蹈样动作和手足徐动样动作,但是多合并有其他运动障碍症状,单纯的舞蹈样动作并不多见。部分患者会有锥体束症状,但不会导致瘫痪。

2. 精神症状 约 15% 的患者以精神症状为首发。患者可出现认知功能障碍,甚至达到痴呆的程度。此外还表现为情感障碍、行为异常,如淡漠、抑郁、欣快、兴奋躁动、动作幼稚或怪异、攻击行为、生活懒散等,少数可有各种幻觉、妄想、人格改变、自杀等。

3. 肝脏症状 约 40% 的患者以肝脏损害为首发症状,其中 95% 在 20 岁之前出现肝损害征象。大多数表现非特异性慢性肝病症状群,如倦怠、无力、食欲缺乏、肝区疼痛、肝大或缩小、脾肿大及脾功能亢进、黄疸、腹水、蜘蛛痣、食管静脉曲张破裂出血及肝性脑病等。10%~30% 的患者发生慢性活动性肝炎,少数患者呈现无症状性肝脾肿大或仅转氨酶持续升高。因肝损害还可使体内激素代谢异常,导致内分泌紊乱,出现青春期延迟、月经不调或闭经、男性乳房发育等。极少数患者以急性肝衰竭和急性溶血性贫血起病,多于短期内死亡。

4. 眼部异常 K-F 环是本病最重要的体征,见于 95%~98% 患者,绝大多数累及双眼,个别为单眼。大多在出现神经系统受损征象时就可发现此环,位于角膜与巩膜交界处,在角膜的内表面上,呈绿褐色或金褐色,宽约 1.3mm,光线斜照角膜时看得最清楚,但早期常需用裂隙灯检查方可发现。少数患者可出现晶状体浑浊,暗适应下降及瞳孔对光反应迟钝等。

5. 其他 大部分患者有皮肤色素沉着,尤以面部及双小腿伸侧明显;铜离子在近端肾小管和肾小球沉积,造成肾小管重吸收障碍,出现肾性糖尿、蛋白尿、氨基酸尿等;少数患者可发生肾小管性酸中毒;尚有肌无力、肌萎缩、骨质疏松、骨和软骨变性等;此外,患者还可出现溶血性贫血。

(二) 诊断

临床诊断主要根据 4 条标准:①肝病史征/锥体外系病征;②血清铜蓝蛋白显著降低和/或肝铜增高;③角膜 K-F 环;④阳性家族史。符合①、②、③或①、②、④可确诊 WD;符合①、③、④很可能为典型 WD;符合②、③、④很可能为症状前 WD;如具有 4 条中的 2 条则为可能 WD。

本病临床表现复杂多样,鉴别诊断上应从肝脏及神经系统两个方面的主要征象考虑,须重点鉴别的疾病有急/慢性肝炎、肝硬化、小舞蹈病、亨廷顿病、原发性肌张力障碍、帕金森病和精神病(如精神分裂症、躁狂症、抑郁症)等。

(三) 治疗

1. 治疗原则

(1) 早期治疗。

(2) 推荐:终生治疗,除非肝移植手术。

(3) 选择适当治疗方案。

(4) 推荐:脑型 WD 治疗前应先做神经症状评估和脑 MRI 检查。

(5) 推荐:症状前患者治疗以及治疗有效患者的维持疗法,可用络合剂或锌剂。

(6) 药物治疗的监测:监测肝肾功能、24h 尿铜、血尿常规等,前 3 个月每月复查 1 次,病情稳定后 3 个月复查 1 次。肝脾 B 超 3~6 个月检查 1 次。同时必须密切观察药物的副反应。

2. 具体治疗方法

(1) 驱铜及阻止铜吸收的药物:主要有两大类药物。一是络合剂,能强力促进体内铜离子排出,如青霉胺、二巯丙磺酸钠、二巯丁二酸钠、二巯丁二酸等;二是阻止肠道对外源性铜的吸收,如锌剂、四硫钼酸盐。

(2) 中药治疗。

(3) 对症治疗:主要针对震颤、肌张力障碍、强直、舞蹈样动作、手足徐动症、精神症状、肝脏损害、白细胞和血小板减少、暴发性肝功能衰竭等。

（4）肝移植治疗。

（5）饮食治疗。

（6）康复及心理治疗。

【临床病例讨论】

患　者：刘××，男，23岁，主因"右上肢不自主抖动半年，行动迟缓，步态不稳3月"入院。

现病史：患者2016年4月份无明显诱因下出现右上肢抖动，持物或紧张时明显，静止时减轻，症状逐渐加重影响日常生活。2016年7月起，出现行动迟缓，自觉肢体僵硬感，动作笨拙，且有语音低沉伴口齿含糊；患者自觉行走时有不稳感。自患病来无明显记忆力减退，无情绪低落等。2016年10月，于当地医院就诊，血常规、生化等检查未提示异常（患者口述，未提供书面信息）；头颅MRI提示"双侧丘脑及双侧豆状核区对称性椭圆形异常信号"，外院考虑为代谢性疾病或中毒性疾病。此后未正规药物治疗。现患者为求进一步诊治，门诊拟"锥体外系疾病"收入院。发病来，患者饮食及睡眠可，二便无特殊，体重未见明显下降。

既往史：无高血压、糖尿病、心脏病病史。今年5月行面部脂肪瘤切除术。

个人史、家族史：生长于原籍，无疫水疫区接触史，无有毒有害物质接触史；吸烟5年，每日半包，戒烟半年，否认酗酒嗜好。无相关家族史。

查　体：内科系统体检无特殊异常。认知功能轻度受损，MMSE评分25分（患者为高中文化程度），其中计算力、注意力、语言受损，定向力正常；MoCA量表评分21分，主要为语言及延迟记忆受损。神清，精神佳，对答切题，发育正常，查体合作。语言稍含糊，语速稍快，语声低沉；脑神经检查基本正常；运动系统检查，双上肢平举或持物时可见不自主震颤（双侧皆有累及，右侧为甚），静息时震颤不明显，嘱患者行指鼻试验时明显。四肢肌力正常，颈部肌张力正常，双侧肢体肌张力稍增高（右侧似有齿轮样增高）；感觉系统检查，四肢针刺觉、运动觉、位置觉及复合感觉正常；反射检查，上肢腱反射（++），下肢腱反射（++）；病理征检查，右侧Babinski征（+）；共济运动检查，双侧指鼻试验及跟膝胫试验欠佳，快复轮替动作欠佳。行走时有阔基步态，直线行走欠佳，Romberg征（-）；脑膜刺激征检查，颈软，无抵抗。

辅助检查：血常规、肾功能、电解质、肿瘤指标、血沉、CRP正常。肝功能提示血清转氨酶升高。尿常规：蛋白质（+）、潜血（++）、红细胞（镜检）4-5/HP；铜蓝蛋白：70mg/L；24h尿铜：200μg；免疫全套：正常；内分泌全套：正常；特殊感染：（-）；裂隙灯检查：虹膜外周边缘可见棕色色素呈环状沉着。心脏彩超：正常。腹部B超：肝弥漫性病变。腹部CT（平扫）：轻度肝硬化，肝内脂肪浸润，密度不均。肝囊肿可能；脾大；头颅MRI（平扫）：双侧额叶散在小缺血灶；双侧豆状核T_2加权像呈高信号。

（一）诊断

1. 症状学诊断　首先该患者的首发及核心症状为震颤，震颤特点为累及双侧上肢以右侧为重。震颤呈现姿势性和意向性震颤混合的特点，即震颤在肢体保持某种姿势时出现（双手平举时）及接近目标时震颤加重。此外该患者还有行动迟缓、言语含糊以及共济失调的症状和体征。针对共济失调应首先考虑小脑性共济失调。

2. 定位诊断　MMSE及MoCA评分提示认知减退，定位于高级皮质；右侧肢体呈现齿轮样肌张力增高，行动迟缓，双上肢姿势性震颤，定位于锥体外系；右侧病理征（+），定位于锥体系；行走阔基步态，直线行走不能，指鼻及跟膝胫试验完成欠佳，定位于小脑。

3. 定性诊断　该患者症状体征以锥体外系受损占主导，同时伴有小脑性共济失调、锥体束征（较轻，无肢体瘫痪）和高级皮质功能受损。除神经系统损害外，还存在轻度肝硬化。结合患者裂隙灯检查提示K-F环阳性，血铜蓝蛋白显著下降，24h尿铜增高，头颅影像提示豆状核T_2像对称性高信号，提示该患者诊断很可能是肝豆状核变性，且为WD混合型。

4. 鉴别诊断 WD 由于可以造成多系统多脏器损害,鉴别诊断较为困难。依据累及部位不同需要鉴别不同疾病。肝脏损害者应与急性、亚急性、慢性肝炎、Banti 综合征及脾功能亢进等鉴别;有锥体外系症状者应与帕金森病、继发性帕金森综合征、舞蹈病等鉴别;有精神异常者应与精神分裂症、躁狂症、抑郁症等鉴别;有肾脏损害者应与急慢性肾炎、肝肾综合征等鉴别。

此外,儿童患 WD 的临床表现与成人患者有些不同,例如儿童患者以一过性黄疸、进行性肝硬变为首发者较成人多见。如以神经症状为首发时,则多以流涎和 / 或语言障碍首先出现,而成人患者多以震颤首先出现。儿童患者还可以学习成绩减退、行为异常为早期症状,鉴别诊断时应注意这些情况。

对于儿童或青少年出现下列情况之一,提示要考虑 WD 的可能:①不明原因的肝脾肿大、肝硬化、一过性黄疸、食管静脉曲张破裂出血;②不明原因较长时间的肢体震颤;③讲话含糊不清、呛咳、吞咽困难而无第Ⅸ、Ⅹ、Ⅻ三对脑神经损害,也无肌无力表现;④不明原因的步态不稳和 / 或动作不协调;⑤精神症状合并肝病史和 / 或肝病征;⑥不明原因的肾小管病变或骨骼病变;⑦不明原因反复出现溶血性贫血;⑧持续转氨酶增高但无肝炎症状。

 相关要点:肝豆状核变性的临床分型

1. 肝型
(1) 持续性血清转氨酶增高。
(2) 急性或慢性肝炎。
(3) 肝硬化(代偿或失代偿)。
(4) 暴发性肝功能衰竭(伴或不伴溶血性贫血)。
2. 脑型
(1) 帕金森综合征。
(2) 运动障碍:扭转痉挛、手足徐动、舞蹈症状、步态异常、共济失调等。
(3) 口 - 下颌肌张力障碍:流涎、讲话困难、声音低沉、吞咽障碍等。
(4) 精神症状。
3. 其他类型 以肾损害,骨关节肌肉损害或溶血性贫血为主。
4. 混合型 以上各型的组合。

(二) 临床诊疗决策

1. 病情评估 就 WD 而言,症状前患者发病不可避免,故需终身治疗,治疗开始越早预后越好。本例患者除中枢神经系统受损以外还有肝脏受损,属于 WD 混合型,需要综合治疗,包括口服驱铜及阻止铜吸收的药物、针对于神经系统症状对症治疗。对于本例患者已出现神经系统和肝脏受损,治疗效果相对差,但是通过驱铜和对症治疗,症状可以得到部分缓解,并可能避免严重的不可逆的组织器官损害。

2. 辅助检查
(1) 铜代谢相关的生化检查,该患者铜代谢及生化相关结果都是诊断 WD 的强烈证据:
1) 铜蓝蛋白:正常为 200~500mg/L,该患者 <80mg/L 是诊断 WD 的强烈证据。
2) 24h 尿铜:正常 <50μg/24h,该患者 ≥100μg/24h。
3) 肝铜量:WD>250μg/g 干重。
(2) 血尿常规:WD 患者有肝硬化伴脾功能亢进时,可出现血小板、白细胞和 / 或红细胞减少;尿常规镜下可见血尿、微量蛋白尿等。
(3) 肝脏检查:可有血清转氨酶、胆红素升高和 / 或白蛋白降低;肝脏 B 超常显示肝实质光点增粗甚至结节状改变;肝脏病理早期表现为脂肪增生和炎症,以后为肝硬化改变。
(4) 脑影像学检查:MRI 比 CT 特异性更高。约 85% 脑型患者、50% 肝型患者的 MRI 表现为豆状核(尤其壳核)、尾状核、中脑和脑桥、丘脑、小脑及额叶皮质 T_1 加权像低信号和 T_2 加权像高信号,或壳核和尾状核在 T_2 加权像显示高低混杂信号,还可有不同程度的脑沟增宽、脑室扩大等。本例患者头颅 MRI 提双侧豆状核尤其是壳核呈双侧对称的同心层状 T_2 像高信号,符合 WD 的影像学表现。

(5) 基因检测:WD 具有高度的遗传异质性,致病基因突变位点和突变方式复杂,故尚不能取代常规筛查手段。利用常规手段不能确诊的病例,或对症状前期患者或基因携带者筛选时,可考虑基因检测。本例患者基因检测结果发现 *ATP7B* 突变,符合 WD 诊断。

相关要点:WD 诊断中的核心要素

中国 WD 诊治指南中特别指出以下两种情况不需要进一步辅助检查即可确诊为 WD:

1. 患者具有锥体外系症状,K-F 环阳性,血清铜蓝蛋白低于正常下限,加上 24h 尿铜 >100μg。
2. 患者具有肝病症状,K-F 环阳性,血清铜蓝蛋白低于正常下限,加上 24h 尿铜 >100μg。

提示锥外系症状、肝脏症状、K-F 环以及铜代谢在 WD 诊断中的重要核心意义,影像学及基因检测并不是诊断 WD 的绝对必备条件。

---

3. 治疗

(1) 低铜饮食:应尽量避免食用含铜多的食物,如坚果类、巧克力、豌豆、蚕豆、玉米、香菇、贝壳类、螺类和蜜糖、各种动物肝和血等。此外,高氨基酸、高蛋白饮食能促进尿铜的排泄。

(2) 阻止铜吸收

1) 锌剂:能竞争性抑制铜在肠道吸收,促进粪铜排泄。尿铜排泄也有一定增加。锌剂可能增加肠细胞与肝细胞合成金属硫蛋白而减弱游离铜的毒性。常用为硫酸锌 200mg 每日 3 次;醋酸锌 50mg 每日 3 次;葡萄糖酸锌 70mg 每日 3 次,以及甘草锌等。副作用轻,偶有恶心、呕吐等消化道症状。

2) 四硫钼酸胺:在肠黏膜中形成铜与白蛋白的复合物,后者不能被肠吸收而随粪便排出;另能限制肠黏膜对铜的吸收。剂量 20~60mg,每日 6 次(3 次在就餐时,另 3 次在两餐之间服用)。由于过量的钼可能滞留在肝、脾及骨髓内,故不能用作维持治疗。副作用较少,主要是消化道症状。

(3) 促进排铜:各种驱铜药物均为铜络合剂,通过与血液及组织中的铜形成无毒的复合物从尿排出。

1) D- 青霉胺:是治疗 WD 的首选药物,药理作用不仅在于络合血液及组织中的过量游离铜从尿中排出,而且能与铜在肝中形成无毒的复合物而消除铜在游离状态下的毒性。动物实验还证明,青霉胺能诱导肝细胞合成金属铜硫蛋白,也有去铜毒的作用。首次使用应作青霉素皮试,成人用量每日 1~1.5g,儿童为每日 20mg/kg,分 3 次口服,需终生用药。有时需数月方起效,可动态观察血清铜代谢指标及裂隙灯检查 K-F 环监测疗效。少数患者可引起发热、药疹、白细胞减少、肌无力、震颤(暂时加重)等,极少数可发生骨髓抑制、狼疮样综合征、肾病综合征等严重毒副作用。

2) 三乙基四胺:也是一种络合剂,其疗效和药理作用与 D- 青霉胺基本相同。成人用量为 1.2g/d。副作用小,可用于使用青霉胺出现毒性反应的患者。

3) 二巯基丁二酸钠(Na-DMS):是含有双巯基的低毒高效重金属络合剂,能与血中游离铜,组织中已与酶系统结合的铜离子结合,形成解离及毒性低的硫醇化合物从尿排出。溶于 10% 葡萄糖液 40ml 中缓慢静注,每次 1g,每日 1~2 次,5~7d 为一疗程,可间断使用数个疗程。副作用较轻,牙龈出血和鼻出血较多,可有口臭、头痛、恶心、乏力、四肢酸痛等。

4) 其他:如二巯基丙醇(BAL)、二巯丙磺酸(DMPS)、依地酸钙钠(EDTA Na-Ca)也有治疗作用,但现较少用。

(4) 中药治疗:大黄、黄连、姜黄、鱼腥草、泽泻、莪术等由于具有利尿及排铜作用而对 WD 有效,少数患者服药后早期出现腹泻、腹痛,其他不良反应少。但须强调的是单独使用中药治疗 WD 效果常不满意,中西医结合治疗效果会更好。推荐用于症状前患者,早期或轻症患者,儿童患者以及长期维持治疗者。

(5) 对症治疗:如有肌强直及震颤者可用金刚烷胺和 / 或苯海索,症状明显者可用复方左旋多巴。依据精神症状酌情选用抗精神病药、抗抑郁药、促智药(智力减退者)。无论有无肝损害均需护肝治疗,可选用葡醛内酯、肌苷、维生素 C 等。

(6) 手术治疗:包括脾切除和肝移植。脾切除适用于严重脾功能亢进患者,因长期白细胞和血小板显著减少,经常出血和 / 或感染;又因青霉胺也有降低白细胞和血小板的副作用,患者不能用青霉胺或仅能用小剂量而达不到疗效者。经各种治疗无效的严重病例可考虑肝移植。

相关要点:WD 患者进行肝移植治疗的适应证和禁忌证

适应证:

1. 暴发性肝功能衰竭。

2. 对络合剂无效的严重肝病者(肝硬化失代偿期)。

禁忌证:

对有严重神经或精神症状的 WD 患者因其损害已不可逆,不宜做肝移植治疗。

(三) 随访

开始用药后应检查肝肾功能、24h 尿铜、血尿常规等,前 3 个月每月复查 1 次,病情稳定后 3 个月查 1 次。接受络合剂治疗的患者,不管用多长时间,仍需规则地检查血常规和尿常规。肝脾 B 超 3~6 个月检查 1 次。同时必须密切观察药物的副反应。

第六节 其他运动障碍性疾病

一、原发性震颤

【理论概要】

原发性震颤(essential tremor,ET)又称特发性震颤,是以震颤为核心临床表现的常见运动障碍性疾病,30%~50% 的 ET 患者有家族史。目前 ET 的发病机制和病理变化尚未明了。传统观点认为 ET 是良性、家族遗传性、单症状性疾病,但近来研究发现 ET 患者中部分性或完全性耳聋较之正常人发生率高;此外,研究也发现 ET 患者在言语流畅性、命名、心理状态转换等认知功能中存在轻微异常。一系列的证据都提示ET 是缓慢进展的,可能与家族遗传相关的复杂性疾病。

(一) 临床表现

1. 起病年龄 各年龄均可发病,多见于 40 岁以上的中老年人,也有人认为青少年是另一发病高峰。家族性比散发性 ET 患者起病早,多在 20 岁前起病。

2. 起病形式 隐匿起病,缓慢进展。

3. 临床核心症状 以 4~12Hz 的姿势性或动作性震颤为主要特征,多数发生于手和前臂,也可累及头部(如颈部)、下肢、声音等,偶尔累及舌、面部、躯干等部位。震颤可以同时累及多个部位(如前臂和头部)。日常活动如书写、倒水、进食等动作时可加重震颤,多数患者饮酒后症状减轻,情绪激动或紧张,疲劳、寒冷等可使震颤加重。随着病程的进展,震颤频率下降而幅度增加,导致较为严重的功能障碍。震颤累及部位可逐步增多,一般在上肢受累后数年出现头部震颤,躯干和下肢通常最晚累及。

(二) 诊断

ET 的诊断主要基于临床判断。中华医学会神经病学分会帕金森病及运动障碍学组于 2009 年发表《原发性震颤的诊断和治疗指南》,在此简要介绍 ET 的诊断标准。

1. 核心诊断标准 ①双手及前臂明显且持续的姿势性和 / 或动作性震颤;②不伴有其他神经系统体

征(齿轮现象和 Froment 征除外);③可仅有头部震颤,但不伴有肌张力障碍。

2. 支持诊断标准 ①病程超过 3 年;②有阳性家族史;③饮酒后震颤减轻。

3. 患者如果经常出现姿势性和 / 或动作性震颤,饮酒后震颤减轻,有阳性家族史,不伴有其他神经系统症状和体征应考虑 ET 的诊断。注意需与帕金森病、甲亢等鉴别。

4. 排除标准 ①伴其他神经系统体征,或震颤发生前不久有外伤史;②由药物、焦虑抑郁、甲亢等引起的生理亢进性震颤;③有精神性(心因性)震颤病史;④突然起病或分段进展;⑤原发性直立性震颤;⑥仅有位置特异性或目标特异性震颤包括职业性震颤及原发性书写震颤;⑦仅有言语舌颏或腿部震颤。

5. 本病主要与下列疾病相鉴别 生理性震颤、精神心理性震颤、帕金森病震颤、小脑性震颤、肌张力障碍性震颤、红核性震颤、原发性直立性震颤、肝豆状核变性性震颤、内科系统疾病(如甲状腺功能亢进、肝性脑病等)引起的震颤等相鉴别。

相关要点:震颤的临床分级

依据 1996 年美国国立卫生研究院特发性震颤研究小组提出的震颤分级标准:

0 级:无震颤;

1 级:轻微,震颤不易察觉;

2 级:中度,震颤幅度 <2cm,非致残;

3 级:明显,震颤幅度在 2~4cm,部分致残;

4 级:严重,震颤幅度超过 4cm,致残。

注意:震颤分级的重要性在于制定治疗策略。关于治疗详见以下的治疗原则。

(三) 治疗

1. 治疗原则

(1) 轻度震颤无需治疗。

(2) 轻至中度患者由于工作或社交需要,可选择事前半小时服药以间歇性减轻症状。

(3) 影响日常生活和工作的中至重度震颤,需要药物治疗。

(4) 药物难治性重症患者可考虑手术治疗。

(5) 头部或声音震颤患者可选择 A 型肉毒毒素注射治疗。

2. 药物治疗 本病治疗国际上一线用药为普萘洛尔、扑痫酮,如果单一药物不能有效控制震颤,可考虑两药合用;若合并焦虑症状可加用苯二氮䓬类药,如阿普唑仑等。二线用药包括苯二氮䓬类药、加巴喷丁、托吡酯、A 型肉毒毒素。具体用法为普萘洛尔 30~90mg/d 或阿罗洛尔 30mg/d,分 3 次口服,需长期应用。扑痫酮 100~150mg 每日 3 次,或苯二氮䓬类(如阿普唑仑、氯硝西泮等)均有效,与普萘洛尔或阿罗洛尔合用疗效更佳。药物均需从小剂量开始,逐渐增量,需注意副作用和禁忌证。

3. 手术治疗 少数症状严重,一侧为主,且对药物治疗反应不佳的患者可行丘脑损毁术或脑深部电刺激术。

二、抽动秽语综合征

【理论概要】

抽动秽语综合征(multiple tics-coprolalia syndrome)又称 Gilles de la Tourette 综合征、Tourette 综合征(Tourette syndrome,TS),Itard 于 1825 年首先报道,法国医生 Tourette 于 1885 年对此进行了详细描述。遗传因素可能是其病因。发病机制不明,应用多巴胺受体拮抗剂或多巴胺耗竭剂及选择性 5- 羟色胺再摄取抑制剂能够有效控制抽动症状,提示纹状体多巴胺能和 5- 羟色胺能活动过度或多巴胺受体超敏可能与其有关。

（一）临床表现

本病多在 2~15 岁间起病，男女之比为（3~4）：1。临床特征是由表情肌、颈肌或上肢肌肉迅速、反复、不规则抽动起病，表现为挤眼、噘嘴、皱眉、摇头、仰颈、提肩等；以后症状加重，出现肢体及躯干的暴发性不自主运动，如躯干扭转、投掷运动、踢腿等。抽动发作频繁，少则一日十几次，多则可达数百次。约有 30%~40% 的患儿因口喉部肌肉抽动而发出重复性暴发性无意义的单调怪声，似如犬吠声、喉鸣声、咳嗽声等，半数有秽亵言语。85% 的患儿有轻至中度行为异常，表现为注意力不集中、焦躁不安、强迫行为、秽亵行为或破坏行为。患儿可能同时伴注意力缺陷多动障碍（attention deficit hyperactivity disorder，ADHD），强迫症状（obsessive-compulsive disorder，OCD），冲动控制障碍（impulsive-compulsive disorder，ICD）和其他行为障碍。抽动在精神紧张时加重，精神放松时减轻，入睡后消失。患儿的智力不受影响。神经系统检查除不自主运动外一般无其他阳性体征。

相关要点：基于流行病学研究的 TS 临床特征

男女比例	4.4：1
抽动症状出现的年龄	6.4 岁
阳性家族史	51.7%
只有 TS，无共病	14.2%
注意力缺陷/多动障碍	55.6%
强迫障碍或行为	54.9%

注：大样本 TS 患者流行病学研究来自 80 个中心，共计 6508 名 TS 患者

脑电图检查可表现为高幅慢波、棘波、棘慢综合波等，动态脑电图异常率可达 50%，但对诊断无特异性。PET 和 SPECT 检查可显示颞、额叶、基底节区糖代谢及脑灌注量降低。

（二）诊断

本病诊断可参照美国《精神障碍诊断与统计手册》（第 4 版）（DSM-IV）的诊断标准：①18 岁前发病；②在疾病期间有时存在多发性的运动抽动和一或多种发声抽动；③抽动一天内发作许多次（通常为阵发性），几乎是每日或一年多次间歇性地发作，在此期间从未有连续超过 3 个月的无抽动发作；④疾病造成患者很大的痛苦或严重影响患者的社交，学习和其他重要功能；⑤疾病不是由于兴奋剂或其他疾病（如亨廷顿病或病毒性脑炎）的直接生理性反应所致。

（三）治疗

药物治疗联合心理疏导是治疗本病的有效措施。主要药物有氟哌啶醇、舒必利、硫必利或利培酮，应从小剂量开始，逐渐增加至有效剂量，症状控制后，应逐渐减量，并维持一段时间（3 个月或更长），可使许多患儿恢复正常。其他药物有哌咪清、可乐定、丁苯那嗪、氯硝西泮、托吡酯及三环类抗抑郁药或 SSRI 等。对个别药物不能有效控制的严重患儿采用 DBS 治疗。

三、迟发性运动障碍

【理论概要】

迟发性运动障碍（tardive dyskinesia，TD）是指长期应用多巴胺受体拮抗剂（如抗精神病类药物、止吐药物、甲氧氯普胺等）而诱发的持久的刻板重复的不自主运动、静坐不能，包括急性撤药综合征、经典的迟发性运动障碍、迟发性肌张力障碍、迟发性静坐不能、迟发性肌阵挛、迟发性震颤、迟发性抽动症、迟发性舞蹈症、迟发性帕金森症。不自主运动常在用药数月至数年后出现，症状大多不呈进行性加重，但可能持久不

愈,治疗困难。一般认为是在长期阻断纹状体多巴胺能受体后,后者反应超敏所致;也可能与基底节 γ- 氨基丁酸功能受损有关。

（一）临床表现

迟发性运动障碍的临床表现多样,主要表现为有节奏的重复刻板运动。常见于口 - 颊 - 舌,表现为复杂的咀嚼运动,伴有静息时伸舌(捕蝇症)和扭动舌头。身体的其他部位也可出现不自主动作(如肌张力障碍、肌阵挛、震颤、抽动、舞蹈等)。

（二）诊断

诊断该病需要符合以下三点:①首先必须符合运动障碍的临床特点,即异常不自主运动或躁动不安;②临床症状因患者服用多巴胺受体拮抗剂所致,且症状一般在服药 6 个月内出现(特殊情况可达 12 个月);③停药后症状至少持续 1 个月。

（三）治疗

本病重在预防,使用抗精神病药物应有明确的指征。精神病患者不宜随意更换药物。治疗时必须先停服致病药物。如果运动障碍不严重可避免药物治疗,等待自然恢复。对症状严重者,可选用硫必利、舒必利、利血平、丁苯那嗪等对症治疗。静坐不能的患者,可选用 β 受体阻断剂或苯二氮䓬类药物治疗。需继续治疗精神病的患者可用非经典抗精神病药,如氯氮平、喹硫平、奥氮平替代经典抗精神病药。严重的迟发性运动障碍的患者可尝试 DBS 治疗。

四、发作性运动障碍

【理论概要】

发作性运动障碍(paroxysmal dyskinesia,PxDs)是一组由不同病因导致的神经系统异质性疾病。所谓“发作性”指的是运动障碍症状在正常运动行为背景下突然发生;而“运动障碍”主要指舞蹈症、手足徐动和肌张力障碍。1940 年 Mount 和 Samuel 首先报道 1 例 “发作性舞蹈手足徐动症(paroxysmal choreoathetosis)”患者。发作性运动障碍的研究最令人振奋的是遗传学领域,其中一部分突破性研究结果来自几个中国研究团队。发作性运动障碍大致可以分为以下几类:①发作性运动诱发性运动障碍(paroxysmal kinesigenic dyskinesia,PKD);②发作性非运动诱发性运动障碍(paroxysmal nonkinesigenic dyskinesia,PNKD);③发作性劳累诱发性运动障碍(paroxysmal exercise-induced dyskinesia,PED);④夜间阵发性运动障碍(paroxysmal hypnogenic dyskinesia,PHD);⑤婴幼儿良性运动障碍;⑥发作性运动障碍和癫痫;⑦发作性共济失调和震颤。目前已被克隆的致病基因涉及离子通道,因此学界目前普遍推测发作性运动障碍可能是一种离子通道病。

（一）临床表现

本文主要介绍前四种相对常见的发作性运动障碍。

1. PKD　由突然运动诱发;发病年龄 6 个月 ~33 岁不等,典型 PKD 多由突然运动诱发,如起立、起跑等,运动的形式、速度及幅度的改变,或在持续动作中加入其他动作时可诱发,此外情绪紧张、声音或图像刺激、过度通气等亦可诱发。目前认为 *PRRT2*、*SCN8A*、*EKD3* 基因与 PKD 致病有关。

2. PNKD　由摄入茶、咖啡、酒精、饥饿等非运动因素诱发;多于婴幼儿期起病,发作频率通常少于 1 次 /d,常见为每周 1 至数次,每次持续 10min~12h,多为 10min~1h。相关致病基因为 *MR-1*、*PRRT2*、*KCNMAI*、*SLC2A1*。

3. PED　由长时间运动诱发,多于儿童期起病。发作持续时间一般不超过 2h。此外,PED 患者可能出现认知功能损害及癫痫、偏头痛等相关离子通道病等。相关致病基因包括 *SLC2A1*、*PRRT2*、*PNKD*、*GCH1* 等。

4. PHD　在睡眠中发生,本质为夜间额叶癫痫,起病年龄一般在 20 岁前,表现为夜眠时伴噩梦、言语、肢体运动等,持续时间 5s~5min。可伴有智力下降、认知功能障碍、精神症状等。多导睡眠监测脑电图有阳性发现。

（二）诊断

发作性运动障碍的诊断主要基于病史和症状学表现,关注其"发作"的特点。结合起病年龄,发作特点(诱因、缓解因素、持续时间、是否存在先兆等),缓解规律,既往病史,家族史及诊治经过,并进行完整的神经系统体格检查将有助于诊断疾病及进行分类。相关的辅助检查尤其是头颅磁共振、脑电图多导睡眠监测、脑脊液生化检查以及认知功能检测等是排除其他继发因素的重要检测手段。基因检测同样重要,但首先需要掌握临床表型对于我们快速锚定致病基因至关重要。

（三）治疗

PKD 通常对多种抗癫痫药物治疗有效,苯二氮䓬类药物、乙酰唑胺、抗胆碱能类药物和抗精神病药物等对 PNKD 有一定疗效,但是其他类型的患者对于药物治疗的敏感性欠佳。

（陈生弟）

? 思考题

1. 运动障碍性疾病临床上分为哪两种类型? 举例简述各自的临床特征?
2. 帕金森病的生化病理基础是什么? 有哪些主要的临床特征?
3. 帕金森病的治疗原则是什么? 常用的药物治疗有哪些?
4. 原发性帕金森病常见运动并发症有哪些?
5. 肝豆状核变性主要的临床特征是什么? 常用的药物治疗有哪些?
6. 什么是肌张力障碍? 临床上有哪几种类型? 扭转性肌张力障碍有哪些主要的临床表现?
7. 简述原发性震颤的临床表现及治疗。
8. 如何鉴别小舞蹈病和亨廷顿舞蹈病?

参 考 文 献

［1］陈生弟. 神经病学. 北京:人民军医出版社,2006.

［2］陈生弟. 神经病学. 2 版. 北京:科学出版社,2011.

［3］陈生弟,高成阁. 神经与精神疾病. 北京:人民卫生出版社,2015.

［4］中华医学会神经病学分会帕金森病及运动障碍学组,中华医学会神经病学分会神经遗传病学组. 肝豆状核变性的诊断与治疗指南. 中华神经科杂志,2008,41(8):566-569.

［5］中华医学会神经病学分会帕金森病及运动障碍学组. 肌张力障碍诊断与治疗指南. 中华神经科杂志,2008,41(8):570-573.

［6］田沃土,王田,曹立. 发作性运动障碍的分类及临床诊断思路. 中华神经科杂志,2016,49(8):655-659.

［7］BORDELON Y M. Clinical neurogenetics:Huntington disease. Neurologic Clinics. 2013,31(4):1085-1094.

［8］FAHN S,JANKOVIC J,HALLETT M. Principles and Practice of Movement Disorders. 2nd ed. Oxford:Elsevier Limited,2011.

第十五章

癫 痫

概 述

癫痫(epilepsy)是一组脑部疾病,是由于脑部神经元异常过度放电所引起的突然、短暂、反复的癫痫发作的中枢神经系统功能失常的慢性疾病和综合征。按照异常放电神经元涉及部位和放电扩散范围的不同,临床上可表现为不同的运动、感觉、意识、认知、心理、自主神经等不同的功能障碍。一次神经元的突然异常放电所致短暂的有临床表现的神经功能障碍称为癫痫发作(epileptic seizure)。

全人群癫痫发病率的研究相对较少。在发达国家,初次诊断原发性癫痫的全人群年发病率为(20~70)/10万。发展中国家癫痫的发病率大约是发达国家的两到三倍。我国大规模人群调查的资料显示,癫痫的年发病率农村和城市分别为25/10万和35/10万,癫痫患病率为0.9‰~4.8‰,与其他发展中国家相比处于较低水平。不同地区之间也存在明显差异,黑龙江、江苏的活动性癫痫患病率分别为5.32‰和5.22‰,而上海金山和河南分别为3.84‰和3.50‰。近年来采用标化死亡比(standard mortality ratio,SMR)比较癫痫人群与一般人群死亡的情况,更能准确地反映癫痫的严重程度。癫痫患者的肺炎、伤害、卒中和恶性肿瘤的SMR分别为21.3、12.2、7.0和1.6。以2004年中国人口年龄构成的标化死亡比为3.85,其中15~19岁、20~24岁和25~29岁年龄组的SMR分别是23.3、40.2和33.3,由此可见癫痫死亡在青年中非常严重。

第一节 癫痫的分类

【理论概要】

癫痫按照病因可分为原发性、症状性和隐源性三种类型。

1. 原发性癫痫　通过详细询问病史、体格检查以及现有的辅助检查仍未能找到引起癫痫发作的原因,临床上称原发性癫痫,又称特发性癫痫,这组癫痫的发生可能与遗传因素有关,约占全部癫痫的2/3。

2. 症状性癫痫　任何局灶性或弥漫性脑部疾病,以及某些全身性或系统性疾病均可引起癫痫。癫痫发作只是脑部疾病或全身性疾病的一个症状,故又称症状性癫痫,约占癫痫患者总数的23%~39%。症状性癫痫的病因见表15-1。

表 15-1　症状性癫痫的病因

局限或弥漫性脑部疾病	全身或系统性疾病
先天性异常:染色体畸变、脑穿通畸形、小头畸形、先天性脑积水、胼胝体发育不全、脑皮质发育不全等	缺氧:CO中毒、麻醉意外等
头颅损伤:颅脑外伤和产伤	新陈代谢及内分泌障碍:尿毒症、高尿素氮血症、肝性脑病、低血糖、碱中毒、甲状旁腺功能亢进,水潴留等

续表

局限或弥漫性脑部疾病	全身或系统性疾病
炎症:中枢神经系统细菌、病毒、真菌、寄生虫、螺旋体等感染,以及 AIDS 的神经系统并发症	心血管疾病:心脏骤停、高血压脑病等
脑血管病:脑动静脉血管畸形,脑动脉粥样硬化、脑栓塞、脑梗死和脑出血,以及脑动脉硬化性脑病等	高热:热性惊厥
颅内肿瘤:原发性脑胶质瘤,脑膜瘤,以及脑转移性肿瘤	子痫
代谢遗传性疾病:如结节硬化症,脑-面血管瘤病,苯丙酮尿症等	中毒:乙醇、醚、氯仿、樟脑、异烟肼、卡巴唑、重金属铅、铊等中毒
变性病:如阿尔茨海默病等	

3. 隐源性癫痫 指目前虽然尚未找到肯定的致痫原因,但随着科学技术的发展,致病原因日渐清晰,尤其是在基因和分子医学的广泛应用和快速发展的情况下,部分癫痫在分子水平的病因被确定,隐源性癫痫将日趋减少,在 2009 年国际抗癫痫联盟最新的分类中,该定义已被"未知的病因"取代。

国际抗癫痫联盟在过去大量工作的基础上,于 1981 年和 1989 年分别提出了癫痫发作的临床及脑电图分类(classification of epileptic seizures)和癫痫与癫痫综合征的分类(classification of epilepsies and epileptic syndromes)。现简要介绍如下。这一分类因其方便实用至今仍在临床工作和国际交流中使用,参见表 15-2 及表 15-3。

表 15-2 癫痫发作的临床及脑电图分类(国际抗癫痫联盟,1981)

分类	具体的发作类型
1. 部分性发作(局灶性、局限性发作)	(1) 单纯部分性发作(无意识障碍)
	1) 以运动症状为表现的发作
	① 局限性运动性发作(不进展)
	② 局限性运动性发作逐渐扩延(Jackson 发作)
	③ 扭转性发作
	④ 姿势性发作
	⑤ 发音性(发声或语言中断)发作
	2) 躯体感觉或特殊感觉性发作(简单幻觉,如麻木、闪光、嗡鸣)
	① 躯体感觉性
	② 视觉性
	③ 听觉性
	④ 嗅觉性
	⑤ 味觉性
	⑥ 眩晕性
	3) 自主神经症状或体征(包括上腹部感觉、苍白、出汗、潮红、竖毛、瞳孔散大等)
	4) 精神症状(高级大脑皮质功能障碍)
	① 语言困难
	② 记忆障碍(似曾相识)
	③ 认知(梦样状态、时间的歪曲)
	④ 情感性(恐惧、发怒或其他情感状态)
	⑤ 错觉(视物显大症)

分类	具体的发作类型
1. 部分性发作(局灶性、局限性发作)	⑥ 结构性幻觉(如音乐、景象)
	(2) 复杂部分性发作(有意识障碍,有时从单纯部分性发作开始)
	1) 单纯部分性发作继之以意识障碍
	① 单纯部分性发作继之以意识障碍
	② 自动症
	2) 开始即有意识障碍
	① 仅有意识障碍
	② 有自动症
	(3) 部分性发作发展至继发全身性发作(可以是全身强直 - 阵挛、强直或阵挛发作)
	1) 单纯部分性发作发展至全身性发作
	2) 复杂部分性发作发展至全身性发作
	3) 单纯部分性发作发展为复杂部分性发作再进展为全身性发作
2. 全身性发作(非局限开始的发作)	(1) 失神发作
	1) 典型失神发作(② ~ ⑥可以单独或合并出现)
	① 仅有意识障碍
	② 伴有轻度阵挛
	③ 伴发肌张力丧失
	④ 伴有强直性肌肉收缩
	⑤ 有自动症
	⑥ 有自主神经症状
	发作时脑电图上双侧性 3Hz 的棘 - 慢波
	2) 不典型失神发作,可以有
	① 更为明显的肌张力改变
	② 发作开始和 / 或终止均不突然
	(2) 肌阵挛发作(单一或多发)
	(3) 阵挛发作
	(4) 强直发作
	(5) 强直 - 阵挛发作
	(6) 失张力发作
3. 不能分类的癫痫发作	包括因资料不全而不能分类的各种发作以及迄今所描写的类型不能包括者,如某些新生儿发作:节律性眼动、咀嚼及游泳样运动

表 15-3 癫痫和癫痫综合征的分类(国际抗癫痫联盟,1989)

分类	具体的类型
1. 与部位相关(局灶性、局限性、部分性)癫痫及综合征	(1) 特发性(起病与年龄有关)
	1) 具有中央、颞区棘波的良性儿童癫痫
	2) 具有枕叶爆发的儿童癫痫
	3) 原发性阅读性癫痫
	(2) 症状性
	1) 慢性进行性部分性癫痫状态
	2) 以特殊状态诱发发作为特征的综合征

续表

分类	具体的类型
1. 与部位相关(局灶性、局限性、部分性)癫痫及综合征	① 颞叶癫痫
	② 额叶癫痫
	③ 顶叶癫痫
	④ 枕叶癫痫
2. 全身性癫痫及综合征	(1) 特发性(起病与年龄有关)
	1) 良性家族性新生儿惊厥
	2) 良性新生儿惊厥
	3) 良性婴儿肌阵挛癫痫
	4) 儿童失神癫痫
	5) 青少年失神癫痫
	6) 青少年肌阵挛癫痫
	7) 具有大发作的癫痫
	8) 醒觉时具有大发作(GTCS)的癫痫
	9) 其他全身特发性癫痫
	10) 以特殊状态诱发发作的癫痫
	(2) 隐源性或症状性
	1) West 综合征(婴儿痉挛症)
	2) Lennox-Gastaut 综合征
	3) 肌阵挛站立不能性癫痫
	4) 肌阵挛失神癫痫
	(3) 症状性
	1) 非特殊病因
	① 早期肌阵挛性脑病
	② 早期婴儿癫痫性脑病伴有爆发抑制(大田原综合征)
	③ 其他症状性全身性癫痫
	2) 特殊综合征(合并于其他疾病的癫痫发作,包括有发作及以发作为主要症状的疾病)
3. 不能确定为局限性或全身性的癫痫及综合征	(1) 兼有全身性和局限性发作
	1) 新生儿发作
	2) 婴儿严重肌阵挛癫痫(Dravet 综合征)
	3) 慢波睡眠期持续棘慢复合波癫痫(ESES)
	4) 获得性癫痫性失语(Landau-Kleffner 综合征)
	5) 其他不能确定的癫痫
	(2) 未能确定为全身性或局限性者,在临床及脑电图所见不能确定为全身性或局限性的全身强直 - 阵挛发作,如很多睡眠期的 GTCS
4. 特殊综合征	(1) 与情况相关的发作
	1) 热性惊厥
	2) 仅发生于急性代谢性或中毒性事件的发作,如酒精中毒、药物、子痫、非酮性高甘氨酸血症
	(2) 发作或孤立癫痫状态

第二节 癫痫的诊断

【理论概要】

癫痫的诊断对临床表现典型者来说一般并不困难;但发作表现复杂或不典型者,确定诊断也非易事。癫痫的诊断方法和其他疾病一样,主要是通过病史、体格检查与神经系统检查、实验室检查等几个方面收集资料,进行综合分析。癫痫诊断的思维程序包括:是否是癫痫,是何类型或综合征的癫痫和由何病因导致的癫痫。

（一）癫痫发作的临床表现

癫痫发作大多具有短暂性、刻板性和间歇反复发作等特点,各类发作既可单独地或不同组合地出现于同一个患者身上,也可能起病初期表现为一种类型的发作,以后转为另一类型,例如,在儿童期出现的失神发作可在青春后期转为全面性强直-阵挛发作;也有起初为全面性发作,以后发生复杂部分性发作等。现介绍临床上常见的几种发作类型。为便于理解,此处仍沿用 ILAE 的 1981 年发作分类标准。

1. 全面性强直-阵挛发作(general tonic clonic seizure,GTCS) 患者突然神志丧失并全身抽搐发作,可为原发性或继发性,但大部分属继发性。按症状经过可分为三期。

(1) 先兆期:部分继发性发作的患者在发作前可出现先兆症状,分为感觉性(如上腹部不适,胸、腹气上升,眩晕、心悸等),运动性(如身体局部抽动或头、眼向一侧转动等)或精神性(如无名恐惧,不真实感或如入梦境等)。先兆症状极为短暂,有的甚至不能回忆。先兆症状常可提示脑部病灶的位置。原发性发作的患者常缺乏先兆症状。

(2) 抽搐期:患者突然神志丧失,发出尖叫声,跌倒,瞳孔散大,光反应消失。又可分为二期:

1) 强直期:全身肌肉强直性收缩,颈部和躯干前屈转为反张,肩部内收,肘、腕和掌指关节屈曲,拇指内收,双腿伸直,足内翻。由于呼吸肌强直收缩,呼吸暂停,脸色由苍白或充血转为青紫,双眼上翻,持续约 20s 左右。先自肢端呈现细微的震颤,震颤幅度逐渐增大并延及全身,即进入阵挛期。

2) 阵挛期:全身肌肉屈曲痉挛,继之有短促的肌张力松弛,呈一张一弛性交替抽动,形成阵挛。发作过程中阵挛频率逐渐减少,松弛时间逐渐延长。持续约 1~3min,出现最后一次强烈痉挛后,抽搐突然停止。在此期内,由于胸部的阵挛活动,气体反复由口中进出,形成白沫。若舌或颊部被咬破,则口吐血沫。

(3) 痉挛后期或昏睡期:在此期间,患者进入昏睡状态。在最后一次明显的痉挛后 5s 有时可有轻微短暂的强直性痉挛,但以面部和咬肌为主,造成牙关紧闭并有再次咬破舌头的可能。在最后一次痉挛到第二次肌肉强直期之间全身肌肉松弛,包括括约肌在内,尿液可能自尿道流出造成尿失禁。呼吸渐趋平稳,脸色也逐渐转为正常,患者由昏迷、昏睡、意识模糊而转为清醒。此期长短不一,经数分钟至数小时不等。醒后除先兆症状外,对发作经过不能回忆,患者往往感到头痛、头昏、全身酸痛乏力。少数患者在发作后还可能出现历时长短不等的精神失常。

2. 全面性非惊厥性发作 临床主要见于儿童或少年,有以下几种发作形式:

(1) 失神发作:以 5~10 岁起病者为多,15 岁以后发病者极少。发作时表现为短暂的意识丧失,一般不会跌倒,亦无抽搐。患儿往往突然停止原来的活动,中断谈话,面色苍白,双目凝视无神,手中所持物件可能跌落,有时头向前倾,眼睑、口角或上肢出现不易觉察的颤动。有时眼球有向上约 3Hz 的颤动,也可能机械地从事原先的活动。一般持续 6~20s,极少超过 30s,发作突然停止,意识立即恢复。发作无先兆,亦不能回忆发作经过。

因为发作时间短暂,常不易被人发觉。部分儿童因进食时发作,碗筷经常跌落或玩耍时玩具落地而引起家长注意。临床经过一般良好,智力不受影响,但发作频繁,一天可达数十次到百余次,以致影响学习。通常至青春期停止发作,也有部分转为全面性强直-阵挛发作。

失神发作的诊断标准为:①反复发作的短暂失神,深呼吸容易诱发;②脑电图上有弥漫性双侧同步的

3Hz 棘 - 慢波。

全面性强直 - 阵挛发作患者在服用抗痫药后没有惊厥发作,但有先兆或短暂意识不清时,应认为是强直 - 阵挛发作的不完全发作而不能视为失神发作。15 岁以后发生失神发作时应首先考虑颞叶癫痫。年长者还应注意与短暂性脑缺血发作鉴别。

(2)非典型失神发作:肌张力的改变要比典型失神发作明显,发作和停止并不十分突然。脑电图上表现为不规则 2.5Hz 以下的棘 - 慢波,往往为不对称或不同步的。

(3)失张力性(松弛性)发作:为一种复合性发作,多见于儿童,表现为突然意识障碍和肌张力消失,发作结束后意识很快恢复,肌张力消失可能使患者跌倒于地。

(4)肌阵挛性发作:亦为一种复合性发作。以头部及上肢肌肉为主的双侧节律性肌阵挛抽动,频率为每秒 3 次,与脑电图上棘 - 慢波或多棘 - 慢波的频率一致,且与棘波同步。

3. 单纯部分性发作 为大脑皮质局部病灶引起的发作,通常由于损害的区域不同而引起不同的表现类型,患者意识常保持清醒。部分患者的单纯部分性发作可发展成为全面性发作。

(1)单纯体感性发作:指躯体感觉性而非内脏感觉性发作,往往局限于或先从一侧口角、手指或足趾开始的短暂感觉异常,表现为麻木、触电感或针刺感,偶尔发生温热感、动作感或感觉缺失。疼痛感则极为罕见,近年来有部分儿童发生足底、足趾、小腿关节发作性疼痛的病例报道。病灶一般在对侧大脑半球中央后回。如果痫性活动延及其他区域,会产生运动性发作甚至全面性发作。

(2)单纯运动性发作:多从一侧口角、手指或足趾开始或局限于该处的强直性或阵挛性抽搐,由对侧中央前回神经元的异常放电所引起。发作时意识并不丧失。持久或严重的局限性运动性发作时,常在发作后遗留暂时性的局部瘫痪(Todd 麻痹)。局部抽搐偶可持续数小时、数天,甚至数周,局限性运动性发作连续不断而患者意识始终清醒者称为部分性癫痫持续状态(epilepsia partialis continua)。

(3)扩延型(Jackson 发作)局限性单纯体感性或运动性发作:按其感觉或运动代表区在大脑中央后回或前回的分布顺序缓慢移动,甚至扩散至对侧半身。有时局限性体感性发作不仅先有局部感觉异常,沿中央后回扩展至一侧半身,而且可以越过中央沟扩展至中央前回出现部分运动性发作。若放电再通过大脑皮质下的联系纤维而导致双侧大脑半球的弥漫性放电时,就发展成继发全面性发作,此时患者的意识丧失。若局限性发作很快转化为全面性发作,这种部分性发作或感受就成为"先兆"。有时扩延非常迅速,正如前述,甚至于患者还来不及"感受"或"意识"到有先兆时即失去意识、出现四肢抽搐,醒后不能回忆,临床医师常难以区别究竟为原发性还是继发性发作,有时也难以区别究竟是部分性发作还是全面性发作。

(4)其他感觉性发作:有视觉性发作、听觉性发作、眩晕性发作、嗅觉性发作和味觉性发作等。

(5)混合性发作:一种以上的上述发作形式。

4. 复杂部分性发作 多数自简单部分性发作开始,随后出现意识障碍、自动症(automatism)和遗忘,也有发作开始即有意识障碍。由于症状复杂,病灶常在颞叶及其周围,涉及边缘系统,故又称精神运动性发作、颞叶癫痫或边缘(脑)发作。这一类型的发作,多以意识障碍与精神症状为突出表现。患者在发作时与外界突然失去接触,精神模糊,出现一些无意识的动作(称为自动症),如咂嘴、咀嚼、吞咽、舔舌、流涎(口咽自动症),反复抚摸衣扣或身体某一部位,或机械地继续其发作前正在进行的活动,如行走、骑车或进餐等。有的表现为精神运动性兴奋,例如突然外出、无理吵闹、唱歌、脱衣裸体、爬墙跳楼等。每次发作持续达数分钟或更长时间后,神志逐渐清醒,对发作情况多数无记忆。也可能表现为单纯部分性发作中出现精神症状,与外界失去接触,并出现自动症。发作停止后,对于自动症以前出现的一些症状,常常能回忆。复杂部分性发作可以发展为全面性强直 - 阵挛发作。脑电图上最典型的表现为在一侧或双侧颞前部有棘波或尖波发放。由于致病灶常在颞叶内侧面或底面,有时头皮电极不易见到痫样放电而表现为阵发性 θ 波活动。睡眠描记、蝶骨电极或鼻咽电极可使局灶性棘波或尖波的阳性率增高。部分患者的异常放电灶位于额叶。

(二)癫痫的诊断步骤

确定癫痫的诊断,主要依靠临床表现。脑电图波形和抗癫痫药物的效应。对一位患者来说,初步的诊断并非要求三项条件必备,但在诊断过程中,对不同的患者,三者都是重要的。尤其是最后诊断的确立,对多数患者来说,三项条件都是必不可少的。

1. 病史采集与体检 当前虽然有了良好的实验室条件,但病史采集和临床检查是无可替代的。癫痫患者就诊时均在发作以后,而且体检大多数无异常所见。因此病史十分重要。由于患者发作时多数有意识障碍,所以叙述不清发作中的情况,甚至根本不知道自己有发作(如夜间入睡中的发作)。所以必须详细询问患者的亲属或目击其发作的人,常需要很长时间了解患者的过去和现在。应该包括详细的发作中及发作后的表现,有无先兆,发作次数及时间,发作诱因与生理变化如月经和睡眠的关系如何,患者智力、生活能力及社会适应性如何,患者性格有无变化等。但目击者往往由于缺乏医学专业培训,或是在目睹患者发作时由于惊慌等原因而不能提供充分、详尽、可靠的发作细节,甚至于对患者的发病情况描述错误,最终导致临床医师误诊,将痫性发作与非痫性发作相混淆;因此,对初诊断为癫痫的患者使用带录像的脑电图作较长时程的视频脑电图(video electroencephalography,V-EEG)就显得十分必要。国外还有学者建议对癫痫患者设立家庭录像,用以了解患者的发作情况。对病史采集应注意的是:癫痫通常呈慢性病程,患者的发作常不确定,因此在就诊时对每次发作的描述常有很大变异。因此对专科医师而言,每次与患者交谈时都应反复地询问患者及其家属对发作的描述,以便不断地修正诊断。由于移动电话的普及,可要求患者家属在发作时用其携带的摄影功能记录其发作情况,在就诊时交给医师不失为简便有效的手段。

临床医师还应了解患者过去患过什么病、有无脑外伤史,母亲在怀孕期间及围产期有无异常,以及患者的习惯、工作、营养状态等。家族史也同样重要,父母亲双方有无癫痫或其他遗传病史。对上述细节的询问有助于临床医师进一步判断引起癫痫发作的可能病因。临床体检除可发现有无神经系统阳性体征外,还须注意患者的智能情况、心脏情况、皮肤和皮下结节、有无畸形、有无运动与协调功能障碍等。必须强调癫痫是临床诊断,如实验室报告与观察到的临床现象不符,则以后者为主。

2. 抗癫痫药物治疗效果 抗癫痫药物的治疗效果是确定癫痫诊断的一项重要依据。但是不能认为一次药物治疗效果不好就否定癫痫的诊断。因为选药不当、药物剂量不足、代谢障碍以及患者对药物敏感性的差异等均可影响疗效。经验证明,正确的药物治疗可使90%以上的患者获得满意的效果。临床怀疑癫痫,但发作表现不典型,而脑电图检查为阴性的病例,抗癫痫药物效果往往成为确定诊断的主要依据。

(三)鉴别诊断

判断某种发作性疾病是否为癫痫,是诊断中的重要问题,临床上要鉴别患者出现的发作性事件是否为癫痫,应注意与以下疾病相鉴别(表 15-4)。

表 15-4 应与癫痫鉴别的疾病

疾病	备注
脑氧利用率下降	青紫型屏气发作、反射性缺氧发作、晕厥、心律失常
偏头痛	
短暂性脑缺血发作	一过性全面遗忘症、低血糖、低血钙
睡眠障碍	夜间恐怖、梦游、梦呓、梦魇、睡眠呼吸暂停综合征、发作性肌张力障碍、发作性睡病、磨牙病、夜间遗尿、良性婴儿睡眠肌阵挛、睡眠中肢体周期运动
与精神障碍有关的发作	假性癫痫发作、杜撰的癫痫发作、过度换气综合征、惊恐发作综合征、交叉摩腿综合征、儿童手淫
运动疾患	良性阵发性眩晕、肌张力障碍、发作性舞蹈手足徐动、寒战反应、惊恐状态、眼球运动失用症、抽动、一侧面肌痉挛
脑干受压的强直发作	
胃食管反流	

(四)难治性癫痫

癫痫是由不同病因引起的综合征,其预后不尽相同。大多数癫痫患者的发作可获得满意的控制,但有30%~40%癫痫患者经适当的抗癫痫(anti-epileptic drugs)治疗一定时期后仍未达到无发作,即难治性癫痫

（refractory epilepsy，RE）。耐药性癫痫（drug resistant epilepsy）是指：①抗癫痫药物的疗效分类；②核心定义，应用2种正确选择、可耐受的抗癫痫药物先经过足够疗程及剂量的单药后，再经过联合治疗仍未能控制发作的癫痫。由于癫痫发作对药物的反应是动态过程，存在波动性，因此对耐药性癫痫的定义仅适用于做出评估的时间点，并不意味着该患者在进一步抗癫痫治疗后永远达不到无发作。这是其与难治性癫痫的区别之一。此外，耐药性癫痫患者可进入癫痫手术的评估与筛选，若癫痫手术仍无法控制发作，则成为难治性癫痫。癫痫频繁发作、抗癫痫药物长期使用、社会歧视等不仅给难治性癫痫患者带来躯体损害，也使其产生了严重的社会行为、心理和精神障碍，影响了患者学习、就业、婚育，显著降低了患者的生活质量。因此，探讨难治性癫痫病因、早期预测和干预等研究已成为学术界关注的热点。

难治性癫痫有广义定义和国际共识定义两种。广义定义指：①用目前的抗癫痫药物，在有效治疗期合理用药，不能终止其发作；②已被临床证实是难治的癫痫及癫痫综合征。近年来，各项研究采用的难治性癫痫定义均不一致（表15-5）。

表 15-5　难治性癫痫的标准

研究项目	研究对象	抗癫痫药物数量	发作控制标准	观察期内发作频率或缓解期	随访时间	难治性癫痫发生率/%
Kwan	成人癫痫	2	最短缓解期	1年	平均5年	36.7%
Berg	儿童癫痫	2	最短缓解期/最少发作频率	3个月或1.5年内1次/月	平均5年	10%
Dlugos	儿童颞叶癫痫	2	最短缓解期	6个月	平均2年	37.5%
Malik	儿童特发性/隐源性癫痫	3	最短缓解期	1年	2年以上	74%
Tang-Wai	儿童隐源性癫痫	3	最少发作频率	1年内1次/月	2年以上	6.7%
Kwong	儿童癫痫	3	最少发作频率	2年内1次/月	3年以上	14.2%
吴逊	成人癫痫	3	最少发作频率	4次/月	2年以上	

2009年国际抗癫痫联盟制定了难治性癫痫的国际共识定义。该定义为：①对抗癫痫药物治疗效果进行分类；②在分类基础上，提出难治性癫痫的核心定义。在第一层次中，将治疗效果分为3类。①发作缓解：指在治疗观察期间内，无发作的持续时间至少是治疗前最长发作间隔时间的3倍或者1年（取决于两者之间哪个更长）；②治疗失败：指经过合理治疗后未达到以上发作缓解的标准，包括在1年内发作类型改变；③结果不明：指无发作的持续时间达到治疗前最长发作间隔时间的3倍但短于1年。第二层次是在第一层次中治疗效果分类的基础上，结合使用抗癫痫药物数量这一要素，将癫痫对抗癫痫药物治疗的反应性分为"药物有效性""药物抵抗性""药物反应性不明"3类（表15-6）。由此得出"药物抵抗性癫痫"的确切定义，即根据癫痫发作类型，经过合理选择并正确使用至少2种耐受性好的抗癫痫药物，单药前后分别使用或联合使用，无发作的持续时间未达到治疗前最长发作间隔时间的3倍或者1年（取决于两者之间哪个更长）。

表 15-6　抗癫痫治疗结果分类

治疗效果	合适的抗癫痫药物数量	药物反应性
发作缓解	不限	药物有效性
治疗失败	≥2	药物抵抗性
	<2	药物反应性不明
结果不明	≥2	药物抵抗性
	<2	药物反应性不明

考虑到癫痫发作的个体差异性,ILAE 对各种抗癫痫药物的治疗效果进行分类时,没有规定固定的发作频率、发作缓解期和治疗观察时间,而是将这三个要素有机结合起来,从而指导临床和科研工作者灵活判断治疗效果、识别难治性癫痫。在判断对药物治疗的反应性时,ILAE 将难治性癫痫的抗癫痫药物治疗失败数量界定为 2 种,但该结果是来自于回顾性、小样本的研究,需进一步用前瞻性、大样本、长期的研究来证实。同时,ILAE 提出在评估治疗效果时应将患者的生活质量因素考虑在内,认为患者对治疗的满意度是最终决定治疗成败的关键,但受各种因素影响,实际操作中难以实现。总体上,该定义比较符合目前难治性癫痫快速发展的治疗要求,能更好地指导临床工作者及研究人员识别难治性癫痫。

第三节　癫痫的治疗

【理论概要】

症状性癫痫者如能明确病因则应针对病因治疗。癫痫发作的治疗包括药物治疗和手术治疗、生酮饮食与迷走神经刺激术等辅助治疗手段。除少数患者外,大多数患者均需要长期使用抗癫痫药物治疗。抗癫痫药物治疗的目标是:①尽可能地控制发作;②改善癫痫预后;③最大限度地减少使用抗癫痫药物而产生的不良反应;④提高患者的生活质量。

（一）发作时的处理

对全身性强直 - 阵挛发作的患者,注意防止跌伤和碰伤。应立即使患者侧卧,尽量让唾液和呕吐物流出口外,不致吸入气道。在患者张口时,可将折叠成条状的小毛巾或手帕等塞入其上下臼齿之间,以免舌部咬伤。衣领及裤带应该放松。抽搐时不可用力按压患者的肢体,以免造成骨折。发作大多能在几分钟内中止,不必采取特殊的治疗措施。亦不要采取所谓"掐人中"的方法,因为此举不仅不能中止发作,还有可能对患者造成新的伤害。对自动症发作的患者,在发作时应防止其自伤、伤人或毁物。

（二）发作间歇期的抗癫痫药物应用

1. 抗癫痫药物的应用必须遵循下列原则:

（1）最好在 2 次或 2 次以上非激发性发作开始用药。

（2）首先用单药,小剂量开始,逐步达到有效浓度。

（3）服药后不应随意更换或停药,有良好控制并持续 5 年没有发作者方可考虑逐步撤减药物直至停药。失神性发作应持续用药,停止发作后 2 年,逐渐停药。

（4）药物选择必须依发作类型或癫痫综合征而异,药物选择不当不仅不能控制癫痫,有时反而加剧发作,如卡马西平用于肌阵挛发作。常用的抗癫痫药物包括传统抗癫痫药物:

1）苯妥英钠(phenytoin,PHT):对 GTCS 和部分性发作有效,可加重失神和肌阵挛发作。胃肠道吸收慢,代谢酶具有可饱和性,饱和后增加较小剂量即达到中毒剂量,小儿不易发现毒副反应,婴幼儿和儿童不宜服用,成人剂量 200mg/d,加量时要谨慎。半衰期长,达到稳态后成人可每日服 1 次,儿童每日服 2 次。

2）卡马西平(carbamazepine,CBZ):是部分性发作的首选药物,对复杂部分性发作疗效优于其他抗癫痫药物,对继发性 GTCS 已有较好的疗效,但可加重失神和肌阵挛发作。由于对肝酶的自身诱导作用,半衰期初次使用时为 20~30h,常规治疗剂量 10~20mg/(kg·d),一周后逐渐增加至治疗量。治疗 3~4 周后,半衰期为 8~12h,需增加剂量维持疗效。

3）丙戊酸(valproate,VPA):是一种广谱抗癫痫药,是全面性发作,尤其是合并典型失神发作的首选药物,也用于部分性发作。胃肠道吸收快,可抑制肝的氧化、结合、环氧化功能,与血浆蛋白结合力高,故与其他抗癫痫药有复杂的交互作用。半衰期短,联合治疗半清除期为 8~9h。常规剂量成人 600~1800mg/d,儿童 10~40mg/(kg·d)。

4）苯巴比妥(phenobarbital,PB):常作为小儿癫痫的首选药物,较广谱,起效快,对全身性强直阵挛疗效好,也用于单纯与复杂部分性发作,对热性惊厥有预防作用。半衰期长达 37~99h,可用于急性脑损害合并癫痫或癫痫持续状态。常规剂量成人 60~90mg/d，小儿 2~5mg/（kg·d）。

5）扑痫酮（primidone，PMD）：经肝代谢为具有抗痫作用的苯巴比妥和苯乙基丙二酰胺。适应证是全身性强直阵挛发作，以及单纯和复杂部分性发作。

6）乙琥胺（ethosuximide，ESX）：仅用于单纯失神发作，吸收快，约 25% 以原型由肾脏排泄，与其他抗癫痫药物很少相互作用，几乎不与血浆蛋白结合。

7）氯硝西泮（clonazepam，CZP）：直接作用于 GABA 受体亚单位，起效快，但易出现耐药使作用下降。作为添加用药，小剂量常可取得良好疗效，成人试用 1mg/d，必要时逐渐加量；小儿试用 0.5mg/d。

近年来合成的抗癫痫药：

1）托吡酯（topiramate，TPM）：为天然单糖基右旋果糖硫代物，对难治性部分性发作、继发 GTCS、Lennox-Gastaut 综合征和婴儿痉挛症等均有一定疗效。半清除期 20~30h。常规剂量成人 75~200mg/d，儿童 3~6mg/（kg·d），应从小剂量起始，在 3~4 周内逐渐增至治疗剂量。远期疗效好，无明显耐药性，大剂量也可用作单药治疗。卡马西平和苯妥英钠可降低托吡酯的血药浓度，托吡酯也可降低苯妥英钠和口服避孕药的疗效。

2）拉莫三嗪（lamotrigine，LTG）：对部分性发作、全身强直阵挛发作、Lennox-Gastaut 综合征、失神发作和肌阵挛发作有效。胃肠道吸收完全，经肝脏代谢，半衰期 14~50h，合用丙戊酸可延长 70~100h。成人起始剂量 25mg/d，之后缓慢加量，维持剂量 100~300mg/d；儿童起始剂量 2mg/（kg·d），维持剂量 5~15mg/（kg·d）；与丙戊酸合用剂量减半或更低，儿童起始剂量 0.2mg/（kg·d），维持剂量 2~5mg/（kg·d）。经 4~8 周逐渐增加至治疗剂量。

3）加巴喷丁（gabapentin，GBP）：可作为部分性发作和全身强直阵挛发作的添加治疗。不经肝脏代谢，以原型由肾脏排出。起始剂量 100mg，3 次 /d，维持剂量 900~1800mg/d，分 3 次服用。

4）非尔氨酯（felbamate，FBM）：对部分性发作和 Lennox-Gastaut 综合征有效，可作为单药治疗。起始剂量 400mg/d，维持剂量 1800~3600mg/d。90% 以原型经肾脏排泄。

5）奥卡西平（oxcarbazepine，OXC）：是一种卡马西平的 10- 酮衍生物，适应证与卡马西平同。但仅稍有肝酶诱导作用，无药物代谢的自身诱导作用及极少药代动力学相互作用。在体内不转化为卡马西平或卡马西平环氧化物，对卡马西平有变态反应的患者有 2/3 能耐受奥卡西平。成人起始剂量 300mg/d，每日增加 300mg，单药治疗剂量 600~1200mg/d。奥卡西平 300mg 相当于卡马西平 200mg，故替换时用量应增加 50%。

6）氨己烯酸（vigabatrin，VGB）：用于部分性发作、继发全身强直阵挛发作和 Lennox-Gastaut 综合征，对婴儿痉挛症有效，也可用于单药治疗。主要经肾脏排泄，不可逆抑制 GABA 转氨酶，增强 GABA 能神经元作用。起始剂量 500mg/d，每周增加 500mg，维持剂量 2~3g/d，分 2 次服用。

7）替加宾（tiagabine，TGB）：作为难治性复杂部分性发作的添加治疗。胃肠道吸收迅速，1h 达峰浓度。半衰期 4~13h，无肝酶诱导或抑制作用，但可被苯妥英钠、卡马西平及苯巴比妥诱导，半衰期缩短为 3h。开始剂量 4mg/d，一般用量 10~15mg/d。

8）唑尼沙胺（zonisamide，ZNS）：对全身强直阵挛发作和部分性发作有明显疗效，也可治疗继发全面性发作、失张力发作、不典型失神发作及肌阵挛发作。

9）左乙拉西坦（levetiracetam，LEV）：为吡拉西坦衍生物，作用机制尚不明确。对部分性发作和全身强直阵挛发作、肌阵挛发作都有效。口服吸收迅速，半衰期 6~8h。耐受性好，无严重不良反应。

10）普瑞巴林（pregabalin）：本药为 γ- 氨基丁酸类似物，结构及作用与加巴喷丁类似，具有抗癫痫作用，但本药的抗癫痫机制尚不明确。主要用于部分性发作的添加治疗。

（5）根据癫痫临床发作类型，正确选择抗癫痫药物（表 15-7）。

（6）每个单药应至少足量后观察 1~2 个月疗效不佳后才能加用或换用新药。除非单药有不良反应。

（7）合并用药应当选用化学结构相似和作用机制不同的药物，如扑痫酮和苯巴比妥。

（8）不选用有相同副作用的药物。

（9）不选用同一类型的药物,如扑痫酮和苯巴比妥,丙戊酸钠与丙戊酸镁以及癫痫安等。

（10）合并用药以二药联合为宜,除某些"难治性癫痫"外,不要同时使用三种以上药物。

目前国内常用的抗癫痫药物选择见表15-7与表15-8。

表 15-7　根据发作类型的选药原则

发作类型	一线药物	二线药物	可考虑的药物	可能加重发作的药物
强直阵挛发作	VPA	LEV,TPM	PHT,PB	—
失神发作	VPA,LTG	TPM	—	CBZ,OXC,PB,GBP
肌阵挛发作	VPA,TPM	LEV,CZP,LTG	—	CBZ,OXC,PHT
强直发作	VPA	LEV,CZP,LTG,TPM	PHT,PB	CBZ,OXC
失张力发作	VPA,LTG	LEV,TPM,CZP	PB	CBZ,OXC
部分性发作(伴或不伴全身发作)	CBZ,VPA,OXC,LTG	LEV,GBP,TPM,ZNS	PHT,PB	—

注:VPA(valproate)=丙戊酸;LTG(lamotrigine)=拉莫三嗪;TPM(topiramate)=托吡酯;CBZ(carbamazepine)=卡马西平;OXC(oxcarbazepine)=奥卡西平;LEV(levetiracetam)=左乙拉西坦;CZP(clonazepam)=氯硝西泮;GBP(gabapentin)=加巴喷丁;ZNS(zonisamide)=唑尼沙胺;PHT(phenytoin)=苯妥英钠;PB(phenobarbital)=苯巴比妥

表 15-8　根据癫痫综合征的选药原则

综合征	一线药物	二线药物	可考虑的药物	可能加重的药物
儿童失神癫痫	VPA,LTG	LEV,TPM	—	CBZ,OXC
青少年失神癫痫	VPA,LTG	LEV,TPM	—	CBZ,OXC,PHT
青少年肌阵挛癫痫	VPA,LTG	LEV,TPM,CZP	—	PHT,CBZ,OXC
仅有全面强直阵挛发作的癫痫	VPA,CBZ,TPM,LTG	LEV,OXC	CZP,PB	—
部分性癫痫	—	—	—	—
症状性	VPA,CBZ	LEV,GBP	PB	—
隐源性	TPM,LTG,OXC	PHT	—	—
婴儿痉挛	类固醇	CZP,VPA	—	CBZ,OXC
Lennox-Gastaut 综合征	VPA,TPM,LTG	LEV,CZP	—	CBZ,OXC
伴中央颞区棘波的儿童良性癫痫	VPA,CBZ,LTG,OXC	LEV,TPM	—	—
伴枕部爆发活动的儿童良性癫痫	VPA,CBZ,LTG,OXC	LEV,TPM	—	—
儿童期严重肌阵挛癫痫	VPA,TPM,CZP	LEV	—	CBZ,OXC
慢波睡眠中持续棘慢波	VPA,类固醇,LTG,CZP	LEV,TPM	—	CBZ,OXC
Landau-Kleffner 综合征(获得性癫痫失语)	VPA,类固醇,LTG	LEV,TPM	—	CBZ,OXC
肌阵挛站立不能癫痫	VPA,TPM,CZP	LEV,LTG	—	CBZ,OXC

注:VPA(valproate)=丙戊酸;LTG(lamotrigine)=拉莫三嗪;CBZ(carbamazepine)=卡马西平;TPM(topiramate)=托吡酯;OXC(oxcarbazepine)=奥卡西平;CZP(clonazepam)=氯硝西泮;LEV(levetiracetam)=左乙拉西坦;GBP(gabapentin)=加巴喷丁;PHT(phenytoin)=苯妥英钠;PB(phenobarbital)=苯巴比妥

（三）癫痫的非药物治疗

1. 外科手术治疗　频繁的癫痫发作经规范抗癫痫药物治疗 2 年仍无法控制发作,影响生活质量且无器质性脑病的患者,可进行包括颅内埋藏电极的详细 EEG 检查。若能明确为起源自一侧颞叶深部结构的致痫者,手术切除该侧颞叶可在 60% 以上的患者中获得发作终止或明显改善。手术适应证有药物难治性癫痫、癫痫导致功能障碍、癫痫发作进行性加重与癫痫影响了生长发育。活动性精神病和智商 <70 被认为是手术禁忌证。癫痫外科治疗常用的手术方法有 3 种:局部皮质切除术、大脑半球切除术、胼胝体

切开术。

2. 迷走神经刺激术　在难治性癫痫病例中,有相当一部分患者致痫灶部位不能确定,或者存在多个致痫灶,切除手术难以奏效。近年来发现无需对癫痫灶进行精确定位,通过刺激迷走神经即可使顽固性癫痫的发作次数减少,对部分患者其至可以完全控制,这为不能进行切除手术或切除术后复发的顽固性癫痫患者开辟了新的治疗途径。目前公认的迷走神经刺激术(vagus nerve stimulation,VNS)的适应证主要是:①局限性发作、有或无继发性、全身发作;②应用抗癫痫药物进行正规治疗,但未能有效控制病情;③多发病灶或病灶定位不确定;④患者年龄通常在 12~60 岁。VNS 的禁忌证:存在进行性神经系统疾患、精神疾病、心律不齐、消化性溃疡或全身状况不佳者。

3. 生酮饮食治疗　生酮饮食最早是由模仿饥饿时产生酮症状态设计发展而来,是指高脂肪、低蛋白质和低碳水化合物的一种饮食,使患者体内产生酮体并维持酮症酸中毒,从而控制癫痫发作。作为当药物单独控制无效时的另一种手段,生酮饮食多用于儿童,大量临床报道证实其对儿童癫痫,包括 Lennox-Gastaut 综合征在内的多种形式发作的综合征及难治性癫痫,尤其是肌阵挛发作、失张力发作或猝倒发作以及不典型失神发作最为有效。临床应用需特别注意其禁忌证:各种脂肪、酮体代谢障碍性疾病或线粒体病、成人糖尿病、心脑血管疾病等。

【临床病例讨论】

患　者:张××,女,16 岁,主因"反复发作性意识丧失、四肢强直 10 年余"入院。

现病史:患者 2005 年 9 月曾患"病毒性脑炎",当时表现为发热、头痛、恶心、呕吐,无肢体瘫痪、肢体抽搐、意识丧失等,查血常规:白细胞 11.82×10^9/L,中性粒细胞 87.7%,血红蛋白 130g/L,血小板 201×10^9/L。腰穿示:压力 200mmH$_2$O,白细胞 45×10^6/L,单核细胞为主,糖 2.7mmol/L,蛋白 529mg/L。当地医院予更昔洛韦 250mg,每日 3 次及甘露醇 250ml,每日 1 次治疗,患者症状逐渐好转。出院后患者出现言语减少,发音吐字不清,反应迟钝。2006 年 3 月起患者出现发作性意识丧失,呼之不应,头眼向一侧偏转,四肢抽搐,偶伴喊叫、小便失禁,发作后不能回忆发作当时情况,伴有嗜睡、肌肉酸痛,每月发作 6~8 次,每次持续 3~8min。2006 年 6 月 25 日,患者就诊于当地医院,查脑电图示:双侧较多散在和阵发 θ 波和尖波、尖慢波。当地医院予丙戊酸钠 0.5g,每日 3 次治疗。服用丙戊酸钠后,患者发作稍有减少,仍存在每月 2~3 次发作。2006 年 12 月起当地医院予加用卡马西平 0.2g,每日 3 次,患者发作次数明显减少,每 6 月发作 1~2 次。2012 年 7 月,患者自行减少抗癫痫药物用量,常有漏服,患者发作频率明显增多,每月发作约 8~9 次,每次发作持续 2~3min。患者于 2012 年 9 月 12 日就诊于当地医院,予卡马西平 0.4g,每日 2 次,丙戊酸钠 0.5g,每日 3 次治疗。2015 年 6 月 20 日患者至上级医院门诊就诊,诉近 1 年内每月仍有 5~6 次发作。患病以来患者记忆力、理解力减退,发音吐字不清,情绪反应幼稚化,偶有冲动、打人。现为进一步诊治收入院。

既往史:2005 年曾患"病毒性脑炎"。

个人史、家族史:无抽烟饮酒史,兄弟姐妹体健,家人均否认患有癫痫,否认家族遗传病史及类似疾病史。

查　体:T37℃,P80 次/min,R20 次/min,BP116/76mmHg,改良早期预警评分 1 分,身高 156cm,体重 55kg,神清,查体欠配合,对答部分切题,两侧瞳孔正大等圆,对光反射灵敏,颈软,无抵抗,心肺未及明显异常,四肢肌力正常,肌张力正常,腱反射对称存在,病理征未引出,共济运动正常。

辅助检查:脑电图示双侧较多散在和阵发 θ 波和尖波、尖慢波。

(一)诊断

1. 定位诊断　患者临床症状为反复发作性意识丧失,四肢抽搐,神经系统查体未见局灶性神经系统功能损害体征、脑膜刺激征阴性,发作性意识障碍定位于广泛大脑皮质。

2. 定性诊断　患者青年女性,反复发作性病程,症状为发作性意识丧失,四肢抽搐,每次发作持续数分钟。同时患病以来患者出现大脑高级功能受损,记忆力、理解力减退,发音吐字不清,情绪反应幼稚化,偶有冲动、打人。患者既往有"病毒性脑炎"病史。否认癫痫家族史。故此患者考虑为脑炎后癫痫可能。

3. 鉴别诊断

(1) 是否是癫痫:患者临床表现为反复发作性意识丧失,呼之不应,头眼向一侧偏转,四肢抽搐,偶伴喊叫、小便失禁,发作后不能回忆发作当时情况,伴有嗜睡、肌肉酸痛,每次发作持续数分钟,呈刻板性表现,发作无明显诱因,其发作考虑为痫性发作。患者存在超过间隔大于 24h 的 2 次以上痫性发作,故诊断为癫痫。

需与以下疾病鉴别:

1) 晕厥:为脑部全面性血流灌注不足所致。有短暂的意识障碍,偶然伴发双上肢的短促阵挛。可从以下方面鉴别:血管迷走性晕厥前,多有情感刺激或疼痛刺激史;由于静脉回流减少的晕厥,多在持久站立、脱水、出血,或排尿、咳嗽时出现;直立性低血压晕厥多在突然起立时发生;心源性晕厥多见于用力或奔跑时。晕厥在发生前一般先有头昏、胸闷、黑矇等症状,不似痫性发作的突然发生,意识和体力的恢复也远较缓慢。该患者发作时也表现为突发意识丧失,但没有晕厥前常出现的头昏、胸闷、黑矇等症状,也无特殊的刺激因素,发作时有明显的肢体抽搐。脑电图检查示:双侧较多散在和阵发 θ 波和尖波、尖慢波。故考虑诊断晕厥的依据不足。

2) 短暂性脑缺血发作:为脑局部血流灌注不足所致的功能失常。仅表现为缺失症状,而非痫性发作中常见的刺激症状。短暂性脑缺血发作常见于中、老年患者,并有脑血管疾病征象及高危因素。该患者也表现为突发的脑功能异常表现,但该患者为青年女性,缺乏脑血管病的高危因素,发作症状为刺激性症状(头眼向一侧偏转,四肢抽搐),脑电图检查示:双侧较多散在和阵发 θ 波和尖波、尖慢波。故不首先考虑短暂性脑缺血发作的可能。

3) 典型偏头痛:患者可在头痛之前或头痛发生时,出现发作性的以可逆的局灶性神经系统症状为表现的先兆,最常见为视觉先兆,如视物模糊、暗点、闪光、亮点亮线或视物变形;其次为感觉先兆,感觉症状多呈面 - 手区域分布;言语和运动先兆少见。偏头痛症状过程缓慢,发作间期并无脑电图局灶异常。偏头痛和癫痫偶然可并存。该患者也为发作性病程,但存在显著的意识丧失、肢体抽搐症状,偏头痛等位发作可能性小。

4) 假性发作:为心因性发作。发作常为心情紧张或暗示所导致,发作持续时间长,运动症状在全身抽搐中并不同步、对称,发作表现常多变而并非刻板,常可出现戏剧性缓解。确定诊断常需视频脑电监护。该患者为年轻女性,为心因性发作的易发人群,但患者发作前无明确心理或精神诱因,发作期症状重复刻板,脑电图示双侧较多散在和阵发 θ 波和尖波、尖慢波,不首先考虑假性发作。

(2) 何种发作类型:患者症状表现为反复发作性意识丧失,呼之不应,四肢抽搐,偶伴喊叫、小便失禁,发作后不能回忆发作当时情况,伴有嗜睡、肌肉酸痛,每次发作持续数分钟,符合全面性强直 - 阵挛发作的一般临床表现。但患者每次发作时均由头眼向一侧偏转,提示患者存在部分性发作的依据。结合患者既往"病毒性脑炎"病史,虽外院脑电图检查见:双侧较多散在和阵发 θ 波和尖波、尖慢波,未见明显局灶性放电起源,此患者发作形式仍考虑为部分性继发全身强直阵挛发作。

(二) 临床诊疗决策

1. 病情评估 接诊癫痫患者时,首先需详细了解患者发作时的表现,如有无先兆,发作的起始部位,头眼是否向一侧偏转,意识有无丧失,发作时的症状表现,持续时间,发作后状态等,用以判别患者是否为痫性发作,是何种类型的发作。同时要注意患者有无多种发作形式。然后要了解患者首次发病年龄,各种发作形式的发作频率,目前服用的药物,有无癫痫家族史、热性惊厥史,有无脑炎、脑膜炎、脑外伤、脑血管疾病、脑肿瘤等相关病史。详尽的问诊以及全面的体格检查是必需的。

本患者为青年女性,2006 年首次发病,目前癫痫病程已近 10 年,经 2 种抗癫痫药物正规治疗超过 2 年,目前每月仍有超过 4 次发作,考虑为药物难治性癫痫。可进一步行脑电图及神经影像学检查,制定下一步治疗方案。

针对个体患者,初次诊断时,在目前的医学发展条件下,无法通过单个因素来准确地确定其是否是难治,但是通过几种因素联合分析,可在早期发现容易成为难治性癫痫的患者。对于发作类型与预后的研究显示,婴儿痉挛发作、失张力发作、存在多种发作类型以及复杂部分性发作,比较其他的发作相对预后差。开始治疗前发作的频率有可能提示预后,治疗前发作频繁预后差。对治疗药物反应良好,尤其是对第一种抗癫痫药物,是癫痫预后良好的重要指征,相反,早期就对抗癫痫药物反应不良提示癫痫不容易控制。特发性癫痫的预后良好,包括良性家族性新生儿惊厥、良性罗兰多区癫痫(即伴中央颞区棘波的儿童良性癫痫)、失神癫痫以及青少年肌阵挛癫痫等,但是,具有病因或者潜在病因的症状性癫痫以及隐源性癫痫的整体预后较特发性癫痫差,出现难治性的可能明显增高。从病因的角度,具有海马硬化、局灶性皮质发育不良以及脑炎后的病例,预后差。具有脑损害以及智能发育迟缓的患者比神经系统检查正常的患者,更难获得完全缓解。某些特定的脑电图异常模式,例如高幅失律、爆发抑制、弥漫性的背景活动的脑电图异常以及多灶性癫痫放电,提示预后差。

2. 辅助检查

(1) 脑电图:脑电图是通过精密的电子仪器,从头皮上将脑部的自发性生物电位加以放大记录而获得的图形,是通过电极记录下来的脑细胞群的自发性、节律性电活动。发作时记录的脑电图诊断意义最大。约50%的癫痫患者在发作间期可通过普通脑电图检查发现痫样放电。多次重复记录,或进行长程脑电图检查,可使检查的阳性率提高。个别复杂部分性发作的放电难以用头皮脑电图描记,甚至需要做脑深部电极记录方能确诊。

该患者脑电图示:双侧较多散在和阵发高幅 θ、δ、尖波,右侧更明显,深呼吸后明显增多(图 15-1)。该检查结果提示患者发作间期存在痫样放电及慢波发放,支持癫痫的诊断,同时患者右侧放电更为显著,支持部分性发作的诊断。

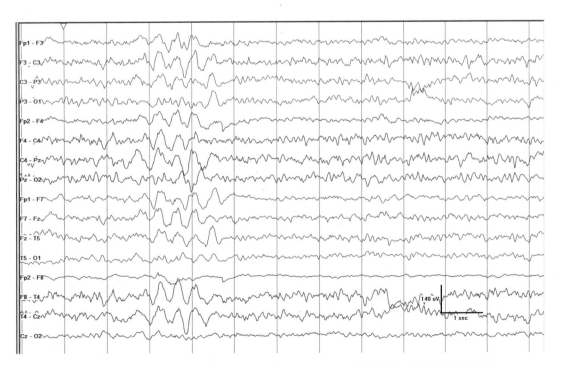

图 15-1 脑电图:双侧较多散在和阵发高幅 θ、δ、尖波,右侧更明显,深呼吸后明显增多

（2）影像学检查：随着神经影像学的发展，目前已有约 30% 的癫痫患者可发现脑结构性的异常。常用的神经影像学检查包括头颅 CT 及头颅 MRI 检查。头颅 MRI 检查较头颅 CT 检查更为敏感。国际抗癫痫联盟神经影像学委员会于 1997 年提出以下情况应做神经影像学检查。①任何年龄、病史或脑电图提示为部分性发作；②在 1 岁以内或成人未能分型的发作或明显的全面性发作；③神经或神经心理证明有局限性损害；④一线抗癫痫药物无法控制发作；⑤抗癫痫药不能控制发作或发作类型有变化以及可能有进行性病变者。影像学检查不仅能对癫痫及癫痫的诊断及分类提供帮助，对于难治性癫痫患者，影像学检查也是评估是否适合手术治疗的重要辅助检查。

该患者头颅影像学检查结果见图 15-2 及图 15-3。患者头颅 MRI 平扫检查见双侧额颞叶异常信号，伴局部脑萎缩，海马 MRI 未见明显异常。该检查结果与患者既往病毒性脑炎病史相符，考虑与其痫性发作有关，其癫痫病因考虑为结构 / 代谢性病因。

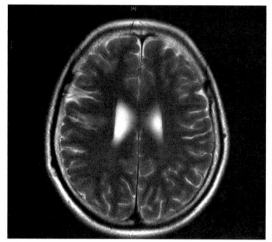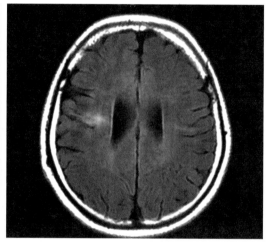

图 15-2　头颅 MR 平扫：双侧额颞叶异常信号，局部脑萎缩

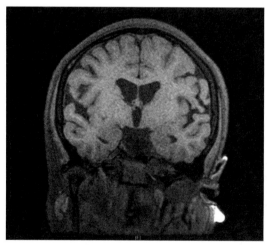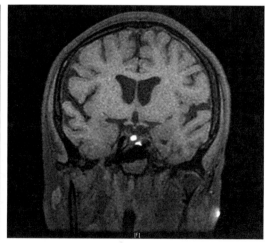

图 15-3　海马 MR 平扫：海马 MRI 平扫未见明显异常

（3）血药浓度测定：抗癫痫药物用药剂量不正确常常是治疗失败的原因，所以进行抗癫痫药物的血药浓度测定在临床上很有帮助。部分所谓药物难治性癫痫患者是由于依从性差，不能按时服药而造成的所谓"假性难治性"病例。一些患者虽然长期接受抗癫痫治疗，但没有一种药物能够用到足够的剂量和足够长的时间，故而无法控制癫痫发作。同时当多种药物联合使用时，虽然给药剂量并不低，但经常

由于药物间的相互作用而使得血药浓度维持在低水平。这些情况下血药浓度的监测可以为临床治疗提供参考。

该患者血药浓度：丙戊酸 63.14mg/L，卡马西平 8.76mg/L，均在参考范围内，提示患者不存在药物剂量不足、依从性差等导致假性难治的情况，制定今后治疗方案时应考虑调整药物种类或在充分评估增加目前药物剂量的潜在获益及风险后谨慎加量。

3. 治疗　难治性癫痫患者的治疗需要考虑多个方面的问题。对于确诊的难治性癫痫患者，单靠抗癫痫药物治疗，可能很难完全控制发作。所以在难治性癫痫患者的治疗中，不应该一味地追求完全控制痫性发作，更要注重改善患者生活质量，要权衡痫性发作的控制，患者本人的意愿、经济能力、药物的不良反应等各个方面的利弊，从而制定个性化的治疗方案。

当药物治疗方法仍然不能控制癫痫发作，并且严重危害患者的生活质量时，可考虑选用其他治疗方法，如外科手术、迷走神经刺激、生酮饮食等。外科手术治疗对于部分药物难治性癫痫患者是行之有效的治疗手段。但是手术适应证、致病灶的精确定位和保护脑功能区非常重要。目前常见术式有前颞叶切除术、选择性杏仁核和海马切除术、胼胝体切开术、大脑半球切除术等术式。

对于本例患者，通过分析发作症状、脑电图及神经影像学检查的结果，缺乏明确的致痫灶定位证据，故首先考虑调整抗癫痫药物治疗方案。患者的发作类型为部分性继发全身强直阵挛发作，目前使用卡马西平 0.8g/d 及丙戊酸钠 1.5g/d 治疗，血药浓度：丙戊酸 63.14mg/L，卡马西平 8.76mg/L，各抗癫痫药物的剂量均已足量，而发作控制仍不理想，故考虑加用第三种抗癫痫药物联合治疗。考虑到患者的发作类型、药物的相互作用、可能出现的不良反应，予加用左乙拉西坦 0.5g，每日 2 次治疗。

相关要点：我国抗癫痫药物治疗专家共识

特发性全面性癫痫与症状性部分性癫痫首选单药治疗。丙戊酸是新诊断特发性全面性癫痫的一线药物且唯一的首选药物。症状性部分性癫痫的初始药物首选卡马西平与奥卡西平。在特发性全面性癫痫药物治疗中，丙戊酸是与其他药物联合治疗的首选药物。症状性部分性癫痫的药物治疗中，卡马西平（奥卡西平）+托吡酯、卡马西平（奥卡西平）+左乙拉西坦、卡马西平（奥卡西平）+丙戊酸、丙戊酸+拉莫三嗪等是常用配伍。拉莫三嗪为健康育龄期妇女特发性全面性癫痫与症状性部分性癫痫的首选用药；伴抑郁的癫痫患者，特发性全面性发作的首选用药为丙戊酸与拉莫三嗪，继发性部分性发作的首选用药为拉莫三嗪、奥卡西平与卡马西平；伴有乙肝的癫痫患者，无论肝功能是否正常，特发性全面性发作的首选用药为托吡酯与左乙拉西坦，肝功能正常的继发性部分性患者，首选用药为奥卡西平，肝功能指标异常时，首选用药为托吡酯与左乙拉西坦；急诊室中的癫痫患者（不确定类型）首选丙戊酸与左乙拉西坦。

相关要点：抗癫痫药物的相互作用

抗癫痫药物的相互作用在癫痫治疗中是一常见现象。当抗癫痫药物对有效治疗浓度窄的药物有诱导作用时，如不及时调整后者剂量，将影响其疗效。对药物诱导及去诱导作用时程的了解可有效避免严重不良反应以及药物失效的发生。药物抑制作用的快速发生及其作用谱不明常导致临床上一些重要的药物相互作用的发生。抗癫痫药物的抑制作用常导致药物毒性反应的发生。对参与抗癫痫药物代谢的特殊酶 CYPs 与 UGTs 的认识可进一步定性预见到新一代抗代谢以及非抗代谢药物的相互作用（表 15-9）。

表 15-9 抗癫痫药对肝脏代谢酶的抑制与诱导作用

抗癫痫药	作用	肝脏代谢酶
卡马西平	诱导剂	CYP1A2,CYP2C,CYP3A,UGT
乙琥胺	无	—
非氨酯	诱导剂	CYP3A4
	抑制剂	CYP2C19,β-氧化酶
加巴喷丁	无	—
拉莫三嗪	诱导剂	UGT
左乙拉西坦	无	—
奥卡西平	诱导剂	CYP3A4,UGT
	抑制剂	CYP2C19
苯巴比妥	诱导剂	CYP1A,CYP2A6,CYP2B,CYP2C,
扑痫酮	—	CYP3A,UGT
苯妥英	诱导剂	CYP2C,CYP3A,UGT
噻加宾	无	—
托吡酯	诱导剂	β-氧化酶
	抑制剂	CYP2C19
丙戊酸	抑制剂	CYP2C9,UGT,环氧化物水解酶
氨己烯酸	无	—
唑尼沙胺	无	—

注:CYP(cytochrome P450)=细胞色素 P450 酶;UGT(uridine diphosphate glucuronosyl transferase)=尿苷二磷酸葡萄糖醛酸基转移酶

(三)随访

调整药物治疗方案后,嘱患者不可自行减药调药、不可漏服,规律作息,避免熬夜,禁饮酒、咖啡及碳酸饮料,避免于高处、水边及水中活动。后患者每月发作次数减少,每半年有 1~2 次发作。

第四节 癫痫持续状态

【理论概要】

癫痫持续状态(status epilepticus,SE)的传统定义是指全身性强直阵挛性发作,持续或频繁发作连续 30min 以上,或发作间歇期意识不能恢复者,均称为癫痫持续状态。但为实用起见,对于 SE,特别是对广泛性强直阵挛 SE 的定义修订为:凡发作持续时间超过 5min,就应视为 SE,并进行相应治疗。

(一)癫痫持续状态的分类

1. 全身惊厥性癫痫持续状态(generalized convulsive status epilepticus,GCSE) ①经典的 GCSE 的定义是:反复的全面性惊厥发作,在每两次发作之间没有意识状态的恢复;或者全面性惊厥持续 30min 以上。最近的研究显示:非 SE 的单个惊厥性抽搐的发作时间一般不会超过 2min。因而以 30min 作为诊断的时限并非很恰当。从临床实际出发,持续 10min 的行为和电抽搐活动是一个更符合实际的标准,而这正好是一个要求开始静脉给药的时间点。②诊断:GCSE 以阵发性或持续性运动症状为特征。运动症状可以是强直或阵挛或为二者的结合;它可以是对称或不对称的,但它总是和明显的意识障碍和双侧的 EEG 改变(通常是不对称的)相关联。GCSE 通常从明显 GCSE 演变到细微 GCSE,最后到仅脑电改变的 GCSE。③预后:GCSE 的残障率和死亡率很大程度上决定于潜在的病因,但同时也会因为治疗不充分而大大增加。最近的

SE 死亡率报告是 10%~12%,残障率是 5%~50%。

2. 复杂部分性发作持续状态(complex partial status epilepticus,CPSE) ①非惊厥性癫痫持续状态(nonconvulsive status epilepticus,NCSE)被分为两类:失神发作持续状态(absence status epilepticus,ASE)和复杂部分性发作持续状态(CPSE)。CPSE 的确切定义仍不完善。使用的仍然是一般的癫痫持续状态的定义。②诊断:CPSE 的临床特点以意识障碍为主,自动症为辅,又称精神运动型持续状态。由于 CPSE 的临床表现的多样性,诊断时应尽早进行 EEG 检查。EEG 以局部连续棘波为主要表现,也可出现周期性一侧癫痫样放电(periodic lateralized epileptiform discharges,PLED)甚至弥漫性棘慢节律。③预后:CPSE 的长期预后和病因相关。

3. 失神性癫痫持续状态(ASE) ①失神性癫痫持续状态是指全面发作中的失神性的延长,它又可被分为典型和非典型发作性持续状态。②诊断:ASE 最明显的特征是意识状态的改变,伴或不伴自动症。ASE诊断依据主要是发作期 EEG 上双侧同步化的阵发性棘慢综合波(常见的节律是 3Hz)。③预后:ASE 的预后取决于病因和发作类型。典型 ASE 预后较好。而非典型发作的预后不良。

4. 单纯部分性发作持续状态(simple partial status epilepticus,SPSE) ①诊断:临床发作持续 30min 或更长,以反复的局部颜面或躯体持续抽搐为特征,或持续的躯体局部感觉异常为特点,发作时意识清楚,EEG 上有相应脑区局限性的放电。②预后:SPSE 的死亡率和残障率是最低的。

5. 肌阵挛性癫痫持续状态(myoclonic status epilepticus,MSE) ①MSE 分为两类:原发性和症状性。前者见于癫痫患者,后者见于脑病患者。②诊断:基本的临床特征是肌阵挛,可持续反复出现,并持续 30min以上。肌阵挛在原发性 MSE 中是双侧对称的,而在继发性 MSE 中则是不同步非对称的。原发性 MSE 的EEG 显示和肌阵挛紧密联系的多棘波;继发性 MSE 的 EEG 通常显示非节律性反复的棘波。③预后:原发性 MSE 的预后较好,而继发性的较差。

(二)癫痫持续状态的诊断

惊厥性癫痫持续状态的诊断一般不困难,根据惊厥发作时间即可明确诊断。应注意与以下情况鉴别:①昏迷患者反复出现去大脑强直或去皮质强直,应与全身强直或强直 - 阵挛性持续状态鉴别;②急性畸形性肌张力不全,应与全身强直性持续状态鉴别。脑电图持续性异常放电是鉴别诊断的主要依据。非惊厥性癫痫持续状态临床诊断有时比较困难,当癫痫患者出现长时间不可解释的意识障碍或行为异常时,应注意非惊厥性癫痫持续状态的可能,及时进行脑电图检查,如显示持续痫样放电则可确诊。

(三)癫痫持续状态的治疗

癫痫持续状态是一种严重而紧急的情况,必须设法于最短时间内使其中止,并保持 24~48h 不再复发。应保持气道的通畅和正常换气。在积极治疗病因的同时,选用以下药物之一作静脉注射(均为成人剂量)。这些药物对呼吸循环功能都有不同程度的抑制,使用时必须严密观察。

1)地西泮(安定):10mg,于 5~10min 内静脉注射,由于分布快,血药浓度很快下降,故作用持续时间较短,可以每隔 15~20min 重复应用,总量不超过 100~200mg。安定注射偶可产生呼吸抑制,呼吸道分泌大量增加或血压降低。应注意观察并及时采取相应措施。

2)苯妥英钠:因安定作用时间较短,故在静注安定后应给予作用较持久的药物,一般用苯妥英钠0.5~1.0g 静脉注射,目标总量至少 13mg/kg 甚至 18mg/kg,每分钟注射不超过 50mg。有心律不齐、低血压和肺功能损害者应谨慎。用苯妥英钠对局部刺激明显,国外现已有新一代制剂磷苯妥英钠(FDPH),可以减少这一不良反应。

3)氯硝西泮:1~4mg 静脉注射,但此药对心脏、呼吸的抑制作用均比安定强。

4)劳拉西泮(lorazepam):4~8mg 静脉注射。于 2min 内注完,亦有较佳效果,作用较安定持久,对心脏和呼吸系统抑制较安定为弱。

5)丙戊酸钠:5~15mg/kg 推注,1 次注射以 3~5min 推完。每日可以重复 2 次。亦可静脉维持,0.5~1.0mg/(kg·h)。

6)异戊巴比妥:0.5g~0.75g,溶于注射用水 10ml 内缓慢静脉注射,根据患者的呼吸、心律、血压及发作情况控制注射速度,如出现呼吸抑制现象时应立即停止用药。但目前国内无此药物。

7) 咪达唑仑:先予 0.1mg/kg 静脉注射后予 0.1mg/(kg·h) 静脉持续滴注,如癫痫再发作,加用咪达唑仑 0.1mg/kg 静脉注射并以 0.05mg/(kg·h) 幅度加量,直到惊厥控制,如果给药剂量达 0.6mg/(kg·h) 时,癫痫未控制考虑无效,不再加大用药剂量。如持续 24h 无癫痫发作,予逐渐减量,每 12h 以 0.05~0.1mg/(kg·h) 减量直至停用。静脉注射后,有 15% 患者可发生呼吸抑制。特别当与阿片类镇痛剂合用时,可发生呼吸抑制、停止,部分患者可因缺氧性脑病而死亡。

少数患者如仍难以控制,则可应用利多卡因甚至全身麻醉。在发作基本被控制后,根据患者的意识状态采用口服或鼻饲给药,用间歇期的药物剂量。

反复的全身强直 - 阵挛发作会引起脑水肿,后者又能促使癫痫发作,可静脉注射 20% 甘露醇等以消除脑水肿。还应注意维持患者的呼吸道畅通,防止缺氧,必要时作气管切开并人工辅助呼吸。还应保持循环系统的功能,预防和治疗各种并发症,如使用抗生素治疗继发感染等。

(四) 癫痫持续状态中的耐药

癫痫持续状态中的耐药是指长时间、自我维持(self-sustaining)的发作,无论人体或实验动物中均对目前所用的一、二线抗癫痫药物治疗抵抗。实验动物研究对癫痫难治性机制进行了相当多的阐述,也为治疗提供了新思路。

在美国每年有 126 000~195 000 例(次)癫痫持续状态的发作,导致了 22 000~42 000 人的死亡。两项前瞻性、随机、双盲临床试验结果提示,多达 35%~50% 的全面性惊厥性癫痫患者对目前癫痫持续状态的一线治疗用药(地西泮)耐药。当一线药物无法控制发作时,通常用以下二线药物中的一种来治疗,如:苯妥英、磷苯妥英或苯巴比妥。此外,有研究发现对首个药物耐受的患者中仅有很少一部分对第二种药物治疗敏感。

除惊厥性癫痫持续状态外,还有一种为非惊厥性癫痫持续状态。这部分患者昏迷,仅有面部或眼部的细微运动以及发作期脑电图痫样放电。有研究发现这部分患者中 80%~90% 对一、二线药物治疗均抵抗。一家大型研究型医院的回顾性分析发现,在所有惊厥或非惊厥性癫痫持续患者中,约有 31% 对苯二氮䓬类药物和二线药物苯妥英、磷苯妥英及苯巴比妥三者之一的联合用药均抵抗。据此,若以所有癫痫持续状态发作中 30% 为难治性比例估算,美国每年有 38 000~54 500 癫痫持续状态发作为难治性。

(五) 癫痫持续状态耐药的相关临床因素

癫痫持续状态的耐药性可能与其潜在病因有关。尽管有关持续状态病因与治疗反应之间关联的系统研究尚较缺乏,但我们可以将对一线药物治疗有效的病因与那些需要更为积极的静脉应用异丙酚、咪达咗仑或戊巴比妥的难治性癫痫持续状态的病因进行比较。总体而言,撤药、隐源性神经系统损伤(cryptogenic neurological insult)和卒中是癫痫持续状态的病因,而难治性癫痫持续状态最常见原因有脑炎、代谢中毒性脑病及脑出血。

根据临床经验,癫痫持续状态发作时间越长越难控制。研究发现,随着癫痫发作和开始治疗间隔时间的延长,患者对一线药物治疗有效的可能性逐渐减少。研究发现非惊厥性癫痫持续状态患者于发作后 5.2h 后入组,则常为难治性;惊厥性癫痫持续状态患者于发作后 2.8h 后入组,其治疗有效率却较高。在这些非惊厥性患者中,究竟是延误治疗还是潜在病因本身导致难治性还不清楚。因此,潜在病因、患者状况及癫痫持续时间等与发作控制有效率之间的关联,还需在动物实验中进一步研究。

【临床病例讨论】

患　者:陆××,女,23 岁,主因"发热 1 周,反复发作性四肢抽搐 2d"入院。

现病史:患者于 1 周前出现发热,体温呈波动性升高,最高达 39℃,伴随间断性头痛,咳嗽,咳白色黏痰,无胸闷胸痛。当地诊所予"青霉素"输液、口服"感冒药"治疗,症状无明显改善。2d 前凌晨(具体时间不详)睡眠中突发意识不清、头眼向一侧偏转、双眼上翻、牙关紧闭、四肢抽搐,持续 1min 左右自行缓解。约 10min 后清醒,醒后对发作情况无法回忆,诉舌咬伤、头痛、恶心,无大小便失禁,无胡言乱语。2h 后再次类似发作,被送至医院急诊,予"更昔洛韦、头孢曲松"抗病毒、抗感染,"甘露醇"脱水,德巴金(0.5g,每日 2 次)口服,物理降温等治疗,晨 6 时再次出现类似抽搐发作且之后发作越来越频繁,隔 10min 发作 1 次,加用德巴金 0.4g 静滴,上午 9 时许再次发作且抽搐持续 15~20min。体温仍波动在 38~38.5℃。为进一步诊疗,今日以"癫痫持续状态"收入神经内科癫痫单元。

既往史:20d 前人工流产史。否认糖尿病史,否认冠心病史,否认结核、SARS、禽流感史及密切接触史。

个人史、家族史:无抽烟饮酒史,否认家族遗传病史及类似疾病史。

查 体:T38.4℃,P96 次 /min,R20 次 /min,BP126/78mmHg。GCS 14 分。双肺呼吸音清,腹部触诊未及明显包块。意识模糊,查体欠合作。双侧瞳孔正大等圆,直径约 2.5mm,对光反射灵敏。双侧鼻唇沟对称,鼓腮露齿可。四肢能自主活动,肌张力正常。双侧腱反射(++),双侧病理征阴性。脑膜刺激征阴性。

辅助检查:血常规示,白细胞计数 8.95×10^9/L,中性粒细胞 74.4%,血红蛋白 114g/L,血小板计数 243×10^9/L。脑脊液压力 200mmH$_2$O;无色,透明度清,潘氏试验 ±;红细胞 1×10^6/L,白细胞 8×10^6/L(0~8×10^6/L);氯 125mmol/L(120~132mmol/L), 糖 2.60mmol/L(2.50~4.50mmol/L),蛋白 316mg/L(150~450mg/L)。国际标准化比率 1.12(0.88~1.12),凝血酶原时间 12.2(9.90~12.70),部分凝血活酶时间 22.0s(20.30~32.30s),纤维蛋白原定量 1.88g/L(1.80~3.50g/L),D- 二聚体 0.83(0~0.55),纤维蛋白原降解产物 1.9mg/L(0~5mg/L)。自身免疫性脑炎抗体阴性。头颅 CT 示两侧颞叶脑沟变浅,可见斑片状低密度灶,见图 15-4。头颅 MRI 示双侧颞叶皮质下片状长 T$_1$ 长 T$_2$ 异常信号,FLAIR 像可见脑回样高信号,见图 15-5。头颅 MRV:未见明显异常。发作间期清醒期 EEG 示双侧较多散在和阵发 θ 波和尖波、尖慢波,见图 15-6。

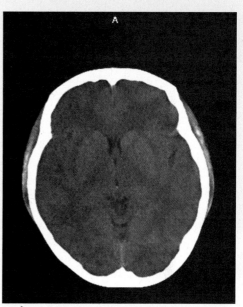

图 15-4 头颅 CT 示:两侧颞叶脑沟变浅,可见斑片状低密度灶

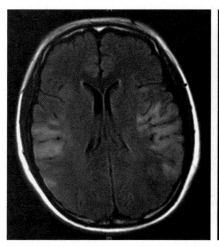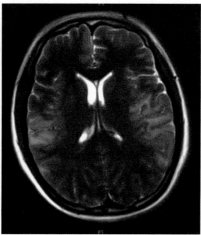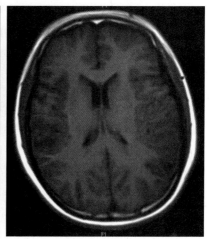

图 15-5 头颅 MRI 示:双侧颞叶皮质下片状长 T$_1$ 长 T$_2$ 异常信号,FLAIR 可见脑回样高信号

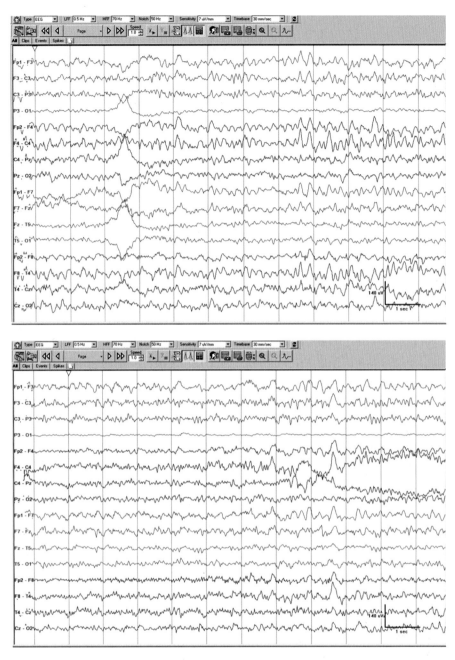

图 15-6　发作间期清醒期 EEG 示:双侧较多散在和阵发 θ 波和尖波、尖慢波

（一）诊断

1. 定位诊断　患者神经系统查体未见局灶性神经系统功能损害体征、脑膜刺激征阴性,发作性意识障碍定位于大脑广泛皮质或脑干网状激活系统。

2. 定性诊断　患者青年女性,此次急性起病,主要表现为发作性意识障碍伴头眼偏转、四肢抽搐(癫痫发作),进行性加重,发作频率增多,发作时间延长,出现癫痫持续状态。起病前有发热、头痛,查体未见局灶性神经系统功能损害体征,头颅影像学检查见双侧颞叶(病毒性脑炎好发部位)异常信号,脑电图检查示双侧痫样放电。脑脊液检查结果示常规、生化正常,初步诊断为继发性癫痫,惊厥性癫痫持续状态,部分继发全面性发作,病毒性脑炎。

3. 鉴别诊断　癫痫持续状态只是癫痫发作的诊断,仍需进一步进行病因诊断和鉴别诊断,并据此进行病因治疗。

（1）其他中枢神经系统感染：根据起病形式、临床症状、体征及影像学检查、脑脊液病原学检查大多可以确诊。化脓性脑膜炎主要表现为高热、伴或不伴局灶性定位体征，脑脊液检查压力高，糖明显减少，蛋白增高，细胞数增多。结核性脑膜炎常出现脑神经损害体征，脑脊液检查压力高，氯降低明显，蛋白明显增多，细胞数增多。病毒性脑炎的脑脊液检查有时表现为正常，有时表现为糖降低，蛋白增多。其中单纯疱疹病毒性脑炎常表现为 CT/MRI 上的颞叶、边缘系统异常信号。该患者仅在腰穿时发现颅压轻度增高，余脑脊液检查正常，MRI 示双侧颞叶皮质下片状长 T_1 长 T_2 异常信号，FLAIR 可见脑回样高信号。因此该患者暂时不考虑化脓性脑膜炎和结核性脑膜炎，但病毒性脑炎特别是单纯疱疹病毒性脑炎不能排除。

（2）颅内静脉窦血栓形成：颅内静脉窦血栓形成可出现病毒性脑炎相类似的症状，如发热、头痛、癫痫发作、明显颅高压等，头颅 MRV 的影像学检查可有助于鉴别。该患者颅压仅轻度增高且头颅 MRV 未见明显异常，与该诊断不符。

（3）自身免疫性脑炎：自身免疫性脑炎可出现病毒性脑炎相类似的症状，如发热、头痛、精神症状、癫痫发作等，脑脊液检查无特异性，病灶好发部位为颞叶、边缘系统，自身免疫性脑炎抗体的检查可有助于鉴别。该患者临床表现和影像学有符合点，但自身免疫性脑炎抗体检查阴性，仍需随访抗体检查以进一步鉴别诊断。

相关要点：癫痫持续状态的病理生理机制

在 SE 过程中可出现明显的病理生理改变，这些变化可能会造成周围器官或多系统的损伤，增加 SE 的残障率，甚至死亡率。

血压和心率：全面发作在动物和人类都会造成全身动脉血压的变化。White 等在研究中发现血压、心率在 1min 内达到峰值。血压 1h 后逐渐恢复到基线水平，而心率只有很少的降低。随着 SE 的进程，血压降至基线水平以下，此时可能出现大脑低灌注的危险。

酸中毒：酸中毒是 SE 的一个明显的伴随症状。这种抽搐诱发的酸中毒在使用肌松剂后明显减轻，提示肌肉的无氧代谢产生大量的乳酸是其主要原因。

低氧血症：在 SE 中动脉氧分压明显降低。实际上，有证据表明在抽搐中出现的低氧可能具有神经保护作用。Blennow 认为低氧的保护作用是由于降低了抽搐发作的强度。

对呼吸功能的影响：SE 不仅会影响气体在肺的进出，同时也会影响通过毛细血管床的液体。此时出现的主要临床异常是发作后的肺水肿。

对体温的影响：高体温是惊厥性 SE 的一个主要表现。发作期的体温升高有两个原因，包括肌肉极度收缩和耗竭以及中枢交感过度兴奋。

白细胞增多：在 SE 中出现外周白细胞计数升高是很常见的现象，常可到达 10 000~30 000/mm^3。

急性残障率和死亡率：SE 有相当高的残障率及死亡率。最新的研究证实死亡率为 8%~32%。一些常见 SE 后遗症包括：智力障碍、持久的神经系统缺损以及反复的抽搐发作。神经病理的研究显示，CNS 延长的电活动（超过 60min）会造成不可逆的神经元损伤。

（二）临床诊疗决策

1. 病情评估　最新的癫痫持续状态定义为：超过大多数这种发作类型患者的发作持续时间（5min）后，发作仍然没有停止的临床征象，或反复的癫痫发作，在发作间期中枢神经系统的功能没有恢复到正常基线。

该患者出现了抽搐持续 15~20min 的发作，诊断为癫痫持续状态，并应尽早启动癫痫持续状态的相关治疗。

2. 辅助检查　由于癫痫持续状态中的患者需要急诊救治措施，且惊厥性持续状态患者多无法配合检查，故需待持续状态控制后完善脑电图、头颅磁共振（平扫、增强、MRV 等）、腰穿等检查，以做出癫痫持续状态的病因学诊断,从而进行病因治疗。对于非惊厥性持续状态的患者,脑电图尖波、棘波、尖慢波、棘慢波等癫痫放电样表现对于诊断具有至关重要的意义。

该患者癫痫发作持续时间达 15~20min,结合脑电图检查见痫样放电,符合癫痫持续状态诊断标准。辅助检查见血常规、脑脊液检查(仅腰穿压力 200mmH$_2$O)、凝血功能正常,自身免疫性抗体阴性,MRI 检查见双侧颞叶皮质下片状长 T$_1$ 长 T$_2$ 异常信号,DWI 可见脑回样高信号。需要进一步随访排除病毒性脑炎(尤其是单纯疱疹病毒性脑炎)、自身免疫性脑炎可能。

3. 治疗

(1) 尽快终止癫痫持续状态:予安定 10mg 静注,后 200mg 静滴维持后 1h,发作仍较为频繁,予苯巴比妥 0.1g,每 12h 一次肌内注射。持续状态终止后缓慢减量至停用。

(2) 支持治疗:维持患者呼吸、循环及水电解质平衡。

(3) 口服抗癫痫药物治疗:丙戊酸钠 0.4g,每日 3 次胃管入,持续状态终止后仍有口周抽动等简单部分性发作,加用左乙拉西坦 0.5g,每日 3 次治疗后发作明显减少。

(4) 病因学治疗:更昔洛韦抗病毒治疗。

 相关要点:SE 致死致残的影响因素

SE 开始时对中枢神经系统即会造成损害,如果出现反复严重的抽搐则会引起全身应激反应,另外,大脑神经元严重放电也可造成脑部直接的损害。SE 的死亡原因还包括死于原发病、中枢衰竭、高热、感染、延误有效处置时机、巴比妥类药物用量过大或者蓄积中毒、呼吸抑制等。痫性发作的持续时间是重要的预后指标之一,抽搐时间越长,预后越差,痫性发作时间 <1h 者,其病死率约为 2.7%,大于 1h 者病死率高达 32.0%。预后还取决于 2 次痫性发作间隔时间的长短及有效治疗开始时间的早晚。年龄亦是一个重要的因素,SE 的病死率与年龄密切相关,60 岁以上的病死率显著增高,而性别与病死率关系不大,缺氧可致 SE 患者的病死率增高。

 相关要点:SE 的预后

主要取决于大脑的基础疾病,特发性癫痫的预后要好于症状性癫痫。过去有过反复几次的 SE 发作者要好于首次 SE 发作者。颅内感染所致的 SE 常难以控制,其预后较差。多次发生 SE 者其治疗效果较好,病死率亦低;酒精戒断、抗癫痫药物减量或停药、更换抗癫痫药物所致的 SE 者其预后相对较好。

近年来一些研究表明病因是决定 SE 预后的重要因素:症状性癫痫 24h 内的疗效与特发性及隐源性癫痫有明显差异。癫痫状态发生死亡的患者均存在严重的原发病,如严重的病毒性脑炎、肿瘤术后合并无法纠正的尿毒症。说明症状性癫痫导致的持续状态较特发性及隐源性癫痫的持续状态更难控制。可见,病因是影响预后的一个重要的因素。在原发病不能彻底治疗的情况下,SE 也难以控制,因此积极治疗原发病是非常重要的。

有明显诱因的,其中减药、停药及不规则用药最多;其次为呼吸道感染。可见合理用药及避免感染是减少 SE 发作的重要措施。既往有无癫痫史对预后影响不大。这是由于许多首发为 SE 的患者常有严重的脑器质性病变,如脑炎等导致治疗困难。电解质紊乱是 SE 患者的表现之一,其中部分患者有血钙离子浓度的降低。钙离子与癫痫的关系已经肯定。钙离子内流是癫痫发病的基本条件。大量的钙离子流入神经细胞,严重干扰神经细胞的正常功能,使其兴奋激惹性增高,容易在微量刺激下发生放电,出现癫痫发作。所以推测血钙离子浓度的降低可能是 SE 发作难以控制的原因之一。

因此,在临床上积极纠正各种电解质紊乱,补充钙质,这也是取得较高治愈率的原因之一。SE 作为一种严重的神经科急症,因其产生体温调节、心血管、呼吸及代谢系统的多脏器功能障碍,常使患者合并各种并发症,这些并发症可以是原发病或由于 SE 所致,而呼吸道感染、消化道出血、心衰、肾衰等常会加重脑部损害,使脑部缺血缺氧的恶性循环加剧,使 SE 难以控制。有和无并发症的两组患者,其疗效有显著性差异,说明了有无并发症是影响 SE 疗效的重要因素之一,可见积极预防及治疗并发症是改善预后的重要措施。

(三)随访

癫痫持续状态预后主要取决于大脑的基础疾病,特发性癫痫的预后好于症状性癫痫;过去有过反复发作的全面性强直 - 阵挛性癫痫持续状态者好于首次持续状态发作者。病因是判断预后的重要因素,如颅内感染、颅脑外伤、全身性疾病所致的持续状态,多预后欠佳。

(洪　震)

？ 思考题

1. 癫痫的定义是什么?
2. 简述癫痫发作和癫痫综合征的分类。
3. 单纯部分性发作与复杂部分性发作如何鉴别?
4. 简述癫痫治疗的一般原则。
5. 癫痫持续状态的定义是什么?
6. 简述癫痫持续状态的处理原则。

参 考 文 献

[1] 洪震,江澄川. 现代癫痫学. 上海:复旦大学出版社,2007.

[2] 中华医学会. 临床诊疗指南. 癫痫病分册. 北京:人民卫生出版社,2007.

[3] 中华医学会神经病学分会脑电图与癫痫学组. 抗癫痫药物应用专家共识. 中华神经科杂志,2011,44(1):56-65.

[4] 杨洪超,王文志,吴建中等. 世界卫生组织 - 全球抗癫痫运动中国农村癫痫示范项目结束后四年随访结果. 中国现代神经疾病杂志,2012,12(5):530-535.

[5] GLAUSER T,BEN-MENACHEM E,BOUVGEOIS B,et al. ILAE treatment guideline:evidence-based analysis of antiepileptic drug efficacy and effectiveness as initial monotheraphy for epileptic seizures and syndromes. Epilepsia,2006,47(7):1094-1120.

[6] GLAUSER T,BEN-MENACHEM E,BOURGEOIS B,et al. Updated ILAE evidence review of antiepileptic drug efficacy and effectiveness as initial monotherapy for epileptic seizures and syndromes. Epilepsia,2013,54(3):551-563.

[7] WANG W Z,WU J Z,DAI X Y,et al. Global campaign against epilepsy:assessment of a demonstration project in rural China. Bulletin of the World Health Organization,2008,86(12):964-969.

第十六章

脊 髓 疾 病

概　述

脊髓是中枢神经系统传入和传出的主要通路,是各种运动及感觉的初级中枢和反射中枢,脊髓损害主要表现为运动障碍、感觉障碍、自主神经功能障碍。

（一）脊髓结构

脊髓由灰质和白质两种成分构成（图 16-1）。

1. 灰质

（1）前角主要由前角运动细胞构成,属下运动神经元,发出神经纤维组成前根,支配肌肉收缩,前角细胞受损产生下运动神经元瘫。

（2）后角由后角细胞组成,具有感觉传导功能,为痛温觉及部分触觉的二级神经元,接受来自后根神经节发出的后根纤维的神经冲动,后角损害时产生相应痛温觉障碍。

（3）侧角主要为自主神经元,受损时出现自主神经功能障碍,$S_2 \sim S_4$ 侧角为脊髓副交感中枢,发出纤维支配膀胱、直肠和性腺。

（4）脊髓中央管脊髓中央 H 形灰质中间的横梁为灰质连合。

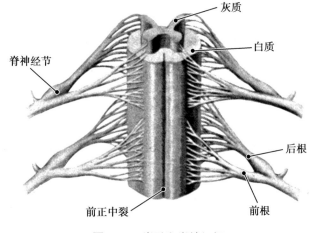

图 16-1　脊髓和脊神经根

2. 白质

（1）前索主要为传导感觉的脊髓丘脑前束上行纤维,还有下行皮质脊髓前束、顶盖脊髓束及网状脊髓束等。

（2）后索主要由传导深感觉的上行传导束纤维（薄束和楔束）组成。

（3）侧索上行纤维有脊髓小脑后束、脊髓小脑前束、脊髓丘脑侧束、脊髓顶盖束等;下行纤维有皮质脊髓侧束、红核脊髓束、橄榄脊髓束等。

（二）脊髓的血液供应

1. 脊髓前动脉起源于两侧椎动脉颅内部分,在延髓腹侧合并为一支,沿脊髓前正中裂下行,不规则左右交替地深入脊髓,供应脊髓横断面前 2/3 区域,这些动脉系终末支,易发生缺血性病变,尤其以 T_4 和 L_1 两个部位易发生脊髓前动脉综合征。

2. 脊髓后动脉起源于同侧椎动脉颅内部分,左右各一根,沿脊髓全长后外侧沟下行,其分支供应脊髓横断面后 1/3 区域,分支间吻合较好,极少发生供血障碍。

3. 根动脉主要来自颈部椎动脉、甲状腺下动脉、肋间动脉、腰动脉、髂腰动脉等的分支,沿脊神经根进入椎管,进入椎间孔后分为根前动脉和根后动脉两股,分别与脊前动脉和脊后动脉吻合,围绕脊髓形成冠状动脉环,发出分支供应脊髓表面结构及脊髓实质外周部分。

脊髓动脉缺血常发生在相邻两根动脉分布区交界处,纵向 T_4 和 L_1 最易发生,横向中央管、皮质脊髓束和脊髓前角易发生缺血(图 16-2)。

（三）脊髓损害的定位诊断

1. 纵向定位主要特点

（1）高颈段(C_1~C_4):四肢呈上运动神经元性瘫痪,损害平面以下全部感觉减退或消失。

（2）颈膨大(C_5~T_2):四肢瘫痪,上肢呈下运动神经元性瘫痪,下肢呈上运动神经元性瘫痪,损害平面以下各种感觉消失,尿便障碍。

（3）胸段(T_3~T_{12}):双上肢正常,双下肢呈上运动神经元性瘫痪,病变平面以下各种感觉消失,尿便障碍。

（4）腰膨大(L_1~S_2):双下肢下运动神经元性瘫痪,双下肢及会阴部感觉缺失,尿便障碍。

（5）脊髓圆锥(S_3~S_5 和尾节):无肢体瘫痪及锥体束征,表现为肛门周围及会阴部皮肤感觉缺失。

（6）马尾:下肢可出现下运动神经元性瘫痪,尿便障碍不明显,但根性疼痛多见。

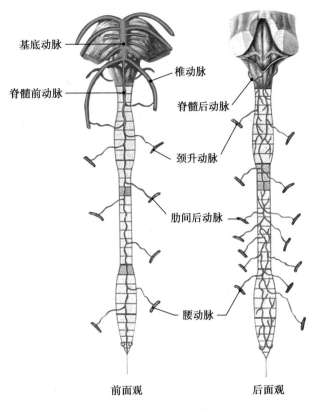

基底动脉
椎动脉
脊髓前动脉
脊髓后动脉
颈升动脉
肋间后动脉
腰动脉

前面观　　　后面观

图 16-2　脊髓的血液供应

另外,根据感觉损伤的定位诊断也可明确脊髓病变的节段。

2. 横向定位根据临床体征明确脊髓损害平面的区域,主要特点如下:

（1）脊髓半侧损害:表现为脊髓损害平面以下同侧肢体瘫痪和深感觉障碍,对侧痛温觉障碍。

（2）脊髓横贯损害:表现为脊髓病变平面以下各种运动、感觉和括约肌功能障碍。

（3）脊髓不完全损害:如前角、后角、侧角、前索、后索、侧索等损害,出现不同的症状和体征。

 相关要点:脊髓节段与椎骨的对应关系

脊髓节段与椎骨有相对明确的对应关系,上颈髓 C_1~C_4 与相应椎骨(体)同高,如 C_3 平对第 3 颈椎;下颈髓 C_5~C_8 及上胸髓 T_1~T_4 较同序数椎骨高 1 个椎骨(体),如 C5 平对第 4 颈椎;中胸髓 T_5~T_8 较同序数椎骨高 2 个椎骨 / 体,如 T_5 平对第 3 胸椎下;胸髓 T_9~T_{12} 较同序数椎骨高 3 个椎骨 / 体,如 T_{10} 平对第 7 胸椎;腰髓 L_1~L_5 平对第 10、11 胸椎和第 12 胸椎体上半部;骶尾髓平对第 12 胸椎体下半部和第 1 腰椎。

（四）脊髓损害的定性诊断

前角损害多见于脊髓灰质炎、进行性脊肌萎缩症等;侧索损害多见于原发性侧索硬化;后索、锥体束损害见于亚急性联合变性等;后索损害见于脊髓痨;脊髓小脑束、后索、锥体束损害见于遗传性共济失调;中央管周围及灰质前联合损害见于脊髓空洞症及髓内肿瘤等;脊髓半切损害见于脊髓压迫及脊髓外伤;脊髓横贯性损害见于急性脊髓炎、脊髓出血、脊髓外伤等。

引起脊髓病变的原因相对复杂,临床工作中确定脊髓病变的性质较难,根据运动、感觉损伤的特点,结合影像资料初步判断病变的部位,然后根据病史及临床特点推测病变的性质,故掌握脊髓解剖特点、感觉损伤的定位原理等知识对诊断脊髓疾病有非常重要的作用。

第一节　急性脊髓炎

【理论概要】

急性脊髓炎是指各种自身免疫反应(多为感染后诱发,个别为疫苗接种后或隐源性原因)所致的急性横贯性脊髓炎性病变,又称急性横贯性脊髓炎(acute transverse myelitis,ATM),是临床上最常见的一种脊髓炎。多由非特异性炎症引起脊髓急性进行性炎性脱髓鞘病变或坏死,病变常局限于脊髓的数个节段,主要病理改变为髓鞘肿胀、脱失、周围淋巴细胞显著增生、轴索变性、血管周围炎症细胞浸润。胸髓最常受累,以病损水平以下肢体瘫痪、传导束型感觉障碍和尿便障碍为临床特征。

急性脊髓炎可见于任何年龄,但以青壮年居多,在10~19岁和30~39岁有两个发病高峰。其年发病率在(1~4)/100万。男女发病率无明显差异,各种职业均可发病,全年散在发病,冬春及秋冬相交时较多。

(一)临床表现

急性脊髓炎常急性起病;大多在数小时或数日内出现受累平面以下运动、感觉及膀胱、直肠括约肌功能障碍。首发症状常有病变部位神经根痛,肢体无力麻木,病变部位烧灼感或束带感等。运动障碍早期为脊髓休克,表现为双下肢弛缓性瘫痪、肌张力下降、腱反射消失,病理征阴性;一般持续2~4周后,肌张力逐渐增高,腱反射活跃,出现病理反射。严重的脊髓损伤常导致屈肌张力增高,膀胱充盈或腹部刺激均可引起下肢屈曲强直性痉挛,伴有出汗、竖毛、尿便自动排出等症状,称为总体反射,常提示预后不良。感觉障碍表现为脊髓损害平面以下深浅感觉均消失或减退。自主神经功能障碍早期表现为尿便潴留,随着脊髓功能的恢复,可形成反射性神经源性膀胱。大多数脊髓炎患者在起病后8周内症状开始恢复,至3~6个月后恢复速度开始减慢,约有三分之一的患者遗留严重后遗症。

急性脊髓炎病程一般为单向,但是在一部分患者中,急性脊髓炎为其首发症状,病灶继而可以累及到视神经,大脑白质或再次累及脊髓,从而演变为视神经脊髓炎,多发性硬化或者复发性脊髓炎。

(二)诊断

根据急性起病,病前1~4周有腹泻、上呼吸道感染或疫苗接种史,多在发病后1~2d内迅速出现脊髓横贯性损害症状,影像学检查需除外其他脊髓病。2002年由Johns Hopkins医院神经内科牵头的急性横贯性脊髓炎协作组(transversea myelitis consortium working group,TMCWG)对先前存在的关于急性横贯性脊髓炎的许多诊断标准进行整理后形成了专家共识,成为目前最为公认的特发性ATM诊断标准(表16-1)。

表16-1　TMCWG特发性急性横贯性脊髓炎诊断标准

支持标准	排除标准
1. 归因于脊髓的进展性感觉、运动、自主神经功能障碍	1. 既往10年内脊髓放疗史
2. 双侧体征和/或症状(不是必须对称)	2. 明确的与脊髓前动脉分布区一致的临床症状
3. 明确的感觉平面	3. 海绵状静脉畸形及动静脉畸形导致的脊髓表面的异常流空信号
4. 通过神经影像学检查(MRI或脊髓造影;脊髓CT无意义)排除髓外压迫	4. 结缔组织病(结节病、白塞综合征、干燥综合征、系统性红斑狼疮、混合型结缔组织病等)等的血清学或临床证据 *
5. 脊髓内炎症反应的客观证据(脑脊液细胞数增多、IgG指数升高或钆增强阳性病灶);如果发病时无炎症证据,发病2~7d内复查MRI及脑脊液分析	5. 梅毒、莱姆病、HIV、HTLV-1、支原体、其他病毒(如HSV-1、HSV-2、EBV、CMV、HHV-6、肠道病毒)感染CNS的表现 *
6. 发病后4h~21d症状进展达高峰	6. 头颅MRI异常提示MS*
	7. 临床上明确的视神经炎 *

* 不除外其他疾病相关性ATM

ATM 诊断应首先识别脊髓病变,早期脊髓 MRI 及增强扫描是首选诊断手段,对于表现为进展性脊髓病患者的初始评价应明确是否存在占位性病变,如椎间盘突出、椎骨骨折、肿瘤转移、脊椎滑脱等,最好在发病数小时内行脊柱 MRI 及增强扫描。可按以下诊断流程进行(图 16-3)。

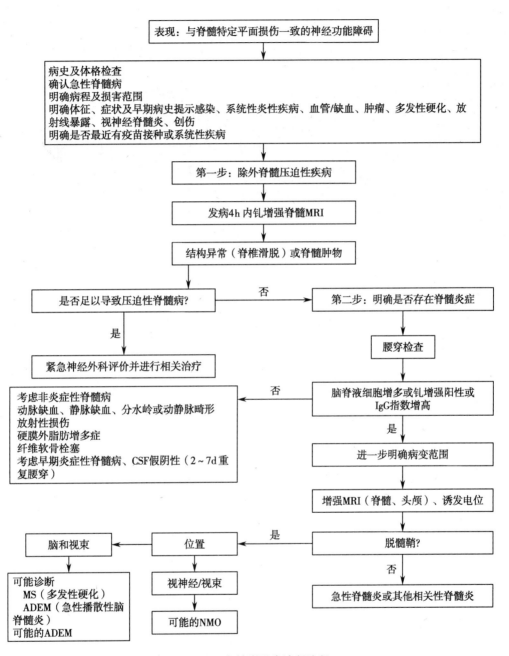

图 16-3 急性脊髓炎诊断流程

相关要点:急性横贯性脊髓炎 MRI 表现

急性横贯性脊髓炎 MRI 的典型表现为数个脊髓节段的肿胀,多个脊髓节段相应部位出现异常信号(图 16-4),最常见于胸髓节段,伴有钆增强的 T_2 高信号病灶,见于 50%~90% 的成年患者,ATM 脊髓损害范围与临床严重程度之间没有肯定的联系,但病灶的长度和分布对于鉴别诊断以及预后判断具有重要意义。

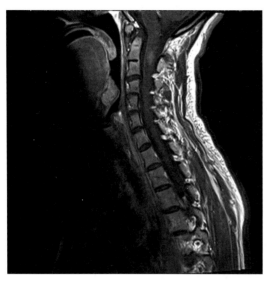
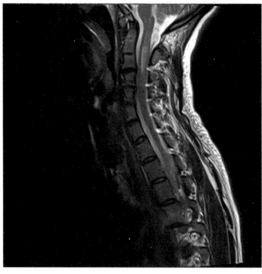

图 16-4 T_1 加权增强扫描 C_2~C_3 脊髓节段明显强化；T_2 加权显示 C_2~C_3 脊髓节段高信号病变，脊髓轻度增粗

（三）治疗

1. 一般治疗 加强护理，防治各种并发症是保证功能恢复的前提。

（1）高颈段脊髓炎有呼吸困难者应及时吸氧，保持呼吸道通畅，选用有效抗生素来控制感染，必要时气管切开进行人工辅助呼吸。

（2）排尿障碍者应保留无菌导尿管，每 4~6h 放开引流管 1 次。当膀胱功能恢复，残余尿量少于 100ml 时不再导尿，以防止膀胱痉挛，体积缩小。

（3）保持皮肤清洁，按时翻身、拍背、吸痰，易受压部位加用气垫或软垫以防发生压疮。

2. 药物治疗

（1）皮质类固醇激素急性期可采用大剂量甲基泼尼松龙短程冲击疗法，500~1000mg/d，静脉滴注，每日 1 次，有可能抑制炎症反应，控制病情进展；也可用地塞米松 10~20mg/d 静脉滴注，10d 左右为一疗程，上述疗法结束后可改为泼尼松口服，40~60mg/d，4~6 周后逐渐减量停药。

（2）免疫球蛋白每日 0.4g/kg 静脉滴注 3~5d。

（3）B 族维生素有助于神经功能恢复。常用维生素 B_1，100mg/ 次，每日 1 次肌内注射，或维生素 B_{12}，500μg/ 次，每日 1 次肌内注射。

（4）其他酌情可选用抗生素、血管扩张剂、神经保护剂等。

3. 康复锻炼 急性瘫痪期需保持功能位置，并对瘫痪的肢体进行按摩及被动的功能练习，改善患者的肢体血液循环，防止肢体挛缩、强直，当患者肢体功能逐渐恢复时，鼓励患者进行主动的功能运动，使其早日康复。

 相关要点：关于横贯性脊髓炎临床评估与治疗循证指南摘要（2011 年美国神经病学协会）

1. 疑诊 ATM 患者，区分属于急性完全性横贯性脊髓炎（acute complete transverse myelitis，ACTM）或急性部分性横贯性脊髓炎（acute partial transverse myelitis，APTM）有助于确定病因和评估复发的风险（APTM 更易复发）。

2. 年龄和性别对脊髓病变患者确定病因有帮助：高龄患者更常见脊髓梗死，而女性患者更常见多发性硬化(multiple sclerosis,MS)所致 ATM。考虑到不同组间的重叠,生物学特征对于脊髓病变的病因明确无帮助。

3. 目前既无支持也无反对证据提示亚急性脊髓病变有种族差异。

4. 头颅 MRI 的 MS 特征性改变有助于预测首次为 APTM 患者进展为 MS。

5. 长节段(>3 个)脊髓病变有助于区别视神经脊髓炎(neuromyelitis optica,NMO)和 MS。

6. NMO-IgG 自身抗体应作为 ACTM 患者病因学诊断的支持证据。

7. 脑脊液细胞学检查,寡克隆带检测对于区分 ATM 病因可能有帮助。

8. NMO-IgG 自身抗体的检测对于预测 ATM 患者复发有帮助。

9. 血浆置换治疗对于激素冲击治疗无效的 ATM 患者可能有效。

10. 利妥昔单抗可能降低 NMO 的 ATM 复发。

11. 目前没有充分证据支持或反对其他治疗的有效性。

【临床病例讨论】

患　者:李××,女,29 岁。主因"发热 4d,双下肢无力伴排尿困难 10h"入院。

现病史:患者于入院前 4d 开始发热,鼻塞,流涕,咽痛,体温 38.2℃,无胸痛及咳嗽,当地医院查血常规:白细胞 8.0×10^9/L,中性白细胞比例 80%,拟诊"上呼吸道感染",给予青霉素钠 640 万 U 治疗 3d,体温下降至 37.5℃,症状略减轻;于入院前 1d 晚 11 时许,突感双下肢无力,不能站立,并出现排尿困难,急诊转来院,行头颅 CT 未见颅内异常,急诊以"脊髓病变?"收住神经内科。

既往史:既往体健,否认结核、伤寒、肝炎等传染病史,未提供高血压、糖尿病、心脏病等病史。

个人史、家族史:无吸烟饮酒史,父母及一姐均体健,否认家族遗传病史及类似疾病史。

查体:T37.8℃,P82 次/min,R20 次/min,BP120/80mmHg。轮椅推入病室,意识清楚,言语流利,双侧瞳孔正大等圆,直径为 3.0mm,对光反射存在,查体合作。双下肢肌力Ⅱ级,肌张力减低,腱反射消失,病理反射阴性,胸部乳头以下痛温觉减退,有尿潴留。

辅助检查:脑脊液压力 120mmH₂O,外观无色透明;潘氏试验阴性;细胞数 42×10^6/L。脑脊液总蛋白 282.00mg/L;葡萄糖 2.99mmol/L;氯离子 125.4mmol/L;脑脊液 IgG19.1mg/L。视觉诱发电位正常;肌电图正常;运动诱发电位异常;下肢体感诱发电位波幅明显减低。MRI 显示 $T_5 \sim T_7$ 椎体水平脊髓增粗,病变节段髓内多发片状或较弥散的 T_2 信号,强度不均,有融合。

(一) 诊断

1. 定位诊断　脊髓感觉障碍的平面是确定脊髓损害上界节段的重要依据,如胸骨角水平为 T_2 节段,乳头水平为 T_4 节段,剑突水平为 T_6 为节段,肋弓平面为 T_8 节段,脐平面为 T_{10} 节段,腹股沟为 T_{12} 节段。患者神经系统查体提示双下肢肌力Ⅱ级,肌张力减低,腱反射消失,病理反射未引出,胸部乳头以下痛温觉减退,有尿潴留。定位于脊髓胸 4 节段损害,肌张力减低,腱反射消失,病理反射未引出系脊髓休克表现。

2. 定性诊断　患者青年女性,病前有发热、咽痛等上呼吸道感染病史,随即出现双下肢无力、小便障碍;考虑脊髓感染性疾患。

3. 鉴别诊断　急性横贯性脊髓炎需与以下疾病鉴别:

(1) 脊髓血管病:①脊髓出血,由外伤或脊髓血管畸形引起,起病急骤,迅速出现剧烈背痛、截瘫、感觉障碍和括约肌功能障碍。脊髓 CT 可显示出血部位高密度影,脊髓 DSA 可发现脊髓血管畸形(表 16-2)。②脊髓梗死,临床上较为少见,可急性起病,首发症状常为根痛(如腰背痛、季肋痛等),迅速出现不同程度的双下肢瘫痪、括约肌障碍;感觉障碍可不典型,不规则,多为分离性感觉障碍,痛温觉消失,深感觉、触觉保留,即表现为脊髓前动脉综合征或"全脊髓横断综合征"的现象。MRI 检查可见病灶部位长 T_1、长 T_2 条片状影像。该患者急性起病、表现为脊髓横贯性损害,符合脊髓血管病特点;但患者病程中有发热、咽痛、流涕等上呼吸道感染症状,无剧烈胸背部疼痛表现,不支持脊髓血管病,同时其脊髓 MRI 表现脊髓增粗,T_2 信号不均等特点与脊髓血管病不符。

表 16-2 急性脊髓炎与急性硬脊膜外脓肿、脊髓压迫症、脊髓出血的鉴别

鉴别要点	急性脊髓炎	急性硬脊膜外脓肿	脊髓压迫症	脊髓出血
病史	发热、上呼吸道感染或疫苗接种史	皮肤及其他部位化脓性感染灶	脊柱结核及转移性肿瘤均有原发病史	多无特殊病史
起病方式	急性起病,数小时至 2~3d 内发展至完全性截瘫	起病较快,1~7d 达到高峰	起病缓慢,数月至数年,转移瘤可为急性及亚急性	起病急骤,迅即出现脊髓横贯性损害
运动障碍	早期脊髓休克,弛缓性截瘫,后期肌力自远端恢复,出现锥体束征及病理反射	不完全性进展性截瘫,多为痉挛性,双侧基本对称	进行性痉挛性截瘫,双侧可不对称	休克期为弛缓性截瘫,颈髓出血上肢肌萎缩,下肢痉挛
感觉障碍	传导束型深浅感觉障碍,感觉平面上缘有一感觉过敏区	早期根性感觉障碍,发展为不对称的传导束型感觉障碍	早期根性感觉障碍,发展为脊髓半切征的感觉障碍	可出现分离性感觉障碍
尿便障碍	急性期尿潴留、无张力性神经源性膀胱及充盈性尿失禁,晚期出现反射性神经源性膀胱	较晚出现	髓内肿瘤早期出现,髓外硬膜内肿瘤晚期出现	通常早期出现
自主神经损害	皮肤干燥、无汗、脱屑、水肿、菲薄	不明显	可有	可有
神经根痛	轻或无	常有	可有病变节段神经根痛	有剧烈神经根痛
脊柱压痛	轻或无	脊柱有剧烈的叩痛	转移瘤和脊柱结核可有明显压痛	无
全身症状	较轻	头痛、发热及无力等感染中毒症状重	无	无
腰椎穿刺及 CSF 检查	椎管通畅,CSF 细胞及蛋白轻度增高或正常	椎管梗阻,CSF 蛋白细胞分离,细胞数增多,蛋白明显增高	椎管梗阻,CSF 蛋白细胞分离,蛋白明显增高	椎管通畅,血性 CSF,蛋白增高
脊柱 X 平片	正常	可见椎体骨质破坏	均有椎体骨质破坏,塌陷,结核还见椎旁寒性脓肿	正常
脊髓 CT、MRI 及 DSA 检查	病变脊髓增粗,髓内斑点状、片状或点片状 T_1WI 低信号及 T_2WI 高信号,形态不规则,有增强效应	MRI 可清晰显示髓外肿物,脊髓移位	MRI 可清晰显示髓内肿块,脊髓呈梭形膨大,或髓外肿块及脊髓移位	脊髓 CT 显示高密度病灶,DSA 可发现脊髓血管畸形

(2) 急性脊髓压迫症:脊柱结核或转移瘤有原发病史,引起病变椎体骨质破坏、塌陷、脊髓受压以及相应血管损害导致急性缺血而出现急性横贯性损害,患者数小时至数日出现脊髓横贯性损害,表现为病变平面以下弛缓性截瘫或四肢瘫(见表 16-2)。该患者急性起病、表现为双下肢截瘫及尿潴留,符合急性脊髓压迫症特点;但患者病程中有发热、咽痛、流涕等上呼吸道感染症状,腰穿无椎管梗阻、影像学改变不支持急性脊髓压迫症。

(3) 急性硬脊膜外脓肿:亦可出现急性脊髓横贯性损害,病前常有身体其他部位化脓性感染灶,原发感染数日或数周后突然起病,出现头痛、发热、周身无力等感染中毒症状,常伴脊神经根痛、脊柱叩痛和硬膜刺激症状等,腰穿有脊髓腔梗阻现象,外周血和脑脊液白细胞增高明显,脑脊液蛋白含量明显增高,MRI 可

协助诊断(见表16-2)。该患者病程中有发热、血常规及脑脊液白细胞升高,继而出现双下肢截瘫及尿潴留,需要考虑急性硬脊膜外脓肿可能。但该患者腰穿无椎管梗阻表现,其脊髓MRI表现脊髓增粗,T_2信号不均等特点与急性硬脊膜外脓肿不符,后者MRI可显示椎体骨髓炎(T_1低信号、T_2高信号)、椎间隙和软组织感染(T_2信号增高)和脊髓受压移位以及脓肿(T_1为低或等信号)的范围。

(4)急性炎症性脱髓鞘性多发性神经病:肢体呈弛缓性瘫痪,末梢型感觉障碍,可伴有脑神经受损,括约肌功能障碍一般少见。脊髓MRI正常,脑脊液蛋白细胞分离,肌电图神经传导速度减慢。该患者急性起病、病前有上呼吸道感染史,以肢体无力为主要表现,需考虑急性炎症性脱髓鞘性多发性神经病;但该患者以双下肢截瘫为主,感觉障碍胸部乳头以下伴有尿潴留而非末梢性感觉障碍;脊髓MRI表现脊髓增粗,T_2信号不均,病灶融合;脑脊液无蛋白细胞分离;肌电图正常。基于以上特点可与急性炎症性脱髓鞘性多发性神经病鉴别。

(5)视神经脊髓炎:基本特征是球后视神经炎合并横贯性脊髓炎。球后视神经炎常出现于横贯性脊髓炎之前,少数病例可发生于横贯性脊髓炎之后,早期视觉诱发电位(VEP)检查可显示亚临床异常,并有视神经萎缩和视力减退。其MRI表现特征为长脊髓炎性脱髓鞘病灶,长度一般大于3个椎体节段,轴位像上病灶多位于脊髓中央,累及大部分灰质和部分白质。病灶主要见于颈段、胸段,急性期病灶处脊髓肿胀、严重者可见空洞样改变,增强扫描后病灶可强化。颈段病灶可向上延伸至延髓下部。恢复期病灶处脊髓可萎缩。该患者脊髓横贯性损害表现但无视神经损害症状,脑脊液白细胞轻度升高,视觉诱发电位正常,结合其MRI表现可与视神经脊髓炎进行鉴别。

(6)脱髓鞘性脊髓炎:是急性多发性硬化(MS)脊髓型,起病和进展较缓慢,持续1~3周或更长时间,常表现播散性脊髓炎,脊髓有2个以上散在病灶,迟早出现视神经、脑干及大脑白质损害,具有缓解与复发病程,伴CSF寡克隆带等,MRI可发现脑内白质异常信号,一些脊髓炎性脱髓鞘病变呈"假瘤样"表现,其MRI表现出轻度占位效应,周围有轻度水肿,可能有片状出血信号,容易误诊为脊髓肿瘤。该患者发病诱因与本病相似,急性起病、表现为脊髓横贯性损害,符合本病特点;但患者病程演变、影像学表现及脑脊液变化不支持脱髓鞘性脊髓炎。

(7)副肿瘤性脊髓病:是肿瘤远隔效应引起脊髓损害,发病率1%~4%,预后不良。多在40岁后发病,迅速出现进行性截瘫,很少疼痛,CSF有少量单个核细胞,蛋白正常或轻度增高。该患者急性起病、表现为脊髓横贯性损害,符合本病特点;但患者病程中有发热、咽痛、流涕等上呼吸道感染症状,单相性病程,预后良好等特点不支持副肿瘤性脊髓病。

(8)亚急性坏死性脊髓炎:临床以脊髓血供障碍造成的进行性脊髓损伤为特点,是一种特殊类型的慢性脊髓脊神经根炎。最常见的原因可能为硬膜内动静脉畸形。临床以进行性的脊髓脊神经根炎为主要表现,约半数可有急性疼痛和感觉障碍,或间歇性的坐骨神经痛;也可表现为较完全的脊髓横贯性损伤;或短暂的无力及感觉障碍,继以进行性的脊髓脊神经根症状,尚可有括约肌功能障碍,脊髓MRI病变动静脉畸形血管内有流空现象,可有脊髓萎缩,有时能在T_2像看到高信号。该患者脊髓横贯性损害表现及括约肌功能障碍与本病相符,但患者病程中有发热、咽痛、流涕等上呼吸道感染症状,无神经痛表现,脊髓MRI表现脊髓增粗,T_2信号不均等特点与亚急性坏死性脊髓炎不符。

(二)临床诊疗决策

1. 病情评估　多数患者发病突然,病情严重,预后差异较大。急性脊髓炎预后取决于急性脊髓炎损害程度、病变范围及并发症情况。如无严重并发症,多于3~6个月内基本恢复。完全性截瘫6个月后肌电图仍为失神经改变、MRI显示髓内广泛信号改变、病变范围累及脊髓节段多且弥漫者预后不良。急性上升性脊髓炎和高颈段脊髓炎预后差,短期内可死于呼吸循环衰竭。

本病例患者为青年女性,无基础疾病,MRI显示病变位于中胸段,就诊及时,无明显并发症,提示预后良好。

2. 辅助检查

(1)一般检查:急性期外周血白细胞正常或轻度升高;视觉诱发电位(VEP)正常,借以与视神经脊髓炎及多发性硬化鉴别;肌电图检查可呈失神经改变,但对本病的诊断意义不大。

(2) 特殊检查

1) 脊髓 MRI:典型 MRI 显示病变部位脊髓增粗,病变节段髓内多发片状或斑点状病灶,呈 T_1 低信号、T_2 高信号,强度不均,可有融合。但有的病例可始终无异常。

2) 脑脊液检查:脑脊液压力正常或增高,若脊髓严重肿胀造成梗阻则压颈试验异常。脑脊液外观无色透明,细胞数、蛋白含量正常或轻度增高,淋巴细胞为主,糖、氯化物正常。

3) 鉴别可能的病因:该患者可考虑完善以下检查:①脊髓血管造影除外脊髓动静脉畸形;②血清学或免疫学指标检查明确有无结缔组织病(结节病、白塞综合征、干燥综合征、系统性红斑狼疮、混合性结缔组织病等);③中枢神经系统感染性疾病的相关检查,如梅毒、莱姆病、艾滋病、支原体及病毒感染指标等。

3. 治疗

(1) 药物治疗

1) 皮质类固醇:急性期用大剂量甲泼尼龙短程冲击疗法,500~1000mg 静脉滴注,每日 1 次,3~5d 后减量。

2) 大剂量免疫球蛋白静脉滴注,剂量 400mg/(kg·d),每日 1 次,3~5d 为一疗程。

3) 抗病毒药物如阿昔洛韦、泛昔洛韦等可酌情选用,重症患者或合并细菌感染者加抗生素。

4) 胞磷胆碱、ATP、B 族维生素、烟酸、甲巯咪唑、尼莫地平、神经生长因子等在急性期可选用,但效果不肯定。

5) 中药治疗以清热解毒、活血通络为主。

(2) 防治并发症包括预防坠积性(吸入性)肺炎、压疮、深静脉血栓;尿便护理及气道管理,营养支持等。

(3) 康复治疗:瘫痪肢体和足保持功能位,防止足下垂,酌情使用足托或鞋套,早期开始对肢体按摩、主被动运动,防止肌肉和肢体挛缩。

(三) 随访

经复查脑脊液蛋白下降,胸髓 MRI 髓内异常信号消失,脊髓肿胀减轻,患者双下肢肌力明显改善,病情好转出院。继续肢体功能锻炼,定期随访。

第二节　脊髓压迫症

【理论概要】

脊髓压迫症(compressive myelopathy,CM)是椎管内占位性病变或脊柱多种病变引起的脊髓受压,随病变进展出现脊髓半切或横贯性损害、脊髓神经根受损及椎管阻塞,可伴有脊神经根及脊髓血管不同程度受累。急性脊髓压迫症发病急骤,迅速压迫脊髓,静脉回流受阻,脊髓水肿加剧,从而压迫动脉血管血运受阻,脊髓缺血、坏死,脊髓传导功能丧失。慢性脊髓压迫症缓慢发病,早期通过移位、排挤脑脊液和表面静脉血流得到代偿,随病变发展压迫脊髓,动脉受压长期供血不足引起脊髓变性萎缩,静脉受压引起脊髓水肿。

(一) 临床表现

1. 急性脊髓压迫症呈迅速进展,数小时至数日内出现病变平面以下肢体弛缓性截瘫。

2. 慢性脊髓压迫症呈缓慢进展,髓内压迫直接侵犯神经,症状出现早;髓外压迫病变通常表现三期:①根痛期;②脊髓部分受压期;③脊髓完全受压期。三期表现并非孤立,常互相重叠。

3. 主要症状和体征

(1) 运动障碍:皮质脊髓束受压表现为痉挛性瘫痪,肌张力增高,腱反射亢进和病理征阳性;脊髓前角及前根受压表现为弛缓性瘫痪,肌张力减低,腱反射减弱或消失,病变节段支配的肌群可见肌束震颤和肌萎缩。

(2) 感觉障碍:表现为病变部位根痛;一侧脊髓损害出现脊髓半切综合征;脊髓后角损害出现节段性分离性感觉障碍;脊髓后索受压产生病变以下同侧深感觉减退或缺失;脊髓后根损害则深、浅感觉均有障碍;脊髓丘脑束受损引起传导束型感觉障碍;脊髓完全受压出现病变以下全部感觉缺失。

(3) 自主神经症状:脊髓交感神经中枢受压,出现病变水平以下少汗或无汗,受损节段肌肉神经营养障碍。髓内病变较早出现括约肌功能障碍;圆锥以上病变出现尿潴留和便秘;脊髓副交感神经中枢受压,出现尿便失禁。

(二) 诊断

定位诊断分为纵向定位及横向定位,纵向定位以确定病变位于脊髓的节段,感觉平面最有定位意义。横向定位确定病变部位处于髓内、髓外硬膜内或硬膜外(表16-3)。定性诊断则根据患者年龄、起病方式、病因、病程、病变部位、实验室及影像学检查综合分析。

表 16-3 髓内、髓外硬膜内及硬膜外病变的鉴别

鉴别要点	髓内病变	髓外硬膜内病变	硬膜外病变
早期症状	多为双侧	自一侧很快进展为双侧	多从一侧开始
症状波动性	少见	常见	有
根性疼痛	少见,部位不明确	早期常有、剧烈、部位明确	早期可有
感觉障碍	分离性	传导束型,开始为一侧	多为双侧传导束型
痛、温觉障碍	自上向下发展,头侧重	自下向上发展,尾侧重	双侧自下向上发展
脊髓半切综合征	少见	多见	可有
肌萎缩、肌束震颤	早期出现,广泛明显	少见,局限	少见
锥体束征	不明显	早期出现,多自一侧开始	较早出现,多为双侧
棘突压痛、叩痛	无	较常见	常见
括约肌功能障碍	早期出现	晚期出现	较慢出现
营养障碍	明显	不明显	不明显
椎管梗阻现象	晚期出现,不明显	早期出现明显	较早期出现,明显
脑脊液蛋白增高	不明显	明显	较明显
腰穿后症状加重	不明显	明显	较明显
脊柱 X 片平片改变	无	可有	明显
脊髓造影充盈缺损	梭形膨大	杯口状	锯齿状
MRI 检查	脊髓梭形膨大	髓外肿块及脊髓移位	髓外肿块及脊髓移位

脊髓压迫症常与以下疾病鉴别。①亚急性联合变性:呈缓慢进展,病变累及脊髓后索、侧索及周围神经。血清中维生素 B_{12} 缺乏、有恶性贫血者可确诊。②脊髓空洞症:慢性进行性脊髓变性病,以节段性分离性感觉障碍为特征。MRI 可见脊髓内长条形空洞。③急性脊髓炎:急性起病,病前多有发热,迅速出现脊髓横贯性损害和脊髓休克。

(三) 治疗

急性脊髓压迫力争起病 6h 内减压,如硬膜外血肿的治疗包括快速逆转各种出血性疾病和手术减压;脊髓出血一般给予对症治疗,手术干预效果不显著,除非为血管畸形所致出血,可依据脊髓血管造影去除血管病灶;硬膜外脓肿应紧急椎板切除减压和清创术,并联合长程抗生素治疗;对于脊髓恶性肿瘤或转移瘤须手术加放疗或化疗;椎管狭窄行椎板减压术。因此尽快去除脊髓受压病因,同时防治肺炎、压疮、泌尿系感染和肢体挛缩,早期康复训练。

第三节　脊髓蛛网膜炎

【理论概要】

脊髓蛛网膜炎（spinal arachnoiditis）是蛛网膜、软脑膜的一种慢性炎症过程，在某种病因的作用下使蛛网膜增厚与脊髓、脊神经根粘连，或形成囊肿阻塞脊髓腔导致脊髓功能障碍的疾病。该病较常见病因包括：①感染性，原发于脑脊髓膜炎、硬膜外脓肿、脊柱结核等，或继发于流感、中耳炎、鼻窦炎等；②外伤性，为较常见的原因，如脊柱骨折和脱位以及脊柱、脊髓手术后；③蛛网膜下腔出血，大量红细胞、蛋白质及纤维素等沉积于脊髓蛛网膜下腔，引起脊髓蛛网膜广泛粘连；④药物性，椎管内多次注射药物，或脊髓造影剂刺激；⑤其他，如脊髓空洞症、脊髓肿瘤、椎间盘突出、脊柱先天畸形等。以上原因导致病变蛛网膜增厚，蛛网膜与脊髓、硬脑膜、神经根、血管等广泛粘连或形成局部囊肿压迫脊髓，影响脊髓血液供应导致脊髓缺血，致使脊髓及神经根功能障碍。

（一）临床表现

本病多为慢性起病、缓慢进展，少数为亚急性起病，多见于 40~60 岁。其临床表现复杂多样，病变波及范围广泛、不规则，不能用局限性病灶解释。可为单发或多发的神经根痛，感觉障碍多双侧不对称，常呈神经根型、节段型、传导束型或斑片状不规则分布。运动障碍为不对称单瘫、截瘫或四肢瘫。临床可分为局限型及弥漫型两型：

（1）局限型：症状常较轻，可发生于腰髓、颈髓及胸髓，常在急性感染或高热后出现根痛和较固定的感觉障碍，肌力减弱。此型分为两类。①囊肿型，类似脊髓肿瘤表现，病程常有缓解期，囊肿增大到一定程度时出现脊髓受压症状；②局部粘连型，此型炎症粘连仅侵及数个节段脊髓蛛网膜，表现节段性感觉障碍，尿便障碍通常不明显，炎症累及脊神经根可出现根痛及相应节段肌无力及肌萎缩。

（2）弥漫型：症状较重，多见于中年人，病变多自胸髓开始，范围弥散，可侵及颈髓和腰髓。隐匿起病，进展缓慢。患者通常不能确定何时起病，经数月至数年逐渐出现感觉异常、感觉过敏及麻木等，可见多发节段性感觉障碍或束带感，进行性肌无力或局限性肌萎缩，从发病至发生瘫痪长达 4~5 年，括约肌障碍发生较晚。

（二）诊断

根据脑膜炎、脊柱外伤及鞘内注药史，亚急性或慢性起病，临床症状多样性或波动性，体征不确定性及不对称性，排除其他疾病，CSF 外观透明或微黄，CSF 蛋白 - 细胞分离，碘剂造影显示完全或不完全性椎管梗阻，肌电图检查显示多数脊神经根受损，多处肌肉出现神经源性损害。MRI 发现蛛网膜增厚、粘连及囊肿等。

脊髓蛛网膜炎需与以下疾病相鉴别：

1. 管内肿瘤　发病缓慢，无明显原因，症状进行性加重，有清楚的脊髓受累平面，脑脊液细胞数不增多，而蛋白含量增高。X 线平片可有椎弓根内缘吸收和椎间孔扩大的变化。MRI 显示椎管内局限性实体或伴囊变的占位性病灶。

2. 椎间盘突　出多见于中老年人，在腰骶部多为神经根受累，在颈、胸段或腰段中央型者，可引起脊髓或马尾神经受累。脑脊液蛋白正常或轻度增高。脊髓造影对比剂在椎间隙平面有充盈缺损或梗阻。CT 检查可见椎间盘后缘局限性突出。MRI 矢状位上可见椎间盘变扁后压迫硬膜囊。

3. 脊髓血管畸形　病程长，反复发作史和脊髓性间歇性跛行，血管造影可明确诊断。

4. 多发性硬化　通常为亚急性起病，多呈缓解和复发病程，有两处或多处病灶的体征，头颅 CT、MRI 提示脑白质、脑干和小脑等多处病灶（表 16-4）。

（三）治疗

该病一般采取保守治疗，若保守治疗无效，脊髓压迫症状的同时仍有进行性神经功能的损害，椎管造影提示梗阻或不完全梗阻患者可予以手术干预。

表 16-4　脊髓蛛网膜炎与椎管内肿瘤鉴别诊断

鉴别要点	脊髓蛛网膜炎	椎管内肿瘤
既往病史	脑膜炎、脊柱外伤、鞘内注药等病史	无特殊病史,如有硬膜外转移瘤,则有原发肿瘤病史
起病方式	隐匿起病,临床表现多样,病变范围广泛而不规则	缓慢进展或迅速发病
感觉障碍	多双侧不对称,常呈神经根型、节段型、传导束型或斑片状不规则分布	传导束型感觉障碍
运动障碍	可出现不对称单瘫、截瘫或四肢瘫	自脊髓半离断逐渐进展为全离断
脊柱变形	无	硬膜外肿瘤可出现脊柱叩痛阳性
X 线平片	局部粘连型、弥散型多正常,囊肿型可见椎弓根萎缩、间距增宽及椎间孔增大	髓内肿瘤多正常,髓外肿瘤椎弓根变形、间距增宽及椎间孔增大

1. 药物治疗:急性期用皮质类固醇治疗可控制炎症反应,预防进展,其中鞘内注射相对静脉注射给药副作用小且更安全;根据不同病因可选用抗生素、抗结核药物及抗病毒药物等治疗。

2. 手术治疗:适用于囊肿型及局部粘连型蛛网膜炎,可有效缓解脊髓压迫,囊肿型可行囊肿摘除术。其中显微外科手术很早就成功的应用在该疾病上。而且显微手术也是治疗脊髓蛛网膜炎合并脊髓空洞的有效办法,根据分型选择合适的显微手术治疗方案,效果较好。

最新报道的蛛网膜下腔-蛛网膜下腔旁路:是一项治疗粘连性胸段脊髓蛛网膜炎、蛛网膜囊肿的新技术。

第四节　脊髓空洞症

【理论概要】

脊髓空洞症是由多种原因引起的、缓慢发展的脊髓疾病,其病变特点是由脊髓(主要是灰质)内形成管状空腔以及胶质(非神经细胞)增生。这些空洞可以是脊髓中央管的扩大,也可以是独立的空腔。该病常见于颈段,可累及多个脊髓节段,某些病例可向上延伸至延髓和脑桥,称为延髓空洞症。

本病发病较为缓慢,临床表现为受累的脊髓节段神经损害症状,典型临床表现为节段性的分离性感觉障碍,兼有脊髓长束损害的运动障碍与神经营养障碍。可分为先天发育异常性和继发性脊髓空洞症两类,后者罕见,是指继发于脊髓肿瘤、外伤、炎症等引起脊髓中央组织的软化和囊性变所致者。

(一)临床表现

本病多见于20~40岁,男性多于女性。临床症状呈极缓慢的进展。由于空洞所在位置、大小及范围的不同,症状也不一致,以脊髓颈后部最常见,亦可向上到脑干,向下伸展到胸髓,少数延伸到腰髓。大多数病变首先侵犯脊髓灰质前联合,通常空洞由中央管的背侧横向发展,可对称或不对称地向后角和前角扩展,并可侵及脊髓后索及侧索,最后扩展到该水平的绝大部分。主要表现如下:

1. 感觉障碍　早期症状多为相应支配区自发性疼痛(空洞始于中央管背侧灰质后角底部),出现节段性分离性感觉障碍,逐渐扩大至双上肢和胸背部,呈短上衣样分布的痛温觉减退或缺失,触觉和深感觉保存,患者常发现损伤后无痛觉而就诊。晚期空洞扩展至脊髓丘脑束,出现空洞水平以下传导束型感觉障碍。

2. 运动障碍　前角细胞受累出现相应节段肌萎缩、肌束颤动、肌张力减低和腱反射减弱,空洞位于颈膨大时双手肌萎缩明显。空洞水平以下出现锥体束征,病变侵及第8颈神经~第1胸神经侧角交感神经中枢则出现 Horner 征。

3. 神经营养障碍及其他症状　关节痛觉缺失可导致神经源性关节病,关节磨损、萎缩和畸形,关节肿大,活动度增加,运动时有摩擦音而无痛觉,即夏科特关节(Charcot joint)。皮肤营养障碍也较常见,如皮肤增厚、过度角化,痛觉缺失区表皮烫伤、割伤造成顽固性溃疡和瘢痕形成,甚至指、趾节末端无痛性坏死、脱落(Morvan 征)。晚期可出现神经源性膀胱和尿便失禁。

延髓空洞症很少单独发生,常为脊髓空洞的延伸,多不对称,症状体征多为单侧性。空洞累及三叉神经脊束核出现面部洋葱皮样痛温觉缺失,自外侧向鼻唇部发展;累及疑核引起构音障碍、吞咽困难和饮水呛咳;累及舌下神经核可见伸舌偏向患侧、同侧舌肌萎缩及肌肉颤动;累及面神经核出现周围性面瘫;前庭小脑通路受累出现眩晕、眼震和步态不稳。

(二) 诊断

1. 根据成年起病,缓慢发展,出现节段性分离性感觉障碍、脊髓长束损害的运动障碍与神经营养障碍的临床表现,应考虑该病。

2. 实验室检查:脑脊液常规及动力学检查无特征性改变,空洞较大可引起椎管轻度梗阻和 CSF 蛋白增高。

3. 影像学检查 MRI 矢状面图像能清晰地显示空洞全貌,发现脊髓空洞即可确诊(图 16-5)。

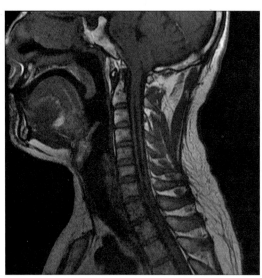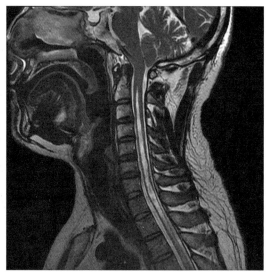

图 16-5　脊髓空洞症 MRI 表现

4. 肌电图对于脊髓下运动神经元通路任何水平的损害均有诊断意义。

5. 鉴别诊断:

(1) 脊髓内肿瘤和脑干肿瘤:前者临床表现与脊髓空洞症相似,但脊髓内肿瘤一般病变节段较短,早期出现括约肌症状,椎管梗阻现象常较明显;后者好发于儿童和少年,多有明显的交叉性麻痹,病程短,发展快,晚期可有颅压增高现象。

(2) 颈椎病:虽可有上肢的肌萎缩及节段性感觉障碍,但无浅感觉分离,根性疼痛多见,肌萎缩常较轻,一般无营养障碍,颈椎 X 线片可见骨质半增生及椎间孔变窄等征象。

(3) 麻风:可引起手及前臂的痛触觉分离、肌萎缩及皮肤溃疡。但感觉障碍范围不符合节段性分布,体表皮肤可有散在脱屑和色素斑,受累神经变粗,并有麻风接触史,皮肤、黏膜及神经活检可查见麻风杆菌。

(4) 肌萎缩侧索硬化症:多于中年起病,上、下运动神经元同时受累,表现为严重肌无力、肌萎缩与腱反射亢进及病理征,无感觉障碍和营养障碍,MRI 检查无异常。

(5) 创伤性脊髓病:或称脊髓损伤性坏死,可在数月或数年后产生疼痛、感觉异常或运动障碍,脊髓创伤史可为诊断提供重要线索。

(6) 放射性脊髓病、脊髓梗死(软化)、脊髓出血、少见髓外肿瘤等也应注意鉴别。

(三) 治疗

本病尚无特效疗法。一般治疗采用神经营养药物,过去曾采用核素治疗、放射治疗及中药治疗,目前趋向于采取手术治疗,但尚缺乏公认的、统一的手术方式。

1. 手术治疗　根据脊髓空洞的分型治疗流程,张力性空洞可行脊髓切开及空洞 - 蛛网膜下腔分流术、空洞 - 腹腔分流术;合并颈枕区畸形及小脑扁桃体下疝可行枕骨下减压,手术矫治颅骨及神经组织畸形。创伤后脊髓空洞症多采用空洞切开引流术。

2. 放射治疗　可试用放射性核素碘 131 疗法(口服或椎管注射),但疗效不肯定。

3. 对症处理　可给予镇痛药、B 族维生素、腺苷三磷酸(ATP)、辅酶 A、肌苷等;痛觉消失者应防止外伤、烫伤或冻伤,防止关节挛缩,辅助按摩等。

第五节　脊髓亚急性联合变性

【理论概要】

脊髓亚急性联合变性(subacute combined degeneration of the spinal cord,SCD)是由于维生素 B_{12} 的摄入、吸收、结合、转运或代谢障碍导致的体内含量不足,从而引起中枢和周围神经系统变性的疾病。临床主要表现为双下肢深感觉缺失、感觉性共济失调、痉挛性瘫痪等,常伴有贫血的临床征象。病变主要累及脊髓后索、侧索和周围神经等。

（一）临床表现

多在中年后起病,性别无明显差异,呈急性或慢性起病,病情逐渐进展。多数患者出现神经症状前伴有贫血,表现为倦怠、腹泻、无力、头昏、心慌、轻度舌炎及水肿等,随后出现神经症状,部分患者神经症状可早于贫血。

首发症状常表现为周围神经损害,可见手指及脚趾感觉异常,呈持续性的刺痛、麻木及烧灼感,可有对称性的手套、袜套样感觉减退,下肢多较重。脊髓后索受损逐渐出现动作笨拙、步态不稳、踩棉花感、易跌倒、闭目或在黑暗处行走困难,查体可见双下肢振动觉及关节位置觉减退或消失,Romberg 征阳性,少数患者屈颈时可出现由脊背向下肢放射的触电感或针刺感(Lhermitte 征阳性),后索变性晚期出现括约肌功能障碍如尿失禁。脊髓侧索病变较后索症状出现晚,可见双下肢不完全性痉挛性截瘫,查体可见双下肢无力、肌张力增高、腱反射亢进及病理征,未治疗的晚期患者可发生屈性截瘫。周围神经病变严重的患者可出现肌张力减低、腱反射减弱,但病理征为阳性,步态异常可因共济失调及痉挛所致。

少数患者有精神症状,严重时出现精神错乱、幻觉、妄想、谵妄、类偏执狂倾向、认知功能减退、记忆力减退及柯萨科夫综合征(Korsakoff syndrome)等,并可进展为痴呆,提示大脑白质广泛受累。部分患者可见视神经萎缩及双侧中心暗点,视野缩小,视力减退或失明,视神经病变导致视力减退偶为恶性贫血最早或唯一临床表现。

（二）诊断

中年以后缓慢起病,亚急性或慢性病程;有长期胃肠系统疾病史,贫血或恶性贫血史;临床表现脊髓后索、侧索和周围神经损害的症状和体征,血清维生素 B_{12} 减少,维生素 B_{12} 治疗后神经系统症状改善可明确诊断。补充维生素 B_{12} 无效的患者需要排除有无铜缺乏或维生素 E 缺乏导致的病变。

对于血清维生素 B_{12} 水平正常,但合并贫血及临床症状典型者,若检测血同型半胱氨酸、甲基丙二酸水平明显升高,电生理检查或脊髓 MRI 检查符合 SCD,维生素 B_{12} 治疗后神经症状改善,血清中甲基丙二酸水平降至正常,可作为试验性诊断。

（三）治疗

1. 确诊或拟诊本病后及时应用大剂量维生素 B_{12} 治疗,否则可引起不可逆神经损害。维生素 B_{12} 500~1000μg/d,肌内注射,连续 4 周,然后每周肌内注射 2~3 次,2~3 月后可口服 500μg,每日 2 次维持;或维生素 B_{12} 500~1000μg/d,连续 2 周肌内注射,然后每周 1 次,连续 4 周,最后每月 1 次肌内注射。某些患者可能需要终身用药。合用维生素 B_1 和 B_6 等效果更佳。此外,应给予富含 B 族维生素食物。

2. 贫血患者可用铁剂,如硫酸亚铁 0.3~0.6g 口服,每日 3 次或 10% 枸橼酸铁铵溶液 10ml 口服,每日 3 次;右旋糖酐铁注射剂 50mg(2ml),50~100mg,肌内注射,每隔 1~3d 1 次。有恶性贫血者,建议加用叶酸,每次 5~10mg 与维生素 B_{12} 共同使用,每日 3 次。但不宜单用叶酸,否则会加重神经精神症状。

3. 胃液中缺乏游离胃酸者,可服用胃蛋白酶合剂或饭前服用稀盐酸合剂 10ml,每日 3 次,减少因胃酸缺乏引起消化道症状。

4. 加强瘫痪患者护理,瘫痪肢体可行功能锻炼,加强营养,并辅以针刺、理疗及康复疗法,促进肢体功能恢复。

【临床病例讨论】

患　者:张××,男,55 岁,主因"渐进性四肢麻木 1 年,加重伴双下肢无力 1 月"入院。

现病史:患者 1 年前无明显诱因出现双侧足趾、手指端麻木,麻木感由肢体远端向近端发展,无肢体疼痛及无力现象,在外院按照"颈椎病"治疗麻木症状稍有改善,此后患者未再治疗。1 月前患者感四肢麻木较前加重,同时伴有双下肢无力,步态不稳,有踩棉花样感觉,动作笨拙,黑暗中行走困难易跌倒,无二便障碍及双上肢无力现象,否认吞咽困难、呼吸费力、发热、头痛、头晕等伴随症状。患者在医院门诊行颈部 MRI 显示颈髓内可疑异常信号,并以"脊髓病变性质待查"收住院。

既往史:有慢性萎缩性胃炎伴糜烂病史 3 年,未正规诊治,长期胃部不适,每日进食量少,多以素食为主。否认肝炎、结核等传染病史,无高血压、冠心病、糖尿病等病史,否认手术、外伤、输血、献血史,近期无疫苗接种史。

个人史:有饮酒史 10 年,50~100g/d。吸烟 8 年,3~4 支/d,已戒烟 2 年。27 岁结婚,生育 1 子,爱人及儿子体健。家族史无特殊。

查　体:T36.2℃,R20 次/min,P90 次/min,BP100/60mmHg。神清语利,脑神经查体未见异常。双上肢肌力Ⅴ级,肌张力正常,腱反射略活跃;双下肢肌力Ⅳ级,肌张力正常,腱反射亢进,双侧 Babinski 征(+)。双手、双足有手套、袜套样痛觉减退,双下肢关节位置觉、音叉振动觉消失,指鼻试验、跟膝胫试验均不稳,Romberg 征(+),Lhermitte 征(+),颈软,脑膜刺激征(-)。

辅助检查:血常规示:RBC $1.83×10^{12}$/L;HGB 79g/L;HCT 0.23;MCV 128fL;MCH 43pg;MCHC 338g/L。血涂片观察可见红细胞直径增加明显,并可见体积偏大的多分叶核中性粒细胞增多。血清维生素 B_{12} 94μg/L(正常 140~900μg/L)。颈椎 MRI 示脊髓矢状位 T_2 加权像可见后索呈条状高信号改变,轴位呈"倒 V 字"改变,考虑变性(图 16-6)。

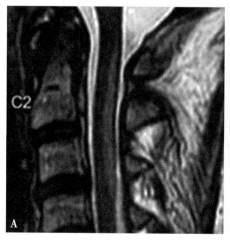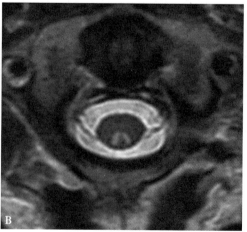

图 16-6　A.颈 1~4 水平脊髓内可见高信号改变;B.颈 1~4 水平轴位呈"倒 V 字"改变

（一）诊断

1. 定位诊断　患者四肢麻木、有手套袜套样痛觉减退,定位于周围神经系统;腱反射活跃,双侧病理征阳性,定位为脊髓侧索;位置觉、振动觉消失,共济运动检查不稳,Romberg 征阳性,定位于脊髓后索。

2. 定性诊断　患者中年男性,既往有慢性萎缩性胃炎伴糜烂病史,慢性起病,病情逐渐进展,结合临床症状、查体体征、颈椎 MRI 表现及血清维生素 B_{12} 降低等,初步诊断脊髓亚急性联合变性。

 相关要点:脊髓亚急性联合变性病因和发病机制

本病的发生与维生素 B_{12} 缺乏密切相关。维生素 B_{12} 是核酸、核蛋白合成及髓鞘形成等生化代谢中必需的辅酶,其缺乏引起髓鞘合成障碍导致神经病变。维生素 B_{12} 还参与血红蛋白的合成,其缺乏会导致恶性贫血。维生素 B_{12} 主要贮存于肝脏,约 3000~5000μg,正常人维生素 B_{12} 日需求量仅 1~2μg,摄入的维生素 B_{12} 必须与胃底腺壁细胞分泌的内因子结合成稳定的复合物,才不被肠道细菌利用而在回肠远端吸收。才能抵抗肠内蛋白酶的水解作用,运送至回肠远端与黏膜受体结合,吸收入黏膜细胞。唾液中 R 蛋白、转运维生素蛋白也与维生素 B_{12} 的结合、转运有关。维生素 B_{12} 在摄取、吸收、结合与转运的任何一个环节出现障碍均可引起维生素 B_{12} 缺乏和利用障碍。如长期素食者、胃大部切除术、慢性萎缩性胃炎、回肠吸收不良或切除、克罗恩病、存在抗内因子抗体以及抗胃壁细胞抗体、先天性内因子分泌缺陷、叶酸缺乏、血液中钴胺蛋白转运体缺乏等导致维生素 B_{12} 吸收障碍是引起本病的常见原因。近年发现,滥用及过度暴露 N_2O,或在麻醉中应用 N_2O 可导致维生素 B_{12} 钴原子产生不可逆氧化反应,导致维生素 $B_{12}Co^+$ 变成 Co^{2+} 和 Co^+,从而使维生素 B_{12} 失去活性,加重维生素 B_{12} 缺乏,诱发脊髓亚急性联合变性,是新发现的致病因素。长期服用二甲双胍也可以导致维生素 B_{12} 吸收障碍。此外,铜或维生素 E 缺乏也会导致脊髓亚急性联合变性类似表现。

3. 鉴别诊断　脊髓亚急性联合变性需要与以下疾病鉴别:

（1）脊髓压迫症:是一组椎骨或椎管内占位性病变引起脊髓受压综合征。病灶常自脊髓一侧开始,早期多有神经根刺激症状,逐渐出现脊髓半切至横贯性脊髓损害症状,如截瘫或四肢瘫、传导束型感觉障碍,以及尿便障碍。腰穿可见椎管梗阻,脑脊液蛋白增高,脊髓 MRI 检查可显示病变。本患者慢性起病,病程逐渐进展,存在肢体无力、麻木及深感觉障碍,同时伴有自主神经病变的临床特点符合脊髓压迫症。但患者起病为双侧对称,无神经根刺激引起的自发性疼痛,无节段性束带感和感觉障碍平面,结合脊髓 MRI 未见占位性病变,不支持此病。

（2）运动神经元病:是一组可累及脊髓前角细胞、锥体束及脑干运动神经元的慢性进行性神经系统变性疾病,可表现为肌无力、肌萎缩和锥体束征等,大小便及感觉系统一般不受影响。SCD 大多有感觉障碍及大小便功能障碍,且运动神经元病血清维生素 B_{12} 水平多正常,可据此做鉴别。该患者 2 年内逐渐出现四肢无力及锥体束征,需考虑本病。但无明显肌萎缩,且同时伴随双侧对称性的周围神经损害及尿便功能障碍,血清维生素 B_{12} 水平下降不支持此病。

（3）视神经脊髓炎:表现为视神经和脊髓同时或相继受累为主要特征,脊髓受累多为横贯性或播散性脊髓损伤,病灶以下感觉、运动和括约肌障碍,呈进行性或缓解 - 复发病程,无周围神经损害表现。多数血清 AQP4 抗体(NMO-IgG)阳性,MRI、诱发电位及脑脊液检查有助于鉴别。该患者存在四肢无力麻木及病理征的特点,但感觉障碍非传导束型,且不伴有视神经损害表现,结合脊髓 MRI 为后索病变而非横贯性脊髓损害表现,不支持此病。

（4）周围神经病:多种原因引起,特别是营养不良性或合并肿瘤的周围神经病可表现对称性四肢远端运动和感觉障碍,但多数不伴有贫血及维生素 B_{12} 缺乏,无脊髓侧索、后索损害体征。本例患者四肢感觉障碍符合周围神经病,但同时合并有脊髓侧索和后索损害的临床表现,且脊髓 MRI 可见明确病灶,不支持此病。

（5）铜缺乏性脊髓病:其临床表现与维生素 B_{12} 缺乏导致的亚急性联合变性相似。可导致脊髓后索、侧索病变,亚急性发病。血清铜、铜蓝蛋白降低,可伴有贫血及粒细胞减少。脊髓 MRI 颈胸髓后索 T_2 高信号。补铜治疗后症状可能有部分改善,预防性补铜无效。本患者支持点:慢性起病,存在脊髓后索、侧索损害表现。不支持点:血清学提示铁和维生素 B_{12} 缺乏,无铜及铜蓝蛋白异常。

(6) 脊髓空洞症:起病隐袭,缓慢进展,表现为特征性的节段性分离性感觉障碍,可伴有肌无力、肌萎缩、皮肤关节营养障碍、脊柱侧弯等。脊髓 MRI 可显示脊髓内长条形空洞。本患者存在肌无力及病理征表现,但无分离性的感觉障碍,同时存在脊髓后索改变,不支持此病。

相关要点:脊髓亚急性联合变性病理表现

　　SCD 的病理损害主要发生在脊髓后索和侧索,且不同程度地波及脑和脊髓白质、视神经及周围神经。脊髓通常是最早且最常受累部位,多见于脊髓颈胸段,肉眼观察可见脊髓明显肿胀。后索损害最严重,皮质脊髓束、脊髓小脑束及脊髓丘脑束可有不同程度变性,表现为髓鞘肿胀、断裂,随后轴突变性和脱失,轴突变性的结果可继发前角细胞甚至大脑白质变性。电镜下观察白质内可见两类病理变化:髓鞘内水肿和间质水肿。髓鞘内水肿的有髓纤维内可见髓鞘板层破裂、空泡形成,粗大的纤维内髓鞘裂解,甚至发生在轴膜和髓鞘之间;间质性水肿有时广泛甚至在白质形成裂隙,这些区域往往是脱髓鞘最为严重的部分,但也会出现在大致正常的纤维之间。类似改变也可发生于周围神经、视神经和大脑白质中。

(二) 临床诊疗决策

1. 病情评估　早发现和早治疗是改善本病预后的关键,如不治疗神经症状可持续进展,2~3 年后可逐渐加重甚至死亡。若能在 3 个月内早发现、早治疗,预后良好并可望完全恢复。病变较重者可能遗留不同程度的神经功能缺损,患者经充分治疗 6 个月至 1 年后仍有神经功能障碍者进一步改善的可能性较小。该患者发病 1 年并逐渐加重,已出现周围神经损害及脊髓后索、侧索损害表现,需长期治疗。

2. 辅助检查

(1) 外周血象及骨髓涂片提示巨细胞低色素性贫血。血清维生素 B_{12} 含量降低,注射维生素 B_{12} 1mg/d,10d 后出现显著的网织红细胞计数增多有助于诊断。该患者 B_{12} 94μg/L 证实其缺乏。

(2) 检测维生素 B_{12} 正常,而 MCV≥130fL,可判断有维生素 B_{12} 或叶酸缺乏,MCV 升高也可作为诊断维生素 B_{12} 缺乏的指标。该患者 MCV128fL,但血涂片观察可见红细胞直径增加明显,并可见体积偏大的多分叶核中性粒细胞增多,支持诊断。

(3) 血清维生素 B_{12} 含量正常者可行维生素 B_{12} 吸收试验:口服放射性核素钴 57 标记维生素 B_{12},测定尿、粪便中排泄量。由于此试验使用放射性物质以及操作繁琐等原因,目前已较少应用。

(4) 血清甲基丙二酸和同型半胱氨酸水平增高能间接反映细胞内维生素 B_{12} 水平,即功能性维生素水平不足。测定尿中的甲基丙二酸含量,如果增高,可为该病的诊断提供依据。

(5) 注射组胺作胃液分析,多数患者可发现抗组胺性胃酸减少。高达 90% 的维生素 B_{12} 缺乏的患者可检测到胃壁细胞抗体,血清抗内因子抗体阳性也有助于诊断,血浆促胃液素水平检测可间接反映胃酸缺乏。

(6) 脑脊液检查多数正常,少数患者可见脑脊液蛋白轻度增高。

相关要点:脊髓亚急性联合变性 MRI 表现

　　MRI 检查可见病灶在髓内的分布主要见于脊髓后索或后索、侧索同时受累,亦可见于脊髓前索、大脑白质、脑干及视神经等,能清楚显示 SCD 患者脊髓中病灶的位置、损伤范围,对 SCD 的诊断有一定的特异性。病灶在 T_1WI 像上呈等或稍低信号，T_2WI 像上呈高信号，短时反转恢复序列(STIR)呈高信号。矢状位上可见受累脊髓后部纵形条带状异常信号，边界欠清，多见于颈髓或上胸髓，病变区脊髓无明显增粗或膨胀性改变，MRI 增强扫描大多未见明显强化。横轴位上 T_2WI 像表现为左右对称分布于后索及侧索，呈典型的"倒 V 字征"(兔耳征)，具有一定的特异性，横轴位上后索受累病灶又可呈"实三角"征、"圆点"征、"双目望远镜"征，后索和侧索同时受累可呈"小字"征，对 SCD 有诊断价值。SCD 患者用维生素 B_{12} 治疗后，可见 MRI 异常信号消失，但脊髓轴突变性导致的 T_2WI 高信号治疗后仍持续存在。

(7) 对 SCD 患者常规行肌电图、体感诱发电位、运动诱发电位和视觉诱发电位等电生理检测异常率较高，尤其在临床症状出现前或在 SCD 的早期疾病阶段对 SCD 的诊断具有极高的敏感性。

3. 治疗

(1) 应用维生素 B_{12} 500~1000μg/d，肌内注射，连续 4 周，然后每周肌内注射 2~3 次，2~3 月后可口服 500μg，每日 2 次维持，联合维生素 B_1 和维生素 B_6 口服。

(2) 加用叶酸，每次 5mg 与维生素 B_{12} 共同使用，每日 3 次。

(3) 加用硫酸亚铁 0.6g，每日 3 次口服。

(4) 建议患者多进食富含维生素 B_6、维生素 B_{12}、叶酸的食物，如肉类、鱼、豆类、菠菜、坚果类、牛奶等。

(5) 加强瘫痪肢体的功能锻炼，并辅以针灸、理疗等康复疗法，促进肢体功能恢复。

治疗 1 月余，患者双下肢无力较前好转，肌力 V^- 级，四肢远端麻木感较入院时减轻，好转出院。

(三) 随访

出院 1 月后随访，症状无明显好转，建议患者复查血常规、网织红细胞，动态监测血清维生素 B_{12} 水平，坚持康复锻炼，注意调整饮食结构，治疗 3 个月后复查颈椎 MRI。嘱其定期随诊。

第六节　脊髓血管病

【理论概要】

脊髓血管病(vascular diseases of the spinal cord)是一组因供应脊髓的动、静脉血流循环障碍，导致脊髓运动、感觉和括约肌功能障碍的疾病。

脊髓血管病分为缺血性、出血性及血管畸形三类。发病率远低于脑血管疾病，但脊髓内结构紧密，较小的血管损害可导致严重后果。脊髓对缺血耐受力较强，轻度间歇性供血不足不会造成脊髓明显损害，完全缺血 15min 以上方可导致脊髓不可逆损伤。脊髓梗死可导致神经细胞变性坏死、灰白质软化和血管周围淋巴细胞浸润，晚期血栓机化，被纤维组织取代，并有血管再通。髓内出血常侵犯数个脊髓节段，多位于中央灰质；脊髓外出血形成血肿或血液进入蛛网膜下腔，出血灶周围组织水肿、淤血和继发神经组织变性。脊髓血管畸形可发生于脊髓的任何节段，是由扩张纤曲的血管形成网状血管团及其上下方的供血动脉和引流静脉组成。

(一) 临床表现

1. 缺血性疾病　脊髓缺血性疾病，包括脊髓短暂性缺血发作和脊髓梗死。

(1) 脊髓短暂性缺血发作：以肢体远端无力和间歇性跛行为其特点，因血液供应不足导致短暂性脊髓缺血，在行走之后下肢无力更加明显，大多在数小时内完全恢复，易反复发作，部位相对固定。部分病例伴轻度锥体束征和括约肌功能障碍，间歇期症状消失。发作突然，持续时间短暂不超过 24h，恢复完全，不遗留任何后遗症。患者也可表现非典型间歇性跛行，仅下肢远端发作性无力，非运动诱发，可反复发作，并自行缓解。

(2) 脊髓梗死:少数病例可在数小时或数日内逐渐进展加重,个别病例在脊髓梗死前出现短暂性缺血发作症状。因脊髓供血动脉不同出现不同的临床综合征,如脊髓前动脉综合征、脊髓后动脉综合征和脊髓中央动脉综合征等。

1) 脊髓前动脉综合征:脊髓前动脉供应脊髓前 2/3 区域,易发生缺血性病变,以中胸段或下胸段多见,首发症状常为突发病损水平相应部位根性痛或弥漫性疼痛,短时间内发生弛缓性瘫,脊髓休克期过后转变为痉挛性瘫;传导束型分离性感觉障碍,痛温觉缺失而深感觉保留(后索未受累),尿便障碍较明显,早期尿潴留,后期尿失禁,表现自主性膀胱,也可出现出汗异常及冷热感等自主神经症状,易发生压疮。

2) 脊髓后动脉综合征:脊髓后动脉极少闭塞,因有良好侧支循环,即使发生症状也较轻且恢复较快;起病急骤,发病初期出现与病变节段一致的根痛,因后索受损出现病变水平以下音叉振动觉及关节位置觉缺失,感觉性共济失调,痛温觉正常,病变部位相应区域全部感觉障碍及深反射消失。尿便功能不受影响或部分患者出现轻度障碍。锥体束是脊髓前、后动脉供血分水岭,易受累,出现病变水平以下上运动神经元性轻瘫及其他锥体束征。

3) 脊髓中央动脉综合征:通常出现病变水平相应节段的下运动神经元瘫、肌张力减低和肌萎缩等,一般无感觉障碍及锥体束损害。

2. 出血性疾病　椎管内出血根据出血部位分为硬膜外出血、硬膜下出血、蛛网膜下腔出血和脊髓内出血等。

(1) 脊髓出血:起病急骤,发病时有剧烈局限性的背痛、颈痛和胸痛,呈根性分布,持续数分钟至数小时。疼痛停止后,迅速出现肢体瘫痪,分离性感觉障碍及括约肌障碍等神经功能缺失症状,出血常位于脊髓中央部。出血量少可仅出现痉挛性截瘫。伴下肢腱反射活跃,膀胱括约肌功能障碍。出血量大,急性期表现脊髓休克,出现弛缓性瘫,病灶以下完全性感觉丧失、反射消失、Babinski 征阳性及尿便失控等脊髓横贯性损害,后期出现痉挛性截瘫。

(2) 脊髓硬膜外及硬膜下出血:可骤然出现剧烈背痛,因血肿占位效应很快压迫脊髓所致,两者临床表现非常相似,出现截瘫、病变水平以下感觉缺失及括约肌功能障碍等急性横贯性脊髓损害表现。

(3) 脊髓蛛网膜下腔出血:起病急骤,病灶平面和颈背部突发剧烈疼痛是特征性症状,系动脉瘤破裂,血液进入蛛网膜下腔,或血管畸形破裂血液分离性进入脊髓或神经根鞘所致。患者临床表现轻重不一,轻者无任何神经功能缺损症状体征,如脊髓表面血管破裂可能只有颈背部根性痛,无脊髓受压表现。重者发病后迅速发展为截瘫、四肢瘫、下肢麻木、尿潴留,出现克氏征阳性。血液进入颅腔可引起头痛、颈项强直及意识障碍。

3. 脊髓血管畸形及血管瘤　脊髓血管畸形是指脊髓血管先天性发育异常所导致的脊髓病变,占脊髓疾病的 2%~4%。其临床症状多样,慢性起病常表现为疼痛、麻木等感觉障碍,症状呈进行性加重,后期多出现大小便功能障碍。急性起病患者多由于畸形血管出血引起,表现为疼痛、瘫痪等症状。

(二)诊断

脊髓血管病临床表现复杂,缺乏特异性检查手段,缺血性病变诊断更有一定难度,常依据动脉硬化、外伤、血压波动等,配合脊髓影像学和脑脊液检查确诊。

(三)治疗

1. 缺血性脊髓血管病治疗原则与缺血性卒中相似,可应用血管扩张剂及促进神经功能恢复的药物。大剂量皮质类固醇或抗凝治疗是否可改善症状还不确定,对不同原因引起的脊髓梗死,可对症治疗,如低血压者应予纠正血压,疼痛明显者可给予镇静止痛剂。

2. 硬膜外或硬膜下血肿应紧急手术清除血肿,解除脊髓受压。其他类型椎管内出血应针对病因治疗,使用脱水剂、止血剂等。

3. 脊髓血管畸形一旦确诊,进行及时有效的治疗很关键。如果脊髓缺血时间长,神经组织受损严重,虽经手术或栓塞治疗,症状亦难以明显缓解。脊髓血管畸形可行血管结扎、切除或介入栓塞治疗。显微镜下全切除畸形血管团或者切除瘘口是脊髓血管畸形的理想治疗,特别是畸形团位于脊髓背侧髓外或髓内近中央区。血管内栓塞治疗是一种创伤小、并发症相对较少的治疗方法。它通过微导管超选畸形血管供血动脉,注射胶体样物质堵塞瘘口或畸形血管团。改变血流状态而达到治疗目的。

4. 截瘫患者应加强护理,防止合并症如褥疮和尿路感染等。急性期过后或病情稳定后应尽早开始肢体功能训练及康复治疗。

【临床病例讨论】

患　者:张××,男,55 岁,主因"主因剧烈背痛 8h"入院。

现病史:患者于入院前 8h 无明显诱因出现背部剧烈疼痛,约 1h 后疼痛缓解,随即出现双下肢麻木、无力,当时双下肢可抬起,但不能独自站立,小便费力。发病前无明显感冒、腹泻及外伤史,起病后无头痛、头晕、恶心、呕吐,无发热、咳嗽。近期体重无明显减轻。

既往史:4 年前发现右肾囊肿。

查　体:T36.6℃,P63 次 /min,R19 次 /min,BP121/75mmHg。患者发育正常,营养中等,脊柱无压痛及叩痛。神清语利,对答切题,双侧瞳孔正大等圆,直径 3mm,直接、间接对光反射灵敏。其余脑神经(−)。颈软无抵抗,双上肢肌力Ⅴ级,肌张力正常。双下肢肌力Ⅲ级,肌张力略减低,双上肢腱反射正常,双下肢膝腱反射、跟腱反射略减低,双侧 Hoffmann(−),双侧 Babinski(−)。T_{12} 以下针刺觉减退,双侧轮替、指鼻稳准,跟膝胫试验及 Romberg 试验无法配合。皮肤划痕基本正常。克氏征阴性,布氏征阴性。

辅助检查:颈胸段 MRI:C_7~T_3 椎体水平髓外硬膜外可见梭型等 T_1 等 T_2 信号影,其内可见斑片状长 T_2 信号影,压脂序列为混杂信号。T_2 椎体水平脊髓略受压(图 16-7)。

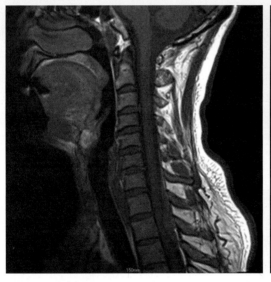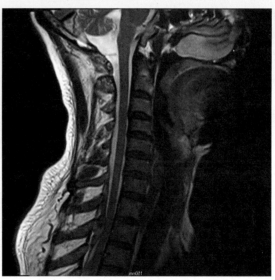

图 16-7　颈段脊髓 MRI 矢状位,可见 C_7~T_3 椎体水平髓外硬膜外可见梭形 T_1 等信号、T_2 混杂信号影,T_2 椎体水平脊髓略受压

（一）诊断

1. 定位诊断　患者表现为双下肢瘫痪,感觉障碍,小便障碍,查体发现传导束型感觉减退,定位于脊髓,累及皮质脊髓束、脊髓丘脑束,结合感觉平面,病变上界定位于颈膨大以下,胸髓水平。

2. 定性诊断　患者中年男性,突发起病,有背部剧烈疼痛,无明显发热、咳嗽等感染症状,考虑脊髓血管病可能性大。结合颈段 MRI 所见的 C_7~T_3 椎体水平髓外硬膜外可见梭形等 T_1 等 T_2 信号影,其内可见斑片状长 T_2 信号影。T_2 椎体水平脊髓略受压。考虑髓外硬膜外血肿。

3. 鉴别诊断　脊髓血管病变诊断较困难,早期常被误诊为其他类型脊髓病,需注意与以下疾病鉴别。

(1) 急性脊髓炎:表现急性起病的脊髓横贯性损害,病前多有前驱感染史或疫苗接种史,起病不如血管病快,无急性疼痛或根性痛,CSF 细胞数可见增加,预后较好。该患者急性起病,发病前无明显前驱感染表现,起病后无发热、咳嗽,有背部剧烈疼痛,因此不符合脊髓炎诊断,考虑脊髓血管病。

(2) 脊髓间歇性跛行:应与血管性间歇性跛行鉴别,后者表现皮温低、足背动脉搏动减弱或消失,超声多普勒检查发现下肢动脉变细,血流量减少,有助于鉴别。该患者突发起病,病程短,无皮温低、足背动脉搏动减弱或消失表现,不支持该诊断。

(3) 糖尿病性脊髓病:中年以上病程较长的糖尿病患者出现脊髓症状,如双下肢肌无力及锥体束征、深感觉障碍和传导束型感觉减退,以及脊髓不完全横断性损害等。该患者突发起病,病程短,既往无糖尿病史,不支持该诊断。

相关要点:脊髓血管畸形引起脊髓病变的机制

1. 正常的脊髓供血血管被盗血,脊髓缺血。
2. 畸形血管破裂出血。
3. 畸形血管团压迫。
4. 脊髓静脉回流受阻导致椎管内静脉高压,脊髓淤血性功能障碍。

(二) 临床诊疗决策

1. 病情评估　脊髓血管病的预后与病变范围和血管分布有关,脊髓前动脉缺血与脊髓出血所致功能损害恢复相对差,脊髓血管畸形预后取决于类型和干预时机。硬膜外或硬膜下血肿应紧急手术清除血肿,解除脊髓受压。

本例患者发病时间短,入院后很快完善颈胸段 MRI 检查明确诊断,尽快手术解除脊髓受压后可能改善症状,但不排除症状长期遗留。

2. 辅助检查

(1) 一般检查:对考虑脊髓血管病患者应进行常规的实验室检查排除相关系统疾病,协助查找病因,并进行手术前检查,为手术做好准备。

(2) 脑脊液检查:椎管内出血,脑脊液压力增高,血肿形成可造成椎管内不同程度阻塞,使蛋白增高,压力降低,脊髓蛛网膜下腔出血 CSF 呈均匀血性。

(3) 影像学检查

1) CT 或和 MRI 可显示脊髓局部增粗、出血或梗死,增强后可能发现血管畸形。MRI 可对脊髓血管进行多方位扫描、多序列成像,可作为脊髓血管病的首选检查,比如脊髓血管畸形依靠 MRI 多序列成像可以明确显示病变部位(图 16-8),随着多层 CT 技术的发展,CTA 越来越多应用于脊髓血管病的诊断。早期应用 16 层螺旋 CT 对硬脊膜动静脉瘘进行检测,发现 CTA 可以显示出脊髓动静脉瘘的瘘口位置、供血动脉及引流静脉。

2) 脊髓造影可确定血肿部位,显示脊髓表面畸形血管位置和范围,但不能区别病变类型。选择性脊髓数字减影血管造影(DSA)对确诊脊髓血管畸形颇有价值,可明确显示畸形血管的大小、形态、位置、范围、类型、供血动脉及引流静脉,对指导手术或放射介入治疗很有帮助。

3. 治疗　对于明确诊断的髓外硬膜外出血应紧急手术清除血肿,解除脊髓受压。本例患者入院后绝对卧床休息,予以甘露醇、地塞米松静点,行 MRI 明确诊断后,请骨科会诊,转至骨科行手术减压。

(三) 随访

术后患者恢复良好,肢体麻木、无力症状逐渐改善,后期继续康复治疗。1 月后肌力基本恢复正常,拔除导尿管,小便恢复正常,生活完全自理。出院后改善生活方式,戒烟、戒酒,定期随诊。

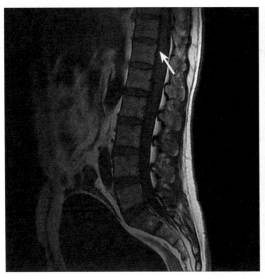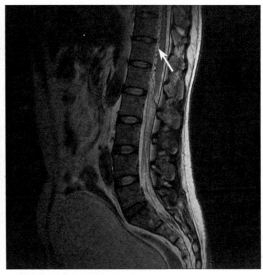

图 16-8 脊髓血管畸形,箭头所示为脊髓血管畸形

第七节 放射性脊髓病

放射性脊髓病(radiation myelopathy,RM)是指由于脊髓组织受到放射线照射,并在多种因素的联合作用下使神经元发生变性、坏死而引发的疾病。多在头颈部及躯干部恶性肿瘤放射治疗后出现。好发于颈髓和胸髓上段部位。

(一)临床表现

放射性脊髓病变潜伏期长短不一。临床表现多种多样,主要分为以下 4 型:

1. 早期短暂型仅有主观症状和轻微的感觉障碍,潜伏期为 3 个月,3 个月后症状可逐步缓解。

2. 下运动神经元损害型罕见,见于腰髓,潜伏期 3~5 个月,表现为上、下肢下运动神经元损害征象,出现肢体无力、肌肉萎缩、腱反射减弱或消失,可能与脊髓前角细胞选择性损害有关。

3. 急性进行性脊髓横贯性损害型少见,表现为截瘫或四肢瘫,进展较快,达到高峰仅数小时或数天,以后病情稳定,其原因可能是血管病变导致脊髓坏死。

4. 慢性进展型最为常见,发生率为 0.6%~12.5%,潜伏期 3 个月至 5 年,平均 18 个月,此型为放射治疗最严重的并发症。可在潜伏期后急性发病,通常为隐匿起病,早期以感觉异常为最常见,患者主诉手足麻木或针刺蚁行感,后出现一个或多个肢体的无力或瘫痪,进展性的感觉丧失,晚期患者出现大、小便功能障碍。

(二)诊断

以下条件支持放射性脊髓病的诊断:①有肿瘤接受放射性治疗史;②脊髓损伤的神经系统症状、体征出现在放射治疗之后;③神经系统症状、体征与脊髓的照射部位相符;④影像学检查排除原发性或转移性脊髓肿瘤、脊髓空洞症等。

本病需与髓内肿瘤、脊髓空洞症、急性脊髓炎、多发性硬化、脊髓转移瘤等相鉴别。脊髓 MRI 检查诊断价值较大。

 相关要点:放射性脊髓病的 MRI 表现

1. MRI 可见相应椎体 T_1WI 信号增强,正常与异常椎体之间出现"分界线"。

2. 病变脊髓的 MRI 改变呈连续性多节段,仅轻重程度不同。

3. 横断位和 / 或矢状位 T₁WI 早期显示为脊髓增粗,边缘不整齐,T₁WI 呈低信号、T₂WI 呈条状或斑片状高信号,慢性期脊髓大小正常或变细萎缩,蛛网膜下隙明显增宽,仍以 T₁WI 低信号、T₂WI 高信号为主,但不均匀。

4. 增强 MRI 显示斑点状或环状强化,若脊髓水肿、液化或囊变则不强化。

(三) 治疗

目前尚无有效方法。采用 B 族维生素、皮质类固醇激素、神经营养药物、血管扩张剂等可改善症状;亦可用针灸和康复治疗。经过积极治疗,部分患者仍可缓解症状,延长生存时间。

放射性脊髓病预后不佳,出现神经症状后,生存时间为 2~13 个月,平均 5 个月,多死于肺部感染、肿瘤复发或脏器功能衰竭。故本病应以加强预防为主。对原发肿瘤进行放射治疗区域时,应尽量避开脊髓,减少放射剂量,增加放射次数;缩小脊髓照射长度;避免每日多次照射;减少重复放疗。一旦出现脊髓受损症状,应行 MRI 检查明确诊断,及早治疗,以减轻损伤程度改善预后。

(吴世政)

? 思考题

1. 特发性急性横贯性脊髓炎的诊断标准。
2. 髓内病变、髓外硬膜内病变和硬膜外病变的鉴别要点。
3. 脊髓亚急性联合变性的病因、发病机制和主要临床表现。
4. 脊髓前动脉和脊髓后动脉综合征的临床特点。
5. 放射性脊髓病的诊断要点。

参 考 文 献

[1] 贾建平. 神经病学. 6 版. 北京:人民卫生出版社,2008.

[2] 贾建平,陈生弟. 神经病学. 7 版. 北京:人民卫生出版社,2013.

[3] 刘鸣,谢鹏. 神经内科学. 2 版. 北京:人民卫生出版社,2015.

[4] 王维治. 神经病学. 2 版. 北京:人民卫生出版社,2015.

[5] SCOTT T F,FROHMAN E M,DE SEZE J,et al. Evidence-based guideline:clinical evaluation and Technology Assessment Subcommittee of the American Academy of Neurology. Neurology,2011,77:2128-2134.

[6] VAN H J,MCAULIFFE W. Spinal arachnoiditis as a consequence of aneurysm-related subarachnoid haemorrhage. Journal of Medical Imaging and Radiation Oncology,2013,57(1):61-64.

[7] FUGATE J E.LANZINO G.RABINSTEIN A A. Clinical presentation and prognostic factors of spinal dural arteriovenous fistul as:an overview. Neurosurgical Focus,2012,32(5):17.

[8] ALFONSO E R,DE GREGORIO M A,MATEO P,et al.Radiation myelopathy in over-irradiated patients:MR imaging findings. European Radiology,1997,7(3):400.

第十七章

周围神经疾病

概　述

周围神经病（peripheral neuropathy）定义为周围神经系统（peripheral nervous system）正常解剖结构受损或生理功能障碍所致的一组症状和体征。我国无流行病学数据，欧美总患病率约 2400/10 万（2.4%），55 岁以上达 8%（不包括外伤）。

周围神经系统涉及脑干和脊髓软膜之外的所有神经结构（视神经和嗅神经例外），组织学上为由施万细胞（Schwann cell）胞质和胞膜包绕的部分。

附着于脑干腹外侧的为脑神经，按出入脑部位的前后顺序而定，以罗马字母表示（图 17-1A）；其中第Ⅺ脑神经部分源自上位颈髓前角（脊副神经）。有些疾病仅累及脑神经而不影响脊神经，例如糖尿病展神经麻痹、米 - 费综合征（Miller-Fisher syndrome，MFS）的变异型（可仅有眼肌麻痹）。

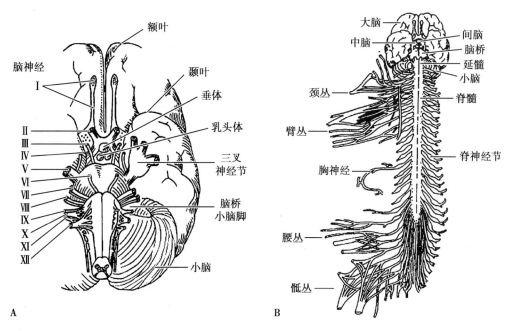

图 17-1　脑神经和脊神经
A. 脑神经及其出入脑的部位；B. 脊神经及其组成的神经丛

位于椎管内且附着于脊髓腹（前）、背（后）侧的为脊神经。腹侧小根丝组成前根，为运动纤维，背侧的则组成后根，为感觉纤维，二者在椎间孔内汇合成脊神经（图 17-2A）。每条脊神经出椎间孔后立即分为前支、后支、脊膜支和交通支（图 17-2B）。

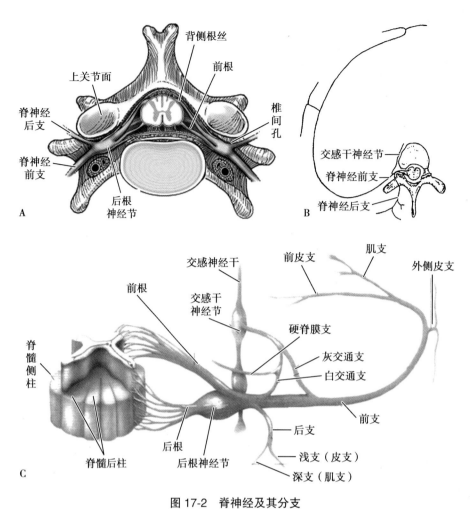

图 17-2　脊神经及其分支

A. 神经根复合体,前侧根丝与后侧根丝在神经孔合并,形成混合性脊神经;B. 后根、后根
神经节、前根以及脊神经与椎体、椎间孔的毗邻关系;C. 脊神经与脊髓的关系以及脊神
经在外周的分布

前支粗大,交织成丛,即颈、臂、腰和骶丛(图 17-1B),各丛发出神经分支分布于躯干前外侧及肢体的皮肤和肌肉。后支细小,分布于项、背、腰、骶部的皮肤和肌肉。后支支配的肌肉即椎(或脊)旁肌,在肌电图检查中有重要意义,常提示周围神经近端病变。另外,根据神经根、丛和周围神经分支在肌肉和皮肤的分布规律,对临床上判断损伤的定位具有应用价值。

周围自主神经的交感节前纤维即白交通支(有髓鞘故呈白色)始于颈 8~ 腰 2 脊髓侧角,在交感干的神经节换元后发出节后纤维即灰交通支(无髓鞘故色灰暗),节后纤维分布于汗腺、血管、平滑肌及内脏器官。由此,脊神经是包含运动、感觉和交感纤维的混合神经(图 17-2C)。副交感节前纤维始于脑干神经核和骶 2~4 脊髓侧角,于所支配脏器附近的神经节换元后,发出节后纤维分布于瞳孔括约肌、腺体及内脏器官。

周围神经由不同类型的轴突(或轴索)组成(图 17-3)。大纤维是司运动及振动觉、本体觉和精细触觉的粗大有髓轴突;而小纤维包括细薄的有髓轴突和无髓轴突,司轻触觉、痛温觉及自主神经功能。

临床上,后根神经节(dorsal root ganglion, DRG)有特殊意义(图 17-4)。电生理检查的感觉神经动作电位(sensory nerve action potential, SNAP)正常与否,有助于鉴别节前与节后病变。当病变位于 DRG 近侧(即节前病变),周围感觉纤维保持完好,这是因为感觉纤维与其位于 DRG 细胞体的连续性仍存在,此时 SNAP正常,常提示神经根或前角细胞病变。而节后病变时,除非是纯运动性周围神经病,SNAP 往往异常,提示DRG 远侧的周围神经受损。

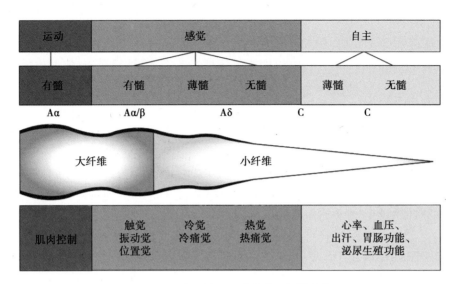

图 17-3　周围神经系统的神经纤维分类

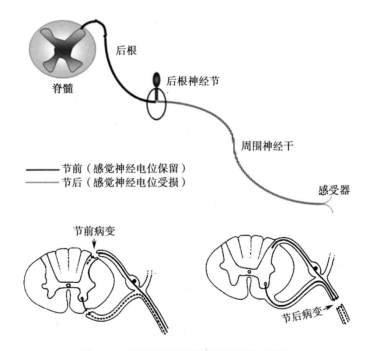

图 17-4　后根神经节的解剖及其临床意义

第一节　周围神经病诊疗思路

周围神经病为通用术语,根据其定义,实际上是广泛涉及周围神经病的所有种类和原因,因此需要对之加以精准化,所得出的诊断才更有意义。

一、病因和分类

(一)病因

①嵌压或压迫;②代谢和营养;③自身免疫;④感染和肉芽肿;⑤中毒;⑥癌症;⑦遗传;⑧外伤;⑨原因不明(特发性)。

（二）起病形式和病程

1. 突发或快速起病　①缺血，例如糖尿病脑神经病、糖尿病性腰骶神经根神经丛神经病（diabetic lumbosacral radiculoplexus neuropathy，DLRPN）即糖尿病性肌萎缩；②神经受压，例如出血、外部直接压迫；③外伤。

2. 急性起病（数天内）　Bell 麻痹（Bell's palsy）、痛性肌萎缩（neuralgic amyotrophy，NA）、吉兰 - 巴雷综合征（Guillain-Barré syndrome，GBS）；危重病性多发性神经病（critical illness polyneuropathy，CIP）、白喉感染；铊中毒；急性间歇性卟啉病。

3. 亚急性起病（数周、数月）　有毒物质或药物持续性暴露、长期营养缺乏、异常代谢状态；副肿瘤综合征；慢性炎性脱髓鞘性多发性神经根神经病（chronic inflammatory demyelinating polyradiculoneuropathy，CIDP）。

4. 慢性病程或隐匿起病　腓骨肌萎缩症（Charcot-Marie-Tooth disease，CMT）、CIDP、糖尿病、慢性酒精中毒、嵌压。

5. 复发 - 缓解病程　GBS、CIDP、卟啉病、人类免疫缺陷病毒（human immunodeficiency virus，HIV）感染或艾滋病。

（三）受累神经纤维类型

1. 运动纤维　GBS、CIDP、多灶性运动神经病（multifocal motor neuropathy，MMN）、白喉。

2. 感觉纤维　①特发性；②药物或毒物，例如顺铂、吡哆醇（>200mg/d）、酒精；③干燥综合征；④副肿瘤性感觉神经元病；⑤遗传性感觉神经病；⑥内科疾病，如原发性胆汁性肝硬化。

3. 自主神经　糖尿病和酒精中毒、GBS 变异型、药物（如长春新碱）或毒物（如铊）、副肿瘤性、艾滋病、淀粉样变性、卟啉病、淋巴瘤。

（四）病理生理类型

1. 轴突损伤　①逆行性死亡或长度依赖：轴突的最远端发生变性伴髓鞘崩解；所谓长度，是指与神经细胞母体的距离，因此足趾和足底首先受累。大部分多发性神经病（polyneuropathy）属于此类。②Wallerian 变性：轴突中断导致损伤部位远端的轴突和髓鞘变性，例如外伤、Bell 麻痹。

2. 神经元病　发生于运动神经元和 DRG 的神经细胞胞体水平，随后导致其周围突和中枢突变性。由于是细胞体水平损伤，恢复往往不完全。代表性疾病有腓骨肌萎缩症轴突变性型（CMT2）、维生素 B_6 中毒、副肿瘤性感觉神经元病。

3. 髓鞘病　发生于轴突周围的髓鞘，轴突相对不受损。在获得性病变中其损伤常呈斑片状或节段性，例如 GBS、CIDP、MMN；在遗传性者，髓鞘异常多为弥漫性，主要包括 CMT（1、4、X）和脑白质营养不良。

（五）受累神经分布

1. 单神经病（mononeuropathy）　是指单一神经的局灶性病变。通常的原因是嵌压、局部压迫、缺血、创伤或炎症。代表性疾病有腕管综合征（carpal tunnel syndrome，CTS）、糖尿病动眼神经麻痹、三叉神经痛、Bell 麻痹。

2. 多数性单神经病（mononeuropathy multiplex）　或称多发性单神经病，是指若干条单独、不相邻的神经受累，通常呈随机、多灶，可同时或相继受累。疾病机制通常涉及神经缺血、神经浸润或多灶性神经炎症。代表性疾病有血管炎性神经病（vasculitic neuropathy，VN）、MMN、遗传性压力易感性神经病（hereditary neuropathy with liability to pressure palsies，HNPP）。但当疾病进展，功能缺损融合后可呈对称性，类似于多发性神经病。

3. 多发性神经病　是指同时有许多神经受累，分布广泛、双侧对称、肢体远端为重，常为全身性因素所致。临床主要表现为远端、对称性（感觉和 / 或运动）功能缺损伴腱反射消失，即所谓远端对称性多发性神经病（distal symmetrical polyneuropathy，DSP）。纯粹小纤维受累时，也可呈现远端、对称性的 DSP 模式。在 DSP 中，神经纤维受累呈长度依赖性。

确定周围神经受损的分布模式具有临床实用价值，可能是最有意义的分类（表 17-1）。但需注意，在某些疾病可能呈现各种不同的临床模式。例如在糖尿病可表现为 DSP，也可为单或多数性单神经病、神经丛病、单或多神经根病等。

表 17-1　周围神经病分类及其原因（基于分布模式）

病变分布	常见病因
局灶性	1. 嵌压 (1) 常见部位卡压(腕管综合征、肘部尺神经、腓骨小头处腓神经) (2) 其他[†]:黏液性水肿、类风湿关节炎、淀粉样变性、肢端肥大症 2. 压迫性神经病,例如局部肿胀或血肿的压迫、肿瘤压迫或浸润 3. 缺血:糖尿病、血管炎 4. 外伤 5. 其他:结节病、麻风
多灶性	1. 血管炎:结节性多动脉炎、系统性红斑狼疮、干燥综合征 2. 多灶性运动神经病、遗传性压力易感性神经病 3. 痛性肌萎缩、糖尿病、艾滋病、麻风、结节病
对称性	1. 远端对称性感觉运动性多发性神经病 (1) 中毒[‡]:化学物质;治疗性药物;砷(慢性中毒)、汞、金、铊 (2) 内分泌疾病[‡]:糖尿病、甲状腺功能减退、肢端肥大症 (3) 营养性疾病[‡]:叶酸、维生素 B_{12} 和硫胺素缺乏(包括酒精中毒)、胃切除术后综合征、胃旁路术治疗肥胖 (4) 结缔组织疾病:类风湿关节炎、结节性多动脉炎、系统性红斑狼疮 (5) 感染性疾病:艾滋病、Lyme 病 (6) 危重病性多发性神经病:脓毒血症和多器官衰竭 (7) 肿瘤:癌性或淋巴瘤轴突性感觉运动性多发性神经病 (8) 其他:淀粉样变性;低磷血症;痛风 2. 近端对称性运动性多发性神经病 (1) 特发性炎症:吉兰 - 巴雷综合征、慢性炎性脱髓鞘性多发性神经病 (2) 副蛋白血症:意义未明的单克隆 γ 球蛋白病、骨硬化性骨髓瘤 (3) 中毒:长春新碱毒性、急性砷中毒 (4) 感染性疾病:白喉、艾滋病、Lyme 病
脑神经受累	1. 糖尿病(Ⅲ或Ⅵ)、吉兰 - 巴雷综合征(双侧Ⅶ)——单脑神经 2. 结节病、肿瘤侵袭颅底或脑膜——多脑神经 3. 感染性疾病:艾滋病、Lyme 病、白喉
上肢受累	1. 痛性肌萎缩——腋神经、肩胛上神经或桡神经 2. 多灶性运动神经病——尺神经、桡神经、正中神经 3. 吉兰 - 巴雷综合征的咽 - 颈 - 臂变异型 4. 糖尿病、遗传性淀粉样变性——正中神经(腕管综合征) 5. 铅中毒——桡神经、腓神经 6. 急性间歇性卟啉病:可表现为上肢近端、运动症候为主

[†] 易患腕管综合征;[‡] 表现为远端对称性或逆行性死亡过程

二、临床症状和体征

　　周围神经病可出现以下各种功能障碍的不同组合,原因、病程不同,表现迥异。

（一）感觉

感觉大纤维受损时，本体觉、振动觉和精细触觉功能缺损。

感觉小纤维受损时，则表现为神经病理性疼痛症状：①负性症状，如对各种非痛或痛性刺激的感觉减退；②正性症状，如自发性感觉（麻刺、蚁爬、捆绑或束缚感）或自发性疼痛（烧灼、刀割、针刺）以及诱发性疼痛，特别是异常性疼痛（allodynia）。

（二）运动

缺损症候为神经所支配肌肉的无力，严重者肌萎缩。刺激症候主要有肌束震颤、肌痉挛、肌肉痛性痉挛。

（三）腱反射

反射弧中断，无论是传入或传出支，均导致腱反射减弱或消失。在多发性神经病，踝反射通常最早消失，但也见于健康老年人。

（四）自主神经

①心率和血压变化（尤其是心率变异性和直立性低血压）。②腹泻、便秘（可交替出现）、腹胀；排尿困难、尿潴留（失禁）；性功能障碍。③瞳孔、腺体分泌异常；皮肤色泽和温度异常、溃疡和压疮，指/趾甲变形松脆；出汗异常。

（五）其他表现

若有可触及的周围神经增粗，提示麻风、淀粉样变性、CMT、Refsum 病、肢端肥大症或 CIDP。弓形足常提示遗传性神经病。

三、电生理检查

对于周围神经病，电生理检查（或称电诊断）是敏感、特异、有价值的措施。若病史和体检有所提示，应通过电诊断加以证实。主要进行：①常规神经传导测定（nerve conduction study，NCS）：评估 SNAP 和复合肌肉动作电位（compound muscle action potential，CMAP）；②针肌电图检测：显示受累肌肉失神经支配的证据，并确定运动单位是否仍受随意控制。

小纤维神经病（small-fibre neuropathy，SFN）是选择性累及薄髓和无髓纤维的病变，常规电生理检查的意义不大。为明确诊断，可考虑皮肤活检及特殊电生理检查，如定量感觉测定、交感皮肤反应，但其临床价值尚未得到充分肯定。

（一）临床意义

1. 确认并定位（神经根或以上水平、神经丛、神经干）。

2. 评估受累纤维类型（运动、感觉、自主神经）。

3. 确定受累神经分布（远端/近端、对称/不对称、单发/多发、下肢/上肢）。

4. 确定潜在的病理生理过程（轴突损害、脱髓鞘）。

5. 确定受累严重程度（轻/重）和时间过程（近期/慢性病变）。

6. 监测疾病恢复或疗效。

（二）病理生理分型

轴突性神经病中 CMAP 和 SNAP 波幅减低分别反映了运动和感觉轴突的丧失，但最快神经传导速度（nerve conduction velocity，NCV）可正常或轻度减慢；针肌电图可显示失神经，特别是肢体远端。在脱髓鞘性神经病，NCS 可显示传导阻滞、异常时间离散、F 波潜伏期延长或出现率减少、最快 NCV 明显减慢，而针肌电图一般无或几乎无失神经证据。

针肌电图的重要性在于测量运动轴突受累很敏感，因为活动性失神经电位（纤颤电位或正锐波）和募集减少是早期失神经的敏感指标，而运动单位电位（motor unit potential，MUP）波形可评估运动轴突丧失的时间（长时限、高波幅 MUP 和呈单纯相的异常募集提示慢性神经再支配）；比较而言，CMAP 波幅虽可反映轴突丧失但不敏感，因为病变早期仅轻微损害时，侧支再支配可代偿。

四、实验室检查

实验室检查旨在证实诊断并查找潜在的原因。基于周围神经病不同的类型,应考虑进行的实验室检查见表 17-2。

表 17-2　周围神经病的实验室检查 / 诊断性考虑

周围神经病类型	实验室检查 / 诊断性考虑
慢性、感觉为主的远端对称性多发性神经病	代谢、营养、中毒:糖耐量;肝、肾、甲状腺功能;维生素 B_{12}
	单克隆 γ 球蛋白病:①抗髓鞘相关糖蛋白和 / 或抗硫脂类(若呈脱髓鞘模式);②抗 GD1b、GD3、GT1b、GQ1(若有感觉性共济失调)——SPEP 和 IFX(IFX 更敏感)
急性周围神经病	GBS 及其变异型:抗 GM1(若以运动为主)、抗 GQ1b、抗 GD1b
	血管炎:血沉、C 反应蛋白、抗核抗体、ANCA、类风湿因子、抗 Ro/La 抗体(SSA/SSB)
	感染:人类免疫缺陷病毒、巨细胞病毒和 Lyme 血清学检查
	其他:① γ 球蛋白、淀粉样蛋白(SPEP/IFX);②卟啉病(新鲜尿标本胆色素原);③重金属中毒(头发、指甲化验);④结节病(神经活检);⑤硫胺素毒性
纯感觉性神经病	干燥综合征:抗 Ro/La 抗体(SSA/SSB)
	副肿瘤性神经病:Hu、Yo、Ri 等抗神经元抗体
	其他:艾滋病相关性神经病;维生素 B_6 过量
以运动为主的神经病	特发性炎症:GBS 及其变异型;MMN(抗 GM1)
	腓骨肌萎缩症:基因检测、神经活检
	其他:铅中毒(尿 / 血铅);卟啉病;运动神经元疾病
多数性单神经病	血管炎 / 结缔组织疾病及感染:见本表"急性周围神经病"
	脱髓鞘性神经病:MMN;遗传性压力易感性神经病(PMP22 基因)
自主神经病和小纤维神经病	小纤维神经病:皮肤活检;糖耐量
	遗传性感觉自主神经病:基因检测
	其他:卟啉病;淀粉样变(SPEP/IFX、神经活检);Fabry 病(α-Gal A 酶活性、神经活检);艾滋病;副肿瘤性自主神经病

ANCA= 中性白细胞胞质抗体(antineutrophil cytoplasmic antibody);GBS= 吉兰 - 巴雷综合征(Guillain-Barré syndrome);IFX= 免疫固定电泳(immunofixation electrophoresis);MMN= 多灶性运动神经病(multifocal motor neuropathy);SPEP= 血清蛋白电泳(serum protein electrophoresis)

神经活检、皮肤活检、基因检测等特殊方法仅在少数情况下进行。神经活检诊断炎性疾病最有价值,一般在其他方法不能明确诊断时进行,但技术要求很高。皮肤活检主要是通过蛋白基因产物 9.5 染色(PGP9.5),测定表皮内神经纤维密度。

五、基本诊断思路

对疑似周围神经病患者的评估,最重要的步骤是确定神经病变的分布、病理生理类型、持续时间和病程。结合病史、体检和电生理所见,加上基本的实验室检查,可对大多数周围神经病进行分类(图 17-5)。

六、总体治疗原则

(一)病因治疗

对根本原因的治疗,有可能减轻甚至逆转神经病变的进展。例如对于免疫介导的神经病,可予以静脉注射免疫球蛋白(intravenous immunoglobulin,IVIG)或糖皮质激素;对于感染者,予以抗生素或抗病毒治疗。

(二)疼痛管理

药物治疗应遵循个体化原则。首选单药治疗,最小剂量开始;单药控制欠佳,可考虑换药或联合用药,

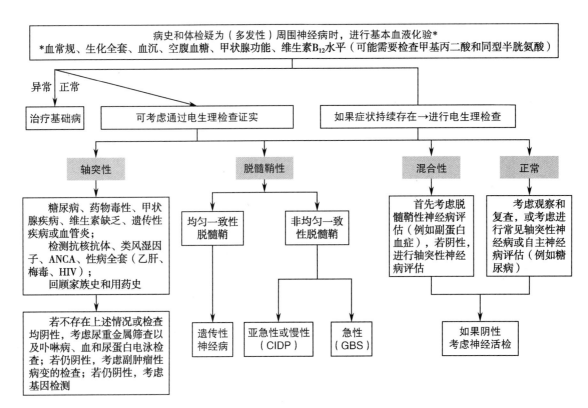

图 17-5   多发性周围神经病诊断思路

并选用不同机制的药物。

常用药物包括：①抗惊厥剂，如加巴喷丁、普瑞巴林、卡马西平、奥卡西平、丙戊酸钠、拉莫三嗪、托吡酯等；②抗抑郁药，如阿米替林、度洛西汀和文拉法辛等；③阿片类，如曲马多、羟考酮、吗啡等；④局部用药，如利多卡因等。

（三）支持和护理

呼吸功能须仔细监测，若肺活量和氧分压下降，须做好辅助通气的准备。在重度运动或感觉功能缺损患者，应防止压疮、关节挛缩和额外的压迫性神经损伤。

第二节　单神经病

一、特发性面神经麻痹

【理论概要】

特发性面神经麻痹或称 Bell 麻痹，是茎乳孔内面神经非特异性炎症所致的周围性瘫痪。发病率 (11.5~53.3)/10 万。

（一）临床表现

1. 任何年龄、季节均可发病。

2. 急性起病，病情多在 3d 左右达到高峰。

3. 受累侧以闭目、皱眉、鼓腮、示齿、闭唇无力为主要表现；可伴同侧耳后疼痛或乳突压痛，或伴舌前 2/3 味觉消失、泌涎和泪液障碍、听觉过敏。

（二）诊断

临床诊断不难，主要依据临床表现，并排除其他原因所致的周围性面神经麻痹，例如 GBS、耳源性疾病、颅后窝病变等。

（三）治疗

1. 激素、抗病毒，基于《中国特发性面神经麻痹诊治指南》(2016)推荐：

（1）年龄在 16 岁以上、无禁忌证者，72h 内使用泼尼松，30~60mg/d，顿服，5d 后每日减 10mg 至停用；儿童及发病 72h 后使用是否获益无证据。

（2）严重或完全性面瘫者，在急性期可考虑联合使用抗病毒药物，阿昔洛韦(0.2~0.4g、每日 3~5 次)或伐昔洛韦(0.5~1g、每日 2~3 次)，口服，疗程 7~10d。

（3）不建议单用抗病毒治疗。

2. 保护角膜免于损伤或感染很重要。

3. 针灸等物理疗法可能有所帮助。

【临床病例讨论】

患　者：陈××，女，26 岁，职员，主因"右侧耳后疼痛 3d，右眼闭合不拢、口角歪斜 2d"就诊。

现病史：3d 前无明显诱因觉右侧耳后疼痛，未发现周围红肿、丘疹，未引起注意；2d 前晨起洗刷，照镜子时发现口角歪向一侧，漱口、刷牙时右侧口角漏水，吃饭时右侧有部分食物滞留，次日上述症状加重，且右眼闭合不拢。

既往史：体健，无家族史，否认特殊病史。

查　体：右额纹消失，右 Bell 征(+)，示齿时右鼻唇沟变浅，口角歪向左侧，噘嘴、鼓腮、吹口哨不能，舌尖味觉减退，右角膜反射消失；外耳道未见疱疹，面部感觉无异常，听力正常，伸舌居中；四肢无异常体征。

辅助检查：发病一周后电生理检查显示面神经远端潜伏期延长，CMAP 波幅比对侧减低 60%；瞬目反射显示右侧 R1、R2 潜伏期明显延长。

（一）诊断

1. 定位诊断　根据其右侧上、下半面肌均瘫痪的体征，且面神经支配区域以外无异常，因此定位于右侧面神经周围性病变。此外，该患者有耳部疼痛感，提示中间神经受损；有味觉减退，提示鼓索神经部分受损(图 17-6)。

2. 定性诊断　根据起病急、无特殊病史、无神经系统其他局灶性损害，定性诊断为 Bell 麻痹。

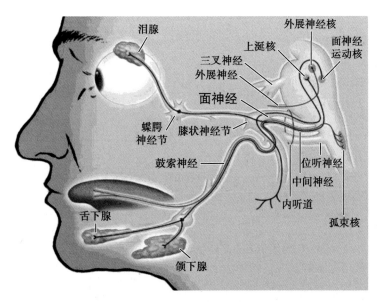

图 17-6　面神经不同损伤部位及其相应临床表现

3. 鉴别诊断　周围性面神经麻痹患者中约 30% 存在其他继发因素,需与以下疾病相鉴别:

(1) 中枢神经系统病变:如卒中、脑桥小脑角和脑干占位等。

(2) 自身免疫病:如 GBS、多发性硬化等。

(3) 代谢性疾病:如糖尿病等。

(4) 感染性疾病:如脑炎 / 脑膜炎、Hunt 综合征、Lyme 病等。

(5) 其他:如肉芽肿病(如结节病)、腮腺肿瘤、面神经肿瘤、外伤等。

(二) 临床诊疗决策

1. 病情评估　应从不同角度对患者进行评估,以便医患沟通。虽然 Bell 麻痹是一相对良性的疾病,但部分患者可能有较明显的面容改变,而致社交或心理窘境,因此有必要进行电生理检查,以了解神经损害的程度并对预后评估。

 相关要点:影响 Bell 麻痹患者预后的主要因素

影响 Bell 麻痹患者预后的主要因素包括症状严重程度及相关危险因素:

1. 症状严重程度,其评估方法包括:

(1) 临床症状呈进展性并伴味觉和听觉损害者预后相对较差。

(2) House-Brackmann 面瘫分级(Ⅰ级正常、Ⅵ级完全无功能)。

(3) 电生理检查(图 17-7):神经纤维变性数量达 95% 将不可恢复(可采用 CMAP 波幅进行判断);

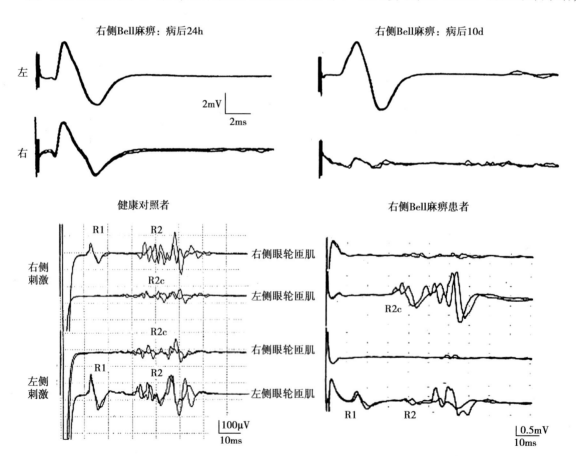

图 17-7　右侧 Bell 麻痹患者的面神经传导和瞬目反射

上图:面神经传导。茎乳孔处刺激面神经,鼻肌记录;10d 后 CMAP 波幅明显减低,提示 Wallerian 变性,预后可能较差。下图:瞬目反射。分别刺激两侧眶上神经,同时从两侧眼轮匝肌记录。可见无论从哪一侧刺激,均出现患侧(即右侧)记录反应的缺如。这是病后 24h 进行的检查,如果 2~3 周后复查仍未出现波形(图中未显示),则预后不良

针肌电图观察不到面肌随意收缩的电信号,或者瞬目反射 R1、R2 潜伏期在发病 2~3 周以后仍未恢复正常者,提示预后不良。

　　2. 相关危险因素:合并其他疾病如糖尿病;是否早期使用激素;年龄,呈增龄性预后差的趋势。

　　2. 辅助检查　不建议常规进行化验、影像和电生理检查,除非临床表现提示存在继发原因。

　　3. 治疗

　　(1) 药物治疗:激素治疗可促进神经损伤尽快恢复,改善预后。

　　(2) 物理治疗:临床实践中,常采用针灸及电刺激、超短波、红外线照射等方法,但均缺乏随机对照试验(randomized controlled trial,RCT)的证据。针灸治疗建议在发病一周后进行。

　　(3) 手术减压:不建议作为常规;但面瘫严重、面肌 CMAP 波幅较对侧减低 90% 以上、面肌随意活动消失者可考虑。

　　(三) 随访

　　通常为单相病程,复发率 7%~12%。大多数可完全恢复(一般 2~4 周后开始,3~4 月后完全恢复)。部分患者遗留远期并发症:①残余面肌无力(眼闭合不全者为预防角膜溃疡,睑缘缝合术可能获益);②面肌联带运动(鳄鱼泪)、面部挛缩、面肌痉挛,可采用肉毒毒素注射治疗。本患者 4 个月后复诊未见异常。

二、面肌痉挛

　　偏侧面肌痉挛(hemifacial spasm,HFS)为一侧面神经支配肌肉的不随意、不规则、阵挛性或强直性运动。面肌痉挛包括特发性和继发性。特发性 HFS 患病率约(9.8~11)/10 万,亚洲人群可能略高。按其病因和机制可分为:①特发性 HFS,其最主要的假说是颅后窝血管异常压迫同侧面神经根出口区或非血管压迫机制;②继发性面肌痉挛,主要包括 Bell 麻痹、面神经外伤、MS、脑干肿瘤;③其他病因,如高血压和延髓腹外侧受压、面运动神经元过度兴奋、遗传易感性等因素。

　　(一) 临床表现

　　1. 好发于中老年,平均发病年龄 55 岁,男女比率约 1:2。

　　2. 在经典的特发性 HFS 患者,症状始于一侧上半面部(90% 是眼轮匝肌),表现为眼轮匝肌的短促、重复性收缩,从而导致突然、不随意闭眼,往往伴有眉毛上抬,所谓"另类 Babinski 征"(图 17-8);而继发性 HFS 更多是上、下半面肌同时受累。

　　3. 痉挛可扩展至颊肌、口角提肌和颈阔肌。最初收缩短暂,随后变得较持续;眨眼和随意运动可诱发,

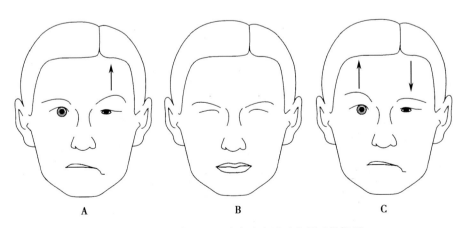

图 17-8　不同类型面肌痉挛患者眼睑和眉毛的位置

A. 偏侧面肌痉挛(HFS):一侧闭眼时,同侧眉毛矛盾性上抬(向上箭头所示),即另类 Babinski 征;B. 眼睑痉挛:可见双侧眼睑闭合(闭合的幅度可不对称);C. 功能性眼闭:一侧闭眼时,同侧眉毛下沉(向下的箭头所示),有时伴对侧眉毛上抬(向上的箭头所示)

情绪激动或紧张时加重,少数患者出现耳内抽动样杂音和听力减退。

4. 大多在一侧,双侧者极少(约 2.6%),<10% 的患者可自发缓解。

(二) 诊断

根据病史及面肌的阵发性抽动,体检无其他阳性发现,可以诊断。但应注意 HFS 的临床异质性。症状不典型者,可考虑如下方法协助诊断。

1. 电生理检查 ①记录到异常肌反应,支持 HFS 诊断。电刺激面神经某一分支时若记录其他分支所支配肌肉的电活动,或瞬目反射检查时,刺激眶上神经而记录到眼轮匝肌之外的面肌电活动,均为异常肌反应。②肌电图显示面肌的高频(达 150Hz)、爆发性、不规则、重复冲动活动。

2. 影像检查 CT 和 MRI 用以明确可能导致面肌痉挛的其他结构性病变。

3. 卡马西平治疗试验 病初对卡马西平治疗一般有效。

面肌痉挛常与以下疾病相鉴别:

1. 继发性 HFS Bell 麻痹和面神经外伤后遗症;脑桥小脑角肿瘤和动静脉畸形;卒中、MS;感染如中耳炎、结核性脑膜炎;颅后窝结构异常;腮腺肿瘤。

2. HFS 样病变 主要是那些临床表现类似于 HFS 的单侧面部运动障碍病变。

(1) 眼睑痉挛(blepharospasm):表现为眼睑反复发作的不自主闭眼,往往双侧同时起病,常表现睁眼困难和眼泪减少。病情严重者,可导致功能性盲。当累及下面部、颌、舌、咽喉和颈部时,称 Meige 综合征,可出现说话、咀嚼、吞咽甚至呼吸困难。绝大多数患者报告有感觉诡计(sensory trick)。

(2) 咬肌痉挛:为单或双侧咀嚼肌的痉挛,可出现不同程度的上下颌咬合障碍、磨牙和张口困难。

(3) 面部抽动症(facial tics):突然发生、短暂、多变的面部动作。常表现为挤眉、眨眼、吸鼻、噘嘴、作怪相。

(4) 面部肌阵挛:局灶运动性痫性发作期间,出现阵挛性面肌收缩时可类似于 HFS 表现。

(5) 心因性 HFS:其特征是强度多变、无固定模式的面部动作(见图 17-8)。

(三) 治疗

特发性 HFS 为良性过程,即使不采取任何治疗措施,也不会给患者带来任何严重危害,但往往会带来社交窘境。

1. 口服药物治疗 常用于发病初期、不能耐受或拒绝手术者,可减轻部分患者的症状。常用卡马西平、奥卡西平、地西泮。

2. 肉毒毒素注射 是我国目前的主要治疗方法之一。应采取个体化原则以达到最佳疗效,少量、多点注射;一次注射总量不超过 55U;重复注射的间隔时间不少于 3 个月。

3. 微血管减压术(microvascular decompression,MVD) 适应证包括:①特发性 HFS 诊断明确,经影像检查排除继发性病因;②口服药物或肉毒毒素注射的疗效差、过敏或不耐受不良反应;③患者手术意愿强烈。

三、三叉神经痛

【理论概要】

三叉神经痛定义为三叉神经一个或多个分支区域,通常单侧、突发、剧烈、短暂、闪电样、反复发作的疼痛。分为经典三叉神经痛(classic trigeminal neuralgia,CTN)和症状性三叉神经痛(symptomatic trigeminal neuralgia,STN)。CTN 患病率约 182/10 万,年发病率(3~5)/10 万,女性更多,发病高峰在 50~60 岁,并随年龄增长而增加。

(一) 临床表现

CTN 多见于 40 岁以上的患者。表现为三叉神经分布区域(大多在第二、三支)内反复发作的短暂性剧烈疼痛,呈电击样、刀割样和撕裂样剧痛,突发突止。每次疼痛持续数秒至数十秒,间歇期完全正常。疼痛发作常因说话、咀嚼、刷牙和洗脸等面部随意运动诱发，或触摸面部某一区域而触发，所谓"扳机点"。为避免发作，患者常恐惧洗脸、刷牙和进食，以致面容憔悴、情绪抑郁。神经系统查体无异常。

（二）诊断

主要基于病史和临床特征。根据疼痛发作部位、性质、面部扳机点及神经系统无阳性体征，CTN 的诊断一般不难。主要的鉴别诊断包括如下方面：

1. STN　疼痛多为持续性，一般无扳机点；常伴面部感觉减退、角膜反射迟钝和其他神经体征，这取决于具体病因，包括 MS、延髓空洞症、颅底肿瘤、脑部炎症和血管异常。经颅脑 CT、MRI 检查可明确诊断。

2. 牙痛　常为持续性钝痛，局限于牙龈部，可因冷、热食物加剧。牙科 X 线检查有助于诊断，恰当治疗后疼痛可消失。

3. 其他神经病理性疼痛　①舌咽神经痛多见于年轻女性。疼痛局限于扁桃体、舌根、咽及耳道深部，即舌咽神经分布区域的阵发性疼痛，性质类似于三叉神经痛。吞咽、讲话、哈欠、咳嗽可诱发。咽喉、舌根扁桃体窝喷涂可卡因可阻止发作。②蝶腭神经痛主要表现为颜面深部的持续性疼痛，可放射至鼻根、颧部、眼眶深部、耳、乳突及枕部，呈烧灼样，持续性，规律不明显。丁卡因在中鼻甲表面麻醉或蝶腭神经节封闭有效。

（三）治疗

1. 药物治疗　对 CTN 的疗效确切（尤其是初发患者），但在 STN 则不然。一线治疗药物为卡马西平（200~1200mg/d）和奥卡西平（600~1800mg/d）。CTN 自然恢复几乎不可能，因此，鼓励患者根据发作频率调整药物剂量。

2. 外科治疗　当药物疗效减退或出现无法耐受的副作用时可尽早考虑。

（1）MVD：推荐首选，尤其是诊断明确、药物和其他手术方法无效、青少年起病的 CTN、MVD 术后复发；但手术疗效和并发症发生率，与病情复杂程度及医生的操作水平密切相关。

（2）姑息性毁损：在高龄、全身情况差、不愿接受开颅术等情况时可考虑；例如射频热凝、球囊压迫、伽马刀。

【临床病例讨论】

患　者：王××，女，56 岁，农民，主因"间断发作性左面部疼痛 2 年，程度加剧、频率增加 3 个月"就诊。

现病史：患者 2 年前开始出现左面部疼痛，伴自觉牙痛，具体位置不明确，曾就诊口腔科并拔牙，但症状无改善。最初每月发作 3~5 次，尚能忍受，也曾自服"去痛片"但无效。半年后，喝热水、冷水或刷牙时出现面部剧烈疼痛，整个左半面部均疼痛，但以上颌、嘴唇、下颌最明显，描述为"似刀割"，每次持续数秒，突发突止。后就诊神经内科，查头颅 CT 无异常，拟诊三叉神经痛，予以卡马西平 200~300mg/d 治疗有效，以后断续服药维持。1 年后，疼痛发作频繁，说话、咀嚼、洗脸或触摸面部时也触发疼痛，卡马西平剂量增加至 600mg/d 尚能缓解疼痛。就诊前 3 个月，疼痛发作间隔时间越来越短，持续时间达十几秒，药量增加至 800~1000mg/d 可缓解疼痛，但疗效不如以前，并有嗜睡、头晕、走路不稳等明显不适，且恐惧洗脸和进食。在近 3 个月中，由于进食诱发疼痛，使得体重减轻 6kg。无视力变化、耳鸣、眩晕或听力下降。

既往史：有高血压病史，否认头部外伤、药敏和其他特殊病史。

查　体：BP140/90mmHg，其他内科体检无异常。情绪低落，疼痛发作时可见明显痛苦表情。左面部皮肤卫生差，未见疱疹或色素沉着。面部感觉、咀嚼肌力量和角膜反射两侧对称正常，张口下颌无偏斜，听力正常，其他脑神经检查无异常。四肢无异常。

辅助检查：血常规、生化检查正常；瞬目反射无异常。本次就诊前，颅脑MRI未显示占位或其他异常。

（一）诊断

1. 定位诊断　根据疼痛主诉，部位局限于一侧且主要在下半面部，无流泪、鼻塞和听力减退，无头、颈部疼痛,头面部无疱疹等,无神经系统阳性体征,考虑为单侧面部感觉神经的刺激性病变。

2. 定性诊断　根据中老年起病,疼痛呈间歇性、阵发性,且程度剧烈、有扳机点,无其他特殊病史,颅脑影像检查无明确异常,定性诊断应考虑 CTN。

3. 鉴别诊断

(1) STN:多继发于其他疾病如 MS、延髓空洞症、颅底肿瘤、脑部炎症和血管异常,疼痛多为持续性,无扳机点;常伴面部感觉减退、角膜反射迟钝和其他神经体征。本患者无明确继发因素,疼痛呈间歇性、阵发性,且程度剧烈、有扳机点,颅脑 MRI 未显示占位或其他异常,可排除 STN 诊断的可能。

(2) 本病还需与牙痛、舌咽神经痛相鉴别:牙痛常为持续性钝痛,局限于牙龈部,可因冷、热食物加剧;舌咽神经痛多见于年轻女性,疼痛局限于扁桃体、舌根、咽及耳道深部,吞咽、讲话等可诱发;本患者不具备上述特点,故不考虑此诊断。

(二) 临床诊疗决策

1. 病情评估　CTN 的病因及发病机制尚不完全明了。三叉神经痛是临床诊断,诊断标准主要基于专家共识。本病疼痛特点呈阵发性,突发突止,持续数秒或数分钟,一天内发作次数不等,少则 3~4 次 /d,多者可达 70 次 /d,有时疼痛发作急骤以至于难以确定每次发作之间的间隔。每次发作之间有不应期。疼痛可进入缓解期,可数周或数月不发作;每次发作间期无痛的间隔时间逐渐缩短。1/3 的患者夜间出现疼痛。该患者符合三叉神经痛的发病特点,查头颅 CT 无异常,故诊断明确。

 相关要点:三叉神经痛的可能病因及发病机制

1. 对于 CTN 而言,三叉神经根 MVD 手术是目前最有效、且疗效最持久的方法(图 17-9)。强有力的经验性证据表明,约 95% 与血管压迫三叉神经根有关,然而,血管压迫如何导致三叉神经痛的病理生理机制尚不明确。

2. 目前的主流观点是"点燃假说"(ignition hypothesis),即三叉神经节或根损伤导致节内一小丛神经元处于激发状态,形成一个点火中心,任一分支受刺激,就会激活该中心,并通过脱髓鞘轴突形成的伪突触传递或短路形成一个正反馈,迅速激活中心周围的感觉神经元,产生强烈放电,很快超过阈值出现一短暂剧烈的疼痛。

3. 易患生物学因素也可能很重要,有遗传基础者虽然极少见,但的确存在家族聚集现象。

4. 余下小部分的三叉神经痛病例,可能与 MS 斑块、累及脑干三叉系统的腔隙性梗死或脑桥小脑角占位性病变相关联。

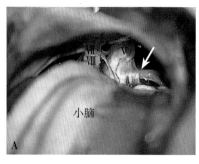
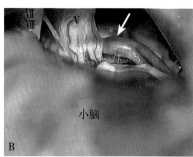
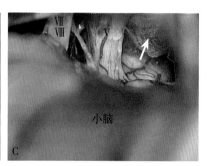

图 17-9　颅后窝三叉神经受压情况和微血管减压(MVD)

图示 MVD 术中照片。经乙状窦后入路行左侧三叉神经痛 MVD。A. 低倍镜下显示三叉神经近端腹侧明显受压(白色箭头),责任血管为小脑上动脉;B. 高倍镜下显示责任血管与三叉神经的相互关系;C. 高倍镜下显示 MVD 术后的三叉神经,小脑上动脉被移向上方(术野中未显示),其与三叉神经之间以絮状特氟纶衬垫(白色箭头)。Ⅴ 表示三叉神经,Ⅶ和Ⅷ为面、听神经复合体

2. 辅助检查

（1）影像学检查：颅脑 MRI 的价值在于排除引起 STN 的其他原因。MRI 可探测血管与三叉神经的接触或压迫，但技术要求高；基于敏感性和特异性均较低，美国神经病学会（American Academy of Neurology，AAN）和欧洲神经病学联盟（European Federation of Neurological Societies，EFNS）指南不推荐常规使用。

（2）三叉神经反射：如瞬目反射，可能有助于 CTN 与 STN 的鉴别。

（3）血液化验：如白细胞计数、肝肾功能，可作为药物治疗的基线检查。

3. 治疗

 相关要点：三叉神经痛药物治疗及其注意事项

1. 所有药物应以最低剂量开始，每 3~7d 逐步加量，直至最佳控制疼痛而副作用最小；初次使用时或增加剂量时，须仔细监测药物副作用。

2. 首选卡马西平，70% 的患者最初能获得疼痛 100% 缓解。许多患者有不良反应（主要是皮疹、疲劳、注意力不集中），且药物互相作用风险较高。

3. 次选奥卡西平，疗效类似于卡马西平，且药物互相作用少；大剂量时，存在低钠血症风险。

4. 若上述药物过敏，其他可选：①巴氯芬，对 MS 所致 STN 疗效更佳；②拉莫三嗪，增量须缓慢，否则易发生皮疹，可与卡马西平或奥卡西平合用；③普瑞巴林；④加巴喷丁。

治疗手段主要包括药物治疗和手术治疗，该病例虽然口服大剂量药物，但疼痛不能缓解且副作用不能耐受，后接受了 MVD 手术，获得了良好疗效。

（三）随访

三叉神经痛首次诊断后再次发作的患者，5 年内占 65%，10 年内占 77%。随着时间推移，疼痛缓解的时间越来越短，疼痛的持续时间越来越长。大多数患者药物治疗最初能获得完全的疼痛缓解。MVD 术后疼痛完全缓解率超过 90%，少部分患者 MVD 术后可再发。对本患者在 MVD 术后第 1 年、2 年、3 年后进行随访，未发现疼痛复发。

四、嵌压性神经病和神经痛

嵌压性神经病是指神经受到邻近解剖结构挤压、牵拉或成角，达到某种程度时出现功能障碍，其最初或最显著的主诉为感觉症状或疼痛。多数无特异性治疗，主要是对症治疗或查找原因后防止神经进一步损伤。

嵌压性神经病的常见部位见表 17-3，上肢主要神经的病变所致运动障碍的表现和感觉障碍区域见图 17-10。

表 17-3 嵌压性神经病

部位	神经	嵌压部位
上肢	肩胛上神经	冈盂切迹
	臂丛下干或内侧束	颈肋或胸廓出口的纤维束带
	正中神经：腕部	腕管
	正中神经：肘部	旋前圆肌的两个头之间（旋前圆肌综合征）
	尺神经：腕部	居永管/尺管
	尺神经：肘部	二头肌沟、肘管
	后骨间神经	桡管，进入旋后肌的入口点

续表

部位	神经	嵌压部位
下肢	股外侧皮神经(感觉异常性股痛)	腹股沟韧带
	闭孔神经	闭孔管
	胫后神经	跗管;内踝 - 屈肌支持带
	足底趾间神经	足底筋膜;第三、四跖骨头

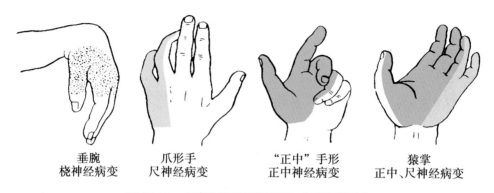

垂腕	爪形手	"正中"手形	猿掌
桡神经病变	尺神经病变	正中神经病变	正中、尺神经病变

图 17-10　上肢神经病变的手形和感觉障碍区域
灰色、浅蓝色和粉红色分别表示桡神经、尺神经和正中神经损害时感觉障碍的区域

（一）腕管综合征

CTS 是最常见的嵌压性神经病,特征性表现是手部麻木和 / 或疼痛,常在夜间特别明显,使患者从睡眠中醒来。常被误认为是"颈椎病"。在我国,中年劳动女性多发,绝经期前后尤其;往往找不到具体原因,谓之特发性 CTS。妊娠早期,职业性反复微创伤包括食品加工业、制造业、伐木业、建筑业、美容业、牙科医生等也可引起。可能引起 CTS 的其他情况见表 17-1。

早期症状为疼痛及感觉异常,局限于桡侧三个半指(见图 17-10)。可能出现前臂、上臂、肩部及颈部疼痛。症状在甩手后可能减轻,而屈腕动作则加重。病变进展后,最终可能出现鱼际肌无力及萎缩。严重、未经治疗或晚期可能出现自主神经症候,导致指端溃疡形成。可能有 Tinel 阳性(在腕部叩击神经引起其分布区的感觉异常),或 Phalen 阳性反应(屈腕 1min 使症状加剧或复制症状),但二者阳性率不高。

电生理检查最基本的表现是正中神经感觉和 / 或运动 NCS 显示异常,而同侧手其他神经正常(尺神经、桡神经)。

轻症患者的治疗包括夹板、类固醇短期口服或腕管内局部注射;重度或针肌电图显示失神经支配者,可考虑神经松解 / 减压手术。

（二）坐骨神经痛

沿坐骨神经行程的任何病变,均可引起坐骨神经痛(表 17-4)。腰椎间盘脱出累及腰 5(L_5)和骶 1(S_1)神经根占 95%;其他部位包括盆腔下部、臀部、臀沟和股二头肌近端。直腿抬高试验在椎间盘脱出者同侧的敏感性高(接近 90%)而不具特异性,交叉的直腿抬高试验特异性高(达 90%)但不敏感;椎管狭窄患者常阴性。治疗取决于病因,椎间盘病变所致坐骨神经痛,大多数患者无需特殊处理可自行缓解,主要是止痛及物理康复治疗,需避免不必要的手术。

（三）肋间神经痛

多因带状疱疹、胸膜炎、肺炎、胸椎或肋骨外伤等引起。疼痛沿一个或几个肋间分布,呈持续性刺痛、灼痛,呼吸、咳嗽、喷嚏时加重。若是带状疱疹感染,相应肋间可见疱疹,疼痛出现于疱疹前,疱疹消失后疼痛可持续一段时间。

表 17-4　坐骨神经痛的原因及其鉴别诊断

分类	病因
脊椎原因	椎间盘破裂并压迫 L_4、L_5 或 S_1 神经根
	腰椎滑脱(前移)、椎间孔或腰椎管狭窄所致骨关节炎侵犯神经根
	关节突关节滑膜囊肿
	蛛网膜囊肿
	脊柱肿瘤
	腰骶神经根神经纤维瘤
	蛛网膜炎
非脊椎原因	盆腔及妇科疾病,包括子宫内膜异位所致周期性坐骨神经痛
	梨状肌综合征、臀部口袋综合征(厚钱包综合征)
	妊娠、分娩、长时间截石位
	无疹性带状疱疹
	糖尿病神经根病
	臀肌注射部位损伤
	腰神经丛炎
	血管侵犯坐骨神经(臀下动脉假性动脉瘤)
	髋部骨折、脱位或移位;广泛性骨盆骨折
	股二头肌血肿、扭伤和撕裂
	青年人的特发性原因

(四)枕神经痛

枕神经痛是枕大、枕小、耳大神经分布区疼痛的总称。源自颈2、颈3,分布于颈部。呼吸道感染或扁桃体炎是常见病因,也可能病因不明。临床表现多为起源于颈部的一侧性持续性钝痛,向头顶(颈大神经)、乳突部(颈小神经)或外耳(耳大神经)放射,可阵发性加剧,头颈活动、咳嗽时加重,可伴局部肌肉紧张或痉挛。检查枕外隆突下可有压痛。

第三节　多数性单神经病

一、多数性脑神经病

多组脑神经受累可能因单一疾病过程而致,主要是位于脑干表面或颅底的病变,其特点是相邻脑神经相继损害(表 17-5)。

表 17-5　颅内脑干外脑神经综合征 *

部位(综合征)	受累脑神经	常见原因
眶上裂	Ⅲ、Ⅳ、V_1、Ⅵ	蝶骨的侵袭性肿瘤、动脉瘤
海绵窦外侧壁	Ⅲ、Ⅳ、V_1(偶尔 V_2)、Ⅵ	海绵窦动脉瘤或血栓形成;来自鼻窦和蝶鞍的侵袭性肿瘤;有时因类固醇治疗而出现的复发性良性肉芽肿性反应
蝶骨后空间窝	Ⅱ~Ⅵ	颅中窝大的肿瘤
岩尖	Ⅴ、Ⅵ	岩锥炎、岩骨肿瘤

续表

部位（综合征）	受累脑神经	常见原因
内听道	Ⅶ、Ⅷ	岩骨肿瘤（皮样囊肿等）、听神经瘤
脑桥小脑角	Ⅴ、Ⅶ、Ⅷ、有时Ⅸ	听神经瘤、脑膜瘤
颈静脉孔	Ⅸ、Ⅹ、Ⅺ	肿瘤和动脉瘤
枕髁后外侧间隙	Ⅸ～Ⅻ	腮腺肿瘤、颈动脉体瘤、继发性和淋巴结肿瘤、结核性淋巴结炎、颈动脉夹层
腮腺后间隙	Ⅸ～Ⅻ、颈交感干	同上；肉芽肿病变（结节病、真菌）
腮腺后间隙	Ⅹ、Ⅻ伴或不伴Ⅺ	腮腺肿瘤、上颈部肿瘤或损伤
一侧颅底	Ⅰ～Ⅻ	肿瘤（最常见）、颅底骨折或脑膜炎

　　* 在多数性脑神经损害,急性起病者多于病前或伴随感染性单核细胞增多(有时是其他病毒或支原体疾病),大多预后良好;慢性起病者表现为多脑神经在数年中相继受累,颈淋巴结结核和结节病可能性大;特殊原因是癌细胞在皮肤及皮下组织沿远端神经的浸润

二、痛性肌萎缩

　　痛性肌萎缩的特征性表现为肩部急性疼痛,随后出现翼状肩胛以及肩外展(外旋)、捏握力和前臂旋前力弱。70% 的患者临床表现典型,容易识别,但也可出现其他不典型的表现,如无痛、累及下臂丛或其他周围神经。年发病率(1~3)/10 万。确切原因和机制仍不明确,一般认为是复合、多因素的相互作用,包括:①个体易感性(潜在的遗传倾向);②环境因素,例如轻度全身性感染、接种疫苗、轻度外伤及注射药物后,可能与免疫或自身免疫性触发有关;③机械因素(重复或剧烈运动),臂丛对机械损伤的易感性,可能代表了神经外膜的血 - 神经屏障异常。

　　（一）临床表现

　　无论是特发性痛性肌萎缩(idiopathic neuralgic amyotrophy,INA)还是遗传性痛性肌萎缩(hereditary neuralgic amyotrophy,HNA),经典的临床过程分为三个连续阶段:①疼痛期;②无力(肌萎缩)和感觉障碍期;③恢复期。HNA 常呈遗传异质性,但 55% 的受累家族与染色体 17q25 上 SEPT9 基因点突变或重复有关。

　　1. 一般先有肩周的剧痛(平均持续 4 周),随之出现上肢无力 / 肌萎缩、反射改变和感觉障碍,特别是颈5、颈 6 节段。运动功能障碍呈臂丛神经分布,或符合各不同单一神经的支配区域,尤其是胸长神经和 / 或肩胛上神经(占 71.1%)、腋神经、桡神经,但也可能同时累及腰骶丛或膈神经。受累肌肉萎缩较明显,常呈不规则斑片状。感觉受累很常见(占 78.4%),但对患者的影响不大。

　　2. 症状和体征通常为单侧,但也可为双侧。

　　3. 通常在 1~2 年中缓慢恢复。总体恢复情况不理想。有研究报道,随访 3 年或更长时间,约 2/3 的患者有持续疼痛和麻痹。不同患者之间残疾的程度也各不相同,许多患者遗留的残疾会影响其工作能力和日常生活。

　　4. INA 患者,平均随访 6 年,26.1% 的患者复发。

　　5. 与 INA 比较,HNA 患者发病更早(28.4 岁 /41.3 岁)、发作次数更多(平均 3.5 次 /1.5 次)、更常累及臂丛之外的神经(55.8%/17.3%),且麻痹的程度更严重,随后的功能转归更差。

　　（二）诊断

　　痛性肌萎缩属于临床诊断。大多数患者的临床表现都非常独特,通常仅从病史就可识别。Van Alfen(2015)提出的诊断要点见表 17-6。

　　需要与之鉴别的疾病主要包括:臂丛的肿瘤浸润或作为放疗的并发症、嵌压性神经病、VN、颈神经根病、肺上沟瘤、HNPP、胸出口综合征。胸出口综合征是颈肋或其他解剖结构压迫臂丛下干所致。主要症状为颈 8~ 胸 1 分布区疼痛和麻木。电生理特点为尺神经和前臂内侧皮神经 SNAP 异常,正中神经 CMAP 异常而 SNAP 正常;针肌电图显示拇短展肌受累最严重。

表 17-6　有助于痛性肌萎缩正确诊断的要点

诊断分级	临床诊断要点
很可能或肯定的诊断（典型表现）	任何新发、急性、剧烈、单或双侧肩和/或上臂痛（数字等级疼痛评分（numerical rating scale，NRS）≥7/10），一般止痛剂无效
	疼痛往往夜间更严重；休息状态时也如此
	多灶性周围神经症状和体征，可为双侧、但不对称
	最大随意收缩用力外展/前屈运动时，肩关节运动异常
	病后 3 周可见胸长神经、肩胛上神经和前骨间神经麻痹
可能的诊断（不典型表现）	初始疼痛不严重，而其他方面的表现典型，无力呈多灶性分布、单相病程
	上肢（一侧或两侧）多灶性麻痹更广泛，另一侧上肢非对称性受累
	上肢存在感觉减退或感觉异常的区域
	其他周围神经受累，如腰骶神经丛、膈神经、喉返神经

也可采用简单的三步法进行鉴别诊断：第一步，疼痛是急性、非常严重，且完全不同于患者以前经历过的吗？若是，NA 可能性很大；若否，NA 也有可能，但应考虑其他诊断。第二步，被动外旋或外展上臂受限吗？若是，肩关节病变的可能性更大；若否，NA 可能性很大。第三步，所有症候都在相同的根性分布区域吗？若是，颈神经根病的可能性更大；若否，NA 可能性很大。

（三）治疗

若无禁忌，在急性疼痛期口服泼尼松 1mg/kg，1 周后逐渐减量，第 2 周后停用，可有效缓解疼痛，且可能有助于功能恢复。多学科康复治疗对于患者的功能恢复很重要。

三、血管炎性神经病

血管炎性神经病（VN）是一组异质性周围神经病，与系统性或非系统性血管炎相关（表 17-7）。所有 VN 的共同特点是神经滋养血管的炎症，主要累及神经外膜动脉，导致血栓形成，随之引起缺血性损伤；主要是轴突损伤。

表 17-7　伴周围神经病的血管炎分类

分类		疾病举例/说明
原发性系统性血管炎	小血管炎	抗中性粒细胞胞质抗体相关性血管炎（显微镜下多血管炎、Churg-Strauss 综合征；Wegener 肉芽肿）；原发性混合型冷球蛋白血症 - 非丙肝病毒（抗硫脂类抗体起直接的致病作用）；过敏性紫癜
	中血管炎	结节性多动脉炎
	大血管炎	巨细胞动脉炎
继发性系统性血管炎	结缔组织病	类风湿关节炎、干燥综合征、系统性红斑狼疮、系统性硬化、皮肌炎、混合性结缔组织病
	感染	病毒（肝炎、艾滋病、巨细胞）；麻风；莱姆
	其他	结节病、白塞综合征、药物、恶性肿瘤、炎症性肠病
非系统性或局灶性血管炎（主要是神经的微血管炎）	NSVN	非糖尿病性神经根神经丛神经病
	糖尿病性	腰骶/颈/胸神经根（丛）神经病、无痛性运动神经病
	局部血管炎	（局限于）皮肤的结节性多动脉炎、其他

注：NSVN（non-systemic vasculitic neuropathy）= 非系统性血管炎性神经病

（一）临床表现

1. 临床上，35%~65% 的 VN 患者呈典型的、多数性单神经病的表现。主要是痛性感觉运动轴突性神经病,大多呈不对称模式。活检证实的 VN 患者,10%~40% 为 DSP。

2. 腓神经或胫神经最常受累;在上肢,尺神经最常受累。

3. 几乎所有 VN 患者呈急性或亚急性起病,极少数病例在数年中缓慢起病。

4. 在非系统性血管炎性神经病(non-systemic vasculitic neuropathy,NSVN),主要累及周围神经,约 50% 出现体重减轻、发热、乏力等非特异性症状,而在系统性血管炎性神经病(systemic vasculitic neuropathy,SVN)则多达 80%。

5. 在 DLRPN 患者,通常呈单相病程且自然恢复,但恢复往往不完全;急性或亚急性起病,受累神经、神经丛和 / 或根的分布不对称,表现为下肢多数性单神经病(见本章第四节)。

(二) 诊断

若神经病变是已知的系统性血管炎的一部分,不难作出诊断。然而,若神经病变是血管炎的首发表现,则诊断困难,因为仅部分 VN 患者显示典型多数性单神经病的临床表现。因此,若疑为 VN,需行广泛的诊断性检查(表 17-2)。

通过其他方面的检查,若未发现系统性血管炎的任何证据,需考虑神经活检。血管炎的病理特征是损害血管壁的壁内浸润,诊断标准:①血管壁的炎症细胞,伴急性或慢性血管壁损伤;②没有类似于血管炎病理变化的其他疾病如淋巴瘤、淋巴瘤样肉芽肿病或淀粉样变性。

(三) 治疗

1. 激素   除基础病的治疗外,对 NSVN 和原发性 SVN,激素可考虑作为一线治疗药物。泼尼松龙 1mg/(kg·d),数月后,每隔一周减量 5~10mg,直至 5~10mg/d 的维持量;单药治疗至少 6 个月。神经病变严重者,可大剂量冲击治疗,1000mg/d,连用 3~5d,随后按照 1mg/(kg·d)方案。对于快速进行性发展的 NSVN,单药治疗而病情仍在进展者,应联合免疫抑制剂治疗。

2. 环磷酰胺   重度神经病变患者,可加用环磷酰胺,因口服副作用大,建议静脉冲击疗法,一般是每 2~4 周予以 0.6~0.75g/m²。为避免膀胱毒性,应同时予以泌尿道保护剂美司钠。

3. 长期维持治疗   联合治疗获得临床缓解者,以硫唑嘌呤 1~2mg/(kg·d)或甲氨蝶呤(20~25mg/ 周)作为维持治疗,持续时间 18~24 个月。在肉芽肿性血管炎患者,来氟米特可用于长期治疗(负荷量 50mg/d,3d 后改为维持量 20mg/d)。

4. 吗替麦考酚酯   对系统性红斑狼疮的疗效与硫唑嘌呤相同,但副作用更少。

5. 利妥昔单抗   是一种抗 CD20 的单克隆抗体,主要针对 B 细胞。常规剂量 375mg/m²,4 次 / 周。主要用于:①显微镜下多血管炎和肉芽肿性血管炎,疗效明确;②ANCA 相关性血管炎,可考虑作为一线治疗,其疗效与环磷酰胺相同;③冷球蛋白血症性血管炎。

6. IVIG   对某些 VN 患者有效,若激素和 / 或环磷酰胺无效可考虑。

四、多灶性运动神经病

MMN 是一种少见的、纯运动、缓慢进展、非对称性、主要表现远端肢体无力的炎性神经病。患病率约 (0.3~3)/10 万。本病病因及发病机制不明。一般认为 GM1 特异性 IgM 抗体起重要作用。因这些抗体具有补体激活能力,且滴度越高肢体无力的程度越严重,由此提示其致病性。

(一) 临床表现

1. 隐匿起病,呈慢性病程,但也有变异型的报道,表现为急性起病。

2. 男性多见,几乎是女性的 3 倍;一般在 50 岁前发病,平均 40 岁。

3. 纯运动性神经病,呈不同(至少两条)单神经分布的运动功能缺损不伴相应神经的感觉功能缺损。

4. 上肢受累为主。尺、桡、正中神经最常受累,但所支配肌肉的受累程度也可能存在显著差异。在 2/3 的病例中,无力从上肢远端开始,表现为伸腕和伸指困难或握力减退;在近 1/4 的病例中,症状始于下肢远端;极少从上肢近端开始。

5. 可能有患肢轻度感觉障碍的主诉,如麻木和麻刺感,但无客观感觉丧失,且电生理检查 SNAP 不会有异常改变。

(二) 诊断

1. 诊断依据　MMN 的诊断依据主要是临床标准加上电生理标准(表 17-8),并且可能需要一些辅助检查结果的支持:①脑脊液蛋白正常或稍增加(<1g/L);②存在 GM1 特异性 IgM 抗体;③臂丛神经的异常 MRI 信号。

表 17-8　MMN 临床和电生理诊断标准(EFNS/PNS*,2010)

标准	诊断要点
临床诊断标准	
核心标准(二者必须均具备)	(1) 缓慢进展或阶段性进展,局灶、不对称性肢体无力†,即至少有两条运动神经支配区的受累,且持续时间超过 1 个月(通常超过 6 个月)。如果症状和体征仅存在于一条神经的分布区,只能诊断可能的 MMN
	(2) 无客观感觉异常的体征,下肢轻度振动觉异常除外
支持性临床标准	(1) 上肢受累为主(起病时下肢受累为主者,约占 10%)
	(2) 患肢腱反射减弱或消失(有报道腱反射轻度增强,特别是受累的上肢;因此,如有上运动神经元体征,也不能排除 MMN 的诊断)
	(3) 无脑神经受累(有报道第Ⅻ脑神经麻痹)
	(4) 患肢痛性痉挛(抽筋)和束颤
	(5) 免疫调节治疗有效(根据残疾或肌力恢复的程度进行判断)
排除标准	(1) 上运动神经元体征
	(2) 球部受累明显
	(3) 相对下肢振动觉轻微减退而言,感觉障碍较之更明显
	(4) 在最初数周无力呈弥漫性、对称性
运动传导阻滞的电生理标准	
(1) 肯定‡	无论神经节段的长度,近端刺激与远端刺激相比,CMAP 负峰面积减小至少 50%(正中、尺和腓神经)。在有运动传导阻滞的神经节段,远侧刺激的 CMAP 负峰波幅必须 > 正常下限的 20%,绝对值必须 >1mV(负峰波幅的基线值),且近端 CMAP 负峰时限增宽必须≤30%
(2) 很可能‡	在上肢较长神经节段(例如,腕到肘或肘到腋),CMAP 负峰面积减小至少 30%(当近端 CMAP 负峰时限增宽≤30% 时);或者,CMAP 负峰面积减小至少 50%(当近端 CMAP 负峰时限增宽 >30% 时)
(3) 在上肢有传导阻滞的神经节段,其感觉神经传导正常	

*EFNS/PNS= 欧洲神经科学协会联盟(European Federation of Neurological Societies,EFNS)/周围神经学会(Peripheral Nerve Society,PNS)
† 不对称是指若肌力 >Ⅲ级,则比较而言的肌力差异有 1 级;若肌力≤Ⅲ级,则差异有 2 级;‡须在常见嵌压综合征之外的部位找到传导阻滞的证据
CMAP(compound muscle action potential)= 复合肌肉动作电位;MMN(multifocal motor neuropathy)= 多灶性运动神经病

2. 鉴别诊断

(1) 运动神经元病(motor neuron disease,MND):尤其是肌萎缩侧索硬化(amyotrophic lateral sclerosis,ALS)与 MMN 的临床表现可能类似,因为 ALS 也是不对称性起病、进行性发展、远端无力、纯运动而无感觉功能缺损,尤其当 MMN 患者出现痛性痉挛和束颤时,就很容易误诊。鉴别诊断之所以重要,是因为其预后和治疗明显不同,MMN 是相对良性、可治疗性疾病。MMN 有别于 ALS 的特点如下:

1) 重要的区别在于,MMN 的运动功能缺损呈周围神经分布,而 ALS 则呈脊髓节段分布。

2) 运动传导阻滞(见表 17-8),这一电生理表现几乎是 MMN 所特有的,是与 ALS 最重要的鉴别特征。

3) 主要累及上肢(虽然不只是限于上肢)。

4) 通常无球部或呼吸受累,除非膈神经受累而出现呼吸功能不全。

5) 有肌肉无力但萎缩不明显,除非病程长、病情重。

6）痛性痉挛和束颤比 MND 更明显，一半以上的患者出现。

7）没有上运动神经元体征，但腱反射正常者占 20%，活跃占 8%。

（2）CIDP：比 MMN 相对常见；与之相比，MMN 的不对称性表现更突出，进展到广泛性无力的速度也不如 CIDP 快。

（3）多灶获得性脱髓鞘性感觉和运动神经病（multifocal acquired demyelinating sensory and motor neuropathy，MADSAM）：是 CIDP 不常见的变异型，也累及不同的单神经，但与 MMN 的区别在于有感觉受累。

（三）治疗

1. 当残疾严重，达到了需要治疗的程度，IVIG 应是一线治疗。IVIG（2~5d 内予以 2g/kg）最初的治疗反应大多良好，但长期维持治疗并不能阻止缓慢进展的轴突变性。

2. 若以 IVIG 作为初始治疗有效，部分患者应考虑重复使用；治疗方案一般是每 2~4 周予以 1g/kg，或每 1~2 个月予以 2g/kg。

3. 若 IVIG 不是充分有效，可考虑免疫抑制治疗。环磷酰胺（1g/m² 体表面积，静脉给药，每月 1 次，连续 6 个月）可能改善病情。有时病情的改善可伴随 GM1 抗体水平降低。其他免疫抑制药（包括利妥昔单抗）的疗效尚不确定。

4. 泼尼松和血浆置换（plasma exchange，PE）治疗无效。

第四节 多发性神经病

从病史、体检和电生理检查获得的信息，与简单的实验室筛查相结合，可了解大部分多发性神经病的原因。多发性神经病最常见的形式是 DSP。DSP 最常见的原因为糖尿病和糖尿病前期，占 32%~53%，其次是酒精、药物和毒素，特发性者占 24%~27%，即使在专门的周围神经病中心进行全面评估，病因仍不能明确。对于 DSP 的诊断，病史采集和体格检查至关重要（图 17-11）。

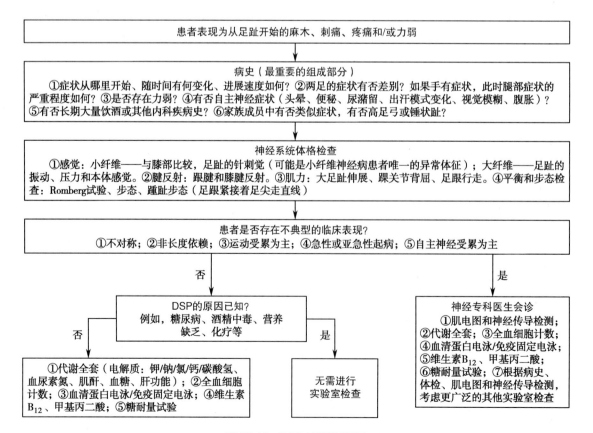

图 17-11　DSP 诊断流程图

特发性 DSP 的临床特征包括:①50 岁之后起病,缓慢进展;②症状始于足趾或足、对称、呈长度依赖(从足趾开始,向近端发展至少到膝部后才有手部症状);③无明显感觉性共济失调,可能出现无力,但程度轻、位于远端;④电生理检查可能正常或轴突异常(异常呈对称性)。

本节主要介绍以下几种周围神经病,包括吉兰 - 巴雷综合征、副蛋白血症性神经病、遗传性神经病。糖尿病性周围神经病详见第二十三章。

一、吉兰 - 巴雷综合征

【理论概要】

吉兰 - 巴雷综合征(Guillain-Barré syndrome,GBS)是一类免疫介导的急性炎性神经病,是急性神经肌肉麻痹的重要原因。年发病率(0.81~1.89)/10 万,男性略多于女性(3∶2),有一定的地域差异。

(一) 临床表现

GBS 典型特征为快速进展的对称性四肢无力,伴腱反射减弱(消失)。不同患者在起病特征、脑神经受累的分布及程度、感觉症状、无力、共济失调、疼痛、自主神经功能障碍和病程等方面差异很大,很大程度上取决于临床亚型(表 17-9 并参见图 17-12)。目前了解最多的是急性炎性脱髓鞘性多发性神经病(acute inflammatory demyelinating polyneuropathy,AIDP)和急性运动轴索性神经病(acute motor axonal neuropathy,AMAN)两种亚型(表 17-10),二者各自所占比例在世界各地的差异较大。

表 17-9　GBS 亚型及其相关抗神经节苷脂抗体

GBS 亚型及其亚型变异	IgG 抗体 *
急性炎性脱髓鞘性多发性神经病	未知[†]
面部变异:双侧面瘫及感觉异常	未知[†]
急性运动轴索性神经病	GM1、GD1a、GalNAc-GD1a
急性运动传导阻滞神经病	GM1、GD1a
急性运动感觉轴突性神经病	GM1、GD1a
咽 - 颈 - 臂无力	GT1a>GQ1b>GD1a
MFS[‡]	GQ1b、GT1a
急性眼肌麻痹(无共济失调)	GQ1b、GT1a
急性共济失调神经病(无眼肌麻痹)	GQ1b、GT1a
中枢神经系统变异:Bickerstaff 脑干脑炎	GQ1b、GT1a
急性全自主神经功能不全(acute pandysautonomia)	—
急性感觉神经元病(acute sensory neuronopathy)	—
MFS/GBS 重叠综合征(overlap syndrome)[#]	

* 抗体主要是 IgG,但也有 IgM 和 IgA 抗体的报道;† 与 GBS 的关联性及其在发病机制中的作用未知;‡GQ1b 的阳性率达 90% 以上;# 除了眼肌麻痹,也可累及其他脑神经,预后通常良好,但有些患者可发展为四肢无力和呼吸功能不全

GBS(Guillain-Barré syndrome)= 吉兰 - 巴雷综合征;MFS(Miller-Fisher syndrome)= 米 - 费综合征

表 17-10　GBS 两种主要亚型的临床特点

临床特点	AMAN	AIDP
前驱感染	空肠弯曲菌	巨细胞病毒、EB 病毒
频率[†]	中国 65%;欧美 <10%	中国 20%;欧美 90%
流行特点[†]	儿童(中国和墨西哥)	无
脑神经麻痹	<20%	60%

续表

临床特点	AMAN	AIDP
感觉缺失	<10%	70%
疼痛	通常无	高达66%
自主神经受累	极少见	常见
腱反射	通常消失	消失
恢复速度	两种模式(快或慢)[‡]	相对一致
电生理表现	轴突变性;可逆性传导不能或减慢	脱髓鞘
靶分子	GM1、GD1a	未知

[†]早期文献报道如此;[‡]表现为可逆性运动传导异常者恢复快,其他则恢复慢

（二）诊断

根据《中国吉兰-巴雷综合征诊治指南》(2010),不同亚型有相应诊断标准。

1. AIDP　①常有前驱感染病史,呈急性起病,进行性加重,多在2周左右达高峰;②对称性肢体、面肌和延髓支配肌肉无力,重症者可有呼吸肌无力,四肢腱反射减弱或消失;③可伴轻度感觉异常和自主神经功能障碍;④可出现脑脊液蛋白-细胞分离;⑤电生理检查提示远端运动潜伏期(distal motor latency,DML)延长、NCV减慢、F波异常、传导阻滞(见表17-8)、异常波形离散等;⑥病程呈自限性。

2. AMAN　参照AIDP诊断标准,突出特点是电生理检查提示近乎纯运动神经受累,并以运动轴突损害明显。

3. AMSAN　参照AIDP诊断标准,突出特点是电生理检查提示感觉和运动神经轴突损害明显。

4. MFS　①急性起病,病情在数天或数周内达高峰;②临床上以眼外肌麻痹、共济失调和腱反射减弱为主要表现,肢体肌力正常或轻度减退;③可出现脑脊液蛋白-细胞分离;④病程呈自限性。

5. 急性全自主神经功能不全　①急性起病,快速进展,多在2周左右达高峰;②广泛的交感和副交感神经功能障碍,伴或不伴轻微肢体无力和感觉异常;③可出现脑脊液蛋白-细胞分离;④病程呈自限性;⑤排除其他病因。

6. 急性感觉神经元病　①急性起病,快速进展,2周左右达高峰;②对称性肢体感觉异常,电生理检查提示感觉神经损害;③可出现脑脊液蛋白-细胞分离;④病程呈自限性;⑤排除其他病因。

（三）治疗

1. 一般治疗　①心电监测;②呼吸道管理,若有明显呼吸困难,肺活量和血氧分压明显降低时,应尽早气管插管和/或气管切开,机械辅助通气;③营养支持;④其他对症处理,如留置尿管、疼痛治疗、抗感染、抗抑郁治疗等。

2. 免疫治疗

（1）IVIG或PE:推荐有条件者尽早应用。IVIG 400mg/(kg·d),每日1次,连续3~5d。PE每次30~50ml/kg,1~2周内3~5次。不推荐IVIG与PE联合应用。主要用于AIDP和AMAN,其他亚型的疗效证据不充分。

（2）糖皮质激素:国外指南均不推荐激素治疗GBS,因为多项RCT显示激素单独治疗无明确疗效,IVIG联合激素与单用IVIG比较无差异。但在我国,因医疗条件和经济条件的限制,有些患者不能接受IVIG或PE治疗,可考虑短疗程(2周左右)使用激素。

3. 其他　长期应用B族维生素;病情稳定后应尽早开始神经功能康复治疗。

【临床病例讨论】

患　者:刘××,男,51岁,农民。主因"急起四肢无力伴疼痛、手足麻木7d,无力加重2d"就诊。

现病史：患者 7d 前无明显诱因出现四肢酸软，手足麻木，并觉肩臂部和腰腿部疼痛。4d 前开始出现步态不稳，2d 前从椅子上站起困难，1d 前不能行走、穿衣、夹菜等费劲，伴流口水、吐词不清，无吞咽困难。无心慌、憋气等。

既往史、个人史、家族史：病前 20d 有过发热、流涕、咳嗽等。既往健康，否认特殊病史。

查　体：双侧额纹消失，眼闭合不拢，口角下垂，噘嘴、鼓腮不能，面部感觉正常；双上肢肌力远端Ⅳ级、近端Ⅲ级，腱反射减弱；双下肢肌力Ⅱ级，腱反射消失，Lasègue 征（+）；指、趾振动觉轻度减退；病理征（−）。

辅助检查：血常规、肝肾功能、电解质等正常；肺功能正常。脑脊液（入院后第 2d）示，白细胞 7×10^6/L（淋巴细胞占 80%），糖 3.9mmol/L、蛋白 0.95g/L、氯 113mmol/L，IgG 寡克隆带阴性（未查其他周围神经自身抗体）。电生理检查（入院后第 3d）示，双侧正中、尺、胫神经 DML 延长，F 波潜伏期延长、出现率减低，CMAP 波幅轻度减低，有传导阻滞；正中和尺神经的感觉 NCV 减慢，SNAP 波幅轻度减低；腓肠神经 SNAP 正常。另外，面神经 DML 延长，瞬目反射示双侧 R1、R2 和 R2' 潜伏期均明显延长。

（一）诊断

1. 定位诊断　根据上、下半面肌均瘫痪，定位于面神经周围性病变，且为双侧；根据四肢无力及腱反射减弱/消失，结合电生理所见，定位于周围神经。

2. 定性诊断　根据本患者急性起病，无力进行性加重，肢体远、近端对称性受累，且伴双侧面瘫，结合前驱表现，应高度怀疑 GBS；根据电生理表现，考虑为 AIDP 亚型可能。

GBS 的临床诊断通常不难，其诊断标准（表 17-11）20 多年来一直被国际广泛认可和应用。

表 17-11　GBS 诊断标准 *

诊断要点	具体诊断标准
临床实践中 GBS 诊断必须的表现	进行性双上肢和双下肢无力（病初有时仅有双下肢无力）；无力肢体的腱反射消失或减弱
支持 GBS 诊断的其他表现	进展期持续数天至 4 周（通常 2 周）；相对对称；轻度感觉症状或体征（AMAN 中不存在）；脑神经受累，尤其是双侧面肌无力；自主神经功能障碍；疼痛（常见）
怀疑 GBS 诊断的表现	脑脊液单核细胞或多形核细胞数增多（$>50 \times 10^6$/L）；起病时肺功能障碍严重而肢体无力较轻；起病时感觉体征严重而几乎没有无力或无力很轻；起病时即有膀胱或直肠功能障碍或持续存在；起病时发热；存在明确的感觉平面；无力很明显不对称且持续存在；无力进展缓慢且无呼吸受累（考虑 SIDP 或 A-CIDP）
神经传导检测	在临床实践中有帮助，但对于 GBS 诊断一般是不需要的
	需要满足 GBS 的 Brighton 标准
	对于 GBS 的分类是必不可少的
AIDP	脱髓鞘表现：运动传导速度减慢、远端运动潜伏期延长、F 波潜伏期延长、传导阻滞（见表 17-8）、时间离散
AMAN	①无脱髓鞘表现（允许有一条神经出现上述的一项脱髓鞘表现，若远端 CMAP<10% 正常限值）；②至少两条神经的远端 CMAP<80% 正常限值；③可能存在暂时性运动神经传导阻滞

A-CIDP（acute onset CIDP）= 急性起病的 CIDP；AIDP（acute inflammatory demyelinating polyneuropathy）= 急性炎性脱髓鞘性多发性神经病；AMAN（acute motor axonal neuropathy）= 急性运动轴突性神经病；CIDP（chronic inflammatory demyelinating polyneuropathy）= 慢性炎性脱髓鞘性多发性神经病；CMAP（compound muscle action potential）= 复合肌肉动作电位；GBS（Guillain-Barré syndrome）= 吉兰 - 巴雷综合征；SIDP（subacute inflammatory demyelinating polyneuropathy）= 亚急性炎性脱髓鞘性多发性神经病

* 将 GBS 分为 AIDP 或 AMAN 不是诊断 GBS 所必需的，AIDP 与 AMAN 的治疗方法是否不同未知。定义脱髓鞘所需的传导减慢，其程度在不同的分类系统之间各异

相关要点:GBS 的 Brighton 标准

　　1. 基本诊断要求

　　(1) 双侧肢体弛缓性瘫痪。

　　(2) 无力肢体的腱反射减低或消失。

　　(3) 单相病程,肢体无力从开始到达到最严重时的时间间隔在 12h~28d,随后临床症状进入平台期。

　　(4) 不能用其他已知的诊断来解释无力症状。

　　2. 诊断可靠性分级

　　Ⅰ级:符合基本诊断要求中的(1)~(4),同时电生理检查符合 GBS 的特点,且伴脑脊液蛋白 - 细胞分离现象(即蛋白水平增高,而白细胞数小于 50×10^6 个 /L)。

　　Ⅱ级:符合基本诊断要求中的(1)~(4),同时符合脑脊液白细胞数小于 50×10^6 个 /L(伴有或不伴脑脊液蛋白水平增高),如未采集脑脊液或不能进行脑脊液检查时,需电生理检查符合 GBS 特点。

　　Ⅲ级:符合基本诊断要求中的(1)~(4)。

　　3. 鉴别诊断　GBS 需与下列疾病进行鉴别:

　　(1) 低钾型周期性瘫痪:为急性起病的双侧对称性肢体瘫痪,病前常有过饱、饮酒或过度劳累病史,常有既往发作史,无感觉障碍及脑神经损害,发作时血钾低及心电图呈低钾样改变,脑脊液正常。补钾治疗有效,症状可迅速缓解。本患者虽然表现为肢体无力,但不具备快速缓解特点,且血钾正常,故不考虑低钾型周期性瘫痪。

　　(2) 重症肌无力全身型:可表现双侧对称性四肢弛缓性瘫痪,但多有症状波动,如休息后减轻,劳累后加重即所谓"晨轻暮重"现象,疲劳试验及新斯的明试验阳性,脑脊液正常。重复电刺激低频时呈递减反应,高频时正常或递减反应,血清抗乙酰胆碱受体抗体阳性。本患者无"晨轻暮重"现象,电生理检查不符合重症肌无力特点,故不考虑本病。

　　(3) 急性脊髓炎:病变部位在颈髓时可表现四肢瘫痪,早期肌张力减低呈弛缓性,病变水平以下深、浅感觉消失,伴尿便潴留。脊髓休克期过后表现四肢肌张力升高,腱反射亢进,病理反射阳性。本患者无横贯性运动、感觉和括约肌功能障碍,不考虑本病。

　　(4) CIDP:病程一般超过 8 周,呈缓慢进展和缓解 - 复发的特点,本患者急性起病,快速进展,故不符合此病的诊断。

相关要点:CIDP 诊疗要点

　　1. 典型 CIDP 临床诊断标准　慢性进行性、阶梯性(stepwise)或复发性、对称性四肢近端和远端无力和感觉功能障碍,病程≥2 月;可能累及脑神经;四肢腱反射减弱或消失。

　　2. 确诊型 CIDP 电生理诊断标准　至少 2 条神经具备下列至少一项:①DML 延长;②运动 NCV 减慢;③F 波消失或潜伏期延长;④部分性传导阻滞(见表 17-8);⑤存在异常时间离散。

　　3. CIDP 的支持性标准　①脑脊液蛋白升高、白细胞 $<10 \times 10^6$/L;②MRI 显示马尾、腰骶或颈神经根、臂丛或腰骶丛强化和 / 或肥大;③至少一条神经的感觉传导异常;④免疫调节治疗后客观临床改善;⑤神经活检显示明确脱髓鞘和 / 或髓鞘再生。

　　4. CIDP 的糖皮质激素治疗　糖皮质激素为首选药物。泼尼松 1mg/kg,晨顿服,1~2 月后逐渐减量(每 2~4 周减 5~10mg,至 20mg 后每 4~8 周减 5mg),减量至 5~10mg/d 时维持半年以上酌情停药。也可选择静脉滴注甲泼尼龙(0.5~1.0g/d、连续 3~5d)或地塞米松(10~20mg/d、连续 1 周),之后改为泼尼松口服(方案同上)。

　　5. CIDP 的 IVIG 或 PE 治疗　剂量、方法和注意事项同 GBS,不同的是,CIDP 患者一般需要连续治疗 3 个月(每月 1 次),有条件可反复使用。

6. CIDP 的免疫抑制剂治疗 若上述治疗效果不理想,或产生激素依赖,或激素无法耐受,可选用或加用硫唑嘌呤 1~3mg/(kg·d)、环磷酰胺、甲氨蝶呤、环孢素等。

(二)临床诊疗决策

1. 病情评估

(1) 近年来 GBS 的病因和发病机制的研究取得了一定的进展。通常有前驱感染或其他前驱免疫刺激因素,引起针对周围神经和脊神经根的异常自身免疫反应。微生物与神经抗原之间的分子模拟被认为是 GBS 发生的主要机制,如空肠弯曲菌的感染。

 相关要点:GBS 的前驱因素

1. 2/3 的病例为腹泻或上呼吸道感染。空肠弯曲菌感染与轴突亚型相关。

2. 其他前驱感染:病毒(巨细胞、EB 病毒、水痘 - 带状疱疹、戊型肝炎、A 型流感)、肺炎支原体、流感嗜血杆菌。

3. 其他免疫刺激因素:近期免疫接种、手术和外伤;心理创伤、应激;Hodgkin 病等恶性肿瘤;急性卒中。

(2) GBS 为单相病程,如迁延不愈或缓解 - 复发则有可能发展为 CIDP。

 相关要点:GBS 的时间过程

1. 绝大多数患者在无力发病之前有感染。

2. 常可检测到抗神经节苷脂抗体,且抗体水平随时间降低。

3. 无力进展达高峰者 2 周内占 80%,4 周内占 97%,之后为平台期。

(3) 迅速进展的双侧无力是大多数患者的核心症状。然而,GBS 亚型及其变异型有其特殊的临床表现(图 17-12)。

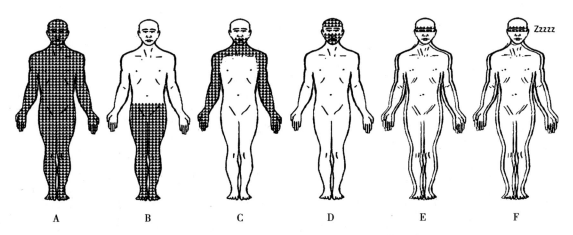

图 17-12 GBS 患者中无力的模式和 MFS 及其亚型

A. 经典型吉兰 - 巴雷综合征;B. 截瘫型吉兰 - 巴雷综合征;C. 咽 - 颈 - 臂变异型吉兰 - 巴雷综合征;D. 双侧面瘫和感觉异常;E. Miller-Fisher 综合征;F. Bickerstaff 脑干脑炎(阴影区表示无力的分布模式;使图形显得模糊的双轮廓,表示存在共济失调;"zzzzz"表示过度嗜睡)

相关要点:GBS 的特殊或不典型临床表现

1. 约半数患者脑神经受累,尤其是双侧面肌无力、吞咽困难或眼外肌运动障碍;近 1/4 的患者可进展为呼吸功能不全,需要机械通气。

2. 出现疼痛的比例较高(54%~89%),包括痛性感觉异常、背痛、肌肉痛和假性脑膜炎;1/3 的病例这些症状可先于无力出现。

3. 自主神经功能障碍(主要是心血管调控障碍)见于 2/3 的患者。出现严重、致死性症状者达 20%,主要是心律失常、极度高血压或低血压和严重心动过缓(可导致收缩压大幅波动 85mmHg 以上,可能引起心脏无收缩,需安装心脏起搏器)。

4. 尽管 GBS 诊断标准中必须有腱反射减弱或消失,但约 9% 的患者其无力上肢的反射正常甚至活跃(尤其是 AMAN),2% 的患者无力下肢的反射正常。因此,若其他所有特征均支持 GBS 诊断,反射正常或活跃不能排除诊断。

5. 极少数患者表现为明确的不对称的肢体无力;约 8% 表现为双下肢轻截瘫(反射减弱、无感觉平面有助于与脊髓病变鉴别)。

6. 儿童 GBS 诊断较难(学龄前儿童得到正确诊断者仅占 1/3,最初常被诊断为脑膜炎或髋关节炎所致的身体不适);当出现疼痛、行走困难或拒绝行走时,应怀疑 GBS。

本患者急性起病,肢体对称性弛缓性瘫痪,脑脊液有蛋白 - 细胞分离现象,电生理表现为运动传导速度减慢、F 波潜伏期延长,符合 Brighton 诊断标准,GBS 的诊断可靠性 I 级。

2. 辅助检查　脑脊液和电生理检查结果均不是 GBS 诊断的必要条件,但有助于证实诊断和鉴别诊断。

(1) 脑脊液检查:蛋白 - 细胞分离即蛋白含量增高而细胞数正常,被认为是 GBS 的特征性标志。实际上,并非所有患者均有此现象。

 相关要点:GBS 患者脑脊液检查的意义

1. 主要目的是为了排除感染性疾病(如 HIV 感染)或恶性病变(如淋巴瘤)。合并 HIV 感染的 GBS 患者可有细胞数增多。此外,15% 的 GBS 患者可出现细胞数轻度增加,其范围为 $(5\sim50)\times10^6/L$。

2. 蛋白 - 细胞分离仅见于 64% 的 GBS 患者,且 50% 的患者病后最初 3d 即可出现该现象,一周后见于 80% 的患者。

3. 若蛋白含量正常,通常不推荐重复检查,因为蛋白 - 细胞分离并非 GBS 诊断的必需条件。

4. 检查应在 IVIG 治疗之前进行,因为大剂量 IVIG 可使脑脊液蛋白和细胞数均增加(渗漏或无菌性脑膜炎所致),因此重复检查的结果可能干扰诊断。

(2) 电生理检查:其意义包括三个方面:①支持或证实诊断;②鉴别脱髓鞘和轴突亚型;③预后判断。

 相关要点:GBS 患者电生理检查的意义

1. NCS 异常在无力发病 2 周后最明显。GBS 患者 NCS 可正常,尤其是疾病早期阶段。为了增加阳性发现,应至少检查 4 条运动神经,3 条感觉神经,还应该包括 F 波和 H 反射检查。腓肠神经 SNAP 往往正常。

2. 在某些 AMAN 患者,表现为暂时性传导阻滞或减慢,症状可很快恢复,所谓可逆性传导衰竭(reversible conduction failure,RCF);RCF 很可能是因抗神经节苷脂抗体的作用,导致郎飞结处的传导受损。

3. 疾病早期阶段,若 AMAN 患者电生理显示 RCF,易误认为是 AIDP。因此,单次检查难以鉴别二者,最好在 2~3 周后复查。然而,若要通过电生理检查来证实诊断,则 2 周的时间过长而不利于治疗。因此,不要因为等待电生理结果而延误治疗(AIDP 和 AMAN 二者的治疗相似)。

4. NCS 对于预后具有重要提示意义,呈现脱髓鞘特征者需要机械通气的可能性更大;CMAP 波幅降低这一参数的预测价值较大,往往提示预后较差。

3. 治疗 GBS 是一种可能危及生命的疾病,因此综合性管理及免疫治疗均至关重要(图 17-13)。除了

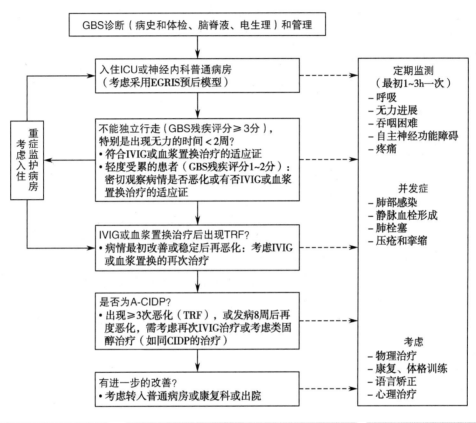

图 17-13 GBS 治疗方案

实线是管理流程;虚线是需要考虑的一些问题。A-CIDP(acute onset CIDP)= 急性起病的 CIDP;CIDP(chronic inflammatory demyelinating polyneuropathy) = 慢性炎性脱髓鞘性多发性神经病;EGRIS(Erasmus GBS respiratory insufficiency score) =Erasmus GBS 呼吸功能不全评分;GBS(Guillain-Barré syndrome) = 吉兰 - 巴雷综合征;ICU(intensive care unit) = 重症监护病房;IVIG(intravenous immunoglobulin) = 静脉注射免疫球蛋白;MRC(the Medical Research Council) = 英国医学研究委员会;TRF(treatment-related fluctuation) = 治疗相关性波动

特异性治疗外,其他方面旨在对症,目的是防止诸如呼吸或循环衰竭等并发症。重症患者最好在 ICU 治疗,以便进行生命体征监护。当肺活量 <20ml/kg、动脉氧分压 <70mmHg(也可进行呼吸功能不全评分),需考虑机械通气。

 相关要点:GBS 患者的管理

1. GBS 患者特别需要综合性管理和特殊治疗(图 17-13)。
2. 使用 IVIG 或 PE 的适应证,应该是那些严重受累者(至少是不能独立行走),最好在发病后前两周内予以治疗。心血管功能不稳定的成人以及儿童,应优先考虑 IVIG。
3. 治疗相关性波动(treatment-related fluctuation,TRF)是指经过 IVIG 或 PE 治疗,病情最初改善或稳定后再恶化。5%~10% 的 GBS 患者发生 TRF(甚至可能数次复发),可考虑第二个疗程的治疗。
4. 对轻度受累(GBS 残疾评分≤2 分)或 MFS 患者,IVIG 治疗是否有效未知。
5. 肢体无力轻微能独立行走者,除支持治疗之外不需其他治疗。
6. 皮质类固醇可能影响转归或使恢复延迟,因此不宜应用。

(三)随访

GBS 症状和体征在发病约 4 周时停止进展;呈自限性,病后数周或数月可改善;70%~75% 的患者可完全恢复,25% 遗留不同程度的神经功能缺损。

影响预后的临床方面包括高龄、肺活量减低、需要机械通气、有前驱腹泻病史、入院时和入院后 7d 肌力差、发病时间与入院时间间隔的长短、面肌和 / 或延髓肌无力;电生理方面包括神经无反应、远端 CMAP 波幅低(<20% 正常值下限)。

GBS 死亡率在 3%~7%。死亡风险增高的预测因子为高龄、病情严重、共病、心肺并发症、机械通气和全身感染。死亡可发生于疾病的任何阶段,但有研究显示大多在发病的 30d 后,且后续的研究证实绝大多数患者死于恢复期。因此,在 GBS 恢复期病情重以及从 ICU 转出的患者,仍需密切观察并予以支持治疗。最常见的死因为呼吸功能不全、肺部感染、自主神经功能障碍和心脏骤停。

该患者出院后 1 个月随访,症状逐渐好转。

二、副蛋白血症性神经病

副蛋白是 B 淋巴细胞或浆细胞异常克隆性增殖而过量产生的免疫球蛋白,其中单克隆蛋白(M- 蛋白)最常见。M- 蛋白由重链(主要是 IgG、IgA、IgM)和轻链(κ 或 λ)组成。普通人群约 1% 在血清中可检测到副蛋白。副蛋白血症的患病率呈增龄性(70 岁以上 5.3%,80 岁以上高达 10%)。

克隆性增殖的发生可伴或不伴血液系统恶性肿瘤或癌前病变(表 17-12)。尽管相关的血液病有许多,但最常出现副蛋白的情况是意义未明的单克隆 γ 球蛋白病(monoclonal gammopathy of undetermined significance,MGUS)。在原因不明的慢性感觉运动性神经病患者,大约 10% 与血清单克隆 γ 球蛋白病相关,而其中的 2/3 最初被归为 MGUS。

表 17-12 副蛋白血症性神经病

诊断	临床 / 电生理表现	实验室检查
IgM-MGUS	缓慢进展,远端为主,运动重于感觉;脱髓鞘,远端运动潜伏期明显延长	M 蛋白 <30g/L,IgM 增加;一半患者髓鞘相关糖蛋白抗体(+)
IgG/A-MGUS	远端为主,感觉 + 运动;轴突损伤或脱髓鞘	M 蛋白 <30g/L,IgG 或 IgA 增加
多发性骨髓瘤	疲劳、无力、骨痛、体重减轻和感染;神经病呈异质性;几乎总是轴突性	M 蛋白 >30g/L、本 - 周蛋白尿;骨髓浆细胞 >10%;贫血、高钙血症

续表

诊断	临床/电生理表现	实验室检查
原发性淀粉样变性	因受累器官不同而异。痛性和感觉运动性神经病、自主神经病;电生理呈轴突性,也有腕管综合征	单独或伴有其他浆细胞病变;通常是 λ 轻链
CANOMAD	慢性无痛性感觉性共济失调、眼肌麻痹、延髓麻痹和面部无力;轴突损伤 + 脱髓鞘	抗 GD1b、抗 GQ1b
POEMS 综合征	无力为主;轴突损伤 + 脱髓鞘;无传导阻滞,无波形异常离散	IgA 和 IgG-λM 蛋白;血管内皮生长因子升高;硬化性骨病
Waldenström 巨球蛋白血症	疲劳、无力和高黏滞综合征;神经病缓慢渐进性,远端,感觉重于运动;电生理表现类似于 IgM-MGUS	M 蛋白;骨髓中浆细胞占 10%;某些病例存在髓鞘相关糖蛋白抗体

CANOMAD(chronic ataxic neuropathy with ophthalmoplegia,M-protein,cold agglutinins and disialosyl antibodies)= 慢性共济失调性神经病伴眼外肌麻痹、M 蛋白、冷凝素和 disialosyl 抗体;MGUS(monoclonal gammopathy of undetermined significance)= 意义未明的单克隆 γ 球蛋白病;POEMS(polyneuropathy,organomegaly,endocrinopathy,monoclonal gammopathy and skin changes)= 多发性神经病变、脏器肿大、内分泌病变、M-蛋白和皮肤改变

周围神经病变的出现与血液中大量存在的异常免疫球蛋白密切相关。在副蛋白血症性神经病(paraproteinemic neuropathy,PPN),最常见的是 IgM 单克隆 γ 球蛋白病(48%),其次是 IgG(37%)、IgA(15%);致病机制可能为抗体与周围神经特异性抗原靶点的相互作用,或为免疫球蛋白或淀粉样蛋白沉积所致。

每种不同的 PPN 其表型不同,取决于亚型和伴随的疾病(见表 17-12)。无论是血液系统恶性肿瘤,还是 MGUS,周围神经病症状可先出现,有时数年后才有其他临床症状。

MGUS 是一种常见的年龄相关性病变,特征是骨髓浆细胞积累。MGUS 的诊断标准须满足三项:①单克隆副蛋白带 <30g/L;②骨髓中浆细胞 <10%;③无副蛋白相关性骨病、贫血、高钙血症、肾功能不全的证据。非 IgM 型 MGUS 往往不需要任何治疗,CIDP-MGUS 按照单纯 CIDP 治疗,80% 的患者有效。

由此,PPN 的治疗取决于特定的神经病变亚型及其相关的病理生理机制,包括 IVIG、PE、类固醇、硫唑嘌呤、利妥昔单抗、抗肿瘤或化疗药物。若确定为恶性肿瘤,治疗应针对肿瘤;但大多数情况是作为 MGUS 而出现的。

化疗是 PPN 的核心治疗。应是多学科综合治疗,包括血液肿瘤化疗、疼痛管理、浆细胞瘤放疗和孤立性浆细胞瘤手术切除及物理康复治疗。

三、遗传性神经病

遗传性神经病是一组临床和遗传异质性疾病(表 17-13),是多发性神经病的重要亚型,患病率接近 1/2500。最常见的是 CMT;根据 NCS 和神经病理,主要分为脱髓鞘型和轴突变性型。

表 17-13　遗传性神经病的分类

分类	疾病举例/说明
周围神经病是疾病的唯一或主要表现	1. 腓骨肌萎缩症 2. 遗传性压力易感性周围神经病 3. 遗传性感觉神经病 4. 遗传性运动神经病 5. 遗传性痛性肌萎缩
周围神经病是复合性、多系统疾病的一部分	1. 遗传性共济失调:AD(SCA);AR(FRDA、维生素 E 缺乏) 2. 遗传性痉挛性截瘫(BSCL2、REEP1、KIF1A) 3. 卟啉病:急性间歇性卟啉病、混合型卟啉病、遗传性粪卟啉病 4. 脂质代谢性疾病 (1) 脂蛋白缺陷,如 Tangier 病、无 β 脂蛋白血症、脑腱黄瘤 (2) 脑白质营养不良,如 Krabbe 病、异染性和肾上腺脑白质营养不良

续表

分类	疾病举例 / 说明
周围神经病是复合性、多系统疾病的一部分	(3) 过氧化物酶体病,如 Refsum 病、Fabry 病 (4) 神经鞘髓磷脂沉积症、神经节苷脂沉积症 5. 线粒体疾病:MNGIE、NARP、SANDO 6. DNA 修复 / 维护缺陷:共济失调毛细血管扩张症、Cockayne 综合征 7. 其他:神经棘红细胞增多症、神经纤维瘤病 1 和 2 型、MD、FAP
多系统疾病 *	1. 遗传性远端运动神经病,*REEP1* 突变所致 2. 遗传性感觉神经病(1 型),继发于 *atlastin 1* 突变 3. 继发于 *MT-ATP 6* 突变的周围神经病

* 有周围神经病表现,或偶尔周围神经病是唯一表现

AD(autosomal dominant)= 常染色体显性遗传;AR(autosomal recessive)= 常染色体隐性遗传;FAP(familial amyloid polyneuropathy)= 家族性淀粉样变性;FRDA(Friedreich's ataxia)= 弗里德赖希共济失调;MNGIE(mitochondrial neurogastrointestinal encephalopathy syndrome)= 线粒体神经胃肠脑病综合征;MD(myotonic dystrophy)= 强直性肌营养不良;NARP(neuropathy,ataxia and retinitis pigmentosa)= 周围神经病、共济失调、视网膜色素变性;SANDO(sensory ataxia neuropathy dysarthria and ophthalmoplegia)= 感觉性共济失调神经病、构音障碍和眼肌麻痹;SCA(spinocerebellar ataxia)= 脊髓小脑性共济失调

在遗传性神经病中,已发现了 30 多种致病基因,这使得准确的基因诊断成为可能。

根据 AAN 指南(2009),对于遗传性神经病的准确诊断和分类应行基因检测,隐源性多发性神经病和典型遗传性神经病表型患者可考虑基因检测。图 17-14 所示为基于证据、按照分层的方法对遗传性神经病进

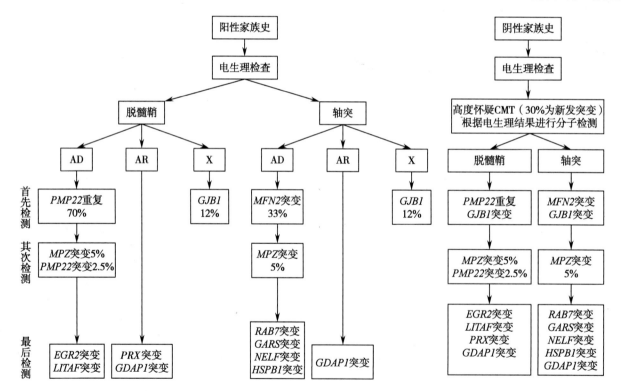

图 17-14　疑似遗传性神经病的评估

所示决策流程,是根据家族史和神经传导检测,用于疑似遗传性多发性神经病的诊断[AD= 常染色体显性遗传(autosomal dominant);AR= 常染色体隐性遗传(autosomal recessive);X= 性连锁遗传(X-linked)]

CMT= 夏科 - 马丽 - 图思病(Charcot-Marie-Tooth disease);EGR= 早期生长反应(early growth response);GARS= 甘氨酰转运 RNA 合成酶(glycyl tRNA synthetase);GDAP= 神经节苷脂诱导分化相关蛋白(ganglioside-induced differentiation-associated protein);GJB= 缝隙连接蛋白 β(gap junction protein beta);LITAF= 脂多糖诱导的肿瘤坏死因子(lipopolysaccharide-induced TNF factor);MFN= 线粒体融合蛋白(mitofusin);MPZ= 髓鞘蛋白零(myelin protein zero);NEFL= 神经丝蛋白轻链(neurofilament light chain);HSPB= 热休克蛋白 β(heat shock protein beta);PMP= 周围髓鞘蛋白(peripheral myelin protein);PRX= 轴周蛋白(periaxin);RAB7= 小型鸟苷三磷酸酶晚期内涵体蛋白(small GTPase late endosomal protein Rab7)

行评估。

PMP22 重复突变约占 CMT1 患者的 70%。CMT1A 也是散发性 CMT1 最常见的类型,占 76%~90%。

MFN2 突变在 CMT2 最常见,约占 33%;不出现于 CMT1 患者中。

GJB1(Cx32)突变占所有 CMT 病例的 12%。性连锁遗传的 CMTX 是 *GJB1* 基因突变所致。若家系不能提供遗传模式的相关信息,则 *GJB1* 突变有鉴别诊断价值。

CMT 人群的平均突变率在 *PMP22* 点突变占 2.5%,*MPZ* 突变占 5%。其他基因导致 CMT 则少见(见图 17-14)。

值得注意的是,二代测序技术目前尚不能可靠地检测大的外显子重复和缺失,例如 17p 重复突变(CMT1A)和缺失突变(HNPP)。

(卢祖能)

? 思考题

1. 周围神经病按何种分类最有临床意义? 主要包括哪三类?
2. 周围神经病电生理检查的主要意义有哪些?
3. 特发性面神经麻痹激素何时应用最好,应使用几天?
4. 三叉神经痛患者的首选治疗方法是什么? 微血管减压术的最佳适应证有哪些?
5. 根据电生理如何判断运动传导阻滞? 传导阻滞的主要临床意义是什么?
6. 吉兰 - 巴雷综合征的主要亚型有哪些? 核心临床诊断标准是什么? 是否所有患者均需使用静脉注射免疫球蛋白?
7. 引起周围神经病最常见的原因是什么?
8. 遗传性周围神经病应如何选择基因检测?

参 考 文 献

[1] 贾建平,陈生弟. 神经病学.7 版. 北京:人民卫生出版社,2013.

[2] 卢祖能,王真真,关景霞. 神经疾病临床症候学. 北京:人民军医出版社,2015.

[3] 中华医学会神经病学分会神经肌肉病学组,中华医学会神经病学分会肌电图与临床神经电生理学组,中华医学会神经病学分会神经免疫学组. 中国吉兰 - 巴雷综合征诊治指南. 中华神经科杂志,2010,43(8):583-588.

[4] 中华医学会神经病学分会肌电图与临床神经电生理学组,中华医学会神经病学分会神经肌肉病学组. 糖尿病周围神经病诊断和治疗共识. 中华神经科杂志,2013,46(11):787-789.

[5] 中华医学会神经病学分会,中华医学会神经病学分会神经肌肉病学组,中华医学会神经病学分会肌电图与临床神经电生理学组. 中国特发性面神经麻痹诊治指南. 中华神经科杂志,2016,49(2):84-86.

[6] FOKKE C,VAN DEN BERG B,DRENTHEN J,et al. Diagnosis of Guillain-Barré syndrome and validation of Brighton criteria. Brain,2014,137(1):33-43.

[7] ZAKRZEWSKA J M,LOPEZ B C. Trigeminal neuralgia. Med Monatsschr Pharm,2014(15):289-293.

[8] CALLAGHAN B C,PRICE R S,FELDMAN E L. Distal symmetric polyneuropathy:a review. The Journal of the American Medical Association,2015,314(20):2172-2181.

[9] ROSSOR A M,EVANS M R,REILLY M M. A practical approach to the genetic neuropathies. Practical Neurology,2015,15(3):187-198.

[10] WILLISON H J,JACOBS B C,VAN DOORN P A. Guillain-Barré syndrome. Lancet,2016,388(10045):717-727.

[11] RISON R A,BEYDOUN S R. Paraproteinemic neuropathy:a practical review. BMC Neurology,2016,16(1):13.

第十八章

自主神经系统疾病

概　　述

自主神经系统又名植物神经系统,是由交感神经系统和副交感神经系统两部分组成,支配和调节机体各器官、血管、平滑肌和腺体的活动和分泌,并参与调节葡萄糖、脂肪、水和电解质代谢,以及体温、睡眠和血压等,两个系统在大脑皮质及丘脑下部的支配下既相互拮抗又相互协调。自主神经系统可分为中枢部分和周围部分:中枢部分包括大脑皮质、下丘脑、脑干的交感神经及副交感神经核团,以及脊髓各节段侧角区;周围部分分为交感神经系统和副交感神经系统。

交感神经的冲动常是弥散的,无明确的定位作用,交感神经兴奋时表现为瞳孔散大,心跳加快、内脏和皮肤血管收缩、血压升高、呼吸加快、支气管平滑肌松弛等一系列反应。交感神经兴奋引起机体消耗增加、器官功能活动增强。而副交感神经系统相反,其神经兴奋表现为瞳孔缩小、唾液分泌增加、心跳减慢、血管扩张、血压降低等。副交感神经兴奋可抑制机体损耗、增加储能,与交感神经起相拮抗作用。

自主神经系统是神经系统不可分割的一部分,自主神经功能障碍可以出现全身各系统的症状,而一些中枢或周围神经病也常伴有自主神经功能障碍的症状。本章主要介绍以自主神经功能障碍为突出表现的独立疾病和综合征。

第一节　雷　诺　病

【理论概要】

雷诺病(Raynaud disease,RD),亦称肢端动脉痉挛病,临床上以阵发性四肢肢端对称的间歇发白与青紫为其特征。现多认为是一种病因未明的由血管神经功能紊乱、交感神经系统亢进所引起的肢端小动脉痉挛性疾病。本病较为少见,患者以青壮年女性为主,发病年龄集中在 20~30 岁之间,男女比例为 1∶10。

（一）临床表现

本病常呈慢性进行性发病,典型临床表现为受冷或情绪激动后出现肢端皮肤颜色间歇性改变。多数雷诺病患者既往体健,合并有高血压、动脉硬化、糖尿病等疾病可加重其临床症状。

每次发作可分为三期。①缺血期:当环境温度降低或情绪激动时,肢端、鼻尖、外耳变白、僵冷,常伴有蚁走感、麻木感或疼痛感,每次发作的频率及时限各异,常持续数分钟至数小时;②缺氧期:局部继续缺血,肢端青紫或呈蜡状,伴有疼痛,延续数小时至数日,然后消退或转入充血期;③充血期:动脉充血、温度上升、皮肤潮红,然后恢复正常。

实际上,雷诺病患者发作时不一定具备以上三种典型的皮色改变,单纯皮色苍白或青紫更为多见,特别在晚期,发作时仅有苍白或发绀。严重者指端皮肤出现营养障碍如皮肤干燥、肌肉萎缩、指甲脆裂、甲周易感染,当指动脉狭窄或闭塞后,指端出现浅在性溃疡和小面积坏疽,且伴剧烈疼痛,溃疡愈合后遗留点状皮肤瘢痕。

（二）诊断

根据寒冷或情绪波动后出现阵发性肢端皮肤苍白、发绀及潮红,伴刺痛和麻木感,并在温暖后恢复正常的特点常可做出诊断。1932 年 Allen 和 Brown 提出诊断此病的明确标准,1984 年 White 和 Smithwick 作了修订,我国学者根据资料作出补充后,综合上述有关诊断资料和我国实际情况,制定诊断标准如下:

1. 肢端皮肤在发作时有间歇性颜色变化。

2. 好发于女性,年龄一般在 20~40 岁。

3. 一般为双手受累,呈对称性。

4. 寒冷刺激可诱发症状发作。

5. 少数晚期病例可有指动脉闭塞,和 / 或有手指皮肤硬化、指端浅在性溃疡或坏疽。

6. 排除雷诺现象和其他类似疾病。

（三）治疗

雷诺病的治疗,应以综合疗法为主,尤其对重症患者,单一疗法常难获得满意持久的效果。

雷诺病治疗目的为预防缺血组织损伤及提高生活质量。大多数患者经过治疗后能减少发作频率,减轻组织进一步损伤及预防指 / 趾端溃疡的发生。

1. 初始治疗　包括患者的教育及非药物治疗措施,如避免寒冷刺激、注意全身及指 / 趾端的保暖、戒烟、避免拟交感药物的应用和精神紧张。当非药物治疗无效时,可加用钙通道阻滞剂如硝苯地平,20mg/ 次,每日 3 次,口服,临床研究表明可明显改善雷诺病患者的症状。

2. 联合用药　若患者在上述初始治疗后症状未得到缓解,可在使用钙通道阻滞剂类药物基础上联合其他血管扩张药。

（1）5- 磷酸二酯酶抑制剂（phosphodiesterase type-5 inhibitor）:如西地那非,起始 20mg 每日 1 次逐渐增至 20mg 每日 3 次。一般使用 4~6 周后再评估其联合用药的有效性。在联合用药前,需仔细评估患者的心肺功能,使用时需进行系统的血压监测。5- 磷酸二酯酶抑制剂的副作用包括外周水肿、心悸、心动过速、听力丧失及视觉障碍,禁与局部硝酸盐类联用,因可导致低血压。

（2）外用硝酸酯类药物:众多随机对照研究显示外用硝酸酯类药物可缓解雷诺病患者的临床症状。外用硝酸酯类药物剂型较多,包括经皮持续释放贴剂、乳膏、凝胶等。头痛是最常见的不良反应,其他如面部潮红、头晕、血压下降、心动过速及加重胃食管反流。

（3）当患者不能耐受钙通道阻滞剂、5- 磷酸二酯酶抑制剂及硝酸酯类药物的副反应时,可选择其他药物替代,如哌唑嗪、氟西汀（20mg/d）、氯沙坦（50mg/d）。临床上其他诸如己酮可可碱、阿托伐他汀、抗氧化剂如葡糖糖酸锌、银杏叶等药物也有使用,但其具体疗效因证据不足而尚未得知。

（4）当患者对上述口服药物及外用硝酸酯类药物无效时,可静脉使用前列腺素类药物。以前列环素类似物为佳,如伊洛前列素、依前列醇、曲前列环素等。在静脉使用前列腺素类药物过程中,一般不予联合钙通道阻滞剂类、5- 磷酸二酯酶抑制剂或外用硝酸酯类药,但在静脉给药间期仍可使用。

3. 手术治疗　雷诺病患者的交感神经系统多处于兴奋状态,胸交感神经节切除术是切断血管神经的反射联系,从而解除肢体末梢动脉痉挛,改善手指的缺血状态,促使溃疡愈合。胸交感神经节切除术有 4 种径路,包括经腋径路、经锁骨上径路、经前胸径路、经后背径路,不同术式各有其优缺点,应根据患者情况和术者的经验来选择。

4. 其他治疗　包括中医中药治疗及其他对症处理。

【临床病例讨论】

患　者:王 ×× ,女,33 岁,主因“四肢肢端间歇性苍白,伴麻木疼痛 2 年”入院。

现病史:患者自 2 年前入冬以来,因用冷水洗衣后出现双手指端先发白后变紫,且有麻木感,继而又变潮红,持续十余分钟好转。此后每因情绪激动或寒冷后易发作。1 年前因症状经常发作而就诊于某医院,诊断为雷诺病,口服西药(药名不详)效果不明显。1个月前,发作频繁,稍受寒冷或情绪激动即可诱发。现为求进一步诊治,来医院就诊,拟"雷诺病"收住入院。

既往史:患者过去体质良好,否认高血压、糖尿病病史,否认病毒性肝炎、肺结核等传染病病史。

个人史:无吸烟、饮酒史。

家族史:兄弟姐妹体健,否认家族遗传病史。

查 体:T36.8℃,P86次/min,R20次/min,BP118/74mmHg。神清,精神可,双侧瞳孔正大等圆,直径约3mm,对光反射灵敏。眼球活动可,两侧鼻唇沟对称,口角无歪斜,伸舌居中,四肢肌力Ⅴ级,肌张力适中,腱反射(++),病理征阴性。心肺听诊未见异常,肝脾未触及,双手腕以下部位对称性发绀,皮肤发凉,各关节无红肿及变形。

(一)诊断

1. 定位诊断 患者四肢间歇性苍白、发绀,伴有麻木、疼痛,既往无其他疾病史,考虑血管舒缩功能障碍,定位于自主神经系统。

2. 定性诊断 患者青年女性,慢性病程,受凉后出现双手指端先发白后变紫,且有麻木感,继而又变潮红等典型临床表现,寒冷或情绪激动后加重,定性诊断首先考虑自主神经系统疾病。

 相关要点:快速评估雷诺现象

可通过询问患者以下问题来评估雷诺现象:

1. 你的手指通常对寒冷会很敏感吗?

2. 当你的手指暴露在寒冷环境中,手指颜色会改变吗?

3. 你的手指会发白? 青紫? 或者都有(图18-1、图18-2)?

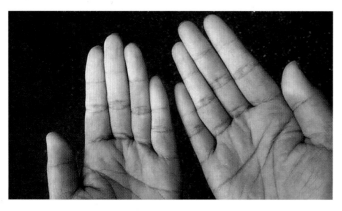

图18-1 患者遇冷出现手指端苍白

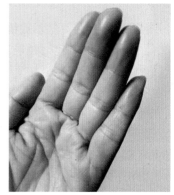

图18-2 患者指端苍白数分钟后发绀

3. 鉴别诊断

(1) 手足发绀症:是自主神经功能紊乱所致的血管痉挛性疾病。多见于青年女性,手足皮肤呈对称性均匀发绀。寒冷可使症状加重。常伴有皮肤划痕症或手足多汗等自主神经功能紊乱现象。本病例患者发绀前有特征性的发白表现,且不伴有皮肤划痕症或手足多汗等现象,目前暂不考虑。

(2) 网状青斑:多见于女性,因小动脉痉挛,毛细血管和静脉无张力性扩张,皮肤呈持续性网状或斑点状发绀。病变多发生于下肢,偶可累及上肢、躯干和面部。患肢常伴发冷、麻木和感觉异常。本病例患者有典型的皮肤发白、青紫继而潮红等表现,而网状青斑一般多为持续性皮肤发绀,无上述皮肤颜色改变,故不考虑。

（3）雷诺现象：常继发于其他疾病，如结缔组织病。在寒冷或情绪紧张等刺激下，突然发生指／趾末端小动脉的痉挛，引起肢端皮肤的苍白与发绀。本病例实验室及其他辅助检查未发现其他继发性因素导致的雷诺现象，根据典型表现首先考虑雷诺病。雷诺病与雷诺现象的鉴别要点见表 18-1。

表 18-1　雷诺病与雷诺现象的鉴别要点

鉴别点	雷诺病	雷诺现象
发病年龄	20~30 岁	常≥40 岁
性别	女性多见	男性多见
病变分布	对称性	常不对称
伴随疾病	常无基础疾病	常伴有结缔组织病或其他系统性疾病
甲襞微循环异常	无	有
皮肤营养障碍及坏疽	常无	有
病因	不明	结缔组织病、血管性、肿瘤、药物、损伤等

（二）临床诊疗决策

1. 病情评估　雷诺病限于肢端小动脉痉挛，一般不会发生肢体坏死，病情轻者有典型的皮色改变，重者可有反复发作导致指尖萎缩，甚至指／趾端出现开放性溃疡或坏死。

本例患者有指端苍白发红，伴有局部麻木、疼痛，但尚未出现指端溃疡等表现，提示病情尚轻。

2. 辅助检查

（1）一般检查：对疑似雷诺病患者都应进行常规的实验室检查排除相关系统性疾病，需重点与雷诺现象鉴别。本患者需进一步完善的检查包括：血常规、血生化、凝血功能、血沉、超敏 C 反应蛋白、抗核抗体系列等自身免疫相关抗体等。本患者上述检查均正常。

（2）诱发动脉痉挛试验：包括冷水试验、局部降温试验、缚臂试验、握拳试验。本患者行冷水试验后出现手指疼痛，指尖苍白等表现，提示雷诺病。

（3）其他如甲襞微循环检查、动脉造影等。

综合上述检查，基本可排除继发性因素（如自身免疫相关性疾病等）所导致的雷诺现象，诊断考虑雷诺病。

3. 治疗

雷诺病无特效治疗方法，本例患者给予前列地尔、丹参酮改善循环，维生素 B_{12} 对症治疗，患者症状好转。

（三）随访

经入院治疗后，患者症状改善，无再发苍白、发绀等现象。出院后应尽可能避免寒冷刺激和情绪激动；禁忌吸烟；避免应用麦角胺、β 受体阻滞剂和避孕药；明显职业原因所致者（长期使用震动性工具及低温下作业）尽可能改换工作状态或环境；如条件许可，可移居气候温暖和干燥地区。出院 6 个月后随访，患者症状未再发。

第二节　红斑肢痛症

【理论概要】

红斑肢痛症（erythromelalgia）是一种少见的自主神经系统疾病，主要表现为不同程度的阵发性四肢末端灼痛，伴四肢末端皮肤发红，常由运动或温度变化诱发，疾病发作时患肢处于低温环境，如浸冷水等，可使症状缓解或减轻。本病可分为原发性红斑肢痛症及继发性红斑肢痛症。

1. 原发性红斑肢痛症(primary erythromelalgia) 为一种常染色体显性遗传病,近来已有研究通过家系连锁分析将其致病基因定位于2q31-2q32,并发现该区间内的 SCN9A 基因为该病的致病基因。

2. 继发性红斑肢痛症(secondary erythromelalgia) 继发于某些疾病,如血液系统疾病、风湿免疫性疾病。此外,还可见于多发性硬化、脊髓疾病、糖尿病、痛风以及轻型蜂窝织炎等疾病。

(一) 临床表现

原发性红斑肢痛症患者多为中青年。国外报道其发病率为(0.36~1.1)/10 万,不同研究所报道的男女发病比例不同,目前尚无证据表明其发病率与性别相关。本病可急可缓,进展缓慢。多从双侧肢端起病,以双足多见,少数患者可仅见于单侧。临床症状主要由于血小板的升高、血小板介导血管炎症反应及血栓引起,表现为足趾、足底、手指和手掌发红、动脉搏动增强,患处皮肤阵发性温度升高、潮红、肿胀及难以忍受的烧灼样疼痛。暴露于热环境、运动、戴手套、穿袜子等均可诱发及加重上述症状,寒冷、通气、休息等可减轻。部分患者在青春期可出现临床症状,提示性激素可能参与其病理生理过程。

体检可见患处皮肤潮红,压之红色可暂时消失,温度升高,血管扩张,轻度肿胀,足背动脉与胫后动脉搏动正常。在发作间期,患处皮温多低于对侧皮肤。反复发作者可见皮肤与指甲变厚,肌肉萎缩,感觉减退。极少数严重患者可因长期暴露于寒冷环境而出现足部溃疡或坏疽。病程长和/或病情严重者症状不仅限于肢端,可扩及整个下肢及累及上肢。

(二) 诊断

原发性红斑肢痛症的诊断要点如下:

1. 肢端阵发性红、肿、热、痛四大症状。

2. 站立、运动或暴露于热环境中可诱发或加重症状。休息、抬高受累的肢端及暴露于较冷的环境中可减轻。

3. 无局部感染炎症。

4. 排除继发性红斑性肢痛症的相关疾病。

5. 基因检测可发现 SCN9A 基因突变

原发性红斑肢痛症需与下列疾病进行鉴别诊断:

1. 继发性红斑肢痛症 某些其他疾病,如骨髓增生性疾病、自身免疫性疾病、肿瘤等可继发引起红斑肢痛症,需首先鉴别。

2. 法布里病(Fabry disease) 为 X 伴性遗传的先天性糖鞘磷脂代谢异常病,其皮肤表现最初为毛细血管扩张,随年龄增长而增多、扩大,呈单个或节状红黑色皮损,压之不褪色,较大皮疹可有过度角化。可通过 α-Gal A 基因检测确诊。

3. 雷诺病 多见于青年女性,是由于交感神经功能紊乱引起的肢端局部缺血现象,临床表现主要为苍白、发绀、潮红,局部皮肤温度低。

4. 小腿红斑病 寒冷为发病诱因,红斑以小腿为主,无明显疼痛。

(三) 治疗

1. 一般治疗 急性期应卧床休息,抬高患肢。局部冷敷或将肢体置于冷水中,以减轻疼痛。急性期后,加强肢体活动锻炼,避免任何引起局部血管扩张的刺激。

2. 药物治疗

(1) 镇痛药:①索米痛片,每次 1 片,每日 2~3 次;②阿司匹林,解热镇痛作用较强,每次 300~600mg,每日 1~2 次。

(2) β 受体阻滞剂:如普萘洛尔,可使周围血管收缩,减少血流量。长期用药可引起严重心动过缓、急性心力衰竭、皮疹等,故有低血压、心力衰竭者禁用。

(3) 血管收缩剂或血管扩张药:可用麻黄碱、肾上腺素、米多君(α 肾上腺能受体激动剂)等进行治疗,来收缩血管以缓解症状。某些青少年红斑肢痛症对阿司匹林无效,但对静脉用硝普钠的治疗十分敏感。

（4）皮质激素：肾上腺皮质激素具有抗炎和抗过敏作用，能缓解红、肿、热、痛等反应。①地塞米松，抗炎作用较强，每次 0.75~1.5mg，每日 3 次；②泼尼松醋酸酯，每次 5~10mg，每日 3 次。激素长期应用可致库欣综合征、骨质疏松、股骨头坏死、诱发感染加重等副反应，故不宜长期应用。

（5）调节自主神经功能及维生素类药物：如维生素 B_1、维生素 B_{12}、维生素 C 及谷维素等可调节自主神经功能，起辅助治疗作用。

3. 封闭疗法　可选踝上做环状封闭，或于骶部外膜外封闭（骶管麻醉）或进行腰交感神经节阻滞。

4. 物理疗法　可用超声波或超短波治疗。也可用短波紫外线照射的方法。

5. 外科治疗　少数患者各种治疗无效，可采取交感神经切除术或局部神经切除术从而起到缓解或根除症状作用。

第三节　面偏侧萎缩症

【理论概要】

面偏侧萎缩症（progressive hemifacial atrophy）又名 Parry-Romberg 综合征，是一种进行性发展的偏侧组织营养障碍性疾病，女性患者多见。本病病情发展速度不定，有时在进展数十年后趋向缓解，但伴发癫痫者可持续进展。因面偏侧萎缩症临床不多见且未建立统一的诊断标准，目前尚未有文献报道其总体发病率及其他相关流行病学证据。病因未明，有学者认为患者存在某种特定的控制交感神经的基因缺陷，也可能与发育异常、全身或局部感染、外伤、内分泌失调、三叉神经病变、遗传等因素有关。

（一）临床表现

1. 起病隐袭，大多 20 岁之前发病，病情发展速度不定。

2. 萎缩过程可以从一侧面部任何部位开始，以眶部、额部较为多见，逐渐扩大至同侧面部，与健侧分界清晰。后期病变可累及舌肌、喉肌、软腭等，严重者患侧的面部骨骼及大脑半球可萎缩，甚至发展到全身萎缩（图 18-3）。

3. 患侧皮肤萎缩，常伴脱发、色素沉着、白斑等，颧骨、额骨下陷。

4. X 线片可发现病侧骨质变薄、短小，CT、MRI 可提示病变侧皮下组织、骨骼、脑及其他脏器呈萎缩性改变。

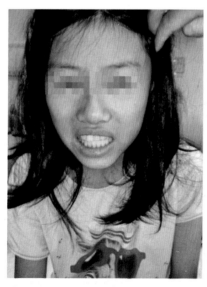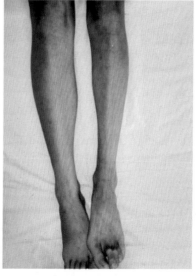

图 18-3　面偏侧萎缩患者一侧面部（左侧）及腿部（左侧）萎缩表现

5. 脑组织受累可有癫痫和偏头痛发作,少数患者可出现多种神经系统病变表现,例如偏瘫、偏盲、偏身感觉异常、瞳孔变化、三叉神经痛、偏侧帕金森综合征等表现。

(二)诊断

面偏侧萎缩症的诊断主要根据临床表现,同时可借助影像学及组织病理学。目前尚未建立统一的诊断标准。根据患者典型的单侧面部萎缩,特别是皮下脂肪萎缩,后期可累及舌肌、喉肌、软腭等,严重者患侧的面部骨骼甚至影像学可见大脑半球萎缩,排除其他相关疾病后可以作出诊断。

面偏侧萎缩症须与以下疾病鉴别:

1. 局灶性硬皮病 为一种风湿性疾病,其一种分型为线状硬皮病(linear scleroderma)与本病较难鉴别。两者起病年龄相似,且都多见于女性。部分学者认为面偏侧萎缩症单侧面部萎缩程度更重,且皮肤无或很少有炎症及硬化表现,有助于与线状硬皮病的鉴别。

2. 面 - 肩 - 肱型肌营养不良症 是发生于青少年、缓慢进行的面肌萎缩,有特殊的"肌病面容"。实验室检查可见血清肌酸磷酸激酶、丙酮酸激酶等活性增高。

3. 进行性脂肪营养不良 女性多见,多于 5~10 岁起病,常对称性分布,进展缓慢。特征为进行性的皮下脂肪消失或消瘦,可能与本病混淆,但前者活组织检查仅皮下脂肪组织消失。

(三)治疗

本病目前尚无有效治疗方法,治疗尚限于对症处理。有癫痫、偏头痛、三叉神经痛、眼部炎症者,应给予相应对症治疗。有文献报道免疫抑制剂对部分患者,尤其是伴有脑部受累的患者有效。中医药综合治疗有一定效果,如采用针灸、理疗、中医活血药物治疗等,但其疗效仅限于个案报道。病情稳定或停止进展后可行整形美容手术。

第四节 其他自主神经系统疾病

一、自发性多汗症

【理论概要】

自发性多汗症为病因不明的,除生理情况以外出现的异常出汗过多的一类疾病。临床上可见于神经系统某些器质性疾病、神经症、大脑皮质兴奋与抑制过程的平衡失调等所致局限性及全身性多汗症、与遗传因素有关的先天性多汗症及各种内科疾病所致全身汗液分泌过多的情况。

(一)临床表现

本病临床表现为阵发性、局限性或全身性多汗,汗液分泌量不定,并有随气候、运动、情绪等因素加剧的特点。根据多汗的形式临床将其分为全身性、局限性、偏身性或两侧对称性及耳颞综合征 4 种。

(二)诊断

根据本病典型临床特征,排除生理性因素后可诊断。

(三)治疗

1. 药物治疗 ①抗胆碱能药:如阿托品,可抑制汗腺泌汗作用,0.3mg,每日 3 次;②镇静剂:对于情绪紧张的患者,可酌情使用氯丙嗪、地西泮等镇静剂。

2. 其他 如放射治疗、物理治疗及手术治疗。

二、家族性自主神经功能失调症

【理论概要】

家族性自主神经功能失调症(familial dysautonomia),又称 Riley-Day 综合征,为神经系统特别是自主神经系统先天性功能异常。系常染色体隐性遗传,本征发病可能与儿茶酚胺代谢异常有关。主要发病在犹太人种,多于婴幼儿期发病。

（一）临床表现

男女均可罹患,出生后即有自主神经系统功能障碍。可表现为血压不稳定,情感刺激可诱发血压显著升高,易发生直立性低血压。患儿发育缓慢、身材矮小,常合并脊柱侧弯和足外翻。可出现神经精神与智能症状,如说话晚、构音障碍等,有时有神经病性关节病,脊柱后凸,Romberg 征阳性。其他表现包括消化道症状、呼吸道症状、交感及副交感调节异常性疾病。

（二）诊断

通过患儿的临床表现须怀疑本病的存在,确诊需要基因检测。某些药物的特殊反应:用组织胺注射后面部无发红反应,用醋甲胆碱或肾上腺素注射则面部发红反应明显,对去甲肾上腺素敏感,少量静脉滴注能引起严重高血压等。本病须与急性自主神经病、干燥综合征等鉴别。

（三）治疗

目前尚无特殊的治疗方法,注射乙酰胆碱或新斯的明,可暂时见效。要积极预防感染。本病预后不良,多数病例在 12 岁前死亡,多死于吸入性肺炎、高热或尿毒症。

三、神经血管性水肿

【理论概要】

神经血管性水肿(angioneurotic edema)亦称急性神经血管性水肿或 Quinche 水肿,以发作性局限性皮肤或黏膜水肿但不伴有疼痛、瘙痒及皮色改变为主要临床特征。目前普遍认为本病的发病基础是自主神经功能不稳定所致,常因食物或药物过敏引起急性局限性水肿,本病也可有家族遗传倾向。

（一）临床表现

本病可见于任何年龄,但以青年居多。发病前可出现周身不适、寒战或发热等前驱症状。急性起病在数分钟或数十分钟内达到高峰,持续数天或数十天不经治疗也可完全自行缓解,但发生在重要部位时可导致严重后果。多表现为反复发作,有的病例可长期不复发,间歇期内可无任何症状和体征。病变多位于面部、颈部、头部、上肢或下肢等。

（二）诊断

本病发病快,多在 1~2h 内发生局部水肿,多见于口腔及颜面部,以唇部最常见。肿胀处以水肿表现为主。一般无全身症状。

本病须与蜂窝织炎、丹毒等鉴别。

（三）治疗

急性发病时可用泼尼松治疗,口服抗组胺药通常可使症状缓解。如出现喉头水肿引起呼吸困难者则必须立即行气管切开,以避免发生窒息。平时需寻找过敏原,避免接触。

四、进行性脂肪营养不良

【理论概要】

进行性脂肪营养不良(progressive lipodystrophy)是一种罕见的以脂肪组织代谢障碍为特征的自主神经系统疾病。临床及组织学特点为缓慢进行性双侧分布基本对称的、边界清楚的皮下脂肪组织萎缩或消失,有时可合并局限的脂肪组织增生、肥大。由于脂肪萎缩的范围不同,可分为局限性脂肪营养不良(Simons症或头胸部脂肪营养不良)和全身脂肪营养不良(Lawrence-Seip syndrome)。

（一）临床表现

起病及进展均较缓慢,多数患者在 5~10 岁起病,女性较常见。病初患者多出现面部或上肢脂肪组织消失,以后向下扩展,累及臀部及股部,呈大致对称性分布,病程持续 2~6 年可自行停止。患者可表现为脂肪组织消失、特殊肥胖及正常脂肪组织等三者并存,以不同方式结合成本病的基本特征。可合并自主神经功能紊乱表现如发汗异常、心动过速、皮肤及指甲营养性障碍等。

（二）诊断

根据皮下脂肪组织消失、增多和正常等三种情况以不同方式结合,肌肉及骨质正常可考虑诊断。本病须与面偏侧萎缩症、局限性肌营养不良症、过度消瘦等鉴别。

（三）治疗

目前本病尚无特效疗法,可试用纯胰岛素针剂直接注入萎缩区,有些患者可逐渐出现局部脂肪组织增长,恢复正常形态。如病变较局限或由于职业需要可行局部脂肪埋植或注射填充剂等整形术。本病起病及进展均较缓慢,通常呈自限性,持续 2~6 年后可自行停止。

（罗本燕）

? 思考题

1. 雷诺病与雷诺现象的区别是什么?
2. 简述雷诺病的典型临床分期。
3. 简述红斑肢痛症的病因。
4. 红斑肢痛症的临床表现是什么?
5. 面偏侧萎缩症的临床表现是什么?

参 考 文 献

［1］王新德,朱克. 神经病学. 自主神经系统疾病. 北京:人民军医出版社,2001.

［2］TEMPRANO K K. A review of Raynaud's disease. Missouri Medicine,2016,113（2）:123-126.

［3］EL-KEHDY J,ABBAS O,RUBEIZ N. A review of Parry-Romberg syndrome. Journal of the American Academy of Dermatology,2012,67（4）:769-784.

第十九章

神经肌肉接头及肌肉疾病

概　述

神经肌肉接头(neuromuscular junction,NMJ)疾病是指一组 NMJ 处传递功能障碍疾病,主要包括重症肌无力和 Lambert-Eaton 肌无力综合征。肌肉疾病是指骨骼肌疾病,主要包括各种类型的肌营养不良、炎症性肌病、线粒体肌病和周期性瘫痪等。

一、骨骼肌的解剖生理

骨骼肌是人体运动系统的主要组成部分,机体的运动依靠神经系统和骨骼肌功能的完整。正常成人全身骨骼肌占体重的30%~40%,是人体能量代谢的主要部位,其主要运动功能为支持运动和呼吸,保持姿势,并在寒冷、紧张时产热。因此,骨骼肌结构、功能的正常及完整的神经支配是保证机体正常运动功能的基础。

全身骨骼肌有 434 块,每块肌肉由结缔组织包绕称为肌膜或肌外衣;许多肌束组成一块肌肉,肌束周围以数层结缔组织包绕称为肌束膜或肌束衣;肌束由数百至数千条肌纤维组成,每条肌纤维外包绕有一层结缔组织称为肌内膜或肌内衣。肌纤维呈圆柱状,在光学显微镜下,由肌细胞膜、肌膜核、肌质或肌浆组成。肌细胞内的胞质称为肌浆,主要成分为肌原纤维。肌原纤维呈细丝状,直径 $1~2\mu m$,相互平行排列。在普通光学显微镜下,纵切的横纹肌纤维可见明暗相间的条纹,由折光性不同的肌原纤维组成,称为横纹。各肌原纤维的横纹距离大致相等,形成暗带及明带,暗带较宽,简称"A 带";明带较窄,简称"I 带"。I 带中央有较暗的 Z 线,两条 Z 线之间的肌原纤维(即两侧半个明带,一个暗带)称为肌节(sarcomere),是肌肉收缩的最小单位。一条肌原纤维由几百个肌节组成。哺乳动物的肌节长 $2~3\mu m$。暗带中央也有一薄的中膜,称为 M 线,M 线两边有狭窄的明带,称为 Hensen 带,简称"H 带"(图 19-1)。在电镜下可观察得更为清楚。

骨骼肌由两型肌纤维构成:I 型为红肌纤维,又称慢缩肌纤维(slow twitch fibers),其氧化酶活性较高,线粒体密度和脂类含量高,糖酵解能力低,主要通过有氧代谢获取能量,抗疲劳能力高。II 型为白肌纤维,又称快缩肌纤维(fast twitch fibers),与 I 型肌纤维相反,氧化酶活性低,糖酵解能力高,通过糖原无氧代谢获得能量,在与运动直接有关的肌肉中比例高。

支配骨骼肌运动的电冲动由中枢到达运动神经末梢,必须通过 NMJ 或突触间的化学传递才能引起骨骼肌有效收缩而完成自主运动。运动单位是肌肉收缩的最小功能单位。一个前角细胞及其轴突、运动终板和轴突所支配的所有肌纤维组成一个运动单位,神经元轴突可分出数十至数千分支与所支配的肌纤维形成突触。突触由突触前膜(神经末梢)、突触间隙和突触后膜(肌膜)组成。突触前膜膨大无髓鞘,内含许多储存乙酰胆碱(ACh)的囊泡。突触前膜活化区域尚含大颗粒,直径 10nm,排列成两排,每排 5~15 个,系电压门控钙通道(voltage -gated calcium channel,VGCC);突触后膜具有许多皱褶形凹陷,乙酰胆碱受体(AChR)就存在于皱褶的隆起部;突触间隙存在大量的神经递质 ACh。神经肌肉接头的传递过程是电学和化学传递结合的复杂过程,它包括电冲动从神经传向终末,钙离子内流使乙酰胆碱释放,ACh 通过突触间

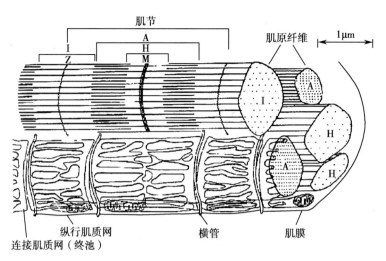

图 19-1　骨骼肌结构模式图(或骨骼肌的肌原纤维和肌管系统)
A:暗带;H:暗带中的 H 带;I:明带;M:M 线;Z:Z 线

隙与突触后膜的 ACh 受体结合,产生终板电位,当达到一定幅度时引起肌纤维动作电位,并沿肌膜进入 T 系统,扩布于整个肌纤维,引起肌肉收缩。

二、骨骼肌疾病的主要症状和体征

(一)肌无力

肌无力是神经肌肉病最为常见的症状。不同类型的肌肉病,其肌无力的分布也不尽相同:①近端肌无力主要见于进行性肌营养不良症、多发性肌炎或皮肌炎、代谢性肌病;②远端肌无力主要见于包涵体肌炎或包涵体肌病、远端型肌病、强直性肌营养不良等;③面肌受累主要见于面肩肱型肌营养不良、眼咽型肌营养不良、强直性肌营养不良或先天性肌病以及重症肌无力;④眼外肌受累主要见于重症肌无力、线粒体脑肌病(尤其是慢性进行性眼外肌麻痹型)、眼咽型肌营养不良和某些先天性肌病等;⑤颈肌和咀嚼肌无力常见于多发性肌炎或皮肌炎、脂质沉积性肌病、重症肌无力、强直性肌营养不良;⑥咽喉肌麻痹导致的吞咽困难是各种肌病晚期的常见症状,疾病早期即出现吞咽功能障碍者常见于重症肌无力、多发性肌炎或皮肌炎、脂质沉积性肌病;⑦呼吸肌受累多见于各类神经肌肉病的晚期,但在重症肌无力、酸性麦芽糖酶缺陷病和肌原纤维肌病患者早期即可累及呼吸肌,导致呼吸困难。

(二)肌萎缩

肌萎缩是指肌容积变小。主要由肌纤维萎缩或坏死导致的肌纤维数量减少引起。肌萎缩常伴有肌无力,但肌无力并不一定有肌萎缩。一些肌病如多发性肌炎、代谢性肌病和肌营养不良等的早期,肌纤维的破坏并不导致肌容积改变,因而无肌萎缩表现。

(三)肌肉疼痛和肌压痛

肌肉疼痛和肌压痛是炎症性肌病的重要临床特征之一,尤其常见于急性和亚急性期,慢性特发性炎症性肌病的肌痛和肌压痛少见。

(四)肌强直

肌强直是指一组肌肉在随意收缩或机械刺激之后产生的不自主的强有力的持续性肌收缩现象。常见于强直性肌营养不良、先天性肌强直、先天性副肌强直。

(五)病态疲劳

正常人达到一定的运动负荷后均可出现疲劳现象,这是一种生理性保护机制。但有一些肌病患者达到疲劳的运动负荷量明显下降,表现为行走数十米或数百米后即出现明显的疲劳感,需休息一段时间后方可继续行走。这种病态疲劳现象是神经肌肉接头疾病和代谢性肌病重要临床特征。

（六）肌肥大和假性肥大

肌肥大是指肌容积的增大。由肌纤维直径增大引起的肌容积增加称为真性肌肥大,主要见于先天性肌强直和甲状腺功能减退性肌病;由肌纤维破坏导致肌间质(包括脂肪和结缔组织)反应性增生引起的肌容积增加称为假性肥大,主要见于假肥大型肌营养不良。

第一节　重症肌无力

【理论概要】

重症肌无力(myasthenia gravis,MG)是一种由乙酰胆碱受体(AChR)抗体介导、细胞免疫依赖、补体参与,累及神经肌肉接头突触后膜,引起神经肌肉接头传递障碍,出现骨骼肌收缩无力的获得性自身免疫性疾病。年平均发病率为(8.0~20.0)/10万人,患病率为每百万人中150~200例。MG在各个年龄阶段均可发病,但呈双峰分布趋势:早期峰值在10~29岁(女性居多),晚期峰值在50~79岁(男性居多)。

（一）临床表现

患者发病早期可单独出现眼外肌、咽喉肌或肢体无力;表现为波动性和易疲劳性,晨轻暮重,活动后加重、休息后可减轻。眼外肌无力所致对称或非对称性上睑下垂和/或双眼复视是MG最常见的首发症状,见于80%以上的患者。面肌受累可致鼓腮漏气、眼睑闭合不全。咀嚼肌受累可致咀嚼困难。咽喉肌受累出现构音障碍、吞咽困难、鼻音、饮水呛咳及声音嘶哑等。颈肌受累出现抬头困难。肢体各组肌群均可出现肌无力症状,以近端为著。呼吸肌无力可致呼吸困难,严重时出现肌无力危象,需行人工辅助呼吸。

（二）诊断

2015年中华医学会神经病学分会神经免疫学组和中国免疫学会神经免疫学分会共同制定了中国重症肌无力诊断和治疗指南。诊断依据如下:

1. 受累肌群肌无力症状晨轻暮重,呈波动性和易疲劳性;持续活动后加重,休息后缓解、好转。

2. 药理学表现新斯的明试验阳性。

3. 重复神经电刺激(repetitive nerve electric stimulation,RNS)检查低频刺激波幅递减10%以上;单纤维肌电图测定的"颤抖"增宽、伴或不伴有阻滞。

4. 多数全身型MG患者血中可检测到AChR抗体,或在极少部分MG患者中可检测到肌肉特异性酪氨酸激酶(muscle specific tyrosine kinase,MuSK)抗体、低密度脂蛋白受体相关蛋白4(low-density lipoprotein receptor-related protein 4,LRP 4)抗体等。

在具有MG典型临床特征的基础上,具备药理学特征和/或神经电生理学特征,临床上则可诊断为MG。有条件的单位可检测患者血清AChR抗体等,有助于进一步明确诊断。需除外其他疾病。

（三）治疗

MG现有的治疗策略可使许多患者症状改善、甚至能达到持续性缓解。治疗存在高度的个体化,取决于患者的年龄、疾病严重程度(由呼吸或延髓的受累程度决定)以及进展速度。

MG的4种基本治疗包括:①对症治疗,如抗胆碱酯酶药;②长期免疫调节治疗,如糖皮质激素以及其他免疫抑制剂;③快速免疫调节治疗,如血浆置换术以及静脉给予免疫球蛋白;④外科治疗,如胸腺切除术。

1. 胆碱酯酶抑制剂治疗　治疗所有类型MG的一线药物,用于改善临床症状,其剂量应个体化。溴吡斯的明是最常用的胆碱酯酶抑制剂。不良反应包括恶心、腹泻、胃肠痉挛、心动过缓和口腔及呼吸道分泌物增多等。国内一般剂量为60mg/d,每日3~4次,最大剂量可用到120mg,每日4次。

2. 免疫抑制药物治疗

（1）糖皮质激素是治疗MG的一线药物,可使70%~80%的MG患者症状得到显著改善。通常2周内起效,6~8周效果最为显著。如病情危重,在经良好医患沟通并做好充分机械通气准备下,可用糖皮质激素冲击治疗,冲击治疗后改为泼尼松或者甲泼尼龙晨顿服。视病情变化调整药物剂量,如病情稳定并趋好转,可维持 4~16 周后逐渐减量;每 2~4 周减 5~10mg,至 20mg 左右后每 4~8 周减 5mg,酌情隔日服用最低有效剂量。过快减量可致病情反复、甚至加剧。

(2) 其他免疫抑制剂:不耐受糖皮质激素不良反应或疗效欠佳者,可单用或与糖皮质激素联合使用,减少糖皮质激素的长期用量。大多数免疫抑制剂服用数月后起效。硫唑嘌呤是治疗 MG 的一线药物。环孢素 A 不良反应较小,用于不耐受硫唑嘌呤者。他克莫司起效较快,一般 2 周左右起效,近年来使用逐渐增多。环磷酰胺用于其他免疫抑制药物治疗无效的难治性 MG 患者及胸腺瘤伴 MG 的患者。吗替麦考酚酯、利妥昔单抗、甲氨蝶呤等均部分有效。各种免疫抑制剂不良反应不尽相同,主要包括骨髓抑制、肝肾功能损害、消化道症状等,使用过程中应注意监测,有条件者可查相应药物血药浓度,硫唑嘌呤用药前筛查嘌呤甲基转移酶基因缺陷,以减少药物诱导的不可逆性骨髓抑制的风险。

3. 静脉给予免疫球蛋白(IVIG)　主要用于病情急性进展、手术术前准备的 MG 患者,可与起效较慢的免疫抑制药物或可能诱发肌无力危象的大剂量糖皮质激素联合使用,多于使用后 5~10d 左右起效,作用可持续 2 个月左右。与血浆置换疗效相同,不良反应更小,可有头痛、无菌性脑膜炎、流感样症状和肾功能损害等。

4. 血浆置换　主要用于病情急性进展期、出现肌无力危象患者、胸腺切除术前和围术期处理以及免疫抑制治疗初始阶段。不良反应:血钙降低、低血压、继发性感染和出血等。伴有感染的 MG 患者禁用。

5. 胸腺摘除手术治疗　疑为胸腺瘤的 MG 患者应尽早行胸腺摘除手术。对于伴有胸腺增生的 MG 患者,特别是全身型合并 AChR 抗体阳性者,可能在手术治疗后临床症状得到显著改善。胸腺摘除手术后通常在 2~24 个月病情逐渐好转、稳定。部分 MG 患者经胸腺摘除手术治疗后可完全治愈;也有部分 MG 患者胸腺摘除术后几年甚至数年后 MG 症状复发,也有部分患者无效或有加重。一般选择手术的年龄为 18 周岁以上。MG 症状严重的患者,除非怀疑高度恶性胸腺瘤,可以先药物治疗,待病情改善、稳定后再行手术治疗,有助于减少、防止手术后发生肌无力危象。

【临床病例讨论】

患　者:张××,男性,39 岁,主因"眼睑下垂 20d,视物成双 7d"门诊就诊。

现病史:患者 20d 前交替性眼睑下垂,7d 前视物成双,有晨轻暮重,休息后眼睑下垂不能完全缓解,视物成双无改善。否认咀嚼和吞咽困难,否认闭目无力及鼻音,否认肢体无力,无憋气。外院肌内注射新斯的明 1mg 后,20min 观察眼睑下垂仅轻微改善,复视无改善,40~60min 时症状明显改善。

既往史:24 岁时曾患甲亢,经治疗已愈,停药 3 年。否认糖尿病史,否认其他免疫疾病史,否认结核等传染病史及密切接触史。

个人史、家族史:无吸烟饮酒史,否认家族遗传病史及类似疾病史。

查　体:双侧眼睑下垂,左侧 9-3,右侧 10-2(平视时钟位),左眼外展露白 2mm,内收露白 1mm,上下视充分,右眼外展和内收均露白 1mm,上下视受限,向左和向右注视均有复视,双瞳孔正大等圆,光反射灵敏。双侧闭目埋睫征轻度不全,其余脑神经及肢体肌力检查正常。疲劳试验:双眼上视 20s 后双睑裂明显减小,每秒一个数字匀速数数到 50 无声音改变,平卧抬头 47s,上肢平举 240s,直腿抬高 100s。

辅助检查:T$_3$、T$_4$ 正常范围,TSH 0.18mIU/L(参考值 0.35~4.94mIU/L);外院头颅 MRI 未见异常。RNS 示,面神经 3Hz 递减 19%,5Hz 递减 21%,腋神经 2Hz 递减 35%,3Hz 递减 31%,5Hz 递减 40%,尺神经 20Hz 无递增。

(一)诊断

1. 定位诊断　患者双睑下垂,双眼球活动障碍伴有复视,不伴有瞳孔受累,定位于双侧眼外肌、神经肌肉接头或其支配神经部分受累;双侧闭目力弱,定位于双侧眼轮匝肌、神经肌肉接头或面神经;疲劳试验阳性提示神经肌肉接头受累;重频电刺激低频递减亦支持定位于神经肌肉接头。

 相关要点:疲劳试验

　　疲劳试验能够分析病史中患者无法注意到的受累,且定量进行疲劳试验能够作为其后胆碱酯酶抑制剂试验和随访中严重程度评价的基础,常用的量表为美国重症肌无力协会(MGFA)推荐的定量重症肌无力评分(Quantitive MG score,QMGs)(表 19-1)。

表 19-1　MG 严重程度的定量评分(QMGs)

项目	无	轻度	中度	重度	分数 / 分
分值	0	1	2	3	
左右视出现复视 /s	61	11~60	1~10	自发	
上视出现眼睑下垂 /s	61	11~60	1~10	自发	
眼睑闭合	正常	闭合 抵抗部分阻力	闭合 不能抵抗阻力	不能闭合	
吞咽 100ml 水	正常	轻度呛咳	严重呛咳或鼻腔反流	不能完成	
数数 1~50	未出现构音障碍	30~49	10~29	9	
坐位右上肢抬起 90° /s	240	90~239	10~89	0~9	
坐位左上肢抬起 90° /s	240	90~239	10~89	0~9	
肺活量 /% 预计值	≥80	65~79	50~64	<50	
右手握力 /kgW					
(男)	≥45	15~44	5~14	0~4	
(女)	≥30	10~29	5~9	0~4	
左手握力 /kgW					
(男)	≥35	15~34	5~14	0~4	
(女)	≥25	10~24	5~9	0~4	
平卧位抬头 /s	120	30~119	1~29	0	
平卧位右下肢抬 /s	100	31~99	1~30	0	
平卧位左下肢抬 /s	100	31~99	1~30	0	
				QMG 总分	

　　2. 定性诊断　本患者为青年男性,眼外肌首先受累,查体发现面肌受累和颈部肌群疲劳试验阳性,无咽喉肌及呼吸肌受累。既往有甲亢病史,RNS 显示腋神经低频递减,新斯的明试验阳性,初步诊断为重症肌无力(Ⅱa 轻度全身型)(重症肌无力分型见表 19-2),需进行重症肌无力相关抗体检查及胸腺 CT 检查确定诊断,指导下一步治疗。

表 19-2　成人型 Osserman 分型

分型	标准
Ⅰ型眼肌型	病变仅局限于眼外肌
Ⅱa 型轻度全身型	从眼外肌开始逐渐波及四肢,但无明显延髓肌受累
Ⅱb 型中度全身型	四肢肌群受累明显,较明显的延髓肌受累,但无呼吸肌受累
Ⅲ型急性重症型	发病数周内累及四肢肌群和球部肌群及呼吸肌
Ⅳ型迟发重症型	多在 2 年后由Ⅰ和Ⅱ型发展而来,累及呼吸肌
Ⅴ型萎缩型	肌无力伴有肌萎缩

3. 鉴别诊断

(1) 甲状腺眼病:甲状腺相关眼病可影响眼外肌功能,造成眼外肌活动障碍、复视。此患者既往有甲亢病史,TSH 下降,应与此病鉴别。但此病多表现为上睑退缩、下落迟缓、眼球突出,与眼睑下垂不同,且无疲劳不耐受、晨轻暮重的特点,可进一步检测促甲状腺素受体抗体及眼眶 CT 以除外诊断。

(2) 慢性进行性眼外肌麻痹:是一种常见的线粒体肌病,由线粒体代谢障碍引起的一组遗传性疾病,可出现进行性上睑下垂,逐渐出现眼球运动障碍,瞳孔不受影响。还可伴有面部、吞咽部和四肢的肌肉无力。该病慢性起病、病程较长,很少出现复视,症状无波动性,新斯的明试验无反应,RNS 不出现低频递减现象可鉴别。

(3) 眼咽型肌营养不良:首发症状为上睑下垂和眼球运动障碍,双侧对称或不对称。以后逐渐出现轻度面肌力弱,咬肌无力和萎缩,吞咽困难及构音不清,肩胛带、骨盆带肌肉轻度力弱和萎缩,病程进展缓慢。该患者症状呈波动性,新斯的明试验阳性,RNS 出现低频递减现象,与本病不符。

(4) 脑干和运动性脑神经病变:如动脉瘤压迫动眼神经时,多合并瞳孔改变,可鉴别;如糖尿病动眼神经损害虽不影响眼内肌,但多为单眼受累,结合糖尿病史可鉴别;脑干动眼神经核损害时因神经核位置分散,一般造成部分眼动功能障碍,同时合并其他脑干症状体征,MRI 检查可明确。该患者无瞳孔改变、既往无糖尿病史,暂不考虑。

相关要点:Lambert-Eaton 肌无力综合征

Lambert-Eaton 肌无力综合征(Lambert-Eaton myasthenic syndrome,LEMS)是累及神经肌肉接头突触前膜的钙离子通道和 ACh 囊泡释放区的病变,是一种自身免疫性疾病,约 50% 的 LEMS 患者存在癌症,小细胞肺癌多见。该疾病最早且最显著的症状通常是近端腿部无力,之后出现轻微的肩胛带肌无力,晨起后最重,轻微活动后有减轻,常出现自主神经功能障碍,如口干或者男性勃起功能障碍,延髓肌受累或复视少于 MG,但常见上睑下垂。高频(30~50Hz)RNS 可使复合肌肉动作电位波幅显著增加是本综合征的特征性表现。

相关要点:其他神经肌肉接头疾病

1. 肉毒中毒　肉毒中毒显著影响到延髓肌和眼部肌肉,因此可与 MG 相混淆。本病进展迅速,且常与摄入被肉毒杆菌污染的食物相关,约一半的患者发生瞳孔麻痹,可据此与 MG 区分。病变累及突触前膜,高频 RNS 与 LEMS 类似。

2. 青霉胺所致肌无力　约 1% 的青霉胺(通常是治疗类风湿关节炎或肝豆状核变性)使用者会发生自身免疫性 MG。与青霉胺诱导产生了 AChR 抗体有关,无力通常在停药后的 3~12 个月内缓解,严重时需要对肌无力进行治疗。

3. 先天性肌无力综合征　因不同基因突变导致的一组疾病,症状不尽相同,常在儿童期起病,病程较长,之后缓慢平稳地进展,对溴吡斯的明治疗反应不同。部分患者单一刺激运动神经产生多重复合肌肉动作电位反应,能为部分此类疾病提供线索。由于存在隐性遗传和散发型,因此无家族史也不能排除此类疾病的可能。

(二) 临床诊疗决策

1. 病情评估　患者青年男性,亚急性病程,眼外肌首先受累,累及面肌和颈部肌群,无咽喉肌及呼吸肌受累,初步诊断为重症肌无力(Ⅱa 轻度全身型)。此患者发病时间短,病情可能进一步加重,应尽快完善抗体及病因学检查,评估呼吸肌情况。目前暂给予溴吡斯的明对症治疗,避免诱发加重的因素,如感染、药物等。

2. 辅助检查　患者在暂停溴吡斯的明 6h 后肌内注射新斯的明 1.5mg，注射后的改变见表 19-3。TGAb 和 TPOAb 均在正常范围。AChR 抗体（ELISA 法）2.799（参考值 <0.566），MuSK 抗体正常范围，titin 抗体 0.512（参考值 <0.472）。胸腺 CT 示胸腺瘤（图 19-2）。

表 19-3　新斯的明试验结果

时间	左眼睑 *	右眼睑 *	左内收 / mm △	左外展 / mm △	右内收 / mm △	右外展 / mm △	右上下视	左闭目	右闭目	抬头 /s
注射前	9-3	10-2	1	2	1	1	受限	轻度不全	轻度不全	67
20min	10-2	10-2	1	1.5	1	0.5	无改变	完全	完全	92
40min	11-1	11-1	0	1	0.5	0	无改变	完全	完全	120
60min	10-2	10-2	0.5	2	1	1	无改变	轻度不全	轻度不全	106

注：* 平视时上眼睑下缘两端所连接的钟表表盘上的数字，代表眼睑下垂的程度；△代表露白 mm

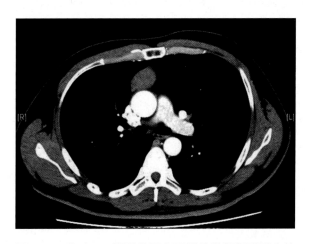

图 19-2　胸腺 CT 增强纵隔窗可见前纵隔卵圆形实性占位性病灶，考虑为胸腺瘤

相关要点：新斯的明试验

成人肌内注射新斯的明 1.0~1.5mg，可予以肌内注射阿托品 0.5mg，以消除其 M 胆碱样不良反应。选取肌无力症状最明显的肌群，记录 1 次肌力，注射后每 20min 记录 1 次，持续记录 60min。如检测结果为阴性，不能排除 MG 的诊断。阳性结果支持 MG 诊断，也可见于其他情况，如运动神经元病、脑干肿瘤和压迫性脑神经病变。

相关要点：重复神经电刺激（RNS）

低频（2~5Hz）超强重复电刺激神经干，在相应肌肉记录复合肌肉动作电位。常规检测的神经包括面神经、副神经、腋神经和尺神经。持续时间为 3s，结果判断用第 4 或 5 波与第 1 波的波幅相比较，波幅衰竭 10% 以上为阳性，称为波幅递减。服用胆碱酯酶抑制剂的 MG 患者需停药 12~18h 后做此项检查。与突触前膜病变鉴别时需要进行尺神经高频 RNS（30~50Hz）检测，结果判断主要依据波幅递增的程度（递增 100% 以上为异常，称为波幅递增）。

相关要点：MG 相关血清抗体的检测

1. 骨骼肌 AChR 抗体为诊断 MG 的特异性抗体，50%~60% 的单纯眼肌型 MG 患者血中可检测到 AChR 抗体；85%~90% 的全身型 MG 患者血中可检测到 AChR 抗体，结合肌无力病史，如抗体检测结果阳性则可以确立 MG 诊断。如检测结果为阴性，不能排除 MG 诊断。患者间 AChR-Ab 滴度与疾病严重程度的相关性较差。然而对于个体患者，通过成功的免疫治疗其抗体滴度往往会下降，并且滴度下降与临床改善一致。

2. 肌肉特异性酪氨酸激酶抗体（MuSK 抗体）MuSK-Ab 见于 38%~50% 的 AChR-Ab 阴性的全身型 MG 患者。MuSK 是一种受体酪氨酸激酶，在发育过程中介导聚集蛋白依赖性 AChR 的集聚和神经肌肉接头的形成。MuSK-Ab 阳性的 MG 可能存在与 AChR-Ab 阳性疾病不同的病因和病理机制。其特点包括：任何年龄均可起病；女性占多数；眼 - 延髓型（复视、上睑下垂和构音障碍）；非单纯性眼肌型 MG；限制性肌病型，表现为显著的呼吸肌和 / 或近端肌无力，特别是颈部伸展无力；无胸腺病变，对乙酰胆碱酯酶抑制剂反应欠佳；对血浆置换和免疫抑制治疗的反应佳。

3. 抗横纹肌抗体包括抗 titin 抗体、抗 RyR 抗体等。此类抗体在伴有胸腺瘤、病情较重的晚发型 MG 或对常规治疗不敏感的 MG 患者中阳性率较高，但对 MG 诊断无直接帮助，可以作为提示和筛查胸腺瘤的标志物。

3. 治疗　患者行胸腺切除术，术前肌无力症状稍微加重，无咀嚼、吞咽和呼吸困难。术后病理示 B2 型胸腺瘤。术后 1 个月症状明显改善，自行停用溴吡斯的明。

（三）随访

术后 2 个月复诊，患者出现咀嚼和吞咽困难，无憋气。双侧眼睑下垂，视物成双，眼球活动障碍，四肢疲劳试验阳性。给予溴吡斯的明 60mg，每日 3 次，餐前 1h 服用；泼尼松 20mg/d，每周递增 5mg，至泼尼松 50mg/d 时，患者症状完全缓解，维持 6 周后逐渐减量，一年后减至 15mg/d 维持治疗。

2 年后因感冒发热后咳黄痰，咳痰无力并呼吸吞咽困难，住院治疗。体温 38℃，中性粒细胞 15.6×10^9/L，有黄痰且呼吸道有大量分泌物，双肺可闻痰鸣音，无法平卧，胸式呼吸微弱，可见反常呼吸运动，血氧饱和度 89%，氧分压 61mmHg，二氧化碳分压 52mmHg。给予新斯的明 1mg 肌内注射后 30min，患者能够咳痰，口腔分泌物减少且能够平卧，呼吸运动改善，血氧饱和度 95%。

相关要点：危象的定义

MG 所致的肌肉无力严重到需要气管插管来支持通气或保护气道称作危象。

1. 肌无力危象是胆碱能递质相对不足所致，常在 MG 病情加重时出现，或在 MG 病情平稳时由感染、手术、应激反应、月经和药物等因素诱发。

2. 反拗危象曾经被描述为在 MG 症状加重时胆碱酯酶抑制剂突然失效，其实这种情况很可能与 AChR 敏感性下调以及酸中毒导致受体对 ACh 敏感性丧失有关。

3. 胆碱能危象是胆碱能递质相对过剩使突触后膜持续性去极化所致，发生时间与发病时间的关系不确定。单纯胆碱能危象很少见，多由 MG 病情加重时大量采用胆碱酯酶抑制剂所致，常发生在溴吡斯的明剂量 >480mg/d 时。其与肌无力危象的具体鉴别见表 19-4。

表 19-4　肌无力危象和胆碱能危象的鉴别诊断

项目	心率	肌肉	瞳孔	皮肤	腺体分泌	新斯的明试验
肌无力危象	心动过速	肌肉无力	正常或变大	苍白、可伴发凉	正常	肌无力症状改善
胆碱能危象	心动过缓	肌肉无力和肌束震颤	缩小	潮红、温暖	增多	肌无力症状加重

给予敏感抗生素，鼻饲溴吡斯的明 120mg，每 6h 1 次，呼吸困难减轻，分泌物较前减少，基本可平卧。给予静脉注射免疫球蛋白 0.4g/（kg·d），连续 5d。第 2d 凌晨 5 点氧饱和度迅速下降到 82%，且二氧化碳分压 74mmHg，血压下降到 89/50mmHg，立即气管插管并给予碳酸氢钠注射液 125ml 静脉点滴，吸出大量黄色黏痰，15min 后血压恢复到 123/58mmHg，氧饱和度恢复到 94%，有自主呼吸但无法保持氧饱和度在 90% 以上，给予呼吸机辅助通气。停用溴吡斯的明，并继续抗生素和免疫球蛋白治疗，加用他克莫司 1mg/d 并逐渐加量至 3mg/d。2 周后能够脱机且低流量吸氧状态下保持氧饱和度 >95%，呼吸及吞咽困难缓解，复查肺 CT 炎症控制，胸腺瘤无复发。出院后口服溴吡斯的明 90mg，每 6h 一次，他克莫司 3mg/d，泼尼松未加量。半年后随访，患者症状有明显好转。

第二节　周期性瘫痪

周期性瘫痪（periodic paralysis，PP）是一组以反复发作的骨骼肌弛缓性瘫痪为主要特征的肌病。按照病因不同，本病可分为原发性与继发性两种，前者又称遗传性周期性瘫痪，主要包括低钾型周期性瘫痪，高钾型周期性瘫痪和 Andersen-Tawil 综合征（Andersen-Tawil syndrome，ATS），以前两种多见；后者常继发于甲状腺功能亢进、醛固酮增多症、肾衰竭和代谢性疾病等。

一、低钾型周期性瘫痪

【理论概要】

低钾型周期性瘫痪（hypokalemic periodic paralysis，HypoPP）是原发性周期性瘫痪最常见的类型，呈常染色体显性遗传，主要表现为反复发作的肢体瘫痪伴血清钾降低，补钾治疗后能迅速缓解。据国外文献报道，HypoPP 发病率为 1/10 万。

（一）临床表现

1. 男性多见，起病年龄常在 10~20 岁间，平均起病年龄为 14 岁，30 岁后起病较少见。常见诱因有疲劳、失眠、饱食、寒冷、酗酒、精神刺激等，临床上有些药物可诱发发作，如 β 受体激动剂、糖皮质激素、胰岛素等。

2. 发病前可有肢体疼痛、感觉异常、口渴、多汗、少尿、潮红、嗜睡、恶心等不适。常于饱餐后夜间睡眠或清晨起床时发现肢体肌肉不同程度的对称性无力或完全瘫痪，下肢重于上肢，近端重于远端；也可从下肢逐渐累及上肢。瘫痪肢体肌张力低，腱反射减弱或消失。脑神经支配肌肉、呼吸肌和膀胱直肠括约肌一般不受累。少数严重病例可发生呼吸肌麻痹、尿便潴留、心动过速或过缓、心律失常、血压下降等情况甚至危及生命。

3. 发作时间持续数小时或数日不等，最先受累的肌肉往往最先恢复。发作频率因人而异，短则每日均有发作，长则数年一次，一般 40 岁后发作频率下降。发作间期一般完全恢复正常；少数患者出现持续性肌无力，近端为主，与发作严重程度、发作频率无关。

（二）诊断

2000 年欧洲神经肌肉中心（European Neuromuscular Centre，ENMC）国际研讨会制定的 HypoPP 诊断标准如下：

1. 至少出现两次肌无力发作，伴血钾 <3.5mmol/L。

2. 先证者出现一次肌无力发作，且其家属出现一次肌无力发作，伴血钾 <3.5mmol/L。

3. 至少满足下列 6 条标准的 3 条：

（1）10~20 岁起病。

（2）发作时间大于 2h。

（3）存在诱发因素，如高碳水化合物饮食，运动后休息，应激等。

（4）补钾治疗有效。

（5）有家族史或基因证实骨骼肌钙离子或钠离子通道基因突变。

（6）长程运动诱发试验阳性。

4. 排除其他低血钾病因，如肾、肾上腺、甲状腺功能异常，肾小管酸中毒，利尿剂或泻药。

若患者不满足以上标准，但符合以下标准，则提示可疑 HypoPP：

（1）双下肢对称性无力起病，逐渐累及双上肢，且近端重于远端，脑神经支配的肌肉不受累。

（2）发作时肌张力下降。

（3）发作时深反射正常或减低，跖反射正常。

（4）发作期血钾明显下降。

（三）治疗

治疗原则包括发作期快速缓解症状和发作间期降低发作频率和严重程度。

发作期：给予 10% 氯化钾或 10% 枸橼酸钾 40~50ml 顿服，24h 内再分次口服，1d 总量为 10g。也可静滴氯化钾溶液以纠正低血钾状态。严重患者出现呼吸肌麻痹时应予辅助呼吸，严重心律失常者应积极纠正。

发作间期：避免各种已知诱因，如疲劳、寒冷、高碳水化合物饮食等；此外可口服螺内酯 200mg，每日 2 次。

【临床病例讨论】

患　者：杨××，男，29 岁，主因"反复发作性四肢无力 10 余年，加重 3 月"入院。

现病史：10 年前患者晨起发现四肢无力，行走力弱，上楼梯及蹲起费力，双上肢抬举受限，无眼睑下垂、视物成双，无肌肉疼痛、僵硬、麻木，二便正常，持续数天后逐渐好转；此后每年发作 2~3 次，多于午后或晨起发作，劳累、感冒或寒冷可诱发，每次发作持续数小时或数天不等，无力严重程度不一，轻至双下肢乏力，重至双下肢瘫痪，行走不能，发作时多次查血钾低于正常值，最低一次 2.2mmol/L，每次发作补钾治疗后无力逐渐好转。发作间期双下肢活动正常。近 3 月病情加重，发作频繁，平均每月发作 3~4 次。

既往史、个人史及家族史：既往体健，自幼发育正常，无不良嗜好；有 1 兄 1 姐，其父亲和兄有过类似发作，未查血钾，补钾治疗后未发作。

查　体：T36.3℃，P65 次 /min，R17 次 /min，BP120/80mmHg。神志清楚，言语流利。脑神经检查正常，四肢肌力 V 级，肌张力正常，四肢腱反射对称引出，病理反射阴性，深浅感觉无异常，共济运动正常。

辅助检查：血清钾 4.0mmol/L；肌酸激酶 526U/L；T_3、T_4、TSH 正常；肝肾功能正常；心电图检查正常；双下肢肌肉磁共振（MRI）无明显异常；肌电图示四肢感觉运动神经传导正常，针极肌电图正常，运动诱发试验示右侧小指展肌长程运动后 CMAP 波幅下降 45%。

（一）诊断

1. 定位诊断　患者发作间期神经系统查体无阳性体征，结合病史，患者发作时双下肢对称无力，无僵硬，定位于下运动神经元损害，且无感觉异常和晨轻暮重，结合发作时血钾低，定位于肌膜的离子通道可能性大。

2. 定性诊断　患者青年男性，19 岁起病，以反复发作的双下肢无力为突出表现，不伴脑神经支配的肌肉受累，发作时伴血钾降低，补钾治疗有效，有较明确的家族史，故初步诊断考虑家族性低钾周期性瘫痪可能性大。

相关要点:HypoPP 的发病机制

低钾型周期性瘫痪(HypoPP)为常染色体显性遗传性疾病,已证实肌肉电压门控钙离子通道 *CACNA1S* 基因和钠离子通道 *SCN4A* 基因突变与本病相关,其中 *CACNA1S* 基因突变引起的低钾型周期性瘫痪称为 HypoPP-1 型,占低钾型周期性瘫痪的 80%;而 *SCN4A* 基因突变引起的周期性瘫痪称为 HypoPP-2 型,占 10%;仍有 10% 低钾型周期性瘫痪患者病因不明,为 HypoPP-3 型。绝大多数与 HypoPP 相关的基因突变均位于离子通道电压感受区的 S4 段,取代带正电荷的精氨酸,在电压感受区形成新的异常通道,即"门控漏电流",导致肌细胞膜异常去极化,降低肌细胞兴奋性,最终引发骨骼肌弛缓性瘫痪。

3. 鉴别诊断

(1) 重症肌无力:以肢体波动性无力为表现的重症肌无力患者,可表现为类似症状,常伴有病态疲劳、晨轻暮重,且血清钾正常,新斯的明试验阳性。该患者无晨轻暮重,发作时血钾下降,补钾治疗明显好转,且有明确的家族史,故不支持本病。

(2) 高钾型周期性瘫痪:本病与低钾型周期性瘫痪的临床表现类似,但本病发作时伴血钾升高,补钾治疗会加重病情,且每次发作时间持续较短,发作时可伴肢体僵硬等,其具体鉴别点详见表 19-5。

表 19-5 周期性瘫痪的临床特点、致病基因和电生理表现

常见体征	低钾型	高钾型
发病年龄	10~20 岁	10 岁内
诱发因素	高碳水化合物饮食、感冒、应激等	高钾饮食、运动后休息,饥饿、寒冷等
持续时间	几小时~几天	几分钟~几小时
严重程度	严重力弱	轻~中度力弱,或局灶
肌强直症状	无,或少见	有或无
血钾	低,少数正常	高或正常
肌电图肌强直电位	(−)	可有
长程运动诱发试验	阳性	阳性
治疗、预防	补钾,二氯磺胺 / 乙酰唑胺	降钾,乙酰唑胺 / 噻嗪利尿剂
累及通道	L 型钙通道,钠通道	钠通道
遗传方式	常染色体显性	常染色体显性
基因	*CACNA1S*(约 80%) *SCN4A*(约 10%)	*SCN4A*

(3) 继发性低钾型周期性瘫痪:各种原因引起血钾下降,低于 3.5mmol/L,均可能出现肢体无力。该患者青年男性,反复发作性肢体无力,伴血钾下降,有家族史,临床上除了需排除甲状腺功能异常、腹泻、急性钡中毒和药源性因素外,还需排除一些少见疾病,如原发性醛固酮增多症、肾小管酸中毒等。此类疾病常合并原发病的其他特殊症状,可资鉴别,必要时行基因检测进一步排除。

(二) 临床诊疗决策

1. 病情评估 患者青年男性,19 岁起病,以反复发作的双下肢无力,发作时伴血钾降低,补钾治疗有效,有较明确的家族史,故低钾周期性瘫痪可能性大。入院时无阳性体征,处于发作间期,近期发作频繁,应注意寻找诱发因素。

2. 辅助检查

(1) 血钾:发作期血清钾常降低,低于 3.5mmol/L 以下,最低达 1.2mmol/L,部分患者亦可在正常范围;发

作间期血清钾多正常。

(2) 肌酸激酶(CK):发作期 CK 轻中度升高,甚至可达正常值 20 倍;其他血清酶如 ALT、AST、LDH 也可升高,可能与周期性瘫痪发作时肌细胞膜渗透性增高有关,发作后恢复正常。

(3) 心电图:发作期心电图检查呈低钾性改变,PR 及 QT 间期延长,QRS 波群增宽,ST 段降低,T 波变平和 U 波出现,有心动过缓,偶见心律不齐、传导阻滞。

(4) 肌电图:发作期插入电位消失,无纤颤及正相电位,一般无肌强直电活动,收缩时只有少量运动单位电位或无运动单位电位,发作间期运动单位电位正常,如出现肌病时则运动单位电位时限缩短、多相电位增多。运动、感觉神经传导速度正常,但 CMAP 波幅下降。

(5) 肌肉磁共振:发作期肌肉磁共振可显示部分肌组织呈 T_2 和抑脂像高信号,提示肌肉水肿。发作间期肌肉磁共振多正常。伴有持续性肌无力的患者肌肉磁共振可见 T_2 高信号,抑脂像低信号,提示肌肉萎缩,脂肪替代。

(6) 长程运动诱发试验:是周期性瘫痪的一项较特异性的肌电图检查。操作过程:嘱患者尽力外展小指,并给予阻力,使小指展肌剧烈、快速收缩,持续运动 5min,为避免过度运动所致局部缺血,每运动 50s 可休息 5~10s。运动前及运动后即刻刺激尺神经,于小指展肌记录复合肌肉运动电位波幅,此后每 10min 记录一次波幅,至少监测 60min,计算运动前后波幅变化率。波幅降低率 =(运动前波幅 − 运动后波幅)/运动前波幅 × 100%。当采用小指外展长程运动后混合肌肉运动电位(CMAP)波幅下降 >30% 作为临界值时,诊断周期性瘫痪的敏感度为 87.5%,特异度为 90.5%。

凡是疑似周期性瘫痪的患者,均应行血气分析、肝肾功能、电解质、甲状腺功能等检查排除继发性因素。

结合病史及辅助检查,诊断为 HypoPP,并对其进行基因检测。该患者基因检测显示 *SCN4* 基因存在 c.2024G>A(p.R675Q),杂合突变,属于 HypoPP-2 型。鉴于肯定的家族史,对其父母、姐和兄均行基因检测,其父、姐及兄均携带此基因位点,父亲及其兄均有发作性无力,但其姐未出现肌无力症状。其姐携带致病基因,未出现临床表现,考虑与 *SCN4* 基因突变外显不全相关。

相关要点:*SCN4A* 基因突变

SCN4A 基因定位于 17 号染色体长臂(17q13),编码电压门控的钠通道 α 亚单位,最常见的基因突变位点为 R672 和 R669。R675 突变少见,研究发现 R675Q 突变可提高钠离子通道的去极化激活速度,使其慢失活并延长复极化的时间。R675Q 突变不仅可引起低钾周期性瘫痪,还可导致高钾周期性瘫痪和先天性副肌强直,其具体机制不清。低钾周期性瘫痪的外显率与性别、基因突变类型相关,男性外显率约 90%,女性外显率约 50%。

3. 治疗　低钾型周期性瘫痪治疗原则包括发作期快速缓解症状和发作间期降低发作频率和严重程度。发作期嘱患者适量口服或静脉补钾,发作间期避免劳累、受凉、感冒、进食过量碳水化合物等诱因。双氯非那胺(dichlorphenamide,DCP)是第一个获得美国 FDA 批准用于治疗周期性瘫痪的药物,推荐剂量为 50mg,每日 2 次,最大日剂量为 200mg/d,可降低发作频率和发作期的病情严重程度,其具体机制不清,可能与促进钙激活性钾离子通道的开放,钠钾离子和碳酸根离子的排泄相关。其他可能治疗药物包括乙酰唑胺和吡那地尔等,部分携带 *SCN4* 基因突变的 HypoPP 患者使用乙酰唑胺后可加重病情。对本例患者应尽量避免诱发因素,必要时给予乙酰唑胺预防发作。本病预后良好,随年龄增长,发作频率逐渐减少。

(三)随访

患者出院半年内规律生活,高钾饮食,避免相关诱因,发病频率明显下降,共发作 1 次。

二、高钾型周期性瘫痪

【理论概要】

以往根据发作期血钾水平,将原发性周期性瘫痪分为高钾型周期性瘫痪,正常血钾型周期性瘫痪和低血钾型周期性瘫痪。正常血钾型周期性瘫痪较罕见,最近研究发现,本病与高钾型周期性瘫痪不仅致病基因相同,且 SCN4A 基因突变位点也相同,因此,目前越来越多的研究支持正常型周期性瘫痪是高钾周期性瘫痪的一种阶段性表现,而非一种独立的疾病实体。

高钾型周期性瘫痪(hyperkalemic periodic paralysis,HyperPP)又称强直性周期性瘫痪,是一种因骨骼肌钠离子通道基因(SCN4A)突变导致的以发作性肌肉无力、肌肉强直和血钾升高为主要临床表现的离子通道病。1951 年由 Tyler 首先报道,HyperPP 呈常染色体显性遗传。本病较少见,发病率为 0.17/10 万。

(一) 临床表现

1. 起病年龄 多在 10 岁前起病,随着年龄增长,发作频率逐渐增多,严重程度加重,一般 50 岁后发作频率明显下降。

2. 发作形式 常于晨起饭前发作,肌无力从下肢近端开始,逐渐累及上肢,甚至颈部肌肉,脑神经支配肌肉和呼吸肌偶可累及,发作时腱反射减低或消失,常伴肌肉痛性痉挛;部分患者伴有舌肌或手部肌肉的肌强直;心律失常或呼吸衰竭少见。发作前或发作过程中,可出现肢体麻木,发作后常伴有易激惹、肌肉疼痛等不适。

3. 发作持续时间 每次发作持续时间较短,15min 到 1h 不等,约 20% 患者持续时间较长,可达 1 周。

4. 发作间期 大多数患者基本无症状或症状较轻。约一半以上患者出现肌肉强直或僵硬,以面部、舌肌、大鱼际肌和指伸肌多见,一般不影响自主活动。

5. 诱发因素 饥饿、寒冷、疲劳、饮酒、妊娠、睡眠过多、运动后休息、剧烈运动和钾盐摄入等是其常见诱发因素。

(二) 诊断

2000 年欧洲神经肌肉中心(ENMC)国际研讨会制定的 HyperPP 诊断标准如下:若患者满足以下标准,则诊断为 HyperPP:

1. 至少出现两次肌无力发作,伴血钾 >5.0mmol/L。

2. 先证者出现一次肌无力发作,且其家属出现一次肌无力发作,伴血钾 >5.0mmol/L。

3. 至少满足下列 6 条标准的 3 条:

(1) 30 岁前起病。

(2) 发作时间小于 2h。

(3) 有诱发因素,如锻炼、应激等。

(4) 出现肌强直。

(5) 有家族史或基因证实骨骼肌钠离子通道基因突变。

(6) 运动诱发试验阳性。

4. 排除其他高血钾病因,如肾、肾上腺、甲状腺功能异常,保钾利尿剂等。

5. 对于临床不典型的患者,可采用诱发试验协助诊断。

(1) 经典诱发试验即钾负荷试验:口服氯化钾 2~10g 后,每隔 20min 监测血钾浓度和肌力。若服后 1h 内出现肌无力,持续 30~60min,伴血钾升高,则有助于诊断(伴有高血钾或肾功能或肾上腺功能异常患者不宜做此项检查)。

(2) 替代诱发试验:嘱患者在自行车测力计上运动 30min,使心率增加到 120~160 次 /min,然后绝对卧床休息,若运动中血钾升高,运动结束时血钾下降,休息 20min 后血钾再次升高则提示本病。

(3) 长程运动诱发试验:若运动后即刻 CMAP 波幅升高,随后下降,运动结束后第 1 个 20min 内迅速下降,则提示本病(诱发试验可能诱发严重发作,需在医生指导下,严密监测心电图和血清钾浓度)。

临床上,HyperPP 需与 Andersen-Tawil 综合征、继发性高钾型周期性瘫痪及先天性副肌强直等疾病相鉴别。

(三)治疗

本病治疗原则包括发作期快速缓解症状和发作间期降低发作频率和严重程度。

1. 发作期治疗对发作时间短,症状较轻患者一般不需特殊治疗,可适当摄食高碳水化合物;症状较重时,可用 10% 葡萄糖酸钙 10~20ml 静注,或 10% 胰岛素 10~20U 静脉滴注以降低血钾,或吸入沙丁胺醇等治疗。

2. 发作间期适度锻炼,摄食富含高碳水化合物的食物,避免以下诱因:富含高钾的食物(如水果或果汁)、寒冷、过度劳累、口服氢氯噻嗪类利尿剂或碳酸酐酶抑制剂等利尿剂。

第三节　炎症性肌病

一、多发性肌炎和皮肌炎

【理论概要】

特发性炎性肌病(idiopathic inflammatory myopathies,IIM)是一组病因不明的以四肢近端肌肉受累为突出表现的异质性疾病,包括多发性肌炎(polymyositis,PM)和皮肌炎(dermatomyositis,DM)、散发性包涵体肌炎(sporadic inclusion body myositis,sIBM)、免疫介导坏死性肌病(immune-mediated necrotizing myopathy,IMNM)等,主要病理特征是骨骼肌变性、坏死及淋巴细胞浸润,发病与细胞和体液免疫异常有关。其中 PM 和 DM 是最常见类型,临床上表现为急性或亚急性起病,对称性四肢近端为主的肌肉无力伴压痛,血清肌酶增高,血沉增快,肌电图呈肌源性损害,用糖皮质激素治疗效果好等特点。PM 病变仅限于骨骼肌,DM 则同时累及骨骼肌和皮肤。我国 PM/DM 的发病率尚不十分清楚,国外报告的发病率约为(0.6~1)/10 万,女性多于男性,DM 比 PM 更多见。

(一)临床表现

1. 肌肉无力　最常受累的肌群为颈屈肌及四肢近端肌,表现为平卧位抬头费力,梳头、举臂、蹲起及上楼梯困难,远端肌无力相对少见,多数为对称性,少数不对称。病情严重者可累及咽喉肌和呼吸肌,出现构音障碍、吞咽困难、胸闷、憋气等。约 30% 患者伴有肌肉痛。面肌、眼外肌一般不受累。晚期有肌萎缩和关节挛缩。

2. 皮肤损害　DM 患者可见皮肤损害,皮疹多先于或与肌肉无力同时出现,少数患者皮疹在肌无力之后发生。典型的皮疹为眶周和上眼睑水肿性淡紫色斑,光照加重,还可出现在两颊部、鼻梁、颈部、前胸 V 形区和肩背部(称为披肩征)。Gottron 征是另一典型损害,表现为四肢关节伸面的水肿性红斑,特别是掌指关节、指间关节或肘关节伸面。部分患者还可出现"技工手",即在手指的掌面和侧面皮肤过多角化、裂纹及粗糙,类似于长期从事手工作业的技术工人手,故名"技工手"。

3. 其他脏器受累　PM/DM 常合并其他脏器受累,肺部受累常见,可表现为间质性肺炎、肺纤维化、胸膜炎,是影响预后的重要因素;消化道受累可出现咽下困难、恶心、呕吐、痉挛性腹痛;心脏受累出现晕厥、心律失常、心衰;肾脏受累出现蛋白尿、血尿和管型尿;关节改变可有关节痛、关节炎,尤其是儿童 DM 患者。少数病例合并其他自身免疫性疾病,如类风湿性关节炎、系统性红斑狼疮、进行性系统性硬化等,称为重叠综合征。还有少数病例可能伴发恶性肿瘤,如乳腺肿瘤、肺癌、卵巢癌和胃癌等。

(二)诊断

2015 年中华医学会神经病学分会对于 PM 的诊断依据提出如下诊断要点:

1. 起病年龄大于 18 岁;亚急性或隐匿起病,数周至数月内进展;临床主要表现为对称的肢体无力和颈肌无力,近端重于远端,颈屈肌重于颈伸肌。

2. 血清肌酸激酶升高。

3. 肌电图提示活动性肌源性损害。

4. 肌肉病理提示肌源性损害,肌内膜多发散在和 / 或灶性分布的、以淋巴细胞为主的炎性细胞浸润,炎性细胞大部分为 T 淋巴细胞,肌纤维膜有 MHC-Ⅰ异常表达,CD8 T 细胞围绕在形态正常的表达 MHC-Ⅰ 的肌纤维周围,或侵入和破坏肌纤维。

5. 无皮肌炎的皮疹;无相关药物及毒物接触史;无甲状腺功能异常等内分泌病史;无肌营养不良等家族史。

6. 肌肉病理除外常见类型的代谢性肌病和肌营养不良等非炎性肌病。伴有典型皮肤损害和病理上表现为束周萎缩者则支持 DM 诊断。肌无力伴有典型皮疹时,DM 容易诊断。PM 则需与多种肌病鉴别,如肢带型肌营养不良、代谢性肌病、包涵体肌炎、重症肌无力、内分泌性肌病等。

(三) 治疗

急性期患者应卧床休息,进行适当体育活动和理疗,以预防关节挛缩及失用性肌萎缩,并给予高蛋白和高维生素饮食。

1. 皮质类固醇激素　为首选药物。常用方法为:泼尼松 1~1.5mg/(kg·d),最大剂量 100mg/d。一般在 4~8 周之后临床症状改善,然后逐渐减量,减量应遵循个体化原则,减药过快出现病情复发,则须重新加大剂量控制病情。通常需要小剂量(10~20mg/d)维持 1~2 年。对于严重的肌病患者或伴严重吞咽困难、心肌受累或进展性肺间质病变的患者,可加用甲泼尼龙冲击治疗,方法是甲泼尼龙每日 500~1000mg,静脉滴注,连用 3~5d。长期皮质类固醇激素治疗应预防其不良反应及类固醇肌病。

2. 免疫抑制剂　当激素治疗效果差、不耐受或重症患者可加用。首选甲氨蝶呤,其次为硫唑嘌呤、环磷酰胺、环孢素 A,用药期间注意其相应副作用,如白细胞减少、肝肾功能异常、肺间质纤维化等。

3. 静脉注射免疫球蛋白　不良反应少,对于复发性或难治性病例,以及不能接受激素及免疫抑制剂治疗的患者,可选用免疫球蛋白 0.4g/(kg·d)静脉滴注,连用 5d,可连用 3~6 个月以维持疗效。

【临床病例讨论】

患　者:林 ××,女,62 岁,退休会计,主因"进行性肢体无力、气短 9 年"入院。

现病史:患者 9 年前无明显诱因逐渐出现双下肢无力,上楼走 7~8 个台阶或快步行走 10min 左右即感下肢乏力,并伴有轻度气短,休息后仍可继续行走。上述症状缓慢加重,4 年前出现蹲起困难,平地正常行走 10min 即感明显乏力,心悸气短,同时出现梳头费力,体重逐渐下降约 15kg,不伴麻木、疼痛及肉跳,于当地医院心内科就诊,诊断房性期前收缩、阵发房颤,给予美托洛尔等治疗,效果不明显。1 年 9 个月前,患者不能下蹲,出现饮水呛咳、声音低哑,进食馒头费力,伴肢体及颜面水肿,夜间常憋醒坐起,因 CO_2 潴留给予夜间无创通气治疗。1 年前,患者感间断肌肉酸痛,颈部肌肉乏力,并出现双手小关节疼痛,再次于当地就诊,查抗核抗体 1∶1000、抗重组着丝点抗体(+++)、CK 953IU/L,肌电图检查提示肌源性损害,行右股四头肌活检,提示炎性肌病改变,诊断多发性肌炎,给予甲泼尼龙每日 500mg 静脉滴注,5d 后小关节疼痛完全缓解,CK 降至 467IU/L,改为泼尼松口服 50mg,每日 1 次,每月减量 5mg,减至 20mg 时改为每 6 周减量 5mg,至入院前 2d 停用。服药以来自觉肌力无明显改善,安静状态即有明显气短,呼吸费力,稍远距离需坐轮椅,体重增长 12kg。

患病以来,精神弱,食欲正常,现饮水有呛咳,吞咽馒头等干食感费力,睡眠时需无创呼吸机辅助通气,睡眠尚可,大小便正常,体重变化如前所述。

既往史:50 年前患肺结核,正规抗结核治疗,无复发;反复口腔溃疡病史 40 年。

个人史:无特殊。

家族史:否认家族遗传病史及类似病史。

入院查体:BP120/80mmHg,喘息貌,轻度摇摆步态。神清,声音嘶哑,高级皮质功能正常,眼动充分,光反应灵敏,闭目鼓腮有力,面纹对称,咽反射存在,舌肌无萎缩及纤颤。转颈力弱,卧位抬头及坐起不能;四肢近端肌肉及椎旁肌萎缩,肌张力正常,双上肢外展Ⅲ⁺,内收Ⅴ⁻,屈肘Ⅴ⁻,伸肘Ⅳ⁻,握力及分并指肌力Ⅴ级;双侧屈髋Ⅳ级,伸髋Ⅴ⁻级,屈膝Ⅳ级,伸膝Ⅳ级,双足背屈Ⅴ⁻级,跖屈Ⅴ级;上肢腱反射(+),下肢腱反射未引出,病理征(−)。感觉及共济检查未见异常。颈无抵抗,脑膜刺激征阴性。

辅助检查:血尿便常规未见异常。生化检查示,γ-GT 81IU/L,AST 54IU/L,CK 1031IU/L,CKMB 35IU/L,LDH 281IU/L,HBDH 232IU/L,Cr 16μmol/L,TCH 6.23mmol/L,LDL-C 3.77mmol/L。血气分析示,pH 7.357,$PaCO_2$ 55.4mmHg,PaO_2 74.7mmHg,BE 3.6mmol/L。肿瘤全项及类风湿因子、免疫球蛋白未见异常。ESR 34mm/h,抗核抗体谱示,ANA 1∶320,抗 CENP B 抗体(+++),抗线粒体 M2 型抗体(+),抗 ds-DNA 抗体(−)。双大腿 MRI 示,双大腿前后群肌肉可见弥漫性异常信号,T_1像、T_2像、T_2压脂像均为高信号,肌间筋膜增厚,股骨近端肌群受累严重。EMG 示肌源性损害。肺功能示重度限制性通气功能障碍,肺总量降低,残气量增高,换气功能降低,通气储备 66%。肺 CT 示左肺下叶基底段陈旧索条可能,双侧乳腺内点状钙化。心脏超声示各房室内径正常,双室流出道正常,二、三尖瓣反流(轻度),左室舒张末功能减低,射血分数 71%。

(一) 诊断

1. 定位诊断　患者四肢肌、中轴肌及呼吸肌无力,腱反射减低,病理征未引出,提示下运动神经元瘫,患者有肌肉酸痛,肌酶增高,不伴肉跳、根性疼痛、感觉障碍及晨轻暮重,结合肌电图提示肌源性损害,肌活检提示炎性肌病改变,定位于肌肉。

2. 定性诊断　中年女性,慢性起病,进行性加重,病史 9 年,主要表现为四肢近端肌、呼吸肌、中轴肌无力,饮水呛咳、吞咽馒头等干食困难,伴有肌肉酸痛及关节痛、心律不齐、气短,既往反复口腔溃疡 40 年,查体可见四肢肌、呼吸肌、中轴肌无力,结合 CK 升高,抗核抗体谱异常,肌电图提示肌源性损害,肌活检提示炎性肌病改变,考虑多发性肌炎可能性大。

3. 鉴别诊断　多发性肌炎常需与以下疾病鉴别:

(1) 其他类型非特异性肌炎:主要鉴别点在于不同的病理特征。皮肌炎如无典型的皮肤损害,容易与 PM 混淆,鉴别点在于肌肉病理 DM 可见特异性的束周萎缩,肌间小血管减少而残余的小血管管径扩张;包涵体肌炎常老年人发病,起病隐袭进展缓慢,以股四头肌和屈指无力多见,病理上可见镶边空泡和包涵体;坏死性肌病常进展较快,病理上以肌纤维坏死为主,较少炎细胞浸润。

(2) 肢带型肌营养不良:本病常成年起病,以四肢近端肢带肌和骨盆带肌无力为主要表现,后期可累及呼吸肌和咽喉肌,需与本患者相鉴别。肌炎和肌营养不良的肌肉病理改变虽然都是肌源性损害,但前者以炎症反应为主,后者以脂肪和结缔组织增生为主,影像上前者以水肿为主,后者以脂肪和结缔组织替代为主,是两者主要鉴别点。

(3) 重症肌无力:本病的全身型常累及四肢近端肌、咽喉肌、呼吸肌,但是最重要的特征在于症状的波动性,即晨轻暮重,也可休息后缓解,劳累后加重,与该患者不同。

(二) 临床诊疗决策

1. 病情评估　多发性肌炎如不治疗,很难自愈,须早发现早治疗,多数患者对激素反应良好。该患者年龄较大,病史较长,无力严重,多器官受累,且激素治疗较晚,停药过快,预后不佳。

 相关要点:提示预后不良的因素

①有症状后 6 个月内未予治疗;②严重无力;③有吞咽困难;④有呼吸困难;⑤有间质性肺病;⑥伴发恶性肿瘤;⑦心肌受累。

2. 辅助检查

（1）一般检查：急性期周围血白细胞增高，血沉增快，补体 C3、C4 降低，血清免疫球蛋白增高，肌酶谱增高，尤其血清 CK 明显增高，可达正常的 50 倍，肌酶增高常先于肌力下降出现，升高的程度与肌肉损伤的程度平行，少部分患者肌力虽已恢复正常，但肌酶仍高，可能与肌细胞膜"漏"有关。部分患者 24h 尿肌酸增高，可有肌红蛋白尿。

相关要点：PM 和 DM 的发病机制

　　PM 和 DM 发病机制与免疫失调有关。部分 PM 和 DM 患者的血清中可以检测到 Jo-1 抗体、SRP 抗体、Mi-2 抗体、抗核抗体等多种抗体，肌肉病理发现肌组织内有活化的淋巴细胞浸润，外周血淋巴细胞对肌肉抗原敏感，并对培养的肌细胞有明显的细胞毒作用，这些均说明本病是一自身免疫性疾病。PM 的发病主要与细胞毒性介导的免疫反应有关，T 淋巴细胞可直接导致肌纤维的破坏，而细胞间黏附分子、白细胞介素 -1α 与炎性细胞的浸润密切相关。DM 的发病则主要与体液免疫异常有关，肌组织内微血管直接受累，其上可见 IgM、IgG 和 C3、C5b-9 膜攻击复合物形成。推测 DM 可能是一种补体介导的微血管病，肌纤维的损害是继发改变。遗传因素可能也增加了 PM 的易感性。另外，病毒直接感染可能是 PM 发病的一个因素，部分患者在发病前有流感病毒 A 和 B、HIV、ECHO、柯萨奇病毒感染史。

　　肌电图检查常呈肌源性损害表现，静息状态下可见纤颤电位和正锐波，小力收缩运动单位多相波增多，时限缩窄，大力收缩募集相为病理干扰相，当肌炎进入慢性期时，由于肌纤维的再生修复，部分运动单位时限可增宽，一般神经传导速度正常，严重无力萎缩的肌肉可出现运动神经混合肌肉动作电位波幅减低。肌肉磁共振可见弥漫性或局灶性水肿表现。肌活检可见骨骼肌变性、坏死及淋巴细胞浸润（图 19-3A）。皮肌炎患者肌肉活检可见诊断特异性的束周萎缩（图 19-3B）。

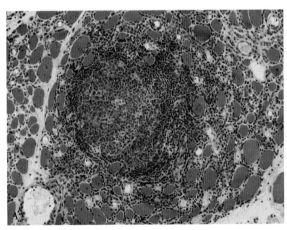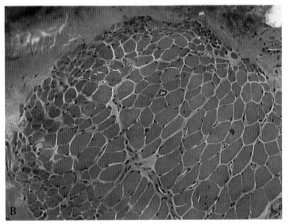

图 19-3

A. 多发性肌炎肌组织病理（HE 染色 ×200），肌纤维大小不等，肌内衣内大量炎细胞浸润；B. 皮肌炎肌组织病理（HE 染色 ×100），皮肌炎患者肌活检显示束周萎缩

相关要点：PM 和 DM 的肌肉病理特征

　　主要为骨骼肌的炎性改变，肌纤维变性、坏死、萎缩、再生和炎症细胞浸润，浸润的炎症细胞可以呈灶状分布或散在，PM 中炎症细胞主要是 CD8⁺T 淋巴细胞、单核细胞和少量 B 淋巴细胞，多分布

于肌内膜,也可位于肌束膜和血管周围,可见活化的炎症细胞侵入非坏死肌纤维。病程长者可见肌束膜及肌内膜结缔组织增生。DM 特异的肌肉病理改变是束周肌纤维萎缩、微血管病变和炎症细胞浸润,浸润的炎症细胞主要是 CD4$^+$T 淋巴细胞和 B 细胞,主要聚集于肌束膜和血管周围,肌束膜内血管可见管壁增厚、管腔狭窄和血栓形成,血管壁可见 IgG、IgM、C3 等沉积。

(2) 自身抗体:部分患者肌炎自身抗体阳性,包括肌炎特异性抗体和肌炎相关抗体。当肌炎相关抗体阳性时,需要与其他自身免疫性疾病相鉴别,注意重叠综合征。

相关要点:PM/DM 的自身抗体

1. 肌炎特异性抗体　主要包括抗氨基酰 tRNA 合成酶(aminoacyl-tRNA synthetase,ARS)抗体、抗信号识别颗粒(signal recognition particle,SRP)抗体和抗 Mi-2 抗体 3 大类。目前发现的抗 ARS 抗体有针对组氨酸(Jo-1)、苏氨酸、丙氨酸、氨基乙酰等氨酰基合成酶的抗体 10 余种,其中抗 Jo-1 抗体最常见也最具临床意义。抗 Jo-1 抗体在 PM/DM 中阳性率为 10%~30%。抗 SRP 抗体主要见于 PM,阳性率为 4%~5%,抗 SRP 阳性患者的临床表现有异质性,病理特点常较一致,表现为明显的肌纤维坏死,但常无炎性细胞的浸润。抗 Mi-2 抗体在 PM/DM 患者中的阳性率 4%~20%,多见于 DM,而 PM 中较少见,与 DM 患者的皮疹有关。

2. 肌炎相关性抗体　60%~80% 的患者抗核抗体阳性,另有少部分患者类风湿因子、肌红蛋白、肌球蛋白、肌钙蛋白或原肌球蛋白等抗原的非特异性抗体、抗 scl-70 抗体、抗 SSA 抗体和抗 SSB 抗体、抗 PM-Scl 抗体阳性,其中部分患者同时患有其他结缔组织病,称为重叠综合征。

3. 治疗　药物治疗以免疫抑制剂为主,糖皮质激素首选,不能耐受或效果不佳可加用其他免疫抑制剂或丙种球蛋白。该患者病程长,病情重,没能早期治疗,且使用糖皮质激素疗程过短,疗效不佳,可加用其他免疫抑制剂治疗,同时注意药物副作用。注意饮食及康复锻炼。

(三) 随访

患者糖皮质激素加用甲氨蝶呤治疗 8 个月,四肢无力及夜间呼吸困难改善不明显。

二、包涵体肌炎

【理论概要】

包涵体肌炎是好发于老年人的非特异性炎症肌病,该病常为散发性,区别于遗传性包涵体肌病。其发病率尚缺乏流行病学资料,我国仅有少数病例报道,北美地区的不同炎性肌病中散发性包涵体肌炎占 15%~28%,是老年人最常见的炎性肌病。其发病可能与遗传、环境、免疫、病毒感染、肌纤维变性有关,目前尚缺乏有效的治疗手段。

(一) 临床表现

通常发病年龄多 >50 岁,至少在 40 岁以上,男女患病比例约为 3∶1。多隐匿起病,缓慢进展,通常病程 >6 个月,平均 6 年,部分患者的病情可以在短期内稳定。肌无力常为非对称性分布,肢体近端和远端均可受累。患者肌无力的程度和分布有较大差异,尤其以肱二头肌、肱三头肌、前臂肌、髂腰肌、股四头肌、胫前肌为主,也可累及延髓肌、口咽部横纹肌及食管肌肉,出现吞咽困难,可出现在疾病的任何时期。面肌、三角肌、胸肌、膈肌及骨间肌较少受累。其中下肢以股四头肌受累最常见,表现为上楼和蹲起困难,上肢以屈指、屈腕无力为主,较伸指力弱明显。孤立出现椎旁肌肌无力可导致垂头综合征。此外,可有疲劳或活动耐力下降,但肌肉疼痛和痉挛相对少见。少部分患者还可合并其他自身免疫性疾病,如系统性红斑狼疮、干燥综合征、硬皮病、免疫球蛋白缺陷症等,还可出现抗核抗体阳性,但很少合并心肌炎、肺间质病变或恶性肿瘤等。约20%的散发性包涵体肌炎患者可合并糖尿病,故此时应注意是否为糖尿病周围神经病变。

（二）诊断

中老年人,无家族史,缓慢出现肌无力与肌萎缩,尤其是病程长达数年以上者,无论其无力分布是否符合上述特征,只要符合一般肌病特征,均应怀疑其IBM的可能性。中华医学会神经病学分会2003年提出的诊断标准。①病程6个月以上;②发病年龄30岁以上,尤其50岁以上多见;③肌无力必须同时先后累及上肢和下肢的近端和远端肌肉,且需满足以下条件:屈指无力、屈腕无力重于伸腕无力、股四头肌无力(肌力≤Ⅳ级);④实验室检查血清CK轻度升高,不超过正常值的12倍;⑤肌电图呈肌源性损害;⑥肌活检可见炎性肌病的表现,非坏死性肌纤维内可见单核细胞浸润,肌纤维内镶边空泡形成,淀粉样蛋白沉积,电镜证实存在15~18nm的管状细丝包涵体。肯定的IBM:肌活检可见所有特征性病理改变,包括非坏死性肌纤维单核细胞浸润,镶边空泡,淀粉样蛋白沉积,15~18nm的管状细丝包涵体,临床和实验室检查的个别表现可缺乏。可能的IBM:如肌活检仅见非坏死性肌纤维单核细胞浸润,而无其他病理改变,且同时具备上述临床特点及辅助检查的④、⑤条,则为可能的IBM。在肌肉活体组织检查新鲜标本冷冻切片的病理形态中观察到坏变肌纤维出现镶边空泡以及其内有包涵体是诊断IBM的先决条件,若同时发现炎性细胞浸润、镶边空泡、刚果红染色阳性物质或电子显微镜下观察到管丝样包涵体的典型病理改变,即使没有典型病史也可诊断。事实上,由于肌活检取材的局限性,以及病变分布的不均一,并非所有患者均能观察到炎性细胞或电镜下的管丝样包涵体。免疫组织化学染色发现SMI-31抗Tau蛋白抗体染色阳性也可以提示诊断。由于其病理改变既有肌源性损害,又有神经源性损害,诊断上还应与其他类型的肌炎、运动神经元病、肌营养不良、重症肌无力等相鉴别。

（三）治疗

目前该病无有效药物治疗,对免疫抑制药物无效是散发性包涵体肌炎区别于其他炎性肌病的临床特征之一。个别患者对免疫球蛋白治疗有效。

三、坏死性肌病

【理论概要】

坏死性肌病(necrotizing myopathy,NM)是一个病理学概念,系指以肌纤维坏变为主要特点且不伴或极少伴有炎性细胞浸润的非化脓性骨骼肌炎性疾病。目前认为其发病与免疫介导相关,属于特发性炎性肌病范畴,称为免疫介导性坏死性肌病(IMNM),可由恶性肿瘤、全身性疾病、中毒、药物性尤其是他汀类药物介导,也有患者在确诊前后均没有寻找到相关的继发性原因。由于本病的报道较少,目前没有流行病学资料。

（一）临床表现

多为成年人发病,平均发病年龄在50岁左右,个别儿童起病,发病无明显季节性和性别差异,急性或亚急性起病,多数病情进展迅速,5~6个月可达疾病高峰。以四肢对称的近端无力和肌痛为主要表现,还常累及颈肌、延髓肌、髂腰肌和呼吸肌,吞咽困难较其他炎性肌病发生率高。还可出现类皮肌炎皮疹及非特异性皮疹。其他多系统受累也可出现,但较PM和DM少见。血清肌酶常中重度升高,最高可达正常值的20倍以上,部分患者血清抗SRP抗体阳性,且这类患者出现呼吸肌受累的发生率较高,少数Jo-1抗体阳性。肌电图呈肌源性损害。

（二）诊断

本病临床表现与其他炎性肌病比较不具特异性,诊断主要依赖肌肉病理组织化学及酶组织化学检查。肌肉病理检查以肌纤维变性坏死为主,无束周分布特点,没有或极少伴有炎性细胞浸润,以及伴有毛细血管膜攻击复合物C5b-9沉积的共同现象。可见破碎红纤维,提示坏死肌纤维内线粒体明显增多,推测肌纤维坏死过程中存在细胞能量代谢异常,线粒体途径也可能参与致病机制。

（三）治疗

免疫抑制剂是 IMNM 的主要治疗之一，但治疗反应不如 PM 及 DM 敏感，在肿瘤及他汀类药物所致疾病中尤甚。糖皮质激素是 IMNM 的一线治疗药物。对于轻症患者可进行口服泼尼松治疗，对于重症患者，多采用静脉注射甲泼尼龙，用法同 PM 及 DM，均为逐渐减量，重症患者更应缓慢减量。多数患者激素治疗后症状得到控制，2~3 个月肌力可有缓解，如 3~6 个月的激素治疗仍不能有效缓解临床症状，或在激素治疗同时再发肌肉无力或进行性肌酶升高等，可考虑加用其他免疫抑制剂，如甲氨蝶呤、硫唑嘌呤或新型免疫抑制剂等。对于治疗效果不佳及重症患者，丙种球蛋白也具有积极治疗意义。抗 SRP 抗体相关 IMNM 多数对激素治疗效果欠佳，利妥昔单抗是有效的治疗药物之一。

第四节　进行性肌营养不良症

【理论概要】

进行性肌营养不良症（progressive muscular dystrophy，PMD）是一组遗传性骨骼肌变性疾病，以缓慢的、进行性加重的对称性肌肉无力、萎缩为主要临床特征，无感觉障碍。病理特点为骨骼肌细胞变性、坏死和再生，后期肌肉细胞被脂肪、结缔组织替代。部分患者有家族遗传史。由于分子遗传学的进步，许多类型的肌营养不良症的致病基因和缺陷蛋白已经确定。其发病与肌膜蛋白、近膜蛋白、核膜蛋白的缺陷有关。但蛋白的缺陷如何引起肌肉变性坏死，导致肌肉进行性萎缩的机制仍不清楚。遗传方式包括 X 连锁隐性遗传、常染色体显性遗传和常染色体隐性遗传。根据遗传方式、萎缩肌肉的分布等特征，疾病进展速度和预后，PMD 可分为以下类型：抗肌萎缩蛋白缺陷型肌营养不良症、肢带型肌营养不良症（limb-girdle muscular dystrophy，LGMD）、面肩肱型肌营养不良症（facioscapulohumeral muscular dystrophy，FSHD）、Emery-Dreifuss 肌营养不良症、先天性肌营养不良症、眼咽型肌营养不良症（oculopharyngeal muscular dystrophy，OPMD）、远端型肌营养不良症（distal muscular dystrophy）等。抗肌萎缩蛋白（dystrophin）缺陷型肌营养不良症包括传统上的假肥大型肌营养不良症和因抗肌萎缩蛋白缺陷引起的其他肌病如 X 连锁扩张型心肌病、肌痛、肌痉挛综合征、女性型肌营养不良等。假肥大型肌营养不良症又分为 Duchenne 型肌营养不良症（Duchenne muscular dystrophy，DMD）和 Becker 型肌营养不良症（Becker muscular dystrophy，BMD）。

国外统计 DMD 的人群患病率约 4.78/10 万。我国缺乏患病率的报告。该病 2/3 患者有家族遗传史，约 1/3 为新发突变。FSHD 是发病率最多的类型，约为 7/1000，男女均可发病。其他类型的肌营养不良症发病较少，缺乏流行病学研究。

（一）临床表现

1. 假肥大型肌营养不良症　是儿童进行性肌营养不良症中最常见的类型，包括 DMD 和 BMD。DMD 和 BMD 是 X 连锁隐性遗传性疾病，致病基因为 dystrophin，位于染色体 Xp21，该基因是目前人类发现的最大的基因之一，长度 2400~3000kb，约 79 个外显子，编码 3685 个氨基酸，组成 dystrophin 蛋白，分子量约 427KD。Dystrophin 蛋白位于骨骼肌和心肌细胞膜的内面，为细胞骨架蛋白，具有抗机械牵拉作用，能防止肌细胞在收缩过程中的损伤。Dystrophin 与细胞膜内面、跨细胞膜区以及细胞膜外区的多种蛋白紧密结合，在细胞膜内外组成一个整体，维系细胞膜内外的物质交换和联系，保护细胞膜的结构完整和稳定。Dystrophin 基因缺陷导致肌细胞膜上 dystrophin 蛋白缺乏或减少，使肌细胞膜不稳定而引起肌细胞坏死和功能缺失。如 dystrophin 蛋白完全缺乏，产生 DMD 表现，如仅为蛋白表达量的减少，则为 BMD。

（1）Duchenne 型肌营养不良症

1）DMD 为 X 连锁隐性遗传性肌病，女性为致病基因携带者，若与一正常男性结合，所生男婴患病的概率为 50%，所生女婴有 50% 的概率为致病基因携带者。因此患者常常有阳性家族史，约 1/3 为新发突变。

2）患儿运动发育较正常儿童晚，如学会走路多在 1 岁半左右，且步态蹒跚，不能跑步，常无故摔倒。一些男孩在抽血检查时发现血清肌酶如肌酸激酶、转氨酶等升高而引起注意。因骨盆带肌力弱患儿在 3~5

岁时症状逐渐明显,不能跳跃、奔跑、上楼困难,蹲位或坐位站起困难。由于髂腰肌、股四头肌、臀肌、脊旁肌无力,再加上跟腱早期挛缩,患儿行走姿势异常,腰椎过度前凸,骨盆向两侧摆动,呈特征性的鸭步。患儿由仰卧位起立时,必须先翻身转为俯卧位,然后伸直双臂用双手支撑地面(或床面),双腿亦伸直,逐渐用双手扶住膝部,依次向上攀附大腿部,直到立起,这一动作称为 Gowers 征(图 19-4)。肩带肌、上臂肌早期也可出现萎缩无力,但症状较轻,随病情进展,胫前肌和手肌被累及,最后出现呼吸肌麻痹。

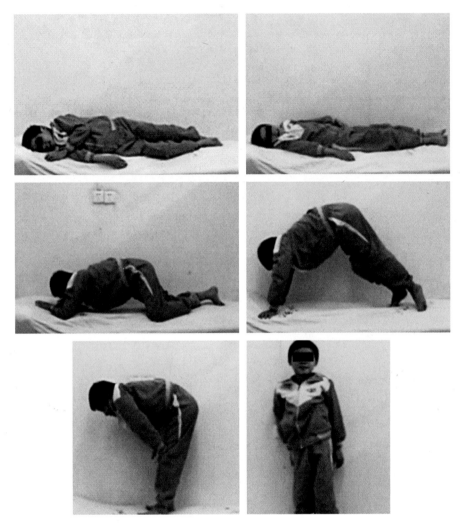

图 19-4　Gowers 征

3）腓肠肌假性肥大是本病的另一个特征。舌肌、三角肌、臀肌、股外侧肌等肌肉亦可有肥大。肥大肌肉触之坚韧,病理上肌纤维萎缩,而代之以脂肪和结缔组织,因此称为假性肥大(图 19-5A)。

4）DMD 常伴心肌损害,累及心室、心房、传导系统。心电图表现右胸前导联出现高 R 波,左胸前导联出现深的 Q 波,窦性心动过速,窦性心律不齐等。超声心动图可见心室壁后基底部运动减退、心室内径下降。疾病晚期出现心脏扩大、心力衰竭、肺动脉高压,约10% 患者因心功能不全死亡。平滑肌受累出现呕吐、腹痛、腹泻、急性胃扩张等胃肠功能障碍。国外文献报告 30%~50% 的 DMD 患者伴有智力减退。

5）随肌力减退明显,出现关节挛缩,常见于髋关节、膝关节、跟腱、肘关节等。由于跟腱挛缩引起足下垂,患者即使在平地行走也容易绊倒。还可有脊柱侧弯畸形。疾病进行性发展,7~8 岁蹲下不能起立,12 岁不能行走,依赖轮椅。约 20 多岁因呼吸肌无力、呼吸道感染,引起呼吸衰竭而死亡。

(2) Becker 型肌营养不良症:为 X 染色体隐性遗传,与 DMD 一样,为 *dystrophin* 基因变异引起,发病率

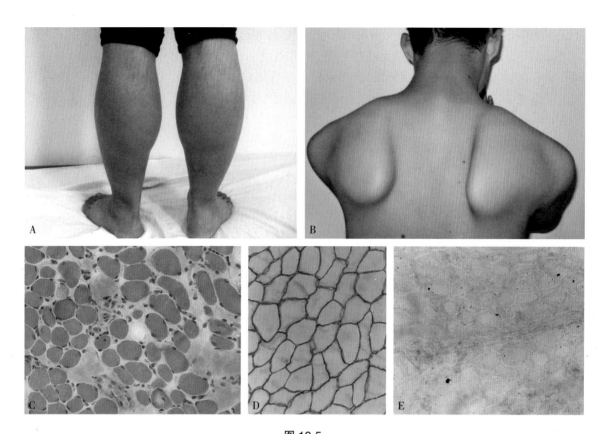

图 19-5

A. DMD 腓肠肌假性肥大;B. FSHD 患者的翼状肩胛;C. DMD 的肌肉活检病理改变:肌内衣增生,肌纤维大小不等,呈圆形,可见变性坏死肌纤维(HE 染色 ×200);D. 正常人肌肉 dystrophin 免疫组化染色:肌膜均匀着色;E. DMD 的肌肉 dystrophin 免疫组化染色:肌膜未着色

约为 DMD 的十分之一,临床表现与 DMD 类似,但起病年龄稍晚,为 5~15 岁,病情较轻,进展速度较慢,心脏很少受累(一旦受累则较严重),智力正常。12 岁以后仍能行走。存活期长,可接近正常寿命。

2. 面肩肱型肌营养不良症(FSHD)

(1) FSHD 呈常染色体显性遗传,部分病例为散发,发病年龄 7~27 岁。FSHD 基因定位于染色体 4q35,具有几乎完全的外显性,几乎所有的 FSHD 患者都在 4q35 区域存在 3.3kb(D4Z4)重复片段的缺失,正常人该片段重复 11~150 次,而 FSHD 通常少于 11 次。这种基因重复片段的缺失并不直接破坏任何可识别的基因,而是使染色体端粒更接近着丝点,间接地增加相邻基因的表达。在细胞核内染色质不适当的相互作用可能是致病原因之一,但确切的发病机制仍不清楚。

(2) 面肌力弱是首发症状,但因发病隐袭,症状较轻,常被患者忽略。表现为闭眼无力或闭眼露白,示齿时鼻唇沟变浅,不能吹口哨、鼓腮,因口轮匝肌假性肥大使嘴唇增厚而外翘,呈现典型的"肌病面容"。肩胛带肌如背阔肌、斜方肌上部、菱形肌、前锯肌力弱,向前推物或外展时出现翼状肩胛(图 19-5B)。胸大肌萎缩力弱,导致胸部萎陷。疾病进展可累及上肢近端、下肢近端肌肉,严重病例可出现胫前肌力弱。可见三角肌等肌肉肥大。

(3) 部分病例合并渗出性视网膜炎和神经性听力下降。

(4) 疾病进展较慢,大部分在 50 岁左右丧失运动功能,寿命接近正常人。

(5) 肌电图为肌源性损害,血清肌酶正常或轻度升高。DNA 印迹杂交分析可测定 4q35 区域 3.3kb/KpnI 重复片段协助确诊。

3. 肢带型肌营养不良症(LGMD) LGMD 是一类异质性的肌营养不良,目前报道多达 30 多个亚型。分常染色体显性遗传(LGMD1)和隐性遗传(LGMD2)两型,我国散发病例较多。常染色体隐性遗传型较常见,发病较早,症状较重。在儿童、青春期或成年时起病,表现为骨盆带肌和肩胛带肌的肌肉萎缩、无力,以致患者上楼困难,蹲起费力,双上肢上举困难,出现翼状肩胛,面肌一般不受累,可有腓肠肌假性肥大。膝腱反射较踝反射消失早。部分患者可有心脏受累。血清肌酶明显升高,肌电图呈肌源性损害,肌肉活检为肌营养不良病理改变,各亚型的区分需依赖检测缺陷蛋白的免疫组织化学和基因诊断。由于显著的异质性,其诊断必须与假肥大型肌营养不良、FSHD、强直性肌营养不良进行鉴别,还要与先天性肌营养不良、肌原纤维肌病、代谢性肌病、甚至脊髓性肌萎缩等神经肌肉疾病进行鉴别。

4. 眼咽型肌营养不良症(OPMD)　OPMD 呈常染色体显性遗传,致病基因位于染色体 14q11.2-13,其蛋白产物为多聚腺苷酸结合蛋白 2(polyadenylate-binding protein 2,PABP2),故也称多聚腺苷酸结合蛋白 2 基因。本病的发病机制与 *PABP2* 基因 1 号外显子上的 GCG 重复突变增加有关:正常人仅 6 次重复,而眼咽型肌营养不良症患者 GCG 重复 8~13 次,编码异常的多聚丙氨酸链。重复的次数越多,症状越重。

起病年龄 40~60 岁,主要症状为双侧上睑下垂,通常为对称性,也可不对称。部分患者有不全性眼外肌麻痹。咽喉肌力弱,出现吞咽和构音障碍。面肌、颞肌、咀嚼肌也可有轻度力弱。血清 CK 正常或轻度增高。眼肌肌电图为肌源性改变,若四肢肌电图也出现肌源性改变更有助于诊断。病情进展缓慢,但可因吞咽困难致营养不良或吸入性肺炎死亡。

5. 远端型肌营养不良症　即远端型肌病(distal myopathy),是一组以肢体远端无力为主要表现的肌病,分类仍存在争议。肢体远端肌肉首先受累,近端肌肉不受累或在疾病严重时才受累。根据遗传方式、基因定位和临床上以手肌、胫前肌、还是腓肠肌受累为主,将远端型肌病分成多个亚型。血清 CK 正常或升高。肌电图为肌源性损害,肌肉活检为非特异性肌病改变,或具有边缘着色性空泡。如 Welander 型(常染色体显性遗传,基因定位于 2p13)、Markesberry-Grigg-Udd 型、Nonaka 型(又称常染色体隐性遗传性包涵体肌病)、Miyoshi 型(常染色体隐性遗传,与 LGMD2B 型同为 dysferlin 蛋白缺陷肌病)和 Laing 型等。

(二)诊断

根据典型的病史、遗传方式、阳性家族史、肌肉萎缩无力的分布特点,结合血清肌酶升高,肌电图呈肌源性改变,肌肉活检呈肌营养不良的病理改变,多数进行性肌营养不良症可获得临床诊断。进一步确诊或具体分型诊断依赖于抗缺陷蛋白的特异性抗体进行肌肉免疫组织化学染色,以及基因分析技术。

1. 血清肌酶　DMD 时 CK 升高显著,达正常的 20~100 倍以上。BMD 升高达 5~20 倍。在疾病的不同阶段,CK 水平有所变化,患儿出生后即可升高,疾病早期升高显著,至疾病晚期逐渐下降。FSHD 患者 CK 正常或轻度升高。远端型和 LGMD 患者 CK 轻到中度升高。其他肌酶在肌营养不良进展期也可升高。

2. 肌电图　各种类型的肌营养不良症肌电图都呈典型的肌源性改变。DMD 针极插入时部分肌肉可见肌强直样电活动,肌肉松弛时可见纤颤电位和正相电位。大力收缩时募集相为病理干扰相。

3. 肌肉活检　肌营养不良症肌肉活检病理表现为肌纤维变性、坏死、不透明纤维和肌纤维再生,间质中结缔组织和脂肪组织增生(图 19-5C)。用针对缺陷蛋白的特异性抗体进行肌肉免疫组织化学检查,是目前鉴别各类肌营养不良症的重要方法。用抗 dystrophin 抗体可以鉴别 DMD、BMD、LGMD。dystrophin 染色时,正常人肌膜均匀一致着色(图 19-5D),而 DMD 时绝大部分肌纤维肌膜上 dystrophin 染色完全缺乏(图 19-5E),而 BMD 表现为肌膜上染色浅淡,或一些肌纤维肌膜染色缺乏,而另一些则存在染色,呈现斑片状分布,LGMD 则 dystrophin 染色正常。用抗 caveolin-3 抗体,抗 γ、α、β、δ-sarcoglycan 抗体来检测 LGMD1C、2C、2D、2E、2F 等类型。

4. 基因检查　基因缺失、重复和点突变均能较好的检出。近年来,新一代高通量的测序技术可同时检测所有已知基因,提高检测效率,成为肌营养不良基因变异检测的主要方法。应用 p13E-11 标记的 4q35EcoR1/Bln1 双重消化可检测限制性片段长度,对 FSHD 进行基因诊断。

5. 其他检查　如胸片、心电图和超声心动图检查评价患者心脏功能;肌肉 CT、MRI 可用来评价肌肉损害的程度;骨、关节 X 线检查可了解骨关节畸形;肺功能检查有助于判断疾病的严重阶段。

(三)治疗

迄今尚无特效的治疗方法。DMD 较 BMD 症状严重,早期丧失运动功能及死亡,给家庭和社会造成很大负担,因此早期检出基因携带者,对其婚配、孕育进行指导,对胎儿进行产前诊断非常重要。

必要的矫形手术可纠正脊柱、骨关节畸形,治疗关节挛缩。适当锻炼,合理营养以及物理治疗,对尽可能长地保持运动功能具有重要作用。加强呼吸锻炼,改善呼吸功能和心脏功能,防治呼吸和心力衰竭,尽可能延长生存期。给予机械辅助呼吸,对延长生命、提高生存质量也有益处。进行心理治疗,使患者和家人保持积极的态度也非常重要。近年来主要研究的治疗方向为基因治疗、干细胞移植、成肌细胞移植、新的治疗药物探索。

1. 基因治疗　目前的基因治疗方案包括外显子跳跃(exon skipping)治疗、腺相关病毒(adeno-associated virus,AVV)载体介导的 DMD 小基因(minigene)治疗、越过 DMD 基因异常终止密码(read-through)治疗以及肌内注射全长 DMD 基因质粒等。

2. 细胞治疗

(1) 成肌细胞移植:正常骨骼肌中有卫星细胞,在肌肉损伤后进行再生,分化形成新的肌细胞。将体外培养的大量的成肌细胞注入病变肌肉,使正常的成肌细胞与 DMD 的病肌细胞融合,称为成肌细胞移植。这种治疗在 mdx 小鼠(DMD 动物模型)肌肉中出现了 dystrophin 阳性纤维的表达,但在试用于 DMD 患者时,发现 dystrophin 阳性纤维非常少,临床功能改善不理想。

(2) 骨髓干细胞移植:包括骨髓干细胞、血源性以及肌肉源性 CD133 抗原细胞、肌源性干细胞、成血管细胞(mesoangioblast)、人源性周细胞(human derived pericyte)等干细胞的移植试验,为肌营养不良症的细胞治疗提供了新的可能性。

3. 药物治疗　皮质类固醇激素是目前唯一一个能够在一定时间内保持 DMD 患者肌力的药物。目前多数采用泼尼松 0.75mg/(kg·d),使用时间需超过 6 个月,如出现副作用,如体重显著增加,则可将剂量减少至 0.3mg/(kg·d)。也有采用泼尼松 0.75mg/(kg·d),每月前 10d 用药,后 20d 不用,或 10d 用药,10d 不用药的疗法,认为可减轻副作用。另外,一些国家采用 Deflazacort 治疗,不良反应较泼尼松少。

第五节　肌强直性肌病

肌强直是指骨骼肌在随意收缩或受物理刺激收缩后不能立即放松,肌电图检查呈现连续的高频放电现象。其原因不清,主要由于肌膜对某些离子通透性异常而引起,如强直性肌营养不良症,其肌膜对钠离子通透性增加;而先天性肌强直则对氯离子通透性减低。

一、强直性肌营养不良症

【理论概要】

强直性肌营养不良症(myotonic dystrophy,MD)是一种常染色体显性遗传病,是成人肌营养不良中发病率最高的类型,发病率为(3~15)/10 万。MD 按照起病年龄分型,分为先天型和成年型,先天型在出生或婴儿期即发病,病情较严重,死亡率较高。MD 的临床症状多样,累及多系统,包括肌肉、心脏、晶状体、内分泌腺、中枢神经系统等。

根据致病基因不同,成年型 MD 分为 MD1 和 MD2。MD1 发病基因定位于 19q13.3 肌营养不良蛋白激酶基因(DMPK)的 3' 端非翻译区(UTR),由 CTG 异常重复扩增序列引起,MD2 致病基因是位于 3q21.3 的锌指蛋白 9(ZNF9)基因第一内含子中 CCTG 重复序列的异常扩增所致。但 CTG/CCTG 重复序列的扩增是如何引起 MD 复杂的临床表现的,至今为止仍未完全明确。正常人 MD1 基因 CTG 重复扩增序列拷贝数在 5~37 之间,而 MD1 患者 CTG 拷贝数可扩增至 100 到几千个不等。

(一) 临床表现

1. 发病年龄及起病形式多在 20~40 岁间隐匿起病,男性多于女性,进展缓慢,肌强直在肌萎缩之前数年或同时发生,病情严重程度差异较大,部分患者无自觉症状,仅在查体时被发现有异常。

2. 肌肉受累 MD 患者的临床症状主要是肌无力、肌萎缩、肌强直。MD1 肢体远端肌无力萎缩为主,伸肌重于屈肌,病情较重,早期可出现面肌、颈肌、手指的屈肌和伸肌以及胫骨前肌无力和足下垂。常有颞肌、咀嚼肌萎缩,颧骨突出,面容瘦长,呈典型"斧头状脸",胸锁乳突肌萎缩致颈部细小,头前倾,呈"鹅颈"。肌强直症状使肌肉用力收缩后不能正常放松,可影响面肌和舌肌,进而影响说话和咀嚼。MD2 则以近端为主,病情轻,较少见。

3. 骨骼肌以外的系统性损害

(1) 心脏受累:心脏受累包括传导阻滞、房扑、房颤等。MD 患者最常见的心脏受累症状是传导阻滞,大概发生在 40% 的患者中。心电图可显示传导阻滞,无症状 MD 患者可显示 PR 或 QT 间期延长。严重的传导阻滞可诱发晕厥和猝死。

(2) 晶状体受累:以晶状体后囊皮质浑浊为主。裂隙灯检出白内障有助于早期诊断。超过 80% 的 MD1 患者有晶状体的异常,其中有些患者是无症状的,其白内障的发生率随年龄增加而增高。

(3) 内分泌腺受累:已发现 MD1 患者具有多种内分泌异常表现,主要是胰岛素抵抗,但很少发现症状明显的糖尿病,男性有前额脱发、睾丸萎缩并生殖能力下降的症状。

(4) 中枢神经系统受累:部分 MD 患者存在认知功能损害,包括执行功能、计算力、注意力、视空间功能、面部表情识别能力等。30% 的患者有日间嗜睡的症状。

(5) 周围神经受累:MD 患者周围神经亦可受累,电生理研究显示感觉运动性轴索性神经病,以腓神经的运动受累多见。

(6) 消化系统受累:胃肠平滑肌受累在 MD1 患者中常见。上消化道症状最为常见,包括吞咽困难、胃部烧灼痛、反流和消化不良。下消化道症状包括腹部疼痛、腹泻和便秘、严重者会出现便失禁。

(二) 诊断

根据常染色体显性遗传史,青中年缓慢起病,临床表现为全身骨骼肌无力和萎缩及动作性 / 叩击性肌强直,同时合并白内障、秃顶、内分泌和代谢改变等多系统受累,结合如下实验室检查可以确诊:

1. 血清 CK 正常或轻度升高。

2. 心电图可有房室传导阻滞,PR 或 QT 间期延长。

3. 肌电图典型的肌强直放电对诊断具有重要意义。受累肌肉出现连续高频强直波逐渐衰减(图 19-6),肌电图扬声器发出一种类似轰炸机俯冲样声音。

4. 肌肉活组织检查大量核内移是本病突出的肌肉病理表现,在纵切肌纤维内可见核链;肌纤维大小不等,肥大和萎缩的肌纤维并存,Ⅰ型纤维萎缩,Ⅱ型纤维肥大。可见固缩的核团块、环形纤维和肌浆块;亦可见肌纤维变性、坏死和再生。

5. 头颅 MRI 可见脑萎缩和脑白质变性。

6. 基因检测患者染色体 19q13.3 的肌强直蛋白激酶基因的 3′-端非翻译区的 CTG 重复顺序异常扩增超过 50 次(正常人为 5~37 次),即可确诊为 MD1。

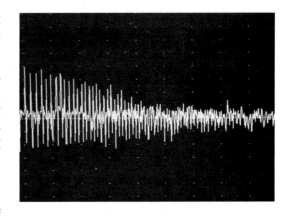

图 19-6　肌强直放电

本病应与先天性肌强直、先天性副肌强直、神经性肌强直和高血钾型周期性瘫痪相鉴别。

(三) 治疗

本病尚无特效治疗,治疗原则为控制肌强直,增强肌肉力量,改善各个系统功能。控制肌强直可选用苯妥英钠 0.1g,每日 3 次,口服;美西律 0.1g,每日 2~3 次;奎宁 0.3g,每日 3 次。有心脏传导阻滞者忌用奎宁。白内障可考虑手术治疗;心脏传导功能监测,原则上对Ⅲ度房室阻滞出现心悸、黑矇、晕厥者应优先安装起搏器,对 PR 间期及 QT 间期明显延长,伴窦性心动过缓者,应进行动态心电图监护。

本病预后个体间差别很大。起病越早预后越差,有症状者多在 45~50 岁死于心脏病。症状轻者可接近正常生命年限。

二、先天性肌强直

【理论概要】

先天性肌强直（myotonia congenita）是骨骼肌纤维氯离子通道基因（*CLCN1*）突变导致的以肌强直为主要表现的遗传性离子通道病，包括常染色体显性遗传的 Thomsen 病和常染色体隐性遗传的 Becker 病。主要临床特征为骨骼肌用力收缩后放松困难，患病率为 (0.3~0.6)/10 万。

先天性肌强直是由位于染色体 7q35 的氯离子通道（chloride channel，*CLCN1*）基因突变所致。电压依赖性氯离子通道能够抑制骨骼肌肌膜兴奋性及维持静息电位的稳定性。其编码基因 *CLCN1* 突变导致氯离子通道功能丧失，对骨骼肌肌膜兴奋性的抑制减弱，从而产生肌强直症状。

（一）临床表现

1. 起病年龄　Thomsen 病多数患者自婴儿期或儿童期起病，Becker 病平均起病年龄 4~9 岁，二者也有在青春期或成人起病者。

2. 肌强直与肌肥大　全身骨骼肌普遍性肌强直和肥大，酷似运动员。疾病早期进行性加重，成人期趋于稳定。肌强直表现为久坐后不能立即站立、静立后不能起步、握手后不能放松、闭目后不能睁眼，但重复运动后症状减轻。在寒冷的环境中上述症状加重。叩击肌肉可见肌球。

3. 其他　患者的肌力基本正常，感觉正常，腱反射存在。

（二）诊断

根据阳性家族史，临床表现为婴儿期或儿童期起病的全身骨骼肌普遍性肌强直、肌肥大，结合肌电图、肌活检以及血清肌酶检查可以作出诊断。

1. CK 正常或轻度升高。

2. 肌电图检查出现肌强直电位。

3. 肌肉活组织检查示肌纤维肥大，也可见少数肌纤维萎缩，无其他特异性改变。

本病应与强直性肌营养不良（表 19-6）、先天性副肌强直、神经性肌强直、高钾型周期性瘫痪等强直性肌病鉴别。

表 19-6　强直性肌营养不良与先天性肌强直的鉴别点

鉴别点	强直性肌营养不良	先天性肌强直
遗传方式	AD	AD 或 AR
发病年龄	多在青年期	多在儿童期
肌强直	有	有
肌无力	明显	无
肌萎缩	明显	无
肌肥大	无	明显
多系统受累	有	无
肌肉病理肌营养不良改变	有	无
预后	不良	好

注：AD（autosomal dominant）= 常染色体显性遗传；AR（autosomal recessive）= 常染色体隐性遗传

（三）治疗

目前尚无特效的治疗，保暖和药物可减轻肌强直。药物可选用美西律、苯妥英钠、卡马西平、普鲁卡因胺、乙酰唑胺（diamox）。

第六节 线粒体肌病及线粒体脑肌病

线粒体病是一组由线粒体 DNA(mitochondrial DNA,mtDNA)或核 DNA(nucleus DNA,nDNA)缺陷导致线粒体结构和功能障碍、ATP 合成不足所致的多系统疾病。mtDNA 或 nDNA 缺陷导致线粒体功能障碍,其中脑和骨骼肌线粒体含量丰富,能量需求高,故最容易受累而出现症状。如病变以侵犯骨骼肌为主,则称为线粒体肌病(mitochondrial myopathy);如病变同时累及到中枢神经系统,则称为线粒体脑肌病(mitochondrial encephalomyopathy)。二者共同特征为轻度活动后即感到极度疲乏无力,休息后好转;肌肉活检可见破碎红纤维(ragged red fiber,RRF)。线粒体病的总体患病率为 13.1/10 万。

一、线粒体肌病

【理论概要】

线粒体肌病的临床表现极具多样性,可表现为单纯性近端肌病,部分患者几乎无症状,也可能出现疲劳和运动诱发性症状,包括肌痛、肌红蛋白尿和 / 或运动不耐受。线粒体肌病的发病与 mtDNA 突变有关,包括 mtDNA 丢失、缺失和重复。

(一)临床表现

1. 慢性进行性眼外肌瘫痪(chronic progressive external ophthalmoplegia,CPEO) 任何年龄均可发病,青少年期起病者多。首发症状为眼睑下垂和眼外肌麻痹,缓慢进展为全眼外肌瘫痪,眼球运动障碍,因双眼眼外肌对称性受累,复视并不常见,部分患者可有咽部肌肉和四肢无力。

2. 线粒体肢带型肌病(mitochondrial limb girdle myopathy,MLGM) 多在儿童或青少年发病,男女均可受累。临床上以四肢近端肌无力和不能耐受疲劳为主要特征,往往轻度活动后即感疲乏,休息后好转,常伴有肌肉酸痛及压痛,无"晨轻暮重"现象,肌萎缩少见,可以伴随其他系统受累表现。

(二)诊断

根据阳性家族史、典型临床表现,结合肌酶谱、肌电图检查,尤其是肌肉活检和基因检查可以明确诊断。

CPEO 需要鉴别的疾病主要包括出现眼外肌麻痹的重症肌无力、眼咽远端型肌营养不良、Fisher 综合征等。线粒体肢带型肌病主要与重症肌无力、脂质沉积性肌病、糖原贮积性肌病、多发性肌炎、肢带型肌营养不良等鉴别。

(三)治疗

目前尚无特效治疗,但可通过饮食治疗、物理治疗、药物支持治疗和症状治疗等改善症状。药物治疗可选用 ATP、辅酶 Q10、左卡尼汀等,通过改善线粒体功能以改善能量代谢。本病预后相对良好。

二、线粒体脑肌病

【理论概要】

由于 mtDNA 突变的异质性和阈值效应,以及不同组织对能量依赖程度不同,线粒体脑肌病的临床表现差异很大。根据临床表现分为不同亚型,常见的 4 个类型特点见表 19-7。

(一)临床表现

1. Kearns-Sayre 综合征(Kearns-Sayre syndrom,KSS) 多在 20 岁前起病,表现为三联征:CPEO、视网膜色素变性、心脏传导阻滞。其他神经系统异常包括小脑性共济失调、脑脊液蛋白增高、神经性聋和智能减退等。病情进展较快,易因心脏病而猝死。

2. 线粒体脑肌病伴高乳酸血症和卒中样发作(mitochondrial encephalomyopathy with lactic acidemia and

表 19-7　常见线粒体脑肌病的临床分型与特点

疾病	基因	主要临床表现	肌肉病理	头颅 MRI
MELAS	*MT-TL1 3243A>G，3271T>C*	10 岁前发病，40 岁前出现卒中样症状、癫痫、皮质盲、智能倒退、乳酸酸中毒	RRF	颞、顶、枕叶的皮质以及皮质下白质出现长 T_2 信号，病灶可动态变化，可有局部脑萎缩
MERRF	*MT-TK 8344A>G，8356T>C*	进行性肌阵挛性癫痫发作、强直 - 阵挛发作、小脑性共济失调、肌病	RRF	小脑萎缩和大脑白质病变
KSS	mtDNA 片段缺失	眼外肌麻痹，视网膜色素变性，心脏传导阻滞，部分患者存在肢体无力、小脑性共济失调、神经性聋以及智能减退	RRF	脑萎缩，皮质下白质以及丘脑、基底节和脑干的长 T_2 信号
MNGIE	*nDNA TYMP 基因*	胃肠道症状和恶病质，眼外肌麻痹，周围神经病，脑白质病变等	RRF	脑白质营养不良改变

stroke-like episodes，MELAS）综合征　40 岁前起病，儿童期起病更多见，临床表现为卒中样发作伴偏瘫、偏盲或皮质盲、偏头痛、恶心呕吐、反复癫痫发作、智力低下、身体矮小、神经性聋等。病情逐渐加重，头颅 CT 和 MRI 显示主要为大脑灰质受累为主的病灶，病灶范围与主要脑血管分布不一致，也常见脑萎缩、脑室扩大和基底节钙化。血和脑脊液乳酸增高。

3. 肌阵挛性癫痫伴肌肉破碎红纤维（myoclonus epilepsy with ragged-red-fiber，MERRF）综合征　主要特征为肌阵挛性、全面性癫痫发作、小脑性共济失调，常合并智力低下、耳聋和四肢近端无力，多在儿童期发病，有明显的家族史，有的家系伴发多发性对称性脂肪瘤。

4. 线粒体神经胃肠脑肌病（mitochondrial neurogastrointestinal encephalomyopathy，MNGIE）　常染色体隐性遗传，致病基因编码胸苷磷酸化酶（thymidine phosphorylase，TP）。发病年龄多在青少年期。多先出现胃肠神经病，表现为腹泻、便秘或周期性的假性肠梗阻或胃瘫，导致消瘦或恶病质。伴随或随后出现眼外肌瘫痪，表现为眼睑下垂和眼球活动障碍。常存在周围神经病、脑白质病变和神经性聋。

（二）诊断

参考 2015 年中国神经系统线粒体病诊治指南，线粒体脑肌病具有神经系统易于受累以及多系统损害的临床特点，根据家族史、典型临床表现，结合电生理和影像学改变，进行心脏、内分泌、神经眼科等检查，寻找多系统损害证据，确诊需要完善与线粒体病相关的检查，如肌肉组织病理检查发现大量异常线粒体，线粒体生化检测异常，基因检测发现 mtDNA 或 nDNA 致病性突变，可以作出诊断。本病应与多发性硬化、病毒性脑炎、脑血管病、心肌病、肌阵挛癫痫、血管性痴呆、小脑性共济失调等鉴别。但上述疾病的血中乳酸和丙酮酸水平不高，肌肉活检、线粒体生化功能测定及 DNA 检测可资鉴别。

（三）治疗

目前无特效治疗，以对症治疗为主。主要措施有：

1. 饮食疗法　饮食治疗可减少内源性毒性代谢产物的产生。高蛋白、高碳水化合物、低脂饮食能代偿受损的糖异生和减少脂肪的分解。

2. 药物治疗　可给予静脉滴注 ATP 80~120mg 及辅酶 A100~200U，每日 1 次，持续 10~20d，以后改为口服 ATP。辅酶 Q10 和大量 B 族维生素可使血乳酸和丙酮酸水平降低。左卡尼汀可以促进脂类代谢、改善能量代谢，成人 1~3g/d，分 2~3 次口服，儿童 50~100mg/（kg·d），每日最大剂量不超过 3g。若血清肌酶谱明显升高可选择糖皮质激素治疗。对癫痫发作、颅压增高、心脏病、糖尿病等进行对症治疗。

3. 癫痫的治疗　治疗原则与其他病因导致的癫痫的治疗基本一致，拉莫三嗪、苯二氮䓬类、托吡酯和左乙拉西坦均可用于线粒体病患者的癫痫治疗，拉莫三嗪和左乙拉西坦为治疗 MERRF 的一线药物。避免使用丙戊酸盐。

4. 其他　物理治疗可减轻痛苦。有重度心脏传导阻滞的 KSS 患者可安装心脏起搏器。

本病预后与发病年龄和临床表现密切相关，发病年龄越早，临床症状越多，预后越差。

【临床病例讨论】

患　者:林××,女,15岁,主因"反复发作性头痛、呕吐、发热2年半"入院。

现病史:患者于2年半前,无明显诱因出现发热、头痛、呕吐,发热多为38℃,头痛为前额钝痛,呕吐呈喷射性,呕吐物为食物残渣,无头晕、抽搐、意识障碍、大小便失禁等,当地医院按"感冒"治疗后好转。10个月前患者出现上述症状,行脑MRI示左枕叶异常信号,按病毒性脑炎治疗后好转。7个月前再次出现上述症状,伴有意识模糊,二便失禁,发作性愣神,行脑MRI示额叶、顶叶、枕叶、岛叶异常信号,给予ATP、丁苯酞等治疗后好转。后上述症状反复发作3次,分别伴有左上肢、右上肢、左下肢的无力,为求进一步明确诊断,就诊于医院。患者自发病以来,神清,睡眠、饮食、二便正常。

既往史及生长发育史:足月顺产,发育正常,运动能力较同龄儿差,有疲劳不耐受,体育课成绩不达标;智力水平较同龄儿童稍差,学习成绩不佳。

家族史:否认家族史。

查　体:身高142cm,体重35kg,BP90/70mmHg,语言少,计算力差、理解力稍差,脑神经正常,四肢肌力、肌张力正常,腱反射对称引出,针刺觉无减退,双侧指鼻、跟膝胫试验稳准,双侧病理征阴性。

辅助检查:血肌酶谱正常,甲状腺功能正常,血乳酸升高(4.5mmol/L)。眼底检查正常。电测听提示双耳感音神经性聋。心脏超声显示二尖瓣、三尖瓣少量反流。腹部超声未见明显异常。肌电图未见明显异常。复查头MRI可见额叶、顶叶、枕叶、岛叶异常信号。MRA未见明显异常。

(一) 诊断

1. 定位诊断　患者神经系统查体示计算力、理解力稍差,结合头MRI,定位于额叶、顶叶、枕叶、岛叶;自幼运动较同龄儿童差,有疲劳不耐受,考虑骨骼肌受累可能;综合定位于大脑灰质及骨骼肌。

2. 定性诊断　患者青少年,急性起病,反复发作,以发热、头痛、抽搐或肢体无力等为主要症状,颅内病变以灰质受累为主,部位多处,除中枢神经系统外,患者还有身材矮小,疲劳不耐受,运动能力较同龄人差等表现,故考虑线粒体脑肌病MELAS可能,需进一步行肌肉活检及基因检测确诊。

3. 鉴别诊断

(1) 病毒性脑炎:一般起病急,伴发热、头痛、抽搐、反应迟钝等表现,头MRI以颞叶、额叶、大脑灰质受损为主,治疗后可好转。本患者病情反复多次,而病毒性脑炎复发者少,且本患者有身材矮小等其他表现,与病毒性脑炎不符。

(2) 青年卒中:起病急,颅内多发病灶,本患者病情反复多次,颅内病变分布区与正常动脉血管供血区并不一致,本患者MRA无异常,不考虑青年卒中。

 相关要点:线粒体肌病及线粒体脑肌病的病因及发病机制

线粒体肌病和线粒体脑肌病的病因是mtDNA或nDNA发生突变所致。线粒体氧化呼吸链是人类能量代谢的中心,通过氧化磷酸化反应产生ATP,为人体提供能量,氧化呼吸链缺陷会造成能量代谢障碍,引起相应组织器官不同程度的疾病。线粒体内膜上的参与氧化磷酸化反应的4个复合体及ATP酶,共由约85种蛋白亚基组成,其中只有13种蛋白由mtDNA编码,其余均为核基因编码,并且翻译所需的大多数蛋白质均由核基因编码。

线粒体基因突变为母系遗传,人体的每一个细胞均含有多个线粒体,每个线粒体含有许多mtDNA,线粒体病患者野生型和突变型mtDNA以不同比例并存,称为线粒体异质性。子代是否发病,取决于子代个体正常mtDNA和突变mtDNA的比例,仅当突变mtDNA达到某一阈值引起某些组织或器官功能异常时,患者才会出现症状,阈值的高低取决于受累组织器官对能量的依赖程度,这与孟德尔遗传方式不同。突变mtDNA数目越多临床症状越重,而相同临床表现可能源于不同突变,这些均是线粒体病临床表现复杂多样的原因。少数 nDNA 突变线粒体病患者呈常染色体显性或隐性遗传方式,是由于其致病基因编码的蛋白参与氧化磷酸化过程,或参与 mtDNA 的复制和线粒体结构的维持。

80% 的 MELAS 是由 mtDNA 第 3243 位点发生 A 到 G 的点突变(A3243G)所致。该突变由于改变了 tRNA 亮氨酸基因的结构,并进一步影响了线粒体蛋白质的合成和能量产生而致病。MERRF 主要是由于 mtDNA 第 8344 位点 A 到 G 的点突变(A8344G),使 tRNA 赖氨酸基因结构发生改变,蛋白合成受阻而致病。30%~50% 的慢性进行性眼外肌瘫痪和 Kearns-Sayre 综合征均有 mtDNA 的缺失,最常见缺失位于 mtDNA 的 8468 和 13 446 位之间。

相关要点:MELAS 与病毒性脑炎的异同点

1. 相似点:

(1) 可以以发热、头痛、癫痫样发作、精神异常等急性脑病症状为首发。

(2) EEG 广泛异常慢波。

(3) MRI 颞叶病灶为主。

(4) 急性期给予阿昔洛韦抗病毒合并激素治疗有效。

2. 不同点:

(1) MELAS 为较持续的头痛,可为偏头痛样发作,早期可能并无发热,有时先于卒中样发作前一个月即可出现,头痛不能完全用发热或脑膜刺激征来解释。

(2) 常伴有视听力障碍、身材瘦小、不耐受疲劳和 / 或内分泌(糖尿病、甲状腺功能减退症等)代谢异常表现及家族史。

(3) 少见脑膜刺激征和意识障碍(单纯疱疹病毒性脑炎多见)。

(4) 可表现为反复发作(单纯疱疹病毒性脑炎复发者少见,一般见于首次发病治疗不彻底者)。

(二) 临床诊疗策略

1. 病情评估　患者以发热、头痛伴愣神或肢体无力等神经系统受累为主要表现,临床反复多次,结合患者的影像学表现,以及患者身材矮小,从小较同龄儿童智力水平和体育成绩差,考虑线粒体脑肌病 MELAS 型可能。需要进一步行肌肉活检及遗传学检查确诊,同时寻找其他系统受累的证据,可进行内分泌化验、心脏检查、腹部超声、电测听、神经眼科检查等。

2. 辅助检查

(1) 化验检查:约 30% 的患者的血清 CK 和 LDH 水平升高。乳酸、丙酮酸最小运动量试验约 80% 的患者阳性,即运动后 10min 血乳酸和丙酮酸仍不能恢复正常。线粒体脑肌病患者 CSF 乳酸含量也可增高。线粒体呼吸链功能的生物化学检测可见线粒体呼吸链复合酶活性降低。内分泌系统检查可发现血糖、甲状腺、甲状旁腺功能异常等。

(2) 电生理检查:60% 的患者肌电图为肌源性损害,提示骨骼肌受累,少数呈神经源性损害或两者兼之。脑电图可呈弥漫性或灶性异常,或癫痫样放电。

(3) 影像学检查:MELAS 患者头颅 CT 或 MRI 示大脑灰质和 / 或白质病灶(图 19-7)、分布与动脉供血区不符,动

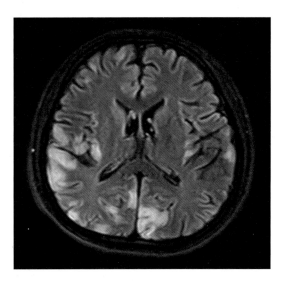

图 19-7　本例 MELAS 患者头 MRI 示额叶、顶叶、枕叶岛叶异常信号

态观察可发现病变具有可逆性、游走性和进展性的特点。另外 MELAS 患者还可出现基底节钙化、脑软化、脑萎缩和脑室扩大。头 MRA 一般无血管狭窄。磁共振波谱分析(magnetic resonance spectroscopy，MRS)出现乳酸峰是线粒体脑肌病的另一个特征性表现。

(4) 病理检查

1) 肌肉病理特点：肌肉组织冷冻切片，肌纤维变性坏死和结缔组织增生一般不明显，经改良三色酸(gomori trichrome，GT)染色可见破碎红纤维(ragged red fiber，RRF)(图 19-8A)，是最典型的病理表现。RRF由大量变性线粒体聚集造成，主要见于 I 型肌纤维，在琥珀酸脱氢酶(SDH)染色中，相应的 RRF 表现为蓝色深染，亦被称为不整蓝边纤维(ragged blue fiber，RBF)(图 19-8B)，另外，线粒体脑肌病患者还可见肌间小血管 SDH 深染(strongly SDH-reactive vessel，SSV)，SSV 提示小动脉的平滑肌细胞内线粒体异常增多，在MELAS 和 MERFF 患者的肌肉活检中比较常见(图 19-8C)，肌组织内血管壁 SDH 染色阳性有助于诊断，与RRF 具有同等的病理诊断意义。电镜下可见肌膜下或肌原纤维间不同程度的线粒体结构和 / 或数目异常，有时可见类结晶样包涵体。

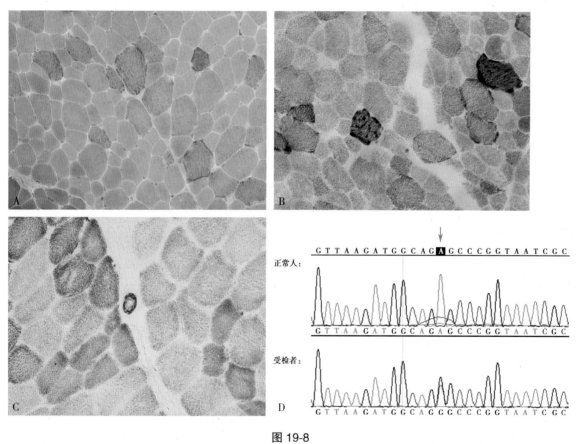

图 19-8

A. 本例 MELAS 患者肌组织病理(GT×400)，肌纤维大小不等，可见 RRF；B. 本例 MELAS 患者肌组织病理(SDH×400)，肌纤维大小不等，可见 RBF；C. 本例 MELAS 患者肌组织病理(SDH×400)，SDH 染色小血管壁深染；D. 本例 MELAS 患者线粒体基因测序图，mtDNA 第 3243 位点核苷酸，由腺嘌呤核苷酸变异为鸟嘌呤核苷酸

2) 脑组织病理：主要为神经元变性丢失、灶性坏死或广泛层性坏死、星形细胞增生、脱髓鞘或矿物质沉积。MELAS 患者还可见颞顶枕叶皮质多灶性软化灶，脑皮质萎缩和基底节钙化，颅内多灶性坏死伴小血管增生和星形细胞增多。

(5) 基因检测

1) CPEO 和 KSS 综合征均为 mtDNA 片段的缺失，母系遗传的 CPEO 多由 *MT-TL1* 基因的致病突变引起，常显或常隐遗传的 CPEO 为 nDNA 突变导致继发性 mtDNA 的多发缺失，肌肉组织可见 mtDNA 缺失。KSS

的 mtDNA 缺失通常达 1.1~10kb,可以发生于所有组织,但外周血白细胞内可能难以发现,可在肌肉组织内检测。

2) MELAS 综合征患者最常见的突变点是位于 mtDNA 的 *MT-TL1* 基因 3243 点突变(图 19-8D),其他突变位点包括 *MT-TL1* 基因的 m3271T>C、*MT-ND5* 基因的 m13513G>A 等。

3) MERRF 综合征主要是位于 mtDNA 的 *MT-TK* 基因 8344 位点突变所致。其他还有 m8356T>C、m8363G>A 等。

4) MNGIE 为常染色体隐性遗传,致病基因编码胸苷磷酸化酶(thymidine phosphorylase,TP)。

本患者肌肉病理可见肌组织内较多典型和不典型的 RRF,NADH-TR 及 SDH 染色中可见较多肌纤维边缘深染,可见 SSV,提示线粒体代谢异常。进一步基因检测发现 mtDNA,*MT-TL1* 基因 3243 位点 A>G 突变。最终确诊为 MELAS。

3. 治疗   线粒体脑肌病的治疗包括对症和支持治疗,并注意避免使用干扰呼吸链的药物。本患者确诊后即给予大剂量复合辅酶、左旋肉碱,病情稳定未再出现头痛、呕吐、发热等症状。嘱患者保持充足的饮食以维持能量代谢的平衡和稳定,避免饥饿、饮酒、高脂肪低糖饮食。

相关要点:线粒体肌病和线粒体脑肌病患者谨慎使用的药物

①抗病毒药物:拉米夫定、替比夫定和齐多夫定等;②干扰素类药物;③心血管药物:利多卡因、卡维地洛、奎尼丁、异丙肾上腺素、氯吡格雷、阿司匹林和玛多明;④抗肿瘤药物:异环磷酰胺、卡铂;⑤大剂量长时间糖皮质激素;⑥抗生素:利福平、氨基糖苷类抗生素、氯霉素、阿霉素、四环素;⑦他汀类药物;⑧双胍类降糖药;⑨抗癫痫药物:苯巴比妥、苯妥英钠、卡马西平、奥卡西平、乙琥胺、唑泥沙胺、加巴喷丁、氨己烯酸、丙戊酸钠、苯巴比妥。

(三)随访

随访一年,患者无癫痫发作,仍不耐受疲劳。

第七节   糖原贮积性肌病

【理论概要】

糖原贮积性肌病(glycogen storage disease,GSD)是一组遗传性糖原代谢异常性疾病,最易累及肝脏和肌肉。根据酶缺陷的转运体的不同该病大致可分为 13 个类型,其中 GSD I 型(葡萄糖 -6- 磷酸酶缺乏症)和Ⅵ型(肝磷酸化酶缺乏症)不累及肌肉,其他类型均可有肌肉受累,临床上以Ⅱ型常见,发病率约为 1/40 000~1/50 000 活婴。

GSDⅡ又称为酸性麦芽糖酶缺乏,即 Pompe 病,是一种常染色体隐性遗传性疾病,由位于 17q25.3 的溶酶体酸性 α-1,4- 葡萄糖苷酶(acid α-1,4-glucosidase,GAA)基因突变所致,其编码的 GAA 活性降低或缺失,导致糖原不能在溶酶体内分解,在机体内多个组织器官蓄积。

(一)临床表现

Pompe 病发病年龄不同,疾病累及的组织范围和严重程度也存在差异,临床上可分为婴儿型、儿童型和成人型,其中成人型常见,多在青年期发病,逐渐出现四肢近端和躯干肌无力,运动能力下降,部分患者伴有运动相关的肌肉痉挛和肌痛,随疾病进展,后期几乎所有患者均有心慌、呼吸困难、通气功能下降和低氧血症。

(二)诊断

依据 2016 年中国肌病型糖原贮积症诊治指南,Pompe 病诊断依据如下:

1. 临床特点　新生儿表现为软婴儿;儿童和成人表现为渐进性对称性四肢近端肌肉无力萎缩,常有躯干肌受累、呼吸肌力弱,容易发生呼吸衰竭,可伴有肺动脉高压、心肌损害、心脏扩大、心力衰竭、肝脾肿大。

2. 血清肌酸激酶　持续性轻 - 中度升高,少数正常。

3. 肌电图　提示肌源性损害,可有纤颤电位、复合性重复放电和肌强直放电。

4. GAA 酶　活性明显减低,如果 GAA 酶活性在正常值的 10% 以下可以支持 Pompe 病的诊断;如果在正常值的 10% 以上,则需要结合临床、病理和 GAA 基因检查,进行综合评价和诊断。

5. 肌肉活检　肌纤维颗粒空泡样改变,糖原增多且可被淀粉酶消化,ACP 酶活性明显增强。少数肌肉活检标本无典型病理改变,因此,肌肉活检病理结果阴性并不能作为排除 Pompe 病的标准。

6. GAA 基因检测　可发现致病性基因突变。

（三）治疗

Pompe 病可使用酶替代治疗,α- 重组阿普糖苷酶可以不同程度改善心肌和骨骼肌功能。除此之外,应当尽早对患者进行心、肺功能评估,以便早期进行呼吸支持及对症治疗等。

第八节　脂质沉积性肌病

【理论概要】

脂质沉积性肌病(lipid storage myopathy,LSM)是指原发性脂肪代谢途径中的酶或肉碱缺乏导致肌纤维内异常脂滴沉积为主要病理表现的一组肌病。临床上以近端肢体无力和疲劳不耐受为主要特点。目前,基因学确诊的 LSM 主要有以下四种:原发性肉碱缺乏(primary carnitine deficiency,PCD)、多种酰基辅酶 A 脱氢酶缺乏(multiple acyl-CoA dehydrogenase deficiency,MADD)、中性脂肪沉积症伴肌病(neutral lipid storage disease with myopathy,NLSDM)及中性脂肪沉积症伴鱼鳞病(neutral lipid storage disease with ichthyosis,NLSDI)。我国最常见的类型是 MADD,因此本节主要介绍该病的相关知识。国内多个肌病中心的报道显示 LSM 占肌肉活检病例总数的 3%~9%,远远高于日本(仅为 0.5%)

（一）临床表现

MADD 是由电子转移黄素蛋白(ETFA/B)或电子转移黄素蛋白脱氢酶(ETFDH)基因突变所致的脂肪酸、氨基酸和胆碱代谢障碍的常染色体隐性遗传性疾病。根据发病年龄,可分为三种类型:伴有先天畸形的新生儿发病型(Ⅰ)、不伴有先天畸形的新生儿发病型(Ⅱ)、晚发肌病型(Ⅲ)。

我国 90% 的 LSM 为晚发型 MADD,多数患者在 10~40 岁隐匿起病,慢性或亚急性病程。多以运动不耐受起病,表现为行走数百米即出现明显疲劳感伴有肌肉酸痛,休息后可缓解。随病程进展,90% 以上的患者出现四肢近端和躯干肌受累,表现为蹲起费力、上楼困难,多数患者出现颈伸肌肌群及咀嚼肌受累,出现 “垂头” 征及不能进食较硬的食物,进食期间需要多次停顿,但是无明显晨轻暮重。部分患者可有吞咽困难、肌肉萎缩和疼痛、感觉性周围神经病等。此外,约 20% 的患者可伴有发作性呕吐或腹泻。欧洲晚发型 MADD 患者可有中枢神经系统受累表现,如发作性脑病。

（二）诊断

2015 年《中国脂质沉积性肌病诊治专家共识》中的诊断标准如下:

1. 隐匿起病,波动性肌无力、肌肉酸痛和运动不耐受,可伴有反复发作的呕吐。

2. 对称性四肢近端和躯干肌受累,颈肌、咀嚼肌受累相对明显,可伴有四肢近端和躯干肌萎缩。核黄素治疗有显著疗效。

3. 肌肉活检示肌纤维内大量脂肪沉积,且排除线粒体肌病和类固醇肌病等继发性肌肉脂肪沉积。

4. 发作期尿有机酸串联质谱分析显示戊二酸等多种有机酸的浓度升高;血脂酰肉碱谱分析可见中、长链脂酰肉碱增高,游离肉碱多正常。

5. 基因检测发现 *ETFDH* 或 *ETFA/B* 基因突变。

临床上脂质沉积性肌病需与多发性肌炎、重症肌无力、周围神经病、线粒体肌病等鉴别,血清学、电生理及肌肉活检可为鉴别诊断提供依据。

（三）治疗

大部分患者单用核黄素治疗(30~120mg/d)效果明显,多于1~3个月体力劳动可完全恢复正常。伴有脂肪肝的患者复查B超可见肝脏恢复正常。辅酶Q10和肉碱可作为辅助用药。多数患者服药3~6个月可停药且无复发,少数患者感染或劳累后出现肌肉酸痛,补充核黄素后症状消失。

（笪宇威）

? 思考题

1. 重症肌无力的诊断依据是什么?
2. 重症肌无力危象有哪几种? 处理原则是什么?
3. 简述周期性瘫痪的分型、临床表现及治疗是什么?
4. 多发性肌炎诊断与鉴别诊断是什么?
5. 进行性肌营养不良如何分型? 有哪些临床特点?
6. 假肥大型肌营养不良的发病机制是什么? 特征性临床表现有哪些?
7. 强直性肌营养不良的多系统损害有哪些?
8. 常见的线粒体脑肌病有哪些? 临床表现有哪些?
9. 如何诊断糖原贮积症Ⅱ型?

参 考 文 献

［1］贾建平.神经病学.6版.北京:人民卫生出版社,2008.
［2］贾建平,陈生弟.神经病学.7版.北京:人民卫生出版社,2013.
［3］贾建平.神经内科疾病临床诊疗规范教程.北京:北京大学医学出版社,2010.
［4］贾建平.神经病学.北京:人民卫生出版社,2009.
［5］许贤豪.神经免疫学.武汉:湖北科技出版社,2000.
［6］ROWLAND L P,PEDLEY T A. Merritt's Neurology. 12th ed. New York:Lippincott Williams & Wilkins,2009.
［7］MANZUR A Y,KINALI M,MUNTONI F. Update on the management of Duchenne muscular dystrophy. Archives of Disease in Childhood,2008,93(11):986-990.
［8］GUGLIERI M,STRAUB V,BUSHBY K,et al. Limb-girdle muscular dystrophies. Current Opinion in Neurology,2008,21(5):576-584.

第二十章

神经系统遗传性疾病

概　　述

神经系统遗传性疾病是由于一个或多个基因缺陷导致的疾病,按病因可分为以下几类:染色体病、线粒体病、单基因病和多基因病。染色体病是由于染色体畸变,即染色体数目和结构异常所引起的疾病,如 21 三体综合征。线粒体病是指因遗传缺陷引起线粒体代谢酶缺陷,导致 ATP 合成障碍、能量来源不足而出现的一组多系统疾病,如线粒体脑肌病。单基因病是一对等位基因控制的遗传病,由于单个基因突变所致,遗传因素占绝对主导地位,绝大多数符合孟德尔遗传规律。单基因病又可分为常染色体显性遗传病和隐性遗传病、X 连锁显性遗传病和隐性遗传病以及 Y 连锁遗传病。另外尚有部分疾病虽然存在家族聚集性,但并不严格遵守孟德尔遗传规律或线粒体病遗传规律,这类疾病是由环境因素和基因异常共同造成的,因此称为多基因病,如阿尔茨海默病等。神经系统遗传病的症状和体征复杂多样,几乎囊括所有神经系统的临床表现,其诊断依赖于详细的病史采集、全面的神经系统检查及相应的辅助检查。病史询问,包括家系调查和系谱图绘制,是诊断神经系统遗传病最重要的环节。确诊则依赖于染色体检测或致病基因检测的结果。此类疾病不仅影响患者个体,还可影响一个家庭或一个家族的生活质量和寿命。因此,该类疾病的早期诊断十分重要,是提高人口素质,做好遗传咨询和降低发病率的重要途径。

第一节　遗传性共济失调

遗传性共济失调(hereditary ataxia,HA)是一组以慢性进行性小脑性共济失调为特征的神经系统遗传变性病,占神经系统遗传病的 10%~15%。家族史、共济失调为主的临床表现以及脊髓、小脑、脑干损害为主的病理改变是本病的三大特征。除脊髓、小脑、脑干受损外,其他组织如脊神经、脑神经、交感神经、基底节、丘脑、丘脑下部、大脑皮质均可受累。还可伴有其他系统异常,如骨骼畸形,眼部病症,心脏、内分泌及皮肤病变等。大部分 HA 的病因及发病机制尚未阐明。酶缺乏、病毒感染、神经递质失衡、三核苷酸动态突变、线粒体功能缺陷、DNA 修复功能异常、离子通道基因突变等与其发病均可能有关。

按照遗传方式的不同可将 HA 具体分为四种:常染色体显性小脑共济失调(autosomal dominant cerebellar ataxia,ADCA)、常染色体隐性小脑共济失调(autosomal recessive cerebeller ataxia,ARCA)、X 连锁共济失调(X-linked hereditary ataxias)及带有线粒体异常的共济失调(ataxias with mitochondrial disorders)。其中 ADCA 又可分为脊髓小脑性共济失调(spinocerebellar ataxia,SCA)、齿状核红核苍白球路易体萎缩(dentatorubral-pallidoluysian atrophy,DRPLA)及发作性共济失调(episodic ataxias,EA,1-7 型),ARCA 可分为弗里德赖希共济失调(Friedreich ataxia,FRDA)、共济失调 - 毛细血管扩张症(ataxia telangiectasia,A-T)等等。因临床上以 SCA 及 FRDA 最为常见,故本节主要介绍这两种疾病。

一、脊髓小脑性共济失调

【理论概要】

SCA 共 43 个亚型(SCA1~43),根据研究者对致病基因定位的时间顺序,由国际人类基因组组织命名委员会 [The Human Genome Organisation (HUGO) Gene Nomenclature Committee] 进行统一命名。因 DRPLA 的临床表现、遗传特点与 SCA 常见亚型类似而被归为 SCA 的一种亚型。各亚型中以 SCA1、2、3、6、7、12、17 及 DRPLA 等相对常见。在中国 SCA 患者中,又以 SCA3 最常见,约占 70%。这几种亚型的致病基因的编码区域内都有一段 CAG 重复序列,其可发生扩增突变,当重复次数超过一定范围时可导致基因的编码蛋白中多聚谷氨酰胺链延长。此种突变造成的疾病统称为多聚谷氨酰胺(poly glutamines,Poly Q)疾病,除以上 SCA 亚型外,Poly Q 疾病还包括亨廷顿病(Huntington's disease,HD)及脊髓延髓肌萎缩症(spinobulbar muscular atrophy,SBMA)。Poly Q 疾病有一个显著的共同特点为遗传早现(anticipation)现象,即在遗传性共济失调家系的连续几代人中,发病年龄逐代提前,症状逐代加重。这种现象在父系遗传的 SCA3、7 及 HD 中表现更为明显。其原因为扩增突变的 CAG 重复序列在传代过程中可发生进一步的扩增。

(一) 临床表现

SCA 患者主要在中年发病,也有在婴儿期及老年期发病的病例报道,症状因各亚型及 CAG 重复数的不同而不同。下肢的共济失调常为首发症状,表现为走路摇晃、易跌倒,逐渐出现双手笨拙、视物重影、言语含糊、饮水易呛等;体检可见眼球震颤、腱反射异常、病理征、小脑征、痉挛步态、深感觉异常等。颅脑 CT 或 MRI 显示小脑明显萎缩,有时可见脑干萎缩。脑脊液检查正常。除以上常见的共同表现外,SCA 各亚型还有各自的特点(表 20-1)。如视网膜色素变性导致的视力下降是 SCA7 的特征性表现,明显的慢眼动、帕金森综合征常提示为 SCA2,舞蹈样动作、癫痫见于 DRPLA,精神异常、舞蹈症等亨廷顿病样表现、张力失常、癫痫发作见于 SCA17。除了视网膜色素变性只见于 SCA7 外,以上各亚型的特点或多或少也见于其他亚型。因此 SCA 临床表现复杂多变,各亚型间的表现多有重叠,不易分辨。此外 SCA 的临床表现异质性明显,在不同亚型间、同一亚型的不同家系间及同一家系的不同成员间的临床表现均可不一致。

表 20-1 SCA 的基因型分型及各型临床特点

基因分型	染色体定位	致病基因	临床特点
SCA1	6p23	*ATXN1*	锥体束征,周围神经病,扫视过度
SCA2	12q24	*ATXN2*	慢眼动,腱反射减弱,肌阵挛,帕金森综合征
SCA3	14q21	*ATXN3*	眼震,突眼,面舌肌束颤,痉挛性截瘫
SCA4	16q22	—	腱反射减弱,深浅感觉减退
SCA5	11q13	*SPTBN2*	眼震,震颤,进展缓慢
SCA6	19p13	*CACAN1A*	进展缓慢,复视,有时呈发作性共济失调
SCA7	3p21-p12	*ATXN7*	视网膜色素变性致视力下降,红绿色盲
SCA8	13q21	*AXTN8*	腱反射亢进,振动觉减退,认知缺损
SCA9	未定位	—	—
SCA10	22q13	*ATXN10*	进展缓慢,常有癫痫发作
SCA11	15q15	*TTBK2*	纯小脑性共济失调,症状轻
SCA12	5q32	*PPP2R2B*	早期有震颤,晚期有痴呆,精神异常
SCA13	19q13	*KCNC3*	轻微精神发育迟缓,短小身材
SCA14	19q13	*PRKCG*	早发病例伴有肌阵挛,认知功能减退
SCA15	3p26	*ITPR1*	进展极为缓慢,震颤,腱反射亢进

续表

基因分型	染色体定位	致病基因	临床特点
SCA16	3p26	*ITPR1*	其与 SCA15 属同种亚型
SCA17	6q27	*TBP*	精神异常,舞蹈症,肌张力障碍,癫痫发作
SCA18	7q22-q32	—	腱反射减弱,深浅感觉减退,肌肉萎缩
SCA19	1p21-q21	—	认知障碍,肌阵挛,震颤
SCA20	11q12	—	构音障碍,腱反射亢进,运动徐缓
SCA21	7p21-p15	—	轻微认知缺损
SCA22	1p21-q21	—	其与 SCA19 属同种亚型
SCA23	20p13	*PDYN*	感觉减退,锥体束征
SCA24	1p36	—	感觉减退,周围神经病
SCA25	2p21-p13	—	感觉神经病,反射消失
SCA26	19p13	—	纯小脑性共济失调,进展缓慢
SCA27	13q34	*FGF14*	早发性震颤,运动障碍,认知缺损
SCA28	18p11	*AFG3L2*	眼球震颤,上睑下垂,腱反射增强
SCA29	3p26	—	眼震,构音障碍,症状不进展
SCA30	4q34-q35	—	纯小脑性共济失调,进展缓慢
SCA31	16q21	*BEAN*	纯小脑性共济失调,腱反射活跃、听力下降
SCA32	7q32-q33	—	智能损害,睾丸萎缩
SCA33	未定位	—	—
SCA34	6p12-q16	—	纯小脑性共济失调,青少年期自限性皮疹
SCA35	20p13	*TGM6*	震颤,腱反射亢进,进展缓慢
SCA36	20p13	*NOP56*	运动神经元受损
SCA37	1p32	—	垂直眼球运动异常
SCA38	6p12.1	*ELOVL5*	共济失调,周围神经病
SCA39	未定位	—	—
SCA40	14q32.11	*CCDC88C*	眼球运动障碍,锥体束征
SCA41	4q27	*TRPC3*	共济失调,小脑蚓部萎缩
SCA42	17q21.33	*CACNA1G*	面肌束颤,运动神经元受损
SCA43	3q25	*MME*	共济失调,周围神经病,缓慢进展
DRPLA	12p13	*ATN1*	舞蹈样动作,癫痫,肌阵挛

(二) 诊断

首先需要根据临床症状和体征确定是否是小脑性共济失调,再排除可导致共济失调的继发性原因后可诊断为 SCA,最后进行相关基因分析确定基因型。具体过程如下:

1. 确认为小脑性共济失调 典型病例为中年起病,表现为进行性步态不稳,伴四肢笨拙、言语障碍、眼震、吟诗样语言、辨距不良、震颤和共济失调步态为主的小脑体征,指鼻试验及跟膝胫试验等共济运动试验多为阳性,并常伴痴呆、锥体束征、锥体外系征及脊髓、周围神经体征等。

2. 排除继发性因素引起的共济失调综合征 应首先排除由常规辅助检查(如影像和实验检查)即可检测出的继发因素引起的共济失调综合征和无家族史的散发病例。酒精、重金属、农药及一些抗癫痫药物的蓄积都可造成共济失调综合征;一些内分泌障碍疾病如甲状腺功能减退症、糖尿病等可伴有共济失调综合征;副肿瘤综合征及一些神经系统疾病如多系统萎缩、多发性硬化、多发性脑梗死、小脑肿瘤等也可以合并共济失调症状。此外,一些因吸收障碍导致维生素缺乏的疾病,如共济失调伴维生素 E 缺乏(ataxia with vitamin E deficiency,AVED)、无 β 脂蛋白血症等也可表现为小脑性共济失调。

3. 确定特异基因型 排除以上常见及其他继发因素导致的共济失调综合征后,则可进行基因筛查以助确诊。根据中华医学会神经病学分会神经遗传学组在 2015 年制定的《遗传性共济失调诊断与治疗专家共识》,按发病率高低,首先筛查 SCA3、SCA2 和 SCA1,其次筛查 SCA6、SCA7 等,如伴有视网膜色素变性则首先分析 SCA7。

(三) 治疗

目前还没有任何药物对 SCA 有特效或可以延缓其进程。但对患者进行适当的干预可减轻其症状并提高生活质量。

1. 药物干预 对共济失调症状可试用丁螺环酮、乙酰唑胺以及加巴喷丁等,这些药物能改善部分患者的共济失调症状。左旋多巴或多巴胺受体激动剂在某种程度上能控制 SCA 的帕金森样症状。震颤症状可试用抗胆碱能药、氯硝西泮等。肌张力障碍,运动迟缓及因吞咽困难造成的流涎也可试用抗胆碱能药治疗。

2. 非药物干预 对 SCA 的对症治疗同样也很关键:①功能锻炼有助于改善患者的行走困难和步态不稳等症状;②构音障碍及吞咽困难在 SCA 患者中很普遍,患者可在专业人员的指导下,进行发音和进食的训练;③对视力下降、视物重影等症状建议眼科医生进行干预。

【临床病例讨论】

患　者:张 ××,男性,42 岁,主因"渐进性步态不稳 5 年余,言语含糊伴吞咽呛咳 3 年余"入院。

现病史:入院前 5 年,无明显诱因出现步态不稳,主要表现为行走姿势不稳,惧怕上下楼梯,症状以夜间为甚。3 年前出现言语不清,并出现吞咽呛咳,饮水时明显。伴视物重影、头晕不适。无视力下降、肢体僵硬、智能障碍、二便障碍。症状缓慢持续进展,目前独立行走困难,且言语含糊,与他人交流困难。既往及个人史无特殊,家族中有 3 代 6 人存在类似病史(图 20-1),发病年龄有逐代提前现象。

体格检查:卧位血压 125/70mmHg,立位血压 128/72mmHg。心肺腹未见明显阳性体征。神经系统查体:神志清楚,可见双眼水平相眼震及扫视,吟诗样语言,余脑神经检查大致正常;四肢肌力及肌张力正常,双侧指鼻、轮替运动差,双侧跟膝胫试验阳性,直线行走困难,闭目难立征阴性;深浅感觉无异常;腱反射对称活跃,双侧病理征阳性;脑膜刺激征阴性。

辅助检查:血常规、临床生化检验、血清梅毒抗体检测、维生素及甲状腺功能检查大致正常。心电图、心脏彩超及上腹部彩超均未见异常。颅脑 MRI 示小脑、脑干萎缩(图 20-2)。基因分析示

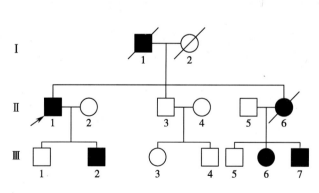

图 20-1　家系图:连续三代均有患者,患者无性别差异,呈典型的常染色体显性遗传

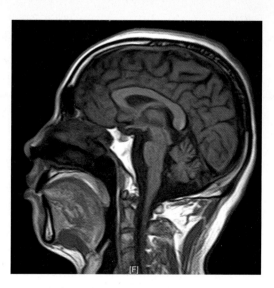

图 20-2　颅脑 MRI 平扫:矢状位 T_1 加权像示小脑蚓部及脑桥体积缩小,提示小脑及脑干萎缩

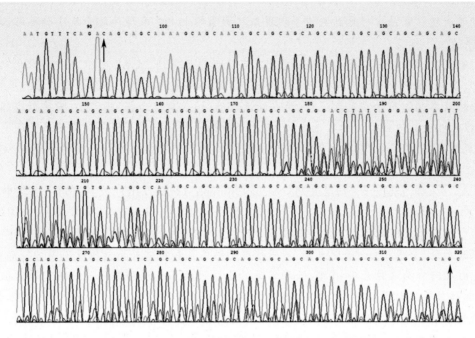

图 20-3　*ATXN3* 的 CAG 重复序列测序图:两个黑色箭头之间的序列为 CAG 重复序列,
包括期间的 2 个 CAA 及 1 个 AAG 在内,总共有 73 个 CAG 重复

SCA3 型致病基因 *ATXN3* 存在 CAG 重复序列的异常扩增突变(CAG 重复数为 73 个,图 20-3)。

(一) 诊断

1. 定位诊断

双眼水平相眼震,双侧指鼻、轮替运动差,双侧跟膝胫试验阳性,直线行走困难,定位于小脑;四肢腱反射对称活跃,双侧病理征(+),定位于双侧皮质脊髓束;言语含糊,吞咽呛咳,定位于双侧皮质核束。结合患者病史及颅脑 MRI 情况,综合定位于小脑与脑干。

2. 定性诊断

患者为中年人,慢性进展性病程,主要表现为共济失调及锥体束征阳性,家族中有类似病史并有遗传早现现象,颅脑 MRI 提示小脑、脑干萎缩,故定性诊断为 SCA,基因检查发现在 SCA3 致病基因 *ATXN3* 上存在 CAG 重复序列异常扩增突变,最终诊断为 SCA3。

 相关要点:共济失调的定位

共济失调指肌力正常情况下的运动协调障碍,即肢体随意运动的幅度及协调发生紊乱,以及不能维持躯体姿势和平衡。共济失调在解剖上可分为:小脑性,定位在小脑系统;感觉性,定位在深感觉传导束;前庭性,定位在前庭系统;大脑性,主要是额叶性,定位在额叶前部。

 相关要点:SCA 常见亚型的临床表现

1. SCA1　发病年龄主要在 30~50 岁之间,也可见青少年及老年起病。在中欧及南亚多见,而在中国较为少见。在中国 SCA 患者中,SCA1 在 SCA 中的比例大概为 6%。其主要临床表现有进展性步态不稳、言语含糊、吞咽困难、眼震及眼球慢扫视幅度明显增加,也可见痴呆、周围神经病、肌张力障碍、震颤等表现。家系中可见到遗传早现现象。影像学上主要表现为脑干及小脑萎缩,灰质及白质均可受累。

2. SCA2 发病年龄主要在 30~50 岁之间。在全世界范围内,SCA2 在 SCA 中的比例约为 15%,在韩国较为多见,在中国的比例约为 7%,是除 SCA3 外最常见的亚型。临床表现上除进展性步态不稳、言语含糊及吞咽困难等常见表现外,还存在慢眼动、帕金森综合征、肌阵挛、腱反射减弱等表现,尤其是慢眼动相对其他亚型更为常见。SCA2 患者的帕金森综合征表现多对左旋多巴敏感,故临床上对帕金森综合征的患者,尤其是有家族史的患者,需排除 SCA2 的可能。遗传早现在 SCA2 家系中同样存在。

3. SCA3 又称为马查多-约瑟夫病(Machado-Joseph disease,MJD),发病年龄主要集中在 10~50 岁。MJD 在 SCA 各亚型中约占 21%。在葡萄牙、巴西、中国、德国,MJD 最为常见,在中国的比例超过 50%,在中国东部及东南部甚至超过 70%。MJD 主要表现为小脑性共济失调、眼外肌麻痹、凝视诱发眼震、眼睑后退(突眼征)、面舌肌束颤、不同程度的锥体系和锥体外系症状及周围神经病变。按临床表现 MJD 又可分为 5 种亚型:Ⅰ型,除了常见的小脑性共济失调和进行性的眼震等体征外,以锥体束征和锥体外系体征最明显,发病年龄相对较年轻,一般 10~30 岁;Ⅱ型,小脑征和锥体束征最常见,进行性的眼震和锥体外系体征有时也会出现,发病时近 20 岁,年长的到 40 多岁;Ⅲ型,除小脑征等主征外,以周围神经受损为特点,发病较晚,通常在 40~60 岁之间;Ⅳ型,少见,以显著的帕金森样症状和多发性神经病为特点;Ⅴ型,合并痉挛性截瘫的表现,其虽少见,但我国已有多个Ⅴ型 MJD 家系报道。故对临床表现为痉挛性截瘫的家系,除考虑遗传性痉挛性截瘫外,尚需考虑 MJD 的可能。同 SCA1、SCA2 一样,MJD 家系也存在遗传早现。影像学表现为脑干及小脑萎缩导致第四脑室不同程度扩大,且脑干及小脑萎缩同临床表现严重度有一定相关性。

4. SCA6 19~71 岁均可发病,但大部分患者在 45 岁以后起病。在日本 SCA6 的比例为 31%,而在中国只占 3%。除小脑征、眼震等主要表现外,发病较晚、进展缓慢、预后较好、复视、有时呈发作性共济失调是 SCA6 相对其他亚型更为突出的一些表现。因 SCA6 的致病基因 *CACANIA* 的 CAG 重复在代间相对保守,故 SCA6 无遗传早现现象。影像学上主要表现为脑干及小脑萎缩,主要为灰质受累。

3. 鉴别诊断

(1)遗传性痉挛性截瘫复杂型:该病同样有常染色体显性遗传的家族史,部分患者合并步态不稳,眼球震颤等小脑性共济失调表现,与 SCA 尤其是合并双下肢痉挛性瘫痪的 SCA3 Ⅴ型患者极易混淆。该患者既有共济失调又有下肢肌张力增高、锥体束征阳性,故需与本病鉴别,进一步行相关基因分析明确。

(2)多系统萎缩:该病分为三型,其中小脑型具有典型的小脑性共济失调的表现,需与 SCA 鉴别。多系统萎缩小脑型为散发起病,具有明显的直立性低血压、泌尿生殖系统异常等自主神经功能损害的表现,头颅 MRI 除了小脑萎缩外,在 T_2 加权像水平位上脑桥可出现"十字征"。该患者表现为小脑性共济失调、构音障碍,需与该病鉴别,但患者无自主神经不全症状,且有明确家族史,故不考虑本病。

(3)继发性共济失调:因遗传早现现象等原因,SCA 患者有时无明显的家族史而表现为散发性的共济失调。这时需与继发性共济失调鉴别。常见的继发性共济失调包括中毒性共济失调(酒精、药物、重金属等所致)、肿瘤相关性共济失调(副肿瘤综合征、小脑肿瘤、转移性肿瘤等所致)、其他神经系统疾病相关性共济失调(小脑梗死、多发性硬化、小脑炎等所致)。该患者有明确家族史,无相关中毒等病史,首先考虑遗传性共济失调,可进一步完善实验室及影像学检查排除其他继发性共济失调。

(二)临床诊疗决策

1. 病情评估 SCA 是高度异质性疾病,一般多在 10~20 年不能行走。患者中年男性,5 年内病情缓慢进展加重,目前出现行走困难、饮水呛咳,预后不良。

2. 辅助检查　在疾病晚期,MRI 可见颈部脊髓及小脑萎缩,脑干较少受累。X 线检查可见脊柱和骨骼畸形。心电图常见 T 波倒置、心律失常和传导阻滞。超声心动图示心室肥大。视觉诱发电位波幅下降。脑脊液检查蛋白含量正常或轻度升高。血糖升高或糖耐量异常。DNA 分析 FXN 基因 1 号内含子 GAA 重复大于 66 次。

该患者有阳性家族史,结合患者临床症状与体征,需完善 ATXN3 基因检测,明确诊断。完善头颅、颈髓 MRI 评估病变情况。

3. 治疗　入院后予胞磷胆碱、甲钴胺、辅酶 Q10 等支持对症处理,予丁螺环酮治疗共济失调症状。并请康复科对其步态不稳、言语含糊、吞咽呛咳进行功能康复训练,请眼科对视物重影进行干预。

（三）随访

出院后继续服药,并加强肢体协调、言语康复锻炼,加强护理,预防误吸,防止跌倒,关注患者心理及情绪变化,鼓励患者树立战胜疾病的信心,定期门诊随访。

二、弗里德赖希共济失调

FRDA 由弗里德赖希首先于 1863 年报道,是欧美国家最为常见的遗传性共济失调。在西方国家中,FRDA 的患病率为(2~4)/10 万,约半数 HA 患者为 FRDA。而在中国 FRDA 却非常罕见,基因分析确诊的 FRDA 患者迄今未见报道。该病主要特征为常染色体隐性遗传,儿童期发病,肢体进行性共济失调,伴锥体束征、发音困难、深感觉异常、脊柱侧弯、弓形足和心脏损害等。

FRDA 的致病基因定位于 9q21.11 的 FXN 基因。除少数为点突变外,95% 的 FRDA 由该基因 1 号内含子上的一段 GAA 重复序列发生异常扩增所致。突变的 GAA 重复序列形成的异常螺旋结构可抑制基因转录。主要病理改变在脊髓的后索、脊髓小脑束和锥体束。心脏因心肌肥厚而扩大。

（一）临床表现

FRDA 多在 5~15 岁隐袭起病,偶见婴儿和 50 岁以后起病者,男女均可受累,进展缓慢,通常起病后 15 年不能行走,多于 40~50 岁时死于心脏病。首发症状常为双下肢共济失调,表现为步态不稳、步态蹒跚、容易跌倒,站立时两脚分得很宽、向两侧摇晃。之后双上肢也出现共济失调,可有意向性震颤,但上肢症状往往轻于下肢。言语含糊及吞咽呛咳也是 FRDA 的常见症状,约 90% 的患者可出现这两种症状,并随着病程进展逐渐严重。约 1/3 的患者合并心慌气短、心绞痛、心力衰竭等心脏损害。部分患者可出现感音神经性聋、尿频、尿急、睡眠障碍等其他系统的损害。查体可见水平眼震、过度扫视等眼球运动异常及双下肢无力、肌张力下降及腱反射降低、跟膝胫试验和闭目难立征阳性、下肢音叉振动觉和关节位置觉减退或消失。大部分患者有心律失常、心脏杂音、下肢水肿、上胸段脊柱畸形、弓形足、马蹄足内翻。

（二）诊断

1. 诊断要点　①青少年期起病,下肢向上肢发展的共济失调等典型的临床表现伴骨骼、脊柱畸形及心脏损害;②MRI 示脊髓萎缩;③常染色体隐性遗传,经 DNA 分析证实 FXN 基因 GAA 重复超过 66 次。

2. 鉴别诊断　不典型病例需与以下疾病鉴别:

（1）腓骨肌萎缩症:为遗传性周围神经病,也可出现下肢无力、腱反射降低或消失、弓形足等表现。虽然大部分腓骨肌萎缩症为常染色体显性遗传,但也有部分家系为常染色体隐性遗传。故临床上应注意与暂时无共济失调表现的 FRDA 患者相鉴别。

（2）共济失调伴维生素 E 缺乏:该病与 FRDA 同属于常染色体隐性遗传性共济失调。除共济失调外,也可出现心脏损害,且该病可通过补充维生素 E 而得到有效缓解,故在临床上需重视 FRDA 与该病的鉴别诊断。鉴别需查血清维生素 E 水平。

（3）共济失调 - 毛细血管扩张症:儿童期起病可出现小脑性共济失调,但可见特征性结合膜毛细血管扩张。

（三）治疗

本病目前无特效治疗,轻症用支持疗法、功能训练等,重症可手术矫治弓形足等畸形,用毒扁豆碱、胞二磷胆碱有一定的疗效;有报告用盐酸苯海索、血清素激活剂 5- 羟色氨酸(5-hydroxytryptophane)也有效果;另有研究显示艾地苯醌、辅酶 Q10、维生素 E 对加强心脏功能及减慢疾病的进程有裨益。

第二节　遗传性痉挛性截瘫

【理论概要】

遗传性痉挛性截瘫(hereditary spastic paraplegia,HSP)是一种以进行性双下肢痉挛、无力、反射亢进为特征的神经退行性疾病,患病率约为(4~9)/10 万。HSP 临床表现多样,致病基因众多,具有临床异质性及遗传异质性。根据遗传模式,HSP 可分为常染色体显性遗传(最常见)、常染色体隐性遗传、X 连锁隐性遗传(最少)。HSP 病理改变以轴索变性为主,可伴有脱髓鞘及神经元脱失。受累的神经传导通路以皮质脊髓束、薄束为主,也可累及脊髓小脑束,但脊髓前角、后角及周围神经受累较少。

（一）临床表现

HSP 临床表现复杂多样,根据其临床特征可分为单纯型 HSP 及复杂型 HSP。

1. 单纯型 HSP　较常见,一般儿童期或青青期发病,部分患者成年起病,男性略多,表现为逐渐进展的双下肢痉挛、无力,走路呈剪刀步态,容易摔倒。随着病情进展,双上肢亦可受累,表现为双手僵硬、动作笨拙等。可合并膀胱括约肌功能障碍,出现尿频、尿失禁等症状。一般无肢体抖动、肌肉萎缩、口齿不清等。体格检查双下肢肌张力增高、腱反射亢进、病理征阳性,伴有不同程度的深感觉障碍,针刺觉基本正常或轻度受累。

2. 复杂型 HSP　表现形式复杂多样,除上述临床表现外,还伴有其他症状,如锥体外系症状(面部表情减少、动作缓慢、慌张步态、震颤、肌张力障碍等)、共济失调症状(走路不稳、口齿不清等)、癫痫、视神经萎缩、视网膜变性、听力障碍、精神发育迟滞、认知障碍、周围神经病等。HSP 患者癫痫发作无特定类型,包括肌阵挛发作、单纯部分性发作、复杂部分性发作、全面性发作等,且在同一家系内的不同患者可出现不同类型的癫痫发作。

3. 几种较常见的复杂型 HSP

（1）Ferguson-Critchley 综合征:常染色体显性遗传,一般中年起病,合并锥体外系症状,如四肢僵硬,不自主运动或面部表情减少。查体水平性眼震、垂直注视受限、双下肢远端深感觉减退等。

（2）Kjellin 综合征:常染色体隐性遗传,青年起病,合并认知障碍、四肢肌肉萎缩、视网膜色素变性等。

（3）Troyer 综合征:常染色体隐性遗传,儿童期起病,合并身材矮小、四肢远端肌肉萎缩,多在 20~30 岁时丧失行走能力。

（4）Mast 综合征:常染色体隐性遗传,青春期发病,合并痴呆、面具脸、手足徐动、共济失调等。

（5）Sjogren-Larsson 综合征:常染色体隐性遗传,幼儿期起病,以鱼鳞样红皮症、痉挛性截瘫、智力发育迟缓为特征。出生后即出现颈部、腋窝、肘窝、下腹部、腹股沟等处皮肤潮红、干裂,后逐渐出现皮肤角化及脱屑,呈暗红色鱼鳞癣。神经系统症状表现为痉挛性截瘫、智力发育不全,可伴有癫痫发作、假性延髓麻痹、手足徐动、视网膜黄斑色素变性等。

（6）Charlevoix-Saguenay 综合征:常染色体隐性遗传,幼儿期起病,合并共济失调、智力低下、二尖瓣脱垂,肌肉萎缩、尿失禁等。

（二）诊断

儿童或青少年起病,逐渐进展的双下肢痉挛无力,走路不稳,括约肌功能障碍,可合并锥体外系症状、小脑共济失调、认知障碍、癫痫、视力或听力障碍、肌肉萎缩等。查体发现双下肢肌张力增高、腱反射亢进、病理征阳性,需考虑 HSP 可能。若胸椎 MRI 提示胸髓变细,有阳性家族史更应考虑 HSP。但诊断 HSP 之前,仍需排除以下疾病:原发性侧索硬化、亚急性联合变性、脊髓小脑性共济失调、脊髓压迫症、脊髓炎、脑白质营养不良、多发性硬化、金属中毒等。对于临床上高度怀疑为 HSP 的患者,建议完善基因检测,明确诊断及基因分型。

诊断要点:

1. 儿童或青少年起病。

2. 缓慢进展的双下肢痉挛性截瘫、无力;可伴有其他系统症状。

3. 查体双下肢肌张力增高、腱反射亢进、Babinski 征阳性。

4. 胸椎 MRI 提示胸髓可能变细。

5. 有阳性家族史。

6. 基因检测发现基因突变,并与疾病共分离。

（三）治疗

HSP 是神经系统退行性疾病,无特效治疗药物,主要是对症处理,改善患者症状。应用丁螺环酮、巴氯芬、乙哌立松等改善增高的肌张力,但应从小剂量开始,防止出现四肢乏力、头晕等不适。锥体外系症状明显者可采用左旋多巴或多巴胺受体激动剂治疗。肌张力增高明显者可采用肉毒杆菌毒素 A 肌内注射。适当运动和理疗对患者也有帮助。

【临床病例讨论】

患　者:朱××,女,32 岁,主因"行走困难 15 年,加重 4 年"入院。

现病史:患者 15 年前无明显诱因下出现行走困难,下肢上抬费力,上下楼梯困难,容易摔倒,无肌肉萎缩、肥大、跳动、抽搐等。4 年前患者自觉行走困难较前加重,出现屈膝困难,需持拐步行,伴小便次数增多、偶有尿失禁,当地医院曾考虑"运动神经元病",予口服药物治疗（具体不详）,效果不佳。今为求进一步诊治至医院就诊,门诊拟"痉挛性截瘫"收住入院。

既往史:否认高血压、糖尿病、心脏病、结核、肝炎等病史;无重大手术史。

个人史、家族史:个体经商,否认吸烟饮酒,否认毒物接触史。父亲已故,30 多岁时有走路困难病史,母亲健在。有一弟,走路困难。育一女,目前体健。

神经系统查体:神志清楚,对答切题,言语流畅。双侧瞳孔正大等圆,直径约 3mm,对光反射灵敏,双眼球各方向运动自如。两侧鼻唇沟对称,伸舌居中。颈无抵抗。四肢肌力 V 级,双下肢肌张力增高,双上肢深浅感觉正常,双下肢针刺觉对称,振动觉减退。双侧肱二头肌、肱三头肌腱反射活跃 ++~+++,双侧膝反射 ++++,双侧踝阵挛(+),双侧 Babinski 征阳性。指鼻试验稳准,跟膝胫试验不准,闭目难立征阳性,走直线困难。

辅助检查:血常规、维生素 B_{12}、叶酸、T_3、T_4、铜蓝蛋白、梅毒抗体、HIV 抗体未见明显异常。头颅 MRI 平扫 +FLAIR 未见明显异常。颈椎 MRI 平扫示颈椎曲度变直。胸椎 MRI 平扫示胸髓变细,胸髓退行性病变。

（一）诊断

1. 定位诊断　该患者脑神经检查阴性,双下肢肌张力增高,腱反射亢进,双侧 Babinski 征阳性,定位在腰膨大以上锥体束;双下肢深感觉减退,Romberg 征阳性,定位在脊髓后索。综合考虑,定位在胸段 $(T_3 \sim T_{12})$ 及以上节段锥体束、后索。

2. 定性诊断　患者青年女性,慢性起病,进行性加重,有明确家族史,需考虑遗传代谢疾病。结合患者定位和临床特征,首先考虑遗传性痉挛性截瘫。

3. 鉴别诊断

(1) 亚急性联合变性:为维生素 B_{12} 缺乏或代谢障碍引起的中枢和周围神经病变。临床表现主要为双下肢痉挛性截瘫、感觉性共济失调、周围神经病。脊髓 MRI 提示脊髓后索及侧索受累,血常规提示大细胞低色素贫血,维生素 B_{12} 含量降低。该患者表现为双下肢痉挛性截瘫,需与本病鉴别,但该患者无明显感觉性共济失调及周围神经病表现,不支持本病,需进一步完善肌电图、脊髓 MRI 检查排除本病。

(2) 原发性侧索硬化:属于上运动神经元病,临床罕见,多在成年起病,病程进展缓慢。先出现双下肢的上运动神经元性瘫痪,随着病情进展,累及颈段锥体束,则出现上肢的上运动神经元性瘫痪,若累及双侧皮质脑干束,则出现假性延髓麻痹,无肌肉萎缩等下运动神经元受损表现,感觉亦不受累。该患者双下肢肌张力增高,病理征阳性,提示上运动神经元损害,需注意与本病鉴别。但该患者青少年发病,发病年龄早,病情进展慢,15 年病程尚无明显的上肢、延髓肌受累表现,且有明确家族史,与本病不符。

(3) 脊髓小脑共济失调:有阳性家族史,慢性起病,表现为走路不稳、口齿不清,动作不灵活等,查体共济失调较明显,部分患者存在意向性震颤,腱反射亢进、病理征阳性。头颅 MRI 提示小脑萎缩。该患者下肢腱反射亢进,病理征阳性,有阳性家族史,需与该病鉴别。但该患者无共济失调表现,无口齿不清,饮水呛咳,与本病不符,需进一步完善头颅 MRI 评估有无小脑萎缩,必要时筛查 SCA 相关基因排除本病。

(4) 脊髓压迫症:为椎管、椎管外或椎管内占位病变引起脊髓受压的临床综合征,由于病变进行性进展,造成脊髓,脊神经根和脊髓血管不同程度受压,出现脊髓部分性或横贯性损害。脊髓 CT 或 MRI 可见髓内或髓外占位性病变。该患者双下肢痉挛性截瘫,需注意胸髓或下颈髓节段脊髓有无慢性进行性压迫病变,但该患者病程很长,无感觉障碍、尿便障碍等脊髓横贯性损害表现,不考虑本病,可进一步行颈、胸脊髓 MRI 明确有无占位性病变。

 相关要点:HSP 出现相应临床表现的病理基础

> HSP 属于上运动神经元病变,病理基础为轴索变性,可伴有脱髓鞘及神经元脱失。轴索变性主要累及脊髓内长的纤维束,如锥体束、薄束等,受累最明显的是胸腰段的锥体束和薄束,会导致双下肢的肌张力增高,呈现痉挛步态,走路不稳,容易摔跤,并出现腱反射亢进。后索受累则出现深感觉障碍、感觉性共济失调等。需要注意的是 HSP 一般不累及脑神经,浅感觉障碍亦不明显。
>
> HSP 是遗传性疾病,由基因突变引起,由于基因往往在多个系统或脏器表达,因此可出现多系统受累的表现。若累及小脑,可出现共济失调;若累及基底节区,可出现震颤、肌张力障碍、手足徐动等;若累及皮质,则出现癫痫或认知障碍;若累及视神经或视网膜,则出现视力下降;若累及听神经,则可出现听力下降。

(二) 临床诊疗决策

1. 病情评估　患者青年女性,青少年期起病,病情缓慢进展,病史 15 年之久,目前仍保留行走能力,生活能自理,预计自然病程较长。

2. 辅助检查　有阳性家族史有利于 HSP 的诊断,但常染色隐性及 X 连锁隐性遗传的 HSP 诊断较为困难,在诊断 HSP 之前仍需排除其他原因,如原发性侧索硬化、亚急性联合变性、脊髓小脑性共济失调、脊髓压迫症等。完善血常规、维生素 B$_{12}$、叶酸、梅毒抗体、HIV 抗体等化验及头颅 MRI,颈胸髓 MRI,肌电图等检查可协助排除其他疾病。若条件许可,推荐靶向基因测序,明确疾病的基因分型。

3. 治疗　治疗以对症治疗为主。该患者主要表现为肌张力增高,可口服巴氯芬改善症状,同时可予辅酶 Q10,维生素 E 等药物改善线粒体功能,延缓神经退变速度。

(三) 随访

患者出院后继续服用改善肌张力药物,并转康复医院进行肢体功能康复锻炼。随访 1 年,患者走路不稳稍有改善。

第三节　腓骨肌萎缩症

【理论概要】

腓骨肌萎缩症(Charcot-Marie-Tooth disease,CMT)是最常见的一组遗传性周围神经肌肉疾病,以慢性进行性四肢远端肌肉无力和萎缩为主要临床表现。该病自 1886 年首次被报道,发病率约为 1/2500,因其可同时累及运动神经和感觉神经,故又称为遗传性运动感觉神经病(hereditary motor and sensory neuropathy,HMSN)。根据周围神经电生理及神经活检病理特点,CMT 可初步分为两型:脱髓鞘型和轴索型。脱髓鞘型以神经传导速度减慢(正中神经传导速度≤38m/s)和显著的髓鞘异常(呈"洋葱头"样改变)为特征;轴索型为神经传导速度正常或轻度减慢(正中神经运动传导速度>38m/s),神经病理示慢性轴索变性和再生。区别于经典的 CMT 临床分型,神经病理兼具脱髓鞘和轴索变性特点的中间型 CMT 正逐渐被临床医生所认识(正中神经速度介于 25~45m/s)。

CMT 遗传方式有常染色体显性遗传、常染色体隐性遗传和 X 连锁遗传,其中常染色体显性遗传是 CMT 最常见的遗传模式。目前,超过 60 个致病基因被证实与 CMT 发病有关。在临床分型的基础上,根据致病基因可将 CMT 进一步分为 9 种亚型,包括 CMT1、CMT2、CMT3、CMT4、CMT5、CMT6、CMTDI、CMTRI 和 CMTX。其中,17p11.2-p12 区包含 PMP22 基因在内的 1.4Mb 同向串联重复突变导致的 CMT1A 为最常见的亚型,大约占 40%~50%。CMTX1 为 X 连锁显性遗传,致病基因为 GJB1,是 CMT 第二常见的亚型,大约占 10% 的 CMT 患者。临床研究表明,PMP22、MPZ、GJB1 和 MFN2 这四个基因在 CMT 基因突变中占了极大的比例,在英国 CMT 患者中为 90%,在挪威则高达 96%。

(一) 临床表现

CMT 多为儿童和青少年期起病,少数可到成年后出现症状。临床常首先表现为双下肢远端肌肉无力、萎缩,呈慢性进展,后渐渐累及双上肢。儿童期起病时,可观察到运动功能发育缓慢,学龄期体育成绩较同龄人差,随年龄增加,肢体无力进一步加重,出现足下垂,行走时呈跨阈步态。大腿下 1/3 以下肌肉萎缩明显时,可见"鹤腿"或倒置的酒瓶样畸形。上肢受累时,手的精细动作不能,如写字、敲键盘、用筷子、系扣子等动作不灵活。手部肌肉萎缩明显者可出现爪形手畸形。大部分患者没有感觉受累的主诉,但部分患者可有肢体疼痛不适。

体检发现双下肢对称性肌肉无力萎缩,以远端为主,足背屈困难,可累及近端肌,肌萎缩明显者有"鹤腿"表现(图 20-4)。手部肌肉萎缩多位于骨间背侧肌、大小鱼际肌等,可波及前臂肌。受累肢体腱反射常减弱或消失。深浅感觉减退呈手套、袜套样分布,伴有自主神经功能障碍和营养障碍体征。常伴有高足弓、脊柱侧弯等骨骼畸形。

CMT 具有高度临床异质性,可伴随多种复杂表型,如听力受损、声带麻痹、眼肌麻痹、瞳孔异常、视神经萎缩、痉挛性截瘫和小脑体征等。不同致病基因导致的各种亚型可以有不同的临床表型,有些亚型有特异性的临床表征,有些亚型仅仅从临床表征还难以区分开来。

(二) 诊断

根据家族史,儿童期或青少年期发病,缓慢进展的对称性双下肢无力萎缩,腱反射减弱或消失,伴弓形足及脊柱侧弯等,神经电生理提示广泛周围神经受累,排除其他继发性周围神经疾病后,可初步做出临床诊断。临床上需进一步与其他遗传性周围神经病鉴别:

1. 家族性淀粉样多神经病　通常在 20~45 岁之间起病,以下肢感觉障碍和自主神经功能障碍为早期特征。TTR 为该病致病基因。

2. 植烷酸贮积病　本病除多发性周围神经损害外,尚有小脑性共济失调、夜盲、视网膜色素变性和脑脊液蛋白增高等特点,致病基因包括 PAHX 和 PEX7。

3. 伴发周围神经病变的其他神经系统疾病,如弗里德赖希共济失调,该病可表现为共济失调伴周围神经病。

CMT 患者常规血液生化检查一般正常。脑脊液检查多数正常。神经电生理检查在 CMT 诊断和分型有重要意义。目前基因检测已成为 CMT 诊断、分型和鉴别不可或缺的依据。由于 CMT 具有高度遗传异质

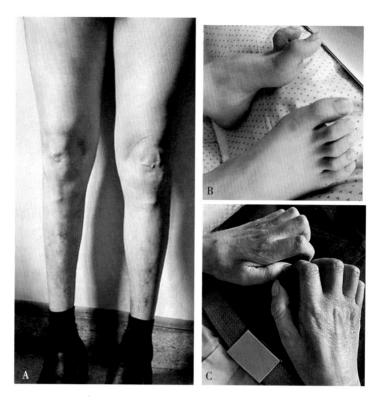

图 20-4　腓骨肌萎缩症临床特征
A."鹤腿";B. 弓形足;C. 爪形手

性,在进行分子诊断时不宜对所有致病基因逐一进行筛查,而应根据其临床特点,并结合致病基因在 CMT 患者中的发生频率来选择相应基因进行分析。致病基因中以 *PMP22* 重复扩增最为常见,应首选筛查。随着二代测序技术的发展及成本的降低,高通量测序技术在临床上应用于基因诊断已成为可能。目前已实现将靶向捕获测序、全外显子和全基因组测序等应用于 CMT 患者的分子诊断。虽然基因检测已逐渐普及,但周围神经活检对于疾病鉴别仍有重要意义。

（三）治疗

目前尚无特殊治疗方法可减慢或逆转本病进展,现阶段以对症和支持疗法为主,包括康复训练,垂足或足畸形者可穿矫形鞋,足部畸形严重者可行矫形手术等。提倡对该病进行早期诊断,从而避免使用对周围神经有害的药物。目前已有部分药物进入临床试验,虽然被寄予厚望的维生素 C 未能证实其在 CMT1A 患者中的有效性,但这并不影响其他 CMT 药物临床试验研究的开展。

第四节　神经皮肤综合征

神经皮肤综合征(neurocutaneous syndrome)是一组由起源于外胚层组织的器官发育异常所引起的先天性、遗传性斑痣性错构瘤病(phakomatoses)。独特的皮肤损害、畸形和神经系统肿瘤是本病的特征性表现。目前文献报道的已有 40 余种疾病,多为常染色体显性遗传病,其中以神经纤维瘤病、结节性硬化症、脑面血管瘤病等最为常见。

一、神经纤维瘤病

【理论概要】

神经纤维瘤病(neurofibromatosis,NF)包括周围神经纤维瘤病(neurofibromatosis 1,NF1)和双侧听神经

纤维瘤病(neurofibromatosis 2,NF 2),呈常染色体显性遗传,分别由 *NF1* 和 *NF2* 基因突变引起。

NF1 和 *NF2* 的致病基因分别定位于 17q11.2 及 22q11-13.1,外显率均为 100%。它们的突变导致细胞分化、生长功能失控引起疾病。病理的主要特征为外胚层结构的神经组织过度增生和肿瘤形成,尚伴中胚层结构的过度增生。

(一)临床表现

1. 周围神经纤维瘤病(NF1)

(1)皮肤症状:①咖啡牛奶斑:出生时即存在,儿童期躯体上有 6 个以上大于 5mm 的皮肤咖啡牛奶斑,成人有大于 15mm 者,具有高度临床诊断意义(图 20-5);②皮肤纤维瘤和纤维软瘤:多于儿童晚期开始出现,主要分布于躯干和面部,呈粉红色,固定或有蒂,质地软而有弹性,大小不一。

(2)神经系统症状:①颅内肿瘤:视神经、三叉神经及后组脑神经发生神经纤维瘤;部分患者可发生胶质细胞瘤,也可发生脑室管膜瘤、脑膜瘤等。②椎管内肿瘤:神经纤维瘤可累及到脊神经和/或马尾神经(图 20-6),可合并脊髓脊膜膨出、脊髓空洞症、脊柱畸形等。③周围神经纤维瘤:全身的周围神经均可受累,沿神经干分布,呈串珠状。长于浅表皮神经上,为可推动的念珠样结节。

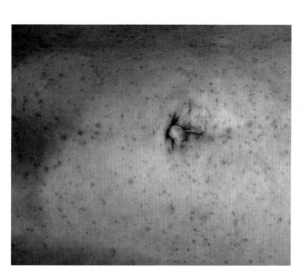

图 20-5 NF1 患者全身多处咖啡牛奶斑

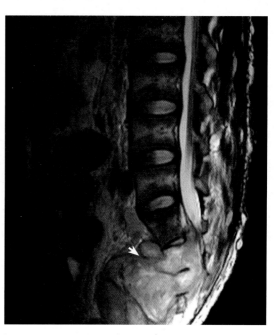

图 20-6 NF1 患者骶管内神经鞘瘤

(3)眼部症状:裂隙灯下可见虹膜有橙黄色、粟粒状小结节,称为错构瘤(Lisch 结节),为 NF1 所特有。可伴有突眼、视力减退等眼部症状。

(4)其他症状:部分患者可伴发多种骨骼畸形,以脊柱侧弯、脊柱后凸多见。少数可伴发肾上腺、消化道、肺及纵隔肿瘤。

2. 双侧听神经瘤病(NF2) 主要特征是双侧听神经瘤,并常合并脑膜脊膜瘤、星形细胞瘤及脊索后根神经鞘瘤。

(二)诊断

美国国立卫生研究院(National Institutes of Health,NIH)1988 年制定了 NF1 诊断标准:①6 个或 6 个以上最大直径超过 5mm(青春期前)或 15mm(青春期后)的牛奶咖啡色斑;②存在 2 个及以上神经纤维瘤或 1 个丛状神经瘤;③腋下或腹股沟区的雀斑;④视神经胶质瘤;⑤一级亲属里有 NF1 患者;⑥2 个及以上虹膜错构瘤;⑦骨骼损害。如果有≥2 项阳性,排除其他诊断时,即可诊断为该病。NF2 诊断标准:①影像学确诊为双侧听神经瘤;②一级亲属有 NF2 患者或伴发下列肿瘤中的两种:脑脊膜瘤、胶质瘤、神经纤维瘤、神经鞘瘤、青少年后囊下晶状体混浊。

应注意与结节性硬化、脊髓空洞症、骨纤维性结构不良综合征和局部软组织蔓状血管瘤进行鉴别。

(三) 治疗

目前无特异性治疗。单发的颅内或椎管内神经纤维瘤,或肢体、躯干部位生长迅速并压迫邻近组织的神经纤维瘤,应手术摘除。癫痫发作者应给予抗痫治疗。部分患者可用放疗。

二、结节性硬化症

【理论概要】

结节性硬化(tuberous sclerosis,TS)又名 Bourneville 病,其主要临床特征是面部皮脂腺瘤、癫痫发作和智能减退。本病为少见病,多数呈常染色体显性遗传,部分为散发性。

根据基因定位可分为四型:TSC1、TSC2、TSC3、TSC4。TSC1 和 TSC2 致病基因已被克隆,突变分别引起错构瘤蛋白和结节蛋白功能异常,影响细胞分化调节功能,从而导致外胚层、中胚层和内胚层细胞生长和分化的异常引起疾病。

特征性的病理改变为神经胶质增生性硬化结节,广泛发生于大脑皮质、白质、基底节和室管膜下。脑室室管膜下的小结节白色闪亮,质地坚硬,似白色蜡烛油淌下所形成,故又称为“蜡滴”状突起。组织学检查可见由非常致密的细胶原纤维所组成,内含形态奇异的胶质细胞和不典型的神经元。结节内可有钙盐沉着而产生钙化或发生囊性变。

(一) 临床表现

男女均可发病,全身各系统均可受累,典型表现为面部皮脂腺瘤、癫痫发作和智能减退。

1. 皮肤症状 90% 有皮肤损害,表现为具有特征性的口、鼻三角区皮脂腺瘤,呈对称蝶形分布(图 20-7)。从儿童期出现,青春期后融合成片。还可见鲤鱼斑、指/趾甲下纤维瘤等皮损症状。

2. 神经系统症状 70%~90% 的患者有癫痫发作。起初多为婴儿痉挛症表现,后转为全面性发作,复杂部分性发作或单纯部分性发作等。约 50% 患者出现智能减退,可伴有精神发育迟缓。少数患者有颅内压增高症状、肢体瘫痪、锥体外系症状等。

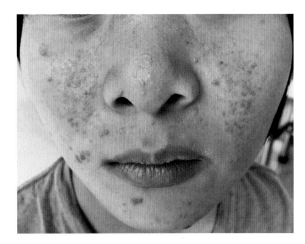

图 20-7 结节性硬化患者面部蝶形分布的皮脂腺瘤

3. 眼部症状 50% 的患者有视网膜胶质瘤,眼底检查在视乳头或附近可见多个虫卵样结节。此外尚可出现小眼球、突眼、青光眼、白内障、色素性视网膜炎等。

4. 其他症状 骨质硬化及囊性变,多指/趾等骨骼畸形。内脏损害以肾肿瘤和囊肿最常见,其次可出现心脏横纹肌瘤、肺淋巴管肌瘤病等。

(二) 诊断

根据典型的面部皮脂腺瘤、癫痫发作、智能减退,本病诊断并不困难。若头颅 CT 或 MRI 检查示室管膜下多处钙化小结节,或眼底检查见视网膜结节,结合家族史,可以确诊;基因诊断有助于基因分型。

需与其他累及皮肤、神经系统和眼的疾病鉴别,如神经纤维瘤病和脑面血管瘤病。有癫痫表现的患者需与原发或继发性癫痫鉴别。影像学上需与脑囊虫病鉴别。

(三) 治疗

目前尚无特效治疗方法,抗癫痫药物、精神药物和综合心理治疗为本病治疗的基本原则。面部皮脂腺瘤可行整容手术。

三、脑面血管瘤病

【理论概要】

脑面血管瘤病(encephalotrigeminal angiomatosis)又称脑三叉神经血管瘤病或 Stuge-Weber sydrome (SWS),是一组以面部血管瘤(痣)、对侧肢体抽搐或偏瘫、偏身萎缩、青光眼和智能减退为特征的疾病。至今遗传形式未确定。大多数病例为散发。

具体病因尚不清,可能为先天性外、中胚层发育异常所致。

病理改变主要累及脑和皮肤。皮肤毛细血管扩张,但并不是真性血管瘤。颅内软脑膜血管瘤,静脉内皮细胞增生,病侧脑膜增厚。在血管瘤下面的皮质退行性变,神经细胞减少,神经胶质增生,可见钙沉着。

(一)临床表现

患者在出生后即表现出下列症状和体征:

1. 面部血管痣　出生即有的红葡萄酒色扁平血管痣,严格沿三叉神经分布,压之不褪色,周边边界清楚,扁平或略高出表面。血管痣可累及眼睑、结膜,亦可累及口腔黏膜,极少累及颈部或其他部位皮肤。

2. 神经症状　约90%的患者1岁左右出现癫痫发作,多数表现为面部血管痣的对侧肢体局灶性抽搐。30%~50% 患者可出现病灶对侧肢体瘫痪。半数的患者可伴有智力减退。优势半球病变者可出现失语。

3. 眼部病变　约30%患者有青光眼和突眼。血管痣累及眼部球结膜、巩膜外层、视网膜,出现角膜薄翳,视网膜血管瘤,脉络膜血管瘤和视神经萎缩等。

4. 其他　少数患者可伴发内脏血管瘤、脊柱裂、隐睾、下颌前突等先天畸形。

5. 辅助检查　X 线头颅平片可见颅内钙化,呈线、树枝状或脑回状。头颅 CT 可见团块状混杂密度病灶、钙化影和脑局灶性萎缩,增强 CT 可见异常血管强化影。头颅 MRI 平扫在 T_1 和 T_2 上均呈低信号,增强 MRI 可显示软脑膜上的血管畸形。数字减影血管造影(DSA)可见血管畸形。脑电图异常见于 70%~75% 的患者,表现为受累半球波幅低,α 波减少或消失,弥漫性慢波及尖慢波综合征等。

(二)诊断

根据面部典型的沿三叉神经分布红葡萄酒色扁平血管瘤,加上一个以上的其他症状,如癫痫、青光眼、突眼、对侧偏瘫、偏身萎缩等,诊断并不困难。部分患者仅有癫痫、智力下降或仅有眼部症状、面部症状而没有癫痫者,头颅 CT 和 MRI 显示的脑萎缩和脑膜血管瘤有助于诊断。

(三)治疗

本病以对症治疗为主。面部血管瘤可行整容手术或激光治疗,凡有癫痫发作者予以抗痫药物治疗。若癫痫难治或有反复颅内出血者应当考虑手术治疗。病变广泛,或有严重钙化和大脑皮质萎缩者可行大脑半球切除术。偏瘫患者可进行康复治疗,青光眼和突眼可手术治疗。大部分患者尚属良性,可长期稳定。

(吴志英)

？ 思考题

1. 共济失调的定义是什么? 分类有几种?
2. 脊髓小脑性共济失调常见的临床表现有哪些?
3. HSP 需要与哪些疾病进行鉴别诊断?
4. 简述 CMT 的临床诊断依据及分子诊断流程。
5. 简述 NF1 诊断标准。

参 考 文 献

[1] 贾建平.神经病学.6 版.北京:人民卫生出版社,2008.

[2] 贾建平,陈生弟.神经病学.7 版.北京:人民卫生出版社,2013.

[3] 吕传真.实用神经病学.4 版.上海:上海科学技术出版社,2014.

[4] 中华医学会神经病学分会神经遗传学组,遗传性共济失调诊断与治疗专家共识.中华神经科杂志,2015,48(6):459-463.

[5] SCHÖLS L,BAUER P,SCHMIDT T,et al. Autosomal dominant cerebellar ataxias:clinical features,genetics,and pathogenesis. Lancet Neurology,2004,3(5):291-304.

[6] TESSON C,KOHT J,STEVANIN G. Delving into the complexity of hereditary spastic paraplegias:how unexpected phenotypes and inheritance modes are revolutionizing their nosology. Human Genetics,2015,134(6):511-538.

第二十一章

神经系统发育异常性疾病

概　述

神经系统发育异常性疾病（developmental diseases of the nervous system）也称神经系统先天性疾病（congenital disease of the nervous system），是指胎儿在胚胎发育期，由于多种致病因素引起的获得性神经系统发生或发育缺陷性疾病。胚胎期特别是妊娠早期的前3个月，神经系统处于发育关键时期，胎儿容易受到母体内、外环境各种因素的侵袭，导致不同程度的神经系统发育障碍、迟滞或缺陷，表现为出生后神经组织及其覆盖的被膜和颅骨的各种畸形和功能失常。神经系统功能异常的症状可以在婴儿出生时就出现，也可在出生后神经系统发育的过程中逐渐表现出来，严重的神经系统发育障碍可能导致胎儿流产或在出生后1年内夭折。

本组疾病的病因及发病机制尚不完全清楚。可能是在胎儿早期，特别是在胚胎发育期前3个月内，母体内、外环境各种有害因素对胚胎发育产生影响导致胎儿发育异常。还有些有害因素可能导致了某些遗传基因的突变或染色体异常，从而引起神经系统发育异常。病因通常可分为4组：①单基因突变，约占活婴的2.25%；②染色体异常；③单纯外源性因素，如病毒或其他感染性因素、放射线或中毒等；④病因未明，约占总数的60%。

以往先天性神经系统发育异常性疾病分为以下四类：

1. 颅骨及脊柱畸形　①神经管闭合缺陷：如颅骨裂、脊柱裂等；②颅骨和脊柱畸形：如狭颅症、小头畸形、枕骨大孔区畸形、寰枢椎脱位等；③脑室发育畸形：如中脑导水管闭锁、第四脑室正中孔及外侧孔闭锁等。

2. 神经组织发育缺陷　①头颅增大：如脑积水、脑积水性无脑畸形及巨脑畸形等；②脑皮质发育不全：如脑回增宽、脑回狭小、脑叶萎缩性硬化及神经细胞异位等；③先天性脑穿通畸形：由于局部脑皮质发育缺陷，脑室向表面开放如漏斗状，可双侧对称发生；④无脑畸形：大脑完全缺如，颅盖和头皮缺失，生后不久死亡；⑤胼胝体发育不全：胼胝体完全或部分缺失，临床可无症状或伴有癫痫、智能低下。

3. 脑性瘫痪　表现为先天性运动功能异常。

4. 神经皮肤综合征　为神经外胚层发育不全，如结节性硬化、神经纤维瘤病和斯特奇 - 韦伯综合征（Sturge-Weber syndrome）等。

但以往的分类较为局限，目前采用的分类原则较全面，见表21-1。

表 21-1　神经系统发育性疾病的主要分类

分类	分类
1. 与颅骨脊柱畸形相关的神经疾病	3）巨颅畸形
（1）头颅增大	（2）狭颅症
1）脑积水	1）尖头畸形
2）脑积水性无脑畸形	2）舟状头畸形

续表

分类	分类
3）短头畸形 （3）神经元形成及移行障碍 　　1）无脑畸形 　　2）无脑回畸形、全前脑畸形、脑回畸形 （4）小头畸形 　　1）原发性 　　2）继发于脑的疾病 （5）联脑、联颅及联体畸形 　　1）并指/趾颅脑畸形 　　2）其他颅面畸形 　　3）眼脑缺陷 　　4）眼耳脑畸形 　　5）侏儒症 　　6）神经皮肤异常伴精神发育迟滞 （6）脊柱裂 　　1）脑（脊髓）膨出、脑及脑膜膨出、脊髓脊膜膨出、 　　　　Dandy-Walker 综合征 　　2）Arnold-Chiari 畸形 　　3）扁平颅底及颈椎异常 （7）染色体异常 2. 神经皮肤综合征 （1）结节性硬化 （2）多发性神经纤维瘤	（3）皮肤多发性血管瘤病伴中枢神经系统异常 3. 神经系统局灶性发育异常 （1）局灶性皮质发育不全 （2）双面症和外展麻痹 （3）先天性侧视不能 （4）其他局限性先天异常,如 Horner 征、上睑下垂、瞳孔不等 4. 脑性瘫痪 （1）室管膜下出血 （2）脑性痉挛性双侧瘫痪 （3）婴儿轻偏瘫、双侧瘫痪和四肢瘫 （4）先天性锥体外系病变如双侧手足徐动症、幼红细胞 　　增多症和核黄疸 （5）先天性共济失调 （6）弛缓性瘫痪 5. 产前及围生期感染 （1）风疹 （2）巨细胞病毒包涵体病 （3）先天性神经梅毒 （4）HIV 感染和艾滋病 （5）弓形虫病 （6）其他病毒和细菌感染 6. 婴儿及儿童期癫痫 7. 精神发育迟滞

第一节　颅颈区畸形

一、颅底凹陷症

【理论概要】

颅底凹陷症（basilar invagination）是临床常见的颅颈区畸形。本病主要是由于枕骨大孔狭窄，颅后窝变小，导致延髓、小脑、高位颈髓、后组脑神经和颈神经根受压迫或刺激，并影响椎动脉供血和脑脊液循环，从而出现各种神经症状和体征。晚期常出现脑脊液循环障碍，梗阻性脑积水和颅内压增高。

（一）临床表现

1. 多在成年后起病，缓慢进展，可因头部突然用力而诱发临床症状或使原有症状加重。常伴有短颈、蹼颈、后发际低、后颈疼痛、头颈部活动不灵、强迫头位以及身材短小等特殊外貌。

2. 枕骨大孔区综合征的症状体征　①颈神经根症状：枕颈部疼痛、活动受限或强直。一侧或双侧上肢麻木、肌无力、肌萎缩和腱反射减低或消失等；②后组脑神经损害：吞咽困难、饮水呛咳、声音嘶哑、构音障碍、舌肌萎缩、咽反射减弱等延髓麻痹症状，以及面部感觉减退、听力下降、角膜反射减弱等；③上位颈髓及延髓损害：四肢轻瘫、锥体束征及不同程度的感觉障碍，以及吞咽和呼吸困难等。伴有延髓、脊髓空洞症者表现为分离性感觉障碍；④小脑损害：以眼震为常见，晚期可出现小脑性共济失调，表现为步态不稳、说话不清等；⑤椎-基底动脉供血不足：发作性眩晕、恶心、呕吐、心悸、出汗等；⑥颅内压增高症状：早期一般无高颅压，晚期因脑脊液循环障碍而出现头痛、呕吐和视乳头水肿等高颅内压症状，可合并小脑扁桃体下疝及脊髓空洞症、中央管扩张等（图 21-1A）。

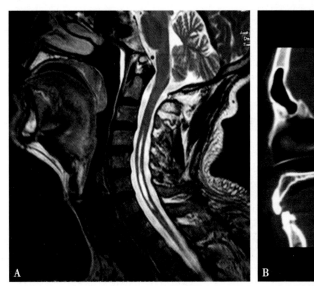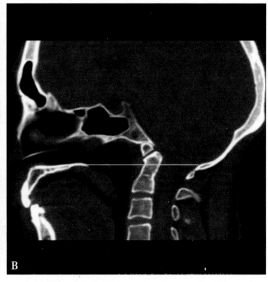

图 21-1　颅底凹陷症的影像学表现

A. 颅底凹陷症合并脊髓中央管扩张；B. 颈部 CT 重建示齿状突明显高于腭枕线

（二）诊断

测量枢椎齿状突的位置是确诊本病的重要依据。腭枕线（chamberlain line）为自硬腭后缘至枕骨大孔后缘的连线（图 21-1B），齿状突高出此线 3mm 以上即可确诊，高出 0~3mm 为可疑。

诊断依据：①成年后起病，缓慢进展病程；②颈短、后发际低，颈部活动受限；③枕骨大孔区综合征的症状和体征；④典型的影像学改变，同时注意是否合并阿诺德 - 基亚里畸形（Arnold-Chiari malformation）、扁平颅底和寰枢椎脱位等畸形。

本病应与延髓、脊髓空洞症，后颅窝或枕骨大孔区占位性病变，多发性硬化及脑干、小脑、后组脑神经、脊髓损伤所引起的疾病相鉴别。CT 及 MRI 检查可以提供重要依据，尤其是 MRI 有助于本病的早期诊断。头颅 CT 可发现脑室扩大，脑积水等异常。MRI 可清楚地显示中脑水管、第四脑室及脑干的改变，能够发现小脑扁桃体下疝及延髓、脊髓空洞症等畸形。

（三）治疗

手术是本病唯一的治疗方法。X 线平片及 MRI 显示畸形但无临床症状或症状轻微者，可观察随访。临床症状明显且进行性加重、脑脊液循环通路受阻、颅内压增高者，合并寰枢椎脱位者是本病的手术适应证。手术可解除畸形对延髓、小脑或上位颈髓的压迫，重建脑脊液循环通路，加固不稳定的枕骨脊椎关节等。

 相关要点：原发性与继发性颅底凹陷症

颅底凹陷症可分为两类。①原发性：又称先天性颅底凹陷症，为先天发育异常所致，多合并其他畸形，如小脑扁桃体下疝、扁平颅底、中脑导水管闭锁，脑积水及寰枕融合等；②继发性：又称获得性颅底凹陷症，较少见，常继发于佝偻病、骨软化症、畸形性骨炎（Paget 病）、类风湿性关节炎及甲状旁腺功能亢进等疾病。

二、扁平颅底

【理论概要】

扁平颅底（platybasia）是颅颈区较常见的先天性骨畸形，系指颅前窝、颅中窝及颅后窝的颅底部，特别是鞍背至枕大孔前缘处,自颅腔向上凸,使颅底变得扁平,蝶骨体长轴与枕骨斜坡构成的颅底角度变大超过145°。常与颅底凹陷症合并存在。本病多为原发性先天性发育缺陷,少数有遗传因素存在。

（一）临床表现

扁平颅底单独存在时可无临床症状,或仅有短颈、蹼状颈等外观。

（二）诊断

临床诊断主要根据头颅侧位片测量颅底角做出诊断,颅底角(basal angle)是指颅骨侧位片上由鼻根至蝶鞍中心连线与蝶鞍中心向枕骨大孔前缘连线所形成的夹角(图21-2),成人正常值为109°~145°,平均132°。颅底角超过145°对扁平颅底有诊断意义。

（三）治疗

单纯扁平颅底无须治疗。

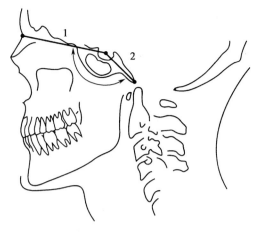

图 21-2　颅底角测量示意图

线1为鼻根至蝶鞍中心连线,线2为蝶鞍中心向枕骨大孔前缘连线,两线所形成的夹角为颅底角

三、小脑扁桃体下疝畸形

【理论概要】

小脑扁桃体下疝畸形又称Arnold-Chiari畸形。是一种先天性枕骨大孔区的发育异常,颅后窝容积变小,小脑扁桃体、延髓下段及第四脑室下部疝入颈段椎管内,造成枕大池变小或闭塞,蛛网膜粘连肥厚等。

（一）临床表现

颈枕部疼痛常为首发症状,伴有颈枕部压痛及强迫头位。随病情进展,在颈枕部疼痛的同时,可出现以下几组症状:①延髓、上颈髓受压症状:不同程度的轻偏瘫或四肢瘫、腱反射亢进、病理征阳性等锥体束征,感觉障碍及尿便障碍。合并脊髓空洞症可出现相应症状,如节段性分离性感觉障碍、呼吸困难及括约肌功能障碍等;②脑神经、颈神经症状:下位脑神经受损可出现耳鸣、面部麻木、吞咽困难及构音障碍等;颈神经受损可表现为手部麻木无力、手肌萎缩及枕下部疼痛等;③小脑症状:眼球震颤及步态不稳等;④慢性高颅压症状:头痛、视乳头水肿等。

（二）诊断

根据发病年龄、临床表现,特别是MRI影像学表现可明确诊断。首选头颅MRI检查,矢状位可清晰直观地显示小脑扁桃体下疝和继发囊肿、脑积水、脊髓空洞症等(图21-3)。头颅颈椎X线片可显示枕骨大孔区、头颅、颈椎骨畸形异常,如颅裂、脊椎裂、寰枢区畸形。

应与多发性硬化、脊髓空洞症、运动神经元病、颈椎病、小脑性共济失调等易混淆疾病相鉴别。根据本病特征性的MRI表现,很容易与上述疾病鉴别。

（三）治疗

手术是治疗Arnold-Chiari畸形唯一的方法,其目的是解除压迫与粘连,缓解症状。临床症状轻或仅有颈枕部疼痛、病情稳定者可对症治疗观察,有梗阻性脑积水者需行脑脊液分流术。手术指征包括:①梗阻性脑积水或颅内压增高;②症状进行性加重,有明显神经系统受损体征。手术方法多采用枕

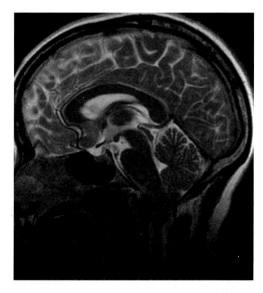

图 21-3　小脑扁桃体下疝畸形影像图

骨大孔扩大术、上位颈椎板切除术等。

相关要点：Arnold-Chiari畸形分型

　　临床上依据畸形的特点及轻重程度可分为四型：ChiariⅠ型，小脑扁桃体及下蚓部疝至椎管内，延髓与第四脑室位置正常或轻度下移，可合并脊髓空洞症，一般不伴有脊髓脊膜膨出；ChiariⅡ型，最常见，为小脑、延髓、第四脑室均疝至椎管内，四脑室正中孔与导水管粘连狭窄造成梗阻性脑积水，多伴有脊髓脊膜膨出；ChiariⅢ型，最严重，除Ⅱ型特点外，常合并上颈段、枕部脑膜膨出；Chiari Ⅳ型，表现小脑发育不全，不向下方移位。

　　本病女性多于男性，Ⅰ型多见于儿童与成人；Ⅱ型多见于婴儿；Ⅲ型多在新生儿期发病；Ⅳ型罕见，常于婴儿期发病。

第二节　脑性瘫痪

【理论概要】

　　脑性瘫痪（cerebral palsy）又称Litter病，是指婴儿出生前到出生后一个月内，由于各种原因导致的非进行性脑损害综合征，主要表现为先天性运动障碍及姿势异常，包括痉挛性双侧瘫、手足徐动等锥体系与锥体外系症状，可伴有不同程度的智力低下、语言障碍及癫痫发作等。本病发病率高，国际上脑性瘫痪的发病率为1‰~5‰，我国脑性瘫痪的发病率为1.8‰~4‰。脑性瘫痪的病因复杂，包括遗传性和获得性。后者又分为出生前、围产期和出生后病因等，许多患儿找不到明确的病因。我国脑性瘫痪多发生于早产、出生体重低、产时缺氧窒息及产后黄疸的婴儿。其病理损害包括：①出血性损害，如室管膜下出血或脑室内出血，多见于妊娠不足32周的未成熟胎儿，可能因为此期脑血流量相对较大，血管发育不完善所致；②缺血性损害，如脑白质软化、皮质萎缩或萎缩性脑叶硬化等，多见于缺氧窒息的婴儿。

（一）临床表现

　　病因繁多，临床表现各异。多数病例在出生数月后家人试图扶起时才发现异常。严重者出生后数日内即可出现吸吮困难、角弓反张、肌肉强直等症状。

　　脑性瘫痪的临床表现是运动障碍，主要为锥体系统损伤所致，可并发小脑、脑干以及脊髓等损伤。表现为不同程度的瘫痪、肌张力增高、腱反射亢进和病理征阳性等。患儿可伴有癫痫发作、视力障碍、听力障碍、行为异常及认知功能异常等。这些症状体征随着年龄的增长可能会有所改善。

　　1. 痉挛型　是脑瘫中最常见和最典型的类型，约占脑瘫患儿的60%~70%。包括截瘫型、四肢瘫型、偏瘫型和双侧瘫型。多数为大脑皮质运动区和锥体束受损所致。主要表现为肢体的异常痉挛，患儿起立行走时迈步呈划弧状（剪刀步态），足部屈曲内收，足跟不能着地，可见尖足及足内翻或外翻，膝关节、髋关节屈曲挛缩等；上肢可呈拇指内收、指关节屈曲、前臂旋前、肘屈曲等异常体位。严重者四肢强直，关节挛缩变形。常伴有智能、情绪、语言障碍和癫痫等。牵张反射亢进是痉挛型的特点，临床检查为锥体束征。

　　2. 强直型　四肢呈僵硬状态，牵张反射呈特殊亢进，做被动运动时四肢屈伸均有抵抗，常伴有智能、情绪、语言等障碍，以及斜视、流涎等。此型实际上是严重的痉挛型之表现。

　　3. 手足徐动症　又称不随意运动型，约占脑性瘫痪的20%。表现为难以用意志控制的四肢、躯干或颜面舞蹈样和徐动样的不随意运动，发声器官受累时常伴有言语障碍。病变多位于基底节、小脑齿状核等锥体外系，常见于有新生儿窒息、核黄疸者。

　　4. 共济失调型　约占脑性瘫痪的5%。以小脑功能障碍为主要特点，表现为眼球震颤、肌张力低下、肌肉收缩不协调、步态不稳等，走路时躯干不稳伴头部略有节律的运动（蹒跚步态）。可伴有先天性白内障、智能障碍以及感觉异常等。

5. 震颤型　此型较少见,在手足徐动型患儿中偶可存在。

6. 弛缓型　又称肌张力低下型,是指随意运动、不随意运动均缺乏的重症患者。表现为躯干和四肢肌张力明显低下,关节活动幅度过大,运动障碍严重,不能竖颈和维持直立体位等。常伴有智力和语言障碍。

7. 混合型　脑性瘫痪各型的典型症状混同存在者,称为混合型。多为痉挛型和不随意运动症状混合,或者三种不同类型的特征症状混同导致的脑性瘫痪。

（二）诊断

目前尚缺乏特异性的诊断指标,主要依靠临床症状、体征。我国(1988年)小儿脑性瘫痪会议拟定的诊断标准是:①婴儿期出现中枢性瘫痪;②伴有智力低下、言语障碍、惊厥、行为异常、感知障碍及其他异常;③需除外进行性疾病所致的中枢性瘫痪及正常小儿一过性运动发育落后。

有以下情况应高度警惕脑性瘫痪发生的可能:①早产儿、出生时低体重儿、出生时及新生儿期严重缺氧、惊厥、颅内出血及核黄疸等;②精神发育迟滞、情绪不稳和易惊恐等;③运动发育迟缓,有肢体及躯干肌张力增高和痉挛的典型表现;④锥体外系症状伴双侧耳聋及上视麻痹。

在鉴别诊断方面应注意与以下疾病鉴别:

1. 遗传性痉挛性截瘫　本病多有家族史,儿童期起病,缓慢进展,双下肢肌张力增高、腱反射亢进、病理征阳性、可有弓形足畸形,无智能障碍。

2. 共济失调毛细血管扩张症　又称Louis-Barr综合征,常染色体隐性遗传,呈进行性病程,除共济失调、锥体外系症状外,可有眼结膜毛细血管扩张,甲胎蛋白显著升高等特异性表现。

3. 小脑退行性病变　共济运动障碍的表现随年龄增长而加剧可帮助鉴别。

4. 婴儿肌营养不良　可有进行性肌萎缩和肌无力,进行性肌萎缩伴舌体肥大、肝脾增大应考虑糖原贮积症。

（三）治疗

脑性瘫痪迄今尚无特别有效的疗法。目前可采取物理疗法、康复训练、药物治疗和手术治疗等降低痉挛肌肉的肌张力、改善运动功能。智力正常的患儿通常预后较好。频繁癫痫发作可因脑缺氧而使智力障碍加重,预后较差。

1. 物理疗法和康复训练

（1）一般治疗:加强患儿的护理,注意营养及卫生状况。对患儿现有能力进行鉴定,制定康复治疗方案并积极训练,使其达到最大程度的功能改善。对言语障碍及智能不全者加强语言和文体音乐训练,提高智能;进行理疗、体疗、按摩以改善和提高患肢的运动功能。

（2）教育康复:是脑瘫患儿生活自理的基础,方法主要有5种。①家庭教育:包括正确的卧姿、抱姿、运动训练、头部稳定性、翻身、坐位、爬行、跪立、站立、行走、语言等训练;②特殊教育:在特殊学校、福利院、康复机构中,对不能适应正常学校教学环境的脑瘫儿童进行特殊的教育康复形式,将医疗、康复、教育、抚养等融于一体;③引导式教育:是一种集体的、游戏式的综合康复方法,患儿通过认识和感觉交流的方式,接受到日常生活中的各种刺激,逐渐形成功能性动作与运动;④感觉整合训练:是指人体器官各部分将感觉信息组合起来,经大脑的整合作用,对身体内外知觉做出反应;⑤音乐治疗:可以提高患儿的四肢协调能力、语言表达能力以及对学习的兴趣和积极性。

2. 药物治疗　疗效有限,副作用大。主要应用对症治疗的药物,如癫痫发作者可根据不同类型给予相应恰当的抗癫痫药物;下肢痉挛影响活动者可试用苯海索、巴氯芬等肌肉松弛药物降低肌张力。还可应用促进脑代谢的脑神经细胞营养药物,以利于患儿神经功能的恢复。

3. 手术治疗　①选择性脊神经后根切断术(selective posterior rhizotomy,SPR):其治疗机制为选择性切断肌梭传入神经Ⅰa纤维,阻断脊髓反射环路而解除肌痉挛,且不再复发,而肌张力的降低并不影响运动功能。手术最佳年龄为2~6岁,以痉挛性脑瘫,智力接近正常,肌张力在Ⅲ级以上,并保持一定的肌力和运动功能者为宜。手足徐动型及共济失调型不宜行此手术。术后坚持康复训练是治疗成功的基本条件。②蛛网膜下腔持续注入巴氯芬(continuous intrathecal baclofen infusion,CIBI):用于治疗痉挛性脑瘫。其机制为巴氯芬与脊髓灰质细胞的 GABA-B 受体结合,阻止兴奋性神经递质的释放,从而减少运动神经释放兴奋性冲动,抑制脊髓反射,消除肌痉挛。对不宜或不接受 SPR 手术者可应用 CIBI 治疗。③矫形外科手术:对于因关节囊挛缩而出现的不易改变的关节畸形及肢体痉挛,经长期治疗运动能力改善不大者可行肌腱切开、移植或延长等矫形手术,以恢复肌力平衡、松解痉挛软组织和稳定关节。

第三节　先天性脑积水

【理论概要】

先天性脑积水(congenital hydrocephalus),也称婴儿脑积水,是由于脑脊液分泌过多、循环受阻或吸收障碍,在脑室系统和蛛网膜下腔内不断积聚增长,继发脑室扩张、颅内压增高和脑实质萎缩等。婴儿因颅缝尚未闭合,头颅常迅速增大。先天性脑积水的常见病因有 Chiari 畸形Ⅱ型、遗传性导水管狭窄畸形、胎内已形成的后颅窝肿瘤与脉络丛乳头状瘤及产后感染如弓形虫病等。根据脑积水机制的不同,临床可分为交通性脑积水和阻塞性脑积水两类。交通性脑积水(communicating hydrocephalus)是脑脊液能从脑室系统至蛛网膜下腔,但脑脊液分泌过多或蛛网膜吸收障碍。阻塞性脑积水(obstructive hydrocephalus)则是脑脊液循环通路某一部位受阻所致的脑积水,多伴有脑室扩张。大多数先天性脑积水为阻塞性脑积水。

(一)临床表现

本病早期可不影响患儿的生长发育,晚期可见生长停滞,智力下降。部分患儿脑积水发展到一定时期自行停止进展,称为"静止性脑积水"。主要临床表现如下:

1. 头颅形态异常　头围异常增大是本病的最重要体征。患儿头颅过大与躯干生长比例不协调,呈头颅大,颜面小,前额突出,下颌尖细的容貌(图 21-4)。若头部过重,颈部难以支撑,表现为垂头,通常不能坐或站立。

2. 颅内压增高　婴儿期的颅缝未闭对颅内压有一定的缓冲作用,但随着脑积水的进行性发展,颅内压增高及静脉回流受阻征象显现,前囟扩大、张力高,颅缝裂开,头皮静脉明显怒张,精神萎靡、烦躁不安、尖声哭叫等,严重者出现呕吐或昏睡。颅骨变薄,头发稀少,呈特殊头形,叩诊时可出现破壶音。

3. 神经功能障碍　如果第三脑室后部的松果体侧隐窝扩张明显,压迫中脑顶盖部可出现眼肌麻痹,类似帕里诺综合征(Parinaud syndrome),表现双眼球下旋,上部巩膜暴露,眼球下半部被下眼睑遮盖,称之为"落日征",是先天性脑积水的特有体征。展神经麻痹也较常见。晚期患儿

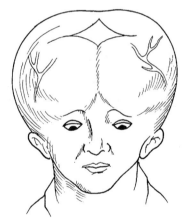

图 21-4　先天性脑积水头型示意图

出现生长停滞、智力下降、表情呆滞、嗅觉、视力减退,严重者呈痉挛性瘫痪、共济失调和去大脑强直。

(二)诊断

根据婴儿出生后头颅明显快速增大、前囟扩大或膨出、特殊头型、颅内压增高症状、落日征、叩诊破壶音以及头围测量明显增大等不难诊断。头颅 CT、MRI 检查可确诊本病并可进一步明确病因。头围测量一般测三个径。①周径:为最大头围,自眉间至枕外粗隆间,正常新生儿头周径为 33~35cm,出生后头 6 个月每月增加 1.2~1.3cm;②前后径:自眉间沿矢状线至枕外粗隆连线的长度;③横径:两耳孔经前囟连线。头颅 CT 可见梗阻性脑积水,脑实质显著变薄;交通性脑积水时鞍上池等基底池增大,额顶区蛛网膜下腔增宽。脑室周围钙化常提示巨细胞病毒感染,脑内广泛钙化常为弓形虫感染。MRI 检查可以清晰地从冠状面、矢状面和横断面显示颅脑影像,发现畸形结构和脑室系统阻塞部位。如侧脑室额角膨出或呈圆形(冠状面)、三脑室呈气球状、胼胝体升高(矢状面)等(图 21-5)。

本病应注意与以下疾病如巨脑症、佝偻病、婴儿硬膜下血肿等相鉴别。CT 或 MRI 可帮助明确诊断。

（三）治疗

本病的治疗包括手术治疗和药物治疗，以手术治疗为主。做好产前诊断和选择性终止妊娠，以降低本病的发病率。

1. 手术治疗　是主要治疗手段，尤其是对有进展的脑积水更应手术治疗，包括：①病因治疗，解除阻塞病因是理想的治疗方法，可采用大脑导水管成形术或扩张术，第四脑室正中孔切开或成形术，枕骨大孔先天性畸形者可作颅后窝及上颈椎椎板切除减压术等；②减少脑脊液形成，如侧脑室脉络丛切除术等；③脑脊液分流术，常采用侧脑室颈内静脉分流术、侧脑室腹腔分流术及侧脑室心房分流术等。

2. 药物治疗　减少脑脊液的分泌或增加体内水分的排出，一般作为暂时对症或手术治疗的辅助治疗，不宜长期使用。首选醋氮酰胺（即乙酰唑胺），可抑制脑脊液分泌，此药可引起代谢性酸中毒；亦可选用高渗脱水药物与利尿药物，如甘露醇、呋塞米等，降低颅内压；对有蛛网膜粘连者可试用糖皮质激素。

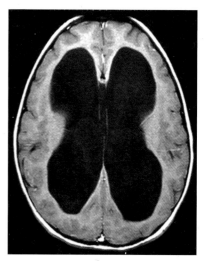

图 21-5　先天性脑积水 MRI 影像

（汪　凯）

？ 思考题

1. 神经系统发育异常性疾病如何分类？
2. 颅底凹陷症的诊断标准是什么？
3. 小脑扁桃体下疝畸形的分类包括哪些？
4. 简述脑性瘫痪的临床表现。

参 考 文 献

［1］王维治 . 神经病学 . 5 版 . 北京：人民卫生出版社，2004.
［2］贾建平，陈生弟 . 神经病学 . 7 版 . 北京：人民卫生出版社，2013.
［3］VICTOR M，ROPPER A H. Adams and Victor's Principles of Neurology. 7th ed. New York：McGraw-Hill，2001.

第二十二章

睡 眠 障 碍

概 述

睡眠是机体最重要的生理需求之一。良好睡眠有助于消除机体疲劳、保护大脑、巩固记忆、促进智力与生长发育、增强免疫力、维护心理健康和延缓衰老。睡眠期大脑活动并非处于静止状态,而是呈现一系列主动调节的周期性变化。根据多导睡眠图(polysomnography,PSG)表现,可将睡眠分为两种不同的时相:非快速眼球运动(non-rapid eye movement,NREM)睡眠相和快速眼球运动(rapid eye movement,REM)睡眠相。NREM 睡眠期由浅入深可进一步分为 1 期、2 期和 3 期,其中 3 期又称为慢波睡眠期(slow wave sleep,SWS)。在成人每昼夜总睡眠时间中,REM 睡眠占 20%~25%,NREM 睡眠 3 期占 20% 左右。NREM 睡眠 3 期主要分布在睡眠前半部,NREM1、2 期主要分布在睡眠后半部,因而在早晨比较容易觉醒。人类睡眠最显著的变化是,随着年龄增长,总睡眠时间和 REM 睡眠与慢波睡眠比例逐步减少。随着社会竞争日益激烈、工作和生活节奏加快、压力增大,睡眠障碍的发病率不断增高,已经受到普遍重视。

第一节 失 眠 障 碍

【理论概要】

失眠障碍(insomnia disorder)是指尽管有适当的睡眠机会和睡眠环境,依然对睡眠时间和 / 或质量感到不满足,并且影响日间社会功能的一种主观体验。主要症状表现为入睡困难、睡眠维持障碍、早醒、睡眠质量下降和总睡眠时间减少,同时伴有日间功能障碍。

全球失眠流行病学调查显示,中国有 45.4% 的被调查者在过去 1 年中经历过不同程度的失眠。长期失眠影响个体的正常生活和工作,增加罹患各种健康问题的风险。严重的睡眠缺失不仅降低工作效率和警觉水平,甚至有可能引发恶性意外事故,造成巨大损失。

(一)临床表现

女性多于男性,可在青春期起病,发病率随年龄增加逐渐增高。其临床特征包括:

1. 有效睡眠时间不足和 / 或睡眠质量下降 患者可有明显的入睡困难(卧床后超过 30min 不能入睡),夜间易醒或睡眠维持障碍(整夜觉醒次数≥2 次,或夜间总觉醒时间超过 40min),凌晨早醒,总睡眠时间缩短(通常少于 6.5h),多伴有不同程度的睡眠质量下降的感觉,如自觉睡眠浅、多梦、易醒或深睡眠时间不足等。

2. 日间残留效应(diurnal residual effects) 晨起后感觉精力未得到恢复,头脑不清晰,困倦或思睡,并有程度不等的焦虑、急躁和疲劳,常伴有消极情绪、注意力和警觉性下降。由于睡眠需要量存在明显的个体差异,所以睡眠时间的减少并不一定都具有病理意义,只有当存在睡眠时间不足或睡眠质量下降的同时,又伴有上述脑功能和躯体功能下降的临床表现时,才能诊断为失眠障碍。

（二）诊断

2014 年发布的《睡眠障碍国际分类》（第 3 版）（*International Classification of Sleep Disorders-Third Edition*, ICSD-3）根据失眠障碍临床特征与发生时间长短，将其分为慢性失眠障碍、短期失眠障碍与其他失眠障碍，各自的临床特征与诊断标准如下。

1. 慢性失眠障碍（chronic insomnia disorder, CID） 诊断必须同时符合以下（1）~（6）项标准：

（1）存在以下一种或者多种睡眠异常症状（患者自述或其照料者提供）：①入睡困难；②睡眠维持困难；③比期望的起床时间更早醒来；④在适当的时间不愿意上床睡觉；⑤难以在没有父母或者照料者的干预下入睡。

（2）存在以下一种或者多种与失眠相关的日间症状（患者自述或其照料者提供）：①疲劳或全身不适感；②注意力不集中或记忆障碍；③社交、家庭、职业或学业等功能损害；④情绪易烦躁或易激动；⑤日间思睡；⑥行为问题（比如：多动、冲动或攻击性）；⑦精力和体力下降；⑧易发生错误与事故；⑨过度关注睡眠问题或对睡眠质量不满意。

（3）睡眠异常症状和相关的日间症状，不能单纯用没有合适的睡眠时间或不恰当的睡眠环境来解释。

（4）睡眠异常症状和相关的日间症状至少每周出现 3 次。

（5）睡眠异常症状和相关的日间症状持续至少 3 个月。

（6）睡眠和觉醒困难不能被其他类型的睡眠障碍更好地解释。

2. 短期失眠障碍（short-term insomnia disorder, STID） 符合慢性失眠障碍（1）~（3）、（6）项标准，但病程不足 3 个月和 / 或相关症状出现的频率未达到每周 3 次。

3. 其他失眠障碍（other insomnia disorder, OID） OID 的诊断术语仅用于那些少见病例，即虽然存在睡眠起始和维持困难，但不能满足 CID 或 STID 的诊断标准，有必要受到临床关注的失眠患者。该诊断术语通常用于临时性诊断，在对患者进行连续观察并收集更多信息后，其中相当部分可能最终达到 CID 或 STID 的诊断标准。

（三）治疗

治疗目标包括缓解失眠症状，保持正常睡眠结构和恢复社会功能。治疗方法包含病因、非药物和药物治疗的综合治疗策略。治疗原则首先是帮助患者建立良好睡眠卫生习惯，纠正各种干扰睡眠的行为和认知因素，针对具体情况个体化选择有关药物治疗。

1. 非药物治疗 主要包括睡眠卫生教育和失眠认知行为治疗（cognitive behavioral therapy for insomnia, CBT-I）。对于失眠障碍应早期进行治疗，在药物治疗同时予以非药物治疗。CBT-I 的本质是改变患者关于睡眠的信念系统，进而改善失眠症状。CBT-I 包括刺激控制疗法、睡眠限制疗法、认知行为治疗和放松疗法，这些方法可单独或组合应用。

2. 药物治疗

（1）苯二氮䓬类（BDZ）镇静催眠药：分为传统的苯二氮䓬类药物（benzodiazepine drugs, BZDs）和非苯二氮䓬类药物（nonbenzodiazepine drugs, non-BZDs）。BZDs 可非选择性激动 γ 氨基丁酸受体 A（anti-γ-aminobutyric acid A receptor, GABA$_A$）上不同的 α 亚基，具有镇静、催眠、抗焦虑、肌松和抗惊厥的药理作用。不良反应包括：日间困倦、认知和精神运动损害、失眠反弹及戒断综合征；长期大量使用会产生耐受性和依赖性，特别是老年人和呼吸系统疾病患者易发生意外。20 世纪 80 年代以来，以唑吡坦和右佐匹克隆为代表的 non-BZDs 先后应用于失眠障碍的临床治疗，其对 GABA$_A$ 上的 α1 亚基选择性增加，主要发挥催眠作用，不良反应较少，已成为临床常用药物。

（2）抗抑郁药：可通过治疗抑郁和焦虑以改善其失眠症状。部分药物有镇静作用，临床常用的有多塞平、帕罗西汀、米氮平和曲唑酮等。使用中应注意，选择性 5- 羟色胺再摄取抑制剂（selective serotonin reuptake inhibitor, SSRIs）类药物与选择性 5- 羟色胺和去甲肾上腺素再摄取抑制剂（SSNRIs）在治疗的开始阶段对于睡眠并无改善甚至恶化，部分患者可能出现周期性肢体运动障碍。

（3）褪黑素受体激动剂：参与睡眠觉醒周期调节，主要治疗睡眠觉醒时相延迟障碍（delayed sleep-wake

phase disorder,DSWPD)、时差和倒班工作所致睡眠觉醒障碍等。包括雷美尔通和阿戈美拉汀。能够缩短入睡潜伏期,改善睡眠连续性。

(4) 食欲素受体拮抗剂:食欲素(orexin)具有促醒作用。对 orexin 双受体(OX1R 和 OX2R)具有抑制作用的拮抗剂苏沃雷生(suvorexant),已获得美国 FDA 批准用于治疗成人失眠障碍(入睡困难和睡眠维持障碍),其发挥催眠作用的靶点不同于其他催眠药。

【临床病例讨论】

　　患　者:陈××,女,36 岁,售货员。主因"反复失眠 5 年余"入院。

　　现病史:患者于 5 年前因家中被盗开始出现入睡困难,每晚均需卧床至少 1h 后才能入睡,自觉睡眠较浅,容易醒,多梦。症状持续半月后,服用"唑吡坦"治疗能够很快入睡,睡眠质量明显改善。此后,每遇不顺心事情、或者接受重要任务与遭遇生活事件等,都会担心当晚失眠会导致次日精神不佳,而出现明显的入睡困难。当这些事件过去后,睡眠即可恢复正常。4 个月前因为担心孩子升学考试而再次出现入睡困难,虽然孩子已经顺利通过考试,但仍然每晚出现入睡障碍,睡眠浅,同时白天感觉疲倦、思睡,注意力和记忆力均下降。

　　既往史、个人史及家族史:体健,无类似家族病史。平时生活规律,无不良嗜好。无类似家族病史。

　　查　体:神清,精神可,无阳性体征。PSG 检查:总记录时间 8h 58min,其中睡眠 5h 37min,睡眠效率 62.6%。睡眠潜伏期 57min。有 20 次觉醒,觉醒时间 144min。HAMA 与 HAMD 评分均小于 7 分。头颅 MRI 结果正常。

(一) 诊断

1. 定位诊断　患者主诉反复失眠并伴日间脑功能障碍 5 年余。起病于家中被盗,失眠症状治疗有效,但每遭遇应激事件容易复发。PSG 检查显示睡眠时间与质量下降,抑郁与焦虑量表评估正常,头颅 MRI 正常。定位于脑部睡眠与觉醒调节系统。

2. 定性诊断　诊断依据:①青年女性;②反复失眠 5 年,再次出现失眠症状 4 个月以上,以入睡困难与睡眠维持困难为主要表现;③日间困倦、疲劳,影响其社会功能;④神经系统无阳性体征,焦虑与抑郁相关量表评分正常;⑤PSG 检查可见睡眠潜伏期延长,睡眠效率降低,睡眠时间缩短,未发现其他类型睡眠障碍的电生理特征。临床与辅助检查结果符合 ICSD-3 关于失眠障碍的诊断标准,故诊断为慢性失眠障碍。

3. 鉴别诊断

(1) 躯体疾病伴发的失眠障碍:各种躯体疾病都可能引起失眠,患者平时身体健康,无系统性疾病史,体检无异常阳性体征。可以排除。

(2) 精神心理疾病伴发的失眠障碍:患者无精神疾病史,发病后临床未见抑郁与焦虑障碍相关的核心症状,相关的心理量表评估正常。可以排除。

(3) 昼夜节律失调性睡眠觉醒障碍:因各种原因导致睡眠觉醒周期时间发生变化,可表现为睡眠觉醒周期提前或延迟,如果按照社会常规作息时间运行时则呈现入睡困难或早醒,但按照个人习惯的作息时间运行时,则总睡眠时间并不减少。本例临床特点不符合这种类型睡眠障碍。

(4) 短睡眠者:属正常睡眠的变异,尽管睡眠时间不足 6h,但是并无因此而导致的醒后无恢复感和日间功能障碍等。而本例存在睡眠不足导致的日间功能损害等症状,故可以排除。

(5) 其他因素伴发的失眠障碍:患者不存在睡眠卫生不良、酒精与物质依赖、药物因素等情况。PSG 检查未见可能引起失眠症状的其他类型睡眠障碍,如不宁腿综合征、周期性肢体运动障碍等。可以排除。

相关要点：抑郁与焦虑障碍相关性失眠障碍的临床表现

1. 抑郁障碍相关性失眠障碍 精神症状以情绪低落和缺乏动力为突出表现，常主诉心情压抑、孤独、沮丧、疲乏无力、注意力不集中和学习能力下降，即使遇到高兴的事情也开心不起来；对于工作无热情、无信心；对于未来悲观失望，自我评价过低；对于周围环境冷淡和兴趣减退，疏远亲属与朋友；可出现各种躯体症状，如疼痛不适、心悸、胸闷、食欲减退、腹部不适、便秘、多汗和睡眠障碍等。失眠以早醒为突出主诉，也可表现为入睡困难、易醒；另外，抑郁患者昼夜情感波动也是以晨醒后感觉最差。

2. 焦虑障碍相关性失眠障碍 精神症状为心烦意乱、易激惹、烦躁、紧张、害怕和不安等，躯体症状有头痛、头昏、无力、恶心、厌食、尿频、颜面潮红、出汗、心悸、胸闷、气短、颤抖和睡眠障碍。失眠以入睡困难为主，也有易醒、早醒和多梦，从梦中惊醒后出现恐惧感，并因此总是担心而无法入睡或睡眠维持障碍，进一步加重失眠症状。

（二）临床诊疗决策

1. 病情评估 部分失眠障碍患者可以回顾其失眠发生于某个事件之后，如受到精神刺激、生活压力、工作紧张、疾病等负性情感体验后出现。短期失眠障碍转变为慢性失眠障碍通常与诱发因素未驱除、睡眠卫生不良或者治疗方法不当等因素有关。

本患者首次失眠起病于家中被盗，之后每遇生活事件即出现失眠。本次因为担心孩子升学考试而再次出现失眠，时间长达4个月。临床无抑郁与焦虑特征，有关量表评估正常，不合并存在抑郁与焦虑相关性失眠障碍，仅独立存在慢性失眠障碍，所以评估其治疗效果和预后良好。

2. 辅助检查 对于失眠障碍患者除需要进行常规检测排除各种躯体疾病伴发的失眠症状外，还需要进行主观量表评估和客观的神经电生理检测，才能帮助进行正确的诊断与鉴别诊断。本患者PSG检查呈现睡眠潜伏期延长，睡眠效率降低，觉醒次数增多，觉醒时间延长，完全符合失眠障碍的诊断标准。焦虑与抑郁相关量表评分正常，说明患者的失眠症状并非由情感障碍所致。

（1）失眠相关量表评估：①睡眠相关量表，包括匹兹堡睡眠质量指数（Pittsburgh sleep quality index，PSQI）、失眠严重程度指数（insomnia severity index，ISI）、Epworth 思睡量表（Epworth sleepiness scale，ESS）、清晨型与夜晚型睡眠问卷（morning and evening questionnaire，MEQ）、国际不宁腿量表（international restless legs scale，IRLS）、柏林 OSA 问卷（the Berlin questionnaire for OSA，BQ）、帕金森病睡眠量表（Parkinson disease sleep scale，PDSS）、快速眼动睡眠期行为紊乱筛查问卷（rapid eye movement sleep behavior disorder screening questionnaire，RBDSQ）等；②情绪量表，包括汉密尔顿抑郁量表（Hamilton depression scale，HAMD）、汉密尔顿焦虑量表（Hamilton anxiety scale，HAMA）、状态特质焦虑问卷（state-trait anxiety inventory，STAI）；③其他量表，包括疲劳严重程度量表（fatigue severity scale）、生活质量问卷（SF-36）、睡眠信念和态度问卷（dysfunctional beliefs and attitudes about sleep questionnaire）。若怀疑失眠障碍可能系其他疾病所致，还需要进行相关专项量表评估，如用于痴呆筛查的简易精神状况量表（MMSE、MoCA）等。此外，睡眠日记对于失眠障碍的诊断、鉴别诊断及其疗效评估也很有必要。

（2）神经电生理检测：①PSG主要用于多种类型睡眠障碍的客观评估和鉴别诊断，特别对阻塞性睡眠呼吸暂停综合征、不宁腿综合征等原发性睡眠障碍具有重要诊断价值；②多次睡眠潜伏期试验（multiple sleep latency test，MSLT）用于发作性睡病和日间睡眠增多（excessive daytime sleepiness，EDS）等睡眠障碍的诊断与鉴别诊断；③体动记录仪（actigraph）适用于昼夜节律失调性睡眠觉醒障碍的诊断与分型，以及与失眠障碍的鉴别诊断。

相关要点:PSG 检测内容与临床应用

PSG 是在整夜睡眠过程中,连续并同步地监测多项生理指标,能够反映睡眠的结构与进程、监测睡眠期的异常脑电、呼吸功能和心血管功能。对于检查结果结合临床症状进行综合分析,可对睡眠全过程进行科学表达和客观评估,能够为睡眠障碍的诊断、分类和鉴别诊断提供客观依据,也可以为选择治疗方法及评价治疗效果及其作用机制等提供重要参考信息。

PSG 检测内容通常包括脑电图、肌电图、眼动电图、心电图和呼吸描记装置等电生理指标,根据需要也可同时监测血压、脉搏等反映心血管功能的指标。近年随着生物化学的进展,使得 PSG 可以同时检测神经递质及神经内分泌等多项指标。如呼吸方面的监测包括口鼻气流、胸式或腹式呼吸动度、CO_2 分析装置、热敏电阻、血氧饱和度和鼾声检测器。根据需要还可增加其他检测内容,如通过放置阴茎感应电极,测定阴茎勃起功能等。

3. 治疗　给予患者睡眠卫生知识教育和认知行为指导,进行睡眠限制疗法结合放松训练等非药物治疗方法,有效降低了患者对失眠的担忧与紧张。在治疗开始阶段,同时给予唑吡坦(10mg,于卧床前 15min 口服)间断按需服用,8 周后睡眠恢复正常,逐渐停药。睡眠限制疗法结合放松训练等方法继续长期进行。

相关要点:睡眠卫生知识

睡前几小时避免使用兴奋性物质(咖啡、浓茶和抽烟等);睡前不饮酒,酒精可干扰睡眠;规律的体育锻炼,但应避免傍晚及睡前剧烈运动;睡前避免饥饿或饱餐;睡前至少 1h 内尽量不思考问题;卧室环境应安静、舒适、光线及温度适宜;保持规律作息时间;避免午睡或白天小睡等。

相关要点:失眠的认知行为治疗(CBT-I)

1. 认知疗法　目的是改变对于睡眠和失眠的认知信念和态度的偏差。失眠患者常以 8h 作为睡眠好坏标准,否则即使晨起后精力充沛,也认为没睡好。此外,失眠患者常对失眠感到恐惧,过分关注不良后果,当临近睡眠时就感到紧张,担心睡不着,陷入失眠、情绪反应和唤醒的恶性循环。认知疗法基本内容:指出并纠正患者对失眠的错误观念、情绪和行为。

教育患者睡眠好坏不是以睡眠时间为唯一标准,人类睡眠存在个体差异,虽然睡眠时间减少,但只要次日精神与体力好,就不是失眠;不要把所有日间功能损害都归咎于失眠;别试图主观强制入睡;别过分关注睡眠问题;别因为一晚没睡好而产生挫败感;培养对失眠影响的耐受性。

2. 刺激控制疗法　帮助恢复卧床作为诱导睡眠信号功能的行为干预措施,使其易于入睡。具体方法:只有在有睡意时才上床;如果卧床 20min 不能入睡,应起床去另外房间,可从事一些简单活动,等有睡意时再返回卧室睡觉;不要在床上做与睡眠无关的活动,如进食、看电视、听收音机或者计划与解决问题等;不管前晚睡眠时间有多长,必须保持规律的起床时间;日间避免小睡。

3. 睡眠限制疗法　通过减少卧床时的非睡眠时间,提高睡眠有效率。具体方法:减少卧床时间以使其和实际睡眠时间相符,只有在连续一周睡眠效率超过 85% 情况下,才可增加 15~20min 卧床时间,当睡眠效率低于 80% 时则减少 15~20min 卧床时间,睡眠效率在 80%~85% 之间保持卧床时间不变。但每晚总卧床时间不能少于 5h。此外,要求患者尽量避免日间小睡,并保持规律的起床时间。

相关要点:临床常用具有镇静催眠作用药物的相关信息(表 22-1)

表 22-1 临床常用具有镇静催眠作用的药物

药物名称	成人睡前剂量/mg	主要临床适应证	备注
唑吡坦	10	入睡困难或睡眠维持障碍	老年人 5mg
佐匹克隆	7.5	入睡困难或睡眠维持障碍	老年人 3.75mg
右佐匹克隆	1~3	入睡困难或睡眠维持障碍	老年人 1~2mg
扎来普隆	5~20	入睡困难	老年人 5~10mg
艾司唑仑	1~2	入睡困难或睡眠维持障碍	老年人 0.5mg
氟西泮	15~30	睡眠维持障碍	老年人 15mg,注意半衰期过长
三唑仑	0.125~0.5	入睡困难	一类精神药品,短期使用
阿普唑仑	0.4~0.8	入睡困难或睡眠维持障碍	老年人半衰期约 19h
氯硝西泮	0.25~2	癫痫	可治疗 REM 睡眠期行为紊乱,老年人从小剂量开始
地西泮	2.5~5	入睡困难或睡眠维持障碍	主要用于焦虑伴失眠
劳拉西泮	0.5~2	入睡困难或睡眠维持障碍	主要用于焦虑伴失眠
替马西泮	7.5~30	入睡困难或睡眠维持障碍	老年人 7.5~15mg
夸西泮	7.5~15	入睡困难或睡眠维持障碍	老年人剂量减半
褪黑素缓释片	2	睡眠维持障碍	适用于≥55 岁失眠人群
雷美替胺	8	入睡困难	禁与氟伏沙明联用
阿戈美拉汀	25	入睡困难或睡眠维持障碍	适用于焦虑和/或抑郁伴失眠
苏沃雷生	10~20	入睡困难或睡眠维持障碍	≥20mg 时,次日残留镇静作用
多塞平	3~6	睡眠维持障碍	老年人剂量减半
曲唑酮	25~100	入睡困难或睡眠维持障碍	适用焦虑和/或抑郁伴失眠,注意直立性低血压
米氮平	3.75~15	入睡困难或睡眠维持障碍	适用焦虑和/或抑郁伴失眠

(三)随访

3 个月后随访,患者始终坚持睡眠限制疗法结合放松训练等方法,失眠症状完全消失。PSG 检测显示睡眠时间与睡眠质量恢复正常,睡眠结构正常。

第二节 发作性睡病

【理论概要】

发作性睡病(narcolepsy)是一种以白天出现不可控制的短暂性、发作性睡眠为主要特征的睡眠障碍,常伴有猝倒发作、睡眠瘫痪、睡眠幻觉等。本病同人类白细胞组织相容性抗原(human leukocyte histocompatibility,HLA)等位基因 *HLA-DQB1*0602* 和 *HLA-DQA1*0102* 密切相关。从儿童早期到老年期均可发病,国外报道 10~20 岁开始起病,患病率为 0.02%~0.18%。我国的发病高峰年龄为 8~12 岁,患病率为 0.033%。目前研究已证实,发作性睡病猝倒型的病理机制为下丘脑外侧区下丘脑分泌素(hypocretin,Hcrt)-1 神经元特异性丧失,患者脑脊液中 Hcrt-1 水平显著降低或缺失。

（一）临床表现

典型的临床表现为发作性睡病四联症：

1. 发作性睡眠 白天突然出现无法预测的过度睡意和不可抗拒的睡眠发作。在阅读、看电视、听课、吃饭、行走甚至驾车时均可出现，一段短时间的小睡（10~30min）可使精神恢复，但通常这种恢复仅能在醒后维持一段时间。

2. 猝倒发作（cataplexy attacks） 见于 65%~70% 患者。常由强烈情感刺激诱发，表现为躯体肌张力突然丧失，但意识清楚，呼吸不受影响。发作持续时间通常为数秒，发作后可完全恢复，亦可持续数十分钟而后进入明显的睡眠发作。

3. 睡眠瘫痪（sleep paralysis） 见于 20%~50% 患者。患者从 REM 期睡眠中醒来时，发生一过性全身随意运动不能和 / 或言语不能，呼吸和眼球运动不受影响，可持续数秒至数分钟。

4. 睡眠幻觉 见于 12%~50% 患者。可发生于从觉醒向睡眠转换时（入睡前幻觉）或睡眠向觉醒转换时（醒后幻觉）。常为不愉快的异常听觉或视觉感知，典型者伴有恐惧感和受到威胁感。

5. 其他 约半数患者有自动症或遗忘症发作，是由于患者试图抵制困倦而逐渐陷入迷茫，对指令无反应。常有无法言语，对发生的事情完全遗忘。可伴有夜间失眠、易醒、晨起后疲倦或头痛、肌肉疼痛、无力和记忆力下降等。

（二）诊断

根据 ICSD-3 的分类标准，发作性睡病分为 1 型和 2 型，诊断标准如下。

1. 发作性睡病 1 型，需同时满足：

（1）患者存在白天难以遏制的困倦和睡眠发作，症状持续至少 3 个月以上。

（2）满足以下 1 项或 2 项条件：①有猝倒发作。经 MSLT 检查平均睡眠潜伏期 ≤8min，且出现 ≥2 次入睡期始发的 REM 睡眠（sleep onset phenomenon of REM sleep，SOREMPs）；②脑脊液中 Hcrt-1 浓度 ≤110ng/L 或 < 正常参考值的 1/3。

2. 发作性睡病 2 型，需同时满足：

（1）白天存在难以遏制的困倦和睡眠发作，症状持续至少 3 个月以上。

（2）MSLT 检查平均睡眠潜伏期 ≤8min，且出现 ≥2 次 SOREMPs。

（3）无猝倒发作。

（4）脑脊液中 Hcrt-1 浓度未检测，或其测量值 >110ng/L 或 > 正常参考值的 1/3。

（5）思睡症状和 / 或 MSLT 检查结果无法用其他睡眠问题解释，如睡眠不足、阻塞性睡眠呼吸暂停综合征、睡眠觉醒时相延迟障碍或药物使用与撤药。

（三）治疗

1. 一般治疗 合理安排作息时间，保证夜间充足睡眠。白天合理的小睡可以有效改善精神状态。避免从事倒班、长时间连续工作或具有高精度、高危险性工作。给予心理支持，增强治疗信心。

2. 药物治疗 发作性睡病的药物治疗主要包括三方面：精神振奋剂治疗白天思睡，能够将日间思睡的严重程度减少 65%~90%，抗抑郁剂改善猝倒症状，以及镇静催眠药治疗夜间睡眠异常。

中枢神经系统兴奋性药物如安非他命、苯哌啶醋酸甲酯、莫达非尼和 γ- 羟丁酸钠等，能够改善发作性睡病的日间思睡症状；三环类抗抑郁药丙米嗪、去甲丙米嗪和氯米帕明氯丙米嗪等，可改善猝倒症状，并具有抑制 REM 睡眠的作用。SSRIs（如氟西汀、西酞普兰），去甲肾上腺素再摄取抑制剂（如维洛沙嗪、瑞波西汀），以及 5-HT/NE 再摄取抑制剂（SSNRIs）文拉法辛等，对猝倒治疗也有效。

【临床病例讨论】

患 者：王××，男，12 岁，主因"反复发作性打瞌睡 10 个月"入院。

现病史：10 个月前无诱因逐渐出现白天无法控制的打瞌睡，常常在上课时间出现睡眠，即使在考试期间亦出现发作。每日发作 2~4 次，每次持续 10~30min，发作期间能够被叫醒，叫醒后能够正确回答问题。每日多次发作,导致学习成绩下降。入睡前有极度思睡感,有时在入睡瞬间眼前突然出现"有人靠近"感,然后就"人不清楚了"。家人描述其在看娱乐性电视节目时或者大笑时会突然笑声停止,表情僵硬,伸出舌头,同时出现低头动作,3s左右即恢复正常。偶有晨醒后全身动弹不得、不能发声,持续5s左右恢复。

既往史、个人史、家族史:足月顺产,病前半年有过一次重"感冒",高热、咳嗽,1周后恢复。近半年来体重增加10.5kg,无头部外伤史。家族中无类似病史。

查　体:神清,精神不振,体型较胖,体重52kg,身高133cm。神经系统无阳性体征。

辅助检查:PSG检查总记录时间9h 25min,其中睡眠8h 49min,睡眠效率93.6%。入睡潜伏期4min。有12次觉醒,觉醒时间23min。睡眠呼吸暂停-低通气指数(apnea-hypopnea index, AHI)4次/h。Epworth思睡量表评分21分。HAMA与HAMD评分均小于7分。MSLT检测平均入睡潜伏期3.5min,有3次SOREMPs。24h动态脑电图检测结果正常。头颅MRI检查结果正常。

(一)诊断

1. 定位诊断　患者临床存在睡眠发作、肌无力、入睡期幻觉和睡眠瘫痪表现。病前有发热感染症状。PSG检测呈现发作性睡病的特征。定位在脑部,考虑位于下丘脑外侧区。

2. 定性诊断　依据:①男性12岁,学生;②临床存在发作性不能控制的睡眠发作、情感诱发性面肌与颈肌及舌肌无力、入睡期视幻觉和睡眠瘫痪等发作性睡病四联症的特征;③MSLT结果显示平均睡眠潜伏期缩短,出现3次SOREMPs现象。可考虑为发作性睡病1型。

 相关要点:发作性睡病猝倒发作的临床特点

猝倒发作是发作性睡病1型极具特征的临床症状,占发作性睡病总患者的75%~85%。猝倒发作具体表现与受累部位有关:可以为局限性,如表现为眼睑下垂、舌脱垂、面部松弛,甚至仅为视力模糊(眼肌受累);也可表现为局部肌群受累,如影响到颈部、上肢、下肢,可分别引起头下垂、上肢下垂、膝盖弯曲、身体前倾,甚至跌倒等;呼吸肌不受累;持续时间通常很短,数秒到几分钟,能够迅速而完全恢复;常由大笑、激动等积极情绪诱发,负面情绪如愤怒也可能触发;猝倒发作过程中(至少应在开始时),患者尚存在自我和对周围环境的意识,之后可逐渐进入REM睡眠状态;发作频率从数月1次到每日数次发作。严重时,强烈情感刺激可能引发猝倒事件持续几分钟至数小时,称为猝倒持续状态(status catapleticus)。

 相关要点:关于发作性睡病分类诊断标准的解读

1. 如果临床强烈怀疑发作性睡病1型,但MSLT结果不能满足诊断标准,推荐重复进行MSLT检查。

2. 幼儿期的发作性睡病可能表现为夜晚睡眠时间过长或白天打盹时间延长。

3. 患者存在日间过度思睡和脑脊液Hcrt-1水平低下或检测不到,即使不伴有猝倒发作,仍应诊断为发作性睡病1型。

4. 如果患者诊断发作性睡病2型随后出现猝倒发作,应重新诊断为发作性睡病1型。

5. 如果诊断发作性睡病2型后,检测脑脊液中Hcrt-1浓度≤110ng/L或<正常参考值的1/3,将重新诊断为发作性睡病1型。

3. 鉴别诊断

(1) 睡眠呼吸暂停低通气综合征(sleep apnea hypopnea syndrome,SAHS):SAHS 可表现为白天思睡,但发作性睡病的白天过度思睡程度更重,在小睡后会感到短暂清醒,而 SAHS 在小睡后也不会感到短暂清醒;此外,SAHS 无猝倒发作。本例 PSG 检测显示 AHI=4,存在情感诱发性面肌与颈肌及舌肌无力,故可以排除 SAHS。

(2) 特发性过度思睡:常缺乏 REM 睡眠相关的症状如猝倒、睡瘫、入睡幻觉等,无发作性睡病 MSLT 检测呈现的 SOREMPs 现象,其夜间睡眠效率通常更高,可出现宿醉式睡眠,以及持续时间更长但不解乏的白天小睡。本例可以排除。

(3) 癫痫:两者极易混淆,癫痫患者特征性表现为发作性意识障碍,而不是睡眠发作和意识清楚的猝倒发作,且脑电图可见痫性放电,发作后不能回忆。发作性睡病猝倒发作前常可预感到,并主动采取保护性动作,避免或减少跌倒外伤,发作后可回忆发作过程。应注意有些癫痫患者在服用抗癫痫药物后可出现思睡现象。本例患者临床特点不符合癫痫的特征。

(4) 长睡眠者:长睡眠者始于童年,青春期前已固定形成并持续终生。通过睡眠日志或体动记录仪可以证实,长睡眠者对睡眠的需求每晚超过 10h,且这种睡眠模式维持 7d 以上,提示为长睡眠者。长睡眠者的睡眠生理、睡眠结构和睡眠效率基本正常。无发作性睡病患者的 REM 睡眠相关的症状如猝倒、睡瘫、入睡幻觉等,亦无 MSLT 检测呈现的 SOREMPs 现象。

(5) 其他疾病:反复发作日间思睡还可见于周期性腿动、睡眠不足综合征、慢性疲劳综合征和抑郁症等。猝倒发作应与短暂性脑缺血发作、肌肉疾病、前庭疾病、心理或精神疾病等相鉴别。MSLT 检测结果有助于鉴别。

相关要点:ICSD-3 关于特发性过度思睡的诊断标准(必须同时符合以下 6 点)

1. 患者每日出现难以抑制的思睡,并至少持续 3 个月。

2. 无猝倒。

3. MSLT 结果显示 SOREMPs 少于两次,或在整夜 PSG 检查中无 SOREMP。

4. 至少有下列发现之一　①MSLT 结果显示平均睡眠潜伏时间≤8min;②24h PSG 显示总睡眠时间≥660min(典型者睡 12~14h/d),或通过腕式体动记录仪结合睡眠日志(平均至少超过 7d 的自然睡眠)确认每日睡眠时间。

5. 应排除睡眠不足(如需要,可通过增加夜间卧床时间后观察思睡有无改善来测试,最好经至少一周的腕式体动记录仪证实)。

6. 白天过度思睡和／或 MSLT 结果不能以其他原因更好地解释,如睡眠不足、SAHS、睡眠觉醒时相延迟障碍及药物或物质滥用或戒断所致。

(二) 临床诊疗决策

1. 病情评估　发作性睡病是继睡眠呼吸障碍之后,引起白天过度思睡的第二大病因,是一种终身性睡眠疾患。由于本病可能导致失能,严重影响患者的生活质量,甚至酿成意外事故而危及生命,所以应该引起家庭、社会和学校的高度重视。

本患者发病于少年,具备发作性睡病的所有临床特征,不仅导致白天的学习能力与生活质量下降,PSG 检测结果显示夜间睡眠期也存在多次觉醒,睡眠质量差,这又进一步影响日间的脑功能。特别是目前对于本病具有特效的治疗药物在国内尚未上市,所以严重影响到学龄阶段患者的预后。

2. 辅助检查　对疑似本病的患者都应进行常规的神经电生理检查(PSG、MSLT 与脑电图)和相关量表检测,排除相关的疾病。

(1) 脑电图与脑影像学检查:脑影像学检查帮助判断脑部是否存在器质性病变,脑电图有助于发现异常放电,综合分析有助于确定是否属于癫痫发作及其病因提供重要价值。本患者上述两项检查均正常,可以排除脑占位性病变和癫痫发作。

(2) PSG 和 MSLT 检测:本患者 MSLT 显示平均睡眠潜伏时间≤8min,出现两次或两次以上异常 REM睡眠始发的睡眠,可以确诊为发作性睡病。PSG 检查显示 AHI 正常,能够排除由于阻塞性睡眠呼吸障碍导致的日间思睡。

(3) 量表评估:能够反映患者脑功能状态和睡眠与觉醒能力,判断日间思睡的严重程度,临床常用的包括 ESS、斯坦福思睡量表(Stanford sleepiness scale,SSS)、HAMD、HAMA 等。本患者 ESS 增高,提示其明确存在日间思睡。HAMA 与 HAMD 正常,说明其思睡不是由于情感障碍所致。

相关要点:发作性睡病的病因及发病机制

发作性睡病的发病一般认为是环境因素与遗传因素相互作用的结果。半数以上病例出现症状前有一定的诱因,如情绪紧张、压力大、过度疲劳等。近年认为,病毒感染特别是 H_1N_1 甲型流感病毒感染可能诱发本病,在我国上海与北京都有报道。8%~10% 的患者具有家族史,患者第一代直系亲属患病概率为人群的 20~70 倍;25%~31% 的单卵双生子共患本病,提示遗传因素在其起病中有重要作用。人类发作性睡病与人类白细胞抗原(HLA)具有高度相关性,*HLADQB1*0602*(HLADQw6 亚型)在各个种族的发作性睡病患者中均有很高的阳性率,达 88%~100%。中国典型患者的 *HLADQB1*0602* 阳性率高达 95%,远较普通人群的阳性率(23%)为高。

Hcrt-1 是 1998 年发现的肽类物质,具有促醒作用,由分布在下丘脑后外侧部的少量神经细胞合成,并广泛投射到大脑及脊髓各部分。动物发作性睡病的发生与下丘脑分泌素及其受体基因突变有关;而人类发作性睡病的发病是由于免疫损伤致下丘脑分泌素细胞凋亡、激素分泌减少所致,患者脑脊液中的 Hcrt-1 水平显著降低或缺失。

3. 治疗　重点要求家长与老师尽量配合对患者进行心理行为治疗。保持患者有规律的、充足的夜间睡眠。另外,白天有计划(每 2~4h 间隔)安排小睡(如利用课间操时间)、特别是午睡,以减少睡意。同时要求家长与老师沟通,充分认识患者的临床现象是疾病的表现,应对患者表示理解,鼓励其采取积极的、健康的生活态度,同时尽量减轻学业负担。适当控制饮食,有意识陪伴患者进行户外活动。同时给予患者药物治疗,使用盐酸哌甲酯缓释剂和文拉法辛(venlafaxine),每日早晨口服,部分缓解了日间思睡症状和情感性肌无力现象。患者夜间睡眠中虽然有 12 次觉醒,但觉醒时间 <30min,且没有相关主诉,暂时不予处理。

相关要点:发作性睡病的心理行为治疗

1. 规律性日间小睡　日间规律性安排小睡可以持续改善觉醒水平,并有助于减少兴奋性药物和抗抑郁剂使用剂量。

2. 睡眠卫生　睡眠卫生措施可有效缓解日间思睡、增强药物对日间过度睡眠的疗效,包括:①保持作息时间的规律性;②戒酒、戒烟;③避免使用镇静剂;④避免过度食用和 / 或完全禁食巧克力与含咖啡因的饮料;⑤避免睡眠剥夺;⑥避免进食高碳水化合物类食物。

3. 社会支持　日间睡眠过多是发作性睡病患者生活质量下降的主要原因,猝倒发作是限制患者发挥正常社会功能的重要因素。由于本病发病年龄普遍较小,病程贯穿求学和个性发展时期,临床症状对患者学习和生活影响十分严重。本病还可导致就业困难、收入降低、失去升职机会。发作性睡病药物治疗可能引起直立性低血压、口干和勃起功能障碍等,亦显著影响其生活质量。通过社会支持,针对患者学业、职业、生活各方面给予更多理解和帮助,允许患者根据日间小睡时间安排学习与工作,有助于患者回归正常社会生活。本病患者发生交通和工业事故危险性增加,应尽量避免从事危险性和需要高警觉性的工作。

4. 心理支持　帮助患者认识发作性睡病的症状和症状出现后的应对措施,了解不同药物对疾病的疗效、不良反应和疾病预后,可减少由于过度担心而带来额外的心理负担,有助于增强信心、积极面对疾病。

 相关要点:发作性睡病治疗药物的推荐级别

根据循证医学资料,《中国发作性睡病诊断与治疗指南》对于临床常用的治疗药物进行推荐,其推荐级别见表22-2。

表 22-2　发作性睡病药物治疗的推荐级别

药物	推荐等级	药物	推荐等级
莫达非尼	I	文拉法辛 / 去甲文拉法辛	II
哌甲酯缓释剂	II	瑞波西汀	II
马吲哚	I	度洛西汀	II
安非他明	III	阿托莫西汀	II
司来吉兰	III	部分 SSRIs	II
氯米帕明	II	γ- 羟丁酸钠	I

注:SSRIs(selective serotonin reuptake inhibitors)= 选择性 5- 羟色胺再摄取抑制剂类

（三）随访

3 个月后随访,患者精神状态比较好,日间思睡症状明显好转,情感性肌无力现象已经消失,学习成绩有所进步。体重亦有减轻。

第三节　阻塞性睡眠呼吸暂停综合征

【理论概要】

阻塞性睡眠呼吸暂停综合征(sleep apnea syndrome,SAS)包括阻塞性睡眠呼吸暂停低通气综合征(obstructive sleep apnea-hypopnea syndrome,OSAHS)、中枢性睡眠呼吸暂停综合征(central sleep apnea syndrome)、睡眠低通气综合征(sleep hypoventilation syndrome)等,其中 OSAHS 最为常见,本节主要介绍 OSAHS。其临床特征是睡眠期间反复发生上气道完全或不完全阻塞,引起间断性低氧血症、高碳酸血症和睡眠结构紊乱等一系列病理生理改变,其病理生理学机制见图 22-1。OSAHS 是多种全身慢性病的危险因素,在成年人中的患病率为 2%~4%。

（一）临床表现

睡眠过程中反复发生打鼾且鼾声不规律,呼吸及睡眠节律紊乱,反复出现呼吸暂停及觉醒。患者自觉憋气,晨起头痛,白天思睡明显,疲劳,记忆力下降。

打鼾是 OSAHS 的常见症状,典型的打鼾类型由响亮鼾声或短促气喘及持续 20~30s 的沉默时间相交替组成。响亮鼾声可能已经持续多年,常干扰床伴,患者自己觉察不到打鼾与呼吸暂停,但可因憋气和伴随的体动而突然醒来,在出现几次呼吸后再次入睡。

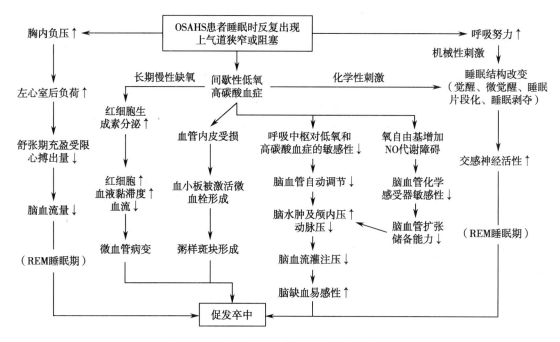

图 22-1   OSAHS 导致卒中的病理生理学机制

发生呼吸暂停事件时口、鼻气流停止,但胸、腹呼吸运动仍保持,是 OSAHS 的重要临床特征。呼吸暂停事件可以持续十至数十秒不等,常在鼾声、气喘或呻吟后终止。部分患者可见睡眠时频繁翻身或肢体运动,可突然坐起,甚至踢伤床伴。

白天过度思睡是其典型主诉,常在看书、看电视、开会或乘车等安静及放松状态下发生。晨起可出现口干、头痛、记忆力、注意力、判断力和警觉性下降。部分患者还伴有高血压、心律失常及焦虑、抑郁、易激惹、性欲减退等躯体和精神症状,易出现心脑肺血管并发症等多脏器损害。

(二)诊断

OSAHS 的诊断主要根据病史、体征和 PSG 监测结果。临床上有典型的夜间睡眠时打鼾及呼吸不规律、白天过度思睡者,应行 PSG 检查。

PSG 是诊断本病的"金标准"。OSAHS 应满足的标准为每夜 7h 睡眠过程中呼吸暂停及低通气反复发作在 30 次以上,或睡眠呼吸暂停 - 低通气指数(apnea-hypopnea index,AHI)即平均每小时睡眠中呼吸暂停 - 低通气事件次数,≥5 次 /h。阻塞性睡眠呼吸暂停是指睡眠过程中口鼻呼吸气流均停止 10s 以上。低通气是指睡眠过程中呼吸气流强度(幅度)较基础水平降低 50% 以上,并伴有血氧饱和度较基础水平下降≥4%。白天思睡程度评估可采用 ESS 或 MSLT。

(三)治疗

1. 一般治疗   对患者进行多方面生活指导,包括:①减肥、控制饮食和体重、适当运动;②戒酒、戒烟和慎用镇静催眠药;③侧卧位睡眠;④适当抬高床头;⑤白天避免过度劳累。

2. 病因治疗   纠正引起 OSAHS 或使之加重的基础疾病,如治疗甲状腺功能减退症等。

3. 气道内正压通气治疗   是目前最常用治疗手段。包括持续气道正压通气(continuous positive airway pressure,CPAP)和双水平气道正压通气(bi-level positive airway pressure,BiPAP),以经口鼻 CPAP 最为常用。可以通过与呼吸机相连的面罩提供强制性气流增加气道压力,支撑上气道使其持续保持开放状态,避免发生气道塌陷或阻塞。对伴有肺大疱、纵隔气肿、急性心肌梗死(血流动力学指标不稳定)、脑脊液漏、颅脑外伤或颅内积气以及急性中耳炎、鼻炎、鼻窦炎感染未控制等患者应慎用。

4. 口腔矫治器   通过矫正口腔内结构,使下颌骨或舌体向前上方提起,增加咽部横截面积,进而增加气流量。适用于单纯鼾症及轻度 OSAHS 患者(AHI<15 次 /h),特别是有下颌后缩者。对于不能耐受 CPAP、不能手术或手术效果不佳者可试用。

5. 外科治疗　对于某些非肥胖而口咽部阻塞明显的重度 OSAHS 患者,可考虑在应用 CPAP 治疗且其夜间呼吸暂停及低氧已基本纠正情况下,试行悬雍垂腭咽成形术(uvulopalatopharyngoplasty,UPPP)。

6. 药物治疗　主要是通过改变睡眠结构和呼吸的神经控制功能,如黄体酮、阿米三嗪、抗抑郁剂、丙烯哌三嗪及氨茶碱等。总体上药物治疗效果尚不肯定,且有不同程度的不良反应。

【临床病例讨论】

患　者:李××,男,52岁,吊车司机。主因"睡眠中打鼾、憋气 10 年余,白天思睡、记忆力下降 2 年"入院。

现病史:患者于 10 年前出现睡眠中反复发生打鼾且鼾声不规律,家人发现其呼吸停顿时间长达 60s 左右,睡眠中肢体动作增多,咳嗽。自觉夜间常被憋醒,夜尿增多和醒后头痛、头晕等。近 2 年白天思睡明显,疲劳,记忆力下降,工作中容易发生差错。同时发现血压、血糖与血脂增高。

查　体:神清,精神一般,体型较胖,体重 86kg,身高 165cm。血压 175/98mmHg。神经系统无定位体征。

辅助检查:PSG 检查:睡眠效率 87%,觉醒次数 32 次,觉醒时间 48min。睡眠结构紊乱,睡眠片段化,SWS 睡眠几乎消失。睡眠期共发生 487 次呼吸暂停与低通气,其中阻塞性为 328 次。呼吸暂停时间最长达到 59s,血氧饱和度最低 76%,平均 94%,AHI 62 次/h。MSLT 检测平均睡眠潜伏期 12min,无 SOREMP 现象。MMSE20 分(中学文化程度)。Epworth 思睡量表评分 14 分。血管超声显示颈总动脉硬化伴斑块形成。脑 MRI 显示双侧基底节区多发性腔隙性脑梗死。上气道 CT 与 MRI 检查结果提示,患者的主要狭窄平面在腭咽平面,存在明显软腭肥厚和悬雍垂肥大。

(一) 诊断

1. 定位诊断　患者主诉睡眠中打鼾、憋气 10 年余,同时发现血压、血糖与血脂增高。体型肥胖,PSG 检查显示阻塞性睡眠呼吸障碍特征。影像学结果显示,患者上气道的主要狭窄平面在腭咽平面,存在明显软腭肥厚和悬雍垂肥大,同时存在多发性腔隙性脑梗死和颈总动脉硬化伴斑块形成。定位考虑阻塞性睡眠呼吸障碍,狭窄部位在上气道的腭咽平面水平,脑缺血性病变部位在双侧基底节区。

2. 定性诊断　OSAHS(重度)与多发性腔隙性脑梗死。OSAHS 诊断依据:①中年男性;②睡眠时打鼾、反复呼吸暂停,白天思睡、注意力不集中、疲劳等症状;③上述异常不能被其他类型的睡眠障碍、内科或神经系统疾病或药物使用解释;④PSG 检查睡眠呼吸紊乱指标达到 OSAHS 诊断标准,AHI 达到重度标准。

3. 鉴别诊断

(1) 原发性鼾症:夜间有不同程度打鼾,AHI<5 次/h,白天无症状。

(2) 上气道阻力综合征:夜间可出现不同频度和程度的鼾症,虽上气道阻力增高,但 AHI<5 次/h,白天思睡或疲劳,试验性无创通气治疗有效则支持本诊断。

(3) 肥胖低通气综合征:过度肥胖,清醒时 CO_2 潴留,$PaCO_2$>45mmHg,多数患者合并 OSAHS。

(4) 发作性睡病:主要表现为难以控制的白天发作性思睡、猝倒、睡眠瘫痪和睡眠幻觉,多在青少年起病,主要诊断依据为 MSLT 检测到平均睡眠潜伏期缩短、出现 SOREMPs 现象。鉴别时应注意该病与 OSAHS 合并存在的可能性很大,容易漏诊。

(5) 不宁腿综合征:主要表现为夜间睡眠时或处于安静状态下,双下肢出现极度的不适感,迫使患者不停地活动下肢或下地行走以获得缓解,当患者一旦返回到休息状态时症状会再次出现,并因此严重干扰夜间睡眠,导致日间犯困。不宁腿综合征常伴发周期性腿动。PSG 显示睡眠潜伏期延长、睡眠觉醒次数增多。对多巴制剂治疗有效。

(6) 周期性肢体运动障碍:睡眠中出现周期性的、反复发作的、高度刻板的肢体运动,患者对睡眠中的周期性肢体运动现象并未察觉,而常常被同睡者发现。患者常感睡眠不足醒后无恢复感,白天也可表现过度思睡现象,PSG 监测在胫前肌肌电图上可以记录到肌肉重复地收缩,每次持续 0.5~10s,至少连续出现 4 次有助于诊断。PSG 监测能够对不宁腿综合征与周期性肢体运动障碍进行区别。此外,应注意与睡眠呼吸事件相关的腿动鉴别,后者经 CPAP 治疗后常可消失。

（二）临床诊疗决策

1. 病情评估　近年多项研究结果表明,OSAHS 已经成为卒中的独立危险因素。OSAHS 与卒中存在许多共同发病因素:如老龄、高血压、肥胖、冠心病、高黏血症、儿茶酚胺分泌增高以及烟酒嗜好等,这些共患疾病最终可能导致患者致残或死亡,其中卒中是 OSAHS 最常见的致残或致死原因之一。

临床与辅助检查结果明确本例患者为重度 OSAHS,同时存在高血压、颈动脉粥样硬化伴斑块形成和缺血性脑血管病,这些结果提示本患者是再次发生脑血管病的高危人群。此外,MSLT、MMSE 和 Epworth 思睡量表评估结果,提示患者已经存在轻度认知功能损害,日间有一定程度的思睡倾向,在日常工作与生活中,非常容易发生差错与事故。

相关要点:阻塞性睡眠呼吸暂停综合征的主要发病因素

在正常的觉醒状态下,高级神经系统持续调节神经肌肉功能,维持整个气道处于开放状态。睡眠状态下,这种高级调节功能发生改变,某些时候可以诱发不稳定的呼吸,如在正常的 REM 睡眠期,可出现呼吸频率和潮气量较大变异。但在化学与压力反射等呼吸反射的协调保护作用下,总体上不会出现明显的低氧血症。但在上气道发生某些病理情况下,如上气道狭窄、软组织松弛,吸气时在胸腔负压作用下,软腭或舌坠入咽腔,造成上气道阻塞或者狭窄,是引起 OSAHS 的主要原因。OSAHS 的主要发病因素有:

1. 肥胖　是引起 OSAHS 最重要的独立危险因素。肥胖可使患者软腭、舌、咽旁脂肪垫和咽侧壁的截面积和体积均增加,气道受压最终导致 OSAHS 的发生。此外,肥胖还可以对上气道周围肌肉成分造成影响,使得上气道软组织的生物力学成分发生改变。

2. 年龄与性别　成年后随年龄增长患病率增加;女性绝经期后患病者增多,70 岁以后患病率趋于稳定。同时,男性患病者明显多于女性。

3. 长期吸烟、长期大量饮酒、服用镇静催眠药物或肌松剂。

4. 上气道解剖异常　鼻腔阻塞(鼻中隔偏曲、鼻甲肥大、鼻息肉、鼻部肿瘤等)、扁桃体肥大、软腭松弛、悬雍垂过长或过粗、咽腔狭窄、咽部肿瘤、咽腔黏膜肥厚、舌体肥大、舌根后坠、下颌后缩、颞颌关节功能障碍及小颌畸形等。

5. 其他相关疾病　甲状腺功能减退症、肢端肥大症、脑垂体功能减退、淀粉样变性、声带麻痹、神经肌肉疾患、长期胃食管反流、颅底角度异常等。

2. 辅助检查

（1）一般检查:应进行脑血管病常规的实验室检查协助查找是否存在其他病因。包括血常规、血生化、凝血功能、心电图及胸部 X 线等。

（2）影像学检查:利用 CT 与 MRI 扫描,观察 OSAHS 患者在清醒或睡眠状态下上气道的结构和形态学变化,通过多平面、多径线,客观、定量地观察上气道不同平面截面积大小以及软组织塌陷程度。为选择手术治疗进行术前相关评估。本患者上气道 CT 与 MRI 检查结果提示,患者的主要狭窄平面在腭咽平面,存在明显软腭肥厚和悬雍垂肥大,这些是患者发生睡眠呼吸暂停的主要原因。血管 B 超发现颈总动脉硬化伴斑块形成,脑 MRI 显示双侧基底节区多发性腔隙性脑梗死,这些都可能与 OSAHS 的不良后果有关。

（3）PSG 检查:进一步进行睡眠呼吸监测及阻塞定位,为选择手术治疗的定位提供参考信息。PSG 检测鼻腔和口腔气流参数能够明确是否存在睡眠呼吸暂停,并且能够区别其病因是阻塞性还是中枢性。主要观察指标是睡眠呼吸暂停低通气指数（AHI），即平均每小时睡眠呼吸暂停和低通气的次数。根据 AHI 值能够判定 OSAHS 病情严重程度：AHI≥5~15 次/h 为轻度；AHI>15~30 次/h 为中度；AHI>30 次/h 为重度。以夜间最低 SaO_2 作为参考，低氧程度标准：SaO_2 85%~90% 为轻度，SaO_2 80%~85% 中度，SaO_2<80% 为重度。本患者 PSG 显示睡眠片段化，AHI 值达到重度 OSAHS 的诊断标准。MSLT 检测结果不符合发作性睡病诊断标准，说明患者的日间思睡与 OSAHS 有关。

3. 治疗　治疗方案的选择分为内科治疗和外科治疗，本患者影像学检查明确存在软腭肥厚和悬雍垂肥大，且为重度 OSAHS，首先必须判断是否需要外科手术治疗。请耳鼻咽喉科会诊后，认为患者存在的软腭肥厚和悬雍垂肥大，有进行手术的指征，考虑选择悬雍垂腭咽成形术治疗。由于部分患者手术后仍然存在复发的可能性，故患者暂时不考虑手术治疗。

决定采用内科治疗方法。其中一般治疗方法包括体位治疗，即睡眠期间采取侧卧位，抬高头部 30°~60°，减重，戒酒、戒烟，避免白天过度劳累。最重要的治疗方法是给予持续正压通气（continuous positive airway pressure，CPAP）治疗。经过 CPAP 治疗 2 周后，家人反映患者睡眠期鼾声、憋气现象显著减轻，夜间睡眠比较安静，肢体不自主动作显著减少。自觉白天头脑比过去清晰，记忆力有所好转，醒后头痛、头晕逐渐消失，日间思睡与疲劳症状明显改善。

相关要点：CPAP 通气治疗的适应证

1. 中、重度 OSAHS 患者（AHI≥15 次/h）。

2. 轻度 OSAHS（AHI 5~15 次/h）但症状明显（如白天思睡、认知障碍、抑郁症等）的患者，合并或并发心脑血管疾病和糖尿病等。

3. 腭垂腭咽成形术前后的辅助治疗和手术失败者的补救治疗。

4. 口腔矫正器治疗后仍存在 OSAHS 者。

相关要点：无创 CPAP 通气的应用方法

是在睡眠时佩戴一个与呼吸机相连的鼻面罩，由呼吸机产生的强制气流增加上呼吸道内的压力，使上气道始终保持开放状态。

1. 适应证　与 OSAHS 患者进行 CPAP 通气治疗的适应证相似。

2. 个体化选择 CPAP　通气模式分别有普通型 CPAP、智能型 CPAP 和双水平气道内正压（BiPAP）通气模式。BiPAP 模式主要适用于中重度 OSAHS、CO_2 潴留明显者、重叠综合征、神经肌肉疾病或合并慢性阻塞性肺疾病的患者。

3. 通气面罩的选择　主要有口鼻面罩、鼻面罩和全脸面罩。面罩的选择与佩戴应遵循密封性能好、安全、舒适的原则。鼻面罩佩戴时若患者存在张口呼吸，可使用下颌托带协助治疗。

4. 开始治疗时机及使用时间　急性卒中 48h 内在卒中单元进行干预。为保证疗效，每晚 CPAP 通气时间应≥4h，每周至少使用 5 晚。

5. 随访与评估　30~60d 随访 1 次，检查 CPAP 压力、有否漏气和依从性等。

相关要点：睡眠体位干预的特点和适应证

1. 体位干预治疗可以使睡眠呼吸障碍的严重程度降低 20%~60%，治疗的目标人群主要是 OSAHS，有研究表明对中枢性睡眠呼吸暂停综合征也有效。

　　2. 体位干预治疗的特点:简单、易行、费用低、疗效确切;患者及家属依从性高;特别适合急性卒中后轻中度 OSAHS 患者的初始治疗。

　　3. 体位干预治疗的适应证:①体位性 OSAHS 患者;②轻中度 OSAHS 患者;③不耐受或不接受 CPAP 通气治疗的 OSAHS 患者。

相关要点:睡眠体位干预治疗患者的筛查、评估及干预方法

　　1. 体位性 OSAHS 患者的筛查与评估　采用 PSG 监测或便携式睡眠呼吸监测仪评估 OSAHS 的程度及体位特征,侧卧位 AHI 越低或与仰卧位 AHI 相差越大疗效越好。

　　2. 睡眠体位教育及训练　讲解睡眠体位治疗的目的、方法及可能的效果。

　　3. 体位干预方法　指导患者头及身体均保持侧卧睡眠,为保证睡眠时侧卧,应选用一种侧卧辅助寝具,如侧卧体枕、头枕或侧卧胸带;如有鼾声,以侧卧鼾声变小或无鼾声为最佳体位。部分患者采取床头升高方法。

　　4. 定期评估和随访　通过临床观察和 PSG 监测无效或效果不佳者,则选用 CPAP 通气或其他方法治疗。

（三）随访

　　治疗 6 个月后随访患者主观感觉无不适,进行 PSG 检测显示睡眠结构基本合理、NREM 睡眠增加、睡眠片段减少、AHI<12 次 /h、最低 SpO_2>90%、无间歇性缺氧及 SpO_2 正常。高血压亦控制良好。

第四节　不宁腿综合征

【理论概要】

　　不宁腿综合征(restless legs syndrome,RLS)是一组由于腿部不适感而产生的、以强烈的移动双腿的渴望为特征性主诉的睡眠期感觉运动障碍综合征。患病率为 0.1%~11.5%。不宁腿综合征按病因可分为原发性和继发性两类。原发性不宁腿综合征显示出家族聚集性,40%~92% 的早发型不宁腿综合征患者有家族史;在同卵双生子中,该病的发生率有很高的一致性,有一级亲属为不宁腿综合征的患病率比普通人要高 2~6 倍。继发性不宁腿综合征最常见的病因包括铁缺乏、特殊用药史、妊娠、慢性肾衰等。血清铁蛋白小于 50μg/L 的轻度铁缺乏与不宁腿综合征的严重程度呈正相关。一些镇静剂、抗组胺药、多巴胺受体拮抗剂及抗抑郁药等可以诱发或加重不宁腿综合征和 / 或睡眠期周期性肢体运动。孕妇的不宁腿综合征发病率是普通人群的 2~3 倍。在慢性肾衰竭患者中,不宁腿综合征发病率是普通人群中的 2~5 倍。

　　目前认为,脑铁缺乏、中枢神经系统的多巴胺能异常和遗传因素是不宁腿综合征发病的主要病理生理学机制。

（一）临床表现

　　在安静情况下,患者主诉腿部出现难以描述的不适感,如蠕动、蚁走、瘙痒、烧灼、触电感等,感觉异常位于肢体深部,多数以累及下肢为主,单侧或双侧,半数患者也可累及上肢。这种不适感觉迫使患者通过活动来缓解症状,如伸展肢体、搓揉下肢等。但是当静息后,症状又重复出现或加重。通常夜间症状明显,典型者在 23 时至次日凌晨 4 时最为严重。这种不适感常会影响患者和床伴的正常睡眠。

　　PSG 可见腿部运动明显增多,每次运动持续时间超过 10s,每小时可超过 40 次。同时可伴有夜间觉醒次数和觉醒时间增多,睡眠片段现象增多。

（二）诊断

2014 年国际不宁腿综合征研究组提出诊断本病的五个必要条件：①想活动双腿的强烈冲动常伴有（但并非总是伴有）腿部不适感；②在休息或者静止状态下（如躺下或坐着）出现或加重；③在夜晚比其他时间更明显；④多在肢体运动时（如走动或屈伸关节）部分或者全部缓解；⑤上述特征不能完全用其他疾病或特殊行为所解释（如肌痛、腿痉挛、静坐不能、姿势不适和习惯性顿足）。

（三）治疗

不宁腿综合征的治疗包括药物治疗和非药物治疗。

1. 非药物治疗　去除各种与不宁腿综合征相关的病因。纠正铁缺乏与治疗肾功能障碍，停用可诱发不宁腿综合征的药物或食物。①多巴胺能阻滞剂、止吐药、镇静剂；②抗抑郁药物：舍曲林、西酞普兰等 5-羟色胺再摄取抑制剂，三环类抗抑郁剂；③抗组胺药物：苯海拉明等；④烟酒或含咖啡因的刺激饮食。培养健康的睡眠作息规律，睡前洗热水澡、肢体按摩和适度活动。

2. 药物治疗　2012 年欧洲神经科学协会联盟发布《不宁腿综合征治疗指南》，指南回顾了 2011 年 12 月 31 日之前发表的不宁腿综合征治疗的相关文献，对于各种治疗药物进行循证医学证据分类，根据分类标准进行了级别推荐。A 级推荐药物包括：

（1）强推荐：①罗替戈汀透皮贴剂；②罗匹尼罗；③普拉克索。其他治疗药物还包括加巴喷丁、加巴喷丁缓释片和普瑞巴林。

（2）弱推荐：①卡麦角林能够改善症状，但由于其严重不良反应，不推荐常规使用；②多巴制剂：左旋多巴可改善症状。在临床实践中，推荐将左旋多巴作为不宁腿综合征的诊断性试验治疗和特发性不宁腿综合征的治疗。

第五节　快速眼球运动睡眠期行为紊乱

【理论概要】

快速眼球运动睡眠期行为紊乱（REM sleep behavior disorder, RBD）的临床特征是 REM 睡眠期反复出现肌张力不消失的现象，并伴有与梦内容有关复杂行为的发作性疾病。RBD 分为特发性和继发性两种类型，特发性 RBD（idiopathic RBD, iRBD）是指将 RBD 作为一个无伴随条件的单独症状，有些患者终身仅表现 RBD 症状而无其他伴随症状。但 iRBD 可能是突触核蛋白病的一个前期症状，有研究发现 40%~65% 的 iRBD 患者在数年至数十年后最终发展为突触核蛋白相关的神经系统变性疾病，如帕金森病、多系统萎缩和路易体痴呆等，故 iRBD 被认为可能是神经系统变性疾病的早期症状和预警症状，提示 RBD 可以作为突触核蛋白病早期较为特异和敏感的临床标记之一。

（一）临床表现

好发于 40~70 岁，男性多于女性，常发生在睡眠的后半段。发生频率不一，每周一次，严重者每晚均有发生。在出现明显 RBD 症状以前数年或数十年，患者往往表现有睡眠期间的不安定状态，如异常的发声和肢体活动增多等现象。典型表现是睡眠期突然出现不同程度的运动行为甚至是暴力或伤害性行为，如殴打同床者，甚至下床活动，伤人、自伤或毁物，动作比较猛烈，如拳打、脚踢、翻滚、跳跃、呼喊、反复坠床等。通常需要极大声音或触动才能将患者唤醒，唤醒后患者多描述经历了生动的、内容各异的梦境。但对异常行为并无记忆。虽然 REM 睡眠表现明显异常，但仅少数患者主诉白日思睡。

PSG 显示在 REM 睡眠期出现异常的肌电活动，下颌肌电过度增强，下颌或肢体肌电图显示时相性肌电活动增多，并伴有异常行为。

（二）诊断

ICSD-3 关于本病的诊断标准，应具备以下 4 点：①重复发作的睡眠相关的言语和 / 或复杂的运动行为；②PSG 证实这些行为发生在 REM 睡眠期，或者根据临床病史出现梦境相关的行为，推测该行为发生在

REM 睡眠期;③PSG 证实 REM 睡眠期出现骨骼肌失弛缓现象(REM-sleep without atonia,RWA);④以上特征不能用其他类型睡眠障碍、精神障碍、疾病、药物或物质滥用更好的解释。

（三）治疗

1. 非药物治疗　需要安全的睡眠环境。RBD 临床症状中伤害性行为高达 30%~81%,其中以自身体表淤斑、撕裂伤、骨折的发生频率最高。推荐的方法包括在地板上放置床垫、将家具的边角用软物包裹、对玻璃窗进行安全性保护、睡前移去潜在的危险物品。

2. 药物治疗

（1）氯硝西泮:是治疗 RBD 的有效药物,可使 90% 以上的患者症状缓解而很少出现耐受或滥用。但对于 RBD 伴有痴呆、步态异常以及 OSAHS 患者应谨慎使用。建议剂量为 0.25~2.0mg,睡前半小时服用。不良反应主要包括日间过度镇静、勃起功能障碍、运动失调、意识模糊、记忆缺失等。

（2）褪黑素:褪黑素是第二个常用的治疗 RBD 药物,不良反应较少,该药对于治疗合并 DLB、PD、MSA 的 RBD 有明确疗效。可在睡前服用 3~12mg。

（3）多巴及多巴受体激动剂:左旋多巴治疗效果尚不肯定。普拉克索有一定疗效,与氯硝西泮联用效果优于单药。

（4）帕罗西汀:可通过抑制 REM 睡眠来达到缓解 RBD 的临床症状,睡前服用。

（5）多奈哌齐:有报道睡前服用本药,可能对 RBD 症状有缓解作用。

（6）镇静催眠药物:右佐匹克隆是一种可以兴奋 GABA 能神经元的镇静催眠药物。在治疗 RBD 时,小剂量睡前服用。此外,也有报道使用其他类型的苯二氮䓬类、地昔帕明、氯氮平、卡马西平和羟丁酸钠等。

（赵忠新）

？思考题

1. 失眠障碍的定义是什么?

2. 简述失眠障碍的治疗原则及临床治疗药物的分类。

3. 发作性睡病 1 型的诊断标准?

4. 阻塞性睡眠呼吸暂停低通气综合征的发病因素是什么?

5. 不宁腿综合征该如何诊断、鉴别诊断与治疗?

6. 简述 REM 期睡眠行为紊乱的特征性临床表现。

参 考 文 献

［1］赵忠新 . 睡眠医学 . 北京:人民卫生出版社,2016.

［2］赵忠新 . 临床睡眠障碍学 . 上海:第二军医大学出版社,2003.

［3］中华医学会神经病学分会睡眠障碍学组 . 中国成人失眠诊断与治疗指南 . 中华神经科杂志,2012,45(7):534-540.

［4］中华医学会神经病学分会,中华医学会神经病学分会睡眠障碍学组,解放军医学科学技术委员会神经内科专业委员会睡眠障碍学组 . 中国发作性睡病诊断与治疗指南 . 中华神经科杂志,2015,48(6):445-452.

［5］阻塞性睡眠呼吸暂停与卒中诊治专家共识组 . 阻塞性睡眠呼吸暂停与卒中诊治专家共识 . 中华内科杂志,2014,53(8):657-664.

［6］WU H,ZHUANG J,STONE W S,et al. Symptoms and occurrences of narcolepsy:a retrospective study of 162 patients during a10-year period in Eastern China. Sleep Medicine,2014,15:607-613.

［7］POSTUMA R B,GAGNON J F,MONTPLAISIR J. Rapid eye movement sleep behavior disorder as a biomarker for neurodegeneration:The past 10 years. Sleep Medicine,2013,14(8):763-767.

第二十三章

内科系统疾病的神经系统并发症

概　　述

内科疾病对神经系统的影响多数与系统性疾病同时出现或在其病程晚期出现,一般不难诊断。常见病因有6类。①中毒性:白喉杆菌及破伤风杆菌的外毒素直接损伤神经系统;肝脏、肾脏、肺部病变分别导致肝性脑病、肾性脑病及肺性脑病等。②血管性:糖尿病的大血管或微血管病变,导致中枢及周围神经受损;白血病可发生脑或蛛网膜下腔出血;真性红细胞增多症易诱发血栓形成、弥漫性点状出血;钩端螺旋体病致远期神经系统损害;流行性出血热引起出血坏死性脑炎和脑水肿。③代谢性:糖尿病引起神经纤维变性;糖尿病酮症酸中毒时出现意识障碍;肾衰竭时引起神经系统的损害,透析时可出现尿素逆转综合征;原发性醛固酮增多症引起发作性肌肉瘫痪;血钙下降引起手足搐搦;维生素 B_{12} 缺乏导致的营养不良性巨幼红细胞性贫血伴亚急性联合变性。④迁入性或浸润压迫性:多发性骨髓瘤、白血病、淋巴瘤、肿大的淋巴结等浸润压迫脑、脊髓及周围神经。⑤病原体直接侵入:梅毒、艾滋病、布鲁菌病、化脓性脑膜炎、病毒性脑炎等病原体直接侵犯中枢神经系统。⑥变态反应:链球菌感染导致的变态反应引起小舞蹈病或过敏性出血性脑炎等,钩端螺旋体病出现的脑血栓形成等。

第一节　神经系统副肿瘤综合征

【理论概要】

神经系统副肿瘤综合征(paraneoplastic neurological syndrome,PNS)是恶性肿瘤对神经系统的远隔效应,不包括肿瘤组织对组织的直接压迫、浸润及治疗肿瘤引起的副作用,其病程及严重程度与肿瘤组织的大小及生长速度也不一定平行。PNS引起的临床症状复杂,既可出现周围神经和肌肉的改变,又可出现中枢神经系统各个部位损伤的症状。PNS为少见病,有约1%的成年恶性肿瘤患者并发PNS。50%~80%出现在肿瘤诊断之前,也可出现在肿瘤诊断之后任何时间,而且可导致严重的神经功能障碍。最常见的肿瘤为小细胞肺癌、血液系统恶性肿瘤和淋巴瘤。

（一）临床表现

1. 副肿瘤性小脑变性(paraneoplastic cerebellar degeneration,PCD)　又称亚急性小脑变性(subacute cerebellar degeneration,SCD),多见于成年人,女性多见。急性或亚急性起病,可在数小时、数日甚至数周达高峰。病程多呈进行性进展,自然缓解罕见。常有典型的小脑受损临床表现,多以步态不稳为首发症状,以躯干和肢体对称性小脑性共济失调为主要表现,可伴有构音障碍和眼震。也可出现大脑与周围神经受损表现,如可见精神症状、认知功能障碍、锥体束征、眼睑下垂、眼肌麻痹、周围性面瘫、肌肉萎缩、腱反射减弱等。本病可出现于肿瘤病程的任何阶段,约半数患者神经系统受累的症状出现在原发肿瘤被诊断之前。

2. 副肿瘤性脑脊髓炎（paraneoplastic encephalomyelitis，PEM）　临床表现与累及部位相关。累及大脑边缘叶时，临床以亚急性、慢性或隐匿起病，表现为短时记忆缺失、痫性发作、幻觉、抑郁、睡眠障碍、行为异常等，多进行性加重到最后发生痴呆；累及脑干时，可表现为眩晕、眼震、复视、凝视麻痹、吞咽困难、构音障碍和共济失调，甚至出现锥体束征；累及脊髓时，主要以损害脊髓前角为主，表现为慢性进行性、对称或不对称性肌无力、肌萎缩，上肢多见。

3. 斜视性阵挛 - 肌阵挛综合征（opsoclonus-myoclonus syndrome，OMS）　伴有眨眼动作的眼球不自主、快速、无节律、无固定方向的高波幅集合性扫视运动，当闭眼或入睡后仍持续存在，当试图做眼球跟踪运动或固定眼球方向时反而加重，上述动作可以单独存在，也可与其他肌阵挛共存，如伴有四肢、躯干、横膈、头部及咽喉的肌阵挛和共济失调。症状可间歇性发作，也可以持续存在。儿童较成人多见。

4. 亚急性坏死性脊髓病（subacute necrotizing myelopathy，SNM）　亚急性脊髓横贯性损伤，多以下肢无力起病，呈传导束性运动、感觉障碍，伴有括约肌功能障碍，受损平面可以在数日内上升，可累及颈段脊髓造成四肢瘫，甚至出现呼吸肌麻痹危及生命。

5. 亚急性运动神经元病（subacute motor neuronopathy，SMN）　亚急性进行性上、下运动神经元受损的症状，以双下肢无力、肌萎缩、肌束震颤、腱反射消失等下运动神经元损害多见，上肢和脑神经受损较少，感觉障碍轻微。上运动神经元损害表现类似肌萎缩侧索硬化。严重者因呼吸衰竭危及生命。

6. 亚急性感觉神经元病（subacute sensory neuronopathy，SSN）　又称副肿瘤性感觉神经元病（paraneoplastic sensory neuronopathy，PSN）。女性多见，呈亚急性起病，常以一侧或双侧不对称的肢体远端疼痛、麻木等感觉异常为主要症状。大多在数日到数周内进展为四肢远端对称性各种感觉减退或消失，以下肢障碍为主，重者可累及四肢近端和躯干，甚至出现面部感觉异常；可伴有自主神经功能障碍，如便秘、干燥综合征、瞳孔对光反射消失及直立性低血压等。最终可能出现严重感觉性共济失调、行走困难和假性手足徐动症。

7. Lambert-Eaton 肌无力综合征（Lambert-Eaton myasthenic syndrome，LEMS）　又称肌无力综合征。中年男性多见，亚急性起病，进行性对称性肢体近端和躯干肌肉无力、病态疲劳，下肢重于上肢，休息后症状不能缓解。LES 与重症肌无力表现不同的是患肌在短时间内（15s 左右）反复收缩无力症状减轻，而持续收缩后肌无力又有加重。一般不累及脑神经支配的肌肉，半数以上患者有胆碱能自主神经功能障碍，如口干、便秘、排尿困难、勃起功能障碍、直立性低血压等；体征包括深反射减弱或消失，常无感觉障碍。可以合并其他 PNS，如 PCD 和脑脊髓炎等。

（二）诊断

当神经系统损害不符合原发性神经病变规律，尤其是影像学检查无法解释临床表现者，经治疗无效时，要想到 PNS 的可能。但在原有癌肿诊断的基础上，除外肿瘤直接侵犯和放、化疗治疗中所导致的神经损伤后，PNS 的诊断并不十分困难，PNS 可以同时侵及神经系统的几个部位，症状有叠加的可能，易与神经系统变性疾病相混淆，某些肿瘤相关抗原有助于鉴别诊断。

诊断一般分为三个步骤：①排除其他病因所导致的神经损伤综合征，如血管病变、感染、结缔组织病、药物副作用、中毒和代谢性疾病等；②寻找隐源的恶性肿瘤；③结合临床特征、实验室结果和临床随访作出 PNS 诊断。

（三）治疗

1. 肿瘤治疗　明确肿瘤后尽快对肿瘤进行治疗，包括外科治疗、放疗、化疗等。

2. 免疫治疗　目前免疫抑制疗法是临床实践中较好的治疗方法，尤其是在尚未检测到肿瘤或者当肿瘤治疗没有改善或稳定时，免疫抑制可以作为一种联合疗法。

一线治疗包括类固醇，血浆置换，静脉注射免疫球蛋白或免疫吸附治疗。二线为免疫抑制剂（硫唑嘌呤、甲氨蝶呤、环孢素 A、他克莫司、吗替麦考酚酯）。一线治疗失败时采用二线免疫治疗。疗效好的相关因素与症状不太严重、不需要重症监护以及及时开始免疫抑制或肿瘤切除有关。大多数肿瘤切除的患者不需要二线治疗。

3. 对症治疗　如癫痫患者的抗癫痫治疗和手术治疗,精神症状、睡眠障碍等的对症处理。应用神经保护等药物治疗。

【临床病例讨论】

患　者:蔡××,女,63岁,主因"四肢渐进无力2个月,加重1周"入院。

现病史:患者于2个月前无明显诱因逐渐出现四肢乏力,就诊于当地医院,行头部MRI:双侧基底节区腔隙性脑梗死。给予对症治疗,无好转。后就诊于上级医院,仍按照腔隙性脑梗死治疗,四肢无力症状逐渐加重,短时间内反复收缩无力症状可减轻,而持续收缩后肌无力症状加重。无晨轻暮重现象。现为求进一步诊治就诊于医院门诊。病程中无饮水呛咳、吞咽困难,无视物双影及眼睑下垂,进食一般,多日未大便。

既往史:9个月前于医院呼吸科检查支气管镜确诊右肺肺癌(小细胞癌),后于当地医院行化疗(最后化疗结束时间为6个月前)。近3个月出现恶心、呕吐。否认高血压,心脏病、糖尿病病史;否认肝炎、结核等传染病病史。

个人史、家族史:无吸烟饮酒史,否认家族遗传病史及类似疾病史。

查　体:T36.4℃,P64次/min,R20次/min,BP139/81mmHg。神志清楚,精神萎靡,语利,双侧瞳孔正大等圆,直径约3.0mm,直间接对光反射灵敏,双眼球向各方向活动自如,双侧额纹及鼻唇沟对称等深,伸舌居中,四肢肌力Ⅲ级,肌张力减低,四肢腱反射未引出,共济运动基本正常,深、浅感觉均正常,无病理反射,无项强。

辅助检查:肺部CT示右肺中叶、双肺下叶少许炎变;右肺上叶钙化灶;胸主动脉及冠状动脉硬化。头颅MRI示双侧额顶叶点状缺血灶、双侧上颌窦、筛窦少许炎症。肌电图示,①神经传导检测(NCS),上、下肢周围神经感觉纤维损害表现;②低频重复电刺激(RNS),双侧眼轮匝肌未见明显异常,高频递增,提示注意肌无力综合征可能。PET-CT示,右肺癌化疗后,①右肺下叶肺门处高代谢结节,考虑肿瘤活性残留;胸4、腰2椎体骨转移癌。②右肺上叶微小结节,代谢不高,注意复查;双肺下叶炎性索条;主动脉及冠状动脉硬化;脂肪肝;筛窦炎。③双侧胸锁关节及右侧肩关节炎。余全身PET-CT显像未见明显异常。血清抗Hu强阳性(+++)。

(一)诊断

1. 定位诊断　患者近2个月无明显诱因出现四肢无力,症状逐渐加重。查体:双眼球向下、右复视,四肢肌力Ⅲ级,肌张力减低,四肢腱反射未引出,无共济失调,深、浅感觉均正常,无病理反射,无项强及克氏征。肌电图:①神经传导检测,上、下肢周围神经感觉纤维损害表现;②重复电刺激,双侧眼轮匝肌未见明显异常,高频递增。综上所述,周围神经和肌肉均受累,无法明确定位。

2. 定性诊断　老年女性,缓慢进展性起病,9个月前诊断右肺肺癌(小细胞癌)并行化疗;四肢渐进无力约2个月,加重1周。结合查体及辅助检查可明确多发性周围神经损伤,肌无力综合征,考虑肺癌影响了神经肌肉离子通道导致副肿瘤综合征可能性大。血清抗Hu强阳性(+++),支持此病。

相关要点:Graus等在2004年提出PNS的新诊断标准与确诊标准

1. 典型神经系统综合征且在其后5年内发生肿瘤,肿瘤神经抗体不是必需的。典型神经综合征包括脑脊髓炎、边缘性脑炎、亚急性小脑变性、斜视-眼阵挛综合征、亚急性感觉神经元病,慢性胃肠道假性肠梗阻、LEMS、皮肌炎等。

2. 非典型神经综合征在对肿瘤行非免疫治疗后明显改善,而不是自发缓解,应使用客观标准来证明临床症状的改善。

> 3. 非典型神经综合征伴特征性肿瘤神经抗体阳性(抗 Hu、抗 Yo、抗 CV2、抗 Ri、抗 Ma2 或抗 amphiphysin),并且在其后 5 年内发生肿瘤。
>
> 4. 神经综合征(典型或非典型)伴特征性肿瘤神经抗体阳性(抗 Hu、抗 Yo、抗 CV2、抗 Ri、抗 Ma2 或抗 amphiphysin),但未发现肿瘤。

3. 鉴别诊断

(1) 重症肌无力:亚急性起病。可累及四肢及脑神经支配肌肉,症状呈波动性,晨轻暮重,病态疲劳,疲劳试验及新斯的明试验阳性。血清钾正常,重复神经电刺激波幅递减,抗乙酰胆碱受体抗体及新斯的明试验可鉴别。本例患者病程两个月,四肢无力症状逐渐加重,短时间内反复收缩无力症状可减轻,而持续收缩后肌无力症状加重。无晨轻暮重现象。低频重复电刺激(RNS):双侧眼轮匝肌未见明显异常,高频递增。血清抗 Hu 强阳性(+++)。结合患者病史,症状体征及辅助检查,除外重症肌无力,考虑 Lambert-Eaton 肌无力综合征。

(2) 慢性炎性肌病:包括慢性多发性肌炎、皮肌炎及包涵体肌炎;可表现为明显的四肢无力。但本病还可有全身反应,如肌肉压痛,血清激酶明显增高,肌电图提示肌源性受损。本例患者未见肌肉压痛,肌电图也未提示肌源性受损,暂排除此病。

(二) 临床诊疗决策

1. 病情评估　该患者采用定期血浆置换方法,清除体内抗体及抗体复合物可缓解症状,同时继续通过化疗治疗原发肿瘤。患者预后差。

2. 辅助检查

(1) 血清和脑脊液抗体检测:神经元表面存在与肿瘤相关的抗原,机体对肿瘤抗原免疫应答所产生的抗体和细胞毒性 T 淋巴细胞就可以与表达这些肿瘤神经抗原的神经元发生反应。而这些抗体的检测对诊断副肿瘤综合征具有很高的特异性(>90%),见表 23-1。本例患者血清抗 Hu 强阳性(+++),提示肌无力综合征可能性大。

表 23-1　副肿瘤综合征常见抗体

抗体	相关的副肿瘤神经综合征	常见的肿瘤
抗 Hu(ANNA-1)	脑脊髓炎,边缘性脑炎,小脑变性,脑干脑炎,多节段脊髓炎,感觉神经病,感觉运动神经病变,自主神经病变	肺癌(85%),主要是小细胞肺癌,神经母细胞瘤,前列腺癌
抗 Yo(PCA-1)	副肿瘤性小脑变性	卵巢癌、乳腺癌
抗 CV2/CRMP5	脑脊髓炎,多发性神经病变,视神经炎,边缘性脑炎,舞蹈病综合征,小脑变性	小细胞肺癌、胸腺癌
抗 Ta/Ma2	边缘性脑炎,脑干脑炎	乳腺癌、小细胞肺癌
抗 Ri(ANNA-2)	眼肌阵挛-肌阵挛综合征,脑干脑炎,小脑变性,脊髓炎,颌肌张力障碍,痉挛	乳腺癌、小细胞肺癌
抗 amphiphysin	僵人综合征,边缘叶脑炎,脑干脑炎,小脑变性,多发性神经病	乳腺癌、小细胞肺癌
抗 recoverin	视网膜病变	小细胞肺癌

(2) 脑脊液检查:可发现细胞数增多,蛋白总量以及 IgG 水平升高。本例患者未行脑脊液检查,可根据检查结果明确诊断。

(3) 影像学检查:筛查肿瘤。中枢神经系统的 PNS 患者的 MRI 可表现为 Flair 加权像对称或不对称的增强信号,T_2 加权像可见高信号或表现不显著。多次常规的胸腹盆腔 CT 和 MRI 检查可发现原发肿瘤。全身的 FDG-PET 检查可以提高原发肿瘤检出的敏感性和准确性。本例患者肺部 CT 显示,右肺中叶、双肺下叶少许炎变;右肺上叶钙化灶 PET-CT:右肺癌化疗后:右肺下叶肺门处高代谢结节,考虑肿瘤活性残留;

胸 4、腰 2 椎体骨转移癌。提示副肿瘤综合征可能性大。

（4）神经电生理检查：可发现相应的周围神经或肌肉病变的证据。本例患者神经传导检测及低频重复电刺激提示周围神经和肌肉均受累，注意肌无力综合征可能。

3. 治疗　血浆置换、免疫抑制剂、免疫调节剂治疗有效。原发肿瘤的治疗也可改善 LEMS 的临床症状。

该患者采用定期血浆置换方法，清除体内抗体及抗体复合物缓解症状，同时继续通过化疗治疗原发肿瘤。

（三）随访

6 个月后患者死亡。

第二节　糖尿病神经系统并发症

【理论概要】

糖尿病神经系统病变可累及神经系统的每个部分，如中枢神经系统的脑和脊髓，周围神经的脑神经和脊神经，以及自主神经等。糖尿病神经系统并发症可达 50% 以上，已成为糖尿病最常见的并发症。

（一）糖尿病合并中枢神经系统并发症

1. 糖尿病性脑血管病　糖尿病性脑血管病的致残率、致死率在糖尿病的慢性并发症中居首位，糖尿病性脑梗死为主，占 85% 以上。

2. 糖尿病性脊髓病　糖尿病性脊髓病较少见，主要包括：

（1）脊髓前动脉综合征：常表现为突发病变水平的相应节段根性疼痛或弛缓性瘫痪，脊髓休克期过后转为痉挛性瘫痪，痛温觉消失而感觉存在，尿便障碍较明显。

（2）糖尿病性假性脊髓痨：脊髓的后根和后索受累，大多伴有末梢神经病变。临床表现为深感觉障碍、感觉性共济失调，闭目难立征阳性，肌张力和腱反射减弱，振动觉和位置觉减弱或消失，当骶段脊髓损害时可出现勃起功能障碍和排尿困难。

3. 糖尿病的常见急性严重并发症　此类并发症可引起神志改变，多发病急骤、需尽早处理。

（1）急性糖尿病酮症酸中毒：临床上以高血糖、高血酮和代谢性酸中毒为主要表现。可出现头痛、呕吐、烦躁、嗜睡等症状，呼吸深快，呼气中有烂苹果味（丙酮气味）；晚期各种反射迟钝甚至消失，终至昏迷。尿糖、尿酮体明显升高可确诊。治疗上应尽快补液，纠正酸中毒，稳定血糖、电解质，去除诱因和预防并发症。

（2）高血糖性高渗性非酮症性综合征：临床上以严重高血糖而无明显酮症酸中毒、血浆渗透压显著升高、脱水和意识障碍为特征。发病急骤，表现为严重的脱水症状，低血压等，甚至烦躁、休克或嗜睡、昏迷、偏瘫、失语、局限性癫痫样抽搐等神经精神症状。应及时检查电解质、血糖、血气分析，如表现为血钠及血糖高、血浆渗透压超过 320mmol/L，应积极补液，纠正水电解质及酸碱失衡，小剂量胰岛素静脉输注控制血糖，去除诱因及对症等治疗，预防心、脑、肾脏等系统进一步损害。

（3）急性低血糖症：空腹和餐后均可发生，糖尿病患者在治疗过程中易发生血糖过低现象，低血糖可导致不适甚至生命危险。低血糖症的诊断标准为血糖 <2.8mmol/L，而接受药物治疗的糖尿病患者只要血糖水平 ≤3.9mmol/L 就属于低血糖范畴。患者可出现饥饿感、出汗、手足震颤等，严重者可出现头痛、头晕、反应迟钝、视物不清，可有幻觉、躁动、易怒、行为怪异等精神异常，抽搐、大小便失禁、嗜睡、昏迷等神经精神症状。如果低血糖持续得不到纠正，常不易逆转甚至死亡。故一旦发现应立即纠正低血糖状态及其病因，必要时行脑细胞保护治疗。应及时检测血糖、调整饮食及用药剂量、保持规律生活，积极预防低血糖的发生。

（二）糖尿病周围神经病（diabetic peripheral neuropathy，DPN）

1. 临床表现（图 23-1）

（1）糖尿病性多发性周围神经病：亦称远端对称性多发性周围神经病，是糖尿病最常见的神经系统并发症。

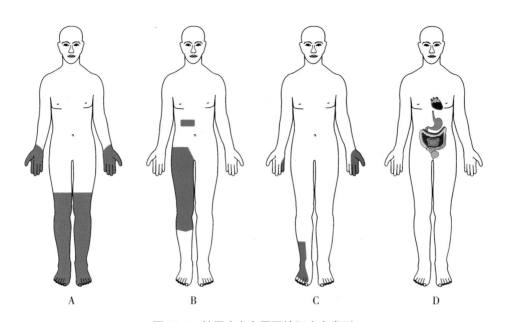

图 23-1 糖尿病患者周围神经病变类型
A. 多发周围神经病;B. 神经根神经丛病;C. 多发(单)神经病;D. 糖尿病自主神经病

1) 多见于中、老年。

2) 隐袭起病,缓慢发展,临床表现对称。

3) 感觉症状:多以肢体远端感觉异常为首发症状,可呈手套、袜套状感觉障碍。活动后可好转,寒冷、夜间安静时加重。主要表现为疼痛、烧灼、麻木、蚁走、针刺感及寒冷感等。

4) 可伴有自主神经症状。易发生直立性低血压和晕厥。皮肤粗糙、菲薄、干燥、皲裂,指 / 趾甲脆弱、不平,严重可溃疡、坏疽,而且容易感染,瞳孔反射异常和汗液分泌障碍。

5) 运动神经受累时,肢体无力的表现不明显。可有腱反射减弱或消失。晚期可出现肌肉营养不良性萎缩。

(2) 糖尿病单神经病或多发单神经病:单个周围神经或脑神经受损,髓鞘的损害较轴索病变严重,以正中神经、尺神经、腓总神经多见,隐袭发病,易受嵌压部位(如腕管、肘管、腓骨小头处)更易受累。也可累及动眼神经、展神经及面神经,多为急性起病。临床表现为受损神经相应区域的感觉、运动障碍,治疗与多发性周围神经病相同。可呈自限性,多于两个月内痊愈。少部分患者经治疗无改善。

(3) 糖尿病自主神经病:以自主神经病变为首发症状,起病隐匿,缓慢进展,表现复杂、差异大。病变早期多仅累及迷走神经,交感神经相继受累,导致心血管、胃肠、泌尿系等功能紊乱。表现有排汗异常、胃肠道症状、性功能减退、排尿困难、直立性低血压以及静息时心动过速等表现。由于小纤维受累,发生心绞痛或心肌梗死时,可无心前区疼痛的表现,发生严重心律失常时猝死的风险增加。

(4) 糖尿病神经根神经丛病:也称糖尿病性肌萎缩或痛性肌萎缩,少见,常见于腰骶神经根神经丛分布区。急性或亚急性起病,表现为受累神经支配区的疼痛和感觉障碍,相继出现肌肉无力和萎缩,以下肢近端为主,可以单侧或双侧受累,诊断时需先除外其他原因的神经根或神经丛病变。

(5) 其他糖尿病相关周围神经病:糖尿病前周围神经病是糖耐量异常或空腹血糖受损相关的周围神经病,临床特点和糖尿病周围神经病相似。糖尿病治疗相关的周围神经病较为少见,通常在采用胰岛素或其他方法过于快速地控制血糖后出现,主要表现为急性远端对称性神经痛,疼痛往往难以控制,部分患者在1~2 年后可自发缓解。

2. 诊断　糖尿病周围神经病的诊断标准基本条件(2013 年《糖尿病周围神经病诊断和治疗共识》):

(1) 定性:明确患有糖尿病。

(2) 定位:存在周围神经病变的临床和 / 或电生理的证据。

(3) 鉴别:排除导致周围神经病变的其他原因。

【临床病例讨论】

患　者：王××，女，50岁，农民，主因"四肢麻木伴感觉减退1年，四肢无力3个月"入院。

现病史：患者于1年前无明显诱因出现四肢麻木感，伴感觉减退，呈手套、袜套状。双下肢起始，症状逐渐明显，夜间更为显著，使患者不能入睡，无言语及肢体活动障碍，无肌肉萎缩。近3个月自觉四肢无力，能正常行走。长期失眠，生活规律性差，来医院门诊行肌电图检查示周围神经源性改变，门诊以"多发性周围神经病"收入院。

既往史：患者2型糖尿病史6年，血糖最高13mmol/L，未用药，平素血糖10mmol/L以上。否认高血压、冠心病史，否认呼吸道及胃肠道感染病史。否认结核、肝炎病史。否认长期服药及毒物接触史。

个人史、家族史：无吸烟饮酒史，兄弟姐妹体健，否认家族遗传病史及类似疾病史。

查　体：血压正常。神清语利，脑神经无麻痹，四肢近端及远端肌力均Ⅳ级，四肢肌张力正常。四肢腱反射减低，双侧Babinski征阴性。四肢末梢型痛觉减退。深感觉、复合感觉及共济运动基本正常。

辅助检查：随机血糖15.0mmol/L。肌电图提示上、下肢周围神经感觉纤维损害表现。

（一）诊断

1. 定位诊断　患者神经系统查体示四肢肌力Ⅳ级，四肢腱反射减低，四肢末梢型痛觉减退。结合肌电图示提示上、下肢周围神经感觉纤维损害表现。综上定位于周围神经。

2. 定性诊断　患者老年女性，既往糖尿病病史多年，血糖较高，未进行干预，缓慢进展性病程，主要表现为四肢肢体麻木伴感觉减退无力。查体可见肌力减低，腱反射减弱，末梢型感觉减退。肌电图提示上、下肢周围神经感觉纤维损害表现。初步诊断糖尿病性多发周围神经病。

3. 鉴别诊断

（1）慢性炎性脱髓鞘性多发性神经根神经病：是慢性免疫介导性周围神经病，进展性或复发性的运动和感觉功能障碍（1个肢体以上）。临床提示周围神经病变已存在2个月以上，四肢腱反射减弱或消失，感觉障碍以大纤维为主。电生理检查必须有脱髓鞘病变的主要特征，神经活检有明确的脱髓鞘和髓鞘重新形成的证据。本例患者肌电图：提示上、下肢周围神经感觉纤维损害表现，结合患者病史，暂排除此病。

（2）亚急性联合变性：是由于维生素B$_{12}$缺乏导致的神经系统变性疾病，多呈缓慢起病，出现脊髓后索、侧索及周围神经受损的症状体征。血清中B$_{12}$缺乏，有恶性贫血者可确定诊断。维生素B$_{12}$治疗有效。本例患者四肢近端及远端肌力减退，四肢肌张力正常。四肢腱反射减低，双侧Babinski征阴性。四肢末梢型痛觉减退。深感觉、复合感觉及共济运动基本正常。患者随机血糖15.0mmol/L，提示糖尿病引起的周围神经病变。

（3）此外，需注意排除其他疾病引起的多发周围神经病：常见有药物、重金属和一些有机化合物中毒如大剂量呋喃类、异烟肼或有机磷农药等，还见于肝肾衰竭、甲状腺功能减退、恶性肿瘤、结缔组织病、感染性疾病、遗传性疾病等，也可见于麻风病、长期酗酒、胃肠功能紊乱者。但临床表现典型时，通常不需要进行各种复杂的检查。本例患者有糖尿病史，无特殊药物、毒物接触史，暂不考虑此病。

（二）临床诊疗决策

1. 病情评估　该患者糖尿病诊断明确，经控制血糖及对症治疗，部分患者可改善症状。血糖控制不佳，病情可缓慢进展。

2. 辅助检查

（1）一般检查：常规进行空腹血糖、葡萄糖负荷后2h血糖和糖化血红蛋白测定。根据患者临床表现针对性化验检查进行鉴别，如血常规、肝肾功能、肿瘤筛查、甲状腺功能、叶酸和维生素B$_{12}$检测等，必要时行毒物筛查、腰椎穿刺脑脊液检查等。本例患者随机血糖15.0mmol/L，且存在糖尿病史，提示糖尿病周围神经病可能性大。

（2）神经电生理检查

1）神经传导测定：神经传导测定在糖尿病周围神经病的诊断中具有重要作用。感觉和运动神经传导测定应至少包括上、下肢各 2 条神经。①感觉神经传导测定:主要表现为感觉神经动作电位波幅降低,下肢远端更为明显,传导速度相对正常。嵌压部位的感觉神经传导速度可有减慢。在以自主神经表现为主者,感觉传导可以正常。感觉神经传导测定有助于发现亚临床病变。②运动神经传导测定:远端运动潜伏期和神经传导速度在疾病早期通常正常,后期可出现复合肌肉动作电位波幅降低,传导速度轻度减慢。在单神经病或腰骶丛病变时,受累神经的复合肌肉动作电位波幅可以明显降低,传导速度也可有轻微减慢。跨嵌压部位传导速度可明显减慢。

2) 针极肌电图检查:能够证实运动神经轴索损害,发现亚临床病变,并协助不同神经病变分布类型的定位。在以自主神经或感觉神经受累为主的周围神经病变,针电极检测的阳性率较低。本例患者肌电图提示上、下肢周围神经感觉纤维损害表现,提示存在糖尿病周围神经病变。

3) F 波和 H 反射:可有潜伏期延长,以下肢神经为著。

4) 皮肤交感反应测定:交感神经通路的异常表现为潜伏期延长,波幅降低或引不出波形。

5) 定量感觉测定:痛觉纤维的评估判断小纤维神经病变,以辅助诊断糖尿病自主神经病。

6) 其他:心率变异度测定可反映副交感神经的功能,是诊断小纤维受累为主周围神经病变的主要方法之一。

(3) 影像学检查:神经根或神经丛病变者需排除脊柱与椎管内病变和盆腔内占位性病变。

(4) 神经或皮肤活体组织检查:有助于小纤维神经病的诊断。病因诊断困难时,根据病情选择以鉴别其他疾病。

(5) 其他自主神经功能的测定:如测定卧位和立位或 Valsalva 试验血压和心率变化;排尿困难者 B 超检测膀胱残余尿和尿动力学测定以鉴别诊断。

3. 治疗　首要的是稳定控制血糖在理想范围内,严格控制饮食。同时应用 B 族维生素、改善循环和神经营养药物,并注意控制血脂。

(1) 病因治疗:积极控制血糖和糖化血红蛋白水平。糖化血红蛋白建议控制在 7% 以内,遵循个体化原则。

(2) 针对发病机制的治疗:抗氧化应激(如 α- 硫辛酸),改善代谢紊乱(如醛糖还原酶抑制剂)以及各种改善微循环的药物等。临床研究显示当 DPN 发生后,目前尚无药物能够逆转周围神经病变的进展。

(3) 神经营养修复药物:临床可选择多种 B 族维生素类(如硫胺素和甲钴胺等)作为针对神经营养修复的辅助治疗药物。

(4) 对症治疗:多种药物可以改善患者神经痛的症状,如阿米替林、加巴喷丁、普瑞巴林、度洛西汀、文拉法辛等。需注意降糖药的使用,防止低血糖的发生。

(三) 随访

患者定期复查血糖、糖化血红蛋白,并对血糖等异常指标进行积极干预。加强健康教育,提高患者自我护理能力。积极控制高血压和高脂血症,改变生活方式,目前随访一年,肢体无力及麻木症状缓解明显。

第三节　系统性红斑狼疮的神经系统表现

【理论概要】

系统性红斑狼疮(systemic lupus erythematosus,SLE)是一种自身免疫性疾病,累及全身各系统,主要侵犯血管、皮肤、肾脏、心脏等脏器。90% 患者为女性,多见于 15~45 岁。临床表现复杂多样,几乎各种自身免疫性疾病的临床表现都有可能发生在 SLE,约半数患者出现不同程度的神经精神症状,称神经精神狼疮(neuropsychiatric SLE,NPSLE)。

(一) 临床表现

神经症状可以出现在 SLE 诊断之前,也可以出现在 SLE 的各个时期,早期有神经系统损害症状者占 25.5%,晚期高达 60%。神经系统症状中以精神症状和癫痫发作最为常见,此外可表现为头痛、脑血管病、狼疮脑病、运动障碍等(表 23-2)。当出现中枢神经系统症状时称为中枢神经系统狼疮,是狼疮危象的主要死亡原因之一。

表 23-2　美国风湿病学会(ACR)所列 19 种常见的神经精神狼疮表现

受累部位	常见表现
中枢神经系统	无菌性脑膜炎、癫痫发作、脑血管病、脱髓鞘综合征、脊髓病变、运动障碍、急性精神错乱、认知障碍、精神障碍、情绪失调、头痛、焦虑
周围神经系统	吉兰 - 巴雷综合征、重症肌无力、多发性神经病变、脑神经病变、单神经病变、神经丛病变、自主神经系统功能紊乱

(二)诊断

SLE 确诊后,如果患者出现其他病因难以解释的神经系统症状、体征或肌肉症状,影像学显示脑实质损害,并排除其他疾病,可以诊断。

(三)治疗

1. 免疫抑制疗法　糖皮质激素是治疗本病的主要药物。一般采用每日 1mg/kg 进行治疗。对一般口服剂量无效者可采取甲泼尼龙冲击治疗。另有免疫抑制剂或二者联合冲击疗法,目前认为既可抑制炎症反应,迅速控制 SLE 活动期的血管炎,又可减少激素用量,缩短用药时间,改善预后。

2. 对症治疗　针对神经系统损伤如癫痫、精神症状等表现给予相应治疗。

第四节　甲状腺疾病神经系统并发症

【理论概要】

甲状腺疾病可以引起神经系统并发症,尤其是伴有其他免疫疾病的患者,更容易出现神经系统损害。常见累及神经系统的甲状腺疾病有甲状腺功能亢进症(简称“甲亢”)、甲状腺功能减退症(简称“甲减”)以及桥本脑病。桥本脑病(hashimoto encephalopathy,HE)是一种与自身免疫性甲状腺疾病相关的脑病,以抗甲状腺抗体增高为特征,而甲状腺功能可正常、亢进或低下,也称为自身免疫性甲状腺炎相关的激素反应性脑病(steroid-responsive encephalopathy associated with autoimmune thyroiditis,SREAT)。

(一)临床表现

1. 甲亢或甲亢危象相关神经系统损害　可出现的中枢神经系统损害和精神异常包括四种。

(1)甲状腺毒性脑病:可有不同程度的意识障碍,大量错觉、幻觉以及明显的精神运动性兴奋,患者可很快进入昏迷状态。

(2)急性甲状腺毒性肌病:较为罕见,表现为发展迅速的肌无力,严重者可在数日内发生软瘫。

(3)慢性甲状腺毒性肌病:很常见,特别是中老年男性,儿童少见。特点为进行性肌萎缩与肌力下降,而甲亢症状不明显。

(4)甲状腺毒性周期性瘫痪:甲亢合并周期性瘫痪的概率为 1.9%~6.1%,男性多见,发作特点与家族性周期性瘫痪相同,即常在夜间或白天安静时突然发生肢体软瘫,主要累及近端肌,很少累及躯干和头颈部。可伴有自主神经功能障碍,如心动过缓或过速、低血压、呕吐、烦渴、多汗、瘫痪及水肿等。血钾降低,但补钾并不能改善肌力。

2. 甲减性脑损害　主要表现为不同程度的神经精神症状。轻者记忆减退、反应迟钝、精神抑郁、淡漠、轻度智能障碍等;重者步态不稳、共济失调、嗜睡、痴呆、精神错乱,甚至出现甲减性昏迷而死亡。

3. 桥本脑病　多急性或亚急性起病,中年女性多见。根据发病类型可分为两类:

(1)以局灶症状为主的卒中样发作型:为本病特异症状之一,病程呈复发 - 缓解形式,临床表现为锥体束症状如偏瘫、四肢瘫,也可出现失语、失用、失读、小脑性共济失调、感觉障碍等。

（2）持续进展型：多以精神症状为主，幻觉以幻听为多，兴奋症状如激越、易怒、不安等，也可出现抑郁、淡漠、意志缺乏、认知功能低下，意识障碍发生率较高，也可有妄想、人格改变、行为异常等。

（二）诊断

1. 甲亢　甲状腺功能改变时，TSH 的波动较 T_3、T_4 显著，因此血 TSH 是反映下丘脑 - 垂体 - 甲状腺轴功能的一线指标。多普勒彩色血流显像示甲状腺血流弥漫性分布，血流量明显增多，血管阻力降低。

2. 甲减　具备甲减的症状和体征，同时必须有 T_3、T_4 或 TSH 的改变。甲减的定位诊断主要根据血 TSH 和 TRH 兴奋试验来确定，垂体性甲减的 TSH、T_3、T_4 同时下降，而下丘脑性甲减的诊断有赖于 TRH 兴奋试验（由于病变在下丘脑，所以基础 TSH 水平低，注射 TRH 后，垂体合成 TSH 的细胞兴奋，血 TSH 水平有所升高。而病变在垂体，注射 TRH 后，血 TSH 水平无变化）。

3. 桥本脑病　抗甲状腺抗体检查对诊断非常重要。抗甲状腺过氧化物酶抗体（抗 TPO 抗体）阳性，可高出正常上限值几倍或几百倍。抗甲状腺球蛋白抗体（抗 TG 抗体）可以阳性也可以阴性。脑脊液实验室检查可见蛋白正常或轻度升高，细胞数轻度增加。脑电图呈全导慢波，多与临床症状密切相关。大部分患者的 CT、MRI 等影像学无特异性改变。SPECT 显示脑部存在低血流信号，主要发生部位在额叶，其次是颞叶、顶叶、枕叶及小脑半球。

（三）治疗

1. 甲亢治疗　包括药物治疗、放射性 ^{131}I 治疗及手术治疗。同时注意休息，补充营养，限制碘的摄入。

2. 甲减治疗　本病经甲状腺素治疗后，大部分临床症状可以很快消失，预后良好。

3. 桥本脑病治疗　目前类固醇激素为首选治疗药物，给药后 1~2d 多数患者开始出现明显效果。症状反复者可重复用药。免疫抑制剂也可应用。极少数患者可自愈。如治疗及时合理，本病预后良好。

【临床病例讨论】

患　者：姜××，男，42 岁，主因"间断心悸、气短、手抖 1 个月，四肢无力 3h"入院。

现病史：患者于 1 个月前无明显诱因间断出现心悸、气短，无心前区疼痛，自觉手抖，双手平举时细颤，未在意。3h 前休息时无明显诱因自觉四肢无力，需家人搀扶行走，无言语障碍及感觉障碍，无头晕、视物双影等，就诊于医院，门诊化验血钾 2.9mmol/L，口服补钾后肌力无明显改善，故以"低钾性周期性瘫痪"收入院。每日进食 800g 左右，睡眠一般，近 2 个月体重下降大于 10kg。

查　体：T37.0℃，BP125/80mmHg，R20 次 /min，P115 次 /min。神清语利。双眼球外凸，双眼球活动自如，双侧瞳孔正大等圆，直接、间接对光反射灵敏。四肢近端肌力Ⅲ级，远端肌力Ⅳ级，四肢肌张力减低。四肢腱反射对称减弱。四肢深浅感觉未见异常。双侧病理征阴性，项强、克氏征阴性。甲状腺Ⅱ度肿大、无触痛，触诊可触及震颤，听诊可闻及血管杂音，双侧颈部未触及肿大淋巴结。

辅助检查：血钾 2.9mmol/L。促甲状腺素（TSH）<0.005mIU/L，T_4 156.7nmol/L，T_3 4.47nmol/L，游离 T_4 61.84pmol/L，游离 T_3 18.48pmol/L。甲状腺受体抗体 33.06IU/L，甲状腺过氧化酶抗体（TPOAb）41IU/ml，抗甲状腺球蛋白抗体 4.7μg/L，甲状腺过氧化物酶抗体 5.1IU/ml。头颅 CT 未见明显梗死灶。颈动脉超声未见异常。甲状腺彩超示甲状腺弥漫性病变，血运丰富，甲状腺右叶实性结节伴钙化，甲状腺左叶多发实性结节。肌电图运动电位时限短，波幅低。心电图示窦性心律，窦性心动过速。

（一）诊断

1. 定位诊断　患者休息时自觉四肢无力，无感觉障碍，无脑神经麻痹症状，定位于肌肉。

2. 定性诊断　中年男性，急性起病，血钾低，考虑周期性瘫痪，结合患者心悸、手抖等甲亢症状，突眼、心动过速等体征，结合甲状腺激素检查结果，甲亢诊断成立，患者瘫痪经补钾后肌力无明显改善，故考虑为甲状腺毒性周期性瘫痪。

3. 鉴别诊断

（1）低钾型周期性瘫痪：为常染色体显性遗传或散发，20~40 岁男性多见，突发四肢弛缓性瘫痪，近端为主,无脑神经支配肌肉损害,无意识障碍和感觉障碍,数小时至一日内达高峰,检查发现血钾降低,心电图低钾性改变,经补钾治疗肌无力迅速缓解等特点可诊断。需排除醛固酮增多症、肾衰竭和代谢性疾病所致低钾而瘫痪的继发性周期性瘫痪。

(2)重症肌无力:亚急性起病,可累及四肢及脑神经支配肌肉,症状呈波动性,晨轻暮重,病态疲劳,疲劳试验及新斯的明试验阳性。血清钾正常,重复神经电刺激波幅递减,抗乙酰胆碱受体抗体阳性可鉴别。

(3)吉兰-巴雷综合征:本病呈四肢弛缓性瘫痪,远端重于近端,可有周围性感觉障碍和脑神经损害,脑脊液化验出现蛋白-细胞分离现象,肌电图提示神经源性损害可鉴别。

(二)临床诊疗决策

1. 病情评估　甲亢引起的神经系统并发症经抗甲状腺激素治疗后,大部分临床症状可以很快消失,预后良好。

2. 辅助检查

(1)实验室检查:甲状腺相关指标检查提示甲状腺功能亢进。

(2)影像学检查:头颅CT及颈动脉超声未见明显异常,可排除脑血管病。甲状腺超声提示甲状腺弥漫性病变,有甲状腺结节,提示甲状腺疾病。肌电图是确定肌病是否存在较敏感和客观的指标,患者运动神经传导速度M波波幅和感觉神经传导速度均正常,运动单位电位时限缩短、波幅降低,呈肌源性损害。窦性心动过速与患者甲状腺功能亢进相关。

3. 治疗　采用低碘饮食、抗甲状腺激素、^{131}I治疗及对症支持治疗。治疗3d后患者心悸、胸闷、气短明显减轻,双手无震颤,四肢肌力逐渐恢复,血钾纠正。

(三)随访

住院5d后症状明显好转出院,嘱其定期复查甲状腺功能、甲状腺彩超,调整药物用量,注意观察病情变化。

(杨　弋)

? 思考题

1. 副肿瘤综合征的定义是什么?
2. 血清和CSF中常见有哪些与副肿瘤神经综合征相关的抗体?
3. 糖尿病神经系统病变主要有哪些类型?
4. 糖尿病性多发性周围神经病的临床表现有哪些?
5. 桥本脑病的定义和可能发病机制是什么?
6. 神经精神狼疮的定义是什么?
7. SLE病情轻重程度如何评估?

参 考 文 献

[1] 贾建平,陈生弟. 神经病学. 7版. 北京:人民卫生出版社,2013.

[2] 吴江,贾建平. 神经病学. 3版. 北京:人民卫生出版社,2015.

[3] 王吉耀. 内科学. 2版. 北京:人民卫生出版社,2005.

[4] 中华医学会神经病学分会肌电图与临床神经电生理学组,中华医学会神经病学分会神经肌肉病学组. 糖尿病周围神经病诊断和治疗共识. 中华神经科杂志,2013,46(11):787-789.

[5] 中华医学会糖尿病学分会. 中国2型糖尿病防治指南(2013年版). 中国糖尿病杂志,2014,22(8):2-42.

第二十四章

神 经 康 复

第一节　康复评定

康复评定是制定康复训练计划、设置训练处方及判断预后的基础和前提,包括运动功能评定、言语功能评定、认知功能评定、神经心理评定、日常生活活动能力评定和生活质量评定等。

一、肌力评定

肌力评定(muscle test)是通过手法或者器械来评定相关肌肉或者肌群收缩力量的大小或水平,判定肌肉或肌群受累程度及神经损伤平面,为制订康复治疗方案提供依据。

（一）徒手肌力评定(manual muscle test,MMT)

目前国际上常采用 Lovett 评定法,按照动作的活动范围及抗重力或抗阻力情况将肌力分为 6 级。0 级:无肌肉收缩;Ⅰ级:仅有轻微肌肉收缩,无关节活动;Ⅱ级:在减重状态下可使相应关节全范围活动;Ⅲ级:抗重力,使相应关节全范围活动,但不能抗阻力;Ⅳ级:能抗重力及部分阻力;Ⅴ级:能抗重力及抗充分阻力。

（二）器械评定(instrument test)

肌力超过 3 级时,需用专门器械作较细致的定量评定。根据肌肉的不同收缩方式可分为等长肌力评定、等张肌力评定及等速肌力评定。等长肌力评定是在标准体位下用测力器评定一个肌肉或肌群的等长收缩肌力;等张肌力评定是指关节克服最大阻力进行全幅度运动时的肌肉收缩;等速肌力评定是用等速运动测力训练仪来进行肌力测试。

二、关节活动度评定

关节活动度又称关节活动范围(range of motion,ROM),是指关节运动时所通过的运动弧或转动的角度。关节活动度评定主要确定关节活动受限的原因和程度,为制订或修改治疗方案提供依据及判断疗效的指导。ROM 的测量包括主动和被动活动度测量,通常先测量主动关节活动度,后测量被动关节活动度。

关节活动度评定方法:临床上最常用的测量工具是通用测角器。关节活动度测量时,应以解剖学体位为 0°体位。在使用角度计测量关节活动度时,必须确定将关节运动的轴心与测角器的中心一致。测角器的两臂与关节运动的固定轴、移动轴分别对准,然后才能开始测量。

三、肌张力评定

肌张力是维持身体各种姿势以及正常运动的基础,根据身体所处的不同状态可表现为多种形式:人在静卧休息时,身体各部肌肉所具有的张力称静止性肌张力。躯体站立时,躯体前后肌肉亦保持一定张力,以维持站立姿势和身体稳定,称为姿势性肌张力。肌肉在运动过程中的张力,称为运动性肌张力,是保证肌肉运动连续、平滑的重要因素。

肌张力的评定有手法评定法和仪器评定法。手法评定法是根据对关节进行被动运动时所感受的阻力来进行分级评定,目前临床广泛采用的是改良 Ashworth 法。改良 Ashworth 评定法分为 0~4 级 6 个级,其中由于肌张力阶段变化的原因在 1 级的基础上又增加了 1⁺ 级,从而更准确地描述肌张力状态。

0 级:肌张力不增加,被动活动患侧肢体在整个范围内均无阻力。

1 级:肌张力稍增加,被动活动患侧肢体到终末端时有轻微的阻力。

1⁺:肌张力稍增加,被动活动患侧肢体在前 1/2ROM 中有轻微的"卡住"感,后 1/2ROM 中有轻微的阻力。

2 级:肌张力轻度增加,被动活动患肢在大部分 ROM 内有阻力,但仍可活动。

3 级:肌张力中度增加,被动活动患肢在整个 ROM 内均有阻力,活动较困难。

4 级:肌张力高度增加,患侧肢体僵硬,阻力很大,被动活动十分困难。

仪器评定法评定肌张力的优点是较为客观,但实用性一般,临床应用较少。常用方法有摆动试验测试、电生理测试、等速肌力测试及多通道肌电图测试等。

四、平衡与协调评定

(一)平衡功能评定

平衡评定是评定身体在坐位、直立位、行走时的姿势,包括了平衡功能的静和动的成分。临床上平衡功能评定方法主要为观察法、量表评定法、定量姿势图法等。观察法应用最广泛的是传统平衡功能三级分法:一级平衡(静态平衡):被测试者在不需要帮助的情况下能维持所要求的体位(坐位或立位);二级平衡(自动动态平衡):被测试者在一定范围内主动移动身体重心后仍维持原来的体位;三级平衡(他动动态平衡):被测试者受到外力干扰而移动身体重心后仍恢复并维持原来的体位。

Fugl-Meyer 平衡量表是 Fugl-Meyer 评定量表的组成部分,主要适用于偏瘫患者的平衡功能评定,临床上使用较为广泛。此评定法对偏瘫患者进行七个项目检查,每个检查项目分 0~2 分三个级别。最高 14 分,最低 0 分,评分越低,平衡障碍越严重。

(二)协调功能评定

着重评定五个方面的运动能力:①交替和交互运动;②协调运动;③精细运动;④固定或维持肢体;⑤维持平衡和姿势。协调功能评定方法分为非平衡协调测验和平衡协调测验。非平衡协调是评定身体不在直立位(站)时静止和运动的成分,包括对粗大和精细运动的检查,如指鼻试验、指 - 指试验、轮替试验、跟膝胫试验等等。平衡协调测验是评定身体在直立位时的姿势、平衡以及静和动的成分。

五、偏瘫运动功能评定

卒中偏瘫(hemiplegia)为上运动神经元损伤,表现为肌张力增高,肌群间协调异常,出现联合反应、共同运动和异常运动模式等,其恢复过程是一种肌张力和运动模式不断演变的质变过程。单纯肌力的改善并不一定伴有相应的功能改善,故其评价不宜采用肌力评价法,而宜用 Brunnstrom 评价法及 Fugl-Meyer 评价法等。

(一)Brunnstrom 六级评定法

Brunnstrom 对大量的偏瘫患者进行了观察,注意到偏瘫的恢复几乎是一个定型的连续过程,提出了著名的恢复六阶段理论即 Brunnstrom 六级评定法,此评定方法简便易行,在一般临床检查中应用最多,但分级略粗(表 24-1)。

(二)Fugl-Meyer 运动功能评定法

瑞典学者 Fugl-Meyer 等根据 Brunnstrom 的观点,将运动功能、平衡能力、关节活动度、痛觉和感觉功能等与偏瘫后身体运动功能关系密切的内容综合为一种定量评定方法,现已广泛应用于临床和科研工作。全部评定包括 5 个方面 50 项,各项最高分为 2 分,上肢 33 项,共 66 分;下肢 17 项,共 34 分;上下肢合计 100 分。Ⅰ级:<50 分,严重运动障碍;Ⅱ级:50~84 分,明显运动障碍;Ⅲ级:85~95 分,中度运动功能障碍;Ⅳ级:96~99 分,轻度运动障碍;Ⅴ级:100 分,运动功能正常。

表 24-1　Brunnstrom 偏瘫运动功能评价标准

分级	上臂	手	下肢
1级	弛缓、无随意运动	弛缓、无随意运动	弛缓、无随意运动
2级	开始出现共同运动或其成分,不一定引起关节运动	无主动手指屈曲	最小限度的随意运动,开始出现共同运动或其成分
3级	痉挛加剧,可随意引起共同运动,并有一定的关节运动	能全指屈曲,钩状抓握,但不能伸展,有时可由反射引起伸展	1. 随意引起共同运动或其成分 2. 坐位和立位时、髋、膝、踝可屈曲
4级	1. 手能置于腰后部 2. 上肢前屈90°(肘伸展) 3. 屈肘90°前臂能旋前、旋后	能侧方抓握及拇指带动松开,手指能半随意的、小范围的伸展	开始脱离共同运动的运动 1. 坐位,足跟触地,踝能背屈 2. 坐位足可向后滑动,使屈膝大于90°
5级	1. 上肢外展90°(肘伸展,前臂旋前) 2. 上肢前平举及上举过头(肘伸展) 3. 肘伸展位,前臂能旋前,旋后痉挛基本消失,协调运动正常或接近正常	1. 用手掌抓握,能握圆柱状及球形物,但不熟练 2. 能随意全指伸开,但范围大小不等	从共同运动到分离运动: 1. 立位,髋伸展位能屈膝 2. 立位,膝伸直,足稍向前踏出,踝能背屈
6级		1. 能进行各种抓握 2. 全范围的伸展 3. 可进行单个指活动,但比健侧稍差	协调运动大致正常 1. 立位髋能外展超过骨盆上提的范围 2. 坐位,髋可交替地内、外旋、并伴有踝内、外翻

六、日常生活活动能力评定

日常生活活动(activities of daily living,ADL)指为了满足日常生活的需要所进行的必要活动,分为基础性日常生活活动(basic activity of daily living,BADL)和工具性日常生活活动(instrumental activity of daily living,IADL)。

(一)基础性日常生活活动

是人维持最基本的生存、生活需要所必需的每日反复进行的活动,包括自理活动和功能性移动。自理活动包括进食、洗漱、洗澡、如厕、穿衣等,功能性移动包括翻身、从床上坐起、转移、行走、驱动轮椅、上下楼梯等。

(二)工具性日常生活活动

是人维持独立生活所必要的一些活动,包括使用电话、购物、做饭、洗衣、理财、使用交通工具以及社区内的休闲活动等。IADL 是在 BADL 基础上实现人的社会属性的活动。

日常生活活动能力评定主要确定患者的日常生活独立活动能力,明确患者的残疾程度,为确立康复目标、制订康复治疗方案、判断康复疗效及预后提供依据,常用的评价量表为巴塞尔指数(Barthel index,BI)评定表,是临床应用最广、研究最多的一种 ADL 评定方法。

七、认知功能评定

脑损伤可导致不同形式和程度的认知功能障碍,包括注意力、记忆力、知觉、执行能力等方面障碍,影响患者其他功能障碍的恢复。

(一)认知功能障碍筛查

目前应用较普遍的是简易精神状态检查量表(minimum mental state examination,MMSE),主要用于神经系统疾病患者的早期认知功能障碍筛查,简便易行。满分为 30 分,总分标准:文盲≥17 分,小学文化程度≥20 分,中学文化程度以上≥24 分。

(二)蒙特利尔认知评估量表(Montreal cognitive assessment,MoCA)

包括注意、执行、记忆、语言、抽象思维等方面,最高分为 30 分,≥26 分属于正常。

（三）成套认知功能评定 -Loewenstein 认知评定（Loewenstein occupational therapy cognitive assessment,LOTCA）

临床应用较广泛，包括定向、知觉、视运动组织和思维运作 4 个方面共 20 项，通过评价后即可了解每个领域的认知情况。

（四）分项评定

1. 注意障碍评定　包括注意保持障碍、注意选择障碍、注意转移障碍、分配注意障碍。常用评定方法如下：

（1）视觉注意测试：视跟踪、形态辨认、删字母等。

（2）听觉注意测试：听认字母、重复数字、词辨认、声辨认等。

（3）其他：数字长度测试、算术测试、数字广度测试及注意分配检查等。

2. 记忆障碍评定　记忆功能是人脑的基本认知功能之一，可分为长时记忆、短时记忆和瞬时记忆三种。记忆障碍常用评定方法如下：

（1）韦氏记忆量表：包括经历、定向、联想学习、触觉记忆等 10 项测验。

（2）临床记忆量表：包括指向记忆、联想学习、图像自由回忆等 5 项。

（3）行为记忆量表：包括记姓名、图片再认、即刻路径记忆等 12 个分项目。

3. 失认症评定　失认症是指对先前已知视觉、听觉、触觉等途径获得的信息辨认能力损害。包括：

（1）视觉失认：指对视觉范围内的空间位置、几何图形等不能辨别其名称和作用，但一经触摸则常能说出。

（2）听觉失认：患者对以前熟悉的声音不能辨别，但听觉功能正常。

（3）触觉失认：患者实体辨识觉丧失，但触觉、温度觉、本体感觉功能正常。

4. 失用症评定

（1）意念运动性失用：指运动记忆的储存受到破坏，导致运动记忆的计划和编排障碍。患者不能执行运动口令，但如果交给患者某一常用工具，则可自动做出使用该工具的动作。

（2）意念性失用：指意念或概念形成障碍。患者对于办一件事的目的和办成一件事需要做什么、怎样做缺乏正确的认识和理解。

八、语言功能评定

语言障碍是指应用口语、文字书面语或手势语等进行交际活动时出现的应用或理解障碍。脑损伤后言语障碍以失语症和构音障碍最为常见。

（一）失语症的评定

包括言语表达、听觉理解、复述、命名、阅读及书写等几方面。常用的失语症检查法有波士顿诊断性失语症检查法、西方失语症成套测验、汉语标准失语症检查等。

（1）波士顿诊断性失语症检查（Boston diagnostic aphasia examination,BDAE）：是目前英语国家普遍应用的标准失语症检查，由 27 个分测验组成。①会话和自发性言语；②听理解；③口语表达；④书面语言理解；⑤书写。该检查突出了对患者在口语表达时言语交流信息量及言语流利程度的检查，制订了失语症严重程度评定标准，可同时对失语症进行定量和定性分析。但检查需要的时间较长。

（2）西方失语症成套测验（western aphasia battery,WAB）：由 BDAE 衍变而来，是较简短的 BDAE 版本，临床应用比较广泛。该检查法除了评定失语症各项语言功能外，还可对运用、视空能力、结构能力、计算能力等大脑非语言功能进行评定。根据测查结果可得出失语商，小于 93.8 诊断为失语症，还可测出操作商和皮质商。前者可了解大脑的阅读、书写、运用、推理等功能，后者可了解大脑认知功能。

（3）汉语标准失语症检查（China rehabilitation research center aphasia examination,CRRCAE）：由中国康复中心语言治疗科按照汉语的语言特点设计编制而成。检查包括听理解、复述、说、出声读、阅读理解等 9 大项，适用于成人失语症。

（二）构音障碍的评定

包括构音器官的测查和构音的测查。常用的方法是构音器官功能检查法，通过对反射、呼吸、口唇运动、下颌状态、软腭运动、喉的运动、舌体运动和言语等 8 项内容的功能分级进行评定。

1. 构音器官的测查　通过构音器官的形态和粗大运动检查来确定构音器官是否存在器官异常和运动障碍。

2. 构音测查　构音评定是以普通话语音为标准音结合构音的类似运动,对患者的各个言语水平及其异常进行评定。评定项目包括一般会话、单词、音节复述、文章水平和构音类似运动等 5 项。

九、吞咽功能评定

吞咽障碍(dysphagia)是指食物从口腔运送到胃的过程中出现的食物摄取、吞咽困难。

（一）吞咽障碍的分期

1. 先行期障碍　先行期包括对食物的认知、食欲、正常的摄食程序、食速及进食动作等。意识障碍或严重高级皮质功能障碍患者,常出现先行期障碍。

2. 准备期障碍　准备期指食物从入口腔到完成咀嚼这一过程。口腔感觉障碍、咀嚼肌与舌肌运动障碍等患者可出现此期障碍。

3. 口腔期障碍　口腔期是指把咀嚼形成的食团送入咽部的过程,舌、腭运动障碍常引起上抬、塑型和推动食团障碍。

4. 咽期障碍　咽期是指食块瞬间发生一连串吞咽反射并由咽部移送食管的阶段。吞咽括约肌无力或环咽肌痉挛均可导致食物推送至食管障碍。

5. 食管期障碍　由于食管括约肌肌力减弱,不能形成正常的蠕动波,造成梗阻或食物、胃内容物反流。

（二）吞咽功能评价

吞咽功能评价可通过临床及器械方法进行评价。临床评价应先于器械评价,能帮助临床医师筛查识别高度风险患者。

1. 临床评价

（1）反复唾液吞咽测试(repetitive saliva swallowing test,RSST):检查者将手指放在患者喉结及舌骨处,观察患者吞咽的次数和喉结上下移动活动度。

（2）洼田饮水试验:是较经典的临床评价方法,由日本洼田俊夫 1982 年提出。让患者喝下 30ml 温开水,观察饮水所需时间、喝水时有无呛咳及饮水状况等。Ⅰ级:可一次喝完,无呛咳;Ⅱ级:分两次以上喝完,无呛咳;Ⅲ级:能一次喝完,但有呛咳;Ⅳ:分两次以上喝完,且有呛咳;Ⅴ级:频繁呛咳,难以全部喝完。评定为吞咽功能正常:Ⅰ级,5s 之内;吞咽功能可疑:Ⅰ级,5s 以上或Ⅱ级;吞咽功能异常:Ⅲ~Ⅴ级。

2. 器械评价　临床应用较广泛的是视频 X 线透视吞咽造影检查,此项检查是在透视下观察吞咽不同体积和黏稠度的食团时吞咽相关结构的运动情况以及吞咽后食物残留、误吸情况,是目前国际上公认的吞咽功能评价金标准。

十、心理功能评定

心理功能评定是指运用心理学的理论和方法,对脑损伤造成身体功能障碍患者的心理状况(即认知功能、情绪、行为和人格等方面)进行量化、描述和诊断的过程。

（一）观察法

在自然条件下,对患者表现出来的心理现象的外部活动进行系统、有计划地观察,以了解患者的心理状况、情绪和行为等现状和问题。

（二）访谈法

心理医生或医护人员运用词语或非词语语言与患者进行的有目的的沟通和交流,以了解患者心理状况的评定方法。

（三）心理测验法

是运用一套预先经过标准化的问题(量表)来测量患者某些心理品质的方法,包括心理测验和评定量表,是心理评定主要标准化手段之一。

1. 韦氏智力测验　包括知识、领悟、算术等6个分测验组成的言语量表及数字-符号、填图等5个分测验组成的操作量表。智商等级划分为:IQ>130属于极超常,IQ为120~129为超常,IQ为100~119为高于平常,IQ为90~109为平常,IQ为80~89为低于平常,IQ为70~79为边界,IQ<69属于智力缺损。

2. 韦氏记忆测验　是应用较广的成套记忆测验,也是神经心理测验之一。共有10项分测验:A~C测长时记忆,D~I测短时记忆,J测瞬时记忆。记忆商数(MQ)在85分以上者为正常,以下者为异常。

3. 艾森克人格测验　由N量表(调查神经质)、E量表(内向、外向)、P量表(调查精神质)、L量表(掩饰量表)组成。

4. 简易精神状态检查(MMSE)　见第七章第二节。

5. 抑郁评定

(1) 抑郁自评量表(self-rating depression scale,SDS):含有20个项目,根据总粗分计算出抑郁系数。

抑郁评定标准:0.50分以下者为无抑郁;0.50~0.59分为轻微至轻度抑郁;0.60~0.69分为中度抑郁;0.70分以上为重度抑郁。

(2) 汉密尔顿抑郁量表:反映抑郁躯体化、日夜变化、认知障碍、迟缓、睡眠障碍、绝望感。

评分标准:0分表示无症状,1~4分表示症状从轻到重。

6. 焦虑评定

(1) 焦虑自评量表(self-rating anxiety scale,SAS):用于评定患者的主观感受。

评定标准:小于30分为无明显焦虑,30~44分为轻度焦虑,45~59分为中度焦虑,60~74分为重度焦虑,75分及以上为极重度焦虑。

(2) 汉密尔顿焦虑量表:反映精神性焦虑和躯体性焦虑。

评分标准:1分为症状轻微;2分表示有肯定的症状,但不影响生活与活动;3分表示症状重,需处理,或已影响生活和活动;4分表示症状极重,严重影响其生活。最高总分为56分,根据总分对患者的焦虑状态进行分级。

第二节　康 复 治 疗

康复治疗是建立在神经功能评定的基础上,主要包括运动疗法、作业疗法、物理疗法、言语疗法、心理疗法、认知障碍康复训练等。

一、运动疗法

临床上运动疗法较丰富,包括传统运动疗法、神经生理学疗法及现代技术等。

(一) 传统运动疗法

包括如下训练内容:

1. 维持与改善关节活动度训练　保持肢体良好的体位、适当的关节被动运动、体位转换翻身训练、缓解肌痉挛。

2. 增强肌力与耐力训练　急性期即可开始进行肌力训练,一般3级以下肌力时可采用辅助主动运动、神经肌肉电刺激、运动再学习、运动想象等训练,3级以上肌力可进行主动运动、渐进性抗阻力运动、等长运动等。

3. 移乘训练　是指患者在轮椅与床之间的身体转换动作。

4. 平衡功能训练　顺序为坐位平衡-爬行位平衡-双膝跪位平衡-立位平衡,身体重心由低到高,从静态平衡过渡到动态平衡。

5. 步行能力训练　包括站立位伸髋训练,膝关节屈伸控制训练,踏步、迈步及行走训练,减重步行训练,躯干及骨盆协调性训练。

（二）神经生理学疗法

又称神经发育疗法或易化技术，是依据神经正常生理及发育过程，运用诱导或抑制的方法，使患者逐步学会以正常的运动来完成日常生活动作，包括以下疗法：

1. Rood 方法　利用各种感觉刺激来诱发肌梭运动反射，以促进或抑制肌肉的收缩活动。

2. Bobath 法　利用正常的姿势反射及平衡反射，通过抑制运动的异常反应，促进正常运动模式而达到康复目的。

3. Brunstrom 技术　应用联合反应和紧张性反射，来促进正常运动的恢复和促进姿势稳定。

4. 本体感觉神经肌肉促进疗法（proprioceptive neuromuscular facilitation，PNF）　通过对本体感受器进行刺激，从而促进神经和肌肉反应能力。

（三）现代技术

包括运动再学习法、强制性运动疗法、减重平板车步行训练、运动想象疗法等。

二、作业疗法

作业疗法（occupational therapy，OT）是应用有目的性的、经过选择的作业活动，对患者进行评价、治疗和训练的过程，包括功能性作业疗法、日常生活活动训练、就业前训练及社会活动指导等。

（一）功能性作业疗法

1. 增强肌力的作业活动　如拉锯、手指功能训练器、捏橡皮泥、股四头肌训练椅等。

2. 改善关节活动度的作业活动　木工的刨削、拉锯、砂磨板、绘画等。

3. 改善协调性的作业活动　磨砂板、拉锯、编织、拧铁丝等。

4. 改善手指精细功能的作业治疗　下棋、拼图、手平衡协调训练器等。

5. 增强平衡功能的作业活动　插板、套圈活动、滚球、推独轮车等。

6. 增强耐力的作业活动　活动平板、平行杠、助行器、训练用阶梯等。

7. 感知觉和认知功能障碍的作业治疗　包括失用失认训练以及注意障碍、记忆障碍、思维障碍等训练。

（二）日常生活活动训练

1. 床上训练与转移训练　对于卧床的患者，先从床上移动训练开始，如床上翻身、左右移动、床上起坐、坐位平衡、上下床运动、室内室外运动、借助助行器行走及轮椅使用乘坐等。

2. 个人 ADL 训练

（1）穿脱衣服训练：训练患者穿脱衣服、鞋袜等。穿衣服时患肢先穿，脱衣服时患肢后脱，最好将衣服改制成便于穿脱的式样。

（2）进食用餐训练：包括吞咽进食动作训练、各种餐具的使用，以及如何对普通餐具加以改进或借助自助具以适合患者需要。

（3）个人卫生训练：包括洗脸、刷牙、洗澡以及梳头、修剪指甲、如厕等，这些动作过程包含了床椅转移、床下移动训练等。

3. 家务劳动指导与训练　包括洗菜、烹调、洗衣、管理家庭经济、养育儿女等。

（三）就业前训练及社会活动指导

有一定难度的社会活动指导及就业前技能训练，包括文艺娱乐活动、机械装配作业、手工作业等，结合患者的特长与职业给予指导性训练。

三、认知康复

根据患者认知障碍，如注意障碍、记忆障碍、思维障碍、执行功能障碍及知觉障碍等，在认知评定的基础上制定针对性、专业性、连续性的训练方法。

（一）注意力训练

1. 基本技能训练　包括反应时训练，注意的稳定性、选择性、转移性以及分配性训练。

2. 内辅助训练　调动患者自身因素,学会自己控制注意障碍的一些方法。

3. 适应性调整　包括作业调整和环境调整。

（二）记忆训练

1. 内辅助训练　通过调动自身因素,以损害较轻或正常的功能代替损伤的功能,从而达到改善或补偿记忆障碍的目的。包括复述、语义细加工、首词记忆术等。

2. 外辅助训练　借助于他人或他物来帮助记忆缺陷者的方法。外部辅助工具可分为储存类工具,如笔记本、计算机等;提示类工具如定时器、闹钟、日历、标志性张贴等。

3. 环境调整　为了减轻记忆的负荷,包括环境尽量简化,用醒目的标志提醒患者等。

（三）计算机辅助认知训练

计算机辅助认知训练是目前认知康复的主流及发展趋势。训练方案建立在正确的诊断及评定基础上,包括视空间与执行功能训练、注意力记忆力训练、定向力训练等,根据患者认知障碍的严重程度和类别,采用计算机灵活组合训练。

（四）思维训练

让患者做一些简单的分析、判断、推理、计算训练,合理安排脑力活动的时间,训练患者的思维活动。

（五）知觉障碍训练

1. 躯体构图障碍　训练识别自体和客体的身体各部位,身体的左右概念等。

2. 单侧忽略　通过视觉扫描训练、感觉觉醒训练等方法进行训练。

3. 空间关系综合征　基本技能训练与功能训练相结合的方法训练。

4. 失认症　物品失认患者可进行与物品相关的各种匹配强化训练,如图形 - 汉字匹配、图形的相似匹配、图形指认等。

5. 失用症　对于意念性失用的患者,可采用故事图片排序,根据患者的进步可逐渐增加故事情节的复杂性。

四、言语康复

脑损伤后言语障碍康复主要包括失语症康复和构音障碍康复。

（一）失语症康复

1. Schuell 刺激疗法　是应用最广泛的方法之一,对损害的语言信号系统应用强的、控制下的听觉刺激为基础,最大限度地促进失语症患者的语言重建和恢复。选择常用的词和短句反复刺激,并在听觉刺激的同时结合视、触、嗅及味觉等多途径刺激强化语言的形成。

2. 促进实用交流能力的训练　以日常交流活动的内容为训练课题,选用训练材料接近现实生活,运用各种手段和综合交流能力。常用的训练方法包括交流效果促进法、代偿手段（如手势语、画图、交流板）的训练和运用。

3. 计算机辅助失语康复　近年来计算机辅助治疗仪及语言训练软件逐渐应用到失语症治疗中,将图片、动画、语言、文字等结合起来,有效改善患者的语言功能,对提高失语症患者交流能力、找词能力以及句法加工能力效果较好。

4. 其他　经颅重复频率磁刺激及经颅直流电刺激等皮质刺激技术通过提高或抑制皮质兴奋性达到治疗失语症目的,此外强制性训练及音乐疗法对治疗失语症也有一定作用。

（二）构音康复

主要针对构音器官训练及构音训练,包括唇舌运动训练、发音训练、减慢语速训练和变音训练等。

1. 构音器官训练

（1）呼吸训练:为首要的训练项目,可采用吹蜡烛、吹吸管、吹气球等提高呼气的压力和延长呼气时间。

（2）口唇运动功能训练:训练患者唇的张开、闭合、示齿、鼓腮等运动,另外可用冰块刺激面部促进其运动。

（3）舌的运动功能训练：训练舌前伸、后缩、上抬，向两侧及环形运动，可用压舌板抵抗舌的各向运动，进行抗阻力运动。

（4）软腭运动功能训练：可用冰块迅速擦软腭或细毛刷直接刺激软腭增加肌张力。用吹蜡烛、吹纸张等方法引导气流从口腔通过，改善软腭功能。

（5）下颌运动功能训练：用手拍打下颌中央部位和颞颌关节附近的皮肤，以促进口的闭合，也可用手法帮助下颌的运动。

2. 构音训练

（1）发音训练：先从元音开始，然后训练辅音、辅音与元音结合、音节训练，最后过渡到单词、句子训练。

（2）持续发音训练：训练患者深吸气后，一口气尽可能长的发元音。

（3）语速度控制训练：应用节拍器控制患者言语速度，随着节拍发音可提高患者发音的清晰度及可理解度。

（4）辨音训练：通过录音或描述的方法，训练患者对音的分辨能力。

（5）音量音调训练：增强音量主要训练患者强有力的呼气和延长呼气；音调训练可练习元音四声调，音阶练习等。

五、吞咽康复

吞咽障碍训练包括舌、唇等口颜面功能训练、摄食训练、神经肌肉电刺激及导管球囊扩张术等。

（一）口颜面功能训练

1. 感觉刺激　用手指、棉签等在面颊部内面、唇周等进行按摩、拍打等提高感受器触觉敏感度。用棉签蘸少许冰水，轻刺激舌根及咽后壁，然后嘱患者做空吞咽。用不同味道刺激舌部味觉，增强味觉敏感性。

2. 口颜面功能训练　唇、舌、软腭及下颌的康复训练见构音障碍康复。

（二）摄食训练

1. 吞咽姿势调整

（1）身体姿势调整：常用的体位为颈部前倾半坐卧位和侧位半坐卧位。如病情许可，应尽量坐位进食。侧位半坐卧位主要针对偏瘫患者，最好是采用健侧侧卧的侧位半坐卧位。

（2）头部姿势调整：①点头样吞咽，颈部尽量前屈，同时做空吞咽动作，适用于食物滞留咽后壁难以下咽者。②仰头吞咽，依靠重力将食物带到食管，加速食物经口腔至咽部的时间。适用于口颜面功能差，口唇闭合差，但咽反射较好的患者。③转头吞咽，吞咽同时头转向患侧可以避免食物经患侧滑下。

2. 选择食物　根据吞咽障碍的程度，先选择容易吞咽有较好色香味及温度的食物，食物的性状依次为糊状、软烂饭、一般质地食物。流汁应从浓稠汁逐步过渡到稀流汁，液体和固体食物不能混合同时进食。

适于吞咽的每次摄食入口量，正常约为 20ml。进行摄食训练时，一般先从少量开始，然后酌情增加。

3. 进食辅助技术　增加患者口、舌、咽等结构运动范围及运动力度，增强对感觉和运动协调性自主控制的徒手操作训练方法。

（1）门德尔松手法（Mendelsohn maneuver）：操作时患者先进食两小口食物，咀嚼后吞咽，在咽下同时，治疗师以拇示指托住环甲软骨，提升咽喉部，直至食物吞下。

（2）声门上吞咽动作：用于增强肌力和气道保护，患者先吸一口气并维持，然后进食一口食物，咀嚼后吞咽，并咳嗽两下，接着空吞咽一次。

（三）神经肌肉电刺激

可增强肌力，提高吞咽速度和喉提升，刺激过程中进行摄食 - 吞咽训练，指导患者尽可能的强力、快速吞咽,配合传统吞咽障碍功能训练。

（四）导管球囊扩张术

20世纪80年代中期发展起来,操作简单、损伤小,对卒中、放射性脑病等脑损伤所致环咽肌痉挛、消化性狭窄、贲门失弛缓症等治疗效果肯定。

六、心理治疗

心理治疗是对有心理功能障碍的康复对象,运用各种心理学技术与方法使之得到不同程度的补偿、减轻,或者消除症状、改善情绪和调整心理状态。

（一）主要技术

1. 认知治疗法　帮助患者改变对人、对己、对事物的错误思想观念,从而改善个人与生活环境的关系。

2. 行为疗法　帮助患者改变生活习惯,以获得良好的适应。

3. 人本治疗法　帮助患者排除潜力发展的障碍,达到自我实现的境界。其中,与康复治疗最为密切的是马斯洛的需要层次理论。

4. 精神分析治疗法　帮助患者从领悟中解决心理上的问题。

5. 心理疏导治疗法　运用多种心理治疗和相关学科的理论和技术,疏通心理障碍,引导心理转化。

6. 支持性心理疗法　通过倾听、解释、指导、保证的治疗程序,对处于震惊、否定和抑郁阶段的患者施以心理支持。

7. 理性情绪疗法　适用于处于否定、抑郁、反对独立阶段的患者。治疗过程分为心理诊断阶段、领悟阶段、修通阶段和再教育阶段。

（二）心理治疗原则

1. 急性期或新发残疾期

（1）要认识到只要使用合理的医疗技术和措施,患者的情况是能够改善的,急性期患者较容易接受暗示。

（2）行为治疗的基本原则是重建新的替代行为,目的是帮助病残者重建新的病房环境中的生活,从而提高患者的适应能力和技巧。

2. 恢复期或残疾认同期　对于退缩或攻击性行为的心理治疗,重点应该放在减少康复治疗中不易为患者接受的方面,减少逃避行为所造成的直接后果。在这个过程中,关键是应首先建立良好的医患关系。在康复治疗阶段,应强调有效行为,用积极双向临时性强化代替自然强化,减少康复治疗中患者的负性情绪,提高其积极性。

第三节　常见神经系统疾病临床康复

一、卒中康复

卒中康复主张早期康复介入,康复评定贯穿于康复治疗过程中,遵循全面、循序渐进的康复治疗原则并强调患者主动参与。近期目标为通过以运动疗法为主的综合措施,减少并发症及后遗症,促进功能恢复。远期目标为通过促进功能恢复和使用补偿措施,充分发挥残余功能减轻残障程度,以达到生活自理,回归家庭和社会。

（一）康复评定

1. 功能评定:包括肌力、肌张力、关节活动度、平衡协调能力、吞咽功能、言语构音功能、步行能力、认知评定及心理评定等。

2. ADL评定。

（二）康复治疗

1. 急性期康复　在神经内科常规治疗基础上,病情稳定 48h 后尽早康复治疗。

（1）体位摆放:正确的体位摆放即良肢位摆放,是防止或对抗痉挛模式出现,保护肩关节以及早期诱发分离运动的一种治疗性体位。仰卧位时,不要有过伸、过屈和侧屈。患肩垫起,防止肩后缩,肘腕伸展,肩关节稍外展,手掌掌面向上。患髋垫起防止后缩,患腿股外侧垫枕头防止患腿外旋;取健侧卧位时,头用枕头支撑,上肢置于前面的枕头上,患侧肩胛带充分前伸,肩屈曲,肘和腕伸展,患侧髋、膝屈曲置于枕头上;患侧侧卧位时,患侧肩胛带充分前伸,肩屈曲,肘和腕伸展,健侧上肢置于体上或稍后方,健腿屈曲置于前面的枕头上;患侧卧位是最有治疗意义的体位,可增加患侧感觉输入,牵拉偏瘫侧肢体,防止痉挛。仰卧位的异常反射活动最强,不宜经常采用。

（2）关节的被动活动:可以预防关节活动受限及挛缩,促进肢体血液循环和增加感觉输入。一般从肢体近端到远端,多做抗痉挛模式的运动,如肩外展及外旋、肘伸展、前臂旋后、腕背伸以及伸髋、屈膝、踝背屈等。

（3）上肢自我主动辅助训练:应用 Bobath 握手(双手手指交叉握紧,患手拇指在上)进行肩部、肩关节活动性练习。

2. 恢复期康复　以具体功能任务为方向,针对性地改善肢体运动功能障碍。重点为肢体抗痉挛治疗、纠正异常姿势、动态平衡训练、步行训练、作业训练,提高患者的日常生活活动能力。

（1）Brunnstrom Ⅰ~Ⅱ期:发病后 1~3 周内软瘫期。

1）床上训练:翻身训练:向健侧翻身时,双手十指交叉,双髋、膝关节屈曲,将交叉的双手先偏向患侧,再向健侧摆动,躯体借助惯性翻向健侧;向患侧翻身时,举起交叉的双手向患侧摆动,躯体借助惯性翻向患侧。腰背肌腹肌等躯干核心肌群训练、呼吸肌训练、伸髋训练(桥式运动:逐渐从双桥运动、单桥运动过渡到动态桥式运动)。

2）床边坐起及坐位平衡训练:健侧下肢插入患侧小腿下面,带动患侧下肢向健侧翻身,然后用肘支持上身,健侧下肢将患侧下肢勾到床边,用健侧上肢支撑坐起。坐位平衡主要训练患者的躯干控制能力,要求达到三级平衡。从坐到站起训练,掌握重心转移,患腿负重。

3）下肢控制能力训练:训练屈髋、屈膝或伸髋屈膝、踝背屈、下肢内收外展等。

（2）Brunnstrom Ⅲ~Ⅳ期:主要表现为痉挛和异常运动模式的出现,即痉挛期。

1）抗痉挛治疗:可采用牵拉患侧躯干、旋转躯干等抑制躯干肌痉挛;肩胛骨和肩关节的前伸运动、上肢外旋位上提等抑制上肢屈肌痉挛;双手抱膝运动、伸髋伸膝分离运动、刺激踝背屈与外翻等抑制下肢伸肌痉挛,必要时可采用抗痉挛药物等。

2）站立负重训练及平衡训练:可进行起立床训练,坐位提腿踏步,站立位双下肢重心转移,上下台阶及患腿向前向后迈步等训练。

3）步行训练:包括步行前准备活动,在扶持立位下患腿前后摆动、踏步、屈膝、伸髋训练,扶持步行或平衡杠内行走、徒手行走。改善步态训练,上下台阶训练等。

4）上肢及手功能训练:上肢及手功能尤其精细动作恢复较慢,需进行强化训练。包括肩关节和肩胛带的活动;仰卧位及坐位上肢、肘关节活动;腕关节屈伸;掌指、指间关节及对掌、对指等活动;手的灵活性、协调性和精确动作训练。

（3）其他功能障碍康复:其他如吞咽功能障碍、言语功能障碍及认知功能障碍等见相关章节。

（4）并发症的康复

1）关节半脱位:采用抗痉挛模式让患侧上肢负重和对上肢关节进行推压的方法刺激和激活肩关节周围的稳定肌。在不损伤肩关节及其周围结构的情况下,保持充分的无痛 ROM。

2）肩-手综合征:尽量避免患手静脉输液;患侧腕关节保持背屈,以改善静脉回流;鼓励患者在不引起疼痛加重和肿胀加剧情况下,作主动和被动活动。

3. 恢复后期康复治疗　此期主要是维持性训练、辅助器具的运用及环境的改造等补偿患肢功能,同时应注意职业、社会及心理康复。

【临床病例讨论】

患　者：张××，男，65岁，退休干部。主因"右侧肢体无力伴言语不清2周"入院。

现病史：1月前晨起时突然出现右侧肢体麻木无力，伴言语不清、表述困难，无头晕、复视及饮水呛咳。急至医院行头颅CT未见异常，转入神经内科第二天复查MRI示：左侧额顶叶脑梗死、双侧脑室旁白质疏松、双侧基底节腔隙性梗死。入院诊断急性脑梗死，予神经内科对症治疗后病情平稳，目前仍有言语不清，右上肢抬举受限，不能站立，为进一步康复治疗转入康复科。

既往史：高血压病史20余年，糖尿病史3年。

入院查体：神志清楚，言语含糊，复杂句理解差，自发言语少。计算力、近期记忆力、定位定向力及注意力减退。右侧鼻唇沟浅，口角左偏。右肩关节活动受限、肩前区压痛。右侧肢体痛觉减退，腱反射活跃。右侧肢体肌张力略高，右上肢近端肌力Ⅲ级，远端Ⅰ级，右下肢肌力Ⅲ级，右侧病理征阳性。

（一）诊断

1. 定位诊断　患者右侧鼻唇沟浅，口角左偏，定位于左侧皮质脑干束；右侧偏瘫，右侧Babinski征阳性，定位于左侧皮质脊髓束；右侧肢体痛觉减退，定位于左侧脊髓丘脑束；结合头颅MRI，综合定位于左侧额顶及基底节区。

2. 定性诊断　患者老年男性，既往有高血压、糖尿病史，急性起病，右侧肢体无力伴言语不清，查体可见局灶性神经系统功能损害体征，结合头颅MRI诊断为脑梗死，大动脉粥样硬化所致可能性大。

（二）临床诊疗决策

1. 病情评估

患者入院后行功能评定。①运动功能评定：Brunnstrom偏瘫功能评定右上肢Ⅲ级，手Ⅱ级，右下肢Ⅲ级；Fugl-Meyer运动功能评分56分；右侧肢体改良Ashworth肌张力评定Ⅰ级；右侧肩关节半脱位1横指；②认知功能评定：MoCA认知评估18分，伴左右失认；③言语功能评定：西方WAB失语测试失语商45.6分，流畅度4分，听理解8.2分，复述7.6分，命名3分；④ADL能力评定：改良Barthel指数50分。

患者存在如下功能障碍：①右侧偏瘫；②认知障碍；③失语；④右侧肩手综合征；⑤ADL中度依赖；⑥社会参与能力受限。

根据病情及功能评定制定患者近期康复治疗目标：①改善运动功能；②改善认知知觉功能；③改善语言功能；④改善肩手综合征，缓解疼痛。远期康复治疗目标为提高ADL能力以及提高生活质量及社会参与能力。

2. 治疗　患者康复治疗方案为：①诱发肢体主动运动，抑制异常运动模式，促进分离运动，改善运动控制能力和精细、速度性运动；②躯干核心肌力训练、训练坐站、转移、提高站立平衡及稳定性、步态训练；③认知康复：注意力训练、记忆力训练、计算思维训练、知觉训练；④ADL训练，采用适当的作业活动及日常生活动作，改善肢体功能及日常生活活动能力；⑤言语康复，口语理解训练、口语表达训练、实用交流能力训练等；⑥治疗预防并发症，超短波、中频、手法等治疗肩手综合征，改善疼痛。

二、脊髓病变康复

由于损伤和/或疾病等因素引起的脊髓结构及其功能的损害，以致损伤平面以下运动、感觉、自主神经功能出现异常改变统称为脊髓损伤疾病，常见的病因有外伤、炎症、变性、肿瘤、血管病变等。

（一）康复评定

1. 损伤平面　神经损伤平面是指脊髓损伤后在身体两侧有正常的感觉和运动功能的最低脊髓节段。运动神经平面中关键肌是指确定神经平面的标志性肌肉，感觉神经平面中关键点指标志感觉神经平面的皮肤标志性部位。

2. 脊髓损伤程度评定　常用美国脊髓损伤学会（ASIA）的神经病损分级法：A——完全性损伤，骶部无任何感觉或运动；B——不完全性损伤，神经平面以下包括骶部($S_4 \sim S_5$)有感觉无运动；C——不完全性损伤，神经平面以下有运动功能，且大部分关键肌肌力小于Ⅲ级；D——不完全性损伤，神经平面以下有运动功能，且大部分关键肌肌力大于等于Ⅲ级；E——正常，所有感觉、运动都正常。

（二）康复治疗

1. 急性期　防止卧床并发症，对残存肌力或受损平面以上的肢体进行肌力和耐力训练。

（1）正确体位：患者卧床时应使肢体保持于功能位，以防止肌腱及关节挛缩，定时变换体位。

（2）呼吸及排痰训练：训练患者腹式呼吸及呼吸肌训练，加强咳嗽、咳痰能力，通过震动、叩击、辅助咳嗽技术和体位排痰等方法促进排痰。

（3）关节被动活动：对瘫痪肢体进行关节被动运动，尽可能在各轴向生理活动范围内进行，以防止关节挛缩和畸形。

（4）床上运动训练：主要进行躯干和四肢的灵活性训练、力量训练和功能性动作的训练。①翻身训练，改善床上活动度，包括从仰卧到俯卧、从俯卧到仰卧的翻身训练；②牵伸训练，主要牵伸腘绳肌、内收肌和跟腱，缓解肌痉挛、防止肌肉挛缩；③躯干核心肌群训练，包括腰背肌、腹肌等核心肌力训练；④床上移动，包括侧方支撑移动、前方支撑移动和瘫痪肢体的移动等。

（5）起立床训练：可利用电动起立床进行起立床训练，从倾斜20°开始，角度渐增，训练时注意防止发生直立性低血压。

2. 恢复期　进一步改善和加强患者残存功能，训练各种转移能力、姿势控制及平衡能力，增强独立生活活动能力。

（1）肌力训练：可根据患者残存肌力的情况采用辅助运动、主动运动和抗阻运动。脊髓损伤患者为了应用轮椅、拐杖或助行器，在卧位、坐位时均要做好肩和肩胛带肌肉的肌力训练，尤其是上肢支撑力、肱三头肌和肱二头肌的训练和握力训练。使用低靠背轮椅者还要加强腰背肌训练；为了步态训练，应进行腹肌、髂腰肌、股四头肌、内收肌训练。手功能训练：手功能的训练对于四肢瘫的患者意义尤为重要。应注意运用指屈肌缩短来发展功能性的肌腱固定术抓握，要训练患者学会借助于自助具来完成任务。

（2）坐位训练：进行坐位训练前患者的躯干需要有一定的肌力和控制能力。坐位训练包括坐位静态平衡训练和躯干向前、后、左、右侧旋转时的动态平衡训练。

（3）轮椅训练：良好的上肢力量和耐力是使用轮椅的良好前提。根据患者情况制订轮椅处方，选择合适的轮椅，从坐姿和平衡训练开始，然后进行操纵练习、转移练习、轮椅上活动的练习。

（4）转移训练：包括床与轮椅之间的转移、轮椅与坐便器之间的转移、轮椅与汽车之间的转移以及轮椅与地之间的转移。

（5）步行训练：首先对一些因素如痉挛、关节活动度、脊柱稳定性、上肢的肌力和耐力等进行评定，然后制订步行训练的项目和目标。完整的训练项目应包括：穿/脱支具、转移、水平行走、从地板上起来、上下楼梯和斜坡、侧方行走和在不平整的地面上行走。

（6）日常生活活动能力的训练：包括床上活动、穿脱衣服、洗漱、进食、淋浴、大小便、阅读、书写、电话、使用普通轮椅、穿脱矫形器具等。

（7）矫形器的应用：佩戴适当的下肢矫形器对于截瘫患者重获站立及行走功能极为重要。

（8）心理治疗：脊髓损伤患者一般要经历休克期、否认期、抑郁或焦虑反应期和依赖期几个阶段，根据患者心理变化规律进行针对性心理康复治疗。

三、帕金森病康复

帕金森病康复治疗不能改变本身疾病的进程或结局，但对其运动障碍，如震颤、肌强直、运动徐缓、姿势步态异常，以及继发性功能障碍，如肌萎缩、骨质疏松、心肺功能下降、压疮、直立性低血压等所导致的功能残损有重要作用。

（一）康复评定

1. 功能评定　包括肌力、肌张力、关节活动度、平衡协调能力、吞咽功能、构音功能、呼吸功能、步行能力、ADL 评定、认知心理评定等。

2. 帕金森专用量表评定

（1）统一帕金森病评分量表（unified Parkinson's disease rating scale，UPDRS）：包括症状、体征和药物相关波动情况，分为精神状态、日常生活能力、运动指数等 3 部分评定。

（2）修订韦伯斯特量表（Webster scale）：对十大症状进行评估，每一症状分为 4 级，即正常（0 分）、轻度异常（1 分）、中度异常（2 分）和重度异常（3 分）。

（二）康复治疗

1. 松弛训练　肌强直、肢体僵硬是帕金森病的一个典型特征。通过前庭刺激，如有节奏的摇动椅子或转动椅子来降低强直，也可在垫子上支持位置完成缓慢有节奏的转动运动。PNF 技术对强直也有松弛作用，另外，双下肢屈曲状卧位躺，转动下躯干运动，侧卧、上和下躯干转动均对松弛有益。

2. 运动疗法

（1）关节活动度训练：训练的重点是牵拉缩短的、紧张的屈肌，防止挛缩的发生，维持正常的关节活动度，着重增加颈后伸、肩外展、肩外旋、膝伸等活动范围，纠正前倾姿势。帕金森病患者常因屈髋肌发紧而伸髋受限，因股四头肌强直而屈膝受限，所以伸髋、屈膝训练是一项重要内容，可应用自动抑制技术方法，如 PNF 法的挛缩松弛技术。

（2）肌力训练：重点训练胸肌、腹肌、腰背肌和股四头肌。

（3）步态训练：重点训练平衡、协调功能，纠正起步慢、前冲、小碎步等异常步态。训练中可利用步行线、步行脚印等增加视觉刺激，训练前进、后退、横行、转弯动作，保证躯干和上肢摆动之间的相互交替的协调。

（4）平衡协调功能训练：包括坐位和立位平衡训练，重点是活动伸肌，如上肢外展外旋、下肢外展内旋，加强对平衡控制能力的训练，如坐位站立位动静态平衡训练及肢体躯干协调能力。

3. 作业疗法　训练手功能和日常生活活动技能，纠正前倾姿势，特别要注意训练洗漱、梳头、进食、穿衣、上厕所等实用技能。

4. 其他

（1）面肌训练：使用按摩、牵拉及语言指令其运动，也可通过冰块刺激，促进舌、面肌的运动。

（2）言语训练：让患者有意识地大声讲话或练习唱歌，强调每一个字音尽力咬准，并对镜练习，注意口形、舌的位置和面肌表情。

（3）呼吸训练：训练膈肌运动为主的腹式呼吸方法，改善异常呼吸模式，提高呼吸效率；抗阻呼气训练及呼吸肌训练，改善呼吸肌力量和耐力，增大胸廓的运动幅度和改善肺活量；用上肢 PNF 手法双侧对称对角线屈曲和伸展模式与呼吸训练相结合，胸腔松动练习及扩胸训练。

（4）心理治疗：有严重抑郁、焦虑等精神症状的患者，应结合抗抑郁焦虑药物的同时给予心理治疗，指导患者解除不良情绪，积极进行功能训练。

四、阿尔茨海默病康复

阿尔茨海默病（Alzheimer's disease，AD）是以进行性全面性认知功能减退为主要临床表现的神经系统退行性疾病，常伴发有精神行为、心理改变及后期运动功能障碍，影响患者生活质量、日常生活活动能力及社会参与能力。

（一）康复评定

1. 功能评定　包括肌力、肌张力、关节活动度、平衡协调能力、吞咽功能、言语构音功能、步行能力、认知评定及心理评定等。

2. ADL 评定

（二）康复治疗

康复治疗方案因人而异,遵循个性化原则,按需康复。康复过程中应有患者及其家属、照料者参与,重点改善功能性活动、生活自理及社会参与能力。

1. 认知康复　阿尔茨海默病的认知功能障碍可分为记忆、注意、智力、语言障碍等,根据认知评定结果制定康复策略。

（1）记忆训练:见本章第二节认知康复治疗。包括瞬时记忆训练,如数字记忆广度训练;短时记忆训练,以增加识记图片或物品的数量、时间及记忆保持时间;长时记忆训练,如回忆几天前发生的事情或电视内容。上述训练可通过计算机软件进行,根据记忆损害的类型和程度,有针对性地进行记忆训练。

（2）注意训练:见本章第二节认知康复治疗。

（3）智力训练:涉及常识、社会适应能力、计算力、分析和综合能力、逻辑联想能力、思维的灵活性等多个方面。训练内容包括:

1）逻辑联想、思维灵活性训练:如智力拼图,可培养丰富的想象力,改善思维的灵活性。

2）分析和综合能力训练:如对许多单词卡片、物体图片和实物进行归纳和分类。

3）理解和表达能力训练:如听或阅读故事后进行复述。

4）社会适应能力训练:如参与各种社交活动,改善社会适应能力,增进与他人进行交往的兴趣。

5）常识训练:通过对一些常识性知识反复提问和提醒,或经常与实际生活相结合进行运用,可增强患者对常识的提取和再储存过程,从而使遗忘速度减慢。

6）数字概念和计算能力训练

（4）专用认知康复方法

1）无错误学习技术:由于痴呆患者矫正错误的能力明显降低,无错误学习方法强调在早期学习时就要养成避免出现错误的好习惯,针对某一点认知功能集中训练,反复强化。

2）取消提示技术:此方法引入了尚保存的内隐性记忆过程,即在训练和学习初期,提供部分线索帮助信息再现,随着学习进展,逐渐取消这个提示。

2. 运动疗法　AD 患者中晚期由于运动减少常出现运动功能障碍,导致肢体运用障碍,运动耐力及继发性肌力下降、肌张力异常、运动协调性障碍、步行能力以及日常生活能力衰退或丧失。运动疗法主要目的是扩大关节活动度,增强肌肉的肌力和活动耐力,提高平衡和协调性功能,提高日常生活活动能力。

3. 作业疗法　包括功能性作业疗法和日常生活活动训练。根据功能障碍,选择一些恢复功能及技能的作业活动,有目的地对患者进行治疗和训练,帮助患者最大限度地改善功能障碍,提高日常生活活动能力及社会参与能力。常用的作业疗法有:记忆力训练、沟通能力训练、方向感训练、时间感训练、社交训练。

4. 言语康复　AD 疾病进展中可出现不同类型语言障碍,根据患者病情不同和失语类型进行针对性训练可提高患者的语言理解和表达能力,改善患者的语言交际能力。

5. 心理康复　见第二节认知康复治疗。

6. 其他

（1）预防:约 10%AD 可通过改善生活方式来预防。健康的生活方式包括健康饮食、戒烟、参与社会活动、旅游、阅读、娱乐、体育锻炼、预防肥胖、治疗高血压和糖尿病等。

（2）有氧运动训练:常用有氧运动方式有步行、慢跑、骑车、游泳、爬楼梯、踏车及划船等。通常采用心率评估运动强度,常用的确定运动强度的方法有心率储备法、无氧阈法、目标心率法、自我感知劳累程度分级法,推荐联合应用上述方法并结合自我感知劳累程度分级法。有氧运动尤其坚持 6 个月以上的有氧运动可改善记忆及执行功能,降低认知功能下降和 AD 的发生风险。

（3）皮质刺激技术:包括经颅重复频率磁刺激及经颅直流电刺激等,见本章第二节认知康复治疗。

（4）音乐治疗:通过音乐、旋律和词语信息的双重刺激可激活基底节、腹侧被盖区、内侧前额叶皮质等广泛区域,改善 AD 患者认知言语功能及精神行为症状。

五、周围神经疾病康复

对于周围神经疾病应早期采取综合康复治疗,最大限度地恢复神经肌肉功能。

（一）康复评定

包括肌力、肌张力、关节活动度等运动功能评定及感觉评定。

（二）康复治疗

1. 急性期或损伤早期

（1）消除炎症水肿:抬高患肢,弹性绷带压迫,患肢向心按摩与被动运动,超短波、脉冲磁疗、热敷等理疗方法来改善局部血液循环,促进水肿吸收。

（2）防止肌肉挛缩:将受累肢体及关节用三角巾、夹板或其他支具作固定保持在功能位;挛缩肌肉、肌腱的被动牵伸;各种温热疗法、水疗等缓解肌肉紧张,松解粘连。

（3）运动疗法:无痛范围内或关节正常活动范围内进行运动,促进淋巴血液循环,维持肌张力及关节活动度,出现主动运动时应积极进行主动活动。

2. 恢复期　重点在于促进神经再生、保持肌肉质量、增强肌力和促进感觉和运动功能恢复。

（1）增强肌力,促进运动功能恢复:根据肌力不同,分别采用等长收缩、助力运动、主动运动、器械性运动或抗阻练习,可加用肌肉电刺激疗法。同时进行速度、耐力、灵敏度、协调性与平衡性的专门训练。

（2）作业治疗:选择不同作业活动,以促进感觉功能、粗大运动和精细运动功能,提高肌力、耐力、协调性和灵巧性。

（3）矫形器的使用:佩戴相应的矫形器固定关节于功能位,防止挛缩和辅助运动训练。

（4）感觉功能的恢复:对有麻木等感觉异常者,可采用低频调制中频电疗法、电按摩及针灸等治疗;对有感觉缺失或过敏者,采用感觉再训练、脱敏治疗等感觉训练。

六、肌肉疾病康复

肌肉疾病康复治疗的目的是维持肌容积及关节活动度,改善残存肌力,减少误吸、肺部感染、压疮等并发症,尽可能地提高患者日常生活能力、恢复社会功能。

（一）康复功能评定

包括肌力、肌张力、肌容积、吞咽构音、呼吸功能评定等。

（二）康复治疗

1. 急性期

（1）运动疗法:受累肢体各关节早期做全范围各轴向的被动运动,以维持关节的正常活动范围、预防血栓形成。若受累程度较轻可做适当的主动运动。

（2）肿胀的处理:肌病导致肌无力,肌肉的泵作用下降,容易导致血液回流障碍引起肿胀。可以通过抬高患肢、弹力绷带包扎,穿弹力袜,局部冰敷,被动活动,轻柔的向心按摩,使用气压式血液循环治疗仪等方法。

（3）呼吸康复:肌病易累及呼吸肌,故早期应行呼吸康复改善呼吸肌力量,提高耐力,改善肺功能。内容包括诱导腹式呼吸、抗阻呼气训练及呼吸肌训练等。

2. 恢复期

（1）减缓肌肉萎缩,维持肌容积:通过神经肌肉电刺激,按摩,被动运动等方法维持肌肉质量,减缓肌肉萎缩。

（2）增强肌力,促进运动功能恢复:肌力训练同周围神经病康复,注意以不引起患者过度疲劳为前提。

（3）其他:肌病患者 ADL 训练、作业疗法及矫形器康复等同周围神经病,合并有心理障碍、吞咽及构音障碍的康复见相关章节。

（谢　瑛）

? 思考题

1. Brunnstrom 偏瘫运动功能的分级及评定标准是什么?
2. 简述改良 Ashworth 痉挛分级及标准。
3. 传统运动疗法包括哪些内容?
4. 简述卒中康复近期目标、远期目标及各期康复治疗方案。
5. 阿尔茨海默病的康复治疗策略是什么?

参 考 文 献

[1] 吴江,贾建平.神经病学.3 版.北京:人民卫生出版社,2015.
[2] 中华医学会神经病学分会神经康复学组.中华医学会神经病学分会脑血管病学组,卫生部脑卒中筛查与防治工程委员会办公室.中国脑卒中康复治疗指南(2011 完全版).中国康复理论与实践,2012,18(4):301-318.
[3] 励建安.康复医学.2 版.北京:科学出版社,2008.
[4] 王茂斌.康复医学.北京:人民卫生出版社,2009.
[5] 北京协和医院.物理医学康复科诊疗常规.2 版.北京:人民卫生出版社,2012.

06杜